中医典籍丛刊

叶天士医案大全

(清)叶天士　撰

【上】

中医古籍出版社
Publishing House of Ancient Chinese Medical Books

图书在版编目(CIP)数据

叶天士医案大全／(清) 叶天士撰. — 北京 : 中医古籍出版社, 2017.11(2019.1 重印)
(中医典籍丛刊)
ISBN 978-7-5152-1588-4

Ⅰ. ①叶… Ⅱ. ①叶… Ⅲ. ①医案-汇编-中国-清代 Ⅳ. ①R249.49

中国版本图书馆 CIP 数据核字(2017)第 236620 号

叶天士医案大全(全二册)
(清) 叶天士 撰

责任编辑	刘从明　赵东升
出版发行	中医古籍出版社
社　　址	北京东直门内南小街 16 号(100700)
经　　销	全国各地新华书店
印　　刷	北京时捷印刷有限公司
开　　本	880mm×1230mm　1/32
印　　张	33.5
字　　数	700 千字
版　　次	2017 年 11 月第 1 版　2019 年 1 月第 2 次印刷
书　　号	ISBN 978-7-5152-1588-4
定　　价	108.00 元

出版说明

叶桂(1666 年—1745 年),字天士,号香岩,别号南阳先生,江苏吴县(今苏州)人,温病学派创始人。天士生于医学世家,祖父和父亲均为当地名医,十四岁丧父后,随父亲朱姓门人学医。他自幼聪颖绝人,又酷好医学,几年过后,对医术的见解便超过了老师。此后因家境贫寒,便行走江湖,行医济人。叶天士性格谦逊,信守"三人行必有我师"的古训,自十二岁到二十八岁,先后拜过十七位名医为师,终成医界骄子,名震大江南北。天士除医学外,还博览群书,学究天人,使得其医术与学术相得益彰。天士行医过程中,妙手回春,有口皆碑,连康熙皇帝也感谢他医好自己的背疮,亲提"天下第一"的匾额赐给他。叶天士身负盛名,广收门徒,留下了不少的医案记录,对后世医学的发展影响深远,是从事临床诊疗必读的参考资料之一。

本次整理出版的《叶天士医案大全》,收录了六部医案著作。其中《临证指南医案》以乾隆三十三年卫生堂刻本为底本,《种福堂公选良方》以道光甲辰年经锄堂刻本为底本,《叶氏医案存真》以光绪十二年抱芳阁刻本为底本,《三家医案合刻·叶天士医案》《叶天士晚年方案真本》《眉寿堂方案选存》三部著作,都以 1966 年《中国医学大成》所收录的版本为底本,原书均为繁体竖排,现改为简体横排,并加现代标点,方便当今读者阅读。

总目录

叶天士医案大全·上册

叶天士医案大全·下册

叶天士医案大全上册

全集一　临证指南医案

全集一

临证指南医案

序

夫事之最切于日用者莫如医，故自轩岐道兴，而《灵》、《素》以下，代有名人，历有著述。卢扁以后，如仲景所著《伤寒》、《金匮》，直启灵兰之秘，泄玉版之文。至若河间、东垣、丹溪，亦迥出凡流，合仲景称为四大名家。伤寒暨杂证之治疗，法云备矣，世咸宗之。但仲景之书，辞义古奥，虽经诸名家之注疏，亦未能尽晰其理。近代以来，薛立斋、张景岳、喻嘉言等，皆本之《灵》、《素》，或作或述，其于诸证，皆有发明。迨柯韵伯所注《伤寒》，能独开生面，惜其书尚未广行于世。其他则间有心悟阐扬，亦不能无偏执之弊矣。我皇上仁育为怀，命太医院考核前贤精义，汇辑《金鉴录》一书，颁行海内，集诸贤之大成，开后人之心法，寿世福民，孰有善于此哉！夫医者意也，方者法也，神明其意于法之中，则存乎其人也。父子不相授受，师弟不能使巧也。吴阊叶君天士，禀赋灵明，造诣深邃，其于轩岐之学，错综融贯，处方调剂，立起沉疴，故名播南北。所遗医案与方，脍炙人口。华君岫云，婆心济世，辑而成帙，别类分门，将付剞劂，而请序于余。余翻阅再过，实足以启迪后人，使好学深思者触类引伸，未必非济世之一助。至进而求其所以然，彼《灵》、《素》诸书俱在，而心领神会，则又存乎其人也云尔。

乾隆二十九年岁次甲申秋七月既望吴江李治运题于太薇清署

序

吾吴叶天士先生，以岐黄妙术擅名于时者五十余年。凡一时得奇疾而医药罔效者，先生一诊视而洞悉原委，投以片剂，沉疴立起。远近之向风慕义者无间言。余旧居胥江,与叶氏世属通家,其门墙桃李亦皆至戚旧交。心神其术,因录其方案成帙,藏之有年,方欲公诸天下,今锡山华君岫云,为之分别门类,授之梓人。余喜君之与余有同心也,因任校雠编缉之役。书既成,君嘱余书其缘起。夫良医之功同良相,人所稔知也。然良医不能使其身寿同金石,而屡试其技于后人,亦势之无可如何者矣。今得同心者汇录其成案,而使后人有所取法观摩,其功顾不伟欤?使后有能者,得是编而神明变化之,则先生之遗泽流被于千百世而无穷,而先生不死矣。今因是书之成,爰书其大略如上。

乾隆岁次丙戌季秋李国华大瞻识

序

医之为道微矣。七情六气之感,病非一端;温凉寒热之性,药非一类。非天资高妙者不可以学医,非博极群书者亦不足以语医也。今之医者,或记丑而不精于审脉,或审脉而不善于处方,或泥古而不化,或师心而自用,或临症不多,或狃于偏见,不能已疾而转以益疾,又乌可以言医哉!吴门叶天士先生,天分绝人,于书无所不读,终身不能忘。其视脉也,不待病者相告语,而推述病源。有病者思而后得之者,不啻日周旋于病者之侧,而同其寝兴饮食,熟其喜怒惊悲也。盖以其意深识病者之意,而又神明乎古人处方之精意,而直以意断之。故其处方也,一二味不为少,十余味不为多,习见不妨从同,独用不嫌立异,轻重系于杪忽之间,而其效在乎呼吸。及数十年之后,投之所向,无不如意,迎刃而解,涣然冰释。先生之名益高,从游者日益众,而先生固无日不读书也。尝记余乡人有患痼疾者,间诣先生所,为处方授之曰:服此百剂,终身不复发矣。其人归,服至八十剂,盖已霍然者月余矣,乃止不服。逾年病复发,复诣先生所。先生曰:是吾令服某方百剂者,何乃如是?其人以实告。令再服四十剂，即永不发矣，卒如言。其神妙若是，是岂俗手之意为增损者可同年而语哉！今所存医方若干卷，皆门弟子所录存者，学者能读其书以通其意，则善矣。

乾隆丙戌嘉平锡山拙修嵇璜书于徇秋书屋

华 序

古人有三不朽之事，为立德、立功、立言也。盖名虽为三而理实一贯，要之，惟求有济于民生而已。夫有济于民生，则人之所重莫大乎生死。可以拯人之生死，虽韦布之士亦力能为者，则莫若夫医。故良医处世，不矜名，不计利，此其立德也。挽回造化，立起沉疴，此其立功也。阐发蕴奥，聿著方书，此其立言也。一艺而三善咸备，医道之有关于世，岂不重且大耶？故上古圣帝辨晰阴阳，审尝气味，创著《内经》，垂不朽之仁慈，开生民之寿域。其《大易》、《本草》、《灵》、《素》诸书，炳若日星，为万世不磨之典。厥后亦代有名贤穷究其理，各有著述开示后人，以冀其跻仁寿。无如后世习是业者，其立志存心却有天理、人欲之两途。如范文正公，虽不业医，而其所言不为良相，即作良医者，斯纯以利济为心者也。俗谚有云：秀才行医，如菜作齑者，此浅视医道仅为衣食之计者也。夫以利济存心，则其学业必能日造乎高明。若仅为衣食计，则其知识自必终囿于庸俗。此天理、人欲、公私之判也。故每阅近代方书，其中有精研义理，发前人未发之旨者固多，亦有徒务虚名之辈，辄称与贵显某某交游，疗治悉属险证，如何克期奏效，刊成医案，妄希行世。不知此皆临证偶尔幸功，乃于事后夸张虚语，欺诳后人，以沽名誉，则其书诞谩不足信也。噫！欲求遵嘉言喻氏遗法，临病先议证，后立方。其于未用药之前，所定方案无一字虚伪者，乃能徵信于后人。但执此以绳世，诚不易多得也。惟近见吴阊叶氏晚年日记医案，辞简理明，悟超象外。其审证则卓识绝伦,处方则简洁明净。案中评证,方中气味,于理吻合。能运古法而仍周以中规,化新奇而仍折以中矩。察其学,诚盖先生固幼禀颖绝之才,众所素稔。然徒恃资敏,若不具沉潜力学,恐亦未易臻此神化也。惜其医案所得无多,不过二三年间之遗帙。每细心参玩,只觉灵机满纸。其于轩岐之学,一如程朱之于孔孟,深得夫道统之真传者。以此垂训后人,是即先生不朽之立言也。故亟付剞劂,以公诸世。至其一生之遗稿,自有倍蓰于此,个中义理,必更有不可思议者,自必存在诸及门处什袭珍藏,尚未轻以示人也。然吾知卞氏之玉,丰城之剑,其精英瑞气断不至于泯没,自必终显于世,只在先后之间耳。倘有见余是刻,能悉将先生遗稿急续刻行世,岂非医林中之大快事,抑亦病家之大幸事也。谅亦必有同志者,余将翘企而望之。因以为序。

乾隆三十一年岁次丙戌季冬锡山华岫云题

序

天地之大德曰生,医者赞天地之生者也。上古三皇悯下民之夭札,乃垂卦象以明阴阳消长之机,辨气味以审五行生克之理,著《灵》、《素》以立万世医学之原,大哉至哉!非怀胞与之仁慈,禀天亶之圣智者,其孰能之?轩岐以后,亦代有明哲之士,穷理致知,阐扬斯旨。但理道渊深,其奥难窥,故虽悬壶之士如林,而洞垣之技罕觏。苟有能不盛盛虚虚而遗人夭殃者,则已幸矣。近代以来,古吴有世医天士叶君者,学本家传,道由心悟。吾乡与吴郡接壤,犹忆曩时,凡知交患证棘手濒于危者,一经调剂,无不指下回春。其声誉之隆,不特江左一隅,抑且名标列省。惟是应策多门,刻无宁晷,未遑有所著述,以诏后世,人皆为之惋惜。近有岫云华君,购其日诊方案,欲付之梓,以公诸世,请序于余。余虽习医有年,愧未能深知医理。然观其论证则援引群书之精义,拟法则选集列古之良方,始知先生一生嗜古攻研,蕴蓄于胸中者咸于临证时吐露毫端,此即随证发明之著作也。其于阴阳,虚实,标本,格致之功,实足以上绍轩岐,下开来哲。以此行世,凡医林之士见之,自必勤求古训,博采众方,迨将日造乎高明,庶不致临证有望洋之叹,则此帙实济世之慈航也,故为之序。

乾隆丙戌仲秋锡山邵新甫题

凡　例

一、此案出自数年采辑,随见随录。证候错杂,若欲考一证,难于汇阅。余不揣固陋,稍分门类。但兼证甚多,如虚劳、咳嗽、吐血,本同一证,今各分门,是异而同也。即如咳嗽,有虚实、标本、六气之别,今合为一门,是同而异也。如暑湿而兼疟痢,脾胃病而兼呕吐肿胀,凡若此者,不可胜数,欲求分析,至当不易。余本不业医,且年已古稀,自谢不敏,专俟高明之辈,翻刻改正。

一、一证之中,有病源各异。如虚劳,有阴虚、阳虚、阴阳两虚之不同,若再分门,恐有繁冗之叹。今将阴虚先列于前,继列阳虚,继阴阳两虚,使观者无错杂之憾,余门仿此。

一、此案分门类时,已剔去十之二三。今一门之中,小异而大同者尚多,本应再为剔选,但细阅之,小异处却甚有深意,故不敢妄为去取。且如建中汤、麦门冬汤、复脉等汤,稍为加减,治证甚多。若再为删削,不足以见先生信手拈来,头头是道,其用方变化无穷之妙矣。

一、每阅前人医案,治贫贱者少。盖医以济人为本,视贫富应同一体,故此案不载称呼,仅刻一姓与年岁。如原案已失记者,则以一某字代之。至于妇女之病,年高者但将一妪字,中年者以一氏字,年少用一女字别之。然有本系妇女,而案中未经注明者甚多,不敢臆度,强为分别。

一、医道在乎识证,立法、用方,此为三大关键。一有草率,不堪为司命。往往有证既识矣，却立不出好法者，或法既立矣，却用不出至当不易好方者，此谓学业不全。然三者之中，识证尤为紧要。若法与方，只在乎日看书多记，如学者记诵之功。至于识证，须多参古圣先贤之精义，由博返约，临证方能有卓然定见。若识证不明，开口动手便错矣。今观此案，其识证如若洞垣，所用法与方，皆宗前贤，而参以己意，稍为加减之，故案中有并非杜撰之句。余愿业医者，于识证尤当究心，如儒家参悟性理之功，则临证自有把握，然后取此法与方用之，必有左右逢源之妙矣。倘阅是书者，但摭拾其辞句，剿袭其方药，藉此行道，为觅利之计，则与余刻是书之一片诚心大相悖矣。幸后之览者，扪心自问，切勿堕落此坑堑。

一、此案须知看法。就一门而论，当察其病情、病状、脉象各异处，则知病名虽同而源不同矣。此案用何法，彼案另用何法，此法用何方，彼法另用何方，从其错综变化处细心参玩。更将方中君臣佐使之药，合病源上细细体贴，其古方加减一二味处，尤宜理会。其辨证立法处，用朱笔圈出，则了如指掌矣。切勿草率看过，若但得其皮毛而不得其神髓，终无益也。然看此案，须文理精通之士，具虚心活泼灵机，曾将《灵》、《素》及前贤诸书参究过一番者，方能领会此中意趣。吾知数人之中，仅有一二知音，潜心默契。若初学质鲁之人，未能躐等而进，恐徒费心神耳。

一、此案惟缺火证一门，盖火有七情、六气、五志之不同，证候不一，难于汇辑，故竟不分门。至于伤寒，惟太阳初感风寒为甚少，寒既化热之后，种种传变之证，散见诸门者颇多。观者自能会意，勿谓先生长于治杂证，短于治伤寒。观其用仲景诸方，活泼泼地，即可以知其治伤寒之妙矣。

一、案中治法，如作文之有平浓奇淡，诸法悉备。其用药有极轻清极平淡者，取效更捷。或疑此法仅可治南方柔弱之质，不能治北方刚劲之体，余谓不然。苟能会悟其理，则药味分量，或可权衡轻重，至于治法，则不可移易。盖先生立法之所在，即理之所在，不遵其法,则治不循理矣。南北之人,强弱虽殊,感病之由则一也。其补泻温凉,岂可废绳墨而出范围之外乎?况姑苏商旅云集,案中岂乏北省之人哉?不必因其轻淡而疑之。或又曰:案虽佳,但未知当时悉能效否?余曰:万事不外乎理,今案中评证,方中议药,咸合于理,据理设施,自必有当。至于效与不效,安用人人而考核之哉!

一、案中有未经载明,难于稽考处,如药味分量炮制,丸方煎方相混,与所服剂数多寡,若平补之方,竟有连服百剂者,更有一人联用几方者,其间相隔日月远近,并四季时令,俱未注明。惜皆无考,全在观者以意会之可也。

一、每门之后,附论一篇者,因治法头绪颇繁,故挈其纲领,稍为叙述之,以使后人观览。又恐业医之辈,文才有浅深,遂约同志,措辞不必高古,观者幸勿因其俚鄙而忽之。

一、案中所用丹丸,有一时不能猝办者,如紫雪丹、至宝丹、鳖甲煎丸、玉壶丸等类,若有丰裕好善之家,依方虔诚合就,售与病人,既可积德,亦不至于亏本。

一、此案之刻,不过一脔之味耳,本欲再为购求,广刻行世,奈无觅处。倘同志之士有所珍藏,亦愿公诸于世者,恭俟再商续刻。然此案虽非全璧,实具种种良法,已足启发愚蒙,嘉惠来兹。学者苟能默契其旨,大可砭时医庸俗、肤浅、呆板、偏执、好奇、孟浪、胆怯诸弊,其于医学有功不小。

一、凡治诸证,俱有初、中、末三法。如伤寒初起,邪在太阳,则用麻黄、桂枝、青龙等汤。疟证初起,则用小柴胡加减。痢证初起,先用胃苓汤加减。目疾初起,则用柴、薄、荆、防以升散之,此皆初治之大略也。今就所辑之案,大凡治中治末者,十居七八,初治者不过十之一二。其故何欤?盖缘先生当年名重一时,延请匪易,故病家初起必先请他医诊视,迨至罔效,始再请先生耳,故初治之案甚少。观是书者,其中先后浅深层次,不可紊乱,须细心审察而行之。

华岫云识

临证指南医案　卷一

中　风

肝肾虚内风动

钱　偏枯在左，血虚不营筋骨，内风袭络，脉左缓大。

制首乌四两，烘　枸杞子去蒂，二两　归身二两，用独枝者，去梢　淮牛膝二两，蒸　明天麻二两，面煨　三角胡麻二两，打碎，水洗十次，烘　黄甘菊三两，水煎汁　川石斛四两，水煎汁　黑豆皮四两，煎汁

用三汁膏加蜜，丸极细。早服四钱，滚水送。

陈四十七岁　肝血肾液内枯，阳扰风旋乘窍，大忌风药寒凉。

炒杞子　桂圆　肉炒菊花　炙黑甘草　黄芪去心　牡蛎

金　失血有年，阴气久伤，复遭忧悲悒郁，阳夹内风大冒，血舍自空，气乘于左。口㖞肢麻，舌喑无声，足痿不耐行走。明明肝肾虚馁，阴气不主上承。重培其下，冀得风熄。议以河间法。

熟地四两　牛膝一两半　萸肉二两　远志一两半，炒黑　杞子二两　菊花二两，炒　五味一两半　川斛二两四钱　茯神二两　淡苁蓉干一两二钱

加蜜丸，服四钱。

液虚风动

沈四十九岁　脉细而数，细为脏阴之亏，数为营液之耗。上年夏秋病伤，更因冬暖失藏，入春地气升，肝木风动，遂令右肢偏痿，舌本络强言謇，都因根蒂有亏之症。庸俗泄气降痰，发散攻风，再劫真阴，渐渐神愦如寐。倘加昏厥，将何疗治？议用仲景复脉法。

复脉汤去姜、桂。

又 操持经营，神耗精损，遂令阴不上潮，内风动跃，为痱中之象。治痰攻劫温补，阴愈损伤，枯槁日甚，幸以育阴熄风小安。今夏热益加发泄，真气更虚。日饵生津益气勿怠，大暑不加变动，再商调理。固本丸去熟地，加五味。

天冬　生地　人参　麦冬　五味

金六九　初起神呆遗溺，老人厥中显然。数月来夜不得寐，是阳气不交于阴。勿谓痰火，专以攻消。乃下虚不纳，议与潜阳。

龟腹甲心　熟地炭　干苁蓉　天冬　生虎胫骨　淮牛膝　炒杞子　黄柏

阳升热蒸液亏

卢　嗔怒动阳，恰值春木司升，厥阴内风乘阳明脉络之虚，上凌咽喉，环绕耳后清空之地，升腾太过，脂液无以营养四末，而指节为之麻木。是皆痱中根萌，所谓下虚上实，多致巅顶之疾。夫情志变蒸之热，阅方书无芩连苦降、羌防辛散之理。肝为刚脏，非柔润不能调和也。

鲜生地　玄参心　桑叶　丹皮　羚羊角　连翘心

又　生地　阿胶　牡蛎　川斛　知母

阴中阳虚

汪五三　左肢麻木，膝盖中牵纵，忽如针刺。中年后精血内虚，虚风自动，乃阴中之阳损伤。

淡苁蓉干二两　枸杞三两　归身二两　生虎骨二两　沙苑二两　巴戟天二两　明天麻二两　桑寄生四两

精羊肉胶、阿胶丸，早服四钱。交冬加减，用人参丸服。

阴阳并虚

钱五八　用力努挣，精从溺管沥出，已经两耳失聪。肾窍失司，显然虚象。肾液虚耗，肝风鸱张，身肢麻木，内风暗袭，多有痱中之累。滋液熄风，温柔药涵养肝肾。经言：肝为刚脏，而肾脏恶燥，若攻风劫痰，舍本求末矣。

熟地　枸杞　苁蓉　石菖蒲　当归　沙苑　巴戟　远志

张四九　中风以后，肢麻言謇，足不能行。是肝肾精血残惫，虚风动络。下寒，二便艰阻。凡肾虚忌燥，以辛润温药。

苁蓉　枸杞　当归　柏子仁　牛膝　巴戟　川斛　小茴

陈五九　中络，舌喑不言，痛自足起渐上，麻木痰胀，已属痼疾。参苓益气，兼养血络，仅堪保久。

人参　茯苓　白术　枸杞　当归　白芍　天麻　桑叶

阳虚卫疏

周　大寒土旺节候，中年劳倦，阳气不藏，内风动越，令人麻痹。肉瞤心悸，汗泄烦躁，乃里虚欲暴中之象。议用封固护阳为主，无暇论及痰饮他歧。

人参　黄芪　附子　熟术

胃虚表疏

某　阳明脉络空虚，内风暗动，右肩胛及指麻木。

玉屏风散加当归、天麻、童桑。

卫虚络痹

俞氏　寡居一十四载，独阴无阳。平昔操持，有劳无逸。当夏四月，阳气大泄主令，忽然右肢麻木，如堕不举，汗出麻冷，心中卒痛，而呵欠不已，大便不通。诊脉小弱，岂是外感？病象似乎痱中，其因在乎意伤忧愁则肢废也。攻风劫痰之治，非其所宜。大旨以固卫阳为主，而宣通脉络佐之。

桂枝　附子　生黄芪　炒远志　片姜黄　羌活

气　虚

唐六六　男子右属气虚，麻木一年，入春口眼歪斜，乃虚风内动。老年力衰，当时令之发泄，忌投风药，宜以固卫益气。

人参　黄芪　白术　炙草　广皮　归身　天麻　煨姜　南枣

凡中风症，有肢体缓纵不收者，皆属阳明气虚。当用人参为首药，而附子、黄芪、炙草之类佐之。若短缩牵挛，则以逐邪为急。

风阳燥热

胡五六　阳明脉络已空，厥阴阳气易逆。风胜为肿，热久为燥。面热，喉舌干涸，心中填塞。无非阳化内风，胃受冲侮，不饥不纳矣。有年久延，颇虑痱中。

羚羊角　连翘　丹皮　黑山栀　青菊叶　玄参　花粉　天麻

胃虚阳升

张五七　痱中经年，眩晕汗出。阳气有升无降，内风无时不动。此竟夜不寐，属卫阳不肯交于营阴矣。沉痼之症，循理按法尚难速效，纷纷乱药，焉望向安？议用固阳明一法。

桂枝木　生黄芪　川熟附　炒远志　龙骨　牡蛎　姜　枣

刘七三　神伤思虑则肉脱，意伤忧愁则肢废，皆痿象也。缘高年阳明脉虚，加以愁烦，则厥阴风动，木横土衰。培中可效，若穷治风痰，便是劫烁则谬。

黄芪　于术　桑寄生　天麻　白蒺　当归　枸杞　菊花汁

加蜜丸。

肝胃同治

包　老年隆冬暴中，乃阴阳失交本病。脉左大右濡，内风掀越，中阳已虚。第五日已更衣，神惫欲寐。宗王先生议，阳明厥阴主治法以候裁。

人参　茯苓　白蒺藜　炒半夏　炒杞子　甘菊

某　阳明虚,内风动,右肢麻痹,痰多眩晕。

天麻　钩藤　半夏　茯苓　广皮

胞络热邪阻窍

沈　风中廉泉,舌肿喉痹,麻木厥昏。内风亦令阻窍,上则语言难出,下则二便皆不通调。考古人吕元膺每用芳香宣窍解毒,勿令壅塞致危也。

至宝丹四丸,匀四服。

葛三八　年未四旬,肌肉充盈。中病二年,犹然舌强言謇,舌厚边紫,而纳食便溺仍好。乃心胞络间久积之热弥漫,以致机窍不灵。平昔酒肉助热动风为病,病成反聚于清空之络。医药之治痰治火,直走肠胃,是以久进多投无效。

至宝丹。

风湿中脾络

程　脉濡无热,厥后右肢偏痿,口喎舌歪,声音不出。此阴风湿晦中于脾络,加以寒滞汤药蔽其清阳,致清气无由展舒。法宗古人星附六君子汤益气,仍能攻风祛痰。若曰风中廉泉,乃任脉为病,与太阴脾络有间矣。

人参　茯苓　新会皮　香附汁　南星姜汁炒　竹节白附子姜汁炒

艾灸络热

吕五九　阳邪袭经络而为偏痱,血中必热,艾灸反助络热,病剧废食。清凉固是正治,然须柔剂,不致伤血,且有熄风功能。

犀角　羚角　生地　玄参　连翘　橘红　胆星　石菖蒲

脱

杨 中后不复，交至节四日，寒战汗泄，遂神昏不醒。是阴阳失于交恋，真气欲绝，有暴脱之虑。拟进回阳摄阴法。

人参 干姜 淡附子 五味 猪胆汁

又 人参三钱 附子三钱

又 人参 附子 五味 龙骨 牡蛎

肾阴虚肝风动

龚五七 厥证，脉虚数，病在左躯。肾虚液少，肝风内动，为病偏枯，非外来之邪。

制首乌 生地 杞子 茯神 明天麻 菊花 川斛

徐四一 水亏风动，舌强肢麻，中络之象。当通补下焦，复以清上。

熟地 淡苁蓉 杞子 牛膝 五味 远志 羚羊角 茯苓 麦冬 菖蒲

蜜丸。

丁 大寒节，真气少藏，阳夹内风旋动，以致痱中。舌边赤，中有苔滞。忌投攻风劫痰。益肾凉肝，治本为法。

生地 玄参 麦冬 川斛 远志 石菖蒲 蔗浆

曾五二 脉弦动，眩晕耳聋，行走气促无力，肛痔下垂。此未老欲衰，肾阴弱，收纳无权，肝阳炽，虚风蒙窍，乃上实下虚之象。质厚填阴，甘味熄风，节劳戒饮，可免仆中。

虎潜去锁阳、知母，加大肉苁蓉，炼蜜丸。

张 脉细小带弦，冬季藏纳少固，遂至痱中。百余日来，诸患稍和。惟语言欲出忽謇，多言似少相续。此皆肾脉不营舌络，以致机窍少宣，乃虚象也。早用地黄饮子煎法以治下，晚用星附六君子以益虚宣窍。

某妪 今年风木司天，春夏阳升之候，兼因平昔怒劳忧思，以致五志气火交并于上，肝胆内风鼓动盘旋，上盛则下虚，故足膝无力。肝木内风壮火，乘袭胃土，胃主肌肉，脉络应肢，绕出环口，故唇舌麻木，肢节如痿，固为中厥之萌。观河间内火召风之论，都以苦降辛泄，少佐微酸，最合经旨。折其上腾之威，使清空诸窍毋使浊痰壮火蒙蔽，乃暂药权衡也。至于颐养工夫，寒暄保摄，尤当加意于药饵之先。

上午服：

金石斛三钱　化橘红五分　白蒺藜二钱　真北秦皮一钱　草决明二钱　冬桑叶一钱　嫩钩藤一钱　生白芍一钱

又　前议苦辛酸降一法，肝风胃阳已折其上引之威，是诸症亦觉小愈。虽曰治标，正合岁气节候而设。思夏至一阴来复，高年本病，预宜持护。自来中厥，最防于暴寒骤加，致身中阴阳两不接续耳。议得摄纳肝肾真气，补益下虚本病。

九制熟地先用水煮半日，徐加醇酒、砂仁再煮一日，晒干，再蒸，如法九次。干者炒存性，八两　肉苁蓉用大而黑色者，去甲切片，盛竹篮内，放长流水中浸七日，晒干，以极淡为度，四两　生虎胫骨另捣碎研，二两　淮牛膝盐水蒸，三两　制首乌四两，烘　川萆薢盐水炒，二两　川石斛八两，熬膏　赤白茯苓四两　柏子霜二两

右药照方制末，另用小黑稆豆皮八两，煎浓汁法丸，每早百滚水服三钱。

议晚上用健中运痰，兼制亢阳。火动风生，从外台茯苓饮意。

人参二两　熟半夏二两　茯苓四两，生　广皮肉二两　川连姜汁炒，一两　枳实麸炒，二两　明天麻二两，煨　钩藤三两　白蒺藜鸡子黄拌煮，洗净，炒去刺，三两　地栗粉二两

右末用竹沥一杯，姜汁十匙法丸，食远开水服三钱。

又　近交秋令，燥气加临，先伤于上，是为肺燥之咳。然下焦久虚，厥阴绕咽，少阴循喉，往常口燥舌糜，是下虚阴火泛越。先治时病燥气化火，暂以清润上焦，其本病再议。

白扁豆勿研，三钱　玉竹三钱　白沙参二钱　麦冬去心，三钱　甜

杏仁去皮尖，勿研，二钱　象贝母去心，勿研，二钱　冬桑叶一钱　卷心竹叶一钱

洗白糯米七合清汤煎。

又　暂服煎方：

北沙参三钱　生白扁豆二钱　麦冬三钱　干百合一钱半　白茯神一钱半　甜杏仁去皮尖，一钱半

又　痰火上实，清窍为蒙。于暮夜兼进清上方法。

麦冬八两　天冬四两　苡米八两　柿霜四两　长条白沙参八两　生白扁豆皮八两　甜梨汁二斤　甘蔗浆二斤

水熬膏，真柿霜收。每服五钱，开水送下。

又　夏热秋燥，阳津阴液更伤。口齿咽喉受病，都属阴火上乘，气热失降使然，进手太阴清燥甘凉方法甚安。其深秋初冬调理，大旨以清上实下，则风熄液润，不致中厥，至冬至一阳初复再议。

燕窝菜洗净另熬膏，一斤　甜梨去皮核，绢袋绞汁，熬膏，二十个　人参另熬收，三两　九制熟地水煮，四两　天冬去心，蒸，二两　麦冬去心，四两　黄芪皮生用，四两　炙黑甘草二两　五味二两，蒸　云茯神三两，蒸

又　左关尺脉独得动数，多语则舌音不清，麻木偏著右肢，心中热炽，难以鸣状。此阳明脉中空乏，而厥阴之阳夹内风以纠扰，真气不主藏聚，则下无力以行动，虚假之热上泛，为燥多咳，即下虚者上必实意。冬至后早服方，以丹溪虎潜法。

九制熟地照前法制，八两　肉苁蓉照前制，四两　天冬去心，蒸烘，四两　当归炒焦，二两　生白芍三两　川斛熬膏，八两　黄柏盐水炒，二两　淮牛膝盐水蒸，三两

右为末，另用虎骨胶三两，溶入蜜捣丸。服五钱，滚水送。

又　太太诸恙向安，今春三月，阳气正升，肝木主乎气候。肝为风脏，风亦属阳，卦变为巽，两阳相合，其势方张，内风夹阳动旋，脂液暗耗，而麻痹不已。独甚于四肢者，风淫末疾之谓也。经云：

风淫于内，治以甘寒。夫痰壅无形之火，火灼有形之痰。甘寒生津，痰火风兼治矣。

天冬四两　麦冬八两　长白沙参八两　明天麻四两，煨　白蒺藜照前制，四两　甜梨汁一斤　芦根汁流水者可用，八两　青蔗浆一斤　鲜竹沥八两　柿霜四两

先将二冬、沙参、天麻、白蒺加泉水煎汁滤过，配入四汁，同熬成膏，后加柿霜收。每日下午食远服五钱，白滚水调服。

又　下虚上实，君相火亢，水涸液亏，多有暴怒跌仆之虞。此方滋液救焚，使补力直行下焦，不助上热。议铁瓮申先生琼玉膏方。

鲜生地水洗净，捣自然汁二斤，绵纸滤清，随和入生白沙蜜一斤。另置一铅罐或圆铅球，盛前药，封坚固。用铁锅满盛清水，中做井字木架，放罐在上，桑柴火煮三昼夜，频添水，不可住火。至三日后，连器浸冷水中，一日顷取出，入后项药。

人参蒸，烘，研细末，六两　白茯苓蒸，研粉，十六两　真秋石银罐内煅，候冷，研，一两

三味拌入前膏，如干豆沙样，收贮小口磁瓶内，扎好，勿令泄气。每早白滚水调服五六钱。

又　立冬后三日，诊得左脉小弦动数，右手和平略虚。问得春夏平安，交秋后有头晕，左目流泪，足痿无力，不能行走，舌生红刺，微咳有痰。此皆今年天气大热已久，热则真气泄越，虚则内风再旋。经言：痿生大热，热耗津液。而舌刺、咳嗽、流泪者，风阳升于上也，上则下焦无气矣。故补肝肾以摄纳肾气为要，而清上安下，其在甘凉不伤脾胃者宜之。

制首乌四两　杞子炒，一两半　天冬去心，二两　茺蔚子蒸，二两　黄甘菊一两半　黑稆豆皮二两　茯苓蒸二两　川石斛熬膏，八两　虎骨胶二两，水溶

右末，以川斛膏同溶化虎骨胶捣丸，早上滚水服三四钱。

又　久热风动，津液日损。舌刺，咳嗽。议以甘药养其胃阴，

老年纳谷为宝。

生扁豆四两　麦冬四两　北沙参三两　天花粉二两　甘蔗浆十二两　柿霜二两　白花百合四两

熬膏,加饴糖两许。每服时滚水调服三四钱,晚上服。

又　液燥下亏,阳夹内风上引,阴不上承。舌络强则言謇,气不注脉则肢痿,乏力步趋,凡此皆肝肾脏阴本虚。镇补之中,微逗通阳为法。以脏液虚,不受纯温药耳。

水制熟地四两　阿胶二两　女贞实二两　穞豆皮二两　淡肉苁蓉一两　茯神二两　旱莲草二两　川石斛三两

用精羯羊肉胶为丸,早上滚水服四五钱。

又　暂服煎方:

生地　沙参　茺蔚子　黑穞豆皮　川斛　牛膝

又　晚服丸方:

九蒸桑叶八两　三角胡麻四两　九制首乌三两　白茯神三两　人参二两　炙甘草一两　酸枣仁二两,炒　苡仁二两

上为末,桂圆肉三两煎汤法丸。每服三钱,百滚水下。

又　今年天符岁会,上半年阳气大泄,见病都属肝胃,以厥阴为风脏,而阳明为盛阳耳。阴阳不肯相依,势必暴来厥中,过大暑可免,以暑湿大热,更多开泄,致元气不为相接耳。然此本虚标实,气火升腾所致。经旨以苦寒咸润酸泄,少佐微辛为治。议进补阳明泄厥阴法。

人参一钱　生牡蛎五钱　生白芍二钱　乌梅肉四分　川黄连盐水炒,六分　熟半夏醋炒,清水漂洗,一钱

上午服。

丸方:

人参二两　茯苓三两,生　盐水炒黄连五钱　半夏醋炒,水洗净,一两半　盐水炒广皮二两　枳实麸炒,两半　白蒺藜鸡子黄制,一两半　生白芍一两半　乌梅肉蒸,一两

为末,竹沥法丸。早上服三钱,百滚汤下。

又　夏月进酸苦泄热，和胃通隧，为阳明厥阴治甚安。入秋凉爽，天人渐有收肃下降之理。缘有年下亏，木少水涵，相火内风旋转，熏灼胃脘，逆冲为呕，舌络被熏则绛赤如火。消渴便阻，犹剩事耳。凡此仍属中厥根萌，当加慎静养为宜。

生鸡子黄一枚　阿胶一钱半　生白芍三钱　生地三钱　天冬去心，一钱　川连一分，生

上午服。

又　心火亢上，皆为营液内耗。先以补心汤，理心之用。

人参同煎，一钱　川连水炒，六分　犀角二钱，镑　玄参二钱　鲜生地五钱　丹参一钱　卷心竹叶二钱

又　苦味和阳，脉左颇和。但心悸少寐，已见营气衰微。仿金匮酸枣仁汤方，仍兼和阳，益心气以通肝络。

酸枣仁炒黑，勿研，五钱　茯神三钱　知母一钱　川芎一分　人参六分，同煎　天冬去心，一钱

痰火阻络

陈　脉左数，右弦缓，有年形盛气衰。冬春之交，真气不相维续，内风日炽。左肢麻木不仁，舌歪言謇，此属中络。调理百日，戒酒肉，可望向愈。

羚羊角　陈胆星　丹皮　橘红　连翘心　石菖蒲　钩藤　川斛

又　羚羊角　玄参　连翘　花粉　川贝母　橘红　竹沥

又　丹溪云：麻为气虚，木是湿痰败血。诊左脉濡涩，有年偏枯，是气血皆虚。方书每称左属血虚，右属气虚，未必尽然。

人参　半夏　广皮　茯苓　归身　白芍　炙草　桑枝

又　经络为痰阻，大便不爽。昨日跌仆气乱，痰出甚艰。转方以宣经隧。

炒半夏　石菖蒲　广橘红　茯苓　胆星　枳实　竹沥　姜汁

叶　初春肝风内动，眩晕跌仆，左肢偏痿，舌络不和，呼吸不

爽。痰火上蒙,根本下衰。先宜清上痰火。

羚羊角　茯苓　橘红　桂枝　半夏　郁金　竹沥　姜汁

又　风热烁筋骨为痛,痰火气阻,呼吸不利。照前方去郁金、竹沥、姜汁,加白蒺藜、钩藤。

又　炒半夏　茯苓　钩藤　橘红　金石斛　石菖蒲　竹沥　姜汁

又　人参　半夏　枳实　茯苓　橘红　蒺藜　竹沥　姜汁

风为百病之长,故医书咸以中风列于首门。其论症,则有真中、类中,中经络、血脉、脏腑之分。其论治,则有攻风劫痰,养血润燥,补气培元之治。盖真中虽风从外来,亦由内虚,而邪得以乘虚而入。北方风气刚劲,南方风气柔和,故真中之病,南少北多。其真中之方,前人已大备,不必赘论。其类中之症,则河间立论云:因烦劳则五志过极,动火而卒中,皆因热甚生火。东垣立论,因元气不足,则邪凑之,令人僵仆卒倒如风状,是因乎气虚。而丹溪则又云:东南气温多湿,由湿生痰,痰生热,热生风,故主乎湿。三者皆辨明类中之由也。类者,伪也。近代以来,医者不分真伪,每用羌、防、星、半、乌、附、细辛以祛风豁痰,虚症实治,不啻如枘凿之殊矣。今叶氏发明内风,乃身中阳气之变动,肝为风脏,因精血衰耗,水不涵木,木少滋荣,故肝阳偏亢,内风时起。治以滋液熄风,濡养营络,补阴潜阳,如虎潜、固本、复脉之类是也。若阴阳并损,无阳则阴无以化,故以温柔濡润之通补,如地黄饮子、还少丹之类是也。更有风木过动,中土受戕,不能御其所胜,如不寐不食,卫疏汗泄,饮食变痰,治以六君、玉屏风、茯苓饮、酸枣仁汤之属。或风阳上僭,痰火阻窍,神识不清,则有至宝丹芳香宣窍,或辛凉清上痰火。法虽未备,实足以补前人之未及。至于审症之法,有身体缓纵不收,耳聋目瞀,口开眼合,撒手遗尿,失音鼾睡,此本实先拨,阴阳枢纽不交,与暴脱无异,并非外中之风,乃纯虚症也。故先生急用大剂参附以回阳,恐纯刚难受,必佐阴药,以挽回万一。若肢体拘挛,半身不遂,口眼㖞邪,舌强言謇,二便不爽,此本体先虚,风阳夹痰火壅塞，以致营卫脉络失和。治法急则先用开关，继则益气养血，佐以消痰清火，宣通经隧之药，气充血盈，脉络通利，则病可痊愈。至于风痱、风懿、风痹、瘫痪，乃风门之兼症，理亦相同。案中种种治法，余未能尽宣其理. 不过略举大纲，分类叙述，以便后人观览，余门仿此。

华岫云

肝　风

肝阴虚

某　内风，乃身中阳气之动变，甘酸之属宜之。

生地　阿胶　牡蛎　炙草　萸肉炭

王　阳夹内风上巅，目昏耳鸣不寐，肝经主病。

熟地炙　炙龟甲　萸肉　五味　磁石　茯苓　旱莲草　女贞子

曹三二　辛寒清上，头目已清，则知火风由脏阴而起，刚药必不见效。缓肝之急以熄风，滋肾之液以驱热，治法大旨如此。

生地　阿胶　天冬　玄参　川斛　小黑豆皮

陈四五　操持烦劳，五志阳气夹内风上扰清空，头眩耳鸣，目珠痛。但身中阳化内风，非发散可解，非沉寒可清，与六气火风迥异。用辛甘化风方法，仍是补肝用意。

枸杞子　桂圆肉　归身　炙草　甘菊炭　女贞子

陆四二　肝风阳气乘阳明之虚上冒，牙肉肿痛。议和阳熄风。

生地　阿胶　牡蛎　天冬　茯神　川斛　旱莲草　女贞子

凌　交节病变，总是虚症。目泛舌强，脊背不舒，溲淋便涩。皆肾液不营，肝风乃张。当宗河间浊药轻服，名曰饮子。

熟地五钱　咸苁蓉八钱　炒杞子三钱　麦冬二钱　云苓一钱半　川石斛三钱　生沙苑一钱　石菖蒲一钱　远志肉四分

饮子煎法。

胡 缓肝润血熄风。

制首乌 杞子 归身 冬桑叶 三角 胡麻 柏子仁 茯神 天冬 黑穞豆皮

蜜丸。

某 高年水亏,肝阳升逆无制,两胁㨪㨪如热,则火升面赤,遇烦劳为甚。宜养肝阴和阳为法。

九蒸何首乌四两 九蒸冬桑叶三两 徽州黑芝麻三两 小黑穞豆皮三两 巨胜子二两,即胡麻 浸淡天冬去心,一两 真北沙参二两 柏子仁一两半,去油 云茯神二两 女贞实二两

右为末,青果汁法丸。早服三钱,开水送。

张氏 肝阳虚风上巅,头目不清。阳明脉空,腰膝疫软。议养血熄风。

菊花炭 熟首乌 牛膝炭 枸杞子炭 黑穞豆 茯神

肝肾阴虚

沈 冲气左升,当镇肝摄肾。

地黄 阿胶 萸肉 淡菜 茯苓

丁四三 因萦思扰动五志之阳,阳化内风,变幻不已。夫阳动莫制,皆脏阴少藏,自觉上实下虚。法当介以潜之,酸以收之,味厚以填之。偏寒偏热,乌能治情志中病?

熟地 萸肉 五味 磁石 茯神 青盐 鳖甲胶 龟板胶

即溶胶为丸。

朱妪 心中热辣,寤烦不肯寐,皆春令地气主升,肝阳随以上扰。老年五液交枯,最有痫痉之虑。

生地 阿胶 生白芍 天冬 茯神 小黑穞豆皮

程氏 伏暑深秋而发,病从里出,始如疟状。热气逼迫营分,经事不当期而来。舌光如镜,面黯青晦,而胸痞隐痛。正气大虚,热气内闭,况乎周身皆痛,卫阳失和极矣。先拟育阴驱热,肝风不旋,不致痉厥。五日中不兴风波,可望向安。

生地　阿胶　天冬　麦冬　麻仁　生牡蛎

金女　温邪深入营络，热止，膝骨痛甚。盖血液伤极，内风欲沸，所谓剧则瘛疭，痉厥至矣。总是消导苦寒，冀其热止，独不虑胃汁竭、肝风动乎？拟柔药缓络热熄风。

复脉汤去参、姜、麻仁，生鳖甲汤煎药。

王氏　痛从腿肢筋骨，上及腰腹，贯于心胸，若平日经来带下，其症亦至。此素禀阴亏，冲任奇脉空旷。凡春交，地中阳气升举，虚人气动随升，络血失养，诸气横逆。面赤如赭，饥不欲食，耳失聪，寤不成寐，阳浮，脉络交空显然。先和阳治络。

细生地　生白芍　生鳖甲　生龟甲　生虎骨　糯稻根

煎药送滋肾丸一钱半。

又　前用滋肾丸，痛缓。面浮跗肿，血气俱乏，内风泛越。经言：风胜则动，湿胜则肿。阴虚多热之质，议先用虎潜丸，每服四钱，四服。

某五三　下元水亏，风木内震。肝肾虚，多惊恐，非实热痰火可攻劫者。

生地　清阿胶　天冬　杞子　菊花炭　女贞实

胡　久病耳聋，微呛，喉中不甚清爽。是阴不上承，阳夹内风，得以上侮清空诸窍。大凡肝肾宜润宜凉，龙相宁则水源生矣。

人参一钱，秋石一分化水拌，烘干同煎　鲜生地三钱　阿胶一钱　淡菜三钱　白芍一钱　茯神一钱半

又　阴虚液耗，风动阳升。虽诸恙皆减，两旬外大便不通。断勿欲速，惟静药补润为宜。

照前方去白芍，加柏子仁。

又　大便两次颇逸，全赖静药益阴之力。第纳食未旺，议与胃药。

人参　茯神　炒麦冬　炙甘草　生谷芽　南枣

又　缓肝益胃。

人参　茯神　生谷芽　炙甘草　木瓜　南枣

周 怒动肝风,筋胀胁板,喉痹。

阿胶 天冬 柏子仁 牡蛎 小麦

阳升血热

吴 脉弦小数,形体日瘦,口舌糜碎,肩背掣痛,肢节麻木,肤腠瘙痒,目眩晕,耳鸣,已有数年。此属操持积劳,阳升内风旋动,烁筋损液。古谓壮火食气,皆阳气之化。先拟清血分中热,继当养血熄其内风。安静勿劳,不致痿厥。

生地 玄参 天冬 丹参 犀角 羚羊角 连翘 竹叶心

丸方:

何首乌 生白芍 黑芝麻 冬桑叶 天冬 女贞子 茯神 青盐

心营热

某妪 脉右虚左数,营液内耗,肝阳内风震动。心悸,眩晕,少寐。

生地 阿胶 麦冬 白芍 小麦 茯神 炙草

风阳扰神

吉三五 心悸荡漾,头中鸣,七八年中频发不止,起居饮食如常。此肝胆内风自动,宜镇静之品,佐以辛泄之味,如枕中丹。

王氏 惊悸,微肿,内风动也。

人参 龙骨 茯神 五味 煨姜 南枣

曹 肝胆阳气夹内风上腾不熄,心中热,惊怖多恐。进和阳镇摄方法。

龟甲 龙骨 牡蛎 茯神 石菖蒲 远志

又 神识略安,夜不得寐,胸脐间时时闪烁欲动,乃内风不熄也。进补心法。

生地 丹参 玄参 茯神 枣仁 远志 菖蒲 天冬 麦冬

桔梗　朱砂

血去阳升

王氏　神呆不语，心热烦躁，因惊而后经水即下，肉腠刺痛，时微痞，头即摇。肝风内动，变痉厥之象。

小川连　黄芩　阿胶　牡蛎　秦皮

风阳阻窍

陈妪　虚风麻痹，清窍阻塞。

天麻　钩藤　白蒺藜　甘菊　连翘　桑枝

包妪　右太阳痛甚，牙关紧闭，环口牵动，咽喉如有物阻。乃阳升化风，肝病上犯阳络，大便欲闭。议用龙荟丸，每服二钱。

又　肝风阻窍，脉象模糊，有外脱之危。今牙关紧，咽痹不纳汤水，虽有方药，难以通关。当刮指甲末，略以温汤调灌，倘得关开，再议他法。另以苏合香擦牙。

郑三九　脉右弦，头胀耳鸣，火升。此肝阳上郁，清窍失司。

细生地　夏枯草　石决明　川斛　茯神　桑叶

络热窍痹

陈　夏季阳气暴升，烦劳扰动，致内风上阻清窍，口㖞舌强，呵欠，机窍阻痹不灵，脉数，舌苔。忌投温散，乃司气所致，非表邪为病也。

犀角　羚羊角　郁金　菖蒲　胆星　钩藤　连翘　橘红　竹沥　姜汁

又　清络得效，火风无疑，忌投刚燥。

犀角　羚羊　郁金　菖蒲　连翘　生地　玄参　广皮　竹沥　姜汁

又　脉数面赤，肝风尚动，宜和阳熄风。

鲜生地　玄参　羚羊角　连翘　菖蒲根　鲜银花　麦冬

痰热阻窍

汪 如寐舌喑，面赤亮，汗出。未病前一日，顿食面颇多，病来仓猝，乃少阴肾脏阴阳不续，厥阴肝风突起，以致精神冒昧。今七八日来，声音不出，乃机窍不灵。治法以固护正气为主，宣利上焦痰热佐之。若地、冬养阴，阴未骤生，徒使壅滞在脘。急则治标，古有诸矣。挨过十四、十五日，冀有转机。

人参 半夏 茯苓 石菖蒲 竹沥 姜汁

肝胃阴虚

江 左胁中动跃未平，犹是肝风未熄，胃津内乏，无以拥护，此清养阳明最要。盖胃属腑，腑强不受木火来侵，病当自减。与客邪速攻，纯虚重补迥异。

酸枣仁汤去川芎，加人参。

又 诸恙向安，惟左胁中动跃多年，时有气升欲噫之状。肝阴不足，阳震不熄，一时不能遽已。今谷食初加，乙癸同治姑缓。

人参 茯神 知母 炙草 朱砂染麦冬

调入金箔。

又 鲜生地 麦冬朱砂拌 竹叶心 知母

冲冷参汤。

胃虚表疏

席五七 脉来弦动而虚，望六年岁，阳明脉衰，厥阴内风暗旋不熄，遂致胃脉不主束筋骨以利机关，肝阳直上巅顶，汗从阳气泄越。春月病发，劳力病甚，此气愈伤，阳愈动矣。法当甘温益气，攻病驱风皆劫气伤阳，是为戒律。

人参 黄芪 当归 炙草 冬桑叶 麦冬 地骨皮 花粉

胃虚痰滞

孙氏　胃虚，肝风内震，呕痰咳逆，头痛眩晕，肢麻，汗出寒热。二陈汤加天麻、钩藤。

滋肝和胃

沈五六　色苍形瘦，木火体质，身心过动，皆主火化。夫吐痰冲气，乃肝胆相火犯胃过膈，纳食自少，阳明已虚。解郁和中，两调肝胃，节劳戒怒，使内风勿动为上。

枸杞子　酸枣仁　炒柏子仁　金石斛　半夏曲　橘红　茯苓　黄菊花膏丸。

泄肝安胃

梁　木火体质，复加郁勃，肝阴愈耗，厥阳升腾。头晕，目眩，心悸。养肝熄风，一定至理。近日知饥少纳，漾漾欲呕，胃逆不降故也。先当泄木安胃为主。

桑叶二钱　钩藤三钱　远志三分　石菖蒲三分　半夏曲一钱　广皮白一钱半　金斛一钱半　茯苓三钱

又　左脉弦，气撑至咽，心中愦愦，不知何由，乃阴耗阳亢之象。议养肝之体，清肝之用。

九孔石决明一具　钩藤一两　橘红一钱　抱木茯神三钱　鲜生地三钱　羚羊角八分　桑叶一钱半　黄甘菊一钱

怒劳伤肝结疝瘕

沈　年岁壮盛，脘有气瘕，嗳噫震动，气降乃平。流痰未愈，睾丸肿硬。今入夜将寐，少腹气冲至心，竟夕但寤不寐，头眩目花，耳内风雷，四肢麻痹，肌腠如刺，如虫行。此属操持怒劳，内损乎肝，致少阳上聚为瘕，厥阴下结为疝。冲脉不静，脉中气逆混扰，气燥热化，风阳交动，营液日耗，变乱种种，总是肝风之害。非攻消温补能治,惟以静养,勿加怒劳,半年可望有成。

阿胶　细生地　天冬　茯神　陈小麦　南枣肉

惊怒动肝

王五十　惊恐恼怒动肝,内风阳气沸腾。脘痹咽阻,筋惕肌麻,皆风木过动,致阳明日衰。先以镇阳熄风法。

阿胶　细生地　生牡蛎　川斛　小麦　茯神

风阳扰胃

曹氏　离愁菀结,都系情志中自病。恰逢冬温,阳气不潜。初交春令,阳已勃然。变化内风,游行扰络。阳但上冒,阴不下吸,清窍为蒙,状如中厥,舌喑不言。刘河间谓将息失宜,火盛水衰,风自内起,其实阴虚阳亢为病也。既不按法论病设治,至惊蛰雷鸣,身即汗泄,春分气暖,而昼夜寤不肯寐,甚至焦烦,迥异于平时,何一非阳气独激使然耶?夫肝风内扰,阳明最当其冲犯,病中暴食,以内风消烁,求助于食。今胃脉不复,气愈不振,不司束筋骨以利机关,致鼻准光亮,肌肉浮肿。考古人虚风,首推侯氏黑散,务以填实肠胃空隙,庶几内风可熄。奈何医者不曰清火豁痰,即曰腻补,或杂风药。内因之恙,岂有形质可攻,偏寒偏热,皆非至理。

生牡蛎　生白芍　炒生地　菊花炭　炙甘草　南枣肉

大凡攻病驱邪,药以偏胜,如《内经》咸胜苦,苦胜辛之类,藉其克制,以图功耳。今则情志内因致病,系乎阴阳脏腑不和,理偏就和,宜崇生气,如天地间四时阴阳迭运,万物自有生长之妙。案中曰阳冒不潜,法当和阳以就阴。牡蛎体沉味咸,佐以白芍之酸,水生木也。地黄微苦,菊微辛,从火炒变为苦味,木生火也。益以甘草、大枣之甘,充养阳明,火生土也。药虽平衍无奇,实参轩岐底蕴,世皆忽略不究,但执某药治何病者多矣。

经云:东方生风,风生木,木生酸,酸生肝。故肝为风木之脏,因有相火内寄,体阴用阳,其性刚,主动主升,全赖肾水以涵之,血液以濡之，肺金清肃下降之令以平之，中宫敦阜之土气以培之，则刚劲之质得为柔和之体，遂其条达畅茂之性，何病之有？倘精液有亏，肝阴不足，血燥生热，热则风阳上升，窍络阻塞，头目不清，眩晕跌仆，甚则瘛疭痉厥矣。先生治法，所谓缓肝之急以熄风，滋肾之液以驱热。如虎潜、侯氏黑散、地黄饮子、滋肾丸、复脉等方加减，是介以潜之，酸以收之，厚味以填之，或用清上实下之法。若思虑烦劳，身心过动，风阳内扰，则营热心悸，惊怖不寐，胁中动跃。治以酸枣仁汤、补心丹、枕中丹加减，清营中之热，佐以敛摄神志。若因动怒郁勃，痰火风交炽，则有二陈、龙荟。风木过动，必犯中宫，则呕吐不食，法用泄肝安胃，或填补阳明。其它如辛甘化风，甘酸化阴，清金平木，种种治法，未能备叙。然肝风一症，患者甚多，因古人从未以此为病名，故医家每每忽略。余不辞杜撰之咎，特为拈出，另立一门，以便后学考核云。

华岫云

眩　晕

痰　火

徐　脉左浮弦数，痰多，脘中不爽，烦则火升眩晕，静坐神识稍安。议少阳阳明同治法。

羚羊角　连翘　香豆豉　广皮白　半夏曲　黑山栀

某　痰火风在上，舌干头眩。

天麻　钩藤　菊花　橘红　半夏曲　茯苓　山栀　花粉

某　酒客中虚，痰晕。

二陈加术、白蒺、钩藤、天麻。

内风夹痰

江五十　脉弦动，眩晕痰多，胸痹窒塞。此清阳少旋，内风日沸。当春地气上升，最虑风痱。

明天麻　白蒺　桂枝木　半夏　橘红　茯苓　苡仁　炙草

又　头额闷胀，痰多作眩。

外台茯苓饮加羚羊角、桂枝，竹沥、姜汁法丸。

吴四五　诊脉芤弱，痰多眩晕。心神过劳，阳升风动，不可过饮助升。治痰须健中，熄风可缓晕。

九蒸白术　炒杞子　白蒺　茯苓　菊花炭

周　内风夹痰，眩晕，吐出清水。

半夏　茯苓　广皮　天麻　钩藤　菊花

肝　风

张　肝风内沸，劫烁津液，头晕，喉舌干涸。

大生地　天冬　麦冬　萸肉　阿胶　生白芍

陈　肝风动逆不熄，头晕。

九制首乌四两　甘菊炭一两　杞子二两　桑椹子二两　黑芝麻二两　巨胜子一两半　牛膝一两半　茯神二两

青果汁法丸。

洪四十　内风逆，头晕。

经霜桑叶一钱　炒黄甘菊花炭一钱　生左牡蛎三钱　黑穞豆皮三钱　徽州黑芝麻二钱　茯神一钱半

某　两寸脉浮大，气火上升，头眩甚则欲呕吐。厥阴上干，久则阳明失降，土被木克，脾胃俱伤。先当镇肝阳。

制首乌　穞豆皮　炒杞子　柏子仁　紫石英　茯神　天冬　南枣

某　操持惊恐，相火肝风上窜，目跳头晕，阴弱欲遗，脉左弦劲，右小平。

生地　白芍　丹皮　钩藤　天麻　白蒺藜　黄菊花　橘红

络　热

王六三　辛甘寒，眩晕已缓。此络脉中热，阳气变现，内风上冒，是根本虚在下，热化内风在上。上实下虚，先清标恙。

羚羊角　玄参心　鲜生地　连翘心　郁金　石菖蒲

又　照前方去菖蒲、郁金，加川贝、花粉。

阴虚阳升

某二四　晕厥烦劳即发，此水亏不能涵木，厥阳化风鼓动，烦劳阳升，病斯发矣。据述幼年即然，药饵恐难杜绝。

熟地四两　龟板三两　牡蛎三两　天冬一两半　萸肉二两　五味一两　茯神二两　牛膝一两半　远志七钱　灵磁石一两

田二七　烦劳，阳气大动，变化内风，直冒清空，遂为眩晕。能食肤充，病不在乎中上。以介类沉潜真阳，咸酸之味为宜。

淡菜胶　龟板胶　阿胶　熟地　萸肉　茯苓　川斛　建莲

山药浆丸。

营血虚

严四五　营虚，内风逆，心悸头晕。

炒杞子　柏子仁　三角胡麻　川斛　生左牡蛎　冬桑叶

下　虚

李七三　高年颇得纳谷安寝，春夏以来，头晕跗肿，不能健步。此上实下虚，肾气衰，不主摄纳，肝风动，清窍渐蒙。大凡肾宜温，肝宜凉，温纳佐凉，乃复方之剂。

附都气加车前、淡天冬，建莲丸。

经云：诸风掉眩，皆属于肝。头为六阳之首，耳目口鼻，皆系清空之窍。所患眩晕者，非外来之邪，乃肝胆之风阳上冒耳，甚则有昏厥跌仆之虞。其症有夹痰、夹火、中虚、下虚，治胆、治胃、治肝之分。火盛者，先生用羚羊、山栀、连翘、花粉、玄参、鲜生地、丹皮、桑叶，以清泄上焦窍络之热，此先从胆治也。痰多者，必理阳明，消痰如竹沥、姜汁、菖蒲、橘红、二陈汤之类。中虚则兼用人参、外台茯苓饮是也。下虚者，必从肝治，补肾滋肝，育阴潜阳，镇摄之治是也。至于天麻、钩藤、菊花之属，皆系熄风之品，可随症加入。此症之原，本之肝风，当与肝风、中风、头风门合而参之。

华岫云

头 风

暑热上蒙清窍

赵 右偏头痛，鼻窍流涕，仍不通爽，咽喉疳腐，寤醒肢冷汗出。外邪头风，已留数月，其邪混处，精华气血，咸为蒙闭，岂是发散清寒可解？头巅药饵，务宜清扬。当刺风池、风府，投药仍以通法。苟非气血周行，焉望却除宿病？

西瓜衣　鲜芦根　苡仁　通草

煎送蜡矾丸。

木火上炎

何四一　右偏风头痛，从牙龈起。

炒生地三钱　蔓荆子炒，一钱　黄甘菊一钱　茯苓一钱半　炒杞子二钱　冬桑叶一钱　炒丹皮一钱　川斛一钱半

阴中阳虚

王五一　中年阴中之阳已虚，内风偏头痛，冷泪出。

还少丹。

胃虚风阳上逆

徐四一　头风既愈复发，痛甚呕吐不已。阳明胃虚，肝阳化风愈动，恐有失明之忧。

炒半夏　茯苓　苦丁茶　菊花炭　炒杞子　柏子霜

朱五四　阳明脉眩大而坚，厥阴脉小弦数促，面赤头痛，绕及脑后，惊惕肉瞤，漐漐汗出，早晨小安，入暮偏剧。此操持怫郁，肝阳挟持内风直上巅顶，木火戕胃为呕逆，阳越为面赤汗淋。内因之病，加以司候春深，虑有暴厥瘛痉之患。夫肝为刚脏，胃属阳土。姑议柔缓之法，冀有阳和风熄之理。

复脉去参、姜、桂，加鸡子黄、白芍。

王　始用茶调散得效，今宜养血和血。

川芎　归身　白芍酒炒　白蒺藜炒　桑枝

朱三四　头风，目痛昏赤，火风上郁最多。及询病有三四年，遇风冷为甚。其卫阳清气，久而损伤，非徒清散可愈，从治风先治血意。

杞子　归身　炒白芍　沙苑　菊花　钩藤

头风一症，有偏正之分。偏者主乎少阳，而风淫火郁为多。前人立法，以柴胡为要药，其补泻之间，不离于此。无如与之阴虚火浮，气升吸短者，则厥脱之萌，由是而来矣。先生则另出心裁，以桑叶、丹皮、山栀、荷叶边，轻清凉泄，使少阳郁遏之邪亦可倏然而解。倘久则伤及肝阴，参入咸凉柔镇可也。所云正者，病情不一，有气虚血虚、痰厥肾厥、阴伤阳浮、火亢邪风之不同。按经设治，自古分晰甚明，兹不再述。至于肝阴久耗，内风日旋，厥阳无一息之宁，痛掣之势已极，此时岂区区汤散可解？计惟与复脉之纯甘壮水，胶黄之柔婉以熄风和阳，俾刚亢之威一时顿熄。予用之屡效如神，决不以虚谀为助。

邵新甫

虚劳

阴虚

王二二　此少壮精血未旺，致奇脉纲维失护。经云：形不足者，温之以气；精不足者，补之以味。今纳谷如昔，当以血肉充养。

牛骨髓　羊骨髓　猪骨髓　茯神　枸杞　当归　湖莲　芡实

温三二　阴虚督损。

六味加麋角胶、秋石、川石斛膏。

陈十七　痨劳在出幼之年，形脉生气内夺。冬月可延，入夏难挨。由真阴日消烁，救阴无速功，故难治。

两仪煎。

陈二一　春病至夏，日渐形色消夺。是天地大气发泄，真气先伤，不主内守，为损怯之症。不加静养，损不肯复，故治嗽治热无用。交节病加，尤属虚象。脉左数甚，肛有漏疡，最难全好。

熟地　炒山药　建莲　茯苓　猪脊筋

徐四一　清金润燥热缓，神象乃病衰成劳矣。男子中年，行走无力，寐中咳逆，温补刚燥难投。

天冬　生地　人参　茯苓　白蜜

黄二六　阴伤劳损。

清阿胶　鸡子黄　生地　麦冬　麻子仁　炙甘草　南枣

某　摄阴得效，佐以益气，合补三阴之脏。

人参　熟地　炒杞子　五味　牛膝炭　建莲　炒山药　芡实

钱　阳外泄为汗，阴下注则遗。二气造偏，阴虚热胜。脑为髓海，腹是至阴，皆阳乘于阴。然阳气有余，益见阴弱，无以交恋其阳，因病致偏，偏久致损。坐功运气，阴阳未协，损不肯复，颇为可虑。今深秋入冬，天令收肃，身气泄越，入暮灼热，总是阴精损伤而为消烁耳。

川石斛　炒知母　女贞子　茯神　糯稻根　小黑穞豆皮

又　暮夜热炽，阴虚何疑。但从前表散，致卫阳疏泄。穿山甲钻筋流利后，致经络气血劫撒，内损不复，卫阳藩篱交空，斯时亦可撑半壁矣。失此机宜，秋收冬藏主令，其在封固蛰藏耳。张季明谓元无所归则热灼，亦是。

丸方

人参　河车　熟地　五味　莲肉　山药　茯苓

食后逾时，服六神汤。

张六七　有年呼气颇和，吸气则胁中刺痛，是肝肾至阴脏络之虚。初投辛酸而效，两和肝之体用耳。大旨益肾当温，复入凉肝滋液，忌投刚燥。

大熟地　天冬　枸杞　柏子霜　茯苓　桂圆肉　女贞子　川斛

蜜丸。

徐　今年长夏久热，伤损真阴。深秋天气收肃，奈身中泄越已甚，吸短精浊，消渴眩晕。见症却是肝肾脉由阴渐损及阳明胃络，纳谷减，肢无力。越人所云阴伤及阳，最难充复。诚治病易，治损难耳。

人参　天冬　生地　茯神　女贞　远志

钟二十　少年形色衰夺，见症已属劳怯。生旺之气已少，药难奏功，求医无益。食物自适者，即胃喜为补。扶持后天，冀其久延而已。

鱼鳔　湖莲　秋石　芡实　金樱子

周七十　脉神形色，是老年衰惫，无攻病成法。大意血气有情之属，栽培生气而已。

每日不拘，用人乳或牛乳，约茶盏许，炖暖入姜汁三分。

某女　交夏潮热口渴，肌肤甲错，此属骨蒸潮热。

生鳖甲　银柴胡　青蒿　黄芩　丹皮　知母

汤女　天癸未至，入暮寒热。此先天真阴不足，为损怯延挨之病，腹膨减食，治在太阴厥阴。

熟白术二钱　生厚朴一钱　当归二钱　丹皮一钱半　淡黄芩一钱　生鳖甲五钱

此一通一补之法，白术补太阴，厚朴通阳明，当归补厥阴，丹皮泄少阳，黄芩清气分之热，鳖甲滋血分之热也。

陈十二　稚年阴亏阳亢，春阳化风地升，暮热晨汗，肌柔白，脉数虚。非客邪清解，仿仲景复脉法。

本方去姜、桂，加甘蔗汁。

王十二　稚年纯阳，诸阳皆聚于骨，阴未充长，阳未和谐。凡过动烦怒等因，阳骤升巅为痛，熟寐痛止，阳潜入阴也。此非外邪，常用钱氏六味丸，加龟甲、知母、咸秋石，以滋养壮阴。

曹十三　肌肉苍赤，脉小数疾。童真阴未充长，囊下肛前，已有漏卮。阳独升降，巅窍如蒙。常与壮水制火，犹虑变幻损怯。

生六味去萸肉，加生白芍、黄柏、知母、人中白，蜜丸。

施三二　脉尺垂少藏，唾痰灰黑，阴水内亏，阳火来乘，皆损怯之萌，可冀胃旺加餐耳。年岁已过三旬，苟能静养百天，可以充旺。

熟地　天冬　川斛　茯神　远志　山药　建莲　芡实　秋石　猪脊髓丸。

张　劳烦，夏秋气泄而病，交小雪不复元。咽中微痛，血无华色。求源内损不藏，阴中之阳不伏，恐春深变病。

熟地炭　清阿胶　川斛　浸白天冬　秋石二分

许三二　阴伤及阳，畏风外冷，午后潮热，舌绛渴饮，刚峻难进。腰脊坠，音哑心嘈。姑与柔阳滋液。

首乌　枸杞　天冬　黑穞豆皮　茯神　建莲

黄　当纯阳发泄之令，辛散乱进，火升，咽干气促。病根在下焦，阴虚成劳，最难调治。

熟地　炒山药　五味　芡实　茯神　湖莲

又　照前方加人参。

宋　劳损三年，肉消脂涸。吸气喘促，欲咳不能出声，必踞按季胁，方稍有力，寐醒喉中干涸，直至胸脘。此五液俱竭，法在不治。援引人身脂膏为继续之算，莫言治病。

鲜河车　人乳汁　真秋石　血余灰

阴虚阳浮

吴二八　遗浊已久，上冬喉中哽噎，医投寒解，入夏不痊。缘肾阴为遗消铄，龙雷不肯潜伏，于冬令收藏之候，反升清空之所。《内经》以少阴之脉循喉咙，挟舌本。阴质既亏，五液无以上承，徒有浮阳蒸灼，柔嫩肺日伤，为痹为宣，不外阴虚阳亢楷模。但养育阴气，贵乎宁静。夫思烦嗔怒，诵读吟咏，皆是动阳助热。不求诸已工夫，日啖草木药汁，生气暗伤，岂曰善策？然未尝无药也，益水源之弱，制火炎之炽。早用六味减丹、泽，加阿胶、秋石、龟胶、牡蛎、湖莲肉之属以入下，介以潜阳，滋填涩固，却是至静阴药。卧时量进补心丹，宁神解热，俾上下得交，经年可冀有成。

沈　脉细涩，入尺泽，下元精亏，龙旺火炽。是口齿龈肿，皆下焦之虚阳上越。引火归窟，未尝不通，只以形瘦液少，虑其劫阴，致有疡痈起患，当预虑也。

虎潜去广、归、锁阳，加山药、苁蓉、青盐，羊肉胶丸。

安　脉坚，咽阻心热，得嗳气略爽，腰膝软弱，精滑自遗。必因惊恐，伤及肝肾，下虚则厥阳冲逆而上。法宜镇逆和阳，继当填下。

生白芍　桂枝木　生牡蛎　龙骨　茯神　大枣　小黑穞豆皮

郑　脉数，垂入尺泽穴中，此阴精未充早泄，阳失潜藏，汗出吸短。龙相内灼，升腾面目，肺受熏蒸，嚏涕交作。兼之胃弱少谷，精浊下注，尿管疼痛，肝阳吸其肾阴，善怒多郁，显然肾虚如绘。议有情之属以填精，仿古滑涩互施法。

牛骨髓四两　羊骨髓四两　猪脊髓四两　麋角胶四两　熟地八两　人参四两　萸肉四两　五味三两　芡实四两　湖莲四两　山药四两　茯神四两　金樱粉三两

胶髓丸。

曹二一　精气内夺，冬乏收藏，入夜气冲呛逆，不得安寝。皆劳怯之末传，难治。

人参　鲜紫河车　茯苓　茯神　五味　紫衣胡桃肉

姚二三　脉左细右空，色夺神夭，声嘶，乃精伤于下，气不摄固，而为咳汗。劳怯重病，药难奏功。用大造丸方。

程　脉左弦搏，著枕眠卧，冷痰上升，交子后干咳。此肾虚阳不潜伏，乃虚症也。从摄固引导，勿骤进温热燥药。

熟地炭　生白芍　山药　茯苓　丹皮　泽泻　车前　牛膝　胡桃肉

蒋　脉细促，三五欲歇止，头垂欲俯，著枕即气冲不续。此肾脏无根，督脉不用，虚损至此，必无挽法。

熟地　五味　茯苓　青铅　猪脊髓

朱二九　真阴久伤不复，阳气自为升降，行动即觉外感。皆体质失藏，外卫不固矣。治在少阴，用固本丸之属，加入潜阳介类。

固本丸加淡菜、秋石、阿胶。

金二二　虚症五年，真阴既损不复，长夏阴不生成，阳扰升越巅顶而为痛胀。目患不痊，病根亦在肝肾。与潜阳以益乙癸。

磁石六味加龟甲。

胡　厥阳上冲，心痛振摇，消渴齿血，都是下焦精损。质重味厚，填补空隙，可冀其效。

熟地四两　五味二两　茯神二两　建莲二两　芡实二两　山药二两　人乳粉二两　秋石二两

生精羊肉胶丸，早服四钱。

程　今年厥阴司天，春分地气上升，人身阳气上举，风乃阳之化气，阴衰于下，无以制伏，上愈热斯下愈寒，总属虚象。故龟胶、人乳，皆血气有情，服之小效者，非沉苦寒咸也。兹定咸味入阴，介类潜阳法。

炒熟地　龟胶　阿胶　炒远志　炒山药　湖莲

六七日后，仍进琼玉膏减沉香。

蒋三五　肝厥，用咸味入阴，水生木体，是虚症治法。夏令大气主泄，因烦劳病发，势虽减于昔日，而脉症仍然。必静养经年，阴阳自交，病可全去。议介类潜阳，佐酸味以敛之。

熟地　柏子霜　萸肉　五味　锁阳　淡菜胶　海参胶　真阿胶　龟板胶　茯苓　湖莲　芡实　青盐

金　肝血肾精无藏，阳乏依附，多梦纷纭，皆阳神浮越。当以介属有情，填补下焦。

熟地　淡菜　阿胶　萸肉　小麦　龙骨　牡蛎

又　肾虚气攻于背，肝虚热触于心，都是精血内夺，神魂不主依附。此重镇以理其怯，填补以实其下。血肉有情，皆充养身中形质，即治病法程矣。

熟地　牡蛎　淡菜　五味　萸肉　龙骨　杞子

吴十八　诊脉细数，左垂尺泽，先天最素薄，真阴未充。当精通年岁，阴气早泄，使龙相刻燃，津液暗消，有虚怯根荫。药宜至静纯阴，保养尤为要旨。

知柏六味去丹、泽，加龟甲、天冬，猪脊髓丸。

钱五十　据说热自左升，直至耳前后胀。视面色油亮，足心灼热，每午后入暮皆然。上年用茶调散宣通上焦郁热不应，此肝肾阴火乘窍，却因男子精亏，阳不下交。经言以滋填阴药，必佐介属重镇。试以安寝竟夜乃安，参阳动阴静至理。

熟地　龟板　萸肉　五味　茯苓　磁石　黄柏　知母

猪脊髓丸。

顾二二　阴精下损，虚火上炎，脊腰髀疫痛，髓空，斯督带诸脉不用。法当填髓充液，莫以见热投凉。

熟地水煮　杞子　鱼胶　五味　茯神　山药　湖莲　芡实

金樱膏为丸。

陈二十　喉痹，目珠痛，吸气短促，曾咯血遗精。皆阴不内守，孤阳上越诸窍。当填下和阳。

熟地　枸杞炭　旱莲草　菊花炭　女贞　茯苓

某三二　心烦不宁，目彩无光。少阴肾水枯槁，厥阳上越不潜。

议用填阴潜阳。

人参一钱半　熟地五钱　天冬一钱　麦冬三钱　茯神三钱　龟板一两

某女　渴不欲饮，阴不上承。况寐醒神识不静，易惊汗出。法当敛补。

人参　熟地炭　萸肉炭　茯神　五味　炒远志

邵　精血伤，气不潜纳，阳浮扰神则魂魄不宁，脏阴不安其位。

人参　炙草　建莲　茯神　龙骨　金箔

阳虚

卢　有形血液，从破伤而损，神气无以拥护。当此冬令藏阳，阳微畏寒，奇脉少津，乏气贯布，行步欹斜，健忘若愦，何一非精气内夺之征？将交大雪，纯阴无阳，冬至一阳来复，也见此离散之态。平素不受暖补，是气元长旺。今乃精衰气竭之象，又不拘乎此例也。

人参　鹿茸　归身　炒杞子　茯苓　沙苑

马　阴精走泄于下，阳气郁冒于上，太冲脉衰，厥气上冲，陡然痫厥。阴阳既失交偶，内随阳掀旋，阳从汗泄矣。宜远房帏，独居静室。医治之法，从阴引阳，从阳引阴，大封大固，以蛰藏为要。百日可效，经年可以复元。

淡苁蓉　五味　远志　茯神　芡实　建莲　生羊腰子

孙四二　形躯丰溢，脉来微小，乃阳气不足体质。理烦治剧，曲运神机，都是伤阳之助。温养有情，栽培生气，即古圣春夏养阳，不与逐邪攻病同例。用青囊斑龙丸。

某二十　少壮形神憔悴，身体前后牵掣不舒。此奇经脉海乏气，少阴肾病何疑。

淡苁蓉　甘枸杞　当归　牛膝　沙苑　茯苓

某　阴阳二气不振，春初进八味，减桂之辛，益以味、芍之酸，从阳引阴，兼以归脾守补其营，方得效验。兹当春升夏令，里虚藏聚未固，升泄主令，必加烦倦。古人谓寒则伤形，热则伤气。是当以益气为主，通摄下焦兼之。仿《内经》春夏养阳，秋冬养阴为法。非治病也，乃论体耳。夏季早服青囊斑龙丸方法。

鹿茸　鹿角霜　鹿角胶　赤白茯苓　熟地　苁蓉　补骨脂　五味子

晚服归脾去木香，加枸杞子。

王氏　凡女科书，首篇必论调经，既嫁必究孕育。结缡十载，未能得胎。病在至阴之脏，延及奇经八脉。述经迟晨泄，心若摇漾，得食姑缓，肛疡久漏，都属下损。

人参　麋茸　紫石英　茯苓　当归　补骨脂

枣艾汤泛丸。

汪氏　女科首列调经，今经不调和，耳鸣心漾，汗出，畏恐神痹，两足皆冷兼浮肿。冬至节交，病甚于前。都因肝肾内怯，阳不交阴所至。

薛氏加减八味丸，淡盐汤送三钱。

万二七　诊脉数，左略大，右腰牵绊，足痿，五更盗汗即醒，有梦情欲则遗，自病半年，脊椎六七节骨形凸出。自述书斋坐卧受湿，若六淫致病，新邪自解。验色脉推病，是先天禀赋原怯，未经充旺，肝血肾精受戕，致奇经八脉中乏运用之力，乃筋骨间病，内应精血之损伤也。

人参一钱　鹿茸二钱　杞子炒黑，三钱　当归一钱　舶茴香炒黑，一钱　紫衣胡桃肉二枚　生雄羊内肾二枚

夫精血皆有形，以草木无情之物为补益，声气必不相应。桂附刚愎，气质雄烈，精血主脏，脏体属阴，刚则愈劫脂矣。至于丹溪虎潜法，潜阳坚阴，用知、柏苦寒沉著，未通奇脉。余以柔剂阳药，通奇脉不滞，且血肉有情，栽培身内之精血。但王道无近功，多用自有益。

阳虚奇脉兼病

朱三六　辛温咸润，乃柔剂通药，谓肾恶燥也，服有小效。是劳伤肾真，而八脉皆以废弛失职。议进升阳法。

鹿茸　苁蓉　归身　杞子　柏子仁　杜仲　菟丝子　沙苑

范二一　父母弱症早丧，禀质不克充旺，年二十岁未娶，见病已是损怯。此寒热遇劳而发，即《内经》阳维脉衰，不司维续护卫包举。下部无力，有形精血不得充涵筋骨矣。且下元之损，必累八脉，此医药徒补无用。

鹿茸　杞子　归身　巴戟　沙苑　茯苓　舶茴香

羊肉胶丸。

阴阳并虚

施　冲气贯胁上咽，形体日渐枯槁，此劳伤肝肾而成损怯。由乎精气不生，厥气上逆耳。议以通阳摄阴，冀其渐引渐收，非见病治病之方法矣。

苁蓉　熟地　五味　枸杞　柏子霜　茯苓　桑椹子　砂仁　青盐

羊肉胶丸。

王三十　阳虚背寒肢冷，阴虚火升烦惊，宿病偏伤不复，总在虚损一门。镇摄之补宜商。

早用薛氏八味丸，晚归脾去芪、木香。

某　肝肾损伤，八脉无气，未老衰惫大著。姑议通阳守阴一法，俟明眼裁之。

淡苁蓉　熟地炭　鹿角霜　五味子肉　柏子仁　茯苓

王二九　摇精惊恐，肝肾脏阴大泄，阳不附和。阴中百脉之气，自足至巅，起自涌泉，以少阴之脉始此。欲使阴阳翕阖，譬诸招集溃散卒伍，所谓用药如用兵。

熟地　枸杞　当归　五味　远志　龟板　鹿鞭　羊肉

某　脉虚细，夜热晨寒，烦倦口渴，汗出。脏液已亏，当春气外泄。宗《内经》凡元气有伤，当与甘药之例，阴虚者用复脉汤。

炙甘草七分　人参一钱　阿胶二钱　火麻仁一钱　生地二钱　麦冬一钱　桂枝三分　生白芍一钱半

某二四　阴伤及阳，加以春夏大地阳气主泄，真无内聚，形神痿靡。大凡热必伤气，固气正以迎夏至一阴来复。

人参　熟地　五味　炒山药　芡实　建莲

张二四　脏阴久亏，八脉无力，是久损不复。况中脘微痛，脐中动气，决非滋腻凉药可服。仿大建中之制，温养元真，壮其奇脉，为通纳方法。

人参　生于术　炙草　茯苓　熟地　淡苁蓉　归身　白芍　真浔桂　枸杞　五味

蜜丸，服四钱。

许十九　善嗔，食减无味，大便溏泻。三年久病，内伤何疑。但清内热，润肺理嗽，总是妨碍脾胃。思人身病损，必先阴阳致偏。是太阴脾脏日削，自然少阳胆木来侮。宗《内经》补脏通腑一法。

四君子加桑叶、炒丹皮。

又　虚劳三年，形神大衰，食减无味，大便溏泻，寒起背肢，热从心炽，每咳必百脉动掣，间或胁肋攻触。种种见症，都是病深传遍。前议四君子汤，以养脾胃冲和，加入桑叶、丹皮，和少阳木火，使土少侵，服已不应。想人身中二气致偏则病，今脉症乃损伤已极，草木焉得振顿。见病治病，谅无裨益。益气少灵，理从营议。食少滑泄，非滋腻所宜。暂用景岳理阴煎法，参入镇逆固摄。若不胃苏知味，实难拟法。

又　人参　秋石　山药　茯苓

河车胶丸。

张　汗多亡阳，是医人不知劳倦受寒，病兼内伤，但以风寒外感发散致误。淹淹半年，乃病伤不复。能食者以气血兼补。

人参　白术　茯苓　沙苑　苁蓉　归身　枸杞

张十九　阴伤成劳，因减食，便溏，寒热。姑从中治者，以脾为营，胃主卫也。

异功加五味子。

吴三六　虚损，至食减，腹痛，便溏。中宫后天为急，不必泥乎痰嗽缕治。

异功散去术，加炒白芍、煨益智仁。

上损及胃

杨氏　背寒心热，胃弱少餐，经期仍至，此属上损。

生地　茯神　炒麦冬　生扁豆　生甘草

仲　久嗽，神衰肉消，是因劳倦内伤。医不分自上自下损伤，但以苦寒沉降。气泄汗淋，液耗夜热，胃口得苦伤残，食物从此顿减。老劳缠绵，讵能易安，用建中法。

黄芪建中汤去姜。

又　照前方加五味子。

又　平补足三阴法。

人参　炒山药　熟地　五味　女贞子　炒黑杞子

下损及中

时二十　脉细，属脏阴之损。平素畏寒怯冷，少年阳气未得充长。夏令暴泻，是时令湿热，未必遽然虚损若此。今谷减形瘦，步履顿加喘息，劳怯显然，当理脾肾。

早服加减八味丸，晚服异功散。

某　由阴损及乎阳，寒热互起，当调营卫。

参芪建中汤去姜、糖。

某　入夏发泄主令，由下损以及中焦，减谷形衰，阴伤及阳，畏冷至下。春季进河车、羊肉温养固髓方法，积损难充，不禁时令之泄越耳。古人减食久虚，必须胃药。晚进参术膏，早用封固佐升阳法。长夏不复奈何。

鹿茸生研，一两　鹿角霜一两　熟地二两　生菟丝子一两　人参一两　茯苓一两　韭子二两　补骨脂胡桃蒸，一两　枸杞子一两　柏子霜一两

蜜丸，早服四钱，参汤送。

参术膏方：

人参四两，另用泉水熬　九蒸于术四两，另用泉水熬

各熬膏成，以炭火厚掩干灰，将药罐炖收至极老为度。每服膏二钱五分，开水化服。

脾肾兼虚

李二九　劳怯，形色夺，肌肉消，食减便滑，兼痰呛喉痛。知医理者，再无清咽凉肺滋阴矣。病人述心事操持病加，显然内损，关系脏真。冬寒藏阳，人身之阳升腾失交，收藏失司，岂见病治病肤浅之见识。据说食进逾时，必有痛泻。经言：食至小肠变化，屈曲肠间有阻，常有诸矣。凡汤药气升，宜丸剂疏补。资生丸食后服。

晨服：

人参　坎气　茯苓　黑壳建莲　五味　芡实

山药浆丸。

杨　发堕于少壮之年，能食不化，噫气，小溲淋浊，便粪渐细。少年脾肾损伤，宜暖下焦以醒中阳。

济生丸三钱，开水送下。

陈十八　阴损于下，中焦运阳亦弱。见症少年损怯，先天不充，以后天维续，但食少难化。腻滞勿用，由阴损及阳。用双补丸。

某　久劳，食减，便溏不爽，气短促。

异功加五味子。

王二四　脉如数，垂入尺泽。病起肝肾下损，延及脾胃。昔秦越人云：自下焦损伤，过中焦则难治。知有形精血难复，急培无形之气为旨。食少便溏，与钱氏异功散。

蔡　久嗽气浮，至于减食泄泻，显然元气损伤。若清降消痰，益损

真气。大旨培脾胃以资运纳,暖肾脏以助冬藏,不失带病延年之算。

异功散,兼服:

熟地炭　茯神　炒黑枸杞　五味　建莲肉　炒黑远志

山药粉丸,早上服。

叶三一　病损不复,八脉空虚。不时寒热,间或便溏。虽步居饮食如常,周身气机尚未得雍和。倘调摄失慎,虑其反复。前丸药仍进,煎方宗脾肾双补法。

人参一钱　茯苓三钱　广皮一钱　炒沙苑一钱　益智仁煨研,一钱　炒菟丝饼二钱

胃虚呕泻

华二八　劳损,加以烦劳,肉消形脱,潮热不息,胃倒泄泻,冲气上攻则呕。当此发泄主令,难望久延。

人参　诃子皮　赤石脂　蒸熟乌梅肉　新会皮　炒白粳米

阴虚阳浮兼胃阴虚

吕　冲年久坐诵读,五志之阳多升。咽干内热,真阴未能自旺于本宫。诊脉寸口动数,怕有见红之虑。此甘寒缓热为稳,不致胃枯耳。

生地　天冬　女贞　茯神　炙草　糯稻根须

杜二一　阴精久损,投以填纳温润。入夏至晚火升,食物少减,仍属阴亏。但夏三月,必佐胃药。

参须　麦冬　五味　茯神　建莲　芡实

许　脉左坚,上下直行,精损,热自升降。

细生地　玄参心　女贞　川斛　糯稻根须

又　甜北沙参　天冬　炒麦冬　茯神　阿胶　秋石

又　人参　麦冬　生甘草　扁豆

胡四三　补三阴脏阴,是迎夏至生阴。而晕逆,欲呕,吐痰,全是厥阳犯胃上巅,必静养可制阳光之动。久损重虚,用甘缓方法。

金匮麦门冬汤去半夏。

王　春半，寐则盗汗，阴虚，当春阳发泄，胃口弱极。六黄苦味未宜，用甘酸化阴法。

人参　熟地　五味　炙草　湖莲　茯神

营　虚

某二一　诵读身静心动，最易耗气损营，心脾偏多，不时神烦心悸，头眩脘闷，故有自来也。调养溉灌营阴，俾阳不升越，恐扰动络血耳。

淮小麦三钱　南枣肉一枚　炒白芍一钱　柏子仁一钱半　茯神三钱　炙草四分

某四十　脉弦，胁痛引及背部，食减，此属营损传劳。

桂枝木四分　生白芍一钱半　炙草四分　归身一钱半　茯神三钱　生牡蛎三钱　煨姜一钱　南枣三钱

某三十　脉软，不嗜食，腰酸无力，咳，烦劳，营虚所致。

当归　生白芍　桂枝木　茯苓　炙草　饴糖　煨姜　南枣

汪　脉左小右虚，背微寒，肢微冷，痰多微呕，食减不甘。此胃阳已弱，卫气不得拥护。时作微寒微热之状，小便短赤，大便微溏，非实邪矣。当建立中气以维营卫。东垣云：胃为卫之本，营乃脾之源。偏热偏寒，犹非正治。

人参　归身米拌炒　桂枝木　白芍炒焦　南枣

陆　劳伤阳气，不肯复元。秋冬之交，余宗东垣甘温为法，原得小效。众楚交咻，柴、葛、枳、朴是饵。二气散越，交纽失固，闪气疼痛，脘中痞结，皆清阳凋丧。无攻痛成法，唯以和补，使营卫之行，冀其少缓神苏而已。

人参　当归　炒白芍　桂心　炙草　茯神

又　右脉濡，来去涩。辛甘化阳，用大建中汤。

人参　桂心　归身　川椒　茯苓　炙草　白芍　饴糖　南枣

汪　劳倦阳伤，形寒骨热，脉来小弱。非有质滞着，与和营方。

当归　酒炒白芍　炙草　广皮　煨姜　大枣

劳伤心神

程　脉左甚倍右，病君相上亢莫制，都因操持劳思所伤。若不山林静养，日药不能却病。

鲜生地　玄参心　天冬　丹参　茯神　鲜莲肉

颜三四　操持思虑，心营受病，加以劳力泄气，痰带血出，脉形虚小，右部带弦。议用归脾汤减桂圆、木香、白术，加炒白芍、炒麦冬。

又　劳心，营液既耗，气分之热自灼。手足心热，咽干烦渴，多是精液之损，非有余客热。前议归脾加减，乃子母同治法。今以滋清制亢之剂，理心之用，以复五液。

人参　生地　天冬　麦冬　丹参　茯神　灯心　竹叶心

中虚

某　神伤精败，心肾不交。上下交损，当治其中。

参术膏，米饮汤调送。

华三七　春深地气升，阳气动，有奔驰饥饱，即是劳伤。《内经》劳者温之，夫劳则形体震动，阳气先伤。此温字，乃温养之义，非温热竞进之谓。劳伤久不复元为损，《内经》有损者益之之文。益者，补益也。凡补药气皆温，味皆甘，培生生初阳，是劳损主治法则。春病人秋不愈，议从中治。据述晨起未纳水谷，其咳必甚，胃药坐镇中宫为宜。

金匮麦门冬汤去半夏。

徐二七　虚损四年，肛疡成漏，食物已减什三，形瘦色黄。当以甘温培中固下，断断不可清热理嗽。

人参　茯苓　山药　炙草　芡实　莲肉

某　积劳，神困食减，五心热，汗出。是元气虚，阴火盛。宜补中。

生脉四君子汤。

杨二八　内损，阴及阳分，即为劳怯。胃弱少纳，当以建中汤加人参。

朱二七　既暮身热，汗出早凉，仍任劳办事。食减半，色脉形肉不足，病属内损劳怯。

人参小建中汤。

杨三二　知饥减食，外寒忽热，久病行走喘促，坐卧稍安，此劳伤不复。议从中以益营卫。

九蒸冬术　炙甘草　煨姜　南枣

汪三九　此劳力伤阳之劳，非酒色伤阴之劳也。胃口消惫，生气日夺，岂治嗽药可以奏功。

黄芪建中汤去姜。

仲三八　久劳内损，初春已有汗出，入夏食减，皆身中不耐大气泄越，右脉空大，色痿黄。衰极难复，无却病方法，议封固一法。

人参　黄芪　熟于术　五味

严二八　脉小右弦，久嗽晡热，着左眠稍适。二气已偏，即是损怯。无逐邪方法，清泄莫进，当与甘缓。

黄芪建中去姜。

又　建中法颇安，理必益气以止寒热。

人参　黄芪　焦术　炙草　归身　广皮白　煨升麻　煨柴胡

王二六　脉大而空，亡血失精，午食不运，入暮反胀。阴伤已及阳位，缠绵反复至矣。

归芍异功散。

刘女　年十六，天癸不至，颈项瘿痰，入夏寒热咳嗽。乃先天禀薄，生气不来，夏令发泄致病。真气不肯收藏，病属劳怯，不治。

戊己汤去白术。

某　阳伤背寒，胃伤谷减。

小建中汤。

某　畏风面冷，卫外阳微。

参芪建中去姜，加茯神。

华二十　此劳怯损伤不复之病，已经食减便溏，欲呕，腹痛。二气交伤，然后天为急，舍仲景建中法，都是盲医矣。

建中汤去糖，加人参。

肾气不纳

尹四九　中年衰颓，身动喘嗽，脉细无神，食减过半。乃下元不主纳气，五液蒸变粘涎。未老先衰，即是劳病。

人参　坎气　紫衣胡桃　炒菟丝子　茯苓　五味　炒砂仁

山药浆丸。

金七十　寤则心悸，步履如临险阻，子后冲气上逆。此皆高年下焦空虚，肾气不纳所致。

八味丸三钱，先服四日。

淡苁蓉一两　河车胶一具　紫石英二两　小茴五钱　杞子三两　胡桃肉二两　牛膝一两半　五味一两　茯苓二两　沙苑一两半　补骨脂一两　桑椹子二两

红枣肉丸。

气血滞升降阻

王　久客劳伤，气分痹阻，则上焦清空诸窍不利。初病在气，久则入血。身痛目黄，食减形瘦。由病患及乎元虚，攻补未能除病。思人身左升属肝，右降属肺，当两和气血，使升降得宜。若再延挨，必瘀滞日甚，结为腑聚矣。

旋覆花汤加桃仁、归须、蒌皮。

肝肾冲任皆虚

郁氏　失血咳嗽，继而暮热不止，经水仍来，六七年已不孕育。乃肝肾冲任皆损，二气不交，延为劳怯。治以摄固，包举其泄越。

鲜河车胶　黄柏　熟地　淡苁蓉　五味　茯神

蜜丸。

劳力伤脾胃

屠二八　劳力伤阳，延三年，损伤延及中宫，状如反胃。诸气欹斜，交会失序，遂有寒热，脱力损伤脾胃，牛属坤土，当以霞天膏。

劳动伤经脉

朱十二　奔走之劳，最伤阳气。能食不充肌肤，四肢常自寒冷，乃经脉之气不得贯串于四末，有童损之忧。

苁蓉二两　当归二两　杞子一两　茯苓二两　川芎五钱　沙苑五钱

黄鳝一条为丸。

邢四四　努力伤，身痛无力。

归桂枝汤去姜，加五加皮。

虚损之症，经义最详，其名不一。考《内经》论五脏之损，治各不同。越人有上损从阳，下损从阴之议，其于针砭所莫治者，调以甘药。《金匮》遵之而立建中汤，急建其中气，俾饮食增而津血旺，以致充血生精而复其真元之不足。但用稼穑作甘之本味，而酸、辛、咸、苦在所不用，盖舍此别无良法可医，然但能治上焦阳分之损，不足以培下焦真阴之本也。赖先生引申三才、固本、天真、大造、桂枝龙骨牡蛎、复脉等汤，以及固摄诸方，平补足三阴法，为兼治五脏一切之虚，而大开后人聋聩，可为损症之一助也。《金匮》又云：男子脉大为劳，极虚亦为劳。夫脉大为气分泄越，思虑郁结，心脾营损于上中，而营分萎顿，是归脾、建中、养营、四君、五味、异功等汤之所宜也。脉极虚亦为劳，为精血内夺，肝肾阴不自立，是六味、八味、天真、大造、三才、固本、复脉等汤，以及平补足三阴，固摄诸法所宜也。然仲景以后，英贤辈出，岂无阐扬幽隐之人？而先生以上，又岂无高明好学之辈？然欲舍仲景先生之法，而能治虚劳者，不少概见。即如东垣、丹溪辈，素称前代名医，其于损不肯复者，每以参术为主，有用及数斤者，其意谓有形精血难复，急培无形之气为要旨，亦即仲景建中诸汤而扩充者也。又厥后，张景岳以命门阴分不足是为阴中之阴虚，以左归饮、左归丸为主。命门阳分不足者为阴中之阳虚，以右归饮、右归丸为主。亦不外先生所用三才、固本、天真、大造等汤，以及平补足三阴，固摄诸法，而又别无所见也。故后人称仲景、先生善治虚劳者，得其旨矣。

邹滋九

久虚不复谓之损，损极不复谓之劳，此虚、劳、损三者，相继而成也。参其致病之由，原非一种，所现之候，难以缕析。大凡因烦劳伤气者，先生用治上治中，所以有甘凉补肺胃之清津，柔剂养心脾之营液，或甘温气味，建立中宫，不使二气日偏，营卫得循行之义。又因纵欲伤精者，当治下而兼治八脉，又须知填补精血精气之分，益火滋阴之异，或静摄任阴，温理奇阳之妙处。若因他症失调，蔓延而致者，当认明原委，随其机势而调之。揣先生之用意，以分其体质之阴阳为要领，上中下见症为着想，传变至先后天为生死断诀。若逐节推求，一一根荄可考，非泛泛然而凑用几味补药，漫言为治也。

邵新甫

临证指南医案　卷二

咳　嗽

寒

某五三　寒伤卫阳，咳痰。

川桂枝五分　杏仁三钱　苡仁三钱　炙草四分　生姜一钱　大枣二枚

某三九　劳伤阳气，形寒咳嗽。

桂枝汤加杏仁。

某四四　寒热咳嗽，当以辛温治之。

桂枝汤去芍，加杏仁。

某五十　形寒咳嗽，头痛口渴。

桂枝汤去芍，加杏仁、花粉。

某　咳嗽寒热。

杏仁三钱　嫩苏梗一钱　桔梗一钱　桑皮一钱　象贝母一钱　生甘草三分

王三一　脉沉细，形寒，咳。

桂枝一钱　杏仁三钱　苡仁三钱　炙草五分　生姜一钱　大枣二枚

寒包热

吴四一　咳嗽，声音渐窒，诊脉右寸独坚。此寒热客气包裹肺俞，郁则热。先以麻杏石甘汤。

又　苇茎汤。

徐四七　疟属外邪，疟止声音不扬，必是留邪干于肺系，故咳嗽不已。纳食起居如常，中下无病。但以搜逐上焦，勿令邪结，可望病已。

麻黄　杏仁　生甘草　射干　苡仁

某二八　风邪阻于肺卫，咳嗽面浮，当辛散之。

麻黄先煎去沫，五分　杏仁三钱　生甘草三分　生石膏三钱

风

某三十　风袭肺卫，咳嗽鼻塞，当以辛凉解散。

杏仁　嫩苏梗　桑皮　象贝　桔梗　苡仁

某女　风热上痹，痰多咳嗽。

杏仁　嫩苏梗　橘红　桑叶　白沙参　通草

夏五二　风郁，咳不止。

薄荷　前胡　杏仁　桔梗　橘红　桑皮　连翘　枳壳

风邪阻窍

方　烦劳卫疏，风邪上受，痰气交阻，清窍失和，鼻塞音低，咳嗽甚，皆是肺病。辛以散邪，佐微苦以降气为治。

杏仁　苏梗　辛夷　牛蒡子　苡仁　橘红　桔梗　枳壳

风　温

项二一　风温，脉虚，嗽。

桑叶　薄荷　杏仁　象贝　大沙参　连翘

沈　脉右搏数，风温呛咳。

桑叶　杏仁　象贝　苡仁　瓜蒌皮　白沙参

某女　风温发热，咳。

薄荷　连翘　杏仁　桑皮　地骨皮　木通　黄芩　炒楂

某十岁　头胀，咳嗽，此风温上侵所致。

连翘一钱半　薄荷七分　杏仁一钱半　桔梗一钱　生甘草三分　象贝一钱

某十二　风温上受，咳嗽，失音，咽痛。

杏仁　薄荷　连翘　桔梗　生甘草　射干

风温化燥

邱　向来阳气不充，得温补每每奏效。近因劳烦，令阳气弛张，致风温过肺卫以扰心营。欲咳心中先痒，痰中偶带血点。不必过投沉降清散，以辛甘凉理上燥，清络热。蔬食安闲，旬日可安。

冬桑叶　玉竹　大沙参　甜杏仁　生甘草　苡仁

糯米汤煎。

宋二一　脉右浮数，风温干肺化燥。喉间痒，咳不爽。用辛甘凉润剂。

桑叶　玉竹　大沙参　甜杏仁　生甘草

糯米汤煎。

某　积劳更受风温，咽干热咳，形脉不充，与甘缓柔方。

桑叶一钱　玉竹五钱　南沙参一钱　生甘草五分　甜水梨皮二两

又　风邪郁蒸化燥，发热后，咳嗽口干，喉痒。先进清肺。

杏仁　花粉　苏子　象贝　山栀　橘红

薛三六　风热咳，经月不止。

活水芦根　桑叶　大沙参　生苡仁　地骨皮　象贝　滑石　橘红

风温化燥伤胃阴

某　风温客邪化热，劫烁胃津，喉间燥痒呛咳。用清养胃阴，是土旺生金意。

金匮麦门冬汤。

陆二三　阴虚体质，风温咳嗽，苦辛开泄肺气加病。今舌咽干燥，思得凉饮，药劫胃津，无以上供。先以甘凉，令其胃喜。仿经义虚则补其母。

桑叶　玉竹　生甘草　麦冬元米炒　白沙参　蔗浆

某　外受风温郁遏，内因肝胆阳升莫制，斯皆肺失清肃，咳痰不解。经月来犹觉气壅不降，进食颇少，大便不爽。津液久已乏上供，腑中之气亦不宣畅。议养胃阴以杜阳逆，不得泛泛治咳。

麦冬　沙参　玉竹　生白芍　扁豆　茯苓

温　邪

某　温邪外袭，咳嗽头胀。当清上焦。

杏仁　桑皮　桔梗　象贝　通草　芦根

某二六　咳嗽痰黄，咽喉不利。此温邪上侵，肺气不清故耳。

桑叶　川贝母　白沙参　杏仁　兜铃　鲜枇把叶

某二八　阴亏，夹受温邪，咳嗽头胀，当以轻药。

桑叶　杏仁　川贝　白沙参　生甘草　甜水梨皮

某　脉细数，咳嗽痰黄，咽痛。当清温邪。

桑叶　杏仁　川贝　苡仁　兜铃　鲜芦根

又　照前方加白沙参、冬瓜子。

某四一　脉右弦大，咳嗽痰多黄，此属温邪上伏之故。

桑叶　杏仁　白沙参　南花粉　兜铃　甜水梨肉

王二六　脉小数，能食，干咳暮甚。冬藏失纳，水亏温伏。防其失血，用复脉法。

复脉汤去参、姜、桂。

张十七　冬季温邪咳嗽，是水亏热气内侵，交惊蛰节嗽减。用六味加阿胶、麦冬、秋石，金水同治，是泻阳益阴方法，为调体治病兼方。近旬日前，咳嗽复作，纳食不甘。询知夜坐劳形，当暮春地气主升，夜坐达旦，身中阳气亦有升无降，最有失血之虞。况体丰肌柔，气易泄越。当暂停诵读，数日可愈。

桑叶　甜杏仁　大沙参　生甘草　玉竹　青蔗浆

阴虚感温邪

杨二四　形瘦色苍，体质偏热，而五液不充。冬月温暖，真气少藏，其少阴肾脏先已习习风生。乃阳动之化，不以育阴驱热以却温气，泛泛乎辛散，为暴感风寒之治。过辛泄肺，肺气散，斯咳不已。苦味沉降，胃口戕而肾关伤，致食减气怯，行动数武，气欲喘急。封藏纳固之司渐失，内损显然。非见病攻病矣，静养百日，犹冀其安。

麦冬米拌炒　甜沙参　生甘草　南枣肉

冲入青蔗浆一杯。

气分热

王二五　气分热炽，头胀痰嗽。

连翘　石膏　杏仁　郁金　薄荷　山栀

又　照前方去山栀，加蒌皮、桔梗。

范四十　脉左弱，右寸独搏，久咳音嘶，寐则成噎阻咽。平昔嗜饮，胃热遗肺。酒客忌甜，微苦微辛之属能开上痹。

山栀　香淡豉　杏仁　栝蒌皮　郁金　石膏

林氏　宿病营卫两虚，兹当燥气上犯，暴凉外侮，气馁卫怯，肺先受邪。脉浮数，咳喘欲呕，上热下冷。宜先清化上气，有取微辛微苦之属。

桑叶　杏仁　苏梗　山栀　象贝　苡仁

糯米汤煎。

王十岁　嗽缓，潮热。稚年阴亏，气热所致。

地骨皮三钱　青蒿一钱　知母一钱　生甘草三分　南沙参一钱　川斛三钱

某　嗽已百日，脉右数大。从夏季伏暑内郁，治在气分。

桑叶　生甘草　石膏　苡仁　杏仁　苏梗

热郁成毒

史四十　湿郁温邪，总是阻遏肺气。呕咳脘痞，即《病形篇》中诸呕喘满，皆属于肺。不明口鼻受侵阻气之理，清中疏导，乃过病所，伐其无病之地矣。

鲜枇杷叶　杏仁　象贝　黑山栀　兜铃　马勃

又　轻浮苦辛治肺，咳呛颇减。咽痛红肿，皆邪窒既久，壅而成毒。嗌干不喜饮，舌色淡不红。仍清气分，佐以解毒。

鸡子白　麦冬　大沙参　金银花　绿豆皮　蔗浆

暑

陆　秋暑燥气上受，先干于肺，令人咳热。此为清邪中上，当以辛凉清润，不可表汗以伤津液。

青竹叶　连翘　花粉　杏仁　象贝　六一散

又　脉右大，瘅热无寒，暑郁在肺。当清气热，佐以宣通营卫。

桂枝白虎汤加麦冬。

又 热止,脉右数,咳不已。

知母 生甘草 麦冬 沙参 炒川贝 竹叶

汪女 暑热入肺为咳。

花粉 六一散 杏仁 橘红 大沙参 黑山栀皮

暑 风

某二九 咳嗽,头胀口渴,此暑风袭于肺卫。

杏仁三钱 香薷五分 桔梗一钱 桑皮一钱 飞滑石三钱 丝瓜叶三钱

倪二三 两寸脉皆大,冷热上受,咳嗽无痰。是为清邪中上,从暑风法。

竹叶 蒌皮 橘红 滑石 杏仁 沙参

潘氏 久咳不已,则三焦受之,是病不独在肺矣。况乎咳甚呕吐涎沫,喉痒咽痛。致咳之由,必冲脉之伤,犯胃扰肺,气蒸熏灼,凄凄燥痒,咳不能忍。近日昼暖夜凉,秋暑风,潮热溏泄,客气加临,营卫不和,经阻有诸。但食姜气味过辛致病,辛则泄肺气,助肝之用。医者知此理否耶?夫诊脉左弦数,微寒热,渴饮。拟从温治上焦气分,以表暑风之邪。

用桂枝白虎汤。

王三岁 暑风入肺,熇热咳嗽,防惊。

益元散 黄芩 竹叶 花粉 苡仁 地骨皮

暑 湿

张二五 形瘦脉数,昼凉暮热,肺失和为咳。小暑后得之,亦由时令暑湿之气。轻则治上,大忌发散。

大竹叶 飞滑石 杏仁 花粉 桑叶 生甘草

某 咳嗽喉痛,溺涩。

西瓜翠衣三钱 杏仁三钱 六一散三钱 桔梗一钱 通草一钱半 桑叶一钱 川贝一钱半 连翘一钱半

湿

曹　水谷不运，湿聚气阻。先见喘咳，必延漫肿胀。治在气分。

杏仁　厚朴　苡仁　广皮白　苏梗　白通草

湿　热

陆二二　湿必化热，薰蒸为嗽。气隧未清，纳谷不旺。必薄味静养，壮盛不致延损。

飞滑石　南花粉　象贝　苡仁　绿豆皮　通草

某　渴饮咳甚，大便不爽。

石膏　花粉　通草　紫菀　木防已　杏仁　苡仁

湿痰阻气

某　雨湿，寒热汗出，痰多咳嗽，大小便不爽，胸脘不饥，脐左窒塞。

杏仁　莱菔子　白芥子　苏子　郁金　蒌皮　通草　橘红

朱五十　中虚少运，湿痰多阻气分，咳嗽舌白。

炒半夏　茯苓　桂枝木　炙草　苡仁

湿热痰火

冯　脉右弦大而缓，形瘦目黄，久嗽声嘶而浊。水谷气蕴之湿，再加时序之湿热，壅阻气分，咳不能已，久成老年痰火咳嗽。无性命之忧，有终年之累。

芦根　马勃　苡仁　浙茯苓　川斛　通草

燥

陈　秋燥，痰嗽气促。

桑叶　玉竹　沙参　嘉定花粉　苡仁　甘草　蔗浆

又 用清燥法。

桑叶 玉竹 沙参 苡仁 甘草 石膏 杏仁

施 脉沉弦为饮，近加秋燥，上咳气逆，中焦似痞。姑以辛泄凉剂，暂解上燥。

栝蒌皮 郁金 香豉 杏仁 苡仁 橘红 北沙参 山栀

胡六六 脉右劲，因疥疮，频以热汤沐浴，卫疏易伤冷热。皮毛内应乎肺，咳嗽气塞痰多。久则食不甘，便燥结，胃津日耗，不司供肺。况秋冬天降，燥气上加，渐至老年痰火之象。此清气热以润燥，理势宜然。倘畏虚日投滞补，益就枯燥矣。

霜桑叶 甜杏仁 麦冬 玉竹 白沙参 天花粉 甘蔗浆 甜梨汁

熬膏。

某四十 脉弦，胸膈痹痛，咳嗽头胀。此燥气上侵，肺气不宣使然。当用轻药以清上焦。

枇杷叶 桑叶 川贝 杏仁 冬瓜子 桔梗

某十九 舌白咳嗽，耳胀口干。此燥热上郁，肺气不宣使然。当用辛凉，宜薄滋味。

鲜荷叶三钱 连翘壳一钱半 大杏仁三钱 白沙参一钱 飞滑石三钱 冬桑叶一钱

某二五 邪烁肺阴，咳嗽咽痛，晡甚。

玉竹 南沙参 冬桑叶 川斛 玄参 青蔗浆

某二四 鼻渊三载，药投辛散，如水投石，未能却除辛辣炙煿耳。近复咳嗽音嘶，燥气上逼肺卫使然。

杏仁 连翘 象贝 白沙参 桑皮 兜铃

僧三十 脉右寸独大，气分咳，有一月。

桑叶 杏仁 玉竹 苡仁 沙参 茯苓

糯米汤煎。

某 脉右大，痞咳寐安，病在气分。

桑叶 川贝 知母 地骨皮 梨汁 蔗浆

熬膏。

朱女　肝阴虚，燥气上薄，咳嗽夜热。

桑叶　白沙参　杏仁　橘红　花粉　地骨皮

糯米汤煎。

陆女　燥风外侵，肺卫不宣。咳嗽痰多，不时身热。当用轻药，以清上焦。

桑叶　杏仁　花粉　大沙参　川贝　绿豆皮

戎　咽阻咳呛，两月来声音渐低，按脉右坚，是冷热伤肺。

生鸡子白　桑叶　玉竹　沙参　麦冬　甜杏仁

吴七岁　燥气上逼，咳呛。以甘寒治气分之燥。

大沙参　桑叶　玉竹　生甘草　甜梨皮

某十二　燥热内伏，发热，咳嗽，口渴。

桑叶　杏仁　白沙参　连翘　囫囵滑石　鲜芦根

费十一　久疟伤阴，冬季温舒，阳不潜藏，春木升举，阳更泄越。入暮寒热，晨汗始解，而头痛，口渴，咳嗽，阴液损伤，阳愈炽。冬春温邪，最忌发散，谓非暴感，汗则重劫阴伤，迫成虚劳一途。况有汗不痊，岂是表病？诊得色消肉烁，脉独气口空搏，与脉左大属外感有别。更有见咳不已，胶为肺热，徒取清寒消痰降气之属，必致胃损变重。尝考圣训，仲景云：凡元气已伤而病不愈者，当与甘药。则知理阳气，当推建中，顾阴液，须投复脉，乃邪少虚多之治法。但幼科未读其书，焉得心究是理。然乎？否乎？

炙甘草　鲜生地　麦冬　火麻仁　阿胶生　白芍　青蔗浆

又　由阴伤及胃，痿黄，食少餐。法当补养胃阴，虚则补母之治也。见咳治肺，生气日惫矣。

金匮麦门冬汤。

某五一　脘痹咳嗽。

鲜枇杷叶三钱　叭哒杏仁三钱　桔梗一钱　川贝二钱　冬瓜子三钱　蜜炙橘红一钱

周三二　秋燥从天而降，肾液无以上承。咳嗽吸不肯通，大便三四日一更衣，脉见细小。议治在脏阴。

牛乳　紫衣胡桃　生白蜜　姜汁

胃阴虚

吴　久嗽，因劳乏致伤，络血易瘀，长夜热灼。议养胃阴。

北沙参　黄芪皮　炒麦冬　生甘草　炒粳米　南枣

某　喉痹咳呛，脉右大而长。

生扁豆　麦冬　北沙参　川斛　青蔗浆

毛　上年夏秋病伤，冬季不得复元，是春令地气阳升，寒热咳嗽，乃阴弱体质，不耐升地所致。徒谓风伤，是不知阴阳之义。

北参　炒麦冬　炙甘草　白粳米　南枣

某二六　病后咳呛，当清养肺胃之阴。

生扁豆　麦冬　玉竹　炒黄川贝　川斛

白粳米汤煎。

徐二七　形寒畏风冷，食减久嗽。是卫外二气已怯，内应乎胃，阳脉不用。用药莫偏治寒热，以甘药调。宗仲景麦门冬汤法。

张十七　入夏嗽缓，神倦食减，渴饮。此温邪延久，津液受伤，夏令暴暖泄气，胃汁暗亏，筋骨不束，两足痠痛。法以甘缓，益胃中之阴。仿金匮麦门冬汤制膏。

参须二两　北沙参一两　生甘草五钱　生扁豆二两　麦冬二两　南枣二两

熬膏。

汤二四　脉左坚数促，冬温咳嗽，是水亏热升。治不中窾，胃阴受伤，秽浊气味直上咽喉。即清肺冀缓其嗽，亦致气泄，而嗽仍未罢。先议甘凉益胃阴以制龙相，胃阴自立，可商填下。

生扁豆　米炒麦冬　北沙参　生甘草　冬桑叶　青蔗浆

钱氏　脉右数，咳两月，咽中干，鼻气热，早暮甚。此右降不及，胃津虚，厥阳来扰。

金匮麦门冬汤去半夏，加北沙参。

某十四　咳早甚，属胃虚。

生扁豆　炒麦冬　大沙参　苡仁　橘红

陈　秋冬形体日损，咳嗽吐痰，诊脉两寸促数，大便通而不爽。此有年烦劳动阳，不得天地收藏之令，日就其消，乃虚症也。因少纳胃衰，未可重进滋腻。议用甘味养胃阴一法。

金匮麦门冬汤。

钱　久咳三年，痰多食少，身动必息鸣如喘。诊脉左搏数，右小数。自觉内火燔燎，乃五液内耗，阳少制伏，非实火也。常以琼玉膏滋水益气，暂用汤药，总以勿损胃为上。治嗽肺药，谅无益于体病。

北沙参　白扁豆　炒麦冬　茯神　川石斛　花粉

胆火犯肺

范氏　两寸脉大，咳甚，脘闷头胀，耳鼻窍闭。此少阳郁热，上逆犯肺，肺燥喉痒。先拟解木火之郁。

羚羊角　连翘　栀皮　薄荷梗　苦丁茶　杏仁　蒌皮　菊花叶

郁火伤胃

陆妪　脉小久咳，背寒骨热，知饥不食，厌恶食物气味。此忧思悒郁，皆属内损。阅方药都以清寒治肺，不应。议益土泄木法。

炙甘草　茯神　冬桑叶　炒丹皮　炒白芍　南枣

尤氏　寡居烦劳，脉右搏左涩。气燥在上，血液暗亏。由思郁致五志烦煎，固非温热补涩之症。晨咳吐涎，姑从胃治，以血海亦隶阳明耳。

生白扁豆　玉竹　大沙参　茯神　经霜　桑叶　苡仁

用白糯米半升，淘滤清，入滚水泡一沸，取清汤煎药。

又　本虚在下，情怀悒郁，则五志之阳上薰为咳，固非实火。但久郁必气结血涸，延成干血劳病。经候涩少愆期，已属明征。当培肝肾之阴以治本，清养肺胃气热以理标。刚热之补，畏其劫阴，非法也。

生扁豆一两　北沙参三钱　茯神三钱　炙草五分　南枣肉三钱

丸方：

熟地砂仁末拌炒，四两　鹿角霜另研，一两　当归小茴香拌炒，二两　淮牛膝盐水炒炭，二两　云茯苓二两　紫石英醋煅水飞，一两　青盐五钱

另熬生羊肉胶和丸，早服四钱，开水送。

营　热

章二五　自服八味鹿龟胶以温补，反咳嗽吐痰，形瘦减食，皆一偏之害。宜清营热，勿事苦寒。

鲜生地　麦冬　玄参心　甘草　苦百合　竹叶心

劳　嗽

某二七　脉数，冲气咳逆。当用摄纳肾阴，滋养柔金，为金水同治之法。

熟地四钱　白扁豆五钱　北沙参三钱　麦冬二钱　川斛三钱　茯神三钱

王三八　脉左尺坚，久嗽失音，入夏见红，天明咳甚，而纳谷减损。此劳损之症，急宜静养者。

麦冬　大沙参　玉竹　川斛　生白扁豆　鸡子白

某　久嗽咽痛，入暮形寒，虽属阴亏，形瘮脉软，未宜夯补。

麦冬　南沙参　川斛　生甘草　糯稻根须

某　气急，咳频欲呕，下午火升。此上有燥热，下焦阴亏也。

早都气丸，晚威喜丸。

张　今年春季时疫，大半皆有咳嗽咽喉之患，乃邪自上干，肺气先伤耳。近日身动气喘，声音渐不扬，著左眠卧，左胁上有牵掣之状。此肝肾阴亏，冲气上触，冬藏失司，渐有侧眠音哑至矣。劳

伤致损，非清邪治咳之病。

六味丸加阳秋石、阿胶、麦冬，蜜丸。

顾　真阴不旺，先后天皆亏，以填精实下为主。若清热冀图治嗽，必胃损减谷。

熟地　萸肉　山药　茯苓　湖莲　芡实　五味　人乳粉

金樱膏丸。

汤三三　脉左弱右搏，久有虚损，交春不复。夜卧著枕，气冲咳甚，即行走亦气短喘促。此乃下元根蒂已薄，冬藏不固，春升生气浅少，急当固纳摄下。世俗每以辛凉理嗽，每致不救矣。

水制熟地　五味　湖莲　芡实　茯神　青盐　羊内肾

某二七　气冲咳逆，行动头胀，下体自汗。

都气丸。

乐二九　热病两三反复，真阴必伤。当戌亥时厥昏汗出者，乃虚阳上冒，肝肾根蒂不牢，冲脉震动则诸脉俱逆，阳泄为汗耳。此咳嗽乃下焦阴不上承，非肺病也，急当收摄固纳。阅医苏子、钩藤，皆泄气锋芒之药，施于阴阳两损之体，最宜斟酌。

都气加青铅。

朱五三　吸气息音，行动气喘，此咳嗽是肾虚气不收摄，形寒怯冷，护卫阳微。肾气丸颇通，形气不足，加人参、河车。

王五十　气急嗽逆，足冷。当用摄纳，水中藏火法。

薛氏加减八味丸三钱，淡盐汤送下。

郭二八　形瘦，脉垂尺泽，久嗽呕逆，半年不愈，是肾虚厥气上干。医药清寒治肺者不少，误人匪浅。

坎气　人乳粉　杞子　五味　胡桃肉　茯神　巴戟肉　萸肉

山药浆丸。

某六二　冬季咳嗽吐痰，渐至卧则气冲，喘急起坐，今三载矣。经以肺肾为俯仰之脏，是肺主出气，肾主纳气。老年患此，按脉右弦左沉，为肾气不收主治，不必因痔患而畏辛热。

肾气丸去牛膝、肉桂，加沉香，蜜丸。

张三十　冬季喘嗽，似属外因，表散沓进，反致失音，不得著枕卧眠。今戌亥时浊阴上干，而喘急气逆为甚。仍议引导，纳气归肾。

六味加附子、车前、补骨脂、胡桃、沉香。

朱　虚劳，食减便泻，已无清肺治嗽之法。必使胃口旺，冀其久延，此非药饵可效之病。

人参秋石泡汤拌烘　茯神　山药　建莲　芡实　苡仁　诃子皮

用糯稻根须煎汤煎药。

沈十九　劳嗽，食减便泻，汗出，阴损已及阳腑。中宜扶胃，下固肾阴为治。大忌清肺寒凉希冀治嗽。

熟地　熟冬术　五味　芡实　湖莲　山药

某　气弱，久嗽痰多，午前为甚。

早服都气丸三钱，午服异功散。

某　久咳损及中州，脾失输化，食减神倦。肺无所资，至咳不已。诊得两手脉弦细数。精气内损，非泛常治咳消痰所可投。

熟地　阿胶　燕窝　海参　天冬　茯苓　紫石英　紫衣胡桃肉

阴虚火炎

孙　脉搏大，阳不下伏，咳频喉痹，暮夜为甚。先从上治。

生鸡子白　生扁豆皮　玉竹　白沙参　麦冬　地骨皮

周四八　脉来虚芤，形色衰夺。久患漏疡，阴不固摄。经营劳动，阳气再伤。冬月客邪致咳，都是本体先虚。春深入夏，天地气泄，身中无藏，日加委顿，理固当然。此岂治咳治血者，议补三阴脏阴方法。

人参秋石汤拌　熟地　麦冬　扁豆　茯神　白粳米

施氏　脉细数，干咳咽燥，脊痠痿弱，此本病欲损。

阿胶　鸡子黄　北沙参　麦冬　茯神　小黑稆豆皮

某　左脉弦数，遗泄，久嗽痰黄。当用填补。

炒熟地　芡实　扁豆　女贞　茯神　糯稻根须

肾阴胃阴兼虚

丁六三　秋令天气下降，上焦先受燥化，其咳症最多，屡进肺药无功。按经云久咳不已，则三焦受之，是不专于理肺可知矣。六旬又三，形体虽充，而真气渐衰。古人于有年久嗽，都从脾肾子母相生主治。更有咳久气多发泄，亦必益气，甘补敛摄，实至理也。兹议摄纳下焦于早服，而纯甘清燥暮进，填实在下，清肃在上。凡药味苦辛宜忌，为伤胃泄气预防也。

早服：

水制熟地八两　白云苓乳蒸，四两　五味子去核蒸烘，三两　建莲去心衣，三两　淮山药乳蒸，四两　车前子三两　淮牛膝盐水拌蒸烘，三两　紫衣胡桃肉霜连紫皮研，三两

右为末，用蒸熟猪脊髓去膜捣丸，服二三钱，开水送。

晚用益胃土以生金方法：

真北沙参有根有须者，四两　生黄芪薄皮三两　麦冬去心，二两　生白扁豆囫囵连皮，四两　生细甘草一两　南枣肉四两

淡水煎汁，滤清收膏，临成加真柿霜二两枚，晚上开水化服五钱。

中气虚

徐四八　色萎脉濡，心悸，呛痰咳逆。劳心经营，气馁阳虚，中年向衰病加。治法中宫理胃，下固肾真，务以加谷为安，缕治非宜。煎药用大半夏汤，早服都气丸。

某　色白肌柔，气分不足，风温上受而咳。病固轻浅，无如羌、防辛温，膏、知沉寒，药重已过病所。阳伤背寒，胃伤减谷，病恙仍若，身体先惫，问谁之过欤？

小建中汤。

又　苦辛泄肺损胃，进建中得安，宗《内经》辛走气，以甘缓其

急。然风温客气，皆从火化，是清养胃阴，使津液得以上供，斯燥痒咳呛自缓。土旺生金，虚则补母，古有然矣。

金匮麦门冬汤。

王 乱药杂投，胃口先伤。已经减食便溏，何暇纷纷治嗽。急急照顾身体，久病宜调寝食。

异功去白术，加炒白芍、炒山药。

高 甘药应验，非治嗽而嗽减，病根不在上。腹鸣便忽溏，阴中之阳损伤。

人参 冬白术 云茯苓 炙甘草 炒白芍 南枣

徐二六 劳损咳嗽，用建中法得效。乃无形之气受伤，故益气之药气醇味甘，中土宁，金受益。然必安谷加餐，庶几可御长夏湿热蒸逼真气，致泄反复。

异功加归、芪、姜、枣。

某 内损虚症，经年不复。色消夺，畏风怯冷。营卫二气已乏，纳谷不肯充长肌肉。法当建立中宫，大忌清寒理肺。希冀止嗽，嗽不能止，必致胃败减食致剧。

黄芪建中汤去姜。

陈二七 脉细促，久嗽寒热，身痛汗出，由精伤及胃。

黄芪建中汤去姜。

许二七 久嗽不已，则三焦受之。一年来，病咳而气急，脉得虚数。不是外寒束肺，内热迫肺之喘急矣。盖馁弱无以自立，短气少气，皆气机不相接续。既曰虚症，虚则补其母。

黄芪建中汤。

李三四 久嗽经年，背寒，足跗常冷，汗多，色白，嗽甚不得卧。此阳微卫薄，外邪易触，而浊阴夹饮上犯。议和营卫，兼护其阳。

黄芪建中汤去饴糖，加附子、茯苓。

任五六 劳力伤阳，自春至夏病加。烦倦神羸不食，岂是嗽药可医。《内经》有劳者温之之训，东垣有甘温益气之方，堪为定法。

归芪建中汤。

张二九　馆课诵读，动心耗气。凡心营肺卫受伤，上病延中，必渐减食。当世治咳，无非散邪清热，皆非内损主治法。

黄芪建中汤去姜。

吕　脉左细，右空搏，久咳，吸短如喘，肌热日瘦，为内损怯症。但食纳已少，大便亦溏。寒凉滋润，未能治嗽，徒令伤脾妨胃。昔越人谓上损过脾，下损及胃，皆属难治之例。自云背寒忽热，且理心营肺卫，仲景所云元气受损，甘药调之，二十日议建中法。

黄芪建中去姜。

马　虚损脉弦，久嗽食减。

小建中去姜。

郑二七　脉来虚弱，久嗽，形瘦食减，汗出吸短。久虚不复谓之损，宗《内经》形不足，温养其气。

黄芪建中汤去姜，加人参、五味。

某二四　脉弦右大，久嗽，背寒，盗汗。

小建中去姜，加茯神。

朱三九　五年咳嗽，遇风冷咳甚，是肌表卫阳疏豁。议固剂缓其急。

黄芪建中汤。

吴三六　劳力神疲，遇风则咳，此乃卫阳受伤。宜和经脉之气，勿用逐瘀攻伤之药。

当归桂枝汤合玉屏风散。

某　久咳，神衰肉消，是因劳内伤。医投苦寒沉降，致气泄汗淋，液耗夜热，胃口伤残，食物顿减。

黄芪建中去姜。

某　脾胃脉部独大，饮食少进，不喜饮水，痰多咳频。是土衰不生金气。

建中去饴，加茯神，接服四君子汤。

某　风温咳嗽，多劳，气分不充。

戊己汤。

人参　茯苓　于术　炙草　广皮　炒白芍

某　劳嗽，喜得辛暖之物。

异功加煨姜、南枣。

吴妪　病去五六，当调寝食于医药之先。此平素体质，不可不论，自来纳谷恒少，大便三日一行，胃气最薄，而滋腻味厚药慎商。从来久病，后天脾胃为要。咳嗽久，非客症。治脾胃者，土旺以生金，不必穷究其嗽。

人参　鲜莲子　新会皮　茯神　炒麦冬　生谷芽

某　脉虚，久嗽减食。

四君子加南枣。

劳倦阳虚

汪　初咳不得卧，今左眠咳甚，并不口渴欲饮，周身漐漐汗出。此积劳内伤，木反乘金。不饥不纳，滋腻难投。惟以培中土，制木生金，合乎内伤治法。

川桂枝　茯苓　淡干姜　五味子　生甘草　大枣

胃　咳

某二一　咳逆欲呕，是胃咳也。当用甘药。

生扁豆一两　北沙参一钱半　麦冬米拌炒，一钱半　茯神三钱　南枣三钱　糯稻根须五钱

某　伏邪久咳，胃虚呕食，殆《内经》所谓胃咳之状耶！

麻黄　杏仁　甘草　石膏　半夏　苡仁

王二七　脉沉，短气咳甚，呕吐饮食，便溏泄。乃寒湿郁痹渍阳明胃，营卫不利。胸痹如闷，无非阳不旋运，夜阴用事，浊泛呕吐矣。庸医治痰顺气，治肺论咳，不思《内经》胃咳之状，咳逆而呕耶？

小半夏汤加姜汁。

肝犯胃肺

石　气左升，腹膨，呕吐涎沫黄水，吞酸，暴咳不已。是肝逆乘胃射肺，致坐不得卧。

安胃丸三钱。

范妪　久咳涎沫，欲呕，长夏反加寒热，不思食。病起嗔怒，气塞上冲，不能着枕，显然肝逆犯胃冲肺。此皆疏泄失司，为郁劳之症，故滋腻甘药下咽欲呕矣。

小青龙去麻、辛、甘，加石膏。

颜氏　久有痛经，气血不甚流畅。骤加暴怒，肝阳逆行，乘肺则咳。病家云：少腹冲气上干，其咳乃作。则知清润肺药，非中窾之法。今寒热之余，咳不声扬，但胁中拘急，不饥不纳。乃左升右降不同旋转，而胃中遂失下行为顺之旨。古人以肝病易于犯胃，然则肝用宜泄，胃腑宜通，为定例矣。

桑叶　丹皮　钩藤　茯苓　半夏　广皮　威喜丸三钱

大肠嗽

某　脉弦右甚，嗽，午潮热，便溏畏风，以大肠嗽治之。

生于术一钱半　茯苓三钱　赤石脂一钱　禹粮石二钱　姜汁四分　大枣三枚

又　照前方加白芍、炙甘草。

又　脉数，右长左弦，上咳下溏。

生于术一钱半　茯苓三钱　炙草五分　木瓜一钱　姜汁四分　大枣肉四钱

肝　风

石四三　咳嗽十月，医从肺治无效，而巅胀，喉痹，脘痞，显是厥阳肝风。议镇补和阳熄风。

生牡蛎　阿胶　青黛　淡菜

某 昨议上焦肺病，百日未痊。形肌消烁，悉由热化，久热无有不伤阴液。拟咸补如阿胶、鸡子黄，复入芩、连苦寒，自上清气热以补下。虽为暂服之方，原非峻克之剂。细思手经之病，原无遽入足经之理。但人身气机，合乎天地自然，肺气从右而降，肝气由左而升，肺病主降日迟，肝横司升日速，咳呛未已，乃肝胆木反刑金之兆。试言及久寐寤醒，左常似闪烁，嘈杂如饥，及至进食，未觉胃中安适。此肝阳化风，旋扰不息，致呛无平期。即倏热之来，升至左颊，其左升太过，足为明验。倘升之不已，入春肝木司权，防有失血之累。故左右为阴阳之道路，阴阳既造其偏以致病，所以清寒滋阴不能骤其速功。

阿胶　鸡子黄　生地　天冬　女贞实　糯稻根须

胁　痛

姚 胁痛久嗽。

旋覆花汤加桃仁、柏子仁。

某 寒热，右胁痛，咳嗽。

芦根一两　杏仁三钱　冬瓜子三钱　苡仁三钱　枇杷叶三钱　白蔻仁三分

咳为气逆，嗽为有痰，内伤外感之因甚多，确不离乎肺脏为患也。若因于风者，辛平解之。因于寒者，辛温散之。因于暑者，为熏蒸之气，清肃必伤，当与微辛微凉，苦降淡渗，俾上焦蒙昧之邪下移出腑而后已。若因于湿者，有兼风、兼寒、兼热之不同，大抵以理肺治胃为主。若因秋燥，则嘉言喻氏之议最精。若因于火者，即温热之邪，亦以甘寒为主，但温热犹有用苦辛之法，非比秋燥而绝不用之也。至于内因为病，不可不逐一分之。有刚亢之威，木扣而金鸣者，当清金制木，佐以柔肝入络。若土虚而不生金，真气无所禀摄者，有甘凉甘温二法，合乎阴土阳土以配刚柔为用也。又因水虚而痰泛，元海竭而诸气上冲者，则有金水双收，阴阳并补之治，或大剂滋填镇摄，葆固先天一气元精。至于饮邪窃发，亦能致嗽，另有专门，兼参可也。以上诸法，皆先生临证权衡之治，非具慧心手眼，能如是乎？

邵新甫

吐血

寒邪

朱　形寒暮热，咳嗽震动，头中、脘中、胁骨皆痛。先经嗽红，体气先虚。此时序冷热不匀，夹带寒邪致病。脉得寸口独大。当清解上焦，大忌温散之剂。

桑叶　苏梗　杏仁　象贝　玉竹　大沙参

风温

某　风温上受，吐血。

桑叶　薄荷　杏仁　连翘　石膏　生甘草

徐　阴虚风温，气逆嗽血。

生扁豆　玉竹　白沙参　茯苓　桑叶　郁金

顾四十　寸口脉，搏指而劲，痰血能食。初因风温咳嗽，震动络血，以清心营肺卫之热。

小生地　黑山栀　地骨皮　天花粉　丹参　连翘　竹叶心

冬温

汪　右脉大，咽喉痒呛，头中微胀。此冬温内侵，阳气不伏，络热，血得外溢。当调其复邪。

桑叶　山栀皮　连翘　白沙参　象贝　牛蒡子

某　脉小而劲，少年体丰，真气易泄。经月咳呛，自非外感。因冬温失藏，咳频震络，痰带血出。当薄味以和上焦，气热得清，病患可却。

桑叶　山栀　杏仁　郁金　象贝　花粉

糯米汤代水。

温　热

王三五　脉右大，温邪震络，咳痰带血。

桑皮　杏仁　山栀皮　花粉　大沙参　石膏

高　温邪上郁清空，目赤头胀，咳呛见血。此属客病，不必为内损法。

连翘　黑山栀　草决明　桑叶　薄荷梗　荷叶边　苦丁茶　花粉

药用急火煎。

唐二七　血后，喉燥痒欲呛，脉左搏坚。

玉竹　南花粉　大沙参　川斛　桑叶

糯米饮煎。

高二一　脉小涩，欲凉饮，热阻气升血冒。仍议治上。

嫩竹叶　飞滑石　山栀皮　郁金汁　杏仁汁　新荷叶汁

某　春温嗽痰，固属时邪。然气质有厚薄，不可概以辛散。且正在知识发动之年，阴分自不足，以至咳呛失血。当以甘寒润降，以肃肺金。

鲜枇杷叶　甜杏仁　南沙参　川贝　甜水梨　甘蔗浆

热

郭　热伤元气，血后咳逆，舌赤，脉寸大。

鲜生地　麦冬　玉竹　地骨皮　川斛　竹叶心

又　心眩不饥，热灼气升。

鲜生地　玄参　丹参　郁金汁　银花　竹叶心　绿豆皮

寒热郁伤肺

某　脉涩，咳嗽痰血，不时寒热，此邪阻肺卫所致。

苇茎汤加杏仁、通草。

孙二六　用力，气逆血乱，咳出腥痰浊血。用千金苇茎汤。

某　邪郁热壅，咳吐脓血，音哑。

麻杏甘膏汤加桔梗、苡仁、桃仁、紫菀。

上焦气分蓄热

倪二七　肛疡溃脓虽愈，阴气已经走泄，当阳气弛张发泄。今加嗽血痰多，胃纳减于平昔，脉数促，喘逆脘闷。姑清肃上焦气分。

苏子　杏仁　香豉　黑栀皮　郁金　蒌皮　降香　桔梗

汪七十　天明至午，嗽甚痰血。春暖阳浮，是肾虚不藏。闻咳音重浊不爽。先议轻清治气分之热。

桑叶　南花粉　黑栀皮　桔梗　甘草　橘红

某　脉搏数，舌心灰，咳痰有血。频呕络伤，致血随热气上出。仍理气分。

桑叶　花粉　苡仁　川贝　黄芩　茯苓

暑　热

方　夏热泄气，胃弱冲逆，失血。

扁豆　茯苓　参三七　茜草

施　脉小数，舌绛，喉中痒，咳呛血。因暑热旬日，热入营络，震动而溢。凡肺病为手太阴经逆传，必及膻中，仍以手厥阴治。

竹叶心　生地　银花　连翘心　玄参　赤豆皮

高　脉数，汗出身热，吐血五日，胸脘不舒，舌色白。此阴虚本质，暑热内侵营络，渐有时疟之状。小溲茎中微痛，宣通腑经为宜。

鲜生地　连翘　郁金汁　滑石　竹叶　甘草梢

又　气阻不饥。

黑栀皮　香豉　蒌皮　郁金　杏仁　橘红

王氏　入夏呛血，乃气泄阳升。幸喜经水仍来，大体犹可无妨。近日头胀，脘中闷，上午烦倦。是秋暑上受，防发寒热。

竹叶　飞滑石　杏仁　连翘　黄芩　荷叶汁

暑热郁肺阻窍

江 积瘀在络，动络血逆。今年六月初，时令暴热，热气吸入，首先犯肺，气热血涌，强降其血。血药皆属呆滞，而清空热气仍蒙闭于头髓空灵之所，诸窍痹塞，鼻窒瘜肉，出纳之气都从口出。显然肺气郁蒸，致脑髓热蒸，脂液自下，古称烁物消物莫如火。但清寒直泄中下，清空之病仍然。议以气分轻扬，无取外散，专事内通。医工遇此法则，每每忽而失察。

连翘　牛蒡子　通草　桑叶　鲜荷叶汁　青菊花叶

临服，入生石膏末，煎一沸。

火气逼肺

某二三　以毒药薰疮，火气逼射肺金，遂令咳呛痰血，咽干胸闷，诊脉尺浮。下焦阴气不藏，最虑病延及下，即有虚损之患。姑以轻药，暂清上焦，以解火气。

杏仁三钱　绿豆皮三钱　冬瓜子三钱　苡仁三钱　川贝一钱半　兜铃七分

木火升逆扰动阳络

赵三三　咳逆自左而上，血亦随之。先从少阳胆络治。

生地　丹皮　泽兰　茯苓　降香末　荷叶汁

张三六　耳目昏蒙，甚于午前，此属少阳郁勃之升。呕恶痰血，多是络热。治以开泄，莫投滋腻。

桑叶　丹皮　黑栀　连翘　菊叶　蒌皮　川贝　橘红

董十七　色苍能食，脘有积气。两年秋冬，曾有呛血。此非虚损，由乎体禀木火，嗔怒拂逆，肝胆相火扰动阳络故也。

金斛　山栀　郁金　丹参　川贝　苏子　钩藤　茯苓

又　接用清气热，安血络方。

生地　麦冬　玄参　知母　花粉　百部　桔梗　川贝

蜜丸。

严四二 脉数涩小结，痰血经年屡发，仍能纳食应酬。此非精血损怯，由乎五志过动。相火内寄肝胆，操持郁勃，皆令动灼，致络血上渗混痰火。必静养数月方安，否则木火劫烁，胃伤减食，病由是日加矣。

丹皮 薄荷梗 菊花叶 黑栀 淡黄芩 生白芍 郁金 川贝

颜 入夏阳升，疾走惊惶，更令诸气益升。饮酒，多食樱桃，皆辛热甘辣，络中血沸上出。议消酒毒和阳。

生地 阿胶 麦冬 嘉定花粉 川斛 小黑稆豆皮

阴 虚

沈 脉左坚上透，是肝肾病。血色紫，乃既离络中之色，非久瘀也。劳役暑蒸，内阴不生有诸。仿琼玉意，仍是阴柔之通剂。

鲜生地 人参 茯苓 琥珀末

张 血止，左脉大。

天冬 生地 人参 茯神 炙草 生白芍 女贞 旱莲草

顾二八 脉左坚，阴伤失血致咳。

复脉去参、桂、姜，加白芍。

凡咳血之脉，右坚者，治在气分，系震动胃络所致，宜薄味调养胃阴，如生扁豆、茯神、北沙参、苡仁等类。左坚者，乃肝肾阴伤所致，宜地黄、阿胶、枸杞、五味等类。脉弦胁痛者，宜苏子、桃仁、降香、郁金等类。成盆盈碗者，葛可久花蕊石散、仲景大黄黄连泻心汤。一症而条分缕晰，从此再加分别，则临症有据矣。

赵四一 虚不肯复谓之损。纳食不充肌肤，卧眠不能着左，遇节令痰必带血，脉左细，右劲数。是从肝肾精血之伤，延及气分。倘能节劳安逸，仅堪带病永年。损症五六年，无攻病之理。脏属阴，议平补足三阴法。

人参 山药 熟地 天冬 五味 女贞

张四十　失血五六年，脉虚气喘，不运不饥。治在中下二焦，望其安谷精生，勿许攻病为上。

人参　炙草　白芍　茯神　炒熟地　五味

某二七　劳力血复来，冲气咳逆。当用摄纳为要。

熟地四钱　参三七一钱　大淡菜一两　牛膝炭一钱半　川斛三钱　茯神三钱

某四一　脉弦，胁痛已缓，血仍来。

大淡菜一两　参三七一钱　牛膝炭一钱半　茯苓二钱　川斛三钱　小黑穞豆皮三钱

某四七　失血后，咳嗽，咽痛音哑。少阴已亏耗，药不易治。

糯稻根须一两　生扁豆五钱　麦冬三钱　川斛一钱半　北沙参一钱半　茯神一钱半

早服都气丸，淡盐汤下。

某三四　脉虚数，失血，心悸，头眩。

大淡菜五钱　牛膝炭一钱半　白扁豆一两　白茯苓三钱　藕节三枚，洗　糯稻根须五钱

某四九　血来稍缓，犹能撑持步履，乃禀赋强健者，且能纳谷，阳明未败可验，而脉象细涩，阴伤奚疑。

北沙参一钱半　扁豆一两　参三七一钱半　炒麦冬一钱　茯神三钱　川斛三钱

施二二　呛血数发，是阳气过动，诊脉已非实热。夏至一阴来复，预宜静养，迎其生气，秋分后再议。

生脉六味去丹、泽，加阿胶、秋石。蜜丸。

张　脉右弦数，左细涩，阴损。失血后久咳，食减便溏。

熟地炭　茯神　建莲　五味　芡实　炒山药

某四三　失音咽痛，继而嗽血，脉来涩数，已成劳怯，幸赖能食胃强。勿见咳治咳，庶几带病延年。

细生地三钱　玄参心一钱　麦冬一钱半　细川斛三钱　鲜莲子肉一两　糯稻根须五钱

沙三六　阴虚，血后痰嗽。必胃强加谷者，阴药可以效灵。形羸食少，滋腻久用，必更反胃。静养望其渐复。

熟地炭　萸肉　五味　川斛　茯神　芡实　建莲　山药

马五六　脉左坚右弱，木火易燃，营液久耗。中年春季失血嗽痰，由情志郁勃致伤，抑且少食尪羸。古语谓：瘦人之病，虑虚其阴。

生地　阿胶　北沙参　麦冬　茯神　川斛

某女　脉左数，侧眠嗽血。

生地　阿胶　麦冬　淡菜　生白芍　炙草

金氏　脉细，左小促，干咳有血，寒热身痛，经水先期，渐渐色淡且少。此脏阴伤及腑阳，奇脉无气，内损成劳，药难骤效。

生地　阿胶　牡蛎　炙草　麦冬　南枣

卢氏　沉着浓厚，肝肾之血。

熟地炭　炒杞子　炒归身　牛膝炭　茯神　青铅　砂仁末

又　照前方去牛膝、青铅，加桂圆肉、天冬。

缪二八　劳伤，血后咳，夜热食少。

清骨散加生地。

耿三七　久损，交节血溢。

青铅六味去萸，加炒牛膝、川斛，冲热童便服。

某　脉细弦数，阴分不足，痰中带红，肠风。春温之后，再劫津液，以致上下失血。风淫于内，宜咸寒。

生地炭　阿胶　龟胶　玄参　白芍　女贞　茯苓　穞豆皮

阴虚阳升

陶二二　下虚，阳动失血。

六味去丹、泽，加阿胶、淡菜。

陈　日来寒暄不匀，烦劳阳升，咳呛，震动络血上沸。诊脉左数，五心热，知饥纳谷。议育阴和阳方法。

生地　清阿胶　天冬　麦冬　茯神　川斛　炒牛膝　青铅

童便

陈五一　形瘦，脉促数，吸气如喘，痰气自下上升。此属肾虚气不收摄，失血后有此，乃劳怯难愈大症。用贞元饮。

邹二一　内伤惊恐，肝肾脏阴日损。阳浮，引阴血以冒上窍，二气不交。日加寒热，骨热，咽干不寐。阴分虚，其热甚于夜。

阿胶鸡子黄汤。

沈　劳动阳升，血自左溢。

阿胶　参三七　甜北沙参　茯神　生白扁豆　炒麦冬

江二二　少壮情志未坚，阴火易动，遗精淋沥有诸。肾水既失其固，春木地气上升，遂痰中带血。入夏暨秋，胃纳不减，后天生旺颇好，不致劳怯之忧。但酒色无病宜节，有病宜绝，经年之内屏绝，必得却病。

熟地水制　萸肉　山药　茯神　湖莲　远志　五味　黄柏　芡实

金樱膏丸。

陆十六　知识太早，真阴未充，龙火易动，阴精自泄。痰吐带血，津液被烁，幸胃纳安谷。保养少动宜静，固阴和阳可痊。

熟地水制　萸肉　山药　茯苓　芡实　远志　五味　煅牡蛎　白莲须

蜜丸。

徐四二　心肾精血不安，火风阳气炽，失血眩晕，心悸溺精。若过用心作劳，不能复元矣。

熟地　萸肉　山药　茯神　芡实　远志　建莲　五味　海参胶

彭十七　阴虚有遗，痰嗽有血，诵读久坐阳升。

桑叶　生扁豆　北沙参　麦冬　霍山　石斛　生甘草　苡仁　茯苓

吴二八　失血在五年前，咳频呕哕，气自上冲逆。乃下元精血之虚，非外邪寒热之咳。痰出腥气，亦从下出。节欲勿劳力，胃壮可免劳怯。

都气丸。

周二七　左脉弦数，失血后，咳嗽音嘶少寐。阴亏阳升不潜之候，当滋养为主。

生地炭三钱　生牡蛎五钱　阿胶一钱半　麦冬一钱半　茯神三钱　川斛三钱

周三四　屡屡失血，饮食如故，形瘦面赤。禀质木火，阴不配阳。据说服桂枝治外感，即得此恙。凡辛温气味宜戒，可以无妨。

六味加阿胶、龟甲、天冬、麦冬。

孙二三　形瘦脉数，寸口搏指，浮阳易动上冒，都属阴精不旺。幸胃纳尚佳，数发不致困顿。然须戒酒淡欲，怡情静养，水足火不妄动，络血自必宁静矣。

六味加龟甲、秋石。

赵二八　屡遭客热伤阴，逢夏气泄吐血。下午火升咳嗽，液亏阴火自灼。胃口尚健，安闲绝欲可安。

熟地　萸肉　龟甲　淡菜胶　五味　山药　茯苓　建莲

蜜丸。

某　《内经》分上下失血为阴络阳络，是腑络取胃，脏络论脾。今饮食甚少，柔腻姑缓。上下交病，治在中焦。其午火升烦嗽，亦因血去阴伤。以胃药从中镇补，使生气自充也。

人参　茯苓　白术　炙草　扁豆　白芍　山药

又　因触胁气闪，络血复上，过戌亥时自缓。早上诊脉，细促无神，左目珠痛，假寐喉息有音，足胫冰冷。皆血冒不已，孤阳上升。从肝肾引阳下纳法。

人参　熟地炭　炒杞子　茯神　淡菜　炒牛膝

四服。

又　每下午戌亥，少阴厥阴龙相上越，络中之血随气火上升。考五行之中，无形有声，莫如风火。此皆情志之变动，必须阳潜阴固，方免反覆也。

人参　河车胶　大熟地　五味　炒杞子　茯苓　炒牛膝

倘呛逆有声加青铅，喉痒痛加阿胶、秋石，火升用秋石汤煎药，加女贞子，便秘加咸苁蓉、柏子仁。血止几日，或涉思虑恼怒，复有胁痛，减食不甘，乃少阳木火犯脾，当泄胆益土，用四君加丹皮、桑叶。

徐二六　脉左垂右弦，阴精不足，胃纳亦少。初冬痰中见红，冬春寐有盗汗，难藏易泄，入夏当防病发。诸凡节劳安逸，经年可望安康。

熟地　阿胶　五味　萸肉　秋石　山药　茯神　川斛

旱莲草膏丸。

又　脉左细数，肉消肌烁，气冲咳嗽，呕吐失血。是肝肾内损，下元不主纳气，厥阳上冒所致，非肺咳矣。当交夏气升血溢，姑以镇纳，望其血止。

青铅、六味加牛膝、白芍。

又　脉两手已和，惟烦动恍惚欲晕。议静药益阴和阳。

三才汤加金箔。

叶　讲诵烦心，五志之阳皆燃。恰值芒种节，阴未来复，阳气升腾，络中血不宁静，随阳泄以外溢。午后上窍烦热，阴不恋阳之征，致头中微痛。主以和阳镇逆。

生地　阿胶　牛膝炭　生白芍　茯神　青铅

杜二七　脉小数，入尺泽。夏季时令发泄，失血形倦。治宜摄固下焦。

熟地　萸肉　山药　茯神　建莲　五味　芡实　线鱼胶

金樱膏丸。

苏三九　脉左坚，冬令失血，能食而咳，脊痛腰痠，乃肾脏不固少纳。肾脉虚馁，五液不承，寐则口干喉燥。宜固阴益气。

固本丸加阿胶、芡实，莲肉丸。

潘二二　形色充伟，脉长关搏。述冬季衄血痰血，交夏不病。盖夏月藏阴，冬月藏阳，阳不潜伏，升则血溢，降则遗精，乃禀阳体而性情喜动之累耳。

生地　熟地　天冬　麦冬　龟腹甲心　秋石　龙骨　远志

梅二九　性情过动失血，夫血贵宁静，不宜疏动，疏动则有泛溢之虞。瘦人阳有余，阴不足，补阴潜阳法。

补阴丸。

某五十　脉数咳血，曾咯腥痰，若作肺痈。体质木火，因烦劳阳升逼肺，肺热不能生水，阴愈亏而阳愈炽，故血由阳而出也。当金水同治为主。

熟地四两　生地二两　天冬二两　麦冬二两　茯神二两　龟板三两　海参胶二两　淡菜胶二两　川斛膏四两　女贞一两半　北沙参二两　旱莲草一两半

胶膏丸。

邹二四　向有失血，是真阴不旺。夏至阴生，伏天阳越于表，阴伏于里，理宜然矣。无如心神易动，暗吸肾阴，络脉聚血，阳触乃溢，阴伏不固，随阳奔腾。自述下有冲突逆气，血涌如泉。盖任脉为担任之职，失其担任，冲阳上冲莫制，皆肾精肝血不主内守，阳翔为血溢，阳坠为阴遗。腰痛足胫畏冷，何一非精夺下损现症。经言：精不足者，补之以味。药味宜取质静填补，重着归下。莫见血以投凉，勿因嗽以理肺。若此治法，元海得以立基，冲阳不来犯上。然损非旬日可复，须寒科更迁，凝然不动，自日逐安适，调摄未暇缕悉也。

人参三钱　熟地炒松成炭，四钱，冷水洗一次　鲜河车膏一钱，和服　茯苓一钱半　炒黑枸杞子一钱半　北五味一钱，研　沙苑一钱半　紫石英五钱，生研

血脱益气，用人参熟地两仪煎方，谓人参同阴药则补阴，茯苓入阳明，能引阴药入于至阴之乡，河车血肉温养，同石英收镇冲脉，兼以包固大气之散越，五味酸收，领其五液，枸杞温润，同沙苑之松灵入肝络。参方中之药，应乎取味，况肝肾之病同一治也。

刘二十　脉左数入尺，是真阴下亏。先有血症，毕姻后，血复

来，下午火升呛咳，阴中阳浮。保扶胃口以填阴。

阿胶 淡菜 生扁豆 麦冬 炙草 茯神

娄二八 思虑太过，心阳扰动，吸伤肾阴，时时茎举。此失血皆矫阳独升，夜不得寐。归家谈笑，怡情可安。

人中白 龟腹甲 知母 黄柏

钱 交夏阳气大升，阴根失涵，火升血溢，必在晡刻。冲年大忌身心少持，必使阳和阴守为要。

生地 阿胶 淡菜 牛膝炭 茯神 川斛

某 口气腥臊，血色浑浊，下元无根，恐难接续还元。事已至急，与王先生同议摄阴阳法。

人参 川熟附 熟地 五味 炙草 青铅

某 脉动极无序，血涌如泉，汗出畏冷，少焉热躁。此无根之阳上冒，血凝成块，非凉药可止。

熟地炭 生龙骨 茯神 五味 浔桂 生白芍 盐水炒牛膝

又 人参 生龙骨 熟地炭 茯神 炒杞子 五味

华二五 阳动失血，皆系阴亏。如心悸，咽干，咳嗽，都是阳浮上亢。必久进填实脏阴，斯浮越自和。面亮油光，皆下虚少纳。

都气加龟板、人乳粉，蜜丸。

徐 阴根愈薄，阳越失交。初夏发泄，血涌吸短，心腹皆热。岂止涩之药可疗？益气摄阴，乃据理治法。

人参 熟地 五味子

阴虚肝风动

罗 上年胁痹，已属络伤。今夏四月，阳气升发，络中血沸上溢，阴分热蒸，下午乃甚，喉痒而呛，心中嘈杂。肝风内震显然。

鲜生地 阿胶 丹参 盐水炒牛膝 女贞子 川斛 童便

龚 咳嗽继以失血，经言三焦皆伤。喉痛失音，乃阴液无以上承，厥阳燔燎不已，病深难于奏功。凭理而论，镇胃制肝，乃和阳熄风之义。

淮小麦　南枣　阿胶　茯苓　北沙参　天冬

陆　脉数，血后咳甚，痰腥，肢肿。阳升内风鼓动，最属难治。

生地　阿胶　天冬　麦冬　生白芍　茯神

沈　味进辛辣，助热之用，致肺伤嗽甚。其血震动不息，阳少潜伏，而夜分为甚。清气热而不妨胃口，甘寒是投，与《内经》辛苦急，急食甘以缓之恰符。

生甘草　玉竹　麦冬　川贝　沙参　桑叶

又　肝阳易逆，内风欲怫，不得着左卧，恶辛气，喜甘润。治肝体用，润剂和阳。

生地　阿胶　天冬　茯神　牡蛎　小麦

罗十九　血去络伤，阳气上蒸，胸胁微痛，非有形滞浊。脉得左关前动跃如浮，头中微晕，阳气化风何疑？

鲜生地　玄参心　麦冬　地骨皮　知母　川斛

又　左脉形略敛仍坚，微晕喉燥，脘痛热蒸。阳明津衰，厥阴阳风自动，而胃气欲逆。大便不爽，是其明征。熄风和阳，必用柔缓，少佐宣畅脘气，亦暂进之法。

鲜生地　麦冬　火麻仁　桑叶　郁金　生香附汁

又　复脉去参、姜、桂，加白芍。

血后冲气上逆

某　血后气冲形寒，法当温纳。

茯苓三钱　粗桂枝八分　炙草五分　五味七分

阳明血虚

何　晨未进饮食，咳逆自下焦上冲，有欲呕之象。虚里左胁，呼吸牵引震动，背部四肢寒冷。入暮心腹热灼，而舌上干辣。夫阳虚生外寒，阴虚生内热。阳属腑气，主乎外卫；阴属脏真，主乎内营。由络血大去，新血未充，谷味精华不得四布。知味容纳，而健运未能自然，胁右少舒，全系胃络、下焦阴精损伤，中焦胃阳不振。

夏至初,阴不主来复,交节络血再动,总是既损难以骤复之征。大意下焦阴阳宜潜宜固,中焦营卫宜守宜行,用药大旨如此。至于潜心涤虑,勿扰情志,再于子午参以静功,俾水火交,阴阳偶,是药饵已外工夫,皆培植生气之助。

养营汤去黄芪、远志。

又 自服养营汤,温补足三阴脏法,半月来诸症皆减,惟午余心腹中热未罢。凡精血久损,理必质重味厚填纳空隙。只因中焦运纳不旺,况长夏时令,热最耗气。议早进通阳守阴,晚用益中消暑。冀其生旺,非攻病也。

午服生脉散。

早服:

人参　熟地　杞子　当归　苁蓉　肉桂　茯神　五味

某妪　操持怫郁,五志中阳动极,失血呛咳有年。皆缘性情内起之病,草木难以奏安。今形色与脉日现衰惫,系乎生气克削。虑春半以后,地气升,阳气泄,久病伤损,里真少聚。冬春天冷主藏,总以摄补足三阴脏,扶持带病延年,就是人工克尽矣。

人参　炒白芍　熟地炭　五味　炙草　建莲

阴阳并虚肾气上逆

马四五　阅病原是肾虚嗽血,年分已久,肾病延传脾胃,遂食减腹膨。病是老劳,难以速功。行走喘促,元海无纳气之权,莫以清寒理嗽。急急收纳根蒂,久进可得其益。

人参　人乳粉　坎气　枸杞　沙苑　五味　茯苓　胡桃

宋　脏脉附背,督脉行身之背。足少阴真气不摄,唾中有血,吸气少入,而腰脊痠楚,寐泄魄汗,皆真气内损。若加嗔怒,再动肝阳,木火劫烁脂液,木日旺,调之非易。

水制熟地　蜜炙五味　女贞　茯神　川斛　炒山药　芡实　湖莲

阴中阳虚

袁三六　下虚，当春升之令，形软无力，嗽血复来。以甘温厚味，养其阴中之阳。

枸杞　沙苑　归身炭　牛膝　巴戟　精羊肉

下损及中

钱　一阳初萌，血症即发。下焦真气久已失固，亡血后，饮食渐减，咳嗽则脘中引痛，冲气上逆。乃下损及中，最难痊愈。拟进摄纳方法。

人参　熟地　五味　茯神　川斛　紫衣　胡桃

调入鲜河车胶。

王十七　少年阴火直升直降，上则失血咳逆，下坠肛疡延漏，皆虚劳见端。食减至半，胃关最要。非可见热投凉，以血嗽泥治。

熟地炭　建莲　霍石斛　茯神　炒山药　芡实

某三二　诊脉数涩，咳血气逆，晨起必嗽，得食渐缓。的是阴损及阳，而非六气客邪可通可泄。法当养胃之阴，必得多纳谷食，乃治此损之要着。

生扁豆五钱　北沙参一钱半　麦冬一钱半　川斛三钱　生甘草三分　茯神三钱　南枣肉一钱半　糯稻根须五钱

郑二八　虚损四五年，肛漏未愈，其咳嗽失血，正如经旨阴精不主上奉，阳气独自升降。奈何见血投凉，治嗽理肺，病加反复，胃困减食。夫精生于谷，中土运纳则二气常存。久病以寝食为要，不必汲汲论病。

生黄芪　黄精　诃子肉　白芨　苡仁　南枣

淡水熬膏，不用蜜收。略饥，用五钱，参汤送。

脾肾兼虚

某五五 向衰之年，夏四月时令，阳气发泄，遇烦劳身中气泄，络血外溢，脏液少涵，遂痰嗽不已。俗医见嗽，愈投清肺滋阴，必不效验。此非少年情欲阴火之比，必当屏烦戒劳。早进都气丸，晚进归脾，平补脏真。再用嗽药，必然胃减。

肾胃兼虚

姜十九 自上年冬失血，渐形减气弱，精血内损，不肯再复，延成劳怯。填养精血，务在有情，庶几不夺胃气。

人参 鲜河车胶 水制熟地 五味 茯神 山药 芡实 黑壳建莲

顾二六 失血，血形浓厚，必自下先伤，胃减无力，气分亦损。此阴药中必兼扶胃，非沉滞清寒所宜。

人参 熟地 建莲 芡实 山药 茯苓

邵六八 脉坚，形瘦久咳，失血有年。食物厌恶，夜寝不适，固以培本为要。所服七味、八味汤丸，乃肝肾从阴引阳法，服之不效，此液亏不受桂、附之刚。当温养摄纳其下，兼与益胃津以供肺。

晨服：

熟地 苁蓉 杞子 五味 胡桃肉 牛膝 柏子仁 茯苓

蜜丸。

晚服：

人参 麦冬 五味 炙草 茯苓 鲜莲子 山药

胡四三 冬季失藏吐血，四月纯阳升泄，病不致发，已属万幸。其痰嗽未宜穷治，用药大旨，迎夏至一阴来复，兼以扶培胃气为要。

人参 熟地 麦冬 五味 茯苓 山药

劳伤中气虚

王十八　冲年形瘦,腹胀食减便溏。自上秋失血以来,日加孱弱,脉左坚右涩。虽阴虚起见,而中焦为急,此非小恙。

人参　茯苓　炙草　白芍　广皮　厚朴

席　半月前恰春分,阳气正升,因情志之动,厥阳上燔致咳,震动络中,遂令失血。虽得血止,诊右脉长大透寸部,食物不欲纳,寐中呻吟呓语。由至阴损及阳明,精气神不相交合矣。议敛摄神气法。

人参　茯神　五味　枣仁　炙草　龙骨　金箔

又　服一剂,自觉直入少腹,腹中微痛,逾时自安。此方敛手少阴之散失,以和四脏,不为重坠,至于直下者,阳明胃虚也。脉缓大长,肌肤甲错,气衰血亏如绘。姑建其中。

参芪建中汤去姜。

又　照前方去糖,加茯神。

又　诊脾胃脉,独大为病,饮食少进,不喜饮水,痰多嗽频,皆土衰不生金气。《金匮》谓男子脉大为劳,极虚者亦为劳。夫脉大为气分泄越,思虑郁结,心脾营损于上中,而阳分萎顿。极虚亦为劳,为精血下夺,肝肾阴不自立。若脉细欲寐,皆少阴见症。今寝食不安,上中为急。况厥阴风木主令,春三月,木火司权,脾胃受戕,一定至理。建中理阳之余,继进四君子汤,大固气分,多多益善。

徐四八　因积劳,久嗽见血,是在内损伤。先圣曰:劳者温之,损者益之。温非热药,乃温养之称。甘补药者,气温煦,味甘甜也。今医见血投凉,见嗽治肺最多。予见此治法,胃口立即败坏者不少。

归脾去木香、黄芪,加杞子。

杜二八　积劳思虑,内损失血,久病秋季再发。乃夏暑气泄,劳则气愈泄不收,络空动沸,此与阴虚有别。色脉胃减,凉降非法。

人参建中汤。

庞 血大去则络脉皆空，其损伤已非一腑一脏之间矣。秋分寒露，天气令降，身中气反升越，明明里不肯收摄，虚象何疑。今诊脉弱濡涩，肢节微冷，气伤上逆，若烟雾迷离，薰灼喉底，故作呛逆。大旨以上焦宜降宜通，下焦宜封宜固，得安谷崇土，再商后法。

人参　炒黑杞子　炒黑牛膝　茯神　生苡仁　炒山药

又 血止，纳谷甚少，不饥泄泻。此脾胃大困，阴火上触，面赤忽嘈。先理中宫，必得加餐为主。大忌寒凉治嗽，再伐脾胃生气。

人参　茯神　新会皮　山药　炙草　炒白芍

又 脉右濡，左未敛。

人参　茯神　熟术　广皮　南枣

又 左脉静而虚，右如数，初进谷食。宜培中宫，霜降后五日以丸剂摄下。

人参　茯神　熟术　广皮　南枣　炒白芍　炙草

陈 脉如数，痰嗽失血，百日来反复不已，每咳呕而汗出。此属气伤失统，络血上泛。凡寒凉止血理嗽，不但败胃妨食，决无一效。从仲景元气受损，当进甘药，冀胃土日旺，柔金自宁。

黄芪　生白芍　五味　炙草　南枣　米糖

某 劳伤嗽血。

生黄芪皮三钱　茯苓三钱　炙黑甘草五分　黄精三钱　南枣三钱

钱四一　形神积劳，气泄失血，食减喘促。由气分阳分之伤，非酒色成劳之比。

黄芪建中汤去姜、桂。

陆 脉细形瘦，血后久咳不已，复加喘促，缘内损不肯充复。所投药饵，肺药理嗽居多。当此天令收肃，根蒂力怯，无以摄纳。阴乏恋阳，多升少降。静坐勉可支撑，身动勃勃气泛。所纳食物，仅得其悍气，未能充养精神矣。是本身精气暗损为病，非草木攻涤可却。山林寂静，兼用元功，经年按法，使阴阳渐交，而生生自振。

徒求诸医药,恐未必有当。

建中汤去姜,加茯苓。

董三六　此内损症,久嗽不已,大便不实。夏三月,大气主泄,血吐后,肌肉麻木,骨痿痠疼,阳明脉络不用。治当益气,大忌肺药清润寒凉。

黄芪　炙草　苡仁　白芨　南枣　米糖

李三一　饮酒少谷,中气先虚,酒力温散助热,络血随热气以上沸。血止之后,顿然食减脘痞,显是中气已困败。静坐稍舒,烦言咳急。当以调中为急,若见血见咳,即投寒凉,清阳愈伤,日就败坏矣。虽酒客忌甘,然救其苦寒药伤,勿拘此例。

戊己去术,加南枣。

王二八　脉软,形劳失血。

小建中加玉竹。

顾二八　劳心,神耗营损,上下见血,经年日衰。今勉纳谷不饥,中焦因不至运。滋阴清肺,更令伤中。无却病好药,欲冀其安,须山居静养,寒暑无害,方得坚固。

异功散。

钱二七　形瘦,脉左数,是阴分精夺。自述谈笑或多,或胃中饥虚,必冲气咳逆,前年已失血盈碗。此下损精血,有形难复。以略精饮食,气反不趋。急以甘药益胃,中流砥柱,病至中不可缓矣。

人参　茯神　炙草　山药

许四八　劳倦伤阳,形寒,失血,咳逆。中年不比少壮火亢之嗽血。

黄芪建中汤。

徐二九　奔走五日,即是劳力动伤阳气。血从右起,夜有冷汗,乃阳络空隙而泄越矣。凡治吐血之初,多投凉血降气,以冀其止。孰知阳愈渗泄,益增病剧,屡矣。

黄精　黄芪　炙草　苡仁　茯神

汪　肝风鸱张,胃气必虚。酒客不喜柔腻,肌柔色嫩,质体气弱。清明春木大旺,理必犯土。急宜培养中宫,中有砥柱,风阳不得上越,而血可止矣。

人参　炒黄芪　炒山药　茯苓　炒白芍　炙草

朱二二　秋暑失血,初春再发。诊脉右大,颇能纳食。《金匮》云:男子脉大为劳,极虚者亦为劳。要之,大者之劳,是烦劳伤气,脉虚之劳,为情欲致损。大旨要病根驱尽,安静一年可愈。

生黄芪　北沙参　苡仁　炙草　白芨　南枣

某　劳力烦心,失血,早食则运,暮食饱胀。疏补调中方。

人参　茯苓　炙草　生谷芽　广皮　白芍

冯四五　脉弦劲,按之空豁。久嗽,先有泻血,大便不实,近又嗽血。是积劳久损,阴阳两亏。今食不欲餐,先宜甘温益气。但贫窘患此,参苓未能常继,斯为难调。

人参　黄芪　茯苓　炙草　苡仁　白芨

胃阳虚卫疏

许四四　频频伤风,卫阳已疏,而劳怒亦令阳伤。此失血症,当独理阳明,胃壮则肝犯自少。脉右空大可证,若三阴之热蒸,脉必参于左部。

人参一钱　黄芪三钱　炙草五分　煨姜一钱　南枣二钱

又　甘温益胃,血止五日。食腥嗔怒,血咳复来。不独卫阳疏豁,络脉空动若谷,岂沉寒堵塞,冀片时之效。倘胃口拒纳,无法可投。按脉微涩,议治心营肺卫。

人参　黄芪　炙草　南枣　白芨　茯神　枣仁

营　虚

汤二三　脉细促,右空大,爪甲灰枯,久嗽入春夏见红,食减身痛,形容日瘁。是内损难复,与养营法。

人参　炒白芍　归身　炙草　桂枝木　广皮　煨姜　南枣

丁二七　夏季痰嗽,入冬失血。自述昼卧安逸,微寒热不来,则知二气已损伤，身动操持，皆与病相背。脉大无神，面无膏泽，劳怯不复元大著。温养甘补，使寝食两安。若以痰嗽为热，日饵滋阴润肺，胃伤变症，调之无益。

归芪异功散。

陈二八　失血，前后心痛。

归建中去姜。

某　形瘦色枯，脉濡寒热，失血心悸，是营伤。

归芪建中去姜。

某　脉芤，汗出，失血背痛，此为络虚。

人参　炒归身　炒白芍　炙草　枣仁　茯神

某氏　失血半年，心悸忡，胁下动。络脉空虚，营液损伤。议甘缓辛补。

枸杞　柏子仁　枣仁　茯神　炙草　桂圆

又　生地　阿胶　小麦　广三七　乌贼骨　菟丝子　茯神　扁豆

夜服三钱。

徐四九　馆课之劳，心脾营伤。食酸助木，中土更亏。春阳主升，血乃大吐。况茹素既久，当培土。营阴损极，热自内炽，非实火也。

归脾汤去参。

陈二三　先患失血，复遭惊骇。平素有遗泄，独处呓语。是有形精血、无形神气交伤，漫言治痰治血，真粗工卑陋矣。补精宜填，安神宜静，然无形真气为要，与心脾二经主治。

人参一钱半　当归一钱半　茯神三钱　枣仁三钱　远志七分　炙草三分　桂圆二钱　龙齿二钱　金箔五张，冲入

宓　遇节血症反复，脉弱废食，胁痛胃软。无治咳止血之理，扶得胃口受纳，可商调理。

人参　炙黄芪　当归炭　枣仁　茯神　炙草　桂圆肉

又　归脾去木香、远志，加枸杞子。

关三二　郁思伤于心脾，二脏主乎营血，营出中焦。脏阴受损，阴虚生热，薰蒸络脉，致血不宁静。食少痰多，色泽少华，皆虚象也。不宜久进凉润嗽药，当以钱氏异功散，间进归脾汤减木香。

马六七　上秋下血，今年涌血。饮橘饼汤甘辛，心中如针刺。营枯液耗，不受辛药。但以甘药柔剂，与心脾有益。

人参　黄精　茯神　柏子仁　炙草　南枣

某　老弱虚咳，失血。

生黄芪皮　归身　煨姜　大枣

劳心过度阳升

冯　诊脉左手平和，尺中微动，右手三部，关前动数，尺脉带数。夜卧不寐，咳呛有血，昼日咳呛无血，但行走微微喘促。夫阴阳互为枢纽，隆冬天气藏纳，缘烦心劳神，五志皆动，阳不潜伏，当欲寐之时，气机下潜，触其阳气之升，冲脉升动，络中之血，未得宁静，随咳呛溢于上窍。至于步趋言谈，亦助其动搏气火，此咳呛喘息失血，同是一原之恙。当静以制动，投药益水生金，以制君相之火，然食味宜远辛辣热燥。凡上实者必下虚，薄味清肃上焦，正谓安下，令其藏纳也。愚见约方，参末俟裁。

生扁豆一两，勿碎　麦冬二钱　川斛一钱半　上阿胶二钱　小根生地二钱　真北沙参一钱半

又　诊脉同前，述心中怯冷，交四更咽中干，咳呛连声，必血已盈口。论心营肺卫皆在上焦，更拟敛心液、滋肺津一法。

炒枣仁五钱，勿研　鲜生地三钱　天冬一钱　炒麦冬一钱　茯神一钱半　黑牛膝一钱半　茜草一钱　参三七一钱，磨冲

又　熟地四钱　生地二钱　天冬一钱　麦冬一钱　北沙参三钱　茯神一钱

卧时服天王补心丹。

心营热

查二十　舌辣,失血易饥。

生地　玄参　连翘心　竹叶心　丹参　郁金汁

陈　血止,脉两寸未和。仍议心营肺卫方。

生地　生扁豆　麦冬　北沙参　丹参　茯苓

陈　夜热,邪迫血妄行。议清营热。

犀角　鲜生地　丹皮　白芍

邵　营热失血。

生地　竹叶心　玄参　丹参　川斛　茯苓神

胃阴虚

王二十　脉右大,失血知饥,胃阳上逆,咽干喉痒。

生地　扁豆　玄参　麦冬　川斛　新荷叶汁

某四九　脉右涩,初气冲失血,咳逆,能食无味,血来潮涌。乃阳明胃络空虚,血随阳升而然。法当填中为要着,莫见血治咳而用肺药,斯症可图,正在此欤!

大淡菜一两　生扁豆五钱　麦冬三钱　川斛三钱　茯神三钱　牛膝炭一钱半

陶十六　色黄,脉小数,右空大。咳呕血溢,饮食渐减,用建中旬日颇安。沐浴气动,血咳复至。当以静药养胃阴方。

金匮麦门冬汤去半夏。

郭　脉右部不鼓击应指,惟左寸数疾。昨夜失血之因,因于伛偻拾物,致阳明脉络血升。今视面色微黄,为血去之象。不宜凉解妨胃,仿古血脱必先益气,理胃又宜远肝。

人参秋石水拌烘　黄连　阿胶　茯神　炙草　生白芍

王三六　肠红愈后,吐血一两月必发。此阳明胃络气血皆多,故吐后寝食如昔。久发阴亏,仍有内损之忧。宜养肺胃之阴以和阳。

生黄芪　北沙参　麦冬　生甘草　茯神

元米汤煎。

程二七　吐血数发,肢震,面热汗出,寐中惊惕。盖阳明脉络已虚,厥阴风阳上炽,饮食不为肌肤,皆消烁之征也。

生黄芪　北沙参　生牡蛎　麦冬　小麦　南枣

程二一　脉左小数,右弦,食减不肌,易于伤风,大便结燥,冬春已见血症。夫胃阳外应卫气,九窍不和,都属胃病。由冬失藏聚,发生气少,遇长夏热蒸,真气渐困故也。急宜绝欲静养,至秋分再议。

参须　黄芪皮　鲜莲子　茯神　炒麦冬　生甘草

某　着右卧眠,喘咳更甚。遇劳动阳,痰必带血。经年久嗽,三焦皆病。

麦门冬汤。

华三八　劳怒用力,伤气动肝,当春夏天地气机皆动,病最易发。食减过半,热升冲咽,血去后,风阳皆炽。镇养胃阴,勿用清寒理嗽。

生扁豆　沙参　天冬　麦冬　川斛　茯神

又　冲气攻腹绕喉,乃肝胆厥阳肆横。久久虚损,而呕痰减食,皆犯胃之象。若不静养,经年必甚。

甜北沙参　生白扁豆　生黄芪皮　茯神　炙草

白糯米半升,泡清汤煎药。

徐　阴脏失守,阳乃腾越,咳甚血来,皆属动象。静药颇合,屡施不应。乃上下交征,阳明络空,随阳气升降自由。先以柔剂填其胃阴,所谓执中近之。

金匮麦门冬汤去半夏,加黄芪。

某五九　失血后,咳嗽不饥。此属胃虚,宜治阳明。

甜北参　生扁豆　麦冬　茯神　川斛

陆　食酸助木,胃土受侮。脘中阳逆,络血上溢。《内经》辛酸太过,都从甘缓立法。谷少气衰,沉苦勿进。

生扁豆　北沙参　炒麦冬　茯苓　川斛　甘蔗浆

又　甘凉养胃中之阴，痰少血止。两寸脉大，心烦脊热，汗出，营热气泄之征。议用竹叶地黄汤。

鲜生地　竹叶心　炒麦冬　建莲肉　川斛　茯神

陶四一　两年前吐血咳嗽，夏四月起。大凡春尽入夏，气机升泄，而阳气驰张极矣。阳既多动，阴乏内守之职司，络血由是外溢。今正交土旺发泄，欲病气候，急养阳明胃阴。夏至后，兼进生脉之属。勿步趋于炎熇烈日之中，可望其渐次日安。

金匮麦门冬汤去半夏。

王二八　见红两年，冬月加嗽，入春声音渐嘶，喉舌干燥。诊脉小坚，厚味不纳，胃口有日减之虞。此甘缓益胃阴主治。

麦冬　鸡子黄　生扁豆　北沙参　地骨皮　生甘草

卢四四　脉大色苍，冬月嗽血，纳谷减半，迄今干咳无痰，春夏间有吐血。夫冬少藏聚，阳升少制。安闲静养，五志气火自平，可望病愈。形瘦谷减，当养胃土之津以生金。

甜北参　麦冬　玉竹　木瓜　生扁豆　生甘草

某二二　脉右大左虚，夏四月，阳气正升，烦劳过动其阳，络中血溢上窍，血去必阴伤生热。宜养胃阴，大忌苦寒清火。

北沙参　生扁豆　麦冬　生甘草　茯神　川斛

某二九　脉搏，血涌，饥易纳食。风阳过动而为消烁，若不自保摄，饵药无益。

生地　天冬　丹参　茯苓　生扁豆　川斛

倪三一　阳明脉弦空，失血后，咽痹即呛。是纳食虽强，未得水谷精华之游溢，当益胃阴。

北沙参　生扁豆　麦冬　杏仁　生甘草

糯米汤煎。

徐三一　失血能食，痰嗽，色苍脉数。可与甘凉养胃中之阴，胃和金生。痔血便燥，柔药最宜。

生扁豆　生地　天冬　麦冬　银花　柿饼灰　侧柏叶

某 失血咽干。

穞豆皮三钱 丹参一钱 麦冬一钱半 川斛一钱半 藕汁一小杯

胃虚气逆

陈 胃虚，客气上逆为呃噫，痰带血星，咽中微痛。姑拟镇摄法。

人参 熟地炭 五味 茯神 青铅

又 照前方去青铅，加麦冬、川斛、远志炭。

肝胃不和

孙三五 脉小弦，血去食减。服地黄柔腻，反觉呆滞，且不喜肥甘。议两和肝胃。

苏子 茯苓 金石斛 降香 钩藤 黑山栀

蔡三九 新沐热蒸气泄，络血上溢出口。平昔痰多，又不渴饮，而大便颇艰。此胃气不得下行为顺之旨，兼以劳烦嗔怒。治在肝胃。

金石斛 紫降香 炒桃仁 橘红 苡仁 茯苓

万 脉数左坚，当夏四月，阳气方张，陡然嗔怒，肝阳勃升，络血上涌。虽得血止，而咳逆欲呕，眠卧不得欹左。此肝阳左升太过，木失水涵，阴亏则生热，是皆本体阴阳迭偏，非客邪实火可清可降之比。最宜恬澹无为，安静幽闲，经年不反，可望转偏就和。但图药治，胃减损怯矣。经云：胃咳之状，咳逆而呕。木犯胃土贯膈，即至冲咽入肺，肺衰木反刑金。从《内经》甘缓以制其急。

米炒麦冬 糯稻根须 女贞子 茯神 生甘草 南枣肉

又 乙癸同治，益胃养阴。

人参秋石汤洗，烘干为末 生地 熟地 天冬 麦冬

以人参末收实。

某 血去胃伤，当从中治。况五年前劳怒而得病，肝木无不克土。医者温补竞进，气壅为胀。至夜咽干无寐，食物不思，杳不知

味，为呕为咳，全是胃阳升逆。经云：胃不和则卧不安。而阳不潜降，似属浊气胶痰有形之物，阻挠升降而然。古人有二虚一实，当先治实，以开一面之文。余从胃病为主，制肝救中，理气清膈，乃不足中有余圆通之治，此机勿得乱治。

人参　枳实　半夏　杏仁　甘草　竹茹　生姜　大枣

李　暴怒，肝阳大升，胃络血涌甚多，已失气下行为顺之旨。仲淳吐血三要云：降气不必降火。今不饥不纳，寒腻之药所致。

炒苏子　降香汁　山栀　炒山楂　郁金　茯苓　川斛　丹参

某　左脉细坚搏指，肝阳逆，失血，汗。

熟地　五味　炙草　牛膝　白芍　桂心　童便冲

李氏　脉细小如无，素多郁怒，经来即病。冬月胃痛，随有咯血不止，寒战面赤，惊惕头摇。显是肝阳变风，络血沸起。四肢逆冷，真气衰微。《内经》有肝病暴变之文，势岂轻渺。议用景岳镇阴煎法，制其阳逆，仍是就下之义。

熟地炭　牛膝炭　肉桂　茯神　生白芍　童便

又　经来血止，肝病何疑。

炒楂肉　当归　炒延胡　泽兰　桃仁　茯苓

肝　气

沈氏　血后久咳，脘痛食减，经闭便溏。拟进疏泄肝气。

苏子　炒丹皮　桃仁　郁金　钩藤　白芍

血络痹阻

蔡三七　水寒外加，惊恐内迫，阴疟三年。继患嗽血，迄今七年，未有愈期。询及血来紫块，仍能知味安谷。参其疟伤惊伤，必是肝络凝瘀，得怒劳必发。勿与酒色伤损。乱投滋阴腻浊之药，恐胃气日减，致病渐剧。

桃仁三钱　鳖甲三钱　川桂枝七分　归须一钱　大黄五分　茺蔚子二钱

柴二五　劳伤，寒暖不匀，胁痛嗽血，食物不减。宜降气和络。

苏子　茯苓　降香　橘红　桔梗　苡仁　韭白汁

陆　交春分前五日，肝木升旺之候，涎血大吐，胸脘不爽。此久郁气火灼热，神志失守，遂多惊恐，络中之血随火升气逆而上。当先降其气，不宜苦寒碍阻。

苏子　降香　丹参　楂肉　桃仁　郁金　茯苓　黑栀皮

吴　脉涩，能食，咳血。

降香　桃仁　郁金　苏子　炒山楂　苡仁　韭白汁冲入

姚四五　此劳伤身动失血，胁有瘕聚。因咳甚而血来，先宜降气。

苏子　苡仁　茯苓　黑山栀　丹皮　降香　荆芥炭　牛膝炭　藕汁

吴三四　形畏冷，寒热，左胁有宿痞，失血咳嗽，曾聚劳力。经年尪羸，药不易效。

旋覆花　新绛　归须　炒桃仁　柏子仁　茯神

何三七　左乳旁胁中常似针刺，汗出，心嘈能食，此少阳络脉阳气燔灼。都因谋虑致伤，将有络血上涌之事。议清络宣通，勿令瘀着。

生地　丹皮　泽兰叶　桃仁　郁金　琥珀末

又　服通络方，瘀血得下，新血亦伤。嘈杂善饥，阳亢燔灼，营阴不得涵护也。仍以和阳熄风方法。

阿胶　鸡子黄　生地　麦冬　生甘草　生白芍

王二十　吐血后，不饥，胸背痛。

苏子　桔梗　郁金　蒌皮　山栀皮　降香

罗十八　因左脉坚搏，两投柔剂和阳益阴，血未得止，而右胸似痞，左胁中刺痛。此少阳络脉经由之所。夫胆为清净之腑，阴柔滋养，未能宣通络中，是痛咳未罢。议以辛润宣畅通剂。

桃仁　丹皮　归须　柏子仁　泽兰　降香末

又　照前方去降香末、泽兰，加黑山栀皮。

又　辛润，痛嗽皆减，略进苦降，胁右皆痛。不但络空，气分亦馁。古人以身半以上为阳，原无取乎沉苦。

桃仁　柏子仁　鲜生地　玄参　鲜银花

程四一　脉左弦，右小濡。据病原起于忧郁，郁勃久而化热，蒸迫络脉，血为上溢。凝结成块者，离络留而为瘀也。血后纳食如昔，是腑络所贮颇富，况腑以通为用。血逆气亦上并，漉漉有声，皆气火旋动，非有形质之物。凡血病，五脏六腑皆有，是症当清阳明之络为要。至于病发，当治其因，又不必拘执其常也。

枇杷叶　苡仁　茯苓　苏子　桑叶　丹皮　炒桃仁　降香末

某二八　努力咳血，胸背悉痛，当用仲淳法。

苏子　降香汁　炒丹皮　苡仁　冬瓜仁　炒桃仁　牛膝　川贝母

某　冬令过温，人身之气不得潜藏，阴弱之质，血随气逆。诊得阳明脉动，吐出瘀黑。络中离位之血尚有，未可以止涩为事。

生地　丹参　丹皮　降香　桃仁　牛膝　韭汁　童便冲

某　肝逆失血。

苏子　郁金　降香汁　炒丹皮　钩藤　赤芍　丹参　茯苓　白糯米汤煎。

侯十九　胃脘当心，肝经交络所过，上布于肺。咳嗽胃旁作痰，腹膜胀，络气逆也，当虑失血。脉数能食，宜和络气。

生地　桃仁　桑叶　丹皮　麦冬　茯神

血络痹胸胁痛

陈二七　吐血八日，脘闷胁痛，肢冷。络伤气室，先与降气和血。

苏子　郁金　杏仁　茯苓　桃仁　降香

翁二二　问诵读静坐，痰血夏发，入冬不已，胸胁痛引背部，脉小微涩。非欲伤阴火，夫痛为络脉失和，络中气逆血上。宗仲淳气为血帅。

苏子　苡仁　茯苓　山楂　桑叶　丹皮　降香末　老韭白

江　诊脉数，涕有血，嗽痰，冷热外因动肺。缘素患肝痹，左胁不耐卧着。恐阳升血溢，微用苦辛泄降，不宜通剂。

黑山栀　桑叶　花粉　知母　瓜蒌皮　降香。

沈　左胁䐜胀，攻触作楚，咳痰带血。无非络中不得宁静，姑进降气通络方。

降香汁　苏子　苡仁　茯苓　橘红　钩藤　白蒺　韭白汁

又　脉右长，呛血，仍宜降气。

苏子　苡仁　茯苓　山栀　丹皮　钩藤　郁金

金二九　饥饱劳力，气逆血瘀，胸痛频吐。此液耗阳升，上逆不已，血无止期。先宜降气通调，莫与腻塞。

苏子　降香　桃仁　丹参　韭白汁　山栀　茯苓

某四一　脉弦，失血，胁痛气逆。

枇杷叶三钱　冬瓜子三钱　苏子一钱　苡仁三钱　炒丹皮一钱　桃仁三钱　降香汁八分　牛膝炭一钱半

方四二　忧思怫郁，五志气火内燔，加以烟辛泄肺，酒热戕胃，精华营液，为热蒸化败浊。经云：阳络伤则血外溢。盖胃络受伤，阳明气血颇富，犹勉强延磨岁月。至于阳明脉络日衰，斯背先发冷，右胁瘕疼而咳吐不已。胃土愈惫，肝木益横，厥阳愈逆，秽浊气味，无有非自下泛上。大凡左升属肝，右降属肺，由中焦胃土既困，致有升无降，壅阻交迫，何以着左卧眠，遏其升逆之威。且烦蒸热灼，并无口渴饮水之状，病情全在血络。清热滋阴之治，力量不能入络。兹定清养胃阴为主，另进通络之义，肝胆厥阳少和，冀其涎少胁通。积久沉疴，调之非易。

桑叶　丹皮　苡仁　苏子　钩藤　郁金　降香　桃仁

又　桑叶　枇杷叶　苡仁　大沙参　苏子　茯苓　郁金　降香

又　早服琼玉膏。

胡六七　有年冬藏失司，似乎外感热炽。辛散苦寒，是有余实症治法。自春入夏,大气开泄,日见恹恹衰倦,呼吸喉息有声,胁肋窒板欲痛,咯呛紫血,络脉不和。议以辛补通调,不致寒凝燥结,冀免关格上下交阻之累。

柏子仁　细生地　当归须　桃仁　降香　茯神

怒劳血痹

石三四　先有骨痛鼓栗,每至旬日,必吐血碗许,自冬入夏皆然。近仅可仰卧,着右则咳逆不已。据说因怒劳致病,都是阳气过动,而消渴舌翳,仍纳谷如昔。姑以两和厥阴阳明之阳,非徒泛泛见血见嗽为治。

石膏　熟地　麦冬　知母　牛膝

又　石膏　生地　知母　丹皮　大黄　桃仁　牛膝

蒋六二　宿伤,怒劳动肝,血溢紫块。先以降气导血。

苏子　降香末　桃仁　黑山栀　金斛　制大黄

又　天地杞丸加枣仁、茯神。

某　形盛脉弦,目眦黄,咳痰黏浊,呕血,此胃有湿热胶痰。因怒劳动肝,故左胁中痛,血逆而上,非虚损也。当薄味静调,戒嗔怒,百日可却。

苏子　降香　广皮白　生姜　桃仁　郁金　金斛

六服后,接服海粉丸半斤。

劳力伤

某　向有背痛,尚在劳力,气逆咳血,乃劳伤病也。

归建中去姜,加茯苓。

某二八　努力伤络,失血面黄,口中味甜,脘中烦闷冲气,病在肝胃。勿以失血,治以滋腻。

旋覆花　代赭石　半夏　淡干姜　块茯苓　南枣肉

吕二九　脉数上出,右胁上疼,则痰血上溢。必因嗔怒,努力劳烦,致络中气阻所致。宜安闲静摄,戒怒慎劳。一岁之中,不致举发,可云病去。

降香末八分,冲　炒焦桃仁三钱　丹皮一钱　野郁金一钱　茯苓三钱　黑山栀一钱　丹参一钱　橘红一钱

郁

吴氏　气塞失血,咳嗽心热,至暮寒热,不思纳谷。此悒郁内损,二阳病发心脾。若不情怀开爽,服药无益。

阿胶　麦冬　茯神　白芍　北沙参　女贞子

李氏　情志久郁,气逆痰喘,入夏咳血,都因五志阳升。况脘有聚气,二年寡居,隐曲不伸。论理治在肝脾,然非药饵奏功。

降香末　枇杷叶　苏子　郁金　瓜蒌皮　黑栀皮　茯苓　苡仁

吴氏　郁损,咳血频发,当交节气逆呕吐,肢冷厥逆。所现俱是虚劳末路,岂是佳景?勉拟方。

生白芍　乌梅　炙草　炒麦冬　茯神　橘红

张氏　失血,口碎舌泡。乃情怀郁勃,内因营卫不和,寒热再炽,病郁延久为劳,所喜经水尚至。议手厥阴血分主治。

犀角　金银花　鲜生地　玄参　连翘心　郁金

失血一症,名目不一,兹就上行而吐者言之,三因之来路宜详也。若夫外因起见,阳邪为多,盖犯是症者,阴分先虚,易受天之风热燥火也。至于阴邪为患,不过廿中之一二耳。其治法总以手三阴为要领,究其病在心营肺卫如何。若夫内因起见,不出乎嗔怒郁勃之激伤肝脏,劳形苦志而耗损心脾,及恣情纵欲以贼肾脏之真阴真阳也。又当以足三阴为要领,再审其乘侮制化如何。若夫不内不外因者,为饮食之偏好,努力及坠堕之伤,治分脏腑经络之异。要知外因而起者,必有感候为先;里因而起者,必有内症可据。此三因根蒂用药,切勿混乱。大凡理肺卫者,用甘凉肃降,如沙参、麦冬、桑叶、花粉、玉竹、川斛等类。治心营者,以轻清滋养,如生地、玄参、丹参、连翘、竹叶、骨皮等类。以此两法为宗,随其时令而加减。若风淫津涸,加以甘寒,

如芦根、蔗汁、薄荷、羚羊之品。若温淫火壮，参入苦寒，如山栀、黄芩、杏仁、石膏之品。若暑逼气分，佐滑石、鲜荷之开解。在营，与银花、犀角之清芳。秋令选纯甘以清燥，冬时益清补以助脏。凡此为外因之大略，所云阴邪为患者，难以并言也。旧有麻黄、人参、芍药汤，先生有桂枝加减法。至于内因伤损，其法更繁。若嗔怒而动及肝阳，血随气逆者，用缪氏气为血帅法，如苏子、郁金、桑叶、丹皮、降香、川贝之类也。若郁勃日久而伤及肝阴，木火内燃阳络者，用柔肝育阴法，如阿胶、鸡黄、生地、麦冬、白芍、甘草之类也。如劳烦不息，而偏损心脾，气不摄血者，用甘温培固法，如保元汤、归脾汤之类也。若纵欲而竭其肾真，或阳亢阴腾，或阴伤阳越者，有从阴从阳法，如青铅六味、肉桂七味，并加童便之类也。若精竭海空，气泛血涌者，先生用急固真元，大补精血法，如人参、枸杞、五味、熟地、河车、紫石英之类也。凡此为内因之大略。至于不内不外，亦非一种。如案中所谓烟辛泄肺，酒热戕胃之类，皆能助火动血，有治上治中之法，如苇茎汤、甘露饮、茅根、藕汁等剂，在人认定而用之可也。坠堕之伤，由血瘀而泛，大抵先宜导下，后宜通补。若努力为患，属劳伤之根，阳动则络松血溢，法与虚损有间，滋阴补气，最忌凝涩，如当归建中汤、旋覆花汤、虎潜丸、金刚四斤丸，取其有循经入络之能也。凡此为不内外因之大略。但血之主司者，如心、肝、脾三脏，血之所生化者，莫如阳明胃腑，可见胃为血症之要道，若胃有不和，当先治胃也。《仁斋直指》云：一切血症，经久不愈，每每以胃药收功。想大黄黄连泻心汤、犀角地黄场、理中汤、异功散，虽补泻寒温不同，确不离此旨，所以先生发明治胃方法独多。有薄味调养胃阴者，如金匮麦冬汤，及沙参、扁豆、茯神、石斛之类。有甘温建立中阳者，如人参建中汤及四君子加减之类。有滋阴而不碍胃，甘守津还者，如复脉汤加减之类。其余如补土生金法，镇肝益胃法，补脾疏胃法，宁神理胃法，肾胃相关法，无分症之前后，一遇胃不加餐，不饥难运诸候，每从此义见长，源源生化不息，何患乎病之不易医也。

邵新甫

失　音

寒热客邪迫肺

吴三六　外冷内热久逼，失音，用两解法。

麻杏甘膏汤。

宋三十　先失音，继喉痹，是气分窒塞。微寒而热，水饮呛出，咯痰随出随阻，此仍在上痹，舌黄口渴。议与苦辛寒方。

射干　麻黄　杏仁　生甘草　石膏　苡仁

陆二二　秋凉燥气咳嗽，初病皮毛凛凛，冬月失音，至夏未愈，而纳食颇安。想屡经暴冷暴暖之伤，未必是二气之馁，仿金实无声议治。

麻黄　杏仁　生甘草　石膏　射干　苡仁

又　芦根汁　杏仁汁　莱菔汁　鲜竹沥

熬膏。

胆火烁喉

范三一　气燥，喉痹失音，少阳木火犯上。

生鸡子白　冬桑叶　丹皮　麦冬　生白扁豆壳

气分燥津液亏

某　喉干失音，一月未复。津液不上供，肺失清肃，右寸脉浮大。

枇杷叶一钱半　马兜铃八分　地骨皮一钱　桑皮八分　麦冬一钱　生甘草三分　桔梗六分　白粳米二钱

失血津液亏

某　血后音哑，便溏。

生扁豆　炒白芍　炙草　川斛　山药　米糖　大枣

阴　虚

何　劳损，气喘失音。全属下元无力，真气不得上注。纷纷清热治肺，致食减便溏。改投热药，又是劫液，宜乎喉痛神疲矣。用补足三阴方法。

熟地　五味　炒山药　茯苓　芡实　建莲肉

孙二一　久咳失音，喉痹。

陈阿胶同煎，二钱　生鸡子黄同煎，一枚　炒麦冬一钱半　川斛三钱　甜北沙参一钱半　炒生地二钱　生甘草三分　茯神一钱半

夫宫商角徵羽，歌哭呼笑呻，此五脏所属之音声也。原其发声之本在于肾，其标则在乎肺。病有虚实，由咳嗽而起者居多。或肺有燥火，外感寒邪，火气郁遏而喑者。有肺金燥甚，木火上炎，咽干喉痹而喑者。有风热痰涎，壅遏肺窍而喑者。有嗔怒叫号，致伤会厌者。亦有龙相之火上炎，凌烁肺金，久咳不已而喑者。有内夺而厥，则为喑俳，此肾虚也，是即暴中之不能言者也。先生有金空则鸣，金实则无声，金破碎亦无声，此三言足以该之矣。有邪者，是肺家实也，无邪者，是久咳损肺，破碎无声也。其治法，有寒者散寒，有火者清火，有风痰则祛风豁痰。若龙相上炎烁肺者，宜金水同治。若暴中之喑，全属少阴之虚，宜峻补肝肾，或稍兼痰火而治之。其用药总宜甘润，而不宜苦燥，斯得之矣。

华岫云

肺　痿

苦辛散邪伤肺胃津液

洪三二　劳烦经营，阳气弛张，即冬温外因咳嗽，亦是气泄邪侵。辛以散邪，苦以降逆，希冀嗽止。而肺欲辛，过辛则正气散失，音不能扬，色消吐涎，喉痹，是肺痿难治矣。仿《内经》气味过辛，主以甘缓。

北沙参　炒麦冬　饴糖　南枣

查二四　脉细心热，呼吸有音，夜寤不寐。过服发散，气泄阳伤，为肺痿之疴。仲景法以胃药补母救子，崇生气也。

金匮麦门冬汤。

徐四一　肺痿，频吐涎沫，食物不下。并不渴饮，岂是实火？津液荡尽，二便日少。宗仲景甘药理胃，乃虚则补母，仍佐宣通脘间之干格。

人参　麦冬　熟半夏　生甘草　白粳米　南枣肉

沈　积劳忧思，固是内伤。冬温触入，而为咳嗽。乃气分先虚，而邪得外凑。辛散斯气分愈泄，滋阴非能安上。咽痛音哑，虚中邪伏。恰值春暖阳和，脉中脉外，气机流行，所以小效旬日者，生阳渐振之象。谷雨暴冷骤加，卫阳久弱，不能拥护，致小愈病复。诊得脉数而虚，偏大于右寸，口吐涎沫，不能多饮汤水，面色少华，五心多热，而足背浮肿。古人谓金空则鸣，金实则无声，金破碎亦无声，是为肺病显然。然内伤虚馁为多，虚则补母，胃土是也。肺痿之疴，议宗仲景麦门冬汤。

液伤卫虚

王三十　溃疡流脓经年，脉细色夺，声嘶食减，咳嗽，喉中梗痛。皆漏损脂液，阴失内守，阳失外卫。肺痿之疴，谅难全好。

人参　黄芪　苡仁　炙草　归身　白芨

顾三六　久咳神衰，气促汗出，此属肺痿。

黄芪蜜炙，八两　生苡仁二两　白百合四两　炙黑甘草二两　白芨四两　南枣四两

水熬膏，米饮汤送。

肺气不降

汤　肺气不降，咳痰呕逆。

鲜芦根　桃仁　丝瓜子　苡仁

肺痿一症，概属津枯液燥，多由汗下伤正所致。夫痿者，萎也，如草木之萎而不荣，为津亡而气竭也。然致痿之因，非止一端。《金匮》云：或从汗出，或从呕吐，或从消渴，小便利数，或从便难，又被快药下之，重亡津液，故令肺热干痿也。肺热干痿，则清肃之令不行，水精四布失度，脾气虽散，津液上归于肺，而肺不但不能自滋其干，亦不能内洒陈于六腑，外输精于皮毛也。其津液留贮胸中，得热煎熬，变为涎沫，侵肺作咳，唾之不已。故干者自干，唾者自唾，愈唾愈干，痿病成矣。《金匮》治法，贵得其精意。大意生胃津，润肺燥，补真气，以通肺之小管。清火热，以复肺之清肃。故《外台》用炙甘草汤，在于益肺气之虚，润肺金之燥。《千金》用甘草汤及生姜甘草汤，用参、甘以生津化热，姜、枣以宣上焦之气，使胸中之阳不滞，而阴火自熄也。及观先生之治肺痿，每用甘缓理虚，或宗仲景甘药理胃，虚则补母之义，可谓得仲景心法矣。

邹时乘

临证指南医案　卷三

遗　精

阴虚阳动

陈　厥后，吸短多遗。议摄下焦。

熟地四钱　桑螵蛸二钱　覆盆子一钱　五味一钱　湖莲三钱　芡实二钱　茯神三钱　山药二钱

某四十　梦遗精浊，烦劳即发，三载不痊。肾脏精气已亏，相火易动无制，故精不能固，由烦动而泄。当填补下焦，俾精充阳潜，可以图愈。

熟地八两　麦冬二两　茯神二两　五味二两　线胶四两　川斛

膏四两　沙苑二两　远志一两　芡实三两　湖莲三两

金樱膏丸。

冯二二　阴虚体质，常有梦泄之疾。养阴佐以涩剂，仍参入通药可效。

六味去丹、泽，加湖莲、芡实、五味、远志、秋石。

金樱膏丸。

张　阴精走泄，阳失依附，上冒为热。坎水中阳不藏，古人必以厚味填之，介类潜之，乃从阴以引阳，与今人见热投凉不同。

熟地　龟甲　淡菜　青盐　茯神　柏子仁　女贞子　山药　旱莲草

某二一　脉左弦右濡，梦遗，咳逆气急。

熟地　麦冬　萸肉　五味　牡蛎　茯神　女贞子　山药　湖莲　川斛膏　芡实　金樱膏

加蜜丸。每服四五钱，淡盐汤下。

杨　脉垂入尺，有梦遗精。议填阴摄固其下。

熟地　萸肉　五味　山药　茯神　覆盆子　远志　线胶　湖莲　芡实

金樱膏丸，盐汤下。

刘　先患目疾，流泪，嘈杂不欲食。内郁勃，阳气过动，阴虚不主摄纳，春半连次遗泄，腰脊酸楚，皆肝肾病矣。

熟地　龙骨　萸肉　茯神　丹皮　湖莲　芡实　远志

某　劳损漏疡，大便时溏，阴火上升，下则遗滑。

熟地　龟板　芡实　山药　女贞　建连　炙草　稽豆皮

某　少年频频遗精，不寐心嘈。乃属肾中有火，精得热而妄行，日后恐有肾消之累。

焦黄柏　生地　天冬　茯苓　煅牡蛎　炒山药

某　脉虚色白，陡然大瘦，平昔形神皆劳，冬至初阳动，精摇下泄。加以夜坐不静养，暴寒再折其阳，身不发热，时时惊惕烦躁。从仲景亡阳肉瞤例，用救逆汤法。必得神气凝静，不致昏痉瘈疭之变。

救逆汤去芍。

阴虚湿热

费　色苍脉数，烦心则遗。阳火下降，阴虚不摄。有湿热下注，此固涩无功。

萆薢　黄柏　川连　远志　茯苓　泽泻　桔梗　苡仁

吴二二　病形在肾肝，但得泻，头中痛微缓，少腹阴囊亦胀。想阴分固虚，而湿热留着，致腑经之气无以承流宣化，理固有诸。先泄厥阴郁热，兼通腑气再议。

龙胆草　胡黄连　萆薢　丹皮　茯苓　泽泻

又　阅病原是脏阴阴精之亏，致阳浮头痛，兼有遗精，月数发。下虚上实，纯以补涩，决不应病。性不耐丸剂，与通摄两用。

龟板　秋石　熟地　女贞　远志　芡实　湖莲　茯苓

熬膏。

钱二十　脉右弦左垂，阴虚湿热，遗精疮蚀。

黄柏　知母　熟地　萆薢　茯苓　远志

蜜丸。

某　梦遗病，乃是阴气走泄，而湿热二气乘虚下陷，坠自腰中至囊，环跳膝盖诸处可见。久遗八脉皆伤，议用通药，兼理阴气。

猪苓汤。

又　熟地　五味　芡实　茯苓　湖莲　山药

下损及中兼治脾胃

宋二三　无梦频频遗精，乃精窍已滑。古人谓有梦治心，无梦治肾。肾阴久损，阳升无制，喉中贮痰不清，皆五液所化。胃纳少而运迟，固下必佐健中。

人参　桑螵蛸　生龙骨　锁阳　芡实　熟地　茯神　远志

金樱膏丸。

华二九　神伤于上，精败于下，心肾不交。久伤精气不复谓之损，《内经》治五脏之损，治各不同。越人有上损从阳，下损从阴之议。然必纳谷资生，脾胃后天得振，始望精气生于谷食。自上秋至今日甚，乃里真无藏，当春令泄越，生气不至，渐欲离散。从来精血有形，药饵焉能骤然充长。攻病方法，都主客邪，以偏治偏。阅古东垣、丹溪辈，于损不肯复者，首宜大进参、术，多至数斤，谓有形精血难生，无形元气须急固耳。况上下交损，当治其中，若得中苏加谷，继参人摄纳填精敛神之属。方今春木大泄，万花尽放，人身应之，此一月中，急挽勿懈矣。

参术膏，米饮调送。接进寇氏桑螵蛸散去当归。

此宁神固精，收摄散亡，乃涩以治脱之法。

又　半月来，服桑螵蛸散以固下，参术膏以益中，遗滑得止，其下关颇有收摄之机。独是昼夜将寝，心中诸事纷纷来扰，神伤散越，最难敛聚。且思虑积劳，心脾营血暗损，血不内涵，神乃孤独。议用严氏济生归脾方，使他脏真气咸归于脾。今夏前土旺司令，把握后天，于理最合。

归脾汤。

又　立夏四日，诊左脉百至余，颇有敛聚之意，右关及尺，芤动若革。按脐下过寸，动气似若穿梭，此关元内空，冲脉失养，而震跃不息。此女子胞胎，男子聚精之会也。大凡内损精血形气，其胃旺纳食者，务在滋填。今食减不纳，假寐片晌，必烦惊惕，醒而汗。自述五心热炽，四肢骨节热痿如堕。明是阴精内枯，致阳不交阴，转枯转涸，自下及中至上。前投桑螵蛸散，固涩精窍，遗滑经月不来。奈寝食不加，后天生气不醒，浓厚填补，于理难进。即参术甘温益气，又恐益其枯燥，宜参生脉以滋三焦。晨进人乳一杯，使气血阴阳，引之导之，迎夏至一阴来复。早服人乳一盏，隔汤炖热服。午后略饥，用生脉四君子汤。

又　一月来，虽经反复，参脉症形色，生阳颇有根蒂。近食蚕豆滞气，腹中微膨，食后口味酸浊。是久卧重着，脾阳运动之机尚少。而火升心烦,动气汗出,遗精虽减于昔,未得平复,总是内损已深。若调治合宜,只要精气复得一分,便减一分病象。长夏脾胃主令,培土助纳为要,而精气散越,仍兼摄固之法。刻下味酸微膨,补脾少佐疏胃,宜晚进。其早上另制补摄丸剂,益脏真以招纳散失之气。

晚服方:

人参 茯苓 白术 炙草 广皮 麦冬 五味 神曲 麦芽 炒黄柏

早上丸方:

人参 桑螵蛸 白龙骨 淡苁蓉 五味 芡实 茯神 枣仁 金箔

金樱膏丸,淡盐汤送三四钱。

又 形色有渐复之象,较之夏至,病去三四。但诊右脉弦大,尚少冲和,左脉细促未静。谷进运迟,有吞酸膜胀,寐中仍欲遗精。此中焦之阳,宜动则运,下焦之阴,固则能守,乃一定成法。

午后服异功散加炒谷芽。

晨服:遗症固涩下焦,乃通套治法。想精关已滑,涩剂不能取效,必用滑药引导,同气相求,古法有诸。

牛骨髓 羊骨髓 猪脊髓 麋角胶 白龙骨 生牡蛎 熟地 萸肉 茯神 五味 山药 芡实 湖莲 远志 砂仁

胶髓代蜜丸。晨服四钱,秋石二分化水下。

毛二六 长夏暑湿热郁,都令脾胃受伤。色黄神倦,气分自馁。因有遗泄一症,在盛年阴虚为多。及询纳食,未为强旺,遗发必劳烦而来,脉象非数搏。议以养脾立法。

归脾去黄芪、桂圆,加益智、龙骨。

项 脉左弱右弦,色黄食少,腹胀便溏,常有梦遗泄。此非阴柔涩腻可服,用煦阳以涵阴。

生菟丝子 覆盆子 蛇床子 五味子 韭子 益智仁煨 补骨脂 龙骨

建莲粉丸。

心肾兼治

丁 阴精走泄，阳不内依，欲寐即醒，心动震悸。所谓气因精夺，当养精以固气。从前暖药不错，但不分刚柔为偏阳，是以见血，莫见血投凉。

龟板去墙削光，一两 桑螵蛸壳三钱 人参一钱 当归一钱 青花龙骨三钱，飞 抱木茯神三钱

姚二四 始于念萌不遂其欲，阳下坠而精泄。先梦者，心阳注肾。久则精血日损，不充养筋骨为痛。下损及中，食不运化。此非萸、地腻膈以及涩精可效。

妙香散。

许十八 阴气走泄遗精，务宜滋填塞固。今纳谷少而不甘，胃气既弱，滋腻先妨胃口。议用桑螵蛸散，蜜丸，服三四钱。

戈 遗精数年，不但肾关不固，阳明脉络亦已空乏。欲得病愈，宜戒欲宁心一年，寒暑更迁，阴阳渐交。用桑螵蛸散治之。

顾十九 滑精，用阴药顿然食减，药先伤胃。据述梦寐惊狂，精走无以护神，当固无形矣。

人参 生龙骨 桑螵蛸 益智仁 茯神 茯苓 远志 木香

吕三七 有梦乃遗，是心有所触而致。经营操持，皆扰神动心，说商贾客于外，非关酒色矣。

妙香散。

俞三七 壮年形质伟然，脉来芤虚。述心悸怔，多畏惧，夜寐不甚宁静。此阳不易交于阴，过用劳心使然。用妙香散。

张二四 形壮脉小。自述心力劳瘁，食减遗精。仿景岳精因气而夺，当养气以充精，理其无形，以固有形。

妙香散。

支二二 痰多鼻塞，能食，有梦遗精。医投疏泄肺气消痰，六十剂不效。向读书夜坐，阳气必升，充塞上窍，上盛下衰，寐则阳直降

而精下注为遗。用补心丹。

黄三一　真阴损伤，而五志中阳上燔喉痛，下坠为遗，精髓日耗，骨痿无力，必延枯槁而后已。药饵何足久恃？

早服补心丹，晚服桑螵蛸散。

胡　遗精四年，精关久滑不固。阴久伤，阳气不入阳跷穴，夜寤不寐。前以镇摄小效，独心中怔悸不已。以桑螵蛸散从心肾治。

毕二六　有梦遗精，是心肾病。清心固肾，是为成法。得以水火交合，病当渐减。内伤病从内起，岂得与外来六气混治？

熟地　龙骨　远志　五味　茯神　芡实　建莲

金樱膏丸。

程　左脉刚坚，火升，神气欲昏，片刻平复，宛若无病。此皆劳心，五志之阳动，龙相无制，常有遗泄之状。先用滋肾丸三钱，淡盐汤送。

又　早服补阴丸，晚服三才加炒黄柏、砂仁。

又　交霜降，络中陡然热蒸，肢节皆麻，火风震动，多因脾肾液枯。议用二至、百补丸意。

斑龙、二至、百补丸加黄柏。

林十八　诊脉细涩，寐则遗精，心热口渴，不时寒热。此肾阴内损，心阳暗炽。

补心丹三钱，四服。

某　冬令烦倦嗽加，是属不藏，阳少潜伏，两足心常冷。平时先梦而遗，由神驰致精散，必镇心以安神。犹喜胃强纳谷，若能保养，可望渐愈。

桑螵蛸　金樱子　覆盆子　芡实　远志　茯神　茯苓　龙骨　湖莲

煎膏，炼蜜收，饥时服七八钱。

杨十八　冲年遗精，知识太早，难成易亏，真阴不得充长，及壮盛未有生育，而久遗滑漏。褚氏谓难壮之疾者，盖病伤可复，精损难复也。诊脉上动尺芤，心动神驰，神驰精散。草木性偏，焉得见长？务宜断欲百日，以妙香散、桑螵蛸散方，理心脾以交肾，固肾气以宁心。早晚并进，百日以验之。

肾气不摄

吕二四　成婚太早，精血未满久泄，必关键不摄。初则精腐变浊，久则元精滑溢。精浊之病，巢氏分析彰著。经言：肾虚气漫为胀，咸为肾味，上溢口舌，皆下失摄纳之权。

生菟丝子粉　蛇床子　覆盆子　陕沙苑子　家韭子　五味子

鳇鱼胶丸。

许十九　脉虚芤，应乎失血遗精。先天既薄，更易泄少藏，正褚氏所云难壮之疾。冲年须潜心静处，冀水火自交，可以精固。莫但图药饵，须坚守瞬刻强制之功。

鲜河车膏　九蒸熟地　五味　萸肉　山药　湖莲　砂仁　芡实

金樱膏丸。

李二五　脉小色白，失血遗精屡发，犹喜纳谷胃安。封藏固补，使其藏聚。若再苦寒泻火，胃伤废食，坐以待困矣。

熟地　萸肉　五味　覆盆子　河车膏　生菟丝粉　山药　湖莲　茯苓　芡实

金樱膏丸。

某　脉左部数，有锋芒。初夏见红，久遗滑，入夜痰升肋痛。肝阳上冒，肾弱不摄。固摄助纳，必佐凉肝。

熟地　湖莲　芡实　生白龙骨　茯神　川石斛

兼失血

章　脉数虚，气冲心热，呛咳失血，屡因嗔怒，肝阳升则血涌，坠则精遗。春末土旺，入夏正当发泄主令，暮热晨汗，阴阳枢纽失固。议进摄真，其清寒肺药须忌。

鱼鳔胶　生龙骨　桑螵蛸　芡实　茯苓　五味　秋石调入

陆二一　肌肉松柔，脉小如数，常有梦遗，阴精不固。上年冬令过温，温则腠理反疏，阳动不藏，诸气皆升，络血随气上溢。见症如头面热，目下肉瞤，心悸怔忡，四末汗出，两足跗肿，常冷不温，走动数武，即吸短欲喘。何一非少阴肾气失纳，阳浮不肯潜伏之征？况多梦纷扰，由精伤及神气。法当味厚填精，质重镇神，佐酸以收之，甘以缓之。勿因血以投凉，莫见下寒，辄进燥热。恪守禁忌以安之，经年冀有成功。所虑冲年志虑未纯，贻忧反覆。

水制熟地　人参秋石拌　白龙骨　炒杞子　五味　炒山药　茯神　牛膝炭

遗精一症，前贤各有明辨，其义各载本门，兹不复赘。大抵此症变幻虽多，不越乎有梦、无梦、湿热三者之范围而已。古人以有梦为心病，无梦为肾病，湿热为小肠膀胱病。夫精之藏制虽在肾，而精之主宰则在心。其精血下注，湿热混淆而遗滑者，责在小肠膀胱。故先生于遗精一症，亦不外乎宁心益肾，填精固摄，清热利湿诸法。如肾精亏乏，相火易动，阴虚阳冒而为遗精者，用厚味填精，介类潜阳，养阴固涩诸法。如无梦遗精，肾关不固，精窍滑脱而成者，用桑螵蛸散填阴固摄，及滑涩互施方法。如有梦而遗，烦劳过度，及脾胃受伤，心肾不交，上下交损而成者，用归脾汤、妙香散、参术膏、补心丹等方，心脾肾兼治之法。如阴虚不摄，湿热下注而遗滑者，用黄柏、萆薢、黄连、苓、泽等，苦泄厥阴郁热，兼通腑气为主。如下虚上实，火风震动，脾肾液枯而为遗滑者，用二至、百补丸，及通摄下焦之法。如龙相交炽，阴精走泄而成者，用三才封髓丹、滋肾丸、大补阴丸，峻补真阴，承制相火，以泻阴中伏热为主。又有房劳过度，精竭阳虚，寐则阳陷而精道不禁，随触随泄，不梦而遗者，当用固精丸，升固八脉之气。又有膏粱酒肉，饮醇厚味之人，久之，脾胃酿成湿热，留伏阴中而为梦泄者，当用刘松石猪肚丸，清脾胃蕴蓄之湿热。立法虽为大备，然临症之生心化裁，存乎其人耳。

邹滋九

淋浊

湿热

某三二 湿热下注淋浊,当分利。

萆薢 淡竹叶 瞿麦 赤苓 细木通 扁蓄

某二八 湿热下注,溺痛淋浊,先用分利法。

萆薢 淡竹叶 木通 赤苓 茵陈 海金沙

魏 脉数垂,淋浊愈后再发,肛胀便不爽,余滴更盛。

萆薢 猪苓 泽泻 白通草 海金沙 晚蚕沙 丹皮 黄柏

又 滞浊下行痛缓,议养阴通腑。

阿胶 生地 猪苓 泽泻 山栀 丹皮

毛三四 壮盛体丰,当夏令湿热蒸迫水谷,气坠而有淋浊。服寒凉腹胀,得固涩无效,皆非腑病治法。

子和桂苓饮。

又 前用甘露饮,淋浊已止。而头晕,左肢麻木,胃脘腹中饥时欲痛,咽喉中似有物粘著,咳咯咽饮不解,诊脉左劲右濡。据症是水弱木失滋涵,肝阳化风,过膈绕咽达巅,木乘胃土,阳明脉衰,不司束筋骨以利机关。脘腹中痛,得食则缓者,胃虚求助也。今壮年有此,已属痱中根萌。养肝肾之液以熄虚风,补胃土以充络脉。务在守常,勿图速效,可望全好。

制首乌 苁蓉 天冬 杞子 柏子霜 茯神 菊花炭 青盐

红枣肉丸,服四钱。晚服猪肚丸方。

某 膏淋浊腻,湿热居多,然亦有劳伤肾伤,下虚不摄者。今以酒客,腹中气坠,便积。苦辛寒分消治。

黄柏 茯苓 萆薢 海金沙 川楝子 青皮 防己 蚕沙

阴虚湿热

汪　脉左坚入尺，湿热下坠，淋浊痛。

滋肾丸。

周二二　便浊茎痛。

滋肾丸三钱。

吴二四　久疮不愈，已有湿热。知识太早，阴未生成早泄，致阳光易升易降。牙宣龈血，为浊为遗。欲固其阴，先和其阳。仿丹溪大补阴丸，合水陆二仙丹加牡蛎，金樱膏丸。

黄　舌白气短，胸中痛，目暗，微淋。乃阴虚于下，气阻于上。暂停参剂。

早上服都气丸三钱，晚服威喜丸二钱。

叶三八　脉数形瘦，素有失血。自觉气从左升，痰嗽随之。此皆积劳，阳气鼓动，阴弱少制，六味壮水和阳极是。近日便浊，虽宜清热，亦必顾其阴体为要。

生地　丹皮　甘草梢　泽泻　山栀　黑豆皮

某　阴虚，湿热在腑为浊。

六味去萸，加车前、牛膝、黄柏、革薢。

某　遗由精窍，淋在溺窍，异出同门，最宜分别。久遗不摄，是精关不摄为虚。但点滴茎中痛痒，久腹坚满，此属淋闭，乃隧道不通，未可便认为虚。况夏令足趾湿腐，其下焦先蕴湿热，热阻气不流行，将膀胱撑满，故令胀坚。议理足太阳经。

五苓散。

下焦阳不流行

某四五　淋浊，溺短涩痛，先通阳气。

革薢三钱　乌药一钱　益智五分　赤苓三钱　远志四分　琥珀末五分

心火下陷

肖四一　脉沉，淋浊。

分清饮加山栀、丹皮、茯苓、猪苓。

某二三　淋浊，小便不利，当清利火腑。

导赤散，生地用细者，加赤苓、瞿麦。

黄　心热下遗于小肠，则为淋浊。用药以苦先入心，而小肠火腑，非苦不通也。既已得效，宗前议定法。

人参　黄柏　川连　生地　茯苓　茯神　丹参　桔梗　石菖蒲

王　淋属肝胆，浊属心肾。心火下陷，阴失上承，故溺浊不禁。

人参　川连　生地　茯神　柏子仁　远志

气　闭

某氏　气闭成淋。

紫菀　枇杷叶　杏仁　降香末　瓜蒌皮　郁金　黑山栀

又　食入痞闷，小便淋痛。

照前方去紫菀、黑栀，加苡仁。

膀胱热血淋

某三四　小溲短赤带血。

导赤散加琥珀末五分，赤茯苓。

胡三五　热入膀胱，小溲血淋，茎中犹痛，非止血所宜。议用钱氏导赤散，加知、柏以清龙雷。

许十八　血淋，尿管溺出而痛，脉沉实，形色苍黑。治从腑热。

芦荟　山栀　郁李仁　红花　当归　酒大黄　龙胆草　丹皮

又　血淋未已，用坚阴清热。

小生地　粉丹皮　黄柏　知母　淡竹叶　山栀

精浊阴虚

祝五四　中年以后，瘦人阴亏有热，饮酒，湿热下坠，精浊痔血。皆热走入阴，则阴不固摄。前方宗丹溪补阴丸，取其介属潜阳，苦味坚阴。若用固涩，必致病加。

水制熟地　龟板胶　咸秋石　天冬　茯苓　黄柏　知母

猪脊筋捣丸。

范二五　精走浊淋，脊骨生热，属阴虚。胃弱，勿用腻滞。

龟腹甲心　覆盆子　五味　归身　鹿角胶　秋石　芡实

金樱膏丸。

肾气不摄

戈四五　脉左细劲，腰痠，溺有遗沥，近日减谷难化。此下焦脏阴虚馁，渐及中焦腑阳。收纳肝肾，勿损胃气。

熟地　杞子　柏子仁　当归身　紫衣胡桃　补骨脂　杜仲　茯苓　青盐

蜜丸。

某六五　六旬有五，下焦空虚，二便不爽，溺管痹痛。姑与肾气汤主治。

肾气汤，细绢滤清服。

朱三六　血淋管痛，腑热为多。经月来，每溺或大便，其坠下更甚。想阴精既损，肾气不收故也。

咸苁蓉　柏子仁　杞子　大茴　牛膝　茯苓

某　淋浊经年，阳损腰痛，畏冷。

熟地　杞子　鹿角胶　巴戟　杜仲　柏子仁　湖莲　芡实

败精浊瘀阻窍

叶二七　淋属肝胆，浊属心肾。据述病，溺出浑浊如脓，病甚则多，或因遗泄后，浊痛皆平，或遗后痛浊转甚。想精关之间，必有有形败精凝阻其窍，故药中清湿热，通腑及固涩补阴，久饵不效。先议通瘀腐一法。考古方通淋通瘀用虎杖汤，今世无识此药，每以杜牛膝代之。

用鲜杜牛膝根，水洗净，捣烂绞汁大半茶杯，调入真麝香一分许，隔汤炖温，空心服。只可服三四服，淋通即止，倘日后病发再服。

又 淋病主治，而用八正、分清、导赤等方，因热与湿俱属无形，腑气为壅，取淡渗苦寒，湿去热解，腑通病解。若房劳强忍精血之伤，乃有形败浊阻于隧道，故每因而痛。徒进清湿热利小便无用者，此溺与精同门异路耳，故虎杖散小效，以麝香入络通血，杜牛膝亦开通血中败浊也。

韭白汁九制大黄一两　生白牵牛子一两　归须五钱　桂枝木三钱，生　炒桃仁二两　小茴三钱

韭白汁法丸。

李 败精凝隧，通瘀痹宣窍已效。

生桃仁　杜牛膝　人中白　生黄柏　麝香二分，调入

徐五四 五旬又四，劳心阳动，阴液日损。壮年已有痔疡，肠中久有湿热，酒性辛温，亦助湿热，热下注为癃为淋，故初病投八正、五苓疏气之壅也。半年不痊，气病渐入于血络。考古方惟虎杖散最宜。

虎杖散。

张 丹溪谓五淋证，湿热阻窍居多。三年前曾有是病，月前举发，竟有血块窒塞，尿管大痛，不能溺出。想房劳强忍，败精离位，变成污浊瘀腐。且少腹坚满，大便秘涩，脏气无权，腑气不用。考濒湖发明篇中，有外甥柳乔之病，与此适符，今仿其义，参入朱南阳法。

两头尖　川楝子　韭白　小茴　桂枝　归尾

冲入杜牛膝根汁。

又 痛胀皆减，滴沥成淋。前投通浊已效，只要凝块全无，便

不反覆。阴药呆钝，桂、附劫液，通阳柔剂为宜。

苁蓉　归尾　柏子仁　炒远志　杞子　茯苓　小茴

马　淋闭属肝胆居多，桂、附劫阴，与刚脏不合。诊脉沉涩无力，非五苓、八正可投。议用朱南阳法，仍是厥阴本方耳。

老韭根白一两　两头尖一百粒　小茴香五分　川楝子肉一钱　归须二钱　穿山甲末一钱

徐　由淋痛渐变赤白浊，少年患此，多有欲心暗动，精离本宫，腐败凝阻溺窍而成，乃有形精血之伤。三年久病，形消肉减，其损伤已非一脏一腑。然补精充髓，必佐宣通为是。自能潜心安养，尚堪带病延年。

熟地　生麋角　苁蓉　炒远志　赤苓　牛膝

某　每溺尿管窒痛，溺后浑浊。败精阻窍，湿热内蒸。古方虎杖散宣窍通腐甚妙，若去麝香，必不灵效，较诸汤药，更上一筹矣。

酒煨大黄　炒龙胆草　炒焦黄柏　牵牛子　川楝子　黑山栀　小茴　沉香汁

某　阴精上蒸者寿，阳火下陷者危。血淋久而成形，窒痛烦心，心火直升。老人阴精已惫，五液化成败浊，阻窍不通，欲溺必痛，得泄痛减，即痛则不通，痛随利缓之谓。故知柏六味及归脾、逍遥之属，愈治愈剧。其守补升补，滋滞涩药，决不中病。用琥珀痛减，乃通血利窍之意，然非久进之方。以不伤阴阳之通润立方。

生地　益母草　女贞子　阿胶　琥珀　穞豆皮

奇脉病

顾二四　败精宿于精关，宿腐因溺强出，新者又瘀在里，经年累月，精与血并皆枯槁，势必竭绝成劳不治。医药当以任督冲带调理，亦如女人之崩漏带下。医者但知八正分清，以湿热治，亦有地黄汤益阴泻阳，总不能走入奇经。

鹿茸　龟甲　当归　杞子　茯苓　小茴　鲍鱼

夏六三　案牍神耗，过动天君，阳隧直升直降，水火不交，阴精变为腐浊。精浊与便浊异路，故宜利清解无功。数月久延，其病伤已在任督。凡八脉奇经，医每弃置不论。考孙真人九法，专究其事，欲涵阴精不漏，意在升固八脉之气，录法参末。

鹿茸　人参　生菟丝粉　补骨脂　韭子　舶茴香　覆盆子　茯苓　胡桃肉　柏子霜

蒸饼为丸。

刘三九　脉缓涩，溺后有血，或间成块，晨倾溺器，必有胶浊粘腻之物，四肢寒凛，纳食如昔，病伤奇脉。

生鹿茸　当归　杞子　柏子仁　沙苑子　小茴

王五八　悲忧惊恐，内伤情志，沐浴薰蒸，外泄阳气。络中不宁，血从漏出。盖冲脉动，而诸脉皆动，任脉遂失担任之司，下元真气，何以固纳？述小便欲出，有疫楚如淋之状，诊脉微小涩。最宜理阳通补，用青囊斑龙丸。

淋有五淋之名，浊有精浊、便浊之别，数者当察气分与血分，精道及水道，确认何来。大凡秘结宜通，滑脱当补。痛则为淋，不痛为浊。若因心阳亢而下注者，利其火腑；湿热甚而不宣者，彻其泉源。气陷用升阳之法，血瘀进化结之方。此数端，人所易晓也。独不知厥阴内患，其症最急，少腹绕前阴如刺，小水点滴难通，环阴之脉络皆痹，气化机关已息。先生引朱南阳方法，兼参李濒湖意，用滑利通阳，辛咸泄急，佐以循经入络之品，岂非发前人之未发耶？若夫便浊之恙，只在气虚与湿热推求。实者宣通水道，虚者调养中州。若虚实两兼，又有益脏通腑之法。精浊者，盖因损伤肝肾而致，有精瘀、精滑之分。精瘀，当先理其离宫腐浊，继与补肾之治。精滑者，用固补敛摄，倘如不应，当从真气调之。景岳谓理其无形，以固有形也。然此症但知治肝治肾，而不知有治八脉之妙。先生引孙真人九法，升奇阳，固精络，使督任有权，漏卮自已。可见平日若不多读古书，而临症焉知此理？若不经先生讲明，予今日亦不知此方妙处。又尿血一症，虚者居多，若有火亦能作痛，当与血淋同治。倘清之不愈，则专究乎虚。上则主于心脾，下则从乎肝肾，久则亦主于八脉。大约与前症相同，要在认定阴阳耳。

邵新甫

阳　痿

郁

徐三十　脉小数涩，上热火升，喜食辛酸爽口。上年因精滑阳痿，用二至、百补通填未效。此乃焦劳思虑郁伤，当从少阳以条畅气血。

柴胡　薄荷　丹皮　郁金　山栀　神曲　广皮　茯苓　生姜

心肾不交

仲二八　三旬以内而阳事不举，此先天禀弱，心气不主下交于肾，非如老年阳衰，例进温热之比。填充髓海，交合心肾宜之。

熟地　雄羊肾　杞子　补骨脂　黄芪　远志　茯苓　胡桃　青盐

鹿筋胶丸。

劳心过度

王五七　述未育子，向衰茎缩。凡男子下焦先亏，客馆办事，曲运神思，心阳久吸肾阴。用斑龙、聚精、茸珠合方。

男子以八为数，年逾六旬，而阳事痿者，理所当然也。若过此犹能生育者，此先天禀厚，所谓阳常有余也。若夫少壮及中年患此，则有色欲伤及肝肾而致者，先生立法，非峻补真元不可。盖因阳气既伤，真阴必损，若纯乎刚热燥涩之补，必有偏胜之害，每兼血肉温润之品缓调之。亦有因恐惧而得者，盖恐则伤肾，恐则气下，治宜固肾，稍佐升阳。有因思虑烦劳而成者，则心脾肾兼治。有郁损生阳者，必从胆治。盖经云：凡十一脏皆取决于胆。又云：少阳为枢。若得胆气展舒，何郁之有？更有湿热为患者，宗筋必弛纵而不坚举，治用苦味坚阴，淡渗去湿，湿去热清，而病退矣。又有阳明虚则宗筋纵，盖胃为水谷之海，纳食不旺，精气必虚，况男子外肾，其名为势，若谷气不充，欲求其势之雄壮坚举，不亦难乎？治惟有通补阳明而已。

华岫云

汗

卫阳虚

某二一　脉细自汗，下体怯冷，卫阳式微使然。

黄芪三钱　熟附子七分　熟于术一钱半　炙草五分　煨姜一钱　南枣三钱

朱三六　脉微汗淋，右胁高突而软，色痿足冷，不食易饥，食入即饱。此阳气大伤，卫不拥护，法当封固。

人参　黄芪　制川附子　熟于术

孙五八　肉瞤筋惕，心悸汗出，头痛愈畏风怕冷，阳虚失护。用真武汤。

某　劳伤，阳虚汗泄。

黄芪三钱　白术二钱　防风六分　炙草五分

顾氏　劳力怫怒，心背皆热，汗出，往时每以和阳治厥阴肝脏得效。今年春夏，经行病发，且食纳顿减。褚氏谓独阴无阳，须推异治。通补既臻小效，不必见热投凉，用镇其阳以理虚。

人参　半夏　茯苓　炙草　牡蛎　小麦　南枣

营卫虚

张五六　脉弦大，身热，时作汗出。良由劳伤营卫所致，经云劳者温之。

嫩黄芪三钱　当归一钱半　桂枝木一钱　白芍一钱半　炙草五分　煨姜一钱　南枣三钱

某二一　脉细弱，自汗体冷，形神疲瘁，知饥少纳，肢节痠楚。病在营卫，当以甘温。

生黄芪　桂枝木　白芍　炙草　煨姜　南枣

某　汗出寒凛，真气发泄，痰动风生。用辛甘化风法。

生黄芪　桂枝　炙草　茯苓　防风根　煨姜　南枣

劳伤心神

梅四三　案牍积劳，神困食减，五心汗出。非因实热，乃火与元气势不两立，气泄为热为汗。当治在无形，以实火宜清，虚热宜补耳。议用生脉四君子汤。

胃阴虚

方　茹素恶腥，阳明胃弱，致厥阴来乘，当丑时濈然汗出，少寐多梦。

人参　龙骨　茯神　枣仁　炒白芍　炙草

煎药吞送蒸熟五味子三十粒。

又　镇摄汗止，火升咳嗽。仍属阴虚难得充复，育阴滋液为治。

熟地炭　人参　炒麦冬　五味　炒萸肉　川斛　茯神　女贞子

接服琼玉膏方。

经云：阳之汗，以天地之雨名之。又云：阳加于阴谓之汗。由是推之，是阳热加于阴，津散于外而为汗也。夫心为主阳之脏，凡五脏六腑表里之阳，皆心主之，以行其变化，故随其阳气所在之处，而气化为津，亦随其火扰所在之处，而津泄为汗，然有自汗盗汗之别焉。夫汗本乎阴，乃人身之津液所化也。经云：汗者心之液。又云：肾主五液。故凡汗症，未有不由心肾虚而得之者。心之阳虚，不能卫外而为固，则外伤而自汗，不分寤寐，不因劳动，不因发散，溱溱然自出，由阴蒸于阳分也。肾之阴虚，不能内营而退藏，则内伤而盗汗，盗汗者，即《内经》所云寝汗也。睡熟则出，醒则渐收，由阳蒸于阴分也。故阳虚自汗，治宜补气以卫外，阴虚盗汗，治当补阴以营内。如气虚表弱，自汗不止者，仲景有黄芪建中汤，先贤有玉屏风散。如阴虚有火，盗汗发热者，先贤有当归六黄汤、柏子仁丸。如劳伤心神，气热汗泄者，先生用生脉四君子汤。如营卫虚而汗出者，宗仲景黄芪建中汤，及辛甘化风法。如卫阳虚而汗出者，用玉屏风散、芪附汤、真武汤及甘麦大枣汤，镇阳理阴方法。按症施治，一丝不乱，谓之明医也，夫复奚愧！

邹滋九

脱

阳　脱

陈　遗尿，目瞑口开，面亮汗油。阳飞欲脱，无药力挽。拟参附汤法，加入童便，图元真接续耳。

又　子丑为阴阳交界之时，更逢霜降，正不相续，后现脱象。进两摄阴阳方。

参附汤加五味子。

又　阳回，汗止神苏。无如阴液欲涸，心热渴饮，姑救胃汁。

人参　麦冬　五味　茯神　建莲

又　肾真未全收纳，便溺自遗。无如咽燥喉痛，阳虽初回，阴气欲尽。难进温热之补，大意收摄真阴为治。

人参　麦冬　五味　熟地炭　茯神　远志炭　菖蒲根

又　胃虚，客气上逆为呃噫，痰带血腥，咽中微痛。用镇摄法。

人参　熟地　北味　茯神　青铅

周　脉革无根，左尺如无，大汗后，寒痉，头巅痛，躁渴不寐，此属亡阳。平昔饮酒少谷，回阳辛甘，未得必达。有干呕格拒之状，真危如朝露矣。勉拟仲景救逆汤，收摄溃散之阳，冀有小安，再议治病。

救逆汤加参、附。

阴阳并虚

徐　恰交第七日，鼾声呵欠，目瞑烦躁，诊脉微细而促，此皆二气不相接续。衰脱之征最速，是清神熄风方法，难以进商。急固根蒂，仿河间地黄饮。

熟地　附子　苁蓉　萸肉　杞子　远志　菖蒲　川斛

黄　肾脉不得上萦，肝风突起掀旋。呵欠鼾声，口噤汗出，阴阳不续，危期至速。地黄饮子极是。

熟地炭　萸肉炭　川斛　天冬　淡苁蓉　牛膝炭　五味　远志　茯神

饮子煎法。

凌　脉大不敛，神迷呓语。阴阳不相交合，为欲脱之象。救阴无速功，急急镇固阴阳，冀其苏息。

人参　茯神　阿胶　淮小麦　龙骨　牡蛎

又　阴液枯槁，阳气独升，心热惊惕，倏热汗泄。议用复脉汤，甘以缓热，充养五液。

复脉去姜、桂，加牡蛎。

又　胃弱微呕，暂与养阳明胃津方。

人参　炒麦冬　炒白粳米　茯神　鲜莲子肉　川斛

又　人参秋石水拌烘　熟地炭　天冬　麦冬　茯神　鲜生地

又　秋燥上薄，嗽甚微呕。宜调本，兼以清燥。

人参秋石水拌烘　麦冬　玉竹　生甘草　南枣　白粳米

又　安胃丸二钱，秋石拌人参汤送。

某氏　脉如雀啄，色枯气促，身重如山，不思纳谷。乃气血大虚，虑其暴脱。

人参　生地　阿胶　麦冬　炙草　生牡蛎

又　补摄足三阴。

人参　熟地炭　枣仁　茯神　五味　鲜莲子肉

朱氏　久损不复，真气失藏。交大寒节，初之气，厥阴风木主候，肝风乘虚上扰。气升则呕吐，气降则大便，寒则脊内更甚，热则神烦不宁，是中下之真气杳然。恐交春前后，有厥脱变幻。拟进镇逆法。

人参　生牡蛎　龙骨　附子　桂枝木　生白芍　炙草

艾　自半月前，寒热两日，色脉愈弱，食减寝少，神不自持，皆虚脱之象。议固之涩之，不及理病。

人参　生龙骨　牡蛎　桂枝　炙草　南枣肉

又　脉神稍安，议足三阴补方。

人参　砂仁末炒熟地　炒黑杞子　茯神　五味　牛膝炭

脱即死也，诸病之死，皆谓之脱。盖人病则阴阳偏胜，偏胜至极即死矣。人之生也，负阴抱阳。又曰：阴在内，阳之守也，阳在外，阴之使也。是故阴中有阳，阳中有阴，其阴阳枢纽，自有生以至老死，顷刻不离，离则死矣。故古圣先贤，创著医籍，百病千方，无非为补偏救弊，和协阴阳，使人得尽其天年而已。夫脱有阴脱阳脱之殊，《内经》论之最详。《难经》又言：脱阳者见鬼，脱阴者目盲，此不过言其脱时之情状也。明理者须预为挽救则可，若至见鬼目盲而治之，已无及矣。今观先生之治法，回阳之中必佐阴药，摄阴之内必兼顾阳气，务使阳潜阴固，庶不致有偏胜之患。至于所脱之症不一，如中风、眩晕、呕吐、喘、衄，汗多亡阳之类，是阳脱也。泻、痢、崩漏、胎产，下多亡阴之类，是阴脱也。痧胀、干霍乱、痞胀、痉厥、脏腑窒塞之类，是内闭外脱也。阳脱于上，阴脱于下，即人死而魂升魄降之谓也。总之阴阳枢纽不脱，病虽重不死。然则阴阳枢纽何在？其在于命门欤！

华岫云

脾　胃

胃阴虚不饥不纳

钱　胃虚少纳，土不生金，音低气馁，当与清补。

麦冬　生扁豆　玉竹　生甘草　桑叶　大沙参

王　数年病伤不复，不饥不纳，九窍不和，都属胃病。阳土喜柔，偏恶刚燥，若四君、异功等，竟是治脾之药。腑宜通即是补，甘濡润，胃气下行，则有效验。

麦冬一钱　火麻仁一钱半，炒　水炙黑小甘草五分　生白芍二钱

临服入青甘蔗浆一杯。

某二四　病后胃气不苏，不饥少纳，姑与清养。

鲜省头草三钱　白大麦仁五钱　新会皮一钱　陈半夏曲一钱　川斛三钱　乌梅五分

某三四　脉涩，体质阴亏偏热。近日不饥口苦，此胃阴有伤，邪热内炽，古称邪火不杀谷是也。

金石斛　陈半夏曲　生谷芽　广皮白　陈香豉　块茯苓

肺胃阴虚

某　理肺养胃，进以甘寒。

甜杏仁　玉竹　花粉　枇杷叶　川贝　甜水梨汁

某　脉数，口渴有痰，乃胃阴未旺。

炒麦冬　生白扁豆　生甘草　白粳米　北沙参　川斛

陈二十　知饥少纳，胃阴伤也。

麦冬　川斛　桑叶　茯神　蔗浆

胃阳虚

某　胃阳受伤，腑病以通为补，与守中，必致壅逆。

人参　粳米　益智仁　茯苓　广皮　炒荷叶

某 食谷不化，胃无火也。

生白术 厚朴 新会皮 益智仁 茯苓 砂仁

计三三 阳微痰黑，食入不化。

人参 生益智 桂心 茯神 广皮 煨姜

高六八 脉软小带弦，知饥不欲食，晨起吐痰，是胃阳不足。宜用外台茯苓饮。

又 人参 白术 茯苓 广皮 半夏 枳实皮 白蒺藜 地栗粉

席二三 脉右濡，脐上过寸有聚气横束，几年来食难用饱，每三四日一更衣。夫九窍失和，都属胃病。上脘部位为气分，清阳失司。仿仲景微通阳气为法。

薤白 瓜蒌汁 半夏 姜汁 川桂枝 鲜菖蒲

某三二 脉濡自汗，口淡无味，胃阳惫矣。

人参 淡附子 淡干姜 茯苓 南枣

王 脉小右弦，病属劳倦，饮食不和。医投柴、葛，杂入消导，升表攻里，致汗泄三日，脘中不饥。全是胃阳大伤，防有哕呃厥逆之变。

生益智仁 姜汁 半夏 茯苓 丁香 炒黄米

孙 长夏热伤，为疟为痢，都是脾胃受伤。老年气衰，不肯自复。清阳不肯转旋，脘中不得容纳，口味痰吐不清，脉弦，右濡涩，下焦便不通调。九窍不和，都胃病也。此刚补不安，阳土不耐辛热矣。议宣通补方，如大半夏汤之类。

大半夏汤加川连、姜汁。

又 小温中丸。

钱二二 壮年肌柔色黯，脉小濡涩，每食过不肯运化，食冷物脐上即痛。色脉参合病象，是胃阳不旺，浊阴易聚。医知腑阳宜通，自有效验。

良姜 草果 红豆蔻 厚朴 生香附 乌药

脾阳虚

汪　舌灰黄，脘痹不饥，形寒怯冷。脾阳式微，不能运布气机，非温通焉能宣达？

半夏　茯苓　广皮　干姜　厚朴　荜拨

周四十　脉象窒塞，能食少运，便溏，当温通脾阳。

生白术一钱半　茯苓三钱　益智仁一钱　淡附子一钱　干姜一钱　荜拨一钱

又　温通脾阳颇适，脉象仍然窒塞。照前方再服二剂，如丸方，当以脾肾同治著想。

吴　酒多谷少，湿胜中虚，腹痛便溏，太阴脾阳少健。

平胃合四苓，加谷芽。

脾胃阳虚

王五十　素有痰饮，阳气已微，再加悒郁伤脾，脾胃运纳之阳愈惫，致食下不化，食已欲泻。夫脾胃为病，最详东垣，当升降法中求之。

人参　白术　羌活　防风　生益智　广皮　炙草　木瓜

张十九　食加便溏，胃醒脾不运也。方药当以太阴阳明是调。

异功散加甘松、益智。

周四二　脉缓弱，脘中痛胀，呕涌清涎。是脾胃阳微，得之积劳。午后病甚，阳不用事也。大凡脾阳宜动则运，温补极是，而守中及腻滞皆非，其通腑阳间佐用之。

人参　半夏　茯苓　生益智　生姜汁　淡干姜

大便不爽，间用半硫丸。

朱五四　阳微，食后吞酸。

茯苓四两　炒半夏二两　广皮二两　生于术二两　厚朴一两　淡干姜一两　荜澄茄一两　淡吴萸一两　公丁香五钱

水法丸。

湿伤脾胃

某二八　脉弦，食下腹胀，大便不爽。水谷之湿内著，脾阳不主默运，胃腑不能宣达。疏脾降胃，令其升降为要。

金石斛三钱　厚朴一钱　枳实皮一钱　广皮白一钱半　苦参一钱　神曲一钱半　茯苓皮三钱　麦芽一钱半

陈三八　厥阴三疟半年。夏至节交，春木退舍，大寒热而倏解。病伤未旺，雨湿蒸逼外临，内受水谷不运，洞泄之后，而神倦食减。湿伤脾胃清气，用东垣清暑益气主之。

清暑益气法。

脾肾阳虚

洪妪　脉虚涩弱，面乏淖泽，鼻冷肢冷，肌腠麻木，时如寒凛，微热，欲溺，大便有不化之形，谷食不纳。此阳气大衰，理进温补，用附子理中汤。

中气虚

赵三七　气分本虚，卫少外护，畏风怯冷。冬天大气主藏，夏季气泄外越，此天热烦倦一因也。是气分属阳，故桂附理阳颇投。考八味，古称肾气，有通摄下焦之功，能使水液不致泛溢，其中阴药味厚为君，乃阴中之阳药，施于气虚，未为中窾。历举益气法，无出东垣范围，俾清阳旋转，脾胃自强。偏寒偏热，总有太过不及之弊。

补中益气加麦冬、北味。

又　间服四君子汤。

饥　伤

宣三五　痛而纳食稍安，病在脾络，因饥饿而得。当养中焦之营，甘以缓之，是其治法。

归建中汤。

食　伤

戈　小便短涩浑浊，大便频溏，不欲纳谷。此伤食恶食也，当分消土。

生益智　广皮　茯苓　泽泻　炒白芍　炒山楂

脾胃之论，莫详于东垣，其所著补中益气、调中益气、升阳益胃等汤，诚补前人之未备。察其立方之意，因以内伤劳倦为主，又因脾乃太阴湿土，且世人胃阳衰者居多，故用参、芪以补中，二术以温燥，升、柴升下陷之清阳，陈皮、木香理中宫之气滞，脾胃合治。若用之得宜，诚效如桴鼓。盖东垣之法，不过详于治脾，而略于治胃耳。乃后人宗其意者，凡著书立说，竟将脾胃总论，即以治脾之药笼统治胃，举世皆然。今观叶氏之书，始知脾胃当分析而论。盖胃属戊土，脾属己土，戊阳己阴，阴阳之性有别也。脏宜藏，腑宜通，脏腑之体用各殊也。若脾阳不足，胃有寒湿，一脏一腑，皆宜于温燥升运者，自当恪遵东垣之法。若脾阳不亏，胃有燥火，则当遵叶氏养胃阴之法。观其立论云：纳食主胃，运化主脾，脾宜升则健，胃宜降则和。又云：太阴湿土，得阳始运；阳明阳土，得阴自安。以脾喜刚燥，胃喜柔润也。仲景急下存津，其治在胃。东垣大升阳气，其治在脾。此种议论，实超出千古。故凡遇禀质木火之体，患燥热之症，或病后热伤肺胃津液，以致虚痞不食，舌绛咽干，烦渴不寐，肌燥熇热，便不通爽。此九窍不和，都属胃病也，岂可以芪、术、升、柴治之乎？故先生必用降胃之法，所谓胃宜降则和者，非用辛开苦降，亦非苦寒下夺，以损胃气，不过甘平，或甘凉濡润，以养胃阴，则津液来复，使之通降而已矣。此义即宗《内经》所谓六腑者，传化物而不藏，以通为用之理也。今案中所分胃阴虚，胃阳虚，脾胃阳虚，中虚，饥伤，食伤，其种种治法，最易明悉，余不复赘。总之脾胃之病，虚实寒热，宜燥宜润，固当详辨。其于升降二字，尤为紧要。盖脾气下陷固病，即使不陷，而但不健运，已病矣。胃气上逆固病，即不上逆，但不通降，亦病矣。故脾胃之治法，与各门相兼者甚多，如呕吐、肿胀、泄泻、便闭、不食、胃痛、腹痛、木乘土诸门，尤宜并参，互相讨论，以明其理可也。

华岫云

木乘土

肝 胃

某 肝厥犯胃入膈。

半夏 姜汁 杏仁 瓜蒌皮 金铃子 延胡 香豆豉 白蔻

鲍三三 情怀不适，阳气郁勃于中，变化内风，掀旋转动，心悸流涎，麻木悉归左肢。盖肝为起病之源，胃为传病之所，饮酒中虚，便易溏滑。议两和肝胃。

桑叶 炒丹皮 天麻 金斛 川贝 地骨皮

吴 脉左数，右濡，气塞心痛。养胃平肝。

半夏 茯苓 炒麦冬 柏子仁 川楝子 青橘叶

顾五一 脉弦，胃脘痹痛，子后清水泛溢，由少腹涌起，显是肝厥胃痛之症。

吴萸五分 川楝子一钱 延胡一钱 茯苓三钱 桂枝木五分 高良姜一钱

某二九 脉左弦右涩，中脘痛及少腹，病在肝胃。

川楝子 青皮 生香附 小茴 茯苓 南枣

某三二 舌白恶心，液沫泛溢，病在肝胃。当通阳泄浊。

吴萸七分 干姜一钱 姜汁三分 茯苓三钱 南枣一枚

任三八 此情志不遂，肝木之气逆行犯胃，呕吐隔胀。开怀谈笑可解，凝滞血药，乃病之对头也。

延胡 川楝子 苏梗 乌药 香附 红豆蔻

王四三 胃脘痛，高突而坚，呕清涎血沫，滴水不能下咽，四肢冷，肌肤麻木。捶背脊，病势略缓。此属肝厥犯胃。

开口吴萸 金铃子 炒延胡 生香附 高良姜 南山楂

某　脉左弦，少寐，气从左升。泄肝和胃。

生左牡蛎五钱　川楝子肉一钱　化州橘红一钱半　茯苓三钱　泽泻一钱

某　脉缓左弦，晨倦食减。在土旺之候，急调脾胃。

戊己汤去甘草，加谷芽。

程五六　曲运神机，心多扰动，必形之梦寐，诊脉时，手指微震，食纳痰多。盖君相动主消烁，安谷不充形骸。首宜理阳明以制厥阴，勿多歧也。

人参　枳实　半夏　茯苓　石菖蒲

某　通补阳明，和厥阴。

人参　茯苓　半夏　高良姜　吴萸　生白芍

某四一　肝逆犯胃，脘痛腹鸣，气撑至咽。

川楝子　桂枝木　淡干姜　川椒　生白芍　吴萸　乌梅　茯苓

程五二　操家，烦动嗔怒，都令肝气易逆，干呕味酸，木犯胃土，风木动，乃晨泄食少，形瘦脉虚。先议安胃和肝。

人参　半夏　茯苓　木瓜　生益智　煨姜

华二三　据说气攻胁胀，春起秋愈，此内应肝木。饱食不和，肝传胃矣。

焦白术　半夏　柴胡　枳实　生香附　广皮

干荷叶汤泛丸。

毛　目微黄，舌黄烦渴，胁肋板实，呼吸周身牵掣，起于频吐食物痰饮，即胸脘痛胀。此肝木犯胃，诸气痹阻。虽平昔宜于温补，今治病宜宣通气分。

半夏一钱半　广皮白一钱　大杏仁十粒　白蔻仁八分　川楝子一钱　炒延胡一钱　生姜五分　土瓜蒌皮一钱

又　心中懊侬，噎痛。气分痰热未平，用温胆法。

竹茹一钱，炒黄　炒半夏一钱　茯苓一钱半　枳实一钱　桔梗八分　橘红一钱　生姜三分

王十三　癖积是重着有质，今痛升有形，痛解无迹，发于暮夜，冲逆，欲呕不吐，明是厥气攻胃。由恼怒强食，气滞紊乱而成病。发时用河间金铃子散，兼以宣通阳明，凝遏可愈。

金铃子　延胡　半夏　瓜蒌皮　山栀　橘红

秦二七　面长身瘦，禀乎木火之形。气阻脘中，食少碍痛，胃口为逆，乃气火独炽之象。忌用燥热劫津，治以平肝和胃。

降香　郁金　山栀　橘红　枇杷叶　苏子　川贝母　姜皮

朱五十　半百已衰，多因神伤思虑。夏四月大气发泄，遂加便溏。长夏暑热，无有不大耗气分。寒热之来，乃本气先怯，而六气得以乘虚。今不思纳谷之因，皆寒热二气扰逆，胃脘清真受戕，所以致困莫苏。不烦不渴，胃阳虚也。凡醒胃必先制肝，而治胃与脾迥别。古称胃气以下行为顺，区区术、甘之守，升、柴之升，竟是脾药，所以鲜克奏效。

人参　茯苓　炒麦冬　大麦仁　木瓜　乌梅

董　病久，正气已衰，喜热恶寒，为虚。诊得左脉尚弦，病在肝，但高年非伐肝平肝为事，议通补胃阳。

人参　茯苓　煨姜　新会皮　炒粳米　炒荷叶蒂

陆三六　咽属胃，胃阴不升，但有阳气薰蒸，致咽燥，不成寐，冲逆心悸，震动如惊。厥阴内风，乘胃虚以上僭。胃脉日虚，肢肌麻木。当用十味温胆合秫米汤，通摄兼进，俾肝胃阳和，可以痊安。

人参　茯苓　枣仁　知母　竹茹　半夏　黄色秫米

又　用泄少阳，补太阴法。

六君去甘草，加丹皮、桑叶，金斛汤法丸。

郭　脉弦，心中热，欲呕，不思食，大便不爽。乃厥阴肝阳顺乘胃口，阳明脉络不宣，身体掣痛。当两和其阳，酸苦泄热，少佐微辛。

川连　桂枝木　生牡蛎　乌梅　生白芍　川楝子

芮　前议肝病入胃，上下格拒。考《内经》诸痛，皆主寒客。但经年累月久痛，寒必化热，故六气都从火化，河间特补病机一十九条亦然。思初病在气，久必入血，以经脉主气，络脉主血也。此脏腑经络气血，须分晰辨明，投剂自可入彀。更询初病因惊。夫惊则气逆，初病肝气之逆，久则诸气均逆，而三焦皆受，不特胃当其冲矣。谨陈缓急先后进药方法。《厥阴篇》云：气上撞心，饥不能食，欲呕，口吐涎沫。夫木既犯胃，胃受克为虚，仲景谓制木必先安土，恐防久克难复。议用安胃一法。

川连　川楝子　川椒　生白芍　乌梅　淡姜渣　归须　橘红

《内经》以攻病克制曰胜方，补虚益体，须气味相生曰生方。今胃被肝乘，法当补胃。但胃属腑阳，凡六腑以通为补。黄连味苦能降，戴元礼云：诸寒药皆凝涩，惟有黄连不凝涩。有姜、椒、归须气味之辛，得黄连、川楝之苦，仿《内经》苦与辛合，能降能通。芍药酸寒，能泄土中木乘，又能和阴止痛。当归血中气药，辛温上升，用须力薄，其气不升。梅占先春，花发最早，得少阳生气，非酸敛之收药，得连、楝苦寒，《内经》所谓酸苦泄热也。以气与热俱无形无质，其通逐之法迥异，故辨及之。

又　春分前七日，诊右脉虚弦带涩，左脉小弦劲而数。胃痛已缓，但常有畏寒鼓栗，俄顷发热而解，此肝病先厥后热也。今岁厥阴司天，春季风木主气，肝病既久，脾胃必虚。风木郁于土宫，营卫二气，未能流畅于经脉为营养护卫，此偏热偏寒所由来矣。夫木郁土位，古人制肝补脾，升阳散郁，皆理偏就和为治，勿徒攻补寒热为调。今春半天令渐温，拟两和气血，佐以宣畅少阳太阴，至小满气暖泄越，必大培脾胃后天，方合岁气体质调理。定春季煎、丸二方。

人参　茯苓　广皮　炙草　当归　白芍　丹皮　桑叶

姜、枣汤法丸。

间用煎方：

人参　广皮　谷芽　炙草　白芍　黄芩　丹皮　柴胡

卜　有年冬藏不固，春木萌动，人身内应乎肝。水弱木失滋荣，阳气变化内风，乘胃为呕，攻胁为痛。仲景以消渴心热属厥阴，《内经》以吐涎沫为肝病。肝居左而病炽偏右，木犯土位之征。经旨谓肝为刚脏，非柔不和。阅医药沉、桂、萸、连，杂以破泄气分，皆辛辣苦燥，有刚以治刚之弊，倘忽厥逆瘛疭奈何？议镇阳熄风法。

生牡蛎　阿胶　细生地　丹参　淮小麦　南枣

又　内风阳气，鼓动变幻，皆有形无质，为用太过。前议咸苦入阴和阳，佐麦、枣以和胃制肝获效。盖肝木肆横，胃土必伤，医治既僻，津血必枯。唇赤，舌绛，咽干，谷味即变酸腻，显是胃汁受劫，胃阴不复。夫胃为阳明之土，非阴柔不肯协和，与脾土有别故也。

生牡蛎　阿胶　细生地　小麦　炒麻仁　炒麦冬　炙草

张五七　脉小弦，纳谷脘中哽噎。自述因乎悒郁强饮，则知木火犯土，胃气不得下行所致。议苦辛泄降法。

黄连　郁金香　淡豆豉　竹茹　半夏　丹皮　山栀　生姜

又　前方泄厥阴，通阳明，为冲气吐涎，脘痞不纳谷而设。且便难艰阻，胸胀闷，上下交阻。有年最虑关格，与进退黄连汤。

江　晨起腹痛，食谷微满，是清浊之阻。按脉右虚左弦，不思饮食，脾胃困顿，都是虚象。古人培土必先制木，仿以为法。

人参　淡吴萸　淡干姜　炒白芍　茯苓

周五九　酒热湿痰，当有年正虚，清气少旋，遂致结秘，不能容纳，食少，自述多郁易嗔。议从肝胃主治。

半夏　川连　人参　枳实　茯苓　姜汁

王五五　哕逆举发，汤食皆吐，病在胃之上脘，但不知起病之因由。据云左胁内结瘕聚，肝木侮胃，明系情怀忧劳，以致气郁结聚。久病至颇能安谷，非纯补可知。泄厥阴以舒其用，和阳明以利其腑，药取苦味之降，辛气宣通矣。

川楝子皮　半夏　川连　姜汁　左牡蛎　淡吴萸

唐　痞逆恶心，是肝气犯胃。食入卧著，痛而且胀，夜寐不安，亦是胃中不和。贵乎平肝养胃致其复，若见有形冲逆之状，攻伐竟进，有痞满成胀之患。

川连　神曲　吴萸　川楝子　楂肉　郁金

姚　寒热呕吐，胁胀脘痹，大便干涩不畅。古云：九窍不和，都属胃病。法当平肝木,安胃土。更常进人乳、姜汁,以益血润燥宣通。午后议用大半夏汤。

人参　半夏　茯苓　金石斛　广皮　菖蒲

胡氏　经后寒热,气冲欲呕,忽又如饥,仍不能食。视其鼻准亮,咳汗气短。多药胃伤,肝木升逆,非上焦表病。

炙甘草　小生地　芝麻仁　阿胶　麦冬　白芍　牡蛎

又　照前方去牡蛎,加人参。

又　冲阳上逆,则烦不得安,仍是阴弱。夫胃是阳土,以阴为用,木火无制,都系胃汁之枯,故肠中之垢不行。既知阴亏,不必强动大便。

人参　鲜生地　火麻仁　天冬　麦冬　炙草

徐氏　经候适来,肢骸若撤,环口肉瞤蠕动,两踝臂肘常冷。夫冲脉血下,跷维脉怯不用,冲隶阳明,厥阴对峙。因惊肝病,木乘土位,以致胃衰。初则气升至咽,久则懒食脘痞。昔人有治肝不应,当取阳明。阳明不阖,空洞若谷,厥气上加,势必呕胀吞酸。然阳明胃腑,通补为宜。刚药畏其劫阴,少济以柔药,法当如是。

人参二钱　半夏姜汁炒,三钱　茯苓三钱　淡附子七分　白粳米五钱　木瓜二钱

胃虚益气而用人参,非半夏之辛,茯苓之淡,非通剂矣。少少用附子以理胃阳,粳米以理胃阴,得通补两和阴阳之义。木瓜以酸救胃汁以制肝,兼和半夏、附子之刚愎,此大半夏与附子粳米汤合方。

张氏　肝病犯胃,心痛,干呕不能纳食,肢冷泄泻,腑经阳失流展,非虚寒也。

金铃子散加川连、乌梅、桂枝、生姜。

徐氏　屡屡堕胎,下元气怯,而寒热久嗽,气塞填胸,涌吐涎沫。乃郁勃嗔怒,肝胆内寄之相火风木内震不息。犯胃则呕逆吞酸,乘胸侵咽,必胀闷喉痹,渐渐昏迷欲厥。久延不已,为郁劳之疴。此治嗽清肺,重镇消痰,越医越凶。考《内经》肝病主治三法,无非治

用治体。又曰:治肝不应,当取阳明。盖阳明胃土,独当木火之侵侮,所以制其冲逆之威也,是病原治法大略。

安胃丸,椒梅汤送。

鲍妪　风泄已止,胃逆不纳食。

人参　川连　乌梅　木瓜　川斛　橘红

朱氏　嗔怒动肝,气逆恶心,胸胁闪动,气下坠欲便。是中下二焦损伤不复,约束之司失职。拟进培土泄木法,亦暂时之计。

乌梅　干姜　川连　川椒　人参　茯苓　川楝　生白芍

王氏　寡居多郁,宿病在肝。近日暑邪深入,肝病必来犯胃,吐蛔下利得止,不思谷食,心中疼热,仍是肝胃本症。况暑湿多伤气分,人参辅胃开痞,扶胃有益,幸无忽致疲可也。

人参　川连　半夏　姜汁　枳实　牡蛎

又　胃开思食,仍以制肝和胃。

人参　金石斛　半夏　枳实　茯苓　橘红

吕氏　季胁之傍,是虚里穴,今跳跃如梭,乃阳明络空也。况冲脉即血海,亦属阳明所管。经行后而病忽变,前案申说已著,兹不复赘。大凡络虚,通补最宜。身前冲气欲胀,冲脉所主病,《内经》所谓男子内结七疝,女子带下瘕聚。今也痛无形象,谅无结聚,只以冷汗跗寒,食入恶心,鼻准明,环口色青。肝胃相对,一胜必一负。今日议理阳明之阳,佐以宣通奇脉。仲景于动气一篇,都从阳微起见,仿以为法。

人参　茯苓　淡熟附子　生蕲艾　桂枝木　炒黑大茴　紫石英　生杜仲

朱氏　上冬用温通奇经,带止经转,两月间纳谷神安。今二月初二日,偶涉嗔忿,即麻痹,干呕,耳聋,随即昏迷如厥。诊脉寸强尺弱,食减少,口味淡,微汗。此厥阴之阳化风,乘阳明上犯,蒙昧清空。法当和阳益胃治之。

人参一钱　茯苓三钱　炒半夏一钱半　生白芍一钱　乌梅七分,肉　小川连二分　淡生姜二分　广皮白一钱此厥阴阳明药也。胃腑以通为补，故主之以大半夏汤。热拥于上，故少佐姜、连以泻心。肝为刚脏，参入白芍、乌梅，以柔之也。

又　三月初五日，经水不至，腹中微痛，右胁蠕蠕而动，皆阳明脉络空虚，冲任无贮，当与通补入络。

人参一钱　当归二钱　茺蔚子二钱　香附醋炒，一钱　茯苓三钱　小茴一钱　生杜仲二钱

又　照方去茺蔚、杜仲、白芍、官桂。

某氏　久有痛经，气血不甚流畅，骤加暴怒伤肝，少腹冲气上犯，逆行于肺为咳。寒热声嘎，胁中拘急，不饥不纳。乃左升右降，不司转旋，致失胃气下行为顺之旨。故肝用宜泄，胃腑宜通，为定例矣。

钩藤　丹皮　桑叶　半夏曲　茯苓　广皮白

又　威喜丸。

唐　积劳内伤，脘闷胁胀，呕吐格拒，眩晕不得卧。阳挟内风暴张，恐其忽然瘛厥。议通胃平肝法。

小川连　姜汁　半夏　牡蛎　川楝子　生白芍

江　拒按多实，患目，病来属肝。痛必多呕，大便秘涩，肝病及胃。当苦辛泄降，少佐酸味。

小川连　生淡干姜　半夏　枳实　黄芩　生白芍

顾五十　阳明脉衰，形寒，痞，饥不食，心痛，洞泄兼呕。

人参　吴萸　茯苓　半夏　生姜　炒黄粳米

某　劳怒伤阳，气逆血郁致痛，痞胀便溏，风木侮土。前方既效，与通补阳明厥阴。

大半夏汤去蜜，加桃仁、柏子仁、当归，姜、枣汤法丸。

某　脉微小弱，是阳气已衰。今年太阴司天，长夏热泄气分，不食不运，味变酸苦，脾胃先受困也。稍涉嗔怒，木乘土中，益加不安。从东垣培土制木法。

人参　广皮　茯苓　益智　木瓜　淡姜渣

夏　通补阳明，开泄厥阴。

人参　半夏　茯苓　橘红　吴萸　白芍

肝　脾

汪氏　气滞脾弱。

逍遥散加郁金、砂仁末。

肝脾胃

席　大便未结，腹中犹痛，食入有欲便之意。胃阳未复，肝木因时令尚横，用泄木安土法。

人参　木瓜　厚朴　茯苓　益智仁　青皮

江　镇冲任，温养下焦颇效。所议治嗽肺药，寒凉清火，背谬显然。

炒黑杞子　淡苁蓉　小茴香拌炒当归　沙苑　石壳建莲　茯神

紫石英煎汤煎药。

又　动怒脘下痛，不饮食，是肝厥犯脾胃。病外生枝，最非善调之理，理气皆破泄难用。议进制肝木益胃土一法。

人参一钱　炒焦白芍一钱半　真伽南香汁冲，五小匙　炒焦乌梅三分，酸泄肝阳　茯苓五钱，切小块，甘淡益胃　化橘红五分，宣通缓痛

又　人参　嫩钩藤　明天麻　化橘红　炒乌梅肉　茯苓　伽南香

肝胆胃

朱　胃弱痰多，补虚宜通。肝阳易升，左颊赤，佐泄少阳。

人参　炒半夏　茯苓　钩藤　经霜桑叶　煨姜　南枣

胆　脾

范五七　脾窍开舌，舌出流涎为脾病。克脾者，少阳胆木，以养脾泄胆治。

人参　于术　天麻　姜黄　桑叶　丹皮

某　补太阴，泄少阳。

人参　茯苓　焦术　炙草　广皮　白芍　炒丹皮　桑叶

又　照方去甘草、桑叶，加木瓜。

李五十　少阳木火，犯太阴之土，持斋淡薄，中虚热灼，以补脾和肝为久长调理。

四君子加苓、芍、桑叶、丹皮。

金　能食运迟，舌纹裂，左颐肉肿，不喜饮水。太阴脾阳郁，法当补土泄木。

于术　茯苓　新会皮　炙草　煨益智　柴胡　丹皮　白芍

张二九　脉小弱，是阳虚体质。由郁勃内动少阳木火，木犯太阴脾土，遂致寝食不适。法当补土泄木。

人参一钱半　白术一钱半　半夏一钱　茯苓二钱　甘草五分　广皮一钱　丹皮三钱　桑叶一钱　姜一钱　枣二钱

肝为风木之脏，又为将军之官，其性急而动，故肝脏之病，较之他脏为多，而于妇女尤甚。肝病必犯土，是侮其所胜也。本脏现症，仲景云：厥阴之为病，消渴，气上撞心，心中疼热，饥而不欲食，食则吐蛔，下之利不止。又《内经》所载肝病，难以尽述。大凡其脉必弦，胁或胀或疼，偏寒偏热，先厥后热。若一犯胃，则恶心干呕，脘痛不食，吐酸水涎沫。克脾则腹胀，便或溏或不爽，肢冷肌麻。案中治法，有阴阳虚实之殊，略举而叙述之。若肝阴胃阴未亏，肝阳亢逆犯胃，先生立法，用药则远柔用刚。泄肝如吴萸、椒、桂，通胃如半夏、姜汁，姜附加益智、枳、朴等，则兼运脾阳，中虚必加人参。故大半夏汤、附子粳米汤、进退黄连汤、泻心法、治中法、温胆等汤是也。若肝阴胃汁已虚，木火炽盛，风阳扰胃，用药忌刚用柔。养肝则阿胶、生地、白芍、麻仁、木瓜，养胃则人参、麦冬、知母、粳米、秫米等是也。至于平治之法，则刚柔寒热兼用，乌梅丸、安胃丸、逍遥散，若四君、六君、异功、戊己，则必加泄肝之品。用桑叶、丹皮者，先生云：桑叶轻清，清泄少阳之气热，丹皮苦辛，清泄肝胆之血热。用金铃子散者,川楝苦寒,直泄肝阳,延胡专理气滞血涩之痛,此皆案中之纲领也。余另分此一门者,因呕吐不食,胁胀脘痞等恙,恐医者但认为脾胃之病,不知实由肝邪所致,故特为揭出,以醒后人之目耳。且世人但知风劳臌膈为四大重症,不知土败木贼,肝气日横,脾胃日败,延至不救者多矣,可不究心于此哉!

华岫云

肿 胀

胃阳虚

某五一　食谷不运,䐜胀呕恶,大便不爽,脉弦色黄。此胃阳式微,升降失司使然。法当温通阳气。

吴萸八分　半夏三钱　荜拨一钱　淡干姜一钱　生姜汁五分　广皮白一钱半

陈三八　诊脉右大而缓,左如小数促。冬季寒热身痛,汗出即解,自劳役饥饱嗔怒之后,病势日加。面浮足肿,呼吸皆喘,目泪鼻衄,卧著气冲欲起,食纳留中不运。时序交夏,脾胃主候,睹色脉情形,中满胀病日来矣。盖此症属劳倦致损,初病即在脾胃。东垣云:胃为卫之本,脾乃营之源。脏腑受病,营卫二气昼夜循环失度,为寒为热,原非疟邪半表半里之症。斯时若有明眼,必投建中而愈。经言:劳者温之,损者益之。建中甘温,令脾胃清阳自立,中原砥定,无事更迁。仲景亦谓男子脉大为劳。则知《内经》、仲景、东垣垂训,真规矩准绳至法。且汗泄积劳,都是阳伤。医药辛走劫阳,苦寒败胃。病人自述饮蔗即中脘不舒,顷之,少腹急痛便稀,其胃阳为苦辛大伤明甚。又述咳频,冲气必自下上逆。夫冲脉隶于阳明,胃阳伤极,中乏坐镇之真气,冲脉动则诸脉交动,浊阴散漫上布,此卧著欲起矣。愚非遥指其胀,正合《内经》浊气在上,则生䐜胀,太阴所至为腹胀相符也。昔有见痰休治痰,见血休治血,当以病因传变推求，故辨论若此。

厚朴　杏仁　人参　茯苓　蜜煨姜　南枣

厚朴、杏仁，取其能降气，参、苓、姜、枣，取其建立胃中之清阳，而和营卫也。

脾阳虚

吴二四　单胀溺少，温通颇适。当用大针砂丸一钱二分，八服。

某　食下䐜胀，舌黄，当治脾阳。

生白术一钱半　广皮一钱　茯苓三钱　厚朴一钱　木瓜五分　淡附子七分

徐三九　攻痞变成单胀，脾阳伤极，难治之症。

生白术　熟附子　茯苓　厚朴　生干姜

钱　食入腹胀，已五十日，且痛必形攻动，头中微痛。夫痞满属气，痛因气滞，二便既通，其滞未必在乎肠胃。从太阴脾阳伤，以辛温开泄主之。

桂枝　生白芍　淡干姜　厚朴

又　照方去白芍，加生益智仁、茯苓。

杨五十　饮酒聚湿，太阴脾阳受伤，单单腹胀。是浊阴之气锢结不宣通，二便不爽。治以健阳运湿。

生茅术　草果　附子　广皮　厚朴　茯苓　荜拨　猪苓

吴四三　食下䐜胀，便溏不爽，肢木不仁。此脾阳困顿，不能默运使然。温通中阳为主。

白术三钱　附子一钱　炮姜一钱半　桂枝木一钱　茯苓三钱　荜拨一钱

僧四七　俗语云：膏粱无厌发痈疽，淡泊不堪生肿胀。今素有脘痛，气逆呕吐，渐起肿胀。乃太阴脾脏之阳受伤，不司鼓动运行。阴土宜温，佐以制木治。

生于术　茯苓　广皮　椒目　厚朴　益智仁　良姜

某六七　左脉弦，胀满不运，便泄不爽。当温通脾阳。

草果仁一钱　茯苓皮三钱　大腹皮三钱　广皮一钱半　青皮一钱　厚朴一钱半　木猪苓一钱半　椒目五分

吴　寒热伤中，腹微满，舌白。用治中法。

人参　益智　广皮　茯苓　泽泻　金斛　木瓜

周五五　久嗽四年，后失血，乃久积劳伤。酒肉不忌，湿郁脾阳为胀。问小溲仅通，大便仍溏。浊阴乘阳，午后夜分尤剧。

生于术　熟附子

陈五十　积劳，脾阳伤，食下胀，足肿。

生白术　茯苓　熟附子　草果仁　厚朴　广皮

某　躬耕南亩，曝于烈日，渍于水土，暑湿内蒸为泻痢。邪去正伤，临晚跗肿腹满。乃脾阳已困，诸气不司运行，浊阴渐尔窃据。《内经》病机，诸湿肿满，皆属于脾。

生白术　草蔻　茯苓　厚朴　附子　泽泻

邹三九　深秋霍乱转筋，必有暴冷伤及脾胃。病机一十九条，河间皆谓热，亦属偏见。愈泻愈胀，岂是实症？夫酒客之湿，皆脾胃阳微不运，致湿邪凝聚，气壅成胀。见胀满彻投攻下，不究致病之因，故曰难调之症。

生白术　草果　熟附子　厚朴　广皮　茯苓

脾胃阳虚

陈四四　苦寒多用，胃阳久伤。右胁痛，呕酸浊，皆浊阴上干。用辛甘温中补虚，痛减。病人述早上腹宽，暮夜气紧微硬，大便不爽，有单腹胀之忧。

人参　生白术　茯苓　肉桂　归身　益智　广皮　煨姜

赵五四　胸腹胀满，久病痰多。

生白术二两　茯苓二两　厚朴一两　肉桂五钱

姜汁丸。

《本草》云:厚朴与白术能治虚胀。仿洁古枳术之意也,佐茯苓通胃阳,肉桂入血络,则病邪可却矣。

杨　脉沉小弦,中年已后,阳气不足,痰饮水寒,皆令逆趋,致运纳失和,渐有胀满浮肿。法以辛温宣通,以本病属脾胃耳。

人参一钱　茯苓三钱　白芍一钱半　淡附子一钱　姜汁三分,调

倪二十　腹软膨,便不爽,腑阳不行。

生益智　茯苓　生谷芽　广皮　砂仁壳　厚朴

又　六腑不通爽,凡浊味食物宜忌。

鸡肫皮　麦芽　山楂　砂仁　陈香橼

又　脉沉小缓,早食难化,晚食夜胀,大便不爽。此腑阳久伤,不司流行,必以温药疏通,忌食闭气粘荤。

生白术　附子　厚朴　草果　茯苓　广皮白　槟榔汁

肾胃阳虚

浦四九　肾气汤、五苓散,一摄少阴,一通太阳,浊泄溺通,腹满日减,不为错误。但虚寒胀病而用温补,阅古人调剂,必是通法。盖通阳则浊阴不聚,守补恐中焦易钝。喻氏谓能变胃而不受胃变,苟非纯刚之药,曷胜其任?议于暮夜服玉壶丹五分,晨进。

人参　半夏　姜汁　茯苓　枳实　干姜

陈六二　老人脾肾阳衰,午后暮夜阴气用事,食纳不适,肠鸣䐜胀,时泄。治法初宜刚剂,俾阴浊不僭,阳乃复辟。

人参一钱半　淡附子一钱　淡干姜八分　茯苓三钱　炒菟丝三钱　葫芦巴一钱

此治阳明之阳也,若参入白术、甘草,则兼走太阴矣。

脾肾阳虚

某三七　肿胀由足入腹,诊脉细软,不能运谷,当治少阴太阴。

生白术　厚朴　茯苓　淡附子　淡干姜　荜拨

马三六　暮食不化，黎明瘕泄。乃内伤单胀之症，脾肾之阳积弱。据理当用肾气丸。

顾四三　脉微而迟，色衰萎黄。蟹为介属，咸寒沉降，凡阳气不足者，食之损阳，其致病之由，自试二次矣。久利久泄，古云无不伤。今浮肿渐起自下，是水失火而败。若非暖下，徒见泄泻有红，为脾胃湿热，必致中满败坏。

生茅术　熟地炭　熟附子　淡干姜　茯苓　车前

某　脾肾虚寒多泻，由秋冬不愈，春木已动，势必克土。腹满，小便不利，乃肿病之根。若不益火生土，日吃疲药，焉能却病？

人参　白术　附子　生益智　菟丝子　茯苓

肾阳虚

姚四八　据说情怀不适，因嗔怒，痰嗽有血。视中年形瘁肉消，渐渐腹胀跗肿，下午渐甚，阳气日夺。

早服肾气丸三钱，昼服五苓散。

殷氏　行动气坠于下，卧着气拥于上。此跗肿昼甚，头胀夜甚。总是中年阳微，最有腹大喘急之事。

济生丸十服。

某　阳微阴结，肿胀。

附子　苡仁　白术　木防己　泽泻　细辛

肝胃不和

朱　阳明胃逆，厥阴来犯，丹溪谓上升之气自肝而出。清金开气，亦有制木之功能，而痛胀稍缓。议以温胆加黄连方。

半夏　茯苓　橘红　枳实　竹茹　川连　生白芍

某二八　舌微黄，瘕逆，脘胸悉胀，当和肝胃。

桂枝木　干姜　青皮　吴萸　川楝子　炒半夏

秦　两年初秋发疡，脉络气血不为流行，而腹满重坠，卧则颇安，脐左动气，卧则尤甚，吐冷沫，常觉冷气，身麻语塞。肝风日炽，疏泄失职。经以肝病吐涎沫，木侮土位，自多膜胀。丹溪云：自觉冷者，非真冷也。两次溃疡之后，刚燥热药，似难进商，议以宣通肝胃为治。有年久恙，贵乎平淡矣。

云茯苓三钱　三角胡麻捣碎，滚水洗十次，三钱　厚橘红一钱　嫩钩藤一钱　熟半夏炒黄，一钱半　白旋覆花一钱

滤清，服一杯，四帖。

又　接服大半夏汤。

熟半夏炒，二钱半　云苓小块，五钱　姜汁调服，四分　人参同煎，一钱

肝郁犯胃兼湿

方五九　诊脉百至，右缓涩，左弦劲。始而肠鸣泄气，由渐腹满䐜胀，纳食几废，便难溺少。此皆情怀少旷，清气不转，肝木侵侮胃土，腑阳窒塞，胀满日甚。据云，先因胃脘心下痛症，气郁显然，非旦晚图功之象。议河间分消法。

杏仁　厚朴　海金沙　陈香橼　郁金　莱菔子　木通　鸡肫皮

王三七　食入不运，脘中䐜胀，病由悒郁，经年不愈。视色黄形瘦，按脉小而涩，喜凉饮，欲恶热，大便未经通调。九窍不和，皆胃病矣。

川连　鸡肫皮　枳实　广皮　桔梗　瓜蒌实　半夏　莱菔子　郁金　杏仁

姜汁、竹沥丸。

杨四十　肝郁乘胃为胀，经年内结有形。用缓消一法。

生茅术　鸡肫皮　川连　生厚朴　淡姜渣　针砂制

椒目汤法丸。

毕　湿热由腑滞及肠中，大便不爽，食入不适。平昔肝木易

动,厥阴不主疏泄。少腹形胀,无非滞气之壅,久则凝瘀日踞。

小温中丸三钱,十服。

程三十 脉右弦,面黄,腹满,按之漉漉有声,每大便先腹痛,便不能干爽。此胃气不降,阳气自滞。由乎嗔怒不息,肝木横逆,疏泄失司。䐜胀之来,皆由乎此。议泄肝通腑,浊宣胀减之义。

杏仁 紫厚朴 猪苓 郁金 椒目 槟榔汁

接服小温中丸。

某五七 不饥不运,少腹胃脘悉满,诊脉左弦。乃肝木犯胃,二腑不主流行,浊阴渐次弥漫。他日单胀之作,竟有难以杜患者。速速戒恼怒,安闲自在,诚治斯疾之良图。

小温中丸一钱五分,开水送下。

夏 夏四月,脾胃主气,嗔怒怫郁,无不动肝,肝木侮土,而脾胃受伤。郁久气不转舒,聚而为热,乃壮火害气,宜乎减食䐜胀矣。当作木土之郁调治。桂、附助热,萸、地滋滞,郁热益深,是速增其病矣。

钩藤 丹皮 黑山栀 川连 青皮子 紫厚朴 莱菔子 广皮白 薄荷梗

又 胀势已缓,脉来弦实,此湿热犹未尽去。必淡泊食物,清肃胃口,以清渗利水之剂,服五六日再议。

猪苓 泽泻 通草 海金沙 金银花 茯苓皮 黑穞豆皮

又 诊脉浮中沉,来去不为流利。气阻湿郁,胶痰内著。议用控涎丹六分,缓攻。

又 服控涎丹,大便通而不爽,诊右脉弦实,目黄舌燥,中焦湿热不行。因久病神倦,不敢过攻。议用丹溪小温中丸,每服三钱,乃泄肝通胃,以缓治其胀。

谢 形神劳烦,阳伤,腑气不通,疝瘕阴浊,从厥阴乘犯阳明,胃为阴浊蒙闭,肠中气室日甚。年前邪势颇缓,宣络可效。今闭锢全是浊阴,若非辛雄刚剂,何以直突重围?胀满日增,人力难施矣。

生炮川乌头　生淡川附子　淡干姜　淡吴萸　川楝子　小茴香　猪胆汁

唐氏　紫菀　杏仁　通草　郁金　黑山栀

又　三焦不通，脘痹腹胀，二便皆秘。前方开用手太阴肺，苦辛润降，小溲得利。兼进小温中丸，泄肝平胃，胀势什减有五。但间日寒热复来，必是内郁之气，阳不条达，多寒战栗。议用四逆散和解，其小温中丸仍用。

生白芍　枳实　柴胡　黄芩　半夏　杏仁　竹茹　生姜

张妪　腹臌膜胀，大便不爽，得暖气稍快，乃阳气不主流行。盖六腑属阳，以通为补。春木地气来升，土中最畏木乘势猖炽。治当泄木安土，用丹溪小温中丸，每服三钱。

肝犯胃阳虚

张氏　用镇肝逆，理胃虚方法，脉形小弱，吐涎沫甚多，仍不纳谷，周身寒凛，四肢微冷。皆胃中无阳，浊上僭踞，而为膜胀。所谓食不得入，是无火也。

人参　吴萸　干姜　附子　川连　茯苓

木郁气滞血涩

丁三十　嗔怒，气血逆乱，右胁不和，夜食嗳噫膜胀，乃肝胃病。治以解郁，宜通气血。

钩藤　丹皮　桑叶　生香附　茯苓　神曲　降香木　炒黑楂肉

徐　平素肝气不和，胁肋少腹膜胀，气血不调，痰饮渐聚。厥阴阳明同治。

桃仁　延胡　归尾　小茴　香附　半夏　茯苓　橘红　神曲

马三四　脉实，久病瘀热在血，胸不爽，小腹坠，能食不渴，二便涩少。两进苦辛宣腑，病未能却。此属血病，用通幽法。

桃仁　郁李仁　归尾　小茴　红花　制大黄　桂枝　川楝子

又　昼日气坠少腹，夜卧不觉，甚则头昏胸闷。今年五月，初用疏滞，继通三焦，续进通幽，其坠胀仍若。议辛香流气法。

川楝子　延胡　小茴　黑山栀　青木香　橘核

生香附磨汁法丸。

董　初因下血转痢，继而大便秘艰，自左胁下有形，渐致胀大坚满，小便自利，病在血分。久病两年，形瘦气短，不敢峻攻，若五积成例。议用古禹余粮丸，每日一钱。

郑氏　得食腹痛，上及心胸，下攻少腹，甚至筋胀，扰于周身经络之间，大便欲解不通畅。此乃肠胃气阻，故痛随利减。

神保丸一钱。

肝郁犯脾

张　脉左弦，右浮涩。始因脘痛贯胁，继则腹大高凸，纳食减少难运，二便艰涩不爽。此乃有年操持萦虑太甚，肝木拂郁，脾土自困，清浊混淆，胀势乃成。盖脏真日漓，腑阳不运。考古治胀名家，必以通阳为务。若滋阴柔药，微加桂、附，凝阴冱浊，岂是良法？议用局方禹粮丸，暖其水脏，攻其秽浊，俟有小效，兼进通阳刚补，是为虚症内伤胀满治法。至于攻泻劫夺，都为有形而设，与无形气伤之症不同也。

局方禹余粮丸。

肝犯脾胃

陈妪　久郁伤及脾胃之阳，面无华色，纳粥欲呕，大便溏泄，气陷则跗肿，气呆则脘闷。有中满之忧，用治中法。

人参　生益智　煨姜　茯苓　木瓜　炒广皮

肝脾不和夹暑邪

程女　脉数，恶心，脘胀。

炒半夏　广皮　藿香　黄连一分煎水拌　茯苓　郁金

又　暑伤脾胃，则肝木犯土，左腹膨，泄泻。

人参　厚朴　广皮　炒泽泻　茯苓　木瓜　炙草　炒楂肉

又　人参　炒柴胡　炒白芍　炒黄芩　茯苓　炙草　生姜　大枣

木火犯土

宋　食入脘胀，此属胃病。视色苍形瘦，自述饮酒呕吐而得。又述耳鸣肉瞤，是木火犯中，郁勃病甚。议用逍遥减白术，合左金方。

朱四三　瘰疬马刀，都是肝胆为病。病久延及脾胃，腹满便涩，舌黄微渴，非温补可服。泄木火以疏之，和脾胃以调之，冀其胀势稍减。

吴萸拌川连　生于术　川楝子　炒山楂　黑山栀　厚朴　青皮　椒目

唐女　气膨三年，近日跌仆呕吐，因惊气火更逆，胸臆填塞胀满。二便皆通，自非质滞。喜凉饮，面起瘅瘰，从《病能篇》骤胀属热。

川连　淡黄芩　半夏　枳实　干姜　生白芍　铁锈针

肝犯脾胃阳虚有湿

颜六三　今年风木加临，太阴阳明不及，遂为䐜胀，小便不利，两跗皆肿，大便涩滞。治在腑阳，用分消汤方。

生于术　茯苓　泽泻　猪苓　厚朴　椒目

海金沙汤煎。

吴　今岁厥阴司天加临，惊蛰节，病腹满喘促，肢肿面浮，寒热汗出。皆木乘土位，清阳不得舒展，浊气痞塞僭踞，故泄气少宽。姑拟通腑以泄浊。

生于术　茯苓　椒目　紫厚朴　泽泻　淡姜渣

朱四九　郁勃久坐，中焦不运，寒热，小溲不通，腹膨胀满，脉小而涩。全是腑阳失司，与泄木通腑分消法。

四苓加椒目、厚朴、大腹皮、青皮。

肝脾不和清阳痹结

陈　壮盛年岁，形消色夺，诊脉右小促，左小弦劲。病起上年秋季，脘中卒痛，有形梗突。病后陡遇惊触，渐次食减不适，食入不运，停留上脘，腹形胀满，甚则胁肋皆胀，四肢不暖，暮夜渐温，大便旬日始通，便后必带血出。清早未食，自按脐上气海，有瘕形甚小，按之微痛，身动饮水，寂然无踪。天气稍冷，爪甲色紫。细推病属肝脾，气血不通，则为郁遏，久则阳微痹结，上下不行，有若否卦之义。阅医药或消或补，总不见效者，未知通阳之奥耳。

薤白　桂枝　瓜蒌仁　生姜　半夏　茯苓

又　薤白汁　桂枝木　瓜蒌实　川楝子皮　半夏　茯苓　归须　桃仁　延胡　姜汁

二汁法丸。

湿浊凝滞小溲不行当开太阳

某　胀满跗肿，小溲短涩不利，便泄不爽，当开太阳为主。

五苓散加椒目。

某六七　少腹单胀，二便通利稍舒。显是腑阳窒痹，浊阴凝结所致。前法专治脾阳，宜乎不应。当开太阳为要。

五苓散加椒目。

郑　两投通里窍法，痛胀颇减。无如阴阳不分，舌绛烦渴，不欲纳谷。想太阳膀胱不开，阳明胃不司阖。法当仍与通阳腑为要，但五苓、桂、术，断不适用。议用甘露饮意。

猪苓　茯苓　泽泻　寒水石　椒目　炒橘核

程　今年长夏久热，热胜阳气外泄，水谷运迟，湿自内起，渐渐浮肿，从下及上，至于喘咳不能卧息。都是浊水凝痰，阻遏肺气下降之司，但小溲不利，太阳气亦不通调。此虽阳虚症，若肾气汤中萸、地之酸腻，力难下行矣。

茯苓　桂枝木　杏仁　生白芍　干姜　五味　生牡蛎　泽泻

马五一　初起胸痹呕吐，入夏跗臁少腹悉肿，食谷不运，溲短不利。此阳气式微，水谷之湿内蕴，致升降之机失司。当开太阳，姑走湿邪。

猪苓三钱　桂枝木八分　茯苓皮三钱　泽泻一钱　防己一钱半　厚朴一钱

四帖。

邱六岁　六龄稚年，夏至湿热外薄，所食水谷之气，蒸为湿滞，阻遏气机，脾不转运，水道不通，腹笥满胀。幼科但知消导，不晓通腑泄湿，致脾气大困，泄泻不分阴阳。参、苓之补，仅救消涤之害，不能却除湿滞，故虽受无益于病。病根都在中宫，泄肝以安胃，分利以通腑，必得小溲频利，冀有中窾之机。

猪苓　泽泻　海金沙　通草　椒目

湿壅三焦肺气不降

吴　平昔湿痰阻气为喘，兹因过食停滞，阴脏之阳不运，阳腑之气不通。二便不爽，跗肿腹满，诊脉沉弦。犹是水寒痰滞，阻遏气分，上下皆不通调，当从三焦分治。顷见案头一方，用菟丝子升少阴，吴茱萸泄厥阴，不知作何解释，不敢附和。仍用河间分消定议。

大杏仁　莱菔子　猪苓　泽泻　葶苈子　厚朴　桑白皮　广皮　细木通

又　三焦分消，泄肝通腑，二便不爽如昔。诊脉浮小带促，闻声呼息不利,是气分在上结阻,以致中下不通。喘胀要旨,开鬼门以取汗,洁净腑以利水,无非宣通表里,务在治病源头。据脉症参详,急急开上为法,合《金匮》风水反登义矣。

麻黄　杏仁　石膏　甘草　苡仁

朱　初因面肿,邪干阳位,气壅不通,二便皆少。桂、附不应,即与导滞。滞属有质,湿热无形,入肺为喘,乘脾为胀。六腑开合皆废,便不通爽,溺短浑浊,时或点滴,视其舌绛口渴。腑病背胀,脏病腹满,更兼倚倒左右,肿胀随着处为甚。其湿热布散三焦,明眼难以决胜矣。经云:从上之下者治其上。又云:从上之下,而甚于下者,必先治其上,而后治其下。此症逆乱纷更,全无头绪,皆不辨有形无形之误。姑以清肃上焦为先。

飞滑石一钱半　大杏仁去皮尖,十粒　生苡仁三钱　白通草一钱　鲜枇杷叶刷净毛,去筋,手内揉软,三钱　茯苓皮三钱　淡豆豉一钱半　黑山栀壳一钱

急火煎五分服。

此手太阴肺经药也。肺气窒塞,当降不降,杏仁微苦则能降。滑石甘凉,渗湿解热。苡仁、通草,淡而渗气分。枇杷叶辛凉,能开肺气。茯苓用皮,谓诸皮皆凉。栀、豉宣其陈腐郁结。凡此气味俱薄,为上焦药,仿齐之才轻可去实之义。

某　暴肿气急,小溲涩少。此外邪壅肺,气分不通。治当从风水、皮水,宣其经隧,以能食能寝为佳,勿得诛伐无过之地。

前胡　蜜炙麻黄　牛蒡子　姜皮　紫菀　杏仁　茯苓皮　广皮

下焦寒湿流经

王　髀尻微肿,小腿下臁肿甚。乃腑阳不行,病甚于暮。宜辛香通其经腑之郁。

生于术　炮川乌　北细辛　茯苓　汉防己　川独活

又　中满，用余粮丸获效，得暖下泄浊之力，腹胀已去，而髀尻足跗肌肉肿浮。夫脏寒生满病，暖水脏之阳，培火生土是法。究竟阳未全复，四末流行未布。前议幽香通其下焦经脉，果得肿减。议用加味活络丹。

炮川乌　干地龙　乳香　没药　北细辛　桂枝木

用油松节三两，酒水各半，煎汁法丸。

湿热壅塞经隧

汪　肿自下起，胀及心胸，遍身肌肤赤瘰，溺无便滑。湿热蓄水，横渍经隧，气机闭塞，呻吟喘急。湿本阴邪，下焦先受。医用桂、附、芪、术，邪蕴化热，充斥三焦，以致日加凶危也。

川通草一钱半　海金沙五钱　黄柏皮一钱半　木猪苓三钱　生赤豆皮一钱半　真北细辛一分

又　前法肿消三四，仍以分消。

川白通草　猪苓　海金沙　生赤豆皮　葶苈子　茯苓皮　晚蚕沙

又　间日寒战发热，渴饮，此为疟。乃病上加病，饮水结聚以下，痛胀，不敢用涌吐之法。暂与开肺气壅遏一法。

大杏仁　蜜炒麻黄　石膏

又　湿邪留饮，发红瘰，胸聚浊痰，消渴未已。用木防己汤。

木防己一钱　石膏三钱　杏仁三钱　苡仁二钱　飞滑石一钱半　寒水石一钱半

通草煎汤代水。

陈　进神芎导水丸二日，所下皆粘腻黄浊形色。余前议腑气窒塞，水湿粘滞，浊攻犯肺为痰嗽，入渍脉隧为浮肿。大凡经脉六腑之病，总以宣通为是。《内经》云：六腑以通为补。今医不分脏腑经络，必曰参术是补，岂为明理？然肢节足跗之湿，出路无由，必针刺以决其流，此内外冀可皆安。

戊己丸三钱，用二日后，再进前药一服。

薛十九　腹满下至少腹，三阴都已受伤，而周身疥疮，数年不断，脉络中必有湿热。就腹痛泄泻，腑阳不通，不独偏热偏寒之治，常用四苓散。

猪苓三钱　茯苓三钱　泽泻一钱半　生于术一钱　椒目五分

湿热脚气

倪妪　湿热脚气，上攻心胸，脘中满胀，呕逆，乃湿上甚为热化。与苦辛先平在上之满胀，用泻心法。

川连　黄芩　枳实　半夏　姜汁　杏仁

湿郁疮蛊

汤　囊肿腹胀，此属疮蛊。

茯苓皮　海金沙　白通草　大腹皮绒　厚朴　广皮　猪苓　泽泻

木火入络

某三六　性躁，气有余便是火，肝胆中木火入络，成形为胀，便溺皆赤，喉痛声嘶痰血，肝病过膈犯肺。久延为单腹胀，难治。

小温中丸三钱。

气逆入络

吴五五　气逆䐜胀，汩汩有声，已属络病，难除病根。

老苏梗　生香附　厚朴　白蔻仁　土瓜蒌　桔梗　枳壳　黑山栀

阳虚单胀浊阴凝滞

汪　脉右涩左弱，面黄瘦，露筋。乃积劳忧思伤阳，浊阴起于少腹，渐至盘踞中宫，甚则妨食呕吐。皆单鼓胀之象大著，调治最难。欲驱阴浊，急急通阳。

干姜　附子　猪苓　泽泻　椒目

又　通太阳之里，驱其浊阴，已得胀减呕缓。知身中真阳，向为群药大伤。议以护阳，兼以泄浊法。

人参　块茯苓　生干姜　淡附子　泽泻

又　阴浊盘踞中土，清阳蒙闭，腹满䐜胀，气逆腹痛。皆阳气不得宣通，浊阴不能下走。拟进白通法。

生干姜　生炮附子

冲猪胆汁。

黄三八　停滞单胀，并不渴饮，昼则便利不爽，夜则小溲略通。此由气分郁痹，致中焦不运。先用大针砂丸，每服一钱五分，暖其水脏以泄浊。

某　向有宿痞，夏至节一阴来复，连次梦遗，遂腹形坚大，二便或通或闭。是时右膝痈肿溃疡，未必非湿热留阻经络所致。诊脉左小弱，右缓大，面色青减，鼻准明亮，纳食必腹胀愈加，四肢恶冷，热自里升，甚则衄血牙宣。全是身中气血交结，固非积聚停水之胀。考古人于胀症，以分清气血为主，止痛务在宣通。要知攻下皆为通腑，温补乃护阳以宣通。今者单单腹胀，当以脾胃为病薮，太阴不运，阳明愈钝。议以缓攻一法。

川桂枝一钱　熟大黄一钱　生白芍一钱半　厚朴一钱　枳实一钱　淡生干姜一钱

三帖。

又　诊脉细小，右微促，畏寒甚，右胁中气触入小腹，着卧即有形坠着。议用局方禹余粮丸，暖水脏以通阳气。早晚各服一钱，流水送，八服。

又 脉入尺，弦胜于数。元海阳虚，是病之本，肝失疏泄，以致䐜胀，是病之标。当朝用玉壶丹，午用疏肝实脾利水，分消太阳太阴之邪。

紫厚朴炒，一钱半 缩砂仁炒研，一钱 生于术二钱 猪苓一钱 茯苓块，三钱 泽泻一钱

又 脉弦数，手足畏冷，心中兀兀，中气已虚。且服小针砂丸，每服八十粒，开水送，二服，以后药压之。

生于术 云茯苓 广皮

煎汤一小杯，后服。

又 脉如涩，凡阳气动则遗，右胁汩汩有声，坠入少腹。可知肿胀非阳道不利，是阴道实，水谷之湿热不化也。议用牡蛎泽泻散。

左牡蛎四钱，泄湿 泽泻一钱半 花粉一钱半 川桂枝木五分，通阳 茯苓三钱，化气 紫厚朴一钱

午服。

又 脉数实，恶水，午后手足畏冷。阳明中虚，水气聚而为饮也。以苓桂术甘汤劫饮，牡蛎泽泻散止遗逐水。

照前方去花粉，加生于术三钱。

又 手足畏冷，不喜饮水，右胁汩汩有声，下坠少腹，脉虽数而右大左弦。信是阳明中虚，当用人参、熟附、生姜，温经补虚之法。但因欲回府调理数日，方中未便加减，且用前方，调治太阳太阴。

生于术三钱 左牡蛎生，四钱 泽泻炒，一钱 云苓三钱 生益智四分 桂枝木四分 炒厚朴一钱

午后食远服。朝服小温中丸五十粒，开水送，仍用三味煎汤压之。

脾胃气窒不和

杨十六 味过辛酸，脾胃气伤结聚，食入则胀满。曾服礞石大黄丸，滞浊既下不愈，病不在乎肠中。前贤治胀治满，必曰分消。

攻有形不效，自属气聚为瘕。疏胃宜清，调脾当暖，此宗前贤立法。

生茅术　广皮　丁香皮　黄柏　草豆蔻　川黄连　厚朴　茯苓　泽泻

水法丸。

肿胀证，大约肿本乎水，胀由乎气。肿分阳水阴水，其有因风因湿，因气因热，外来者为有余，即为阳水。因于大病后，因脾肺虚弱，不能通调水道，因心火克金，肺不能生肾水，以致小便不利，因肾经阴亏，虚火烁肺金而溺少，误用行气分利之剂，渐至喘急痰盛，小水短赤，酿成肿证，内发者为不足，即为阴水。若胀病之因更多，所胀之位各异。或因湿因郁，因寒因热，因气因血，因痰因积因虫，皆可为胀。或在脏在腑，在脉络在皮肤，在身之上下表里，皆能作胀。更或始因于寒，久郁为热，或始为热中，末传寒中。且也胀不必兼肿，而肿则必兼胀，亦有肿胀同时并至者。其病形变幻不一，其病机之参伍错综，更难叙述。故案中诸症，有湿在下者，用分利，有湿在上、中、下者，用分消。有湿而著里者，用五苓散通达膀胱，有湿郁热兼者，用半夏泻心法苦辛通降。有湿热气郁积者，用鸡金散加减，消利并行。有气血郁积，夹湿热之邪久留而不散者，用小温中丸，清理相火，健运中州。有湿热与水寒之气交横，气喘溺少，通身肿胀者，用禹余粮丸，崇土制水，暖下泄浊。有寒湿在乎气分，则用姜、附，有寒湿入于血分，则用桂、附。有湿上甚为热，则用麻、杏、膏、苡等味，清肃上焦之气，有湿下著为痹，则用加味活络等剂，宣通下焦之郁。有藉乎薤白、瓜蒌者，滑润气机之痹结于腹胁也，有藉乎制黄、归尾者，搜逐血沫之凝涩于经隧也。有藉乎玉壶、控涎、神保、神芎者，视其或轻或重之痰饮水积而驱之也。此皆未损夫脏气，而第在腑之上下，膜之表里者也。若有胃阳虚者，参、苓必进，脾阳衰者，术、附必投。更有伤及乎肾者，则又需加减八味、济生等丸矣。其他如养阳明之大半夏汤，疏厥阴之逍遥散，盖由证之牵连而及，是又案中法外之法也已。

姚亦陶

临证指南医案　卷四

积　聚

木犯土虚中夹滞

葛　嗔怒强食，肝木犯土。腹痛，突如有形，缓则泯然无迹，气下鸣响，皆木火余威，乃瘕疝之属。攻伐消导，必变腹满，以虚中夹滞，最难速功。近日痛泻，恐延秋痢。

丁香　厚朴　茯苓　炒白芍　广皮　煨益智仁

又　下午倦甚，暮夜痛发，阳微，阴浊乃踞。用温通阳明法。

人参　吴萸　半夏　姜汁　茯苓　炒白芍

又　照前方去白芍，加川楝、牡蛎。

脾胃伤气分结痞

白十四　疟邪久留，结聚血分成形，仲景有缓攻通络方法可宗。但疟母必在胁下，以少阳厥阴表里为病。今脉弦大，面色黄滞，腹大青筋皆露，颈脉震动。纯是脾胃受伤，积聚内起，气分受病，痞满势成，与疟母邪结血分，又属两途。经年病久，正气已怯。观东垣五积，必疏补两施，盖缓攻为宜。

生于术　鸡肫皮　川连　厚朴　新会皮　姜渣

水法丸。

气聚湿热腑聚

马三二　病后食物失和，肠中变化传导失职，气滞酿湿，郁而成热，六腑滞浊为之聚。昔洁古、东垣辈，于肠胃宿病，每取丸剂缓攻，当仿之。

川连　芦荟箬叶上炙　鸡肫皮不落水，去垢，新瓦上炙脆　煨木香　小青皮　莱菔子　南山楂　紫厚朴

蒸饼为小丸。

湿热食滞

陈十八　湿胜脾胃，食物不化。向有聚积，肠腑不通，热气固郁，当进和中。忌口勿劳，不致变病。

黄芩　枳实　广皮　莱菔子　白芍　白术　苍术　鸡肫皮

水泛丸。

痰凝脉络

吴三一　右胁有形高突，按之无痛，此属瘕痞。非若气聚凝痰，难以推求。然病久仅阻在脉，须佐针刺宣通，正在伏天宜商。

真蛤粉　白芥子　瓜蒌皮　黑栀皮　半夏　郁金　橘红　姜皮

脉络凝痹

曹　着而不移，是为阴邪聚络。诊脉弦缓，难以五积、肥气攻治，大旨以辛温入血络治之。

当归须　延胡　官桂　橘核　韭白

王三七　骑射驰骤，寒暑劳形，皆令阳气受伤，三年来，右胸胁形高微突，初病胀痛无形，久则形坚似梗，是初为气结在经，久则血伤入络。盖经络系于脏腑外廓，犹堪勉强支撑，但气钝血滞，日渐瘀痹，而延癥瘕。怒劳努力，气血交乱，病必旋发。故寒温消克，理气逐血，总之未能讲究络病工夫。考仲景于劳伤血痹诸法，其通络方法，每取虫蚁迅速飞走诸灵，俾飞者升，走者降，血无凝著，气可宣通。与攻积除坚，徒人脏腑者有间。录法备参末议。

蜣螂虫　䗪虫　当归须　桃仁　川郁金　川芎　生香附　煨木香　生牡蛎　夏枯草

用大酒曲末二两,加水稀糊丸,无灰酒送三钱。

伏　梁

某　伏梁病在络,日后当血凝之虑。脉数左大,是其征也。

厚朴一钱　青皮八分　当归一钱　郁金一钱　益母草三钱　茯苓一钱　泽泻一钱

某　脉数坚,伏梁病在络,宜气血分消。

桃仁三钱,炒研　郁金一钱　茺蔚子一钱　枳实七分　厚朴一钱　茯苓三钱　通草五分

自《难经》分出积者阴气也,五脏所生,聚者阳气也,六腑所成。后巢氏《病源》另立癥瘕之名,以不动者为癥,动者为瘕。究之,亦即《难经》积聚之意也。前贤有云:积聚者,就其肓膜结聚之处,以经脉所过部分,属脏者为阴,阴主静,静则坚而不移。属腑者为阳,阳主动,动则移而不定。故是案中又从而悟出云:著而不移,是为阴邪聚络,大旨以辛温入血络治之。盖阴主静,不移即主静之根,所以为阴也。可容不移之阴邪者,自必无阳动之气以旋运之,而必有阴静之血以倚伏之,所以必藉体阴用阳之品,方能入阴出阳,以施其辛散温通之力也。又云:初病气结在经,久则血伤入络,辄仗蠕动之物,松透病根,是又先生化裁之妙,于古人书引伸触类而得。若夫荟、肫之去热滞,芥、蛤之豁凝痰,不过为先生用古处也。案中积症,第见伏梁,不能尽备。然宋时诸贤,于五积、九积治法,载在书籍者颇多。大略消补兼施,并以所恶者攻,所喜者诱尔,业医者自当知之稔也。

姚亦陶

痞

痰热内闭

宋　前议辛润下气以治肺痹，谓上焦不行，则下脘不通，古称痞闷，都属气分之郁也。两番大便，胸次稍舒，而未为全爽，此岂有形之滞？乃气郁必热，陈腐粘凝胶聚，故脘腹热气下注，隐然微痛。法当用仲景栀子豉汤，解其陈腐郁热。暮卧另进白金丸一钱。盖热必生痰，气阻痰滞。一汤一丸，以有形无形之各异也。

黑山栀　香豉　郁金　杏仁　桃仁　瓜蒌皮　降香

另付白金丸五钱。

孙　寒热由四末以扰胃，非药从口入以扰胃，邪热、津液互胶成痰，气不展舒，阻痹脘中。治法不但攻病，前议停药，欲谬药气尽，病自退避三舍耳。

人参　川连盐水炒　枳实　半夏　郁金　石菖蒲

热邪里结

某　脉不清，神烦倦，中痞恶心，乃热邪里结。进泻心法。

炒半夏　黄芩　黄连　干姜　枳实　杏仁

刘　热气痞结，非因食滞，胃汁消烁，舌干便难。苦辛开气，酸苦泄热，是治法矣。

川连　生姜　人参　枳实　橘红　乌梅　生白芍

气闭化热

顾　气闭久则气结，不饥，不食，不大便。

川贝母　白蔻仁　郁金　杏仁　金银花　绿豆壳

又　气结必化热，乃无形之病，故徒补无益。

鲜省头草　川斛　甜杏仁　川贝母　麻仁

何三七　烦劳之人，卫气少固，雾露雨湿，伤其流行清肃，疮痍外涸，脘胁反痹。乃经脉为病，无关腑脏。

钩藤　生白蒺　郁金　白蔻仁　桑叶　橘红

又　气窒热郁，仍治上可以通痹。

杏仁　郁金　香附　瓜蒌皮　黑山栀　苏梗

热邪入厥阴

周　寒热，呕吐蛔虫，自利，是暑湿热外因。因嗔怒动肝，邪气入于厥阴，胸满，腹胀，消渴。议以开痞方法。泻心汤去参、甘，加枳实、白芍。

伊　因惊而得，邪遂入肝，故厥后热，神识昏狂。视得面青舌白，微呕渴饮，胸次按之而痛。此属痞结，乃在里之症。宗仲景以泻心汤为法。

川连　半夏　干姜　黄芩　人参　枳实

暑湿伏邪夹食

尤　面垢油亮，目眦黄，头胀如束，胸脘痞闷。此暑湿热气内伏，因劳倦，正气泄越而发。既非暴受风寒，发散取汗，徒伤阳气。按脉形濡涩，岂是表症？凡伤寒必究六经，伏气须明三焦。论症参脉，壮年已非有余之质。当以劳倦伤，伏邪例诊治。

滑石　黄芩　厚朴　醋炒半夏　杏仁　蔻仁　竹叶

又　胸痞自利，状如结胸。夫食滞在胃，而胸中清气悉为湿浊阻遏，与食滞两途。此清解三焦却邪汤药，兼进保和丸消导。

淡黄芩　川连　淡干姜　厚朴　醋炒半夏　郁金　白蔻仁　滑石

送保和丸三钱。

暑邪阻气

谈氏　胸痞不饥，热不止，舌白而渴，此暑邪未尽，仍清气分。

鲜竹茹　淡黄芩　知母　橘红盐水炒　滑石　桔梗　枳壳汁

郁金汁

某四一　恶寒、泄泻悉减，胸脘仍闷。余暑未尽，胃气未苏故耳。

大麦仁四钱　佩兰叶三钱　新会皮一钱　半夏曲炒，一钱半　金斛一钱半　茯苓三钱

湿热伤胃

刘　湿热，非苦辛寒不解。体丰阳气不足，论体攻病为是。胸中痞闷不食，议治在胃。

川连　炒半夏　人参　枳实　姜汁　茯苓　橘红

湿阻气分

邱　脉濡而缓，不饥不食。时令之湿与水谷相并，气阻不行，欲作痞结。但体质阳微，开泄宜轻。

炒半夏　茯苓　杏仁　郁金　橘红　白蔻仁

某三六　舌白脘痛，呕恶腹鸣。此湿阻气分，胃痹成痛，是不通之象。

炒半夏三钱　高良姜一钱　广藿香一钱　橘红一钱　乌药一钱　香附一钱半

中阳不运

沈二四　精气内损，是皆脏病。萸、地甘酸，未为背谬。缘清阳先伤于上，柔阴之药反碍阳气之旋运，食减中痞，显然明白。病人食姜稍舒者，得辛以助阳之用也。至于黄芪、麦冬、枣仁，更蒙上焦，斯为背谬极。议辛甘理阳可效。

桂枝汤去芍，加茯苓。

汪　脉沉，中脘不爽，肢冷。

人参七分　淡干姜一钱　炒半夏一钱半　川熟附七分　茯苓三钱　草果仁八分

朱妪　目垂，气短，脘痞不食。太阴脾阳不运，气滞痰阻。拟用大半夏汤。

人参　炒半夏　茯苓　伽楠香汁

又　脉微，有歇无神，倦欲寐。服大半夏汤，脘痛不安，不耐辛通，营液大虚。春节在迩，恐防衰脱。

人参　炒麦冬　北五味

某　舌白脘闷，中焦阳气不宣。

半夏　草果　厚朴　广皮　茯苓　藿香梗

胃　寒

张五二　胃寒涌涎，中痞。

泡淡吴萸　干姜　茯苓　半夏　橘红　川楝子

胸次清阳不运

平　酒客脾胃阳微，下午阴气渐漫，脘中微痛，不饥。服苦降重坠辛燥，愈加不适者，清阳再受伤触也。宗仲景圣训，以转旋胸次之阳为法。

苓桂术甘汤。

肺气不降胸脘痹阻

某　气阻脘痹，饮下作痛，当开上焦。

枇杷叶　大杏仁　苏子　降香汁　白蔻仁　橘红

张　脉涩，脘痞不饥。口干有痰，当清理上焦。

枇杷叶　杏仁　山栀　香豆豉　郁金　瓜蒌皮

加姜汁炒竹茹。

陈三四　食进颇逸，而胸中未觉清旷。宜辛润以理气分，勿以燥药伤阴。

枇杷叶　大杏仁　橘红　黑山栀　香豉　郁金　瓜蒌皮

晨服，五剂后接服桑麻丸。

杨　疟母用针，是泄肝胆结邪。瘦人疟热伤阴，梦遗，五心烦热，亦近理有诸。继患脘膈痞闷，不饥食减，大便不爽，乃气滞于上，与前病两歧，焉得用滋阴凝滞之药？思必病后饮食无忌，中焦清浊不和所致。

杏仁　土栝蒌　桔梗　半夏　黑山栀　枳实　香附汁

俞女　脘痹身热，当开气分。

杏仁　瓜蒌皮　枇杷叶　广皮　枳壳汁　桔梗

寒热客邪互结

王四三　劳伤胃痛，明是阳伤，错认箭风，钓药敷贴，更服丸药。心下坚实，按之痛，舌白烦渴，二便涩少，喘急不得进食。从痞结论治。

生姜汁　生淡干姜　泡淡黄芩　枳实　姜汁炒川连　半夏

案中六淫外侵，用仲景泻心汤。脾胃内伤，用仲景苓姜桂甘法。即遵古贤治痞之以苦为泄，辛甘为散二法。其于邪伤津液者，用苦辛开泄，而必资酸味以助之。于上焦不舒者，既有枳、桔、杏、蒌开降，而又用栀、豉除热化腐，疏畅清阳之气，是又从古人有形至无形论内化出妙用。若所用保和化食，白金驱痰，附姜暖中，参苓养胃，生脉敛液，总在临症视其阴阳虚实，灵机应变耳。

姚亦陶

噎膈反胃

阳结于上阴衰于下关格

吴　脉小涩，脘中隐痛，呕恶吞酸，舌绛，不多饮。此高年阳气结于上，阴液衰于下，为关格之渐。当开痞通阳议治。

川连　人参　姜汁　半夏　枳实汁　竹沥

卢　阴阳逆乱，已成关格。议用附子泻心汤，为上热下寒主治。

徐七八　老人食入，涎涌吐痰，略能咽粥，二便艰少。是阳不转旋上结，阴枯于下便难，极难调治。勿用腥油膻味。脉弦大而搏，议妙香丸。

又　妙香丸仍服，每五日服大半夏汤。

毛　老年形消，不食不便，气冲涌涎，乃关格之症。议用进退黄连汤。

川连　淡干姜　半夏　姜汁　人参　茯苓　附子　生白芍

濮七十　七旬有年，纳食脘胀，大便干涩，并不渴饮。痰气凝遏阻阳，久延关格最怕。

川连　枇杷叶　半夏　姜汁　杏仁　枳壳

杜六四　老人积劳久虚，因渴饮冷，再伤胃阳，洞泄复加呕吐，不受汤饮食物。上不得入，下不得出，此为关格，难治。

人参　半夏　川连　淡干姜

某　清阳日结，腹窄不能纳谷，阴液渐涸，肠失润，大便难。

桂枝　川连　半夏　姜汁　杏仁　茯苓

毕五四　夏间诊视，曾说难愈之疴，然此病乃积劳伤阳，年岁未老，精神已竭，古称噎膈反胃，都因阴枯而阳结也。秋分后复诊，两脉生气日索，交早咽燥，昼日溺少。五液告涸，难任刚燥阳药，是病谅非医药能愈。

大半夏汤加黄连、姜汁。

某　脉寸口搏大，按之则涩，形瘦气逆，上不纳食，下不通便。老年积劳内伤，阳结不行，致脘闭阴枯，腑乏津营，必二便交阻，病名关格，为难治。

人参　枳实　川连　生干姜　半夏　茯苓

肝阴胃汁枯

苏五四　向来翻胃，原可撑持。秋季骤加惊忧，厥阳陡升莫制，遂废食不便，消渴不已。如心热，呕吐涎沫，五味中喜食酸甘，肝阴胃汁，枯槁殆尽，难任燥药通关。胃属阳土，宜凉宜润；肝为刚脏，宜柔宜和。酸甘两济其阴。

乌梅肉　人参　鲜生地　阿胶　麦冬汁　生白芍

某　阳明汁干成膈。

梨汁　柿霜　玉竹　天冬　麦冬　甜杏仁　川贝　生白芍　三角胡麻

烦劳阳亢肺胃津液枯

王五三　老年血气渐衰,必得数日大便通爽,然后脘中纳食无阻。此胃汁渐枯,已少胃气下行之旨,噎症萌矣。病乃操持太过,身中三阳燔燥烁津所致,故药饵未能全功。议用丹溪法。

麦冬汁　鲜生地汁　柏子仁汁　甜杏仁汁　黑芝麻汁　苏子汁　松子仁浆

水浸布纸,绞汁滤清,炖自然膏。

马六十　劳心劳力经营,向老自衰,平日服饵桂附生姜三十年,病食噎不下膈吐出。此在上焦之气不化,津液不注于下,初病大便艰涩。按经云:味过辛热,肝阳有余。肺津胃液皆夺,为上燥。仿嘉言清燥法。

麦冬　麻仁　鲜生地　甜水梨　桑叶　石膏　生甘草

液亏气滞

某　脉涩左大,食入为噎,是属液亏。先宜理气,后用润剂。

半夏　云茯苓　枇杷叶　枳实　竹沥

肺胃气不降

程　舌黄微渴,痰多咳逆,食下欲噎,病在肺胃。高年姑以轻剂清降。

鲜枇杷叶　杏仁　郁金　瓜蒌皮　山栀　淡香豉

肝郁气逆

沈 格拒食物,涎沫逆气自左上升,此老年悒郁所致。必使腑通浊泄,仅可延年。议两通阳明厥阴之法。

半夏 苦杏仁 茯苓 橘红 竹沥 姜汁

酒热郁伤肺胃

俞 酒热郁伤,脘中食阻而痛。治以苦、辛、寒。

小川连 半夏 香豉 枳实 茯苓 姜汁

又 苦辛化燥,噎阻不舒,而大便不爽。治手太阴。

鲜枇杷叶 紫菀 苏子 杏仁 桃仁 郁金

忧郁痰阻

某 忧思郁结,凝痰阻碍,已属噎塞之象。当怡情善调。

炒半夏一钱半 茯苓五钱 秫米三钱 枳实一钱,炒 姜汁三小匙,冲

杨四七 脉眩而小涩,食入脘痛格拒,必吐清涎,然后再纳。视色苍,眼筋红黄,昔肥今瘦。云是郁怒之伤,少火皆变壮火。气滞痰聚日壅,清阳莫展,脘管窄隘,不能食物,噎膈渐至矣。法当苦以降之,辛以通之,佐以利痰清膈。莫以豆蔻、沉香劫津可也。

川黄连 杏仁 桔梗 土瓜蒌皮 半夏 橘红 竹沥 姜汁

胃阳虚

朱五二 未老形衰,纳谷最少,久有心下忽痛,略进汤饮不安。近来常吐清水,是胃阳日薄,噎膈须防。议用大半夏汤补腑为宜。

人参 半夏 茯苓 白香粳米 姜汁

河水煎。

白五六 少食颇安,过饱不肯下,间有冷腻涎沫涌吐而出。此有年胃阳久馁,最多噎膈反胃之虑。饮以热酒,脘中似乎快爽,显

然阳微欲结。所幸二便仍通，浊尚下泄，犹可望安。

熟半夏姜水炒，二两　茯苓二两　生益智仁一两　丁香皮五钱　新会皮一两　淡干姜一两

右药净末分量，用香淡豆豉一两洗净，煎汁法丸，淡姜汤服三钱。

吕六十　劳倦饥饱，皆伤胃阳。年及花甲，最虑噎膈翻胃。此面饭酒肉重浊之物，与病不合。

半夏　姜汁　香豉　土瓜蒌皮　杏仁　橘红

冯六七　有年阳微，酒湿厚味酿痰阻气，遂令胃失下行为顺之旨。脘窄不能纳物，二便如昔，病在上中。议以苦降辛通，佐以养胃，用大半夏汤。

半夏　人参　茯苓　姜汁　川连　枳实

又　胃属腑阳，以通为补。见症脘中窒塞，纳食不易过膈。肤浅见识，以白豆蔻、木香、沉香、麝，冀获速功。不知老人日衰，愈投泄气，斯冲和再无复振之理。故云歧子九法，后贤立辨其非。夏季宜用外台茯苓饮加菖蒲，佐以竹沥、姜汁，辛滑可矣。

顾四十　脉濡缓无力，中年胸胁时痛，继以早食晚吐，此属反胃。乃胃中无阳，浊阴腐壅。议仿仲景阳明辛热宣通例。

吴萸　半夏　荜拨　淡干姜　茯苓

又　辛热开浊，吐减。行走劳力，即吐痰水食物，阳气伤也。用吴萸理中汤。

尤　脉缓，右关弦，知饥恶食，食入即吐，肢浮，便溏溺少，不渴饮。此胃阳衰微，开合之机已废。老年噎膈反胃，乃大症也。

人参　茯苓　淡附子　淡干姜　炒粳米　姜汁

又　通胃阳法服。腑病原无所补，只以老年积劳伤阳之质，所服之剂，开肺即是泄气。芩、连苦寒劫阳，姜汁与干姜、附子并用，三焦之阳皆通耳。若枳、朴仍是泄气，与前义悖矣。

人参　茯苓　淡附子　淡干姜

刘五四　脉左小弦，右濡涩。五旬又四，阴阳日衰。劳烦奔走，

阳愈伤，致清气欲结，食入脘痛，痰涎涌逆，皆噎膈反胃见症。其饮酒愈甚，由正气先馁，非酒能致病。

川连　枳实汁　茯苓　半夏　广皮白　黑山栀　姜汁　竹沥

包六十　胸脘痞闷，嗳逆，三四日必呕吐粘腻或黄绿水液，此属反胃。六旬有年，是亦重病。

川连　半夏　枳实　郁金　竹茹　姜汁

阳虚阴浊凝滞

陆　脉沉微，阳气大伤，阴浊僭踞，旦食不能暮食，周身掣痛，背胀，病状著难愈之症。

人参　附子　干姜　茯苓　泽泻

姚六二　腑阳不通降，浊壅为反胃，累遭病反，老年难以恢复。自能潜心安养，望其悠久而已，药不能愈是病矣。

人参　附子　干姜　公丁香

姜汁和丸。

阳衰脘痹血瘀

某　积劳有年，阳气渐衰，浊凝瘀阻，脘中常痛，怕成噎膈便塞之症。

桃仁　红花　延胡　川楝子　半夏　橘红　郁金汁　瓜蒌皮

李　两关脉缓涩，食入气阻，吐涎稍通。前已吐过瘀浊胶粘。此皆久积劳倦，阳气不主旋运，为噎膈反胃之症。此病最多反复，必须身心安逸，方可却病，徒药无益耳。

半夏　姜汁　桃仁　韭白汁　香豉　瓜蒌皮　郁金

某　胃痛，得瘀血去而减，两三年宿病复起，食进痞闷，怕其清阳结而成膈。大意益气佐通，仍兼血络为治。

人参　半夏　茯苓　新会皮　木香　生益智　当归　桃仁

水法丸，服三钱。

张三三　早食暮吐，大便不爽，病在中下。初因劳伤胃痛，痰瘀有形之阻。

半夏　枳实　制大黄　桃仁　韭白汁

经云：三阳结谓之膈。又云：一阳发病，其传为膈。仲景云：朝食暮吐，暮食朝吐，宿谷不化，名曰反胃。丹溪谓：噎膈反胃，名虽不同，病出一体，多因气血两虚而成。然历观噎膈、反胃之因，实有不同。大抵饮食之际，气急阻塞，饮食原可下咽，如有物梗塞之状者，名曰噎。心下格拒，饥不能食，或直到喉间，不能下咽者，名曰膈。食下良久复出，或隔宿吐出者，名曰反胃。夫噎膈一症，多因喜、怒、悲、忧、恐五志过极，或纵情嗜欲，或恣意酒食，以致阳气内结，阴血内枯而成。治宜调养心脾，以舒结气，填精益血，以滋枯燥。夫反胃乃胃中无阳，不能容受食物，命门火衰，不能薰蒸脾土，以致饮食入胃，不能运化，而为朝食暮吐，暮食朝吐。治宜益火之源，以消阴翳，补土通阳，以温脾胃。故先生于噎膈反胃，各为立法以治之。其阳结于上，阴亏于下，而为噎膈者，用通阳开痞，通补胃腑，以及进退黄连、附子泻心诸法，上热下寒为治。其肝阴胃汁枯槁，及烦劳阳亢，肺胃津液枯而成噎膈者，用酸甘济阴，及润燥清燥为主。其液亏气滞，及阳衰血瘀而成噎膈者，用理气逐瘀，兼通血络为主。其胃阳虚而为噎膈反胃，及忧郁痰阻而成者，用通补胃腑，辛热开浊，以及苦降辛通，佐以利痰清膈为主。其肝郁气逆而为噎膈者，两通厥阴阳明为治。其酒热郁伤肺胃，气不降而为噎膈者，用轻剂清降，及苦辛寒开肺为主。而先生于噎膈反胃治法，可谓无遗蕴矣。张景岳云：治噎膈大法，当以脾肾为主。其理甚通，当宗之。又有饮膈、热膈，及忧、气、恚、食、寒之膈，其主治各载本门，兹不复赘。

邹滋九

是证每因血枯气衰致此，凡香燥消涩之药，久在禁内。案中虽有一二仿用辛热，而亦必谛审其为阳微浊踞者。其余或苦辛泄滞而兼润养，或酸化液而直滋清，或郁闷于气分而推扬谷气，或劳伤于血分而宣通瘀浊，总以调化机关，和润血脉为主。阳气结于上，阴液衰于下二语,实为证之确切论也。

姚亦陶

噫 嗳

胃虚客气上逆

王二二　初用辛通见效,多服不应。想雨湿泛潮,都是浊阴上加,致胃阳更困。仿仲景胃中虚,客气上逆,噫气不除例。

人参　旋覆花　代赭石　半夏　茯苓　干姜

某　味淡,呕恶嗳气,胃虚浊逆。

白旋覆花　钉头代赭　炒黄半夏　姜汁　人参　茯苓

汪三十　壮年饮酒聚湿,脾阳受伤已久。积劳饥饱,亦令伤阳,遂食入反出,噫气不爽。隔拒在乎中焦,总以温通镇逆为例。

白旋覆花　钉头代赭　茯苓　半夏　淡附子　淡干姜

脾肺郁

徐　噫气不爽,食后甚。

杏仁　半夏曲　橘红　厚朴　郁金　桔梗

胃阳虚

陈二十　多噎,胸膈不爽,胃阳弱,宜薄味。

生白术　茯苓　新会皮　半夏曲　益智仁　厚朴　生姜

脾胃不和

某　嗳气,腹微痛,脾胃未和。

人参　焦白芍　茯苓　炙甘草

《内经》止有噫字,而无嗳字,故经云:五气所病,心为噫。又云:寒气客于胃,厥逆从下上散,复出于胃,故为噫。夫噫嗳一症,或伤寒病后,及大病后,多有此症。盖以汗、吐、下后,大邪虽解,胃气弱而不和，三焦因之失职，故清无所归而不升，浊无所纳而不降，是以邪气留连，嗳酸作饱，胸膈不爽，而为心下痞硬，噫气不除，乃胃阳虚而为阴所格阻。阳足则充周流动，不足则胶固格阻矣。仲景立旋覆代赭汤，用人参、甘草养正补虚，姜、枣以和脾养胃，所以安定中州者至矣。更以旋覆花之力，旋转于上，使阴中格阻之阳，升而上达。又用代赭石之重镇坠于下，使恋阳留滞之阴，降而下达。然后参、甘、大枣，可施其补虚之功，而生姜、半夏，可奏其开痞之效。而前贤治噫嗳一症，无出仲景上矣。故先生于胃虚客气上逆，及胃阳虚脾胃不和，肺气不降而为噫嗳者，每宗仲景法加减出入，或加杏仁、桔梗以开肺，智仁、朴、术以散满，甘草、白芍以和胃，靡不应手取愈，可谓得仲景心法矣。

邹时乘

呕　吐

肝犯胃

高四四　咽阻，吞酸痞胀，食入呕吐，此肝阳犯胃。用苦辛泄降。

吴萸　川连　川楝子　杏仁　茯苓　半夏　厚朴

钱三七　脉细，右坚大，向有气冲，长夏土旺，呕吐不纳食，头胀脘痹，无非厥阳上冒。议用苦辛降逆，一酸苦泄热。不加嗔怒，胃和可愈。

川连　半夏　姜汁　川楝子皮　乌梅　广皮白

金四三　脉细小而弦，风木乘土，当春势张。食和不变，呕吐，得小便通少缓。治以通阳。

炮附子　人参　半夏　吴萸　淡姜　茯苓

又　脉右弦涩，阳微阴凝，食入则吐，胃痛胀甚。半月前用药得效后，反大便欲解不通，腑阳不利，浊乃上攻。先用玉壶丹七分，四服。

蒋三二　脉沉，食入呕吐，忌冷滞食物。

吴萸　半夏　姜汁　茯苓　公丁香柄　广皮白

顾　脉濡弱，左胁下久有聚气，纳食酿积于胃脘之中，两三日呕噫吞酸，积物上涌吐出。此皆怫怒动肝，肝木犯胃，胃中阳伤，不能传及小肠，遂变化失司，每七八日始一更衣，为胃气不主下行故也。法当温胃阳，制肝逆。宿病纠缠，恐多反复。

淡附子　淡干姜　姜汁　生白芍　淡吴萸　白粳米

朱　胃中不和，食入呕吐。怒动而病，必先制肝。温胆合左金为宜，去甘草、茯苓，加姜汁。

某　气自左升，腹中膨满，呕吐涎沫黄水，暴咳不已。是肝气逆乘，过胃犯肺。当制肝和胃。

安蛔丸。

某　呕黑绿苦水，显属下焦浊邪犯胃。

人参　川椒　乌梅　茯苓　紫石英　桑螵蛸

沈　食过逾时，漾漾涌涎欲吐，诊脉濡涩，以胃虚肝乘。宗仲景旋覆代赭法。

旋覆花　代赭石　人参　半夏　茯苓　广皮

王四五　肝病犯胃呕逆，口吐清涎，头晕，乳房痛，肢麻痹。

人参二两　茯苓二两　桂枝木七钱，生　川楝子一两，蒸　川连盐水炒，七钱　乌梅一两半　当归一两半　生白芍一两半

某　冷湿伤胃，肝木上侮，冲气欲呕，腹痛。

淡吴萸　厚朴　草蔻　藿香梗　木瓜　茯苓

毛妪　因惊，肝气上犯，冲逆，呕吐涎。阳升至巅为头痛，脉右弱左弦，当从厥阴阳明治。

人参　川连　茯苓　川楝　川椒　乌梅　干姜　生白芍

某　脉弦虚，食已漾漾欲吐，咽阻，中痞有痰。

人参　吴萸　茯苓　半夏　广皮　姜汁

陆　鼻明，汤水下咽呕吐，右脉小欲歇。明是劳伤，肝乘胃反。

小半夏汤加檀香泥、炒白粳米。

颜氏　干呕胁痛，因恼怒而病。是厥阴侵侮阳明，脉虚不食。当与通补。

大半夏汤加姜汁、桂枝、南枣。

某　肥腻滞胃，肝木始得再乘土位，致气逆上壅呕出。久病至节反剧，最属不宜，总是调摄未尽善，奈何？暂与降逆平肝安胃一法。

降香　苏子　旋覆花　茯苓　半夏　广皮　韭汁

范　胁痛入脘，呕吐黄浊水液。因惊动肝，肝风振起犯胃。平昔液衰，难用刚燥。议养胃汁，以熄风方。

人参　炒半夏　炒麦冬　茯神　广皮白　炒香白粳米

又　六味去萸换芍，加麦冬、阿胶、秋石。

唐氏　动气肝逆，痰性凝寒滞胃，卒然大痛呕涎，乃逆滞上攻也。治肝厥以通例。

炒黑川椒　乌梅肉　生干姜　川桂枝木　人参　白芍

某　积劳伤阳，先已脘痛引背，昨频吐微眩，脉弱汗出。胃中已虚，肝木来乘，防有呃忒吐蛔。仿仲景食入则呕者，吴茱萸汤主之。

吴萸　半夏　茯苓　姜汁　粳米

王二四　早上水饮米粥，至晚吐出不化，知浊阴酉戌升逆，瘕形痛而渐大，丸药吐出不化，胃阳乏极矣。两进平肝理气不效，法当辛热开浊。

吴萸　熟附子　良姜　川楝子　茯苓　草果

某　肝风犯胃，呕逆眩晕。苦降酸泄和阳，佐微辛以通胃。

川连　黄芩　乌梅　白芍　半夏　姜汁

李　厥吐，腹痛，气冲。

安胃丸。

王　胃虚少谷，肝来乘克，呕吐不能受纳，盖脏厥象也。

人参　川连　附子　黄芩　干姜　枳实

张氏　勉强攻胎，气血受伤而为寒热，经脉乏气而为身痛，乃奇经冲任受病，而阳维脉不用事也。《内经》以阳维为病苦寒热。维者，一身之刚维也。既非外感，羌、苏、柴、葛，三阳互发，世无是病。又芩、栀、枳、朴之属，辛散继以苦寒，未能中病。胃口屡伤，致汤饮皆哕出无余，大便不通，已经半月。其吐出形色青绿涎沫，显然肝风大动，将胃口翻空，而肠中污水，得风翔如浪决，东西荡漾矣。熄风镇胃，固是定理，但危笃若此，明理以邀天眷耳。

淮小麦百粒　火麻仁一钱　阿胶二钱　生地二钱　秋石拌人参一钱　南枣肉一钱

陈氏　未病先有耳鸣眩晕，恰值二之气交，是冬藏根蒂未固，春升之气泄越，无以制伏。更属产后精气未复，又自乳耗血，血去液亏，真阴日损，阳气不交于阴，变化内风，上巅犯窍，冲逆肆横，胃掀吐食，攻肠为泻，袭走脉络，肌肉皆肿。譬如诸门户尽撤，遂致暴风飘漾之状。医者辛散苦降重坠，不但病未曾理，致阳更泄，阴愈涸。烦则震，动即厥，由二气不能自主之义。阅王先生安胃一法，最为卓识。所参拙见，按以两脉，右手涩弱，虚象昭然。左脉空大，按之不实，亦非肝气肝火有余，皆因气味过辛散越，致二气造偏。兹以病因大旨，兼以经义酌方。

人参　茯苓　半夏　白芍　煨姜　炒粳米

厥阴浊逆

周　痛从少腹上冲，为呕为胀，是厥阴秽浊致患。

韭白根　淡吴萸　小茴香　桂枝木　两头尖　茯苓

又　炒橘核　炙山甲末　韭白　归尾　川楝子　延胡索　小茴香

徐四六　气冲偏左，厥逆欲呕，呕尽方适。伏饮在于肝络，辛以通之。

吴萸泡淡，八分　半夏三钱　茯苓块三钱　淡干姜一钱　代赭石三钱　旋覆花二钱

某　脉搏，肢冷，呕逆，下痢白积，生冷水寒郁生阳，气上塞胸

大痛，乃厥阴浊邪上攻。

吴萸　丁香　藿香　川楝子　木香　广皮　茯苓

胃阳虚浊阴上逆

褚二二　清涎上涌，食物吐出，乃饥饱伤及胃中之阳。禁鲜荤冷滑，经年可安。

半夏　厚朴　生益智　姜汁　生白术　茯苓

宋三四　阳微不运，水谷悍气聚湿，致食入即呕，周身牵掣不和，乃阳明之脉不用事也。久延恐致肿胀。

苓姜术桂汤加厚朴、椒目。

陆十七　食已即吐，病在胃也。用辛以通阳，苦以清降。

半夏　川连　厚朴　茯苓　姜汁

曹四七　早食颇受，晚食必胃痛呕吐。阳气日微，浊阴聚则有形，夜痛至晓，阴邪用事乃剧。

半夏　姜汁　淡干姜　秦椒　厚朴　茯苓

王　诊脉右濡左弦，舌白不饥，瘀血上吐下泻。胃阳大伤，药饵下咽则涌。前医用大半夏汤不应，询知所吐皆系酸水痰沫，议以理阳方法。

人参　茯苓　川椒　干姜

潘十八　食后吐出水液及不化米粒，二便自通，并不渴饮，五年不愈。宜理胃阳，用仲景法。

熟附子　半夏　姜汁　白粳米

又　泄浊阴，劫水饮，以安胃阳。服四日，腹胀、吐水已减，知阳腑之阳，非通不阖。再宗仲景法。

真武汤加人参。

范　脉虚无神，闻谷干呕，汗出振寒。此胃阳大虚，不必因寒热而攻邪。

人参　茯苓　炒半夏　姜汁　乌梅　陈皮

又　脉微细小，胃阳大衰。以理中兼摄其下。

人参　淡熟附子　茯苓　炒白粳米　炒黄淡干姜

又　人参　茯苓　干姜　煨益智仁　广皮　生白芍

金　参药不受，皆浊阴在上，阻塞气机，几无法矣。勉与白通汤加人尿、猪胆汁，急进以通阳泄浊。

附子　生淡姜　葱白五寸　人尿　猪胆汁

沈二九　吹笛震动元海病，治宜填实下焦。但呛食吐出，又便溏不实，中无砥柱，阴药下未受益，中再受伤矣。仿补益中宫，仍佐镇逆一法。

人参　焦术　炒焦半夏　茯苓　旋覆花　代赭石

吴　寒热邪气扰中，胃阳大伤。酸浊上涌吐出，脘痛如刺，无非阳衰，阴浊上僭，致胃气不得下行。高年下元衰惫，必得釜底暖蒸，中宫得以流通。拟用仲景附子泻心汤，通阳之中，原可泄热开导，煎药按法用之。

人参一钱半　熟附子一钱半　淡干姜一钱

三味另煎汁。

川连六分　炒半夏一钱半　枳实一钱　茯苓三钱

后四味，用水一盏，滚水一杯，煎三十沸，和入前三味药汁服。

江　脉弦迟，汤水不下膈，呕吐涎沫。此阳结，饮邪阻气。议以辛热通阳，反佐苦寒利膈，用泻心法。

人参　附子　干姜

先煎一杯，入姜汁四分。

川连　黄芩　半夏　枳实

滚水煎，和入前药服。

孙十四　食物随入即吐，并不渴饮。当年以苦辛得效，三载不发。今心下常痛如辣，大便六七日始通。议通膈上，用生姜泻心汤。

生姜汁四分，调　川连六分，炒　黄芩二钱，泡十次　熟半夏三钱，炒　枳实一钱　人参五分，同煎

又　问或不吐食物，腹中腰膂似乎气坠。自长夏起，心痛头

重，至今未减。思夏热必兼湿，在里水谷之湿，与外来之热相洽，结聚饮邪矣，当缓攻之。议用控涎丹五分，间日一用。

某五二　诊脉左弦右弱，食粥脘中有声，气冲涌吐。此肝木乘胃，生阳已薄，皆情怀不适所致。

大半夏汤。

中阳虚

某　中焦火衰，食下不运，作酸呕出。

炒黄干姜一钱　川椒炒，三分　半夏一钱，炒　茯苓块三钱　炒饴糖四钱

黄氏　《灵枢经》云：中气不足，溲便为变。是崩淋、泄泻，皆脾胃欲败之现症。今汤水下咽，少顷倾囊涌出，岂非胃阳无有，失司纳物乎？奈何业医者中怀疑惑，但图疲药，待其自安，怕遭毁谤耳。此症一投柔药，浊升填塞，必致胀满。仲景于阳明满实，致慎攻下者，恐以太阴之胀误治耳。今舌微红，微渴，皆是津液不肯升扬，脾弱不主散精四布。世岂有面色如白纸，尚不以阳气为首重也耶？

人参　熟于术　炙甘草　炮姜　茯神　南枣

张　呕吐，胀闷，虚中气滞。

人参　茯苓　砂仁

某氏　脉微肢冷，呕吐清水，食不下化，带下，脊髀痠软。阳气素虚，产后奇脉不固。急扶其阳，用附子理中汤。

附子　人参　生白术　炮姜　炙草

又　暖胃阳以劫水湿，带下自缓。

照前方加葫芦巴。

又　脉象稍和，已得理中之效。议用养营法。

养营去远志、黄芪、五味，即作丸方。

胃阳虚邪伏不食

蔡妪　凡论病，先论体质、形色、脉象，以病乃外加于身也。夫肌肉柔白属气虚，外似丰溢，里真大怯，盖阳虚之体，为多湿多痰。肌疏汗淋，唇舌俱白，干呕胸痞，烦渴引饮。由乎脾胃之阳伤触，邪得僭踞于中，留蓄不解，正衰邪炽。试以脉之短涩无神论之，阳衰邪伏显然。况寒凉不能攻热清邪，便是伤及胃阳之药。今杳不纳谷，大便渐稀，若不急和胃气，无成法可遵，所谓肥人之病，虑虚其阳。参拟一方，仍候明眼采择。

人参　半夏　生于术　枳实　茯苓　生姜

阳虚吸受秽浊气

吴三六　壮年形伟，脉小濡，恶闻秽气，食入呕哕。缘阳气微弱，浊阴类聚，口鼻受污浊异气，先入募原，募原是胃络分布，上逆而为呕吐。此病理标者，用芳香辟秽，扶正气治本，以温上通阳。

藿香　草果　公丁香　茯苓　厚朴　砂仁壳　广皮　荜拨

又　人参　茯苓　生益智　葫芦巴　煨木香　煨姜

呕伤胃中邪热劫津

孙　寒郁化热，营卫气窒，遂发疮痍。食入即吐，胃中热灼，当忌进腥油。先用加味温胆汤。

鲜竹茹一钱半　半夏一钱半　金石斛三钱　茯苓一钱半　广皮白一钱半　枳实一钱　姜汁一匙，调

吴　两番探吐，脘痛立止。气固宣畅，胃津未能无损。风木来乘，外冷里热。诊脉右大，并不搏指。当少少进谷以养胃，多嘻多下泄气，调和中焦为宜。

炒竹茹　半夏　川斛　橘红　黑山栀　香豉

肝肾虚冲脉气上逆

曹四三　少腹属肝，肝厥必犯阳明胃腑，故作痛呕。二年来病人已不知因何起病，医徒见病图治。想肝肾必自内伤为病，久则奇经诸脉交伤，经谓冲脉动，而诸脉交动也。议温通柔润剂，从下焦虚损主治。

淡苁蓉干一钱半　茯苓三钱　当归二钱　杞子二钱　炒沙苑一钱半　肉桂心五分

后加鹿角霜。

热邪内结

何　寒热呕吐，胸中格拒，喜暖饮，怕凉。平昔胃阳最虚，热邪内结，体虚邪实，最防痉厥。

人参　黄芩　炒半夏　姜汁　川连　枳实

某　舌赤浊呕，不寐不饥。阳邪上扰，治以苦辛，进泻心法。

淡黄芩　川连　炒半夏　枳实　姜汁

某　郁热阻饮痹呕，有年最虑噎膈。

半夏　金斛　姜汁　茯苓　杏仁　广皮白

暑秽内结

毛氏　旧有胃痛、脘痹、呕吐之病，秋前举发，已得小安。近痛呕复来，身体熇热。宿病未罢，而暑热秽气上窍侵入，三焦混淆，恐内闭变现痉厥。

川连　淡黄芩　半夏　姜汁　黑山栀　枳实汁

某　舌黄不渴饮，久嗽欲呕吐。前用金匮麦门冬汤养胃小效。自述背寒，口吐清痰。暑湿客邪未尽，虚体，当辅正醒脾却暑。

人参　茯苓　广皮　半夏　姜汁

肝火刑金

郭五八　知饥能纳，忽有气冲，涎沫上涌，脘中格拒，不堪容物。《内经》谓：肝病吐涎沫。丹溪云：上升之气，自肝而出。木火上凌，柔金受克，咳呛日加。治以养金制木，使土宫无戕贼之害；滋水制火，令金脏得清化之权。此皆老年积劳致伤，岂攻病可效？

苏子　麦冬　枇杷叶　杏仁　北沙参　桑叶　丹皮　降香　竹沥

曹四五　劳倦嗔怒，呕吐身热，得汗热解，而气急，不寐不饥，仍是气分未清。先以上焦主治，以肺主一身气化也。

杏仁　郁金　山栀　香豉　橘红　瓜蒌皮

呕吐症，《内经》与《金匮》论之详矣。乃后人但以胃火胃寒，痰食气滞立论，不思胃司纳食，主乎通降，其所以不降而上逆呕吐者，皆由于肝气冲逆，阻胃之降而然也。故《灵枢·经脉篇》云：足厥阴肝所生病者，胸满呕逆。况五行之生克，木动则必犯土，胃病治肝，不过隔一之治，此理浅近易明，人乃不能察。而好奇之辈，反夸隔二、隔三之治，岂不见笑于大方也哉！试观安胃丸、理中安蛔丸，所用椒、梅，及胃虚客气上逆之旋覆、代赭，此皆胃药乎？抑肝药乎？于此可省悟矣。今观先生之治法，以泄肝安胃为纲领，用药以苦辛为主，以酸佐之。如肝犯胃而胃阳不衰有火者，泄肝则用芩、连、楝之苦寒，如胃阳衰者，稍减苦寒，用苦辛酸热，此其大旨也。若肝阴胃汁皆虚，肝风扰胃呕吐者，则以柔剂滋液养胃，熄风镇逆。若胃阳虚，浊阴上逆者，用辛热通之，微佐苦降。若但中阳虚而肝木不甚亢者，专理胃阳，或稍佐椒、梅。若因呕伤，寒郁化热，劫灼胃津，则用温胆汤加减。若久呕延及肝肾皆虚，冲气上逆者，用温通柔润之补下焦主治。若热邪内结，则用泻心法。若肝火冲逆伤肺，则用养金制木，滋水制火。总之，治胃之法，全在温通，虚则必用人参，药味皆属和平。至于治肝之法，药味错杂，或寒热互用，或苦辛酸咸并投，盖因厥阴有相火内寄，治法不得不然耳。但观仲景乌梅丸法，概可知矣。案辑六十有余，大半皆由肝邪为患，非先生之卓识，安能畅发此理乎哉？

华岫云

吐　蛔

胃虚肝乘

王　厥阴吐蛔，寒热干呕，心胸格拒，舌黑，渴不欲饮，极重之症。

乌梅肉一钱半　桂枝木一钱　炒黑川椒四分　白芍一钱　小川连三分　黄芩一钱　生淡　干姜一钱

席　脉右歇，舌白渴饮，脘中痞热，多呕逆稠痰，曾吐蛔虫。此伏暑湿，皆伤气分，邪自里发，神欲昏冒，湿邪不运，自利粘痰。议进泻心法。

半夏泻心汤。

又　凡蛔虫上下出者，皆属厥阴乘犯阳明，内风入胃，呕吐痰涎浊沫，如仲景《厥阴篇》中先厥后热同例。试论寒热后全无汗解，谓至阴伏邪既深，焉能隔越诸经以达阳分？阅医药方，初用治肺胃，后用温胆茯苓饮，但和胃治痰，与深伏厥阴之邪未达。前进泻心汤，苦可去湿，辛以通痞，仍在上中。服后胸中稍舒，逾时稍寐，寐醒呕吐浊痰，有黄黑之形。大凡色带青黑，必系胃底肠中逆涌而出。老年冲脉既衰，所谓冲脉动，则诸脉皆逆。自述呕吐之时，周身牵引，直至足心，其阴阳跷维，不得自固，断断然矣。仲景于半表半里之邪，必用柴、芩。今上下格拒，当以桂枝黄连汤为法，参以厥阴引经为通里之使，俾冲得缓，继进通补阳明，此为治厥阴章旨。

淡干姜　桂枝　川椒　乌梅　川连　细辛　茯苓

又　肝郁不舒，理进苦辛，佐以酸味者，恐其过刚也。仿食谷则呕例。

人参　茯苓　吴萸　半夏　川连　乌梅

又 疟来得汗,阴分之邪已透阳经。第痰呕虽未减,青绿形色亦不至,最属可喜。舌心白苔未净,舌边渐红,而神倦困惫。清邪佐以辅正,一定成法。

人参 半夏 茯苓 枳实汁 干姜 川连

又 食入欲呕,心中温温液液,痰沫味咸,脊背上下引痛。肾虚水液上泛为涎,督脉不司约束。议用真武撤其水寒之逆。二服后接服:

人参 半夏 茯苓 桂枝 煨姜 南枣

又 别后寒热三次,较之前发减半。但身动言语,气冲涌痰吐逆,四肢常冷,寒热,汗出时四肢反热。此阳衰胃虚,阴浊上乘,以致清气无以转舒。议以胃中虚,客气上逆为噫气呕吐者,可与旋覆代赭汤,仍佐通阳以制饮逆,加白芍、附子。

又 镇逆方虽小效,究是强制之法。凡痰饮都是浊阴所化,阳气不振,势必再炽。仲景谓饮邪当以温药和之,前方劫胃水以苏阳,亦是此意。议用理中汤,减甘草之守,仍加姜、附以通阳,并入草果以醒脾。二服后接用:

人参 干姜 半夏 生白术 附子 生白芍

王 脉沉弦,腹痛呕吐,鼻煤舌绛,面带青晦色。夏秋伏暑发热,非冬月,乃误表禁食,胃气受伤,致肝木上干胃土,蛔虫上出,遂成重病,常有厥逆之虑。拟进泄肝和胃,得痛止呕缓,冀有转机。

川椒 川连 乌梅 干姜 人参 茯苓 生白芍 川楝子

程 大病后,胃气极伤,肝木乘土。蛔欲透膈,脘胁阵痛,是土衰木克。古人以狐惑虫厥,都以胃虚少谷为训。

安胃丸。人参、川椒、乌梅汤化送二钱。

周三一 两胁痛,尤甚于左,呕吐蛔虫,年前好食生米。此饥饱加以怒劳,胃土不和,肝木来犯。试观幼稚有食米麦泥炭者,皆里滞久聚,初从湿热郁蒸而得。宜和阳宣腑,辛窜通络,湿去热走,腑络自和。

川连 干姜 桂枝 金铃子 延胡 芦荟 白芍 枳实

乌梅丸服三钱。

李　身不壮热,二便颇通,已非风寒停滞之病。因惊动肝,厥气下泛,蛔虫上攻触痛,呕吐清涎。仲景云:蛔虫厥都多从惊恐得之。

人参安蛔法。

又　古人云:上升吐蛔,下降狐惑,皆胃虚少谷,肝胃厥气上干耳。既知胃中虚,客气上冲逆犯,斯镇逆安胃方,是遵古治法。

人参　代赭石　乌梅肉　川椒　川楝子　茯苓

又　人参　茯苓　炒当归　炒白芍　桂心　炙草　煨姜　南枣

又　忽然痛再发,诊脉微细。恰值立夏之交,正气不相接续,有复厥之虑。

人参　桂枝木　川楝子　炒川椒　生白芍　乌梅肉　川连　细辛

湿热结于厥阴

叶十七　热气上闭,耳聋身热,神识不清。当清心营肺卫。

竹叶心　飞滑石　连翘　川贝　石菖蒲根　生绿豆皮

又　暑湿热内蒸,吐蛔,口渴耳聋。

川连水炒,四分　半夏一钱半　枳实一钱　广皮白三钱　菖蒲一钱半　杏仁三钱

又　身热,三候不解,胸痞,入暮谵语,耳聋吐蛔。此热结厥阴,症势最险。

川连　黄芩　干姜　枳实　半夏　姜汁　茯苓　菖蒲

吐蛔本属肝胃症,因厥阴之邪上逆,蛔不能安,故从上而出也。今所辑方案,皆因客邪病而致吐蛔者,虽有泻心汤、桂枝黄连汤、安胃丸等,然皆不离乎仲景之乌梅丸法,以苦辛酸寒热并用为治,当与呕吐门同参。至于幼稚有吐蛔泻蛔,及诸虫之病,治标则有杀虫之方,治本则温补脾胃,或佐清疳热。前人各有成法,不必重赘。

华玉堂

不 食

胃阳虚

张 脉虚缓，不食不饥，形寒浮肿。

人参 生益智 广皮 半夏曲 茯苓 生白芍 煨姜

杨氏 胃伤恶食，络虚风动，浮肿。先与荷米煎。

人参 新会皮 檀香泥 炒粳米 炒荷叶蒂

胃阴虚

潘 不饥不食，假寐惊跳。心营热入，胃汁全亏。调摄十日可愈。

鲜生地 麦冬 知母 竹叶心 火麻仁 银花

王 热损胃汁，不欲食谷。

麦冬 蜜炒知母 地骨皮 川贝母 竹叶心 嘉定花粉 生甘草 甜梨皮

陆二一 时病后，脉弦而劲，知饥不纳。胃气未和，当静处调养。

鲜省头草 鲜莲子 茯神 大麦仁 川斛 炒知母

郑四三 脉濡无力，唇赤舌干，微眩，不饥不饱。此天暖气泄，而烦劳再伤阳气。夫卫外之阳，内应乎胃，胃既逆，则不纳不饥矣。

炒麦冬 木瓜 乌梅肉 川斛 大麦仁

上焦湿热阻气

某 风湿气痹，不饥。

杏仁 滑石 土蒌皮 连翘 橘红 郁金

翁二二 夏季温热上受，首先入肺，河间主三焦极是。今世医者，初用非发散即消食，散则耗气，消则劫胃，究竟热蕴未除，而胃汁与肺气皆索，故不饥不食不便，上脘似格似阻。酸浊之气，皆是热化。病延多日,苦寒难以骤进。先拟开提上焦气分。

苏子　杏仁　土瓜蒌皮　枇杷叶　黄芩　降香

有胃气则生,无胃气则死,此百病之大纲也。故诸病若能食者,势虽重而尚可挽救,不能食者,势虽轻而必致延剧。此理亦人所易晓也。然有当禁食与不当禁食之两途。如伤寒之邪传入阳明之腑,胃有燥热昏谵者,有干霍乱之上下不通,或正值吐泻之际,或痰痧未达于表,或瘟疫之邪客于募原,或疟邪交战之时,或初感六淫之邪,发热脘闷,邪气充塞弥漫,呕恶痞胀不饥,或伤食恶食等症,此虽禁其谷食可也。其余一切诸症不食者,当责之胃阳虚,胃阴虚,或湿热阻气,或命门火衰,其他散见诸门者甚多。要知此症,淡饮淡粥,人皆恶之,或辛或咸,人所喜也。或其人素好之物,亦可酌而投之,以醒胃气,惟酸腻甜浊不可进。至于案中治法,一览可尽,兹不重赘。

华玉堂

肠　痹

肺气不开降

张　食进脘中难下,大便气塞不爽,肠中收痛,此为肠痹。

大杏仁　枇杷叶　川郁金　土瓜蒌皮　山栀　香豉

夏二十　食下䐜胀,旬日得一更衣。肠胃皆腑,以通为用。丹溪每治肠痹,必开肺气,谓表里相应治法。

杏仁　紫菀　冬葵子　桑叶　土瓜蒌皮

又　肠痹开肺不效,用更衣丸三钱。

吴　身重不能转移,尻髀板着,必得抚摩少安,大便不通,小溲短少,不饥少饮。此时序湿邪,蒸郁化热,阻于气分,经腑气隧皆阻,病名湿痹。

木防己一钱　杏仁二钱　川桂枝一钱　石膏三钱,研　桑叶一钱　丹皮一钱

又 舌白,不渴不饥,大便经旬不解,皮肤麻痒,腹中鸣动。皆风湿化热,阻遏气分,诸经脉络皆闭。昔丹溪谓:肠痹宜开肺气以宣通。以气通则湿热自走,仿此论治。

杏仁 瓜蒌皮 郁金 枳壳汁 山栀 香豉 紫菀

沈二五 湿结在气,二阳之痹。丹溪每治在肺,肺气化则便自通。

紫菀 杏仁 枇杷叶 土瓜蒌皮 郁金 山栀皮 枳壳汁 桔梗汁

蒋三一 肺痹,鼻渊,胸满,目痛,便阻。用辛润自上宣下法。

紫菀 杏仁 瓜蒌皮 山栀 香豉 白蔻仁

董 高年疟后,内伤食物,腑气阻痹,浊攻腹痛,二便至今不通,诊脉右部弦搏,渴思冷饮。昔丹溪,大小肠气闭于下,每每开提肺窍。《内经》谓肺主一身气化。天气降,斯云雾清,而诸窍皆为通利。若必以消食辛温,恐胃口再伤,滋扰变症。圣人以真气不可破泄,老年当遵守。

紫蔻 杏仁 瓜蒌皮 郁金 山栀 香豉

又 舌赤咽干,阳明津衰,但痰多,不饥不食,小溲不爽,大便尚秘。仿古人以九窍不利,咸推胃中不和论治。

炒半夏 竹茹 枳实 花粉 橘红 姜汁

叶女 二便不通,此肠痹,当治在肺。

紫菀 杏仁 蒌皮 郁金 黑山栀 桔梗

又 威喜丸。

某 瘅疟肺病,未经清理,致热邪透入营中,遂有瘀血暴下。今诊舌白不渴,不能纳食,大便九日不通,乃气痹为结。宗丹溪上窍闭则下窍不出矣。

杏仁 枇杷叶 瓜蒌皮 川郁金 香豉 苡仁

又 用手太阴药,即思纳谷,阳明气痹无疑。

紫菀 杏仁 枇杷叶 瓜蒌皮 郁金 黑山栀

肠痹本与便闭同类,今另分一门者,欲人知腑病治脏,下病治上之法也。盖肠痹之便闭,较之燥屎坚结,欲便不通者稍缓,故先生但开降上焦肺气,上窍开泄,下窍自通矣。若燥屎坚闭,则有三承气、润肠丸、通幽汤及温脾汤之类主之。然余谓便闭之症,伤寒门中当急下之条无几,余皆感六淫之邪,病后而成者为多。斯时胃气未复,元气已虚,若遽用下药,于理难进,莫若外治之法为稳,用蜜煎导法。设不通爽,虚者间二三日再导。余见有渐导渐去燥粪五六枚,或七八枚,直至二旬以外第七次,导去六十余枚而愈者,此所谓下不嫌迟也,学者不可忽诸。

华玉堂

便　闭

大便闭郁热燥结

叶二十　阳气郁勃,腑失传导,纳食中痞,大便结燥。调理少进酒肉坚凝,以宣通肠胃中郁热可效。

川连　芦荟　莱菔子　炒山楂　广皮　川楝子　山栀　厚朴姜汁炒　青皮

又　热郁气阻,三焦通法。

杏仁　郁金　厚朴　广皮白　芦荟　川楝子

湿　火

李四九　诊脉如前,服咸苦入阴,大便仍秘涩。针刺一次,病无增减,可谓沉锢之疾。夫病著深远,平素饮酒厚味,酿湿聚热,渍筋烁骨。既已经年不拔,区区汤液,焉能通逐?议以大苦寒坚阴燥湿方法,参入酒醴引导,亦同气相求之至理。

黄柏　茅术　生大黄　干地龙　金毛狗脊　川连　萆薢　晚蚕沙　川山甲　汉防己　仙灵脾　海金沙　川独活　北细辛　油松节　白茄根

黄酒、烧酒各半,浸七日。

火腑不通

吴妪　脉右如昨，左略小动，肝风震动，里气大燥。更议镇重苦滑，以通火腑。逾六时，便通浊行，亦肝喜疏泄之一助。

更衣丸一钱五分。

湿热小肠痹

江　脾宜升则健，胃宜降则和。盖太阴之土，得阳始运；阳明阳土，得阴始安。以脾喜刚燥，胃喜柔润。仲景急下存津，治在胃也；东垣大升阳气，治在脾也。今能食不运，医家悉指脾弱是病。但诊脉较诸冬春盛大兼弦，据经论病，独大独小，斯为病脉。脾脏属阴，胃腑属阳，脉见弦大，非脏阴见病之象。久病少餐，犹勉强支撑，兼以大便窒塞，泄气不爽，坐谈片刻，嗳气频频，平素痔疮肠红，未向安适。此脉症，全是胃气不降，肠中不通，腑失传导变化之司。古人云：九窍不和，都属胃病。六腑为病，以通为补。经年调摄，不越参、术、桂、附，而毫乏应效，不必再进汤药。议仿丹溪小温中丸，服至七日，俾三阴三阳一周，再议治之义。

小温中丸二两一钱。

肾燥热

朱　足麻偻废，大热阴伤，内郁，大便不通，由怀抱不舒病加。先用滋肾丸四钱，盐汤下，四服。

虚风便闭

某　芪术守中，渐生满胀，小便少，大便窒，肠气亦滞。病久延虚，补汤难进。议以每日开水送半硫丸一钱五分，以通经腑之阳。

吴　有年二气自虚，长夏大气发泄，肝风鸱张，见症类中。投剂以来，诸恙皆减，所嫌旬日犹未更衣，仍是老人风秘。阅古人书，以半硫丸为首方，今当采取用之。

半硫丸一钱，开水送，三服。

陈三八　用苦药，反十四日不大便。肠中阳气窒闭，气结聚成形，非硝黄攻坚。

半硫丸一钱二分。

又　阳气窒闭，浊阴凝痞，成氏称为阴结。口甜，夜胀，清浊未分。

每日用来复丹一钱五分。

甘五三　脉左微弱，右弦。前议入夜反胃脘痛，是浊阴上攻。据说食粥不化，早食至晚吐出，仍是不变之形。火土不生，不司腐熟，温药一定至理。第气攻膈中，究泻不得爽，必肠间屈曲隐处，无以旋转机关，风动则鸣。议用半硫丸。

血液枯燥

周三一　减食过半，粪坚若弹丸。脾胃病，从劳伤治。

当归　麻仁　柏子仁　肉苁蓉　松子肉

某　液耗胃弱，火升便难。

三才加麦冬、茯神、川斛。

天冬　地黄　人参　麦冬　茯神　川斛

潘　肝血肾液久伤，阳不潜伏，频年不愈，伤延胃腑。由阴干及乎阳，越人且畏。凡肝体刚，肾恶燥。问大便五六日更衣，小溲时间淋浊，尤非呆滞补涩所宜。

炒杞子　沙苑　天冬　桂酒拌白芍　茯苓　猪脊筋

又　精血损伤，五液必燥，间六七日更衣。以润剂涵下，用后有遗精，而阳乘巅顶。法当潜阳固阴。

龟甲心　生地　阿胶　锁阳　川石斛

顾妪　阳明脉大，环跳尻骨筋掣而痛，痛甚足筋皆缩，大便燥艰常秘。此老年血枯，内燥风生，由春升上僭，下失滋养。昔喻氏上燥治肺，下燥治肝。盖肝风木横，胃土必衰，阳明诸脉，不主束筋骨流利机关也。用微咸微苦以入阴方法。

鲜生地八钱　阿胶三钱　天冬一钱半　人中白一钱　川斛二钱　寒水石一钱

又　咸苦治下入阴，病样已减。当暮春万花开放，阳气全升于上，内风亦属阳化，其下焦脂液悉受阳风引吸，燥病之来，实基乎此。高年生生既少，和阳必用阴药，与直攻其病者有间矣。

生地三钱　阿胶二钱　天冬一钱　麦冬一钱　柏子霜二钱　松子仁二钱

丸方：虎潜丸去锁阳，加咸苁蓉，猪脊筋丸。

包　阳升风秘。

柏子仁　当归　红花　桃仁　郁李仁　牛膝

吴　液耗便艰，进辛甘法。

杞子　柏子仁　归身　茯神　沙苑　炒山楂

某　饥饱劳碌，中州受伤。中脘痛，两胁胀，嗳泄气宽，静则安，大便艰。

柏子仁　归须　菠菜　韭菜　五灵脂　桃仁　丹皮

某　高年下焦阴弱，六腑之气不利。多痛，不得大便，乃幽门之病。面白脉小，不可峻攻。拟五仁润燥，以代通幽，是王道之治。

火麻仁　郁李仁　柏子仁　松子仁　桃仁　当归　白芍　牛膝

李三六　脉小弱，形瘦，肠风已久。年来食少便难，得嗳噫泄气，自觉爽释。夫六腑通即为补，仿东垣通幽意。

当归　桃仁　红花　郁李仁　冬葵子　柏子霜　芦荟　松子肉

水熬膏，服五钱。

血　结

金二十　汤饮下咽，嗳噫不已，不饥不食，大便干，坚若弹丸。大凡受纳饮食，全在胃口，已经胃逆为病，加以嗔怒，其肝木之气贯膈犯胃，斯病加剧。况平昔常似有形骨梗，脉得左部弦实，血郁血结甚肖。进商辛润方法。

桃仁　冬葵子　皂荚核　郁李仁　大黄　降香　郁金

李　据云两次服辛温药，瘀浊随溢出口，此必热瘀在肝胃络间，故脘胁痞胀，大便阻塞不通。芦荟苦寒通其阴，仅仅更衣，究竟未能却瘀攻病。有年久恙，自当缓攻，汤药荡涤，理难于用。议以桃仁承气汤为丸。

小便闭

某三十　左脉弦数，溺短而痛。

导赤散加丹皮、赤苓。

湿蕴三焦

某　舌白身热，溺不利。

杏仁一钱半　桔梗一钱　滑石三钱　通草一钱半　连翘一钱半　芦根一两

汪　秋暑秽浊，由吸而入，寒热如疟，上咳痰，下洞泄。三焦皆热，气不化则小便不通。拟芳香辟秽，分利渗热，必要小溲通为主。

藿香梗　厚朴　檀香汁　广皮　木瓜　猪苓　茯苓　泽泻　六一散

又　昨进分消方，热势略减，小便略通。所有湿热秽浊，混处三焦，非臆说矣。其阴茎囊肿，是湿热甚而下坠入腑，与方书茎肿款症有间。议河间法。

飞滑石　石膏　寒水石　大杏仁　厚朴　猪苓　泽泻　丝瓜叶

又　川连　淡黄芩　生白芍　枳实　六一散　广皮白　生谷芽

陆　暑热不得解散，壅肿癃闭，宜通六腑。已现痉厥，非轻小症。

防己　茯苓皮　猪苓　通草　海金沙　苡仁

又 经腑窒热不通，治在气分，三焦之病何疑。

滑石 石膏 寒水石 猪苓 泽泻

蚕沙汤煎药。

又 定三焦分消。

葶苈 杏仁 厚朴 大腹皮 猪苓 泽泻

海金沙煎汤。

肾阳不通

陈六七 昨用五苓通膀胱见效，治从气分。继而乱治，溲溺不通，粪溏。急当通阳。

生干姜 爆黑川附子

调入猪胆汁。

二便俱闭小肠火结

孔六二 膏粱形体充盛，壮年不觉，酿积既久，湿热壅痹，致小肠火腑失其变化传导之司，二便闭阻日盛，右胁壅阻作疼。当以苦药通调，必臻小效。

芦荟 川楝子 郁李仁 炒桃仁 当归须 红花

夜服小温中丸二钱。

湿热小肠痹

高 多郁多怒，诸气皆痹，肠胃不司流通，攻触有形，乃肝胆厥逆之气。木必犯土，呕咳恶心，致纳食日减。勉进水谷，小肠屈曲不司变化，为二便不爽。所谓不足之中而兼有余，医勿夯视。

丹溪小温中丸，每服二钱五分。

邵二三 气攻腹胁咽脘，得溲溺泄气乃安。此病由饥饱失和，小肠屈曲之处，不为转旋运行，二便皆致不爽。当用丹溪小温中丸。

湿热肺气不降

金　湿热在经，医不对症，遂令一身气阻，邪势散漫，壅肿赤块。初因湿热为泄泻，今则窍闭，致二便不通。但理肺气，邪可宣通。

苇茎汤去瓜瓣，加滑石、通草、西瓜翠衣。

许　暑湿热，皆气分先病，肺先受伤，气少司降，致二便癃闭。此滋血之燥无效，今虽小安，宜生津清养胃阴。

麦冬　知母　甜杏仁　白沙参　三角胡麻

湿热壅腑

顾四二　腹满坚实，足跗胫痛肿，二便皆不通利，因湿热壅其腑气也。此非中虚，当以宣通为法。

黄芩　黄连　厚朴　枳实　青皮　卜子　丹皮　山栀皮

腑阳不行

某　少腹胀痛，二便皆秘。

玉壶丹。

火腑不通

李三四　能食知味，食已，逾时乃胀，小便不利，气坠愈不肯出，大便四日一通。治在小肠火腑。先用滋肾丸，每早服三钱，淡盐汤送。

某　腹中胀满，当通火腑。

更衣丸一钱六分。

某　脉动数，舌干白，不欲饮水。交夏脐下左右攻痛，服米饮痛缓，逾时复痛。六七日大便不通，小溲甚少。部位在小肠屈曲，有阻乃痛，未便骤认虫病。凡六腑宜通，通则不痛。以更衣丸二钱，专通火腑之壅结，一服。

血液枯燥

王 日来便难溺涩，是下焦幽门气钝血燥。议东垣通幽意。

咸苁蓉一两 细生地二钱 当归一钱半 郁李仁二钱，研 柏子霜一钱半 牛膝二钱

张四九 少腹微胀，小便通利方安，大便三四日一通，而燥坚殊甚。下焦诸病，须推肝肾，腑络必究幽门二肠。阅所服药，是香砂六君以治脾，不思肾恶燥耶？

当归 苁蓉 郁李仁 冬葵子 牛膝 小茴 茯苓 车前

蜜丸。

张六六 脉左弦如刃，六旬又六，真阴衰，五液涸，小溲血水，点滴不爽，少腹右胁聚瘕。此属癃闭，非若少壮泻火通利可效。

柏子霜 小茴 鹿角霜 茯苓 当归 苁蓉

气血结痹

马三六 脉实，病久瘀热在血，胸不爽，小腹坠，能食不渴，二便涩少。两进苦辛宣腑，病未能却。此属血病，用通幽法。

桃仁 红花 郁李仁 制大黄 归须 小茴 桂枝木 川楝子

薛妪 大小便不爽，古人每以通络，兼入奇经。六旬有年，又属久病，进疏气开腑无效。议两通下焦气血方。

川芎一两，醋炒 当归一两，醋炒 生大黄一两 肉桂三钱 川楝子一两 青皮一两 蓬术煨，五钱 三棱煨，五钱 五灵脂醋炒，五钱 炒黑楂肉一两 小香附醋炒，一两

右为末，用青葱白去根捣烂，略加清水，淋滤清汁泛为丸。每日进食时服三钱，用红枣五枚，生艾叶三分，煎汤一杯服药。

厥阴热闭

王　远行劳动，肝肾气乏，不司约束，肛门痛坠。若是疡症，初起必然寒热。排毒药味苦辛寒燥，下焦阴阳再伤，二便皆涩，此为癃闭。背寒烦渴，少腹满胀。议通厥阴。

老韭根　穿山甲　两头尖　川楝子　归须　小茴　橘红　乳香

又　驱浊泄肝，仅仅泄气，二便仍不得通。仿东垣治王善夫癃闭意。

滋肾丸三钱，三服。

又　气郁肠中，二便交阻，清理肠胃壅热。

川连　黄柏　川楝子　吴萸　黑山栀　青皮

通草五钱，海金沙五钱，煎汤代水。

又　苦辛已效，当约其制。

川连　黑山栀　丹皮　川楝子　吴萸　海金沙　飞滑石

按便闭症，当与肠痹、淋浊门兼参。其大便不通，有血液枯燥者，则用养血润燥。若血燥风生，则用辛甘熄风，或咸苦入阴。故三才、五仁、通幽、虎潜等法，所必用者也。若血液燥则气亦滞，致气血结痹，又当于养阴润燥中加行气活血之品。若火腑秘结，宜苦滑重镇者，用更衣丸以通之。若老人阳衰风闭，用半硫丸温润以通之。腑阳不行，则用玉壶丹。阳窒阴凝，清浊混淆痞胀，用来复丹。若郁热阻气，则用苦寒泄热，辛以开郁，或用三焦通法。若湿热伤气，阻遏经腑，则理肺气以开降之，此治大便之闭也。小便闭者，若小肠火结，则用导赤。湿壅三焦，则用河间分消。膀胱气化失司，则用五苓。若湿郁热伏，致小肠痹郁，用小温中丸清热燥湿。若肾与膀胱阴分蓄热致燥，无阴则阳无以化，故用滋肾丸，通下焦至阴之热闭。以上诸法，前人虽皆论及，然经案中逐一分晰发明，不啻如耳提面命，使人得有所遵循矣。至若膏粱曲蘖，酿成湿火，渍筋烁骨，用大苦寒坚阴燥湿，仍用酒醴引导。又厥阴热闭为癃，少腹胀满，用秽浊气味之品，直泄厥阴之闭。此皆发前人未发之秘，学者尤当究心焉。大凡小便闭而大便通调者，或系膀胱热结，或水源不清，湿症居多。若大便闭而小便通调者，或二肠气滞，或津液不流，燥症居多。若二便俱闭，当先通大便，小溲自利，此其大略也。要之，此症当知肾司二便，肝主流泄，辨明阴结阳结，或用下病治上之法，升提肺气，再考三阴三阳开阖之理。至若胃腑邪热化燥便坚，太阳热邪传入膀胱之腑癃秘，又当于仲景伤寒门下法中承气、五苓等方酌而用之，斯无遗义矣。

华岫云

大便燥结，本有承气汤、更衣等丸下之，外用猪胆蜜，煎润之，可谓无遗蕴矣。然竟有效有不效者，盖因燥粪未尝不至肛门，奈肛门如钱大，燥粪如拳大，纵使竭力努挣，而终不肯出，下既不得出，则上不能食而告危矣。余友教人先以胆汁或蜜煎导之，俟粪既至肛门，令病者亲手以中指染油，探入肛门内，将燥粪渐渐挖碎而出，中指须要有指甲者为妙。竟有大便一次，燥粪挖作百余块而出者。据云此法辗转授人，已救四五十人矣。若患此证者，切勿嫌秽而弃之。

肺　痹

上焦气分壅热肺不开降

某　肺气痹阻，面浮胸痞，寒热。

苇茎汤。

某　肺痹，卧则喘急，痛映两胁，舌色白，二便少。

苇茎汤。

曹二二　清邪在上，必用轻清气药。如苦寒治中下，上结更闭。

兜铃　牛蒡子　桔梗　生甘草　杏仁　射干　麻黄

某　经热津消，咳痰痹痛。

桂枝　桑枝　木防己　生石膏　杏仁　苡仁　花粉

又　渴饮咳甚，大便不爽，余热壅于气分。

紫菀　通草　石膏　花粉　木防己　苡仁　杏仁

陆　偏冷偏热，肺气不和，则上焦不肃。用微苦辛以宣通。

薄荷梗　桑叶　象贝　杏仁　沙参　黑山栀

某女　温邪，形寒，脘痹，肺气不通，治以苦辛。

杏仁　瓜蒌皮　郁金　山栀　苏梗　香豉

曹氏　肺痹，右肢麻，胁痛，咳逆喘急不得卧，二便不利，脘中痞胀。得之忧愁思虑，所以肺脏受病。宜开手太阴为治。

紫菀　瓜蒌皮　杏仁　山栀　郁金汁　枳壳汁

某二七　温邪郁肺，气痹咳嗽，寒热头痛。开上焦为主。

活水芦根一两　大杏仁三钱　连翘一钱半　通草一钱半　桑皮一钱　桔梗一钱

某十岁　脘中稍爽，痰粘气逆，腹膨。开肺理气为主。

枇杷叶　厚朴　杏仁　滑石　茯苓皮　通草　白蔻仁　苡仁

王　脉搏劲，舌干赤，嗳气不展，状如呃忒。缘频吐胃伤，诸经之气上逆，填胸聚脘，出入几逆，周行脉痹，肌肉著席而痛转加。平昔辛香燥药不受，先议治肺经，以肺主一身之气化耳。

枇杷叶汁、杏仁共煎汤，冲桔梗、枳实汁。

某　天气下降则清明，地气上升则晦塞。上焦不行，下脘不通，周身气机皆阻。肺药颇投，谓肺主一身之气化也。气舒则开胃进食，不必见病治病，印定眼目。

枇杷叶　杏仁　紫菀　苡仁　桔梗　通草

朱　风温不解，邪结在肺，鼻窍干焦，喘急腹满，声音不出。此属上痹，急病之险笃者。急急开其闭塞。

葶苈大枣合苇茎汤。

又　风温喘急，是肺痹险症。未及周岁，脏腑柔嫩，故温邪内陷易结。前用苇茎汤，两通太阴气血颇验，仍以轻药入肺。昼夜竖抱，勿令横卧为要。用泻白散法。

桑白皮　地骨皮　苡仁　冬瓜仁　芦根汁　竹沥

某　风温化热上郁，肺气咽喉阻塞，胸脘不通，致呻吟呼吸不爽。上下交阻，逆而为厥，乃闭塞之症。病在上焦，幼科消食发散苦降，但表里之治，上气仍阻。久延慢惊，莫可救疗。

芦根　桑叶　滑石　梨皮　苡仁　通草

湿热伤肺

李　肺象空悬，气窒声音不出。舌乃心苗，热灼则舌本不展。以唇口肺微之病，乃辛热酒毒之痹。主以轻扬为治，乃无质之病。

羚羊角　连翘心　竹叶心　野赤豆皮　川贝母　金银花

又　暮服威喜丸二钱。

怒劳气逆

唐　脉小涩，失血呕逆之后，脘中痞闷，纳谷䐜胀，小便短赤，大便七八日不通。此怒劳致气分逆乱，从肺痹主治。

鲜枇杷叶　土瓜蒌皮　黑栀皮　郁金　杏仁　杜苏子　紫降香　钩藤

又　更衣丸。

肺为呼吸之橐龠，位居最高，受脏腑上朝之清气，禀清肃之体，性主乎降，又为娇脏，不耐邪侵。凡六淫之气，一有所著，即能致病。其性恶寒恶热，恶燥恶湿，最畏火风。邪著则失其清肃降令，遂痹塞不通爽矣。今先生立法，因于风者，则用薄荷、桑叶、牛蒡之属，兼寒则用麻黄、杏仁之类。若温热之邪壅遏而痹者，则有羚羊、射干、连翘、山栀、兜铃、竹叶、沙参、象贝。因湿则用通草、滑石、桑皮、苡仁、威喜丸，因燥则梨皮、芦根、枇杷叶、紫菀，开气则蒌皮、香豉、苏子、桔梗、蔻仁。其苇茎汤，葶苈大枣汤，一切药品，总皆主乎轻浮，不用重浊气味，是所谓微辛以开之，微苦以降之，适有合乎轻清娇脏之治也。肺主百脉，为病最多。就其配合之脏腑而言，肺与大肠为表里，又与膀胱通气化，故二便之通闭，肺实有关系焉。其他如肺痿、肺痈、哮喘、咳嗽、失音，各自分门，兹不重赘。

华岫云

胸　痹

胸脘清阳不运

浦　中阳困顿，浊阴凝沍。胃痛彻背，午后为甚。即不嗜饮食，亦是阳伤。温通阳气，在所必施。

薤白三钱　半夏三钱　茯苓五钱　干姜一钱　桂枝五分

华四六　因劳，胸痹阳伤，清气不运，仲景每以辛滑微通其阳。

薤白　瓜蒌皮　茯苓　桂枝　生姜

王　胸前附骨板痛，甚至呼吸不通，必捶背稍缓。病来迅速，莫晓其因。议从仲景胸痹症，乃清阳失展，主以辛滑。

薤白　川桂枝尖　半夏　生姜

加白酒一杯同煎。

谢　冲气至脘则痛，散漫高突，气聚如瘕，由乎过劳伤阳。

薤白　桂枝　茯苓　甘草

临服冲入白酒一小杯。

某六五　脉弦，胸脘痹痛欲呕，便结。此清阳失旷，气机不降，久延怕成噎格。

薤白三钱　杏仁三钱　半夏三钱　姜汁七分　厚朴一钱　枳实五分

徐六一　胸痹因怒而致，痰气凝结。

土瓜蒌　半夏　薤白　桂枝　茯苓　生姜

王五七　气逆自左升，胸脘阻痹，仅饮米汤，形质不得下咽。此属胸痹，宗仲景法。

瓜蒌薤白汤。

又　脉沉如伏，痞胀格拒在脘膈上部，病人述气壅，自左觉热。凡木郁达之，火郁发之，患在上宜吐之。

巴豆霜一分，制　川贝母三分　桔梗二分

为细末服，吐后，服凉水即止之。

某二六　肺卫窒痹，腑膈痹痛，咳呛痰粘。苦辛开郁为主，当戒腥膻。

瓜蒌皮　炒桃仁　冬瓜子　苦桔梗　紫菀　川贝母

华　阳气微弱，胸痹。

苓桂术甘汤。

某二十　脉弦，色鲜明，吞酸胸痹，大便不爽。此痰饮凝冱，清阳失旷，气机不利。法当温通阳气为主。

薤白　杏仁　茯苓　半夏　厚朴　姜汁

某三八　气阻胸痛。

鲜枇杷叶　半夏　杏仁　桔梗　橘红　姜汁

寒湿郁痹

某　脉沉，短气咳甚，呕吐饮食，便溏泻，乃寒湿郁痹。胸痹如闷，无非清阳少旋。

小半夏汤加姜汁。

脾胃阳虚

王三三　始于胸痹，六七年来，发必呕吐甜水黄浊，七八日后渐安。自述病发秋月，意谓新凉天降，郁折生阳。甘味色黄，都因中焦脾胃主病。仿《内经》辛以胜甘论。

半夏　淡干姜　杏仁　茯苓　厚朴　草蔻

姜汁法丸。

血络痹痛

某　痛久入血络，胸痹引痛。

炒桃仁　延胡　川楝子　木防己　川桂枝　青葱管

胸痹与胸痞不同。胸痞有暴寒郁结于胸者，有火郁于中者，有寒热互郁者，有气实填胸而痞者，有气衰而成虚痞者，亦有肺胃津液枯涩，因燥而痞者，亦有上焦湿浊弥漫而痞者。若夫胸痹，则但因胸中阳虚不运，久而成痹。《内经》未曾详言，惟《金匮》立方，俱用辛滑温通。所云寸口脉沉而迟，阳微阴弦，是知但有寒症，而无热症矣。先生宗之，加减而治，亦惟流运上焦清阳为主。莫与胸痞、结胸、噎膈、痰食等症混治，斯得之矣。

华玉堂

哮

寒

王　受寒哮喘，痰阻气，不能着枕。

川桂枝一钱　茯苓三钱　淡干姜一钱　五味一钱，同姜捣　杏仁一钱半　炙草四分　白芍一钱　制麻黄五分

卜十九　哮喘，当暴凉而发，诊脉左大右平。此新邪引动宿邪，议逐伏邪饮气。

小青龙法。

徐四一　宿哮廿年，沉痼之病，无奏效之药。起病由于惊忧受寒，大凡忧必伤肺，寒入背俞，内合肺系，宿邪阻气阻痰，病发喘不得卧。譬之宵小，潜伏里内，若不行动犯窃，难以强执。虽治当于病发，投以搜逐，而病去必当养正。今中年，谅无大害，精神日衰，病加剧矣。肾气去桂、膝。病发时葶苈大枣汤或皂荚丸。

陈四八　哮喘不卧，失血后，胸中略爽。

苇茎汤加葶苈、大枣。

某十三　哮喘久咳。

桂枝木　杏仁　橘红　厚朴　炒半夏　炒白芥子

哮兼痰饮

马三二　宿哮痰喘频发。

真武丸。

朱五一　宿哮咳喘，遇劳发。

小青龙去麻、辛，加糖炒石膏。

气虚

邹七岁　宿哮肺病，久则气泄汗出。脾胃阳微，痰饮留著，有食入泛呕之状。夏三月，热伤正气，宜常进四君子汤以益气，不必攻逐痰饮。

人参　茯苓　白术　炙草

哮与喘，微有不同，其症之轻重缓急，亦微各有异。盖哮症多有兼喘，而喘有不兼哮者。要知喘症之因，若由外邪壅遏而致者，邪散则喘亦止，后不复发，此喘症之实者也。若因根本有亏，肾虚气逆，浊阴上冲而喘者，此不过一二日之间，势必危笃，用药亦难奏功，此喘症之属虚者也。若夫哮症，亦由初感外邪，失于表散，邪伏于里，留于肺俞，故频发频止，淹缠岁月。更有痰哮、咸哮、醋哮，过食生冷及幼稚天哮诸症，案虽未备，阅先生之治法，大概以温通肺脏，下摄肾真为主。久发中虚，又必补益中气。其辛散苦寒、豁痰破气之剂，在所不用，此可谓治病必求其本者矣。此症若得明理针灸之医，按穴灸治，尤易除根。噫！然则难遇其人耳。

华玉堂

喘

肺郁水气不降

伊　先寒后热，不饥不食，继浮肿喘呛，俯不能仰，仰卧不安。古人以先喘后胀治肺，先胀后喘治脾。今由气分膹郁，以致水道阻塞，大便溏泄，仍不爽利。其肺气不降，二肠交阻，水谷蒸腐之湿，横趋脉络，肿由渐加，岂乱医可效？粗述大略，与高明论证。

肺位最高，主气，为手太阴脏，其脏体恶寒恶热，宣辛则通，微苦则降。苦药气味重浊，直入中下，非宣肺方法矣。故手经与足经大异，当世不分手足经混治者，特表及之。

麻黄　苡仁　茯苓　杏仁　甘草

某　气逆,咳呛,喘促。

小青龙去桂枝、芍、草,加杏仁、人参。

某　气逆,咳呛,喘急。

淡干姜　人参　半夏　五味　茯苓　细辛

单　疮毒内攻,所进水谷不化,蒸变湿邪,渍于经隧之间,不能由肠而下。膀胱不利,浊上壅遏,肺气不降,喘满不堪着枕。三焦闭塞,渐不可治。议用中满分消之法,必得小便通利,可以援救。

葶苈　苦杏仁　桑皮　厚朴　猪苓　通草　大腹皮　茯苓皮　泽泻

肝升饮邪上逆

汪　脉弦坚,动怒气冲,喘急不得卧息。此肝升太过,肺降失职。两足逆冷,入暮为剧。议用仲景越婢法。

又　按之左胁冲气便喘,背上一线寒冷,直贯两足,明是肝逆挟支饮所致。议用金匮旋覆花汤法。

旋覆花　青葱管　新绛　炒半夏

中气虚

姜　劳烦哮喘,是为气虚。盖肺主气,为出气之脏,气出太过,但泄不收,则散越多喘,是喘症之属虚。故益肺气药皆甘,补土母以生子。若上气散越已久,耳目诸窍之阻,皆清阳不司转旋之机,不必缕治。

人参建中汤去姜。

胃　虚

沈二三　晨起未食,喘急多痰。此竟夜不食,胃中虚馁,阳气交升,中无弹压,下焦阴伤,已延及胃,难以骤期霍然。

黄精　三角胡麻　炙草　茯苓

肾阳虚浊饮上逆

吴 浊饮自夜上干填塞，故阳不旋降，冲逆不得安卧。用仲景真武法。

人参 淡熟附子 生淡干姜 茯苓块 猪苓 泽泻

肾气不纳

徐四二 色痿膝疏，阳虚体质。平昔喜进膏粱，上焦易壅，中宫少运，厚味凝聚蒸痰，频年咳嗽。但内伤失和，薄味自可清肃。医用皂荚搜攒，肺伤气泄，喷涕不已，而沉锢胶浊，仍处胸背募俞之间。玉屏风散之固卫，六君子汤之健脾理痰，多是守剂，不令宣通。独小青龙汤，彻饮以就太阳，初服喘缓，得宣通之意。夫太阳但开，所欠通补阳明一段工夫，不得其阖，暂开复痹矣。且喘病之因，在肺为实，在肾为虚。此病细诊色脉，是上实下虚，以致耳聋鸣响。治下之法，壮水源以熄内风为主，而胸次清阳少旋，浊痰阻气妨食。于卧时继以清肃上中二焦，小剂常守，调理百日图功。至于接应世务，自宜节省，勿在药理中也。

熟地砂仁制 萸肉 龟甲心 阿胶 牛膝 茯苓 远志 五味 磁石 秋石

蜜丸，早服。卧时另服威喜丸，竹沥、姜汁泛丸。

张三十 幼年哮喘已愈，上年夏令，劳倦内伤致病，误认外感乱治，其气泄越，哮喘音哑，劳倦不复，遂致损怯。夫外感之喘治肺，内伤之喘治肾，以肾主纳气耳。

加减八味丸，每服二钱五分，盐汤下，六服。

胡六十 脉沉，短气以息，身动即喘。此下元已虚，肾气不为收摄，痰饮随地气而升。有年，陡然中厥最虑。

熟地 淡附子 茯苓 车前 远志 补骨脂

吴 气不归元，喘急跗肿，冷汗，足寒面赤。中焦痞结，先议通阳。

熟附子 茯苓 生姜汁 生白芍

王十九　阴虚喘呛，用镇摄固纳。

熟地　萸肉　阿胶　淡菜胶　山药　茯神　湖莲　芡实

翁四二　脉细尺垂，形瘦食少，身动即气促喘急。大凡出气不爽而喘为肺病，客感居多。今动则阳化，由乎阴弱失纳，乃吸气入而为喘，肾病何辞？治法惟以收摄固真，上病当实下焦，宗肾气方法意。

熟地　萸肉　五味　补骨脂　胡桃肉　牛膝　茯苓　山药　车前子

蜜丸。

沈二三　阴虚阳升，气不摄纳为喘。

熟地　萸肉　五味　海参胶　淡菜胶　茯神　山药　芡实　湖莲肉　紫胡桃

杨六一　老年久嗽，身动即喘，晨起喉舌干燥，夜则溲溺如淋。此肾液已枯，气散失纳，非病也，衰也，故治喘鲜效。便难干涸，宗肾恶燥，以辛润之。

熟地　杞子　牛膝　巴戟肉　紫衣胡桃　青盐　补骨脂

陈氏　咳喘则暴，身热汗出。乃阴阳枢纽不固，惟有收摄固元一法。

人参　炙草　五味　紫衣胡桃　熟地　萸肉炭　茯神　炒山药

又　摄固颇应。

人参　附子　五味　炙黄芪　白术

某　疮痍疥疾，致气喘咳出血痰，固是肺壅热气。今饮食二便如常，行动喘急，与前喘更有分别。缘高年下虚，肾少摄纳，元海不固，气逆上泛，是肿胀之萌，宜未雨绸缪。

六味丸加牛膝、车前、胡桃。

孙　望八大年，因冬温内侵，遂致痰嗽暮甚，诊脉大而动搏，察色形枯汗泄，吸音颇促，似属痰阻。此乃元海根微，不司藏纳。神衰呓语，阳从汗出，最有昏脱之变。古人老年痰嗽喘症，都从脾肾主治。今温邪扰攘，上中二焦留热，虽无温之理，然摄固下真以治根本，所谓阳根于阴，岂可不为讲究。

熟地炭　胡桃肉　牛膝炭　车前子　云茯苓　青铅

某　热炽在心，上下不接，冲逆陡发，遍身麻木，喘促昏冒。肾真不固，肝风妄动。久病汤药无功，暂以玉真丸主之。

喘症之因，在肺为实，在肾为虚，先生揭此二语为提纲。其分别有四：大凡实之寒者，必夹凝痰宿饮，上干阻气，如小青龙，桂枝加朴、杏之属也。实而热者，不外乎蕴伏之邪，蒸痰化火，有麻杏甘膏、千金苇茎之治也。虚者，有精伤气脱之分，填精以浓厚之剂，必兼镇摄，肾气加沉香，都气入青铅，从阴从阳之异也。气脱则根浮，吸伤元海，危亡可立而待。思草木之无情，刚柔所难济，则又有人参、河车、五味、石英之属，急续元真，挽回顷刻。补天之治，古所未及。更有中气虚馁，土不生金，则用人参建中。案集三十，法凡十九，其层次轻重之间，丝丝入扣，学者宜深玩而得焉。

邵新甫

呃

肺气郁痹

某　面冷频呃，总在咽中不爽。此属肺气膹郁，当开上焦之痹。盖心胸背部，须藉在上清阳舒展，乃能旷达耳。

枇杷叶　炒川贝　郁金　射干

阳虚浊阴上逆

王　脉微弱，面亮戴阳，呃逆胁痛，自利。先曾寒热下利，加以劳烦伤阳，高年岂宜反覆，乃欲脱之象。三焦俱有见症，议从中治。

人参　附子　丁香皮　柿蒂　茯苓　生干姜

陈　食伤脾胃复病，呕吐发呃下利。诊两脉微涩，是阳气欲尽，浊阴冲逆。阅方虽有姜、附之理阳，反杂入芪、归呆钝牵制，后方代赭重坠，又混表药，总属不解。今事危至急，舍理阳驱阴无别法。

人参　茯苓　丁香　柿蒂　炮附子　干姜　吴萸

某　脉歇止，汗出呃逆，大便溏。此劳倦积伤，胃中虚冷，阴浊上干。

人参　茯苓　生淡干姜　炒川椒　炒乌梅肉　钉头代赭石

黄　脉小舌白，气逆呃忒，畏寒微战。胃阳虚，肝木上犯。议用镇肝安胃理阳。

人参　代赭石　丁香皮　茯苓　炒半夏　淡干姜

又　舌白苔厚，胃阳未醒，厥逆，浊阴上干为呃。仍用通法。

人参　淡附子　丁香皮　淡干姜　茯苓

又　照方加姜汁、柿蒂。

又　人参　炒川椒　附子　茯苓　淡干姜　炒粳米

呃逆一症，古无是名，其在《内经》本谓之哕，因其呃呃连声，故今人以呃逆名之。观《内经》治哕之法，以草刺鼻嚏，嚏而已，无息而疾迎引之立已，大惊之亦可已。然历考呃逆之症，其因不一。有胃中虚冷，阴凝阳滞而为呃者，当用仲景橘皮汤、生姜半夏汤。有胃虚虚阳上逆，病深声哕者，宜用仲景橘皮竹茹汤。有中焦脾胃虚寒，气逆为呃者，宜理中汤加丁香，或温胃饮加丁香。有下焦虚寒，阳气竭而为呃者，正以元阳无力，易为抑遏，不能畅达而然，宜用景岳归气饮，或理阴煎加丁香。有食滞而呃者，宜加减二陈加山楂、乌药之属，或大和中饮加干姜、木香。凡此诸法，不过略述其端，其中有宜有不宜，各宜随症施治，不可以此为不易之法。故先生谓肺气有郁痹，及阳虚浊阴上逆，亦能为呃，每以开上焦之痹，及理阳驱阴，从中调治为法，可谓补前人之不逮。丹溪谓呃逆属于肝肾之阴虚者，其气必从脐下直冲，上出于口，断续作声，必由相火炎上，挟其冲气，乃能逆上为呃，用大补阴丸峻补真阴，承制相火。东垣尝谓阴火上冲，而吸气不得入，胃脉反逆，阴中伏阳即为呃，用滋肾丸以泻阴中伏热。二法均为至当，审证参用，高明裁酌可也。

邹时乘

疸

谷　疸

沈十九　能食,烦倦,手足汗出,目微黄,常鼻衄。夫热则消谷,水谷留湿,湿甚生热,精微不主四布,故作烦倦,久则痿黄谷疸。当与猪肚丸,苍术换白术,重用苦参。

张三二　述初病似疟,乃夏暑先伏,秋凉继受,因不慎食物,胃脘气滞生热,内蒸变现黄疸,乃五疸中之谷疸也。溺黄便秘,当宣腑湿热,但不宜下,恐犯太阴变胀。

绵茵陈　茯苓皮　白蔻仁　枳实皮　杏仁　桔梗　花粉

酒　疸

汪三九　饮酒发黄,自属湿热,脉虚涩,腹鸣不和,病后形体瘦减,起居行动皆不久耐。全是阳气渐薄,兼之思虑劳烦致损。议两和脾胃之方。

戊己加当归、柴胡、煨姜、南枣。

湿热郁蒸

王　右胁高突刺痛,身面发黄,不食不便。瘀热久聚,恐结痈疡。

大豆黄卷　木防己　金银花　生牡蛎　飞滑石　苡仁

张　脉沉,湿热在里,郁蒸发黄,中痞恶心,便结溺赤,三焦病也。苦辛寒主之。

杏仁　石膏　半夏　姜汁　山栀　黄柏　枳实汁

黄　一身面目发黄,不饥溺赤。积素劳倦,再感温湿之气,误以风寒发散消导,湿甚生热,所以致黄。

连翘　山栀　通草　赤小豆　花粉　香豉

煎送保和丸三钱。

脉络瘀热

刘三九　心下痛，年余屡发，痛缓能食，渐渐目黄溺赤。此络脉中凝瘀蕴热，与水谷之气交蒸所致。若攻之过急，必变胀满，此温燥须忌。议用河间金铃子散，合无择谷芽枳实小柴胡汤法。

金铃子　延胡　枳实　柴胡　半夏　黄芩　黑山栀　谷芽

疸变肿胀

蒋　由黄疸变为肿胀，湿热何疑？法亦不为谬。据述些少小丸，谅非河间、子和方法。温下仅攻冷积，不能驱除湿热。仍议苦辛渗利。每三日兼进浚川丸六七十粒。

鸡肫皮　海金沙　厚朴　大腹皮　猪苓　通草

疸后郁损心脾

张三二　夏秋疸病，湿热气蒸而成，治法必用气分宣通自效。盖湿中生热，外干时令，内蕴水谷不化。黄乃脾胃之色，失治则为肿胀。今调治日减，便通利，主腑已通，薄味自可全功。平昔攻苦，思必伤心，郁必伤脾，久坐必升太过，降不及，不与疸症同例。

归脾丸。

脾液外越

杨七十　夏热泄气，脾液外越为黄，非湿热之疸。继而不欲食，便溏。用大半夏汤通胃开饮，已得寝食。露降痰血，乃气泄不收，肃令浅。不必以少壮热症治，顺天之气，是老年调理法。

人参　炙草　生扁豆　山药　茯神　苡仁

黄疸，身黄目黄溺黄之谓也。病以湿得之，有阴有阳，在腑在脏。阳黄之作，湿从火化，瘀热在里，胆热液泄，与胃之浊气共并，上不得越，下不得泄，熏蒸遏郁，侵于肺则身目俱黄，热流膀胱，溺色为之变赤，黄如橘子色。阳主明，治在胃。阴黄之作，湿从寒水，脾阳不能化热，胆液为湿所阻，渍于脾，浸淫肌肉，溢于皮肤，色如薰黄。阴主晦，治在脾。《伤寒》发黄，《金匮》黄疸，立名虽异，治法多同，有辨证三十五条，出治一十二方。先审黄之必发不发，在于小便之利与不利；疸之易治难治，在于口之渴与不渴。再察瘀热入胃之因，或因外并，或因内发，或因食谷，或因酣酒，或因劳色，有随经蓄血，入水黄汗。上盛者，一身尽热；下郁者，小便为难。又有表虚里虚，热除作哕，火劫致黄。知病有不一之因，故治有不紊之法。于是脉弦胁痛，少阳未罢，仍主以和；渴饮水浆，阳明化燥，急当泻热。湿在上以辛散，以风胜；湿在下以苦泄，以淡渗。如狂蓄血，势所必攻；汗后溺白，自宜投补。酒客多蕴热，先用清中，加之分利，后必顾其脾阳；女劳有秽浊，始以解毒，继之滑窍，终当峻补肾阴。表虚者实卫，里虚者建中，入水火劫，以及治逆变证，各立方论，以为后学津梁。若云寒湿在里之治，阳明篇中惟见一则，不出方论，指人以寒湿中求。盖脾本畏木而喜风燥，制水而恶寒湿。今阴黄一证，外不因于六淫，内不伤于嗜欲，惟寒惟湿，譬以卑监之土，须暴风日之阳，纯阴之病，疗以辛热无疑矣。方虽不出，法已显然，故不用多歧，恐滋人惑耳。今考诸家之说，丹溪云：不必分五疸，总是如盦酱相似。以为得治黄之扼要，殊不知是言也，以之混治阳黄，虽不中窾，不致增剧。以之治阴黄，下咽则毙，何异操刃？一言之易，遗误后人。推谦甫罗氏，具有卓识，力辨阴阳，遵伤寒寒湿之指，出茵陈四逆汤之治，继往开来，活人有术，医虽小道，功亦茂焉。喻嘉言阴黄一证，竟谓仲景方论亡失，恍若无所循从，不意其注《伤寒》，注《金匮》，辨论数千言，而独于关键处明文反为之蒙昧，虽云智者一失，亦未免会心之不远也。总之，罗氏可称勤求古训，朱氏失于小成自狃，嘉言喻氏病在好发议论而已。今观叶氏黄疸之案，寥寥数则，而于案中所云，夏秋疸病，湿热气蒸而成，其阳黄之治，了然于胸中。案中又有治黄也而有非黄之论，揣其是病，必求虚实，于是知其是病必辨阴阳。如遇阴黄，求治于先生者，决不以治阳之法治阴，而夭人长命也。苟非师仲景而藐丹溪，博览群贤之论而不陷于一偏之说者，乌能及此？名不浮于实，道之得以久行也固宜。

蒋式玉

临证指南医案 卷五

风

风伤卫

某二七 风伤卫，寒热头痛，脘闷。

苏梗一钱 淡豆豉一钱 杏仁三钱 桔梗一钱 厚朴一钱半 连翘一钱半 通草一钱 滑石三钱

某二一 风邪外袭肺卫，畏风发热，咳嗽脘闷。当用两和表里。

淡豆豉一钱半 苏梗一钱 杏仁三钱 桔梗一钱半 连翘一钱半 通草一钱

风伤营卫误治

江五六 劳倦过月，气弱加外感，头痛恶风，营卫二气皆怯，嗽则闪烁筋掣而痛。大凡先治表后治里，世间未有先投黄连清里，后用桂枝和表，此非医药。

当归建中汤。

体虚感风

沈 虚人得感，微寒热。

参归桂枝汤加广皮。

经云：风为百病之长。盖六气之中，惟风能全兼五气，如兼寒则曰风寒，兼暑则曰暑风，兼湿曰风湿，兼燥曰风燥，兼火曰风火。

盖因风能鼓荡此五气而伤人,故曰百病之长也。其余五气,则不能互相全兼,如寒不能兼暑与火,暑亦不兼寒,湿不兼燥,燥不兼湿,火不兼寒。由此观之,病之因乎风而起者自多也。然风能兼寒,寒不兼风,何以辨之?如隆冬严寒之时,即密室重帏之中,人若裸体而卧,必犯伤寒之病,此本无风气侵入,乃但伤于寒,而不兼风者也。风能兼寒者,因风中本有寒气,盖巽为风,风之性本寒,即巽卦之初爻属阴是也。因风能流动鼓荡,其用属阳,是合乎巽之二爻、三爻,皆阳爻也。若炎歊溽暑之时,若使数人扇一人,其人必致汗孔闭,头痛、恶寒、骨节疼等,伤寒之病作矣。斯时天地间固毫无一些寒气,实因所扇之风,风中却有寒气,故令人受之,寒疾顿作,此乃因伤风而兼伤寒者也。故有但伤寒而不伤风之症,亦有因伤风而致兼伤寒之症,又有但伤风而不伤寒之症,有因伤风而或兼风温、风湿、风燥、风火等症。更有暑、湿、燥、火四气各自致伤,而绝不兼风之症。故柯韵伯所注《伤寒》云:伤风之重者,即属伤寒,亦有无汗脉紧,骨节疼诸症。此柯氏之书,所以能独开仲景生面也。至仲景所著《伤寒》书,本以寒为主,因风能兼寒,故以风陪说,互相发明耳。学者看书,不可不知此理。若夫脏腑一切内外诸风,各有现症,具载《内经》,尤当详考。

华岫云

寒

寒邪客肺

某二二　客邪外侵,头胀,当用辛散。

苏梗　杏仁　桔梗　桑皮　橘红　连翘

某　寒热,头痛,脘闷。

淡豆豉　嫩苏梗　杏仁　桔梗　厚朴　枳壳

风寒伤卫

某五二 复受寒邪，背寒，头痛，鼻塞。

桂枝汤加杏仁。

寒邪兼湿

某十九 时邪外袭，卫痹发热，头痛。先散表邪。

淡豆豉 苏梗 杏仁 厚朴 木防己 茯苓皮

寒客太阳膀胱经气逆

杨四二 太阳脉行，由背抵腰。外表风寒，先伤阳经。云雾自下及上，经气逆而病发，致呕痰涎，头痛。小溲数行病解，膀胱气通，斯逆者转顺矣。当通太阳之里，用五苓散。倘外感病发再议。

劳倦阳虚感寒

某二八 劳伤阳气，形寒身热，头疼，脘闷，身痛。

杏仁三钱 川桂枝八分 生姜一钱 厚朴一钱 广皮一钱 茯苓皮三钱

伤寒症，仲景立法于前，诸贤注释于后。先生虽天资颖敏，若拟其治法，恐亦不能出仲景范围。其所以异于庸医者，在乎能辨症耳。不以冬温、春温、风温、温热、湿温、伏暑、内伤劳倦、瘟疫等症误认为伤寒。其治温热、暑湿诸症，专辨邪之在卫在营，或伤气分，或伤血分，更专究三焦，故能述前人温邪忌汗，湿家忌汗，当用手经之方，不必用足经之药等明训，垂示后人，此乃先生独擅见长之处也。若夫《伤寒》之书，自成无己注解以后，凡注疏者不啻数百家。其尤著者，如《嘉言三书》、《景岳书》、《伤寒三注》、《四注》等篇，近有柯韵伯《来苏集》、《伤寒论翼》、《方翼》，王晋三《古方选注》中所解一百十三方。诸家析疑辨义处，虽稍有异同，然皆或登仲景之堂，或造仲景之室者。业医者当日置案头，潜心参究，庶乎临症可无误矣。

华岫云

伤寒一症,《内经》云:热病者,皆伤寒之类也。又曰:凡病伤寒而成温者,先夏至日者为病温,后夏至日者为病暑。又曰:冬伤于寒,春必病温。其症有六经相传、并病、合病、两感、直中。《难经》又言:伤寒有五,有中风,有伤寒,有湿温,有热病,有温病,其所苦各不同。再加以六淫之邪,有随时互相兼感而发之病,且其一切现症,则又皆有头痛发热,或有汗无汗,或恶风恶寒,不食倦卧,烦渴等,则又大略相同。故其症愈多,其理愈晦,毋怪乎医者临症时,不能灼然分辨。即其所读之书,前人亦并无至当不易之论,将《灵》、《素》、《难经》之言,及一切外感之症逐一分晰辨明,使人有所遵循。故千百年来,欲求一鉴垣之士,察六淫之邪毫不紊乱者,竟未见其人。幸赖有仲景之书,以六经分症,治以汗、吐、下、和、寒、温诸法。故古人云:仲景之法,不但治伤寒,苟能悉明其理,即治一切六气之病与诸杂症,皆可融会贯通,无所不宜。此诚属高论,固深知仲景者也。然余谓六淫之邪,头绪甚繁,其理甚奥,即汇集河间、东垣、丹溪及前贤辈诸法而治之,犹虑未能兼括尽善。若沾沾焉,必欲但拘仲景之法而施治,此乃见闻不广,胶柱鼓瑟,不知变通者矣。今观叶氏之书,伤寒之法固属无多,然其辨明冬温、春温、风温、温热、湿温之治,实超越前人,以此羽翼仲景,差可嘉惠后学,观者幸毋忽诸。

华玉堂

风　温

风温伤肺

僧五二　近日风温上受,寸口脉独大,肺受热灼,声出不扬。先与辛凉清上,当薄味调养旬日。

牛蒡子　薄荷　象贝母　杏仁　冬桑叶　大沙参　南花粉　黑山栀皮

杨　脉左实大,头目如蒙,清窍不爽,此风温仍在上焦。拟升降法。

干荷叶　薄荷　象贝　连翘　钩藤　生石膏末

某　风温从上而入，风属阳，温化热，上焦近肺，肺气不得舒转，周行气阻，致身痛，脘闷不饥。宜微苦以清降，微辛以宣通。医谓六经，辄投羌、防，泄阳气，劫胃汁。温邪忌汗，何遽忘之？

杏仁　香豉　郁金　山栀　瓜蒌皮　蜜炒橘红

叶　风温入肺，肺气不通，热渐内郁，如舌苔，头胀，咳嗽，发疹，心中懊憹，脘中痞满，犹是气不舒展，邪欲结痹。宿有痰饮，不欲饮水。议栀豉合凉膈方法。

山栀皮　豆豉　杏仁　黄芩　瓜蒌皮　枳实汁

郭　风温入肺，气不肯降，形寒内热，胸痞，皆膹郁之象。辛凉佐以微苦，手太阴主治。

黑山栀　香豉　杏仁　桑叶　瓜蒌皮　郁金

风温化燥热

秦六三　体质血虚，风温上受。滋清不应，气分燥也。议清其上。

石膏　生甘草　薄荷　桑叶　杏仁　连翘

又　照前方去连翘、薄荷，加陈蒌皮、郁金、栀皮。

少阳风火

某　风火上郁，耳后结核，目眶痛。

薄荷　牛蒡子　前胡　象贝　连翘　黑栀皮　赤芍　生甘草

风温伤阴

某　风温热伏，更劫其阴，日轻夜重，烦扰不宁。

生地　阿胶　麦冬　白芍　炙草　蔗浆

马三五　风温热灼之后，津液未复，阳明脉络不旺，骨酸背楚。治以和补。

生黄芪　鲜生地　北沙参　玉竹　麦冬　归身

蜜丸。

某 阴虚风温，气从左升。

桂枝汤加花粉、杏仁。

风为天之阳气，温乃化热之邪，两阳薰灼，先伤上焦，种种变幻情状，不外手三阴为病薮。头胀，汗出，身热，咳嗽，必然并见，当与辛凉轻剂，清解为先。大忌辛温消散，劫烁清津。太阴无肃化之权，救逆则有蔗汁、芦根、玉竹、门冬之类也。苦寒沉降，损伤胃口，阳明顿失循序之司，救逆则有复脉、建中之类。大凡此症，骤变则为痉厥，缓变则为虚劳，则主治之方，总以甘药为要，或兼寒，或兼温，在人通变可也。

邵新甫

温 热

温邪入肺

某二十 脉数暮热，头痛腰疼，口燥，此属温邪。

连翘 淡豆豉 淡黄芩 黑山栀 杏仁 桔梗

某 温邪化热，肺痹喘急，消渴胸满，便溺不爽，肺与大肠见症。

淡黄芩 知母 鲜生地 阿胶 天冬 花粉

谢 积劳伤阳，卫疏，温邪上受，内入乎肺。肺主周身之气，气窒不化，外寒似战栗，其温邪内郁，必从热化。今气短胸满，病邪在上，大便泻出稀水，肺与大肠表里相应，亦由热迫下泄耳。用辛凉轻剂为稳。

杏仁 桔梗 香豉 橘红 枳壳 薄荷 连翘 茯苓

龚 襁褓吸入温邪，酿为肺胀危症。

芦根 桃仁 苡仁 冬瓜子

施 久患虚损，原寝食安舒，自服阴柔腻补，不但减食不寐，脘中常闷，渴欲饮凉。此口鼻吸入温邪，先干于肺，误补则邪愈炽，气机阻塞。弱质不敢开泄，援引轻扬肃上，兼以威喜丸，淡以和气。上焦得行，可进养胃法。

白沙参　苡仁　天花粉　桑叶　郁金

兼服威喜丸。

温邪劫津

王　温邪发热，津伤，口糜气秽。

卷心竹叶　嘉定花粉　知母　麦冬　金石斛　连翘

某　春温身热，六日不解，邪陷劫津，舌绛，骨节痛。以甘寒熄邪。

竹叶心　知母　花粉　滑石　生甘草　梨皮

热伤胃津

丁　口鼻吸入热秽，肺先受邪，气痹不主宣通，其邪热由中及于募原，布散营卫，遂为寒热。既为邪踞，自然痞闷不饥，虽邪轻，未为深害，留连不已，热蒸形消，所谓病伤，渐至于损而后已。

桂枝白虎汤。

又　气分之热稍平，日久胃津消乏，不饥，不欲纳食。大忌香燥破气之药，以景岳玉女煎，多进可效。忌食辛辣肥腻自安。

竹叶石膏汤加鲜枸杞根皮。

杨　伏邪发热，烦渴，知饥无寐，乃胃津受伤所致。拟进竹叶石膏汤加花粉。

叶　热伤气分，用甘寒方。

白虎汤加竹叶。

某　右脉未和，热多口渴，若再劫胃汁，怕有脘痞不饥之事。当清热生律，仍佐理痰，俟邪减便可再商。

麦冬　人参　石膏　知母　粳米　竹叶　半夏

叶二八　仲景云：阴气先伤，阳气独发，不寒瘅热，令人消烁肌肉。条例下不注方，但曰以饮食消息之。后贤谓甘寒生津，解烦热是矣。今脉数，舌紫，渴饮，气分热邪未去，渐次转入血分。斯甘寒清气热中，必佐存阴，为法中之法。

生地　石膏　生甘草　知母　粳米　白芍　竹叶心

热入心营

毛六十　温邪热入营中，心热闷，胁肋痛。平素痰火与邪胶结，致米饮下咽皆胀。老年五液已涸，忌汗忌下。

生地　麦冬　杏仁　郁金汁　炒川贝　橘红

马　少阴伏邪，津液不腾，喉燥舌黑，不喜饮水。法当清解血中伏气，莫使液涸。

犀角　生地　丹皮　竹叶　玄参　连翘

陈妪　热入膻中，夜烦无寐，心悸怔，舌绛而干，不嗜汤饮。乃营中之热，治在手经。

犀角　鲜生地　黑玄参　连翘　石菖蒲　炒远志

又　鲜生地　玄参　天冬　麦冬　竹叶　茯神　金箔

又　阳升风动，治以咸寒。

生地　阿胶　天冬　人参　川斛　茯神　麦冬

张　营络热，心震动。

复脉汤去姜、桂、参，加白芍。

热邪入心包

陆六九　高年热病，八九日，舌燥烦渴，谵语，邪入心胞络中，深怕液涸神昏。当滋清去邪，兼进牛黄丸，驱热利窍。

竹叶心　鲜生地　连翘心　玄参　犀角　石菖蒲

胡　脉数，舌赤，耳聋，胸闷，素有痰火。近日冬温，引动宿病，加以劳复，小溲不利。议治胞络之热。

鲜生地五钱　竹叶心一钱　丹参一钱半　玄参一钱半　石菖蒲根六分　陈胆星六分

顾　温邪误表劫津，邪入胞络内闭。

至宝丹。

王　吸入温邪，鼻通肺络，逆传心胞络中，震动君主，神明欲迷。弥漫之邪，攻之不解，清窍既蒙，络内亦痹。幼科不解，投以豁痰降火理气，毫无一效。忆《平脉篇》清邪中上，肺位最高。既入胞络，气血交阻。逐秽利窍，须藉芳香。议用局方至宝丹。

施　温邪如疟，阴气先伤。苦辛再伤阳及胃，内风肆横，肢掣瘛疭。邪闭心胞络中，痰潮神昏。乃热气蒸灼，无形无质。此消痰，消食，清火，竟走肠胃，与病情隔靴搔痒。速速与至宝丹三分，冷开水调服。若得神清，再商治法。

顾　饮酒又能纳谷，是内风主乎消烁。当春尽夏初，阳气弛张，遂致偏中于右。诊脉左弦且坚。肌腠隐约斑点，面色光亮而赤，舌胎灰黄，其中必夹伏温邪，所怕内闭神昏。治法以清络宣窍，勿以攻风劫痰，扶助温邪。平定廓清，冀其带病久延而已。

犀角　生地　玄参　连翘心　郁金　小青叶　竹叶心　石菖蒲

又　目瞑舌缩，神昏如醉，邪入心胞络中，心神为蒙，谓之内闭。前案已经论及，温邪郁蒸，乃无形质，而医药都是形质气味，正如隔靴搔痒。近代喻嘉言，议谓芳香逐秽宣窍，颇为合理。绝症难挽天机，用意聊尽人工。

至宝丹，四丸，匀四服，凉开水调化。

热邪闭窍神昏

包　老年下虚，春温上受，痰潮昏谵，舌绛黄苔，面赤微痉。先清上焦。

天竺黄　金银花　竹叶心　连翘　竹沥

张　温邪自里而发，喉肿口渴，舌心灰滞，上焦热蒙，最怕窍闭昏痉。苦寒直降，攻其肠胃，与温邪上郁无涉。

连翘　黑栀皮　牛蒡子　杏仁　花粉　马勃　瓜蒌皮　夏枯草　金汁　银花露

张 周岁内,未得谷味精华。温邪吸入,上焦先受,头面颐颔肿浮。邪与气血混处,刀针破伤经络,温邪内闭热壅,蔓延三焦,昏寐痰潮,舌刺卷缩,小溲点滴浑浊,热气结锢在里。但膏、连、芩、栀之属,药性直降,竟由胃达肠,而热气如烟如雾,原非形质可荡可扫。故牛黄产自牛腹,原从气血而成,混处气血之邪,藉此破其蕴结,是得效之因由也。夫温热时疠,上行气分,而渐及于血分,非如伤寒足六经,顺传经络者。大抵热气鸱张,必薰塞经络内窍,故昏躁皆里窍之欲闭。欲宣内闭,须得芳香。气血久郁,必致疡毒内攻,谨陈大意参末。议用紫雪丹三分,微温开水调服。

褚 温邪中自口鼻,始而入肺为咳喘,继传膻中则呛血,乃心营肺卫受邪。然邪在上焦,壅遏阻气,必聚为热,痰臭呛渴,是欲内闭。惜不以河间三焦立法,或谓伤寒主六经,或谓肺痈,专泄气血,致热无出路,胸突腹大,危期至速矣。即有对病药饵,气涌沸腾,势必涌吐无余,焉望有济?夫温热秽浊,填塞内窍,神识昏迷,胀闷欲绝者,须以芳香宣窍,佐牛黄、金箔深入脏络,以搜锢闭之邪。今危笃若此,百中图一而已。

紫雪丹。

陈 温邪逆传膻中,热痰蔽阻空窍,所进寒凉消导,徒攻肠胃,毫无一效。痰乃热薰津液所化,膻中乃空灵之所,是用药之最难。至宝丹芳香,通其神明之窍,以驱热痰之结极是。但稚年受温邪,最易阴亏津耗,必兼滋清以理久伏温邪为正。

犀角　鲜生地　玄参　连翘心　丹皮　石菖蒲

化服至宝丹。

某 湿为渐热之气,迷雾鬲间,神机不发,三焦皆被邪侵,岂是小恙?视其舌,伸缩如强,痰涎粘着,内闭之象已见。宣通膻中,望其少苏,无暇清至阴之热。

至宝丹四分,石菖蒲、金银花汤送下。

热陷血分

王十八　夜热早凉，热退无汗。其热从阴而来，故能食形瘦，脉数左盛，两月不解。治在血分。

生鳖甲　青蒿　细生地　知母　丹皮　淡竹叶

许　温邪已入血分，舌赤音低，神呆潮热，即发斑疹，亦是血中热邪。误汗消食，必变昏厥。

犀角　细生地　玄参　丹皮　郁金　石菖蒲

热入厥阴

张　舌绛裂纹，面色枯槁，全无津泽，形象畏冷，心中热焚。邪深竟入厥阴，正气已经虚极。勉拟仲景复脉汤，合乎邪少虚多治法。

复脉去人参、生姜，加甘蔗汁代水煎。

又　热病误投表散消导，正气受伤，神昏舌强，热如燎原。前进复脉法，略有转机。宜遵前方，去桂加参，以扶正气为主。

复脉汤去桂，加人参，甘蔗汁代水煎药。

又　进甘药颇安，奈阴液已涸，舌强音缩，抚之干板。较诸以前，龈肉映血有间，小便欲解掣痛，犹是阴气欲绝。欲寐昏沉，午间烦躁，热深入阴之征，未能稳许愈期也。

生白芍　炙甘草　阿胶　鸡子黄　人参　生地　麦冬　炒麻仁

误下热陷成结胸

某　误下热陷于里，而成结胸。所以身不大热，但短气，胸满烦躁，此皆邪热内燔，扰乱神明，内闭之象。棘手重恙，仿仲景泻心法，备参末议，再候明眼定裁。

川连　黄芩　半夏　泡淡干姜　生姜　枳实

误治伤胃津液

吴 神气如迷，不饥不食，乃苦辛消导发散，劫夺胃津所致。盖温邪手经为病，今世多以足六经主治，故致此。

细生地 竹叶心 麦冬 玄参心 连翘 心郁金

王妪 温热十三日，舌黄，心中闷痛。初病手经，不当用足经方。老人怕其液涸，甘寒醒胃却热。

鲜生地 竹叶心 麦冬 郁金 川斛 菖蒲根

冬温伤液

吴十五 近日天未寒冷，病虚气不收藏，所感之邪谓冬温。参、苓益气，薄荷、桔梗、杏仁泄气，已属背谬，加补骨脂温涩肾脏，尤不通之极。自述夜寐深更，漐漐有汗。稚年阴不充，阳易泄，论体质可却病。

桑叶 大沙参 玉竹 苡仁 生甘草

糯米汤煎药。

陈半岁 冬温入肺，胶痰化热。因未纳谷之身，不可重药消痰通利。

炒麦冬 桑叶 大沙参 甜杏仁 地骨皮

气血两伤

某 脉数右大，烦渴舌绛。温邪，气血两伤。与玉女煎。

生地 竹叶 石膏 知母 丹皮 甘草

阴虚感温邪

陈二三 阴虚温邪，甘寒清上。

白沙参 甜杏仁 玉竹 冬桑叶 南花粉 生甘草

关 阴虚夹温邪，寒热不止。虽不宜发散消食，徒补亦属无益。拟进复脉汤法。

炙甘草　阿胶　生白芍　麦冬　炒生地　炒丹皮

青甘蔗汁煎。

黄　体虚，温邪内伏。头汗淋漓，心腹窒塞，上热下冷，舌白烦渴。春阳升举为病，犹是冬令少藏所致。色脉参视，极当谨慎。

阿胶　生地　麦冬　生牡蛎　生白芍　茯苓

劳倦感温阴液燥

张五五　劳倦内伤，温邪外受，两月不愈。心中温温液液，津液无以上供，夜卧喉干燥。与复脉汤去姜、桂、参，三服后可加参。

汪　劳倦更感温邪，阳升头痛，寒热战栗，冷汗。邪虽外达，阳气亦泄，致神倦欲眠，舌赤黄胎，口不知味。当以育阴除热为主，辛散苦降非宜。

复脉汤去参、姜、桂、麻，加青甘蔗浆。

劳倦感温营卫胃阳兼虚

曹　脉促数，舌白不饥，寒热汗出。初起腹痛，脐右有形。乃久伤劳倦，复感温邪。今病两旬又六，微咳有痰，并不渴饮，寒来微微齿痉。此营卫二气大衰，恐延虚脱。议固卫阳，冀寒热得平。

黄芪　桂枝　白芍　炙甘草　牡蛎　南枣

病退胃不和

陈　热病后，不饥能食，不寐。此胃气不和。

香豉　黑山栀　半夏　枳实　广皮白

华五五　口鼻受寒暄不正之气，过募原，扰胃系。寒热已罢，犹不饱不饥，舌边赤，中心黄。余邪未清，食入变酸，乃邪热不胜谷，以温胆和之。

半曲温胆去甘草、茯苓、枳实，加郁金、黑山栀。

热毒壅结上焦

林氏　腹满已久，非是暴症。近日面颔肿胀，牙关紧闭，先有寒热，随现是象。诊脉右搏数，左小。乃温邪触自口鼻，上焦先受，气血与热胶固，致清窍不利，倏有痹塞之变，理当先治新邪。况头面咽喉结邪，必辛凉轻剂以宣通，若药味重浊，徒攻肠胃矣。仿东垣普济消毒意。

连翘　牛蒡子　马勃　射干　滑石　夏枯草　金银花露　金汁

阴虚邪伏

席　脉左数，右缓弱。阳根未固，阴液渐涸。舌赤微渴，喘促，自利溲数，晡刻自热，神烦呓语。夫温邪久伏少阴，古人立法，全以育阴祛热。但今见症，阴分固有伏邪，真阳亦不肯收纳。议仿刘河间浊药轻投，不为上焦热阻，下焦根蒂自立，冀其烦躁热蒸渐缓。

熟地炭　茯苓　淡苁蓉　远志炭　川石斛　五味子

饮子煎法。

又　晚诊。阴中伏邪，晡时而升，目赤羞明，舌绛而渴。与育阴清邪法。

生地炭　玄参心　川石斛　炒麦冬　犀角　石菖蒲

又　脉左数，右软，舌干苔白。小溲淋沥，吸气喘促，烦汗。肾阴不承，心神热灼蒙闭。议以三才汤滋水制热。

三才加茯神、黄柏、金箔。

晚进周少川牛黄清心丸一服。

又　昨黄昏后诊脉，较诸早上，左手数疾顿减，惟尺中垂而仍动。呓语不已，若有妄见。因思肾热乘心，膻中微闭，神明为蒙，自属昏乱。随进周少川牛黄丸一服，俾迷漫无质之热暂可泄降，服后颇安。辰刻诊脉濡小，形质大衰，舌边色淡，下利稀水，夫救阴是要旨，读仲景少阴下利篇，上下交征，关闸欲撤，必以堵塞阳明为治。

以阳明司阖，有开无阖，下焦之阴仍从走泄矣。议用桃花汤。

人参　赤石脂　炮姜　白粳米

又　晚服照方加茯苓。

又　脉左沉数，右小数。暮热微汗，时烦，辰时神清，虚邪仍留阴分。议用清补。

人参　茯苓　川石斛　炙甘草　黑穞豆皮　糯稻根须

又　金匮麦门冬汤。

邪热兼酒热伤阴

程二八　温热病，已伤少阴之阴。少壮阴未易复者，恰当夏令发泄，百益酒酿造有灰，辛热劫阴泄气，致形体颓然，药难见效。每日饵鸡距子，生用，其汤饮用马料豆汤。

冬伤于寒，春必病温者，重在冬不藏精也。盖烦劳多欲之人，阴精久耗，入春则里气大泄，木火内燃，强阳无制，燔燎之势直从里发。始见必壮热烦冤，口干舌燥之候矣。故主治以存津液为第一，黄芩汤坚阴却邪，即此义也。再者，在内之温邪欲发，在外之新邪又加，葱豉汤最为捷径，表分可以肃清。至于因循贻误，岂止一端？或因气燥津枯，或致阴伤液涸。先生用挽救诸法，如人参白虎汤，黄连阿胶汤，玉女煎，复脉法，申明条例甚详。余则治痉厥以甘药缓肝，昏闭用幽芳开窍。热痰之温胆，蓄血而论通瘀。井井有条，法真周到。

邵新甫

暑

暑伤气分上焦闭郁

某　大凡暑与热，乃地中之气，吸受致病，亦必伤人气分。气结则上焦不行，下脘不通，不饥，不欲食，不大便，皆气分有阻。如天地不交，遂若否卦之义。然无形无质，所以清之攻之不效。

杏仁　通草　象贝　栝蒌皮　白蔻　郁金汁

姚　奔走气乱，复饮烧酒，酒气辛热，有升无降，肺气膹郁，上下不通。舌白消渴，气结自胸及腹，澼澼自利不爽，周身肤腠皆痛，汗大出不解。无非暑湿热气，始由肺受，漫布三焦。群医消导苦药，但攻肠胃，在上痞结仍然。议淡渗佐以微辛，合乎轩岐上病治上之方。

西瓜翠衣　川白通草　大豆黄卷　马兜铃　射干　苡仁

范　伏暑阻其气分，烦渴，咳呕喘急，二便不爽。宜治上焦。

杏仁　石膏　炒半夏　黑栀皮　厚朴　竹茹

又　痰多咳呕，是暑郁在上。医家乱投沉降，所以无效。

石膏　杏仁　炒半夏　郁金　香豉　黑山栀

王　舌白烦渴，心中胀闷，热邪内迫，气分阻闭，当治肺经。倘逆传膻中，必致昏厥。

杏仁　郁金　滑石　黄芩　半夏　橘红　栝蒌皮

陈四五　暑湿伤气，肺先受病，诸气皆痹。当午后阳升，烦喘更加。夫无形气病，医以重药推消，多见不效。

西瓜翠衣　活水芦根　杏仁　苡仁

又　酒客中虚，重镇攻消，清气愈伤。夫暑邪皆着气分，苟肺司清肃，则其邪不攻自罢。议仍以廓清为法，若雨露从天下降，炎歊自荡扫无余。

威喜丸二钱，十服。

某二二　身热，头胀脘闷，咳呛，此暑邪外袭于肺卫，当清上焦。

丝瓜叶三钱　大杏仁三钱　香薷七分　通草一钱半　飞滑石三钱　白蔻仁五分

陈　脉左劲，右濡，头痛脘闷，麻痹欲厥，舌白。此暑邪内中，蒙闭清空，成疟之象。平昔阴虚，勿犯中下二焦。

嫩竹叶　连翘　飞滑石　野郁金汁　大杏仁　川贝母

龚二四　脉寸大，头晕，脘中食不多下。暑热气从上受，治以苦辛寒方。

竹叶　杏仁　郁金　滑石　香豉　山栀

张四七　三疟之邪在阴,未经向愈,春季洞利不食。想春雨外湿,水谷内聚亦湿,即湿多成五泄之谓。疮痍仅泄经隧湿邪,而里之湿邪未驱。长夏吸受暑邪,上蒙清空诸窍,咳嗽耳聋,的系新邪,非得与宿病同日而语。

连翘　飞滑石　嫩竹叶　荷叶边汁　桑叶　杏仁　象贝　黑山栀

程三六　暑风必夹湿,湿必伤于气分。断疟疮发,即湿邪内发之征。湿伏热蕴,致气壅塞咽底脘中。及至进谷无碍,二便通调,中下无病显然。

白通草　西瓜翠衣　活水芦根　苡仁

吴　连朝骤热,必有暑气内侵。头热目瞑,吸短神迷,此正虚邪痹,清补两难。先与益元散三四钱,用嫩竹叶心二钱,煎汤凉用三四小杯。常用绿豆煎汤服。

龚六十　暑必夹湿,二者皆伤气分。从鼻吸而受,必先犯肺,乃上焦病。治法以辛凉微苦,气分上焦廓清则愈。惜乎专以陶书六经看病,仍是与风寒先表后里之药,致邪之在上,漫延结锢,四十余日不解。非初受六经,不须再辨其谬。经云:病自上受者治其上。援引经义以论治病,非邪僻也。宗河间法。

杏仁　栝蒌皮　半夏　姜汁　白蔻仁　石膏　知母　竹沥
秋露水煎。

又　脉神颇安,昨午发疹,先有寒战。盖此病起于湿热,当此无汗,肌腠气窒,至肤间皮脱如麸,犹未能全泄其邪。风疹再发,乃湿因战栗为解。一月以来病魔,而肌无膏泽,瘦削枯槁。古谓瘦人之病,虑涸其阴。阴液不充,补之以味。然腥膻浊味,徒助上焦热痰,无益培阴养液。况宿滞未去,肠胃气尚窒钝,必淡薄调理,上气清爽,痰热不至复聚。从来三时热病,怕反覆于病后之复。当此九仞,幸加意留神为上。

玄参心　细生地　银花　知母　生甘草　川贝　丹皮　橘红

盐水炒　竹沥

此煎药方，只用二剂可停。未大便时，用地冬汁膏。大便后，可用三才汤。

池　伏暑至深秋而发，头痛，烦渴，少寐。

薄荷　淡竹叶　杏仁　连翘　黄芩　石膏　赤芍　木通

张　病几一月，犹然耳聋，神识不慧，嗽甚痰粘，呼吸喉间有音。此非伤寒暴感，皆夏秋间暑湿热气内郁，新凉引动内伏之邪，当以轻剂清解三焦。奈何医者不晓伏气为病，但以发散消食，寒凉清火为事，致胃汁消亡，真阴尽烁。舌边赤，齿板燥裂血，邪留营中，有内闭瘛疭厥逆之变。况右脉小数，左脉涩弱，热固在里。当此阴伤日久，下之再犯亡阴之戒。从来头面都是清窍，既为邪蒙，精华气血不肯流行，诸窍失司聪明矣。此轻清清解，断断然也。议清上焦气血之壅为先，不投重剂苦寒，正仿古人肥人之病，虑虚其阳耳。

连翘心　玄参　犀角　郁金　橘红蜜水炒　黑栀皮　川贝　鲜菖蒲根

加竹沥。

又　昨进清上焦法，诸症虽然略减，而神识犹未清爽。总由病久阴液内耗，阳津外伤，聪明智慧之气俱被浊气蒙蔽，所以子后午前稍清，他时皆不清明。以阳盛时，人身应之也。拟进局方至宝丹，藉其芳香，足以护阳逐邪，庶无内闭外脱之虞。

至宝丹。每服三分，灯心、嫩竹叶汤送。

又　脉右缓大，左弱，面垢色已减，痰嗽不爽，良由胃中津液为辛散温燥所伤。心营肺卫，悉受热焰蒸迫，致神呆，喘急，耳聋。清阳阻痹，九窍不利。首方宣解气血，继方芳香通窍。无形令其转旋，三焦自有专司，岂与俗医但晓邪滞攻击而已。今已获效，当与清养胃阴肺气。体素丰盛，阳弱，不用沉寒。然深秋冬交，天气降则上焦先受。试观霜露下垂，草木皆改容色。人在气交，法乎天地，兼参体质施治。

枇杷叶　炒黄川贝　橘红　郁金　茯苓　苡仁

暑风伤肺

王　暑风热气入肺，上热，痰喘嗽。

石膏　连翘　竹叶　杏仁　桑皮　苡仁　橘红　生甘草

又　肺气壅遏，身热喘咳，溺少。

苇茎合葶苈大枣汤。

某二五　暑风外袭，肺卫气阻，头胀咳呛，畏风微热，防作肺痉。

丝瓜叶　大杏仁　香薷　桔梗　连翘　六一散

某　舌灰黄，头痛咳逆，左肢掣痛。此烦劳阳动，暑风乘虚袭入，最虑风动中厥。

鲜荷叶三钱　鲜莲子五钱　茯神一钱半　益元散三钱　川贝母一钱半　橘红一钱

杨女　暑热秽浊，阻塞肺部，气痹腹满。宜以轻可去实。

西瓜翠衣　白通草　活水芦根　生苡仁

临好，加入石膏末二钱。

周二三　暑风热，神呆。

鲜荷叶　苦丁茶　滑石　木通　杏仁　厚朴　广皮　白蔻仁

郁二六　暑热，头胀，咳，喉痛。

鲜荷叶　杏仁　射干　橘红　桑皮　桔梗　木通　滑石

暑热阻气中痞不运

胡　不饥不食不便，此属胃病，乃暑热伤气所致。味变酸浊，热痰聚脘。苦辛自能泄降，非无据也。

半夏泻心汤去甘草、干姜，加杏仁、枳实。

王　身热自汗，腹痛，大小便不利。脉虚，右大左小。暑热内闭，拟和表里法。

薄荷　枳实　黄芩　生白芍　竹叶心　黑山栀　通草　甘草

程四二　秽热由清窍入，直犯募原，初头痛肌胀，今不饥痞闷。以苦辛寒法。

杏仁　半夏　厚朴　橘红　竹叶　黄芩　滑石

又　脉虚，舌赤消渴。伏暑热气，过卫入营，治在手厥阴。

竹叶　犀角　生地　麦冬　玄参

某六一　舌黄，脘闷，头胀，口渴，溺短，此吸受秽气所致。

飞滑石三钱　白蔻仁七分　杏仁三钱　厚朴一钱半　通草一钱半　广皮白一钱半

某三三　秽暑吸入，内结募原，脘闷腹痛，便泄不爽。法宜芳香逐秽，以疏中焦为主。

藿香梗　杏仁　厚朴　茯苓皮　半夏曲　广皮　香附　麦芽

杨　秋暑内烁，烦渴，喜得冷饮，脉右小弱者。暑伤气分，脉必芤虚也。此非结胸症，宜辛寒以彻里邪。

石膏　知母　厚朴　杏仁　半夏　姜汁

沈二三　脉小色白，气分不足，兼之胃弱少食。闻秽浊要刮痧，阴柔之药，妨胃助浊。常以猪肚丸养胃。入夏令，热更伤气，每食远，进生脉四君子汤一剂，恪守日服，可杜夏季客暑之侵。

生脉四君子汤，长服猪肚丸。

卜二八　春夏必吞酸，肢痿麻木。此体虚不耐阳气升泄，乃热伤气分为病。宗东垣清暑益气之议。

人参　黄芪　白术　甘草　麦冬　五味　青皮　陈皮　泽泻　葛根　升麻　黄柏　归身　神曲

任十六　冲年真阴未长，逢长夏湿热交迫，斯气泄烦倦，当静坐凉爽。过月凉飚至，炎歊去，乃却病之期。与清暑益气之属。

清暑益气汤法。

徐十四　长夏湿热令行，肢起脓窠，烦倦，不嗜食。此体质本怯，而湿与热邪，皆伤气分，当以注夏同参。用清暑益气法。

人参　白术　广皮　五味　麦冬　川连　黄柏　升麻　葛根　神曲　麦芽　谷芽

干荷叶汁泛丸。

烦劳伤暑胃虚

施四七　以烦劳伤阳，交长夏发泄令加，见症都是气弱，亦热伤气也。烦渴有痰，先治其胃。盖阳明经脉，主乎束筋骨以流利机关耳。

金匮麦门冬汤。

吴　诊脉，肝胆独大，尺中动数。先天素弱，水亏，木少滋荣。当春深长夏，天地气机泄越，身中烦倦食减，皆热伤元气所致。进以甘酸，充养胃阴，少俟秋肃天降，培植下焦，固纳为宜。

炒麦冬　木瓜　北沙参　生甘草　乌梅

暑入心营

程　暑久入营，夜寐不安，不饥微痞。阴虚体质，议理心用。

鲜生地　玄参　川连　银花　连翘　丹参

顾十三　阴虚遗热，小便淋沥。近日冒暑，初起寒热头痛，汗出不解，肌肉麻木，手足牵强，神昏如寐。成疟则轻，痉厥则重。

犀角　玄参　小生地　连翘心　竹叶心　石菖蒲　滑石

化牛黄丸，二服。

某　初病伏暑，伤于气分。微热渴饮，邪犯肺也。失治邪张，逆走膻中，遂舌绛缩，小便忽闭，鼻煤裂血，口疮耳聋，神呆。由气分之邪热，漫延于血分矣。夫肺主卫，心主营，营卫二气，昼夜行于经络之间，与邪相遇，或凉或热，今则入于络。津液被劫，必渐昏寐，所谓内闭外脱。

鲜生地　连翘　玄参　犀角　石菖蒲　金银花

暑风入营

汪　暑风久，入营络，微热忽凉。议用玉女煎。

玉女煎去麦冬、牛膝，加丹皮、竹叶。

暑病久延伤液

金 热止，津津汗出，伏暑已解。只因病魔日久，平素积劳，形色脉象虚衰，深虑变病。今饮食未进，寤寐未宁，议以敛液补虚。

人参 茯神 麦冬 五味 炒白芍 块辰砂一两，绵裹同煎

又 热久，胃液被劫，不饥不便，亦病后常事耳。古人论病，必究寝食。今食未加餐，难寐，神识未清，为病伤元气，而热病必消烁真阴。议用三才汤意。

人参 天冬 生地 麦冬 五味子

暑热深入劫阴

顾 右脉空大，左脉小芤。寒热麻痹，腰痛冷汗。平素积劳内虚，秋暑客邪，遂干脏阴，致神迷心热烦躁。刮痧似乎略爽，病不肯解。此非经络间病，颇虑热深劫阴，而为痉厥。张司农集诸贤论暑病，谓入肝则麻痹，入肾为消渴，此其明征。议清阴分之邪，仍以养正辅之。

阿胶 小生地 麦冬 人参 小川连 乌梅肉

暑湿弥漫三焦

某 暑湿热气，触入上焦孔窍，头胀，脘闷不饥，腹痛恶心。延久不清，有疟痢之忧。医者不明三焦治法，混投发散消食，宜乎无效。

杏仁 香豉 橘红 黑山栀 半夏 厚朴 滑石 黄芩

张 舌白罩灰黑，胸脘痞闷，潮热呕恶，烦渴，汗出，自利。伏暑内发，三焦均受，然清理上中为要。

杏仁 滑石 黄芩 半夏 厚朴 橘红 黄连 郁金 通草

某二六 暑热郁遏，头胀脘痛，口渴溺短，当清三焦。

丝瓜叶 飞滑石 淡竹叶 茯苓皮 厚朴 藿香 广皮 通草

何 暑湿皆客邪也，原无质，故初起头胀胸满，但伤上焦气分

耳。酒家少谷,胃气素薄,一派消导,杂以辛散苦寒,胃再伤残。在上湿热延及中下,遂协热自利。三焦邪蒸,气冲塞填胸,躁乱口渴。瓜果下脘,格拒相斗,此中宫大伤。况进热饮略受,其为胃阳残惫,而邪结内踞可知矣。考暑门时风烦躁,清浊交乱者,昔贤每以来复丹五六十粒,转运清浊为先。攻补难施之际,望其效灵耳。

来复丹。

吴　目黄脘闷,咽中不爽,呕逆,寒少热多。暑湿客气之伤,三焦不通,非风寒之症。

大竹叶　黄芩　杏仁　滑石　陈皮　厚朴　半夏　姜汁

又　暑湿热,皆气也,并酿浊痰于胃,遂口甜腻滞不饥。议以宣气理痰。

川贝母　栝蒌皮　杏仁　黑山栀　泽泻

另用二贤散。

某四一　诊脉弦,午后恶寒似热,不饥,溺涩短赤。暑热炎蒸,外袭肺卫,游行三焦,致气分窒痹而然。当用和法,宜薄滋味,庶杜疟患。

杏仁　香薷　木通　飞滑石　茯苓　厚朴　白蔻仁　淡竹叶

又　照前方去香薷,加半夏。

杨二八　暑热必夹湿,吸气而受,先伤于上。故仲景伤寒,先分六经;河间温热,须究三焦。大凡暑热伤气,湿著阻气。肺主一身周行之气,位高,为手太阴经。据述病样,面赤足冷,上脘痞塞,其为上焦受病显著。缘平素善饮,胃中湿热久伏。辛温燥裂,不但肺病不合,而胃中湿热,得燥热锢闭,下利稀水,即协热下利。故黄连苦寒,每进必利甚者,苦寒以胜其辛热,药味尚留于胃底也,然与初受之肺邪无当。此石膏辛寒,辛先入肺,知母为味清凉,为肺之母气。然不明肺邪,徒曰生津,焉是至理?昔孙真人未诊先问,最不误事。再据主家说及病起两旬,从无汗泄。经云:暑当汗出勿止。气分窒塞日久,热侵入血中,咯痰带血,舌红赤,不甚渴饮。上焦不解,漫延中下,此皆急清三焦,是第一章旨。故热病之瘀热,留络而为遗毒,注腑肠而为洞利,便为束手无策。再论湿乃重浊之邪,热为薰蒸之气。热处湿中，蒸淫之气上迫清窍，耳为失聪，不与少阳耳聋同例。青蒿减柴胡一等，亦是少阳本药。且大病如大敌，选药若选将，苟非慎重，鲜克有济。议三焦分清治，从河间法。初三日。

飞滑石　生石膏　寒水石　大杏仁　炒黄竹茹　川通草　莹白金汁　金银花露

又　暮诊。诊脉后，腹胸肌腠发现瘾疹，气分湿热原有暗泄之机，早间所谈余邪遗热必兼解毒者为此。下午进药后，诊脉，较大于早晨，神识亦如前。但舌赤，中心甚干燥，身体扪之，热甚于早间，此阴分亦被热气蒸伤。瘦人虑其液涸，然痰咯不清，养阴药无往而非腻滞。议得早进清膈一剂，而三焦热秽之蓄，当用紫雪丹二三匙，藉其芳香宣窍逐秽，斯锢热可解，浊痰不粘。继此调理之方，清营分，滋胃汁，始可瞻顾。其宿垢欲去，犹在旬日之外。古人谓下不嫌迟，非臆说也。

紫雪丹一钱六分　知母　竹叶心　连翘心　炒川贝　竹沥　犀角　玄参　金汁　银花露

又　一剂后用：

竹叶心　知母　绿豆皮　玄参　鲜生地　金银花

又　一剂后，去银花、绿豆皮，加人参、麦冬。

又　初十申刻诊。经月时邪，脉形小数，小为病退，数为余热。故皮腠麸蜕，气血有流行之义，思食欲餐，胃中有醒豁之机，皆佳兆也。第舌赤而中心黄苔，热蒸既久，胃津阴液俱伤，致咽物咽中若阻，溺溲尿管犹痛。咯痰浓厚，宿垢未下。若急遽攻夺，恐真阴更涸矣。此存阴为主，而清腑兼之。故乱进食物，便是助热。惟清淡之味，与病不悖。自来热病，最怕食复劳复，举世共闻，非臆说也。

细生地　玄参心　知母　炒川贝　麦冬　地骨皮　银花露　竹沥

又　脉症如昨。仍议滋阴分余热，佐清上脘热痰。

照昨日方去地骨皮、银花露，加盐水炒橘红。

某　脉虚，伤暑，头重脘闷，跗瘦。

丝瓜叶三钱　大杏仁三钱　六一散三钱　茯苓皮三钱　汉防己一钱半　绵茵陈一钱　细木通一钱　白蔻仁五分

暑　厥

某　中恶暑厥。

苍术白虎汤加滑石。

暑　瘵

王　暑邪寒热,舌白不渴,吐血,此名暑瘵重症。

西瓜翠衣　竹叶心　青荷叶汁　杏仁　飞滑石　苡仁

暑邪入厥阴

万　暑邪不解,陷入厥阴。舌灰消渴,心下板实,呕恶吐蛔,寒热,下利血水,最危之症。

川连　黄芩　干姜　生白芍　川椒　乌梅　人参　枳实

江　暑邪深入厥阴,舌缩,少腹坚满,声音不出,自利,上下格拒,危期至速。勉拟暑门酸苦泄热,辅正驱邪一法。

黄连　淡干姜　乌梅　生白芍　半夏　人参　枳实

暑兼血症

某十八　劳伤夹暑,肺气受戕,咳血口干。先清暑热。

鲜荷叶　白扁豆　大沙参　茯神　苡仁

朱三二　伏中阴气不生,阳气不潜。其头胀身痛,是暑邪初受。暑湿热必先伤气分,故舌白,口渴,身痛,早晨清爽,午夜烦蒸,状如温疟。沐浴绕动血络,宿病得时邪而来。仲景云:先治新病,后理宿病。是亦阴气先伤,阳气独发也。

鲜生地　石膏　知母　玄参　连翘　竹叶心　荷叶汁

王三九　虽是咳痰失血,然强能食,不知饥,目黄晡热,舌心黄,已现暑热客邪症象。此先宜清理肺胃,莫因久恙而投腻补。

杏仁　象贝母　郁金　川通草　桑叶　石膏　橘红　苡仁

又　晚服枇杷叶膏。早，六味加阿胶、麦冬。

又　阿胶　鸡子黄　小生地　麦冬　桑叶　炒黑丹皮

徐三六　劳伤夹暑，咳血不饥。

鲜荷叶汁冲　大沙参　生苡仁　六一散　绿豆皮　杏仁　橘红　白蔻仁

天之暑热一动，地之湿浊自腾。人在蒸淫热迫之中，若正气设或有隙，则邪从口鼻吸入。气分先阻，上焦清肃不行，输化之机失于常度，水谷之精微，亦蕴结而为湿也。人身一小天地，内外相应，故暑病必夹湿者，即此义耳。前人有因动因静之分，或伤或中之候，以及入心入肝，为疟为痢，中痧霍乱，暴厥卒死，种种传变之原，各有精义可参，兹不重悉。想大江以南，地卑气薄，湿胜热蒸，当此时候，更须防患于先。昔李笠翁记中所谓：使天只有三时而无夏，则人之病也必稀。此语最确。盖暑湿之伤，骤者在当时为患，缓者于秋后为伏气之疾。其候也，脉色必滞，口舌必腻，或有微寒，或单发热，热时脘痞气窒，渴闷烦冤，每至午后则甚，入暮更剧，热至天明，得汗则诸恙稍缓，日日如是。必要两三候外，日减一日，方得全解。倘如元气不支，或调理非法，不治者甚多。然是病比之伤寒，其势觉缓。比之疟疾，寒热又不分明。其变幻与伤寒无二，其愈期反觉缠绵。若表之汗不易彻，攻之便易溏泻，过清则肢冷呕恶，过燥则唇齿燥裂。每遇秋来，最多是症。求之古训，不载者多，独《己任编》名之曰秋时晚发。感症似疟，总当以感症之法治之。要知伏气为病，四时皆有，但不比风寒之邪，一汗而解，温热之气，投凉即安。夫暑与湿，为薰蒸粘腻之邪也，最难骤愈。若治不中窾，暑热从阳上薰，而伤阴化燥，湿邪从阴下沉，而伤阳变浊。以致神昏耳聋，舌干龈血，脘痞呕恶，洞泄肢冷。棘手之候丛生，竟至溃败莫救矣。参先生用意，宗刘河间三焦论立法，认明暑湿二气，何者为重，再究其病，实在营气何分。大凡六气伤人，因人而化。阴虚者火旺，邪归营分为多。阳虚者湿胜，邪伤气分为多。一则耐清，一则耐温。脏性之阴阳，从此可知也。于是在上者，以辛凉微苦，如竹叶、连翘、杏仁、薄荷之类。在中者，以苦辛宣通，如半夏泻心之类。在下者，以温行寒性，质重开下，如桂苓甘露饮之类。此皆治三焦之大意也。或有所夹，又须通变。至于治气分有寒温之别，寒者宗诸白虎法，及天水散意，温者从乎二陈汤，及正气散法。理营分知清补之宜，清者如犀角、地黄，加入心之品，补者有三才、复脉等方。又如湿热沉混之苍术石膏汤，气血两燔之玉女法。开闭逐秽，与牛黄及至宝、紫雪等剂。扶虚进参附及两仪诸法。随其变幻，审其阴阳，运用之妙，存乎心也。附骥芜词，高明教正。

邵新甫

湿

湿阻上焦肺不肃降

冯三一　舌白头胀，身痛肢疼，胸闷不食，溺阻。当开气分除湿。

飞滑石　杏仁　白蔻仁　大竹叶　炒半夏　白通草

王二十　酒肉之湿助热，内蒸酿痰，阻塞气分。不饥不食，便溺不爽，亦三焦病。先论上焦，莫如治肺，以肺主一身之气化也。

杏仁　栝蒌皮　白蔻仁　飞滑石　半夏　厚朴

吴五五　酒客湿胜，变痰化火，性不喜甜，热聚胃口犯肺，气逆吐食。上中湿热，主以淡渗，佐以苦温。

大杏仁　金石斛　飞滑石　紫厚朴　活水芦根

孔　心中热，不饥不寐，目黄自利，湿热内伏。

淡黄芩　连翘　炒杏仁　白通草　滑石　野赤豆皮

湿温阻肺

某二九　湿温阻于肺卫，咽痛，足跗痹痛。当清上焦，湿走气自和。

飞滑石　竹叶心　连翘　桔梗　射干　芦根

周　病起旬日，犹然头胀，渐至耳聋。正如《内经·病能篇》所云：因于湿，首如裹。此呃忒鼻衄，皆邪混气之象。况舌色带白，咽喉欲闭。邪阻上窍空虚之所，谅非苦寒直入胃中可以治病。病名湿温，不能自解，即有昏痉之变，医莫泛称时气而已。

连翘　牛蒡子　银花　马勃　射干　金汁

湿热秽气阻窍

李三二　时令湿热之气，触自口鼻，由募原以走中道，遂致清肃不行，不饥不食。但温乃化热之渐，致机窍不为灵动，与形质滞浊有别。此清热开郁，必佐芳香以逐秽为法。

栝蒌皮　桔梗　黑山栀　香豉　枳壳　郁金　降香末

某　吸受秽邪，募原先病，呕逆。邪气分布，营卫皆受，遂热蒸头胀，身痛经旬，神识昏迷，小水不通，上、中、下三焦交病。舌白，渴不多饮，是气分窒塞。当以芳香通神，淡渗宣窍。俾秽湿浊气，由此可以分消。

苡仁　茯苓　猪苓　大腹皮　通草　淡竹叶　牛黄丸二丸

湿热伤胃津

吴　湿邪中伤之后，脾胃不醒，不饥口渴。议清养胃津为稳。

鲜省头草　知母　川斛　苡仁　炒麦冬

湿温邪入心胞

张妪　体壮有湿，近长夏阴雨潮湿，著于经络，身痛，自利，发热。仲景云：湿家大忌发散，汗之则变痉厥。脉来小弱而缓，湿邪凝遏阳气，病名湿温。湿中热气，横冲心胞络，以致神昏，四肢不暖，亦手厥阴见症，非与伤寒同法也。

犀角　连翘心　玄参　石菖蒲　金银花　野赤豆皮

煎送至宝丹。

湿热内陷

蔡　阳虚夹湿，邪热内陷，所以神识如蒙。议用泻心法。

人参　生干姜　黄芩　川连　枳实　生白芍

湿郁脾阳

张六一　此湿蕴气中，足太阴之气不为鼓动运行，试以痞结胸满，仲景列于《太阴篇》中，概可推求其理矣。

半夏醋炒　茯苓　川连　厚朴

通草汤煎。

周　湿伤脾阳，腹膨，小溲不利。

茅术　厚朴　茯苓　泽泻　猪苓　秦皮

又　五苓散。

又　二术膏。

范　四肢乍冷，自利未已，目黄稍退，而神倦不语。湿邪内伏，足太阴之气不运。经言：脾窍在舌，邪滞窍必少灵，以致语言欲謇。必当分利，佐辛香以默运坤阳，是太阴里症之法。

生于术三钱　厚朴五分　茯苓三钱　草果仁七分　木瓜五分　泽泻五分

又　身体稍稍转动，语謇神呆，犹是气机未为灵转。色脉非是有余，而湿为阴邪，不徒偏寒偏热已也。

生于术　茯苓　苡仁　郁金　炒远志　石菖蒲汁

又　脾胃不醒，皆从前湿蒸之累。气升咳痰，参药缓进。

炒黄川贝　茯苓　苡仁　郁金　地骨皮　淡竹叶

又　湿滞于中，气蒸于上，失降不得寐，口数白疳，仍不渴饮。开上郁，佐中运，利肠间，亦是宣通三焦也。

生于术五钱　苡仁三钱　寒水石一钱半　桔梗七分　猪苓一钱　泽泻一钱　广皮白一钱半

湿阻中焦阳气

曹三十　肠胃属腑，湿久生热，气阻不爽。仍以通为法。

生于术　川黄连　厚朴　淡生姜渣　广皮白　酒煨大黄

水法丸，服三钱。

李四五　脉小涩，痰多上涌，食入脘阻，大便不爽，上秋至今夏不愈。自述饥饱失和，曾病黄疸。以湿伤气痹主治。

大杏仁　苡仁　半夏　姜汁　茯苓　橘红　郁金　香豉

俞五五　酒湿郁伤，脘中食阻而痛。治以辛苦寒。

小川连　半夏　姜汁　枳实　茯苓　香豉

某五九　舌白目黄，口渴尿赤，脉象呆钝，此属湿郁。

绵茵陈三钱　生白术一钱　寒水石三钱　飞滑石三钱　桂枝木一钱　茯苓皮三钱　木猪苓三钱　泽泻一钱

李　酒客中虚。粤地潮湿，长夏涉水，外受之湿下起。水谷不运，中焦之湿内聚。治法不以宣通经腑，致湿阻气分，郁而为热，自脾胃不主运通，水湿横渍于脉膜之间，二便不爽，湿热浊气，交扭混乱。前辈治中满，必曰分消，此分字，明明谓分解之义。但乱药既多，不能去病，就是脾胃受伤于药。蔓延腿肢，肿极且痛，病深路远，药必从喉入胃，然后四布。病所未得药益，清阳先已受伤，此汤药难以进商也。议用丹溪小温中丸三钱，专以疏利肠中，取其不致流散诸经，亦一理也。

小温中丸，八服。

某三六　阳微体质，湿痰内聚，便溏脘闷，肌麻舌干。清理湿邪，气机升降自安。

金石斛　茯苓　半夏　广皮白　钩藤　白蒺藜

张　脉右缓，湿著阻气。

厚朴　广皮　煨草果　炒楂肉　藿香梗　炒神曲

某二二　不耐烦劳是本虚，脘闷便泄属湿邪。先治湿，后治本。

藿香梗　广皮　茯苓　大腹皮　厚朴　谷芽

陆　湿滞如痞。

山茵陈　草果仁　茯苓皮　大腹皮绒　厚朴　广皮　猪苓　泽泻

汪三三　舌黄脘闷，秽暑内著，气机不宣。如久酿蒸，必化热气，即有身热之累。

杏仁　藿香　茯苓皮　滑石　厚朴　广皮白

某　阅病源，皆湿热内停之象，当走湿清热为主。至于药酒，蕴湿助热，尤当永戒。

生白术　赤小豆皮　绵茵陈　黄柏　茯苓　泽泻

某　脉濡，头胀，胸身重著而痛，寒热微呕，此湿阻气分。

厚朴　杏仁　白蔻仁　木通　茯苓皮　大腹皮　滑石　竹叶

某　长夏外受暑湿，与水谷之气相并，上焦不行，下脘不通。气阻，热从湿下蒸逼，不饥不食，目黄舌白，气分之结。

厚朴　杏仁　广皮　茯苓　半夏　姜汁

某　脉缓，身痛，汗出热解，继而复热。此水谷之气不运，湿复阻气，郁而成病，仍议宣通气分。热自湿中而来，徒进清热不应。

黄芩　滑石　茯苓皮　大腹皮　白蔻仁　通草　猪苓

方四四　形质颓然，脉迟小涩，不食不寐，腹痛，大便窒痹。平昔嗜酒，少谷中虚，湿结阳伤，寒湿浊阴鸠聚为痛。

炒黑生附子　炒黑川椒　生淡干姜　葱白

调入猪胆汁一枚。

王二五　冷湿损阳，经络拘束，形寒。酒客少谷，劳力所致。

桂枝　淡干姜　熟附子　生白术

莫五十　今年夏四月，寒热不饥，是时令潮沴气蒸，内应脾胃。夫湿属阴晦，必伤阳气，吞酸形寒，乏阳运行。议鼓运转旋脾胃一法。

苓姜术桂汤。

某十六　地中湿气，自足先肿。湿属阴邪，阳不易复。畏寒，筋骨犹牵强无力。以金匮苓姜术桂汤。

陈五一 浊凝，气结有形，酒肉夹湿。

荜拨 生香附汁 木香 草果 茯苓 广皮白

江 脉缓，脐上痛，腹微膨，便稀，溺短不爽。此乃湿郁脾胃之阳，致气滞里急。宗古人导湿分消，用桂苓散方。

生茅术 官桂 茯苓 厚朴 广皮白 飞滑石 猪苓 泽泻 炒楂肉

林五二 中年清阳日薄，忽然脘中痞闷，乃清阳不自转旋，酒肉湿浊之气得以凝聚矣。过饮溏泻，湿伤脾胃，胃阳微。仲景法，以轻剂宣通其阳。若投破气开降，最伤阳气，有格拒之害。

苓桂术甘汤。

严三一 胸满不饥，是阳不运行。嗜酒必夹湿，凝阻其气，久则三焦皆闭。用半硫丸，二便已通。议治上焦之阳。

苓桂术甘汤。

王六二 病人述病中厚味无忌，肠胃滞虽下，而留湿未解。湿重浊，令气下坠于肛，肛坠痛不已。胃不喜食，阳明失阖，舌上有白腐形色。议劫肠胃之湿。

生茅术 人参 厚朴 广皮 炮姜灰 生炒黑附子

胡二十 受湿患疮，久疮阳乏气泄，半年淹淹无力。食少，嗳噫难化，此脾胃病。法以运中阳为要。

茯苓 桂枝 生于术 炙草 苡仁 生姜

汪 夏令脾胃司气，兼以久雨泛潮，地中湿气上干，食味重浊少运，所谓湿胜成五泄也。古云寒伤形，热伤气。芒种、夏至，天渐热，宜益气分以充脾胃。此夏三月，必有康健之理。

补中益气汤。

湿邪弥漫三焦

某五十 秽湿邪吸受，由募原分布三焦，升降失司，脘腹胀闷，大便不爽。当用正气散法。

藿香梗 厚朴 杏仁 广皮白 茯苓皮 神曲 麦芽 绵

茵陈

蔡　仲景云:小便不利者,为无血也;小便利者,血症谛也。此症是暑湿气蒸,三焦弥漫,以致神昏,乃诸窍阻塞之兆。至小腹硬满,大便不下,全是湿郁气结。彼夯医犹然以滋味呆钝滞药,与气分结邪相反极矣。议用甘露饮法。

猪苓　浙茯苓　寒水石　晚蚕沙　皂荚子去皮

某十四　脘闷,便溏,身痛,脉象模糊。此属湿蕴三焦。

厚朴　广皮　藿香梗　茯苓皮　大豆黄卷　木防己　川通草　苡仁

牛　向年积聚,误服燥热诸药,频与清夺,推陈致新乃安。身处江南湿热之乡,饮啖仍用山右浓重之味,留热由肠升膈,三焦不清。议攻无形之热。

清心凉膈去芒硝,加菖蒲。

酒湿伤阳郁生胃痈

朝三一　冷酒水湿伤中,上呕食,下泄脂液。阳气伤极,再加浮肿作胀则危。

人参　茯苓　熟附子　生于术　生白芍　生姜

又　酒湿类聚,例以分利。诊脉微,阳气已败。湿壅生热,至胃痈脓。清热则阳亡即死,术、苓运中祛湿,佐附迅走气分,亦治湿一法。

茯苓　熟附子　生白术　左牡蛎　泽泻　车前子

阳衰湿伤脾肾

庞四四　湿久脾阳消乏,中年未育子,肾真亦惫。仿安肾丸法。

鹿茸　葫芦巴　附子　韭子　赤石脂　补骨脂　真茅术　茯苓　菟丝子　大茴香

张五四　阳伤痿弱,有湿麻痹,痔血。

生白术　附子　干姜　茯苓

某三八　舌白身痛，足跗浮肿，从太溪穴水流如注。此湿邪伏于足少阴，当用温蒸阳气为主。

鹿茸　淡附子　草果　菟丝子　茯苓

肝胃湿热

杨　厥阴为病，必错杂不一。疟痢之后，肝脏必虚。发症左胁有痞，腹中块磊外坚，胁下每常汩汩有声。恶虚就实，常有寒热，胃中不知饥，而又嘈杂吞酸，脉长而数。显然厥阴、阳明湿热下渗前阴，阳缩而为湿热症也。议用升发阳明胃气，渗泄厥阴湿热，其症自愈。

苍术　半夏　茯苓　橘红　通草　当归　柏子仁　沙蒺藜　川楝子　茴香

即丸方。

湿郁肢节冷痛

浦氏　胸膈迷漫，胃痛呕食，肢节屈曲处冷痛。月经落后，来时周身腰脊不舒，脉弦沉，痛即便溏。此湿郁阻闭，气血不行。用药先须断酒。

生茅术　炮黑川乌　姜汁　白芥子　厚朴　广皮　荜拨　茯苓

湿热入经络为痹

徐　温疟初愈，骤进浊腻食物，湿聚热蒸，蕴于经络。寒战热炽，骨骱烦疼，舌起灰滞之形，面目痿黄色，显然湿热为痹。仲景谓湿家忌投发汗者，恐阳伤变病。盖湿邪重着，汗之不却，是苦味辛通为要耳。

防己　杏仁　滑石　醋炒半夏　连翘　山栀　苡仁　野赤豆皮

某四七　风、暑、湿浑杂，气不主宣，咳嗽头胀，不饥，右肢若废。法当通阳驱邪。

杏仁三钱　苡仁三钱　桂枝五分　生姜七分　厚朴一钱　半夏一钱半　汉防己一钱半　白蒺藜二钱

湿郁经脉痛

某　汗多，身痛，自利，小溲全无，胸腹白疹，此风湿伤于气分。医用血分凉药，希冀热缓，殊不知湿郁在脉为痛，湿家本有汗不解。

苡仁　竹叶　白蔻仁　滑石　茯苓　川通草

湿为重浊有质之邪，若从外而受者，皆由地中之气升腾，从内而生者，皆由脾阳之不运。虽云雾露雨湿，上先受之，地中潮湿，下先受之，然雾露雨湿，亦必由地气上升而致。若地气不升，则天气不降，皆成燥症矣，何湿之有？其伤人也，或从上，或从下，或遍体皆受，此论外感之湿邪著于肌躯者也。此虽未必即入于脏腑，治法原宜于表散，但不可大汗耳。更当察其兼症，若兼风者，微微散之，兼寒者，佐以温药，兼热者，佐以清药，此言外受之湿也。然水流湿，火就燥，有同气相感之理。如其人饮食不节，脾家有湿，脾主肌肉四肢，则外感肌躯之湿亦渐次入于脏腑矣。亦有外不受湿，而俱湿从内生者，必其入膏粱酒醴过度，或嗜饮茶汤太多，或食生冷瓜果及甜腻之物。治法总宜辨其体质阴阳，斯可以知寒热虚实之治。若其人色苍赤而瘦，肌肉坚结者，其体属阳，此外感湿邪必易于化热。若内生湿邪，多因膏粱酒醴，必患湿热、湿火之症。若其人色白而肥，肌肉柔软者，其体属阴，若外感湿邪不易化热，若内生之湿，多因茶汤生冷太过，必患寒湿之症。人身若一小天地，今观先生治法，若湿阻上焦者，用开肺气，佐淡渗，通膀胱，是即启上闸，开支河，导水势下行之理也。若脾阳不运，湿滞中焦者，用术、朴、姜、半之属以温运之，以苓、泽、腹皮、滑石等渗泄之，亦犹低窳湿处，必得烈日晒之，或以刚燥之土培之，或开沟渠以泄之耳。其用药总以苦辛寒治湿热，以苦辛温治寒湿，概以淡渗佐之，或再加风药。甘酸腻浊，在所不用。总之，肾阳充旺，脾土健运，自无寒湿诸症。肺金清肃之气下降，膀胱之气化通调，自无湿火、湿热、暑湿诸症。若夫失治变幻，则有肿胀、黄疸、泄泻、淋闭、痰饮等类,俱于各门兼参之可也。

华岫云

躁

气分热

某 脉右数大,议清气分中燥热。

桑叶 杏仁 大沙参 象贝母 香豉 黑栀皮

肺胃津液虚

卞 夏热秋燥致伤,都因阴分不足。

冬桑叶 玉竹 生甘草 白沙参 生扁豆 地骨皮 麦冬 花粉

火郁上焦

某 燥火上郁,龈胀咽痛,当辛凉清上。

薄荷梗 连翘壳 生甘草 黑栀皮 桔梗 绿豆皮

心阳过动伤液

王六七 老人舌腐,肉消肌枯,心事繁冗,阳气过动,致五液皆涸而为燥。冬月无妨,夏月深处林壑,心境凝然,可以延年。每早服牛乳一杯。

胃阴虚

陈 秋燥复伤,宿恙再发。未可补涩,姑与甘药养胃。

麦冬 玉竹 北沙参 生甘草 茯神 糯稻根须

某 上燥治气,下燥治血,此为定评。今阳明胃腑之虚,因久病呕逆,投以辛耗破气,津液劫伤,胃气不主下行,致肠中传送失司。经云:六腑以通为补。半月小效,全在一通补工夫,岂徒理燥而已。议甘寒清补胃阴。

鲜生地　天冬　人参　甜梨肉　生白蜜

热劫阴液

张　脉数虚，舌红口渴，上腭干涸，腹热不饥。此津液被劫，阴不上承，心下温温液液。用炙甘草汤。

炙甘草　阿胶　生地　麦冬　人参　麻仁

某氏　心中烦热，正值经来，而热渴不已。若清肺气大谬，用复脉法。

炙甘草　生地　阿胶　麦冬　枣仁　蔗浆

某　阳津阴液重伤，余热淹留不解。临晚潮热，舌色若赭，频饮救亢阳焚燎，究未能解渴。形脉俱虚，难投白虎。议以仲景复脉一法，为邪少虚多，使少阴、厥阴二脏之阴少苏，冀得胃关复振。因左关尺空数不藏，非久延所宜耳。

人参　生地　阿胶　麦冬　炙草　桂枝　生姜　大枣

燥为干涩不通之疾，内伤外感宜分。外感者，由于天时风热过胜，或因深秋偏亢之邪，始必伤人上焦气分，其法以辛凉甘润肺胃为先，喻氏清燥救肺汤，及先生用玉竹、门冬、桑叶、薄荷、梨皮、甘草之类是也。内伤者，乃人之本病，精血下夺而成，或因偏饵燥剂所致，病从下焦阴分先起，其法以纯阴静药，柔养肝肾为宜，大补地黄丸、六味丸之类是也。要知是症，大忌者苦涩，最喜者甘柔。若气分失治，则延及于血；下病失治，则槁及乎上。喘咳痿厥，三消噎膈之萌，总由此致。大凡津液结而为患者，必佐辛通之气味。精血竭而为患者，必藉血肉之滋填。在表佐风药而成功，在腑以缓通为要务。古之滋燥养营汤、润肠丸、五仁汤、琼玉膏、一气丹、牛羊乳汁等法，各有专司也。

邵新甫

疫

疠邪入膻渐干心胞

朱 疫疠秽邪，从口鼻吸受，分布三焦，弥漫神识。不是风寒客邪，亦非停滞里症。故发散消导，即犯劫津之戒，与伤寒六经大不相同。今喉痛丹疹，舌如朱，神躁暮昏。上受秽邪，逆走膻中。当清血络，以防结闭。然必大用解毒，以驱其秽。必九日外不致昏愦，冀其邪去正复。

犀角　连翘　生地　玄参　菖蒲　郁金　银花　金汁

姚 疫毒，口糜丹疹，喉哑。治在上焦。

犀角　鲜生地　玄参　连翘　石菖蒲　银花　金汁　至宝丹

谭 口鼻吸入秽浊，自肺系渐干心胞络。初病喉痛舌燥，最怕窍闭神昏之象。疫毒传染之症，不与风寒停滞同法。

玄参　连翘　郁金　银花　石菖蒲　靛叶　射干　牛蒡

冲入真白金汁一杯。

杨 吸入疫疠，三焦皆受。久则血分渐瘀，愈结愈热。当以咸苦之制，仍是轻扬理上。仿古大制小用之意。

玄参　西瓜翠衣　金银花露　莹白金汁

金氏 人静则神昏，疠邪竟入膻。王先生方甚妙，愚意兼以芳香宣窍逐秽。

至宝丹。

疫疠一症，都从口鼻而入，直行中道，流布三焦，非比伤寒六经，可表可下。夫疫为秽浊之气，古人所以饮芳香，采兰草，以袭芬芳之气者，重涤秽也。及其传变，上行极而下，下行极而上。是以邪在上焦者，为喉哑，为口糜。若逆传膻中者，为神昏舌绛，为喉痛丹疹。今观先生立方，清解之中，必佐芳香宣窍逐秽，如犀角、菖蒲、银花、郁金等类，兼进至宝丹，从表透里，以有灵之物，内通心窍，搜剔幽隐，通者通，镇者镇。若邪入营中，三焦相混，热愈结，邪愈深者,理宜咸苦大制之法,仍恐性速直走在下,故用玄参、金银花露、金汁、瓜蒌皮,轻扬理上,所谓仿古法而不泥其法者也。考是症,惟张景岳、喻嘉言、吴又可论之最详。然宗张、喻二氏,恐有遗邪留患。若宗吴氏,又恐邪去正伤。惟在临症权衡,无盛盛,无虚虚,而遗人夭殃,方不愧为司命矣。

邹滋九

癍痧疹瘰

三焦伏热

张　伏气热蕴三焦,心凛热发,烦渴,遍体赤癍,夜躁不寐,两脉数搏。

羚羊角　犀角　连翘心　玄参心　鲜生地　金银花　花粉　石菖蒲

又　寒热,必有形象攻触及于胃脘之下,口渴,喜饮暖汤。癍已发现,病不肯退。此邪气久伏厥阴之界矣。

桂枝　川连　黄芩　花粉　牡蛎　枳实

湿　温

严　湿温杂受,身发斑疹,饮水渴不解,夜烦不成寐,病中强食,反助邪威。议用凉膈疏斑方法。

连翘　薄荷　杏仁　郁金　枳实汁　炒牛蒡　山栀　石膏

又　舌边赤,昏谵,早轻夜重,斑疹隐约,是温湿已入血络。夫心主血,邪干膻中,渐至结闭,为昏痉之危。苦味沉寒,竟入中焦,消导辛温,徒劫胃汁,皆温邪大禁。议清疏血分轻剂以透斑,更参入芳香逐秽,以开内窍。近代喻嘉言申明戒律,宜遵也。

犀角　玄参　连翘　银花　石菖蒲

先煎至六分,后和入雪白金汁一杯,临服研入周少川牛黄丸一丸。

江 温邪发痧，湿热内蕴，便闭不通，先开上焦。

杏仁 苏子 栝蒌皮 紫菀 山栀

风 温

某 风温发痧。

薄荷 连翘 杏仁 牛蒡子 桔梗 桑皮 甘草 山栀

某 风温发疹。

薄荷 赤芍 连翘 牛蒡子 桔梗 桑皮 甘草 山栀

热邪入胞络

费 暴寒骤加，伏热更炽。邪郁则气血壅遏，痧疹不肯外达，痰气交阻，神迷喘促，渐入心包络中，有内闭外脱之忧。热注下迫，自利粘腻不爽。法当开其结闭，消毒解其膻中之壅。必得神清，方保无变。

连翘心 飞滑石 石菖蒲 炒金银花 射干 通草

煎化牛黄丸一丸。

湿热郁肺

朱十二 痧后痰多，咳嗽气急。

芦根一两 杏仁一钱半 桔梗一钱 飞滑石一钱半 桑皮八分 通草一钱

痧后阴伤

某 痧后伏火未清，内热身痛。

玉竹 白沙参 地骨皮 川斛 麦冬 生甘草

某 痧后热不止，阴伤。

生白芍 炙甘草 生扁豆 炒麦冬 川斛 谷芽

外寒内热

章　凉风外袭,伏热内蒸。秋金主令,内应乎肺。喘咳身热,始而昼热,继而暮热,自气分渐及血分,龈肉紫而肌垒发疹。辛寒清散为是。

薄荷　连翘　石膏　淡竹叶　杏仁　桑皮　苡仁

吴　病在暴冷而发,肌表头面不透。是外蕴为寒,内伏为热。肺病主卫,卫气分两解为是。

麻黄　石膏　牛蒡子　枳壳汁　杏仁　射干　桔梗　生甘草

阳明血热

尹　环口燥裂而痛,头面身半以上,发出瘾疹赤纹。乃阳明血热,久蕴成毒。瘦人偏热,颇有是症,何谓医人不识。

犀角地黄汤。

湿邪内陷

江　温邪自利,瘾疹。

黄芩　连翘　牛蒡子　桔梗　香豉　薄荷　杏仁　橘红　通草

胆火胃湿郁蒸

李二七　发瘰热肿,独现正面,每遇九十月大发,五六月渐愈,七八年来如是。因思夏令,阳气宣越,营卫流行无间,秋冬气凛外薄,气血凝滞,此湿热漫无发泄,乃少阳木火之郁,及阳明蕴蒸之湿,故上焦尤甚耳。法以辛凉,佐以苦寒。俾阳分郁热得疏,庶几发作势缓。

夏枯草　鲜菊叶　苦丁茶　鲜荷叶边　羚羊角　黑栀皮　郁金　苡仁

风 湿

唐四五　麻木忽高肿发瘰，必有风湿袭入皮膜，乃躯壳病。昔人每以宣行通剂。

片姜黄　羚羊角　川桂枝　抚芎　半夏　白芥子

某十九　风块瘙痒，咳嗽腹痛。邪著表里，当用双和。

牛蒡子　杏仁　连翘　桔梗　桑枝　象贝母

煎药送通圣丸。

瘢者，有触目之色，而无碍手之质，即稠如锦纹，稀如蚁迹之象也。或布于胸腹，或见于四肢，总以鲜红起发者为吉，色紫成片者为重，色黑者为凶，色青者为不治。盖有诸内而形诸外，可决其脏腑之安危，邪正之胜负也。殆伤寒、瘟疫诸症，失于宣解，邪蕴于胃腑，而走入营中，每有是患耳。考方书之治，其法不一。大抵由失表而致者，当求之汗。失下而致者，必取乎攻。火甚清之，毒甚化之。营气不足者，助其虚而和之托之。至于阴瘢一说，见象甚微，若必指定些些之瘢点为阴，犹恐不能无误。想前人此例，无非觉后人勿执见瘢为实热之义也。吾故曰：必参之脉象及兼证方妥。痧者，疹之通称，有头粒而如粟象。瘾者，即疹之属，肿而易痒。须知出要周匀，没宜徐缓。不外乎太阴阳明之患，故缪氏专以肺胃论治，为精也。若先生之法，本乎四气，随其时令之胜复，酌以辛凉辛胜，及甘寒、苦寒、咸寒、淡渗等法而治之。凡吾幼科诸友，于此尤当究心焉。

邵新甫

痰

痰 火

汪五八　宿哮久矣不发，心悸震动，似乎懊憹之象，此属痰火。治以宣通郁遏，勿徒呆补。

半夏　川连　石菖蒲　蛤粉　枳实　茯苓　川郁金　橘红

竹沥姜汁法丸。

刘　痰火郁遏，气滞，吸烟上热助壅，是酒肉皆不相宜。古称痰因气滞热郁，治当清热理气为先。

川连　白术　枳实　厚朴　茯苓　半夏

淡姜汤泛丸。

沈三四　痰火久嗽。

海蛤丸。

张妪　痰火风眩晕，防仆跌。

明天麻　炒半夏　茯苓　橘红　羚羊角　钩藤　竹沥

陈妪　老年痰火咳逆，痰有秽气。

芦根　苡仁　桃仁　丝瓜子　葶苈　大枣

又　下虚不纳，浊泛呕逆，痰秽气。

熟地炭　紫衣胡桃肉　炒杞子　炒牛膝　川斛　茯神

某　痰火上逆蒙窍，耳鸣头晕。

二陈加天麻、钩藤、甘菊、羚羊、蒌皮。

某　夏至节，两关脉弦长，五火燔燎，而肝阳胃阳尤甚。动怒抽掣为肝病，食辛香厚味即病至，胃病使然。痰火根深，非顷刻可扫除。惟静养，勿恚忿，薄味以清里，此病发之势必缓。由渐加功议药，乃近理治法。

羚羊角　犀角　川连　郁金　山栀　北秦皮　牛黄　胆星　橘红　生石膏　寒水石　金箔

方诸水法丸，竹叶灯心汤送。

何妪　诊脉右关弦滑，痰多，舌干微强，语言似蹇。盖因痰火上蒙，津液不得上承，高年颇虑风痱。宜清上宣通，勿进刚燥及腻滞之药。

半夏　金石斛　橘红　黑山栀　茯苓　郁金　生甘草　石菖蒲　竹沥　姜汁

痰热内闭神昏

张 昏昏如寐，神愦如迷。痰热内闭，势非轻渺。

半夏 石菖蒲 桔梗 枳实 郁金 橘红 竹沥 姜汁

郁 痰

某 郁痰。

半夏曲 郁金 石菖蒲 明天麻 白蒺藜 橘红 茯苓 钩藤

陶 脉左弦坚搏，痰多，食不易运。此郁虑已甚，肝侮脾胃。有年最宜开怀，不至延及噎膈。

半夏 姜汁 茯苓 杏仁 郁金 橘红

又 脉如前，痰气未降。前方去杏仁，加白芥子。

湿热蒸痰

金四六 湿热内蒸，痰火日夥，根本渐怯。阳泄为汗，阴泄遗浊。酒客喜于爽口食物，医药中滋腻补方，决不适用也。

猪肚丸方。

叶 久寓南土，水谷之湿，蒸热聚痰。脉沉弦，目黄，肢末易有疮疾。皆湿热盛，致气隧不得流畅。法当苦辛寒清里通肌，仿前辈痰因热起，清热为要。

生茅术 黄柏 瓜蒌实 山栀 莱菔子 川连 半夏 厚朴 橘红

竹沥姜汁丸。

某 病后，厚味蒸痰。

风化硝 瓜蒌仁霜 枳实 郁金 生茯苓 姜汁 炒山栀

竹沥法丸。

汪 脉胀，湿阻热痰。

半夏 茯苓 黑山栀 橘红 制蒺藜 远志 降香

木火犯中胃虚生痰

徐　阳动内风,用滋养肝肾阴药,壮水和阳,亦属近理。夏季脾胃主司,肝胆火风,易于贯膈犯中,中土受木火之侮,阳明脉衰,痰多,经脉不利矣。议清少阳郁热,使中宫自安。若畏虚滋腻,上中愈实,下焦愈虚。

二陈去甘草,加金斛、桑叶、丹皮。

又　脉左浮弦数,痰多,脘中不爽,烦则火升眩晕,静坐神识安舒。议少阳阳明同治。

羚羊角　连翘　广皮　炒半夏曲　黑山　栀皮　香豉

又　脉两手已和,惟烦动恍惚欲晕。议用静药,益阴和阳。

人参　熟地　天冬　金箔

肝肾虚上有痰火

汪　痰火上盛,肾气少摄。朝用通摄下焦,暮服清肃上焦方法。

羚羊角　半夏　茯苓　橘红　黑栀皮　郁金

苦丁茶煎汤法丸,暮服。

熟地　淡苁蓉　杞子　五味　牛膝　茯苓　远志　线胶

蜜丸,早服。

曹五一　色鲜明,属上有痰饮。盖上实则下虚,半百年岁,未得种玉。诊得脉左小不静,右部弦滑。法当清肺胃之热痰,益肾肝之精血。仿曼倩卫生方法。

燕窝胶　甜梨膏　人参　黄芪　麦冬　山药　茯苓　于术　黄节　黑节　鹿尾胶　羊内肾　淡苁蓉　故纸胡桃蒸　青盐

肾虚痰多

芮　向来痰多食少,而参术服饵未合,此禀质为阳,不受温热刚燥之剂。上年冬季温暖,入春痰愈多,体中微倦,由乎藏聚未固,春气自地升举之征。法当摄肾固真,乃治痰之本,方为有益。

熟地 茯苓 补骨脂 胡桃肉 杞子 五味 牛膝 远志 车前

蜜丸。

痰症之情状,变幻不一。古人不究标本,每著消痰之方,立消痰之论者甚多。后人遵其法而用之,治之不验,遂有称痰为怪病者矣。不知痰乃病之标,非病之本也。善治者,治其所以生痰之源,则不消痰而痰自无矣。余详考之,夫痰乃饮食所化,有因外感六气之邪,则脾、肺、胃升降之机失度,致饮食输化不清而生者。有因多食甘腻肥腥茶酒而生者。有因本质脾胃阳虚,湿浊凝滞而生者。有因郁则气火不舒,而蒸变者。又有肾虚水泛为痰者,此亦因土衰不能制水,则肾中阴浊上逆耳,非肾中真有痰水上泛也。更有阴虚劳症,龙相之火,上炎烁肺,以致痰嗽者,此痰乃津液所化,必不浓厚,若欲消之,不惟无益,而徒伤津液。其余一切诸痰,初起皆由湿而生,虽有风、火、燥、痰之名,亦皆因气而化,非风火燥自能生痰也。其主治之法,惟痰与气一时壅闭咽喉者,不得不暂用豁痰降气之剂以开之,余皆当治其本。故古人有见痰休治痰之论,此诚千古之明训。盖痰本饮食湿浊所化,人岂能禁绝饮食?若专欲消之,由于外邪者,邪散则痰或可清,如寒痰温之,热痰清之,湿痰燥之,燥痰润之,风痰散之是也。若涉本原者,必旋消旋生,有至死而痰仍未清者矣,此乃不知治本之故耳。今观案中治法,有因郁因火者,必用开郁清火为君,以消痰佐之。有因湿因热者,则用燥湿清热,略佐化痰之品。若因肝肾虚而生痰者,则纯乎镇摄固补,此真知治痰之本者矣。若因寒因湿者,更当于痰饮门兼参而治之。

华岫云

痰　饮

外寒引动宿饮上逆

某六一　高年卫阳式微，寒邪外侵，引动饮邪，上逆咳嗽，形寒。仲景云：治饮不治咳，当以温药通和之。

杏仁三钱　粗桂枝一钱　淡干姜一钱半　茯苓三钱　苡仁三钱　炙草四分

周　向有耳聋鸣响，是水亏木火蒙窍。冬阳不潜，亦属下元之虚。但今咳声，喉下有痰音，胁痛，卧着气冲，乃冲阳升而痰饮泛，脉浮。当此骤冷，恐有外寒引动内饮，议开太阳以肃上。

云茯苓　粗桂枝　干姜　五味同姜打　白芍　炙草

当午时服。

某二一　新凉外束，肺受寒冷。气馁不降，宿饮上干，而病发矣。法当暖护背心，宿病可却。

淡生姜粉　半夏　蛤蜊粉　茯苓　桂枝木　苡仁

煎汤。

饮上逆肺气不降

某五十　背寒咳逆，此属饮象。先当辛通饮邪，以降肺气。

鲜枇杷叶　杏仁　茯苓　橘红　生姜　半夏

某五二　脉右大弦，气喘咳唾浊沫，不能着枕，喜饮汤水，遇寒病发，此属饮邪留于肺卫。如见咳投以清润，愈投愈剧矣。

葶苈子　山东大枣

徐氏　痰饮上吐，喘不得卧。乃温邪阻蔽肺气，气不下降，壅滞不能着右。议用宣通，开气分方法。

小青龙去细辛、麻黄，加苡仁、白糖炒石膏。

沈妪　冬温，阳不潜伏，伏饮上泛。仲景云：脉沉属饮，面色鲜明为饮。饮家咳甚，当治其饮，不当治咳。缘高年下焦根蒂已虚，因温暖气泄，不主收藏，饮邪上扰乘肺，肺气不降，一身之气交阻，薰灼不休，络血上沸。经云：不得卧，卧则喘甚痹塞，乃肺气之逆乱也。若以见病图病，昧于色诊候气，必致由咳变幻腹肿胀满，渐不可挽。明眼医者，勿得忽为泛泛可也。兹就管见，略述大意。议开太阳，以使饮浊下趋，仍无碍于冬温。从仲景小青龙、越婢合法。

杏仁　茯苓　苡仁　炒半夏　桂枝木　石膏　白芍　炙草

方氏　冷暖失和，饮泛气逆，为浮肿，喘咳，腹胀，卧则冲呛。议用越婢方。

石膏　杏仁　桂枝　炒半夏　茯苓　炙草

脾胃阳虚

施四七　劳烦太甚，胃阳受伤，外卫单薄，怯寒畏冷，食物少运。痰饮内起，气阻浊凝，胸背皆痛，辛甘理阳已效。当此长夏，脾胃主令，崇其生气，体旺病可全好。

六君子加益智、木香。

黄三四　身居沿海，氛障瘴雾露客邪，侵入清阳，阳伤畏寒，久嗽。病人不知却病护身，犹然用力承办。里结饮邪，沉痼不却病。

茯苓桂枝汤。

胡四六　脉沉而微，微则阳气不足，沉乃寒水阴凝。心痛怔忡，渐及两胁下坠。由阳衰不主运行，痰饮聚气欲阻。致痛之来，其心震之谓，亦如波撼岳阳之义。议用外台茯苓饮合桂苓方。

人参　茯苓　半夏　枳实　桂枝　姜汁

白二六　脉沉小弦，为阴浊饮邪。禀质阳不充旺，胸中清气不得舒展旷达。偶触入寒冷，或误进寒物，饮邪暴冷，凝结胸痞。当平日食物，忌用酒肉腥浊，使清阳流行。常服仲景苓桂术甘汤百剂。若病来因冷，即服大顺散。

戴　病去，神已爽慧，但本脉带弦。平素有饮，为阳气不足之体。年纪渐多，防有风痹。此酒肉宜少用，劳怒当深戒矣。议外台茯苓饮方。

人参　茯苓　广皮　枳实　半夏　金石斛

朱四九　烦劳太过，阳伤，痰饮日聚。阳跷脉空，寤不成寐。卫阳失护，毛发自坠，乃曰就其衰夺矣。初进通饮浊以苏阳，接服外台茯苓饮。

吴氏　脉弦，背中冷，左偏微痛，食少欲呕，四肢牵强，此饮邪内结。议通阳气。

桂枝　茯苓　半夏　姜汁　炙草　大枣

某　眩晕恶心，胸脘不爽，脉右弦左弱，面色红亮。此乃痰饮上泛，有厥中之事。

炒半夏　制蒺藜　橘红　煨天麻　石菖蒲　茯苓　姜汁

尤　口中味淡，是胃阳虚。夫浊饮下降痛缓，向有饮湿为患。若不急进温通理阳，浊饮必致复聚。议大半夏汤法。

人参　半夏　茯苓　枳实　姜汁

脾阳不运

张二七　酒客，谷少中虚。常进疏散表药，外卫之阳亦伤。其痰饮发时，胸中痞塞，自述或饥遇冷病来，其为阳气受病何疑？不必见痰搜逐，但护中焦脾胃，使阳气健运不息，阴浊痰涎，焉有窃踞之理？

生于术　川桂枝　茯苓　淡姜渣　苡仁　泽泻

姜枣汤法丸。

王三二　脉沉为痰饮，是阳气不足，浊阴欲蔽。当以理脾为先，俾中阳默运，即仲景外饮治脾之意。

苓桂术甘加半夏、陈皮，水法丸。

某三四　舌白，咳逆不渴，非饮象而何？宜宣温药和之。

杏仁　苡仁　半夏　干姜　粗桂枝　茯苓　厚朴　炙草

某　食后脘中痞阻，按之漉漉有声，手麻胁痛，心烦，耳目昏眩。是气不流行，痰饮内聚中焦。用桂苓丸，竹沥、姜汁法丸。

又　桂枝　人参　茯苓　半夏　广皮　炙草

黄　味过甘腻，中气缓，不主运，延绵百天，聚气结饮。东垣云:病久发不焦,毛不落,不食不饥,乃痰饮为患。饮属阴类,故不渴饮。仲景五饮互异,其要言不繁,当以温药和之,通阳方法,固无容疑惑。大意外饮宜治脾,内饮宜治肾,是规矩准绳矣。议用苓桂术甘汤。

某 形体似乎壮实,阳气外泄,畏风怯冷。脾阳消乏,不司健运,水谷悍气,蒸变痰饮,隧道日壅,上实下虚。仲景谓:饮邪当以温药和之。苓桂术甘得效,从外饮立方。

人参 淡附子 生于术 枳实 茯苓 泽泻

荆沥姜汁法丸。

某 老人久嗽妨食,议以外饮治脾。

苓桂术甘汤。

脾肾阳虚

王三四 脉沉,背寒,心悸如坠,形盛气衰,渐有痰饮内聚。当温通补,阳方复辟,斯饮浊自解。

人参 淡附子 干姜 茯苓 生于术 生白芍

冯 阳虚则形寒汗出,痰饮痞聚,都是阴浊成形,乘阳气衰微,致上干窃踞。古人法则,必通其阳以扫阴氛,但宿病无急攻方。况平素忧郁,气滞血涩,久耗之体,不敢纯刚,防劫液耳。

人参 熟附子 淡干姜 炒川椒 川桂枝 乌梅肉 生白芍

另,真武丸三两。

程四八 左脉沉静,右脉微弦。四旬清阳日薄,脾脏鼓运渐迟,加以烦心萦思,水谷悍气,蕴蒸痰饮。仲景谓:外饮当治脾阳。况中年常有遗泄之患,按脉非龙相之动搏。议固下益肾,转旋运脾二方,分早晚服。早服从还少、聚精、七宝,参用丸方。

熟地 苁蓉 枸杞 五味 萸肉 茯神 山药 菟丝 覆盆 鱼胶 菖蒲 远志 龙骨 青盐

熟蜜同枣肉捣丸,早服五七钱。

茅术 于术 半夏 茯苓 广皮 生益智 白蒺 钩藤

姜枣汤泛丸,晚服三钱,开水下。

徐 清阳未展,浊阴欲踞,久延必结痰饮。议用真武丸二钱五分,人参一钱煎汤送。胃阳得震,浊当退避矣。十服。

某 脉沉弦,饮泛呛咳,乃下虚无以制上。议早服肾气丸,摄纳下焦散失,以治水泛之饮。午服外台茯苓饮,转旋中焦,使食不致酿痰。

茯苓饮去术。

脾胃阳虚饮逆咳呕

某七一　高年久嗽,脉象弦大,寤不成寐。乃阳气微漓,浊饮上泛。仲景云进温药和之。

杏仁三钱　茯苓三钱　川桂枝一钱　生姜一钱　苡仁三钱　炙草四分　大枣二枚

顾二四　咳嗽数月,呕出涎沫。建中不应,已非营卫损伤。视其面色鲜明,饮食仍进。仿饮邪主治。

小半夏汤加桂枝、杏仁、姜汁。

李三八　劳伤阳气,内起痰饮,卧着气钝饮阻,其咳为多,痰出稍通势缓。且体常汗泄,非风寒表邪不解,并不热渴,亦非火炎烁金。仲景云:饮家而咳,当治饮,不当治咳。

茯苓　桂枝木　苡仁　炙草　姜汁

陈 脉涩小,舌白不渴,身动呕痰,身如在舟车中。此寒热攻胃致伤,逆气痰饮互结,通补阳明为正。白术、甘草守中,未能去湿,宜缓商。

人参汁　半夏　枳实汁　茯苓　竹沥　姜汁

马三四　肌肉丰溢,脉来沉缓。始发右季胁痛,汤饮下咽,汩汩有声,吐痰涎,头痛。此皆脾胃阳微,寒湿滞聚。年方壮盛,不必介怀。温中佐其条达,运通为宜。

茅术　厚朴　半夏　茯苓　陈皮　淡姜渣　葫芦巴　炙草

姜汁泛丸。

马四十　甘缓颇安，辛泄不受。此阳分气衰，将来饮邪日聚。然卧着咳多，清气失旋。先用苓桂术甘汤，继进外台茯苓饮。

曹四七　中年阳气日薄。痰饮皆属阴浊，上干清道，为冲逆咳嗽。仲景法治，外饮治脾，内饮治肾，分晰甚明。昔年曾用桂、苓、泽、术得效，是治支饮治法。数年真气更衰，古人谓饮邪当以温药和之，须忌治嗽肺药。先用小青龙去麻辛，接服外台茯苓饮。

脾肾阳虚饮逆咳呕

程五七　昔肥今瘦为饮。仲景云：脉沉而弦，是为饮家。男子向老，下元先亏，气不收摄，则痰饮上泛。饮与气涌，斯为咳矣。今医见嗽，辄以清肺，降气，消痰，久而不效，更与滋阴。不明痰饮皆属浊阴之化，滋则堆砌助浊滞气。试述着枕咳呛一端，知身体卧着，上气不下，必下冲上逆，其痰饮伏于至阴之界，肾脏络病无疑。形寒畏风，阳气微弱，而藩篱疏撤。仲景有要言不繁曰：饮邪必用温药和之。更分外饮治脾，内饮治肾。不读圣经，焉知此理？

桂苓甘味汤、熟附都气加胡桃。

陈　痛久气乱阳微，水谷不运，蕴酿聚湿。胃中之阳日薄，痰饮水湿，必倾囊上涌，而新进水谷之气，与宿邪再聚复出，致永无痊期。仲景云：饮邪当以温药和之。又云：不渴者，此为饮邪未去故也。则知理阳通阳，诚有合于圣训，断断然矣。

真武汤。

张四一　痰饮喘咳，肌肉麻痹，痞胀不堪纳谷，冬寒日甚，春暖日减，全是阳气已衰，阴浊逆干犯上。肺药治嗽，无非辛泄滋润。盖辛散则耗阳，滋清助阴浊，浊阻在阳分，气不肃，为夜不得卧。小青龙意，主乎由上以泄水寒，直从太阳之里以通膀胱，表中里药也。仲景谓饮邪当以温药和之，驱阴邪以复阳，一定成法。

早，肾气去萸换白芍，炒楂炭水法丸。

晚，外台茯苓饮，姜、枣汤法丸。

程六十　肾虚不纳气，五液变痰上泛，冬藏失职，此病为甚，不可以肺咳消痰。常用八味丸，收纳阴中之阳。暂时撤饮，用仲景桂苓味甘汤。

孙　未交冬至，一阳来复。老人下虚，不主固纳，饮从下泛，气阻升降，而为喘嗽。发散寒凉苦泻诸药，恶得中病？仲景云：饮家而咳，当治饮，不当治咳。后贤每每以老人喘嗽，从脾肾温养定论，是恪遵圣训也。

桂枝　茯苓　五味子

甘草汤代水，加淡姜、枣。

李　肠红久病，不必攻治。今者气冲喘嗽，脘胁痞阻，是饮浊上僭，最宜究悉。

川桂枝七分　茯苓三钱　干姜一钱　五味子同姜合捣，一钱　杏仁一钱半　白芍一钱　炙草五分　生左牡蛎三钱

肾阳虚饮逆喘咳呕

吴二七　壮年下元久虚，收纳气泄，每交秋冬受冷，冷气深入，伏饮夹气上冲，为咳喘呕吐。疏肺降气不效者，病在肾络中也。盖精血少壮不旺，难以搜逐，病根不去谓此。绝欲一年，小暑艾灸，静养一百二十天可愈。

附都气加车前。

潘二九　劳力喘甚，肩背恶寒，饮泛上逆，皆系下元虚损。莫以喘用泻肺等药。

薛氏八味丸。

王　秋深天气收肃，背寒喘咳，饮浊上泛。缘体中阳气少振，不耐风露所致。最宜暖护背部，进通阳以治饮。

茯苓　桂枝　半夏　姜汁　苡仁　炙草

又　早，肾气丸。夜，真武丸。

陈　脉虚微，春阳地升，浊阴上干，喘不得卧。治在少阴。

人参　淡熟附子　猪胆汁

又　照前方加淡干姜一钱半。

又 脉弦，暮夜浊阴冲逆，通阳得效。议真武法，以撤其饮。

人参　淡附子　生白芍　茯苓　姜汁

又 真武泄浊，脘通思食，能寐，昨宵已有渴欲饮水之状。考《金匮》云：渴者，饮邪欲去也。当健补中阳，以资纳谷。

人参　生于术　淡附子　茯苓　泽泻

又 早服肾气丸四五钱。晚用大半夏汤。

人参　半夏　茯苓　姜汁

董 脉弦右濡，阳微恶寒。饮浊上干，咳吐涎沫。且食减胃衰，寒疝窃踞。阴浊见症，岂止一端？喻嘉言谓：浊阴上加于天，非离照当空，氛雾焉得退避？反以地黄、五味阴药，附和其阴，阴霾冲逆肆虚，饮邪滔天莫制。议以仲景熟附配生姜法，扫群阴以驱饮邪，维阳气以立基本，况尊年尤宜急护真阳为主。

人参　茯苓　熟附子　生姜汁　南枣

戴 十二月间，诊得阳微，浊饮上干为咳，不能卧。曾用小青龙汤，减去麻黄、细辛，服后已得着枕而卧。想更医接用不明治饮方法，交惊蛰阳气发泄，病势再炽。顷诊脉来濡弱无神，痰饮咳逆未已。谅非前法可效，宗仲景真武汤法，以熟附配生姜，通阳逐饮立法。

真武汤去白术，加人参。

肾阳虚膀胱气化不通降

计 不卧呛喘，泛起白沫，都是肾病。议通太阳膀胱。

茯苓　川桂枝　淡干姜　五味子　白芍　炙草

顾 饮邪泛溢，喘嗽，督损头垂，身动喘甚，食则脘中痞闷，卧则喘咳不得息。肺主出气，肾主纳气，二脏失司，出纳失职。议用早进肾气丸三钱，以纳少阴。晚用小青龙法，涤饮以通太阳经腑。此皆圣人内饮治法，与乱投腻补有间矣。

小青龙去麻、辛、甘、芍，加茯苓、杏仁、大枣。

某 形盛面亮，脉沉弦，此属痰饮内聚。暮夜属阴，喘不得卧。仲景谓：饮家而咳，当治其饮，不当治咳。今胸满腹胀，小水不利，当开太阳以导饮逆。

小青龙去麻、辛，合越婢。

桂枝　半夏　干姜　五味　杏仁　石膏　茯苓　白芍

某　服三拗汤，音出喘缓，可见苦寒沉降之谬。素多呕逆下血，中焦必虚，而痰饮留伏显然。议治其饮。

桂枝汤去甘草，加杏仁、茯苓、苡仁、糖炒石膏。

某　太阳经气不开，小水不利，下肢肿浮渐上，着枕气塞欲坐，浊饮上干，竟有坐卧不安之象。医者但以肺病刻治，于理未合。急用小青龙法，使膀胱之气无阻碍，浊饮痰气自无逆冲之患矣。

桂枝　杏仁　干姜　五味　半夏　茯苓

章　伏饮阴浊上干，因春地气主升而发。呕吐不饥，自然脾胃受伤。六君子宣补方法，未尝不妙。今诊得吸气甚微，小溲晨通暮癃，足跗浮肿。其腑中之气，开阖失司，最虑中满。夫太阳司开，阳明司阖，浊阴弥漫，通腑即是通阳。仿仲景开太阳一法。

牡蛎　泽泻　防己　茯苓　五味　干姜

寒饮浊邪上冲膻中

张二七　呛喘哮，坐不得卧，神迷如呆，气降则清。水寒饮邪，上冲膻中。用逐饮开浊法。

姜汁炒南星　姜汁炙白附子　茯苓　桂枝　炙草　石菖蒲

肺胃湿痰

某三四　咳缓痰少，脘中不爽，肌腠瘙痒。皆湿邪未尽，痰饮窃踞之象。当用六安法。

杏仁　白芥子　炒半夏　茯苓　淡干姜　橘红

中虚湿热

王　当年阳虚，浊饮上泛喘急，用真武汤丸而效。因平素嗜酒少谷，中虚湿聚，热蕴蒸痰，目黄龈血，未可为实热论治。议方用外台茯苓饮,减甘草,佐以微苦清渗,理其湿热,以酒客忌甜故也。

茯苓四两　人参二两　苡仁四两　枳实一两　半夏二两　广皮二两

金石斛八两煮汁为丸。

中焦痰热

汪　面色鲜明,脘中漾漾欲呕,因郁勃热气蒸为痰饮。宜暂缓参、术,务清中焦热痰。

杏仁　枳实汁　橘红　瓜蒌皮　郁金　半夏曲　桔梗　黑栀皮

痰饮夹燥

张　痰饮夹燥,咳,喉中痒。

杏仁　花粉　茯苓　象贝母　橘红　半夏曲

气火不降

陈妪　痰饮夹气火上踞,脘痞胀不爽。宜理气热。

半夏　茯苓　瓜蒌皮　黑栀皮　橘红　郁金

某　脉弦右涩,面亮舌白,口干不喜饮,头重岑岑然,胸脘痹塞而痛,得嗳气稍舒。酒客谷少中虚,痰饮聚蓄,当此夏令,地气上升,饮邪夹气上阻清空,遂令前症之来。《金匮》云:脉弦为饮,色鲜明者为留饮。口干不欲饮水者,此为饮邪未去故也。况漐漐汗出,岂是风寒?春夏温邪,辛温发散为大禁。自云身体空飘,年已六旬又四,辛散再泄其阳,不亦左乎?

半夏　姜汁　川连　吴萸　茯苓　枳实　竹沥

哮喘伏饮

潘三八　远客路途,风寒外受,热气内蒸,痰饮日聚于脏之外,络脉之中。凡遇风冷,或曝烈日,或劳碌形体,心事不宁,扰动络中宿饮，饮泛气逆咳嗽，气塞喉底胸膈，不思食物，着枕呛吐稠痰，气降自愈，病名哮喘伏饮。治之得宜，除根不速，到老年岁，仍受其累耳。

小青龙汤去细辛。

饮伏经络

童五六　背寒，短气，背痛映心，贯胁入腰，食粥噫气脘痞，泻出黄沫。饮邪伏湿，乃阳伤窃发。此温经通络为要，缓用人参。

川桂枝　生白术　炒黑蜀漆　炮黑川乌　厚朴　茯苓

胸次清阳少旋支脉结饮

叶四十　脉右弦，舌黄不渴，当心似阻。昔形壮，今渐瘦。咳久不已，卧着则咳，痰出稍安。此清阳少旋，支脉结饮。议通上焦之阳。

鲜薤白　瓜蒌皮　半夏　茯苓　川桂枝　姜汁

杨　头中冷痛，食入不消，筋脉中常似掣痛。此皆阳微不主流行，痰饮日多，气遂日结，致四末时冷。先以微通胸中之阳。

干薤白　桂枝　半夏　茯苓　瓜蒌皮　姜汁

又　微通其阳已效，痰饮阻气。用茯苓饮，去广皮，加姜汁。

支脉结饮

程三三　支脉聚饮，寒月喘甚。初因寒湿而得，故食辛稍安。

杏仁　半夏　厚朴　苡仁　茯苓

姜汁法丸。

赵　支饮，胁痛咳逆。

小青龙去麻、辛。

汪氏　支脉结饮，阻气喘胀，入胁则痛，厥逆为眩。

茯苓　桂枝　半夏　杏仁　郁金　糖炒石膏

黄　支脉结饮，发必喘急。病发用：

桂枝　茯苓　五味　炙草

悬　饮

冯　悬饮流入胃中，令人酸痛，涌嗳酸水。当辛通其阳以驱饮。

桂枝木　半夏　茯苓　炒黑川椒　姜汁

又　照前方加淡附子。

施　诊脉右虚，左小弦。面色黄，少华采。左胁肋痛，五六年未愈。凡久恙必入络，络主血，药不宜刚。病属内伤，勿事腻补。录仲景旋覆花汤，加柏子仁、归须、桃仁。

又　初服旋覆花汤未应，另更医谓是营虚，用参、归、熟地、桂、芍、炙草，服后大痛。医又转方，用金铃、半夏、桃仁、延胡、茯苓，服之大吐大痛。复延余治，余再议方，谓肝络久病，悬饮流入胃络，致痛不已。议太阳阳明开阖方法。

人参　茯苓　炙草　桂枝　煨姜　南枣

服苦药痛呕，可知胃虚。以参、苓阖阳明，用草、桂开太阳，并辛香入络，用姜、枣通营卫，生姜恐伐肝，故取煨以护元气，而微开饮气也。

又　前方服之痛止，议丸方。

人参　半夏　川椒　茯苓　桂枝　煨姜

南枣汤丸。

某　夏季阳气大升，痰多呛咳，甚至夜不得卧，谷味皆变，大便或溏或秘，诊脉右大而弦。议以悬饮流入胃络，用开阖导饮法。

人参　茯苓　桂枝　炙草　煨姜　南枣

又　早诊脉，两手皆弦，右偏大。凡痰气上涌，咳逆愈甚，日来小溲少，下焦微肿。议通太阳以撤饮邪。

人参　茯苓　桂枝　炙草　五味子　干姜

又　脉弦略数，不渴不思饮，此饮浊未去，清阳不主运行。前方甘温，主乎开阖，能令胃喜。次法开太阳以撤饮邪，亦主阳通。

据自述心下胃口若物阻呆滞，其浊锢阳微大著。其治咳滋阴，适为阴浊横帜矣。议用大半夏汤法。

大半夏汤加炒黑川椒。

《内经》止有积饮之说，本无痰饮之名。两汉以前，谓之淡饮。仲景始分痰饮，因有痰饮、悬饮、溢饮、支饮之义，而立大小青龙、半夏苓桂术甘、肾气等汤，以及内饮、外饮诸法，可谓阐发前贤，独超千古。与后人所立风痰、湿痰、热痰、酒痰、食痰之法迥异。总之痰饮之作，必由元气亏乏，及阴盛阳衰而起，以致津液凝滞，不能输布，留于胸中，水之清者悉变为浊，水积阴则为饮，饮凝阳则为痰。若果真元充足，胃强脾健，则饮食不失其度，运行不停其机，何痰饮之有？故仲景云：病痰饮者，当以温药和之。乃后人不知痰饮之义，妄用滚痰丸、茯苓丸消痰破气，或滋填腻补等法，大伤脾胃，堆砌助浊，其于仲景痰饮之法，岂不大相乖谬乎？然痰与饮，虽为同类，而实有阴阳之别。阳盛阴虚，则水气凝而为痰；阴盛阳虚，则水气溢而为饮。故王晋三先生取仲景之小半夏、茯苓及外台饮三汤，从脾胃二经分痰饮立治法。而先生又取仲景之苓桂术甘、外台茯苓饮、肾气丸、真武汤，分内饮、外饮治法，而于痰饮之症，无遗蕴矣。愚历考先生治痰饮之法，则又有不止于此者。然而病变有不同，治法亦有异。如脾肾阳虚，膀胱气化不通者，取仲景之苓桂术甘汤、茯苓饮、肾气、真武等法，以理阳通阳，及固下益肾，转旋运脾为主。如外寒引动宿饮上逆，及膀胱气化不通，饮逆肺气不降者，以小青龙合越婢等法，开太阳膀胱为主。如饮邪伏于经络，及中虚湿热成痰者，则有川乌、蜀漆之温经通络，外台茯苓饮去甘草，少佐苦辛清渗理湿之法。其饮邪上冲膻中，及悬饮流入胃中而为病者，又有姜、附、南星、菖蒲、旋覆、川椒等，驱饮开浊，辛通阳气等法。丝丝入扣，一以贯之，病情治法，胸有成竹矣。非深于得道者，其孰能之？

邹滋九

临证指南医案　卷六

郁

郁损心阳

于五五　郁损心阳，阳坠入阴为淋浊。由情志内伤，即为阴虚致病。见症乱治，最为庸劣。心藏神，神耗如愦，诸窍失司。非偏寒偏热药治，必得开爽，冀有向安。服药以草木功能，恐不能令其欢悦。

妙香散。

心脾气结神志不清

陆二六　人参　桔梗　乌药　木香

各三分磨汁。

又　夜服白金丸。

又　久郁，心脾气结。利窍佐以益气。

人参　石菖蒲　龙骨　枣仁　远志　茯神

心下痞结

胡四六　悲泣，乃情怀内起之病，病生于郁，形象渐大，按之坚硬，正在心下。用苦辛泄降，先从气结治。

川连　干姜　半夏　姜汁　茯苓　连皮瓜蒌

郁损心脾营内热

季六九　老年情志不适，郁则少火变壮火。知饥，脘中不爽，口舌糜腐。心脾营损，木火劫烁精华，肌肉日消。惟怡悦开爽，内起郁热可平。但执清火苦寒，非调情志内因郁热矣。

金石斛　连翘心　炒丹皮　经霜桑叶　川贝　茯苓

接服养心脾之营，少佐苦降法。

人参　川连　炒丹皮　生白芍　小麦　茯神

肝　郁

某　脘痛已止，味酸，乃肝郁也。

金石斛　黑山栀　丹皮　半夏曲　橘红　枇杷叶

某　初起左边麻木，舌强，筋吊脑后痛，痰阻咽喉。此系肝风上引，必由情怀郁勃所致。

羚羊角　连翘心　鲜生地　玄参　石菖蒲　郁金汁

某　气郁不舒，木不条达，嗳则少宽。

逍遥散去白术，加香附。

某　肝郁成热。

加味逍遥去白术，加郁金。

某　郁热吞酸。

温胆汤加山栀、丹皮、郁金、姜汁、炒黄连。

肝脾气血郁

沈四三　脉虚涩，情怀失畅。肝脾气血多郁，半载不愈，难任峻剂。议以局方逍遥散，兼服补中益气，莫以中宫虚塞为泥。

吴四十　劳倦嗔怒致伤，病在肝脾。久有脑泄，髓脂暗损。暂以解郁，继当宣补。

钩藤　生香附　丹皮　桑叶　神曲　白芍　茯苓　广皮

叶氏　悒郁动肝致病，久则延及脾胃。中伤不纳，不知味。火风变动，气横为痛为胀。疏泄失职，便秘忽泻。情志之郁，药难霍然。数年久病，而兼形瘦液枯，若再香燥劫夺，必变格拒中满。与辛润少佐和阳。

柏子仁二钱　归须二钱　桃仁三钱　生白芍一钱　小川连三分　川楝子一钱

某 恼怒肝郁,思虑脾伤。面黄,脉涩,寤不成寐。宗薛氏法治之。

人参 黄芪 熟于术 茯神 枣仁 桂圆肉 当归 炙草 黑山栀 丹皮 远志

戴氏 隐情曲意不伸,是为心疾。此草木攻病,难以见长。乃七情之郁损,以丹溪越鞠方法。

香附 川芎 小川连 茯苓 半夏 橘红 炒楂肉

神曲浆丸。

程妪 脉弦涩,外寒内热,齿痛舌干,无寐。乃肝脾郁结不舒。

郁金 钩藤 丹皮 夏枯草 生香附 薄荷 广皮 茯苓

肝胆郁热

吴四一 操持过动,肝胆阳升,胃气日减,脉应左搏。从郁热治。

丹皮 黑山栀 薄荷梗 钩藤 广皮 白芍 茯苓 神曲

陆二四 郁伤,筋胀,心痛。

钩藤 生香附 郁金 白蒺藜 丹皮 薄荷 广皮 茯苓

肝犯胃气逆血郁

王六三 劳怒伤阳,气逆血郁致痛。痞胀便溏,风木侮土。前方既效,与通补阳明厥阴。

大半夏汤加桃仁、柏仁、当归,姜枣汤法。

肝郁风火升

朱三二 因抑郁悲泣,致肝阳内动。阳气变化火风,有形有声,贯膈冲咽,自觉冷者,非真寒也。《内经》以五志过极皆火,但非六气外来,芩、连之属,不能制伏。固当柔缓以濡之,合乎肝为刚脏,济之以柔,亦和法也。

生地 天冬 阿胶 茯神 川斛 牡蛎 小麦 人中白

熬膏。

赵四四　郁勃日久，五志气火上升，胃气逆则脘闷不饥。肝阳上僭，风火凌窍，必旋晕咽痹。自觉冷者，非真寒也，皆气痹不通之象。《病能篇》以诸禁鼓栗属火，丹溪谓上升之气从肝胆相火，非无据矣。

生地　阿胶　玄参　丹参　川斛　黑稆豆皮

胆脾气血郁

朱氏　脉弦右大，乳房刺痛，经阻半年。若遇劳怒，腹痛逆气上冲。此邪郁既久，少火化为壮火，气钝不循，胞脉遂痹。治以泄少阳，补太阴。气血流利，郁热可解。

人参　柴胡　当归　白术　丹皮　甘草　茯苓

木火上升喉肿痹

吴三八　脉弦涩数，颈项结瘿，咽喉痛肿阻痹，水谷难下。此皆情志郁勃，肝胆相火内风，上循清窍。虽清热直降，难制情怀之阳，是以频药勿效也。

鲜枇杷叶　射干　牛蒡子　苏子　大杏仁　紫降香

木火上升肺不肃降

朱　情怀悒郁，五志热蒸。痰聚阻气，脘中窄隘不舒，胀及背部。上焦清阳欲结，治肺以展气化。务宜怡悦开怀，莫令郁痹绵延。

鲜枇杷叶　杏仁　瓜蒌皮　郁金　半夏　茯苓　姜汁　竹沥

又　脉左大弦数，头目如蒙，背俞膜胀。都是郁勃热气上升，气有余便是火。治宜清上。

羚羊角　夏枯草　青菊叶　瓜蒌皮　杏仁　香附　连翘　山栀

又　苦辛清解郁勃，头目已清，而膈嗳气，颇觉秽浊，此肝胆厥阳由胃系上冲所致。丹溪谓上升之气自肝而出，是其明征矣。

川连　姜汁　半夏　枳实　桔梗　橘红　瓜蒌皮

郁热先清上焦

吴氏　气血郁痹，久乃化热。女科八脉失调，渐有经阻瘕带诸疾。但先治其上，勿滋腻气机。

黑山栀皮　炒黄川贝　枇杷叶　瓜蒌皮　杏仁　郁金　橘红

阴火上炎

徐氏　火升头痛，来去无定期。咽喉垂下，心悸，二便不爽，带下不已。固奇经，通补阳明，及养肝熄风，展转未能却病。病从情志内伤，治法惟宜理偏。议先用滋肾丸三钱，早上淡盐汤送，四服。

郁　热

虞三四　脉数，舌白神呆，得之郁怒。

犀角　羚羊角　野郁金　炒远志　鲜石菖蒲　炒丹皮　黑山栀　茯神

郁伤胃

王三十　痰多咽痛。频遭家难，郁伤，心中空洞，呛逆不已。议与胃药。

金匮麦门冬汤。

郁损脉络痰饮阻气

陆二五　病起忧虑上损，两年调理，几经反复。今夏心胸右胁之间，常有不舒之象。此气血内郁少展，支脉中必有痰饮气阻。是宜通流畅脉络，夏季宜进商矣。

天竺黄　茯神　郁金　橘红　远志　石菖蒲　丹参　琥珀

竹沥法丸。

血络郁痹右胁痛

赵六二　脉左涩左弦，始觉口鼻中气触腥秽，今则右胁板痛，呼吸不利，卧著不安。此属有年郁伤，治当宣通脉络。

金铃子　延胡　桃仁　归须　郁金　降香

郁热伤肝阴

王女　阴虚，齿衄肠血。未出阁，郁热为多。与养肝阴方。

生地　天冬　阿胶　女贞子　旱莲草　白芍　茯神　乌骨鸡

肝肾郁热

张六六　情志连遭郁勃，脏阴中热内蒸。舌绛赤糜干燥，心动悸，若饥，食不加餐。内伤情怀起病，务以宽怀解释。热在至阴，咸补苦泄，是为医药。

鸡子黄　清阿胶　生地　知母　川连　黄柏

肝肾液涸阳升喉痹

许　厥阴少阴，脏液干涸，阳升结痹于喉舌，皆心境失畅所致。药无效者，病由情怀中来，草木凉药，仅能治六气外来之偏耳。

熟地　女贞　天冬　霍山石斛　柏子仁　茯神

经络气血郁痹

龙五六　久郁气血不行，升降皆钝。外凉内热，骨节沉痛，肌肿腹膨，肤腠无汗。用药务在宣通，五郁六郁大旨。

香附汁　白蒺藜　钩藤　丹皮　山栀　抚芎　泽兰　姜黄　神曲

金　气血久郁成热，脘胁痹闷不通。常有风疹，腹痛，瘀痹已深。发时宜用通圣一剂，平时以通调气热之郁。

土瓜蒌皮　枇杷叶　黑山栀　郁金　桃仁　杏仁

杨 惊惶忿怒，都主肝阳上冒，血沸气滞，瘀浊宜宣通以就下。因误投止塞，旧瘀不清，新血又瘀络中，匝月屡屡反复。究竟肝胆气血皆郁，仍宜条达宣扬。漏疡在肛，得体中稍健设法。

旋覆花　新绛　青葱管　炒桃仁　柏子仁

郁　劳

赵氏　瘰疬，寒热盗汗，脘中瘕聚，经期不来，大便溏，呛咳减食，春深至冬未痊。此乃郁损成劳，难治之症。

香附　丹皮　归身　白芍　川贝　茯苓　牡蛎　夏枯草

胡氏　头项结核，暮夜寒热盗汗。此乃忧郁不解，气血皆虚。倘若经阻，便难调治。

炒当归　炒白芍　炙草　广皮　茯神　钩藤　南枣

张氏　据说丧子悲哀，是情志中起，因郁成劳。知饥不能食，内珠忽陷忽胀，两胁忽若刀刺，经先期，色变瘀紫。半年来医药无效者，情怀不得解释，草木无能为矣。

人参　当归　生白芍　炙草　肉桂　炒杞子　茯苓　南枣

《素问·六元正纪大论》言五郁之发，乃因五运之气有太过不及，遂有胜复之变。由此观之，天地且有郁，而况于人乎？故六气著人，皆能郁而致病。如伤寒之邪，郁于卫，郁于营，或在经在腑在脏。如暑湿之蕴结在三焦，瘟疫之邪客于募原，风、寒、湿三气杂感而成痹症。总之，邪不解散，即谓之郁，此外感六气而成者也，前人论之详矣。今所辑者，七情之郁居多，如思伤脾，怒伤肝之类是也。其原总由于心，因情志不遂，则郁而成病矣。其症心、脾、肝、胆为多。案中治法，有清泄上焦郁火，或宣畅少阳，或开降肺气，通补肝胃，泄胆补脾，宣通脉络。若热郁至阴，则用咸补苦泄。种种治法，未能按症分析详论。今举其大纲，皆因郁则气滞，气滞久则必化热，热郁则津液耗而不流，升降之机失度。初伤气分，久延血分，延及郁劳沉疴。故先生用药大旨，每以苦辛凉润宣通，不投燥热敛涩呆补，此其治疗之大法也。此外更有当发明者，郁则气滞，其滞或在形躯，或在脏腑，必有不舒之现症。盖气本无形，郁则气聚，聚则似有形而实无质。如胸膈似阻，心下虚痞，胁胀背胀，脘闷不食，气瘕攻冲，筋脉不舒。医家不察，误认有形之滞，放胆用破气攻削，迨至愈治愈剧，转方又属呆补。此不死于病，而死于药矣。不知情志之郁，由于隐情曲意不伸，故气之升降开阖枢机不利。虽《内经》有泄、折、达、发、夺五郁之治，犹虑难获全功，故《疏五过论》有始富后贫，故贵脱势，总属难治之例。盖郁症全在病者能移情易性，医者构思灵巧，不重在攻补，而在乎用苦泄热而不损胃，用辛理气而不破气，用滑润濡燥涩而不滋腻气机，用宣通而不揠苗助长，庶几或有幸成。若必欲求十全之治，则惟道家有一言可以蔽之曰：欲要长生，先学短死。此乃治郁之金丹也。

华岫云

肝　火

风火上郁

秦氏　年前肝风眩晕，主以凉血分，和阳熄风，一年未发。今岁正月春寒，非比天暖开泄。此番病发，必因劳怒触动情志。至于呕逆，微冷倏热，交丑寅渐作耳鸣咽痹，食纳久留脘中。想少阳木火盛于寅，胆脉贯耳，犯逆之威必向阳明，而后上凭诸窍。脉右涩大，胃逆不降，食味不甘，而脘中逆乱。薰蒸日炽，营血内耗，无以养心，斯寤不肯寐，心摇荡漾，有难以鸣状之象。今头重脘痹，全是上焦为木火升腾，阻遏清阳。前方滋清，血药居多，必不奏功。今议汤剂方，以苦降其逆，辛通其痹。然汤宜小其制度，以久病体虚。初春若此，冬藏未为坚固可知。其丸剂当以局方龙荟丸，暂服半月再议。

连翘一钱半　黑栀皮一钱　羚羊角一钱　鲜菊叶三钱　紫菀二钱　郁金八分　大杏仁去皮尖勿研，六粒　土瓜蒌皮一钱　鲜菖蒲根四分，忌铁午服。

沈女　腹痛少减，呕逆已止。上焦热，下焦冷。肝阳尚未和乎，拟进当归龙荟法。

当归　龙胆草　川楝子　芦荟　川连　吴萸　大茴

黄氏　肝胆风火上郁，头面清空之筋掣不和，治以清散。

羚羊角　犀角　山栀　连翘　瓜蒌皮　荷叶梗　薄荷梗　青菊叶

郑氏　巅胀神迷，经脉抽痛，胀闷不欲纳食，一月经期四至。此郁伤气血成病。

龙荟丸二钱五分，三服。

叶氏　厥阳扰乱神明。经色已黑，肢冷，面青，便秘。

龙荟丸一钱二分，十服。

劳心阳动木火上蒙

阙十八　诵读吟咏，身虽静坐，而心神常动。凡五志之动皆阳，阳冒无制，清灵遂蒙。《易》旨以蒙乃外加之义。述病发之时，头中欲掐，脘欲抚摩，二便必不自利。此腑气之窒，由乎肝胆厥怫逆起见矣。议从手经上焦治。

羚羊角　连翘心　玄参　石菖蒲根　郁金　麦冬　竹叶

气火郁脘痛

唐女　脉左涩右弦，气火不降，胸胁隐痛，脘不爽。最虑失血。

川贝　山栀　丹皮　郁金汁　钩藤　瓜蒌皮　茯苓　橘红

又　气火上郁，脘中窒痛，呕涎。先以开通壅遏。

香豉　瓜蒌皮　山栀　郁金　竹茹　半夏曲　杏仁

怒动胆火

葛　嗔怒喧嚷，气火逆飞，致血痹咽痛，食物厌恶，耳前后绕肩闪刺。议解少阳。

夏枯草　丹皮　桑叶　钩藤　山栀　地骨皮

肝肾阴虚风阳上升

朱五四　头痛神烦，忽然而至。五行之速，莫如风火。然有虚实内外之因，非徒发散苦寒为事矣。如向有肝病，目疾丧明，是阴气久伤体质。今厥阴风木司天，春深发泄，阳气暴张。即外感而论，正《内经》冬不藏精，春必病温。育阴可使热清，大忌发散。盖阴根久伤，表之再伤阳劫津液，仲景谓一逆尚引日，再逆促命期矣。余前主阿胶鸡子黄汤，佐地、冬壮水，芍、甘培土，亟和其厥阳冲逆之威，咸味入阴，甘缓其急，与《内经》肝病三法恰合。今已入夏三日，虚阳倏上，烦躁头痛。当大滋肾母，以苏肝子，补胃阴以杜木火乘侮。旬日不致反复，经月可望全好。

人参　熟地　天冬　麦冬　龟胶　阿胶　北味　茯神

络　热

陆　鼻左窍有血，左肩胛臂痛。皆君相多动，营热气偏，脉得右虚左数。先以清肝通络。

丹皮　山栀　羚羊角　夏枯草　蚕沙　钩藤　连翘　青菊叶

肝者将军之官，相火内寄，得真水以涵濡，真气以制伏，木火遂生生之机，本无是症之名也。盖因情志不舒则生郁，言语不投则生嗔，谋虑过度则自竭。斯罢极之本，从中变火，攻冲激烈，升之不熄为风阳，抑而不透为郁气。脘胁胀闷，眩晕猝厥，呕逆淋闭，狂躁见红等病，由是来矣。古人虽分肝风、肝气、肝火之殊，其实是同一源。若过郁者宜辛宜凉，乘势达之为妥。过升者宜柔宜降，缓其旋扰为先。自竭者金属乎虚，当培其子母之脏。至于犯上、侮中、乘下诸累，散见各门可考。

邵新甫

不 寐

心 火

倪 多痛阳升，阴液无以上注，舌涸赤绛，烦不成寐。当益肾水以制心火。

鲜生地 玄参 麦冬 绿豆皮 银花 竹叶心

胆 火

吴 少阳郁火，不寐。

丹皮 半夏 钩藤 桑叶 茯苓 橘红

程氏 上昼气逆填脘，子夜寤不肯寐。乃阳气不降，议用温胆汤。

温胆去枳实，加金斛，滚痰丸二钱五分。

阳跷脉虚

顾四四 须鬓已苍，面色光亮，操心烦劳，阳上升动，痰饮亦得上溢。《灵枢》云：阳气下交入阴，阳跷脉满，令人得寐。今气越外泄，阳不入阴，勉饮酒醴，欲其神昏假寐，非调病之法程。凡中年已后，男子下元先损。早上宜用八味丸，暇时用半夏秫米汤。

某 阳不交阴，夜卧寐躁。

小半夏汤。

赵氏 呕吐眩晕，肝胃两经受病。阳气不交于阴，阳跷穴空，寤不肯寐。《灵枢》方半夏秫米汤主之。

又 接用人参温胆汤。

脾营虚

某四二 脉涩，不能充长肌肉，夜寐不适。脾营消索，无以灌溉故耳。当用归脾汤意温之。

嫩黄芪　于术　茯神　远志　枣仁　当归　炙草　桂圆　新会皮

胆液亏阳升虚烦

某　肝阳不降,夜无寐。进酸枣仁法。

枣仁　知母　炙草　茯神　小麦　川芎

某　不寐六十日,温胆诸药不效。呕痰不适,明系阳升不降。用金匮酸枣仁汤。

枣仁　知母　茯苓　川芎　炙草

陈　阴精走泄,复因洞泻,重亡津液。致阳暴升,胃逆,食入欲呕,神识不静无寐。议酸枣仁汤。

枣仁五钱　炙草五分　知母二钱　茯苓二钱

某三三　寤不成寐,食不甘味,尪羸,脉细数涩。阴液内耗,厥阳外越,化火化风,燔燥煽动。此属阴损,最不易治。姑与仲景酸枣仁汤。

枣仁炒黑勿研,三钱　知母一钱半　云茯神三钱　生甘草五分　川芎五分

肝肾阴亏阳浮

田　脏液内耗,心腹热灼。阳气不交于阴,阳跷穴空,令人不成寐。《灵枢》有半夏秫米法,但此病乃损及肝肾,欲求阳和,须介属之咸,佐以酸收甘缓,庶几近理。

龟胶　淡菜　熟地　黄柏　茯苓　萸肉　五味　远志

又　咸苦酸收已效,下焦液枯,须填实肝肾。

龟鹿胶　熟地　苁蓉　天冬　萸肉　五味　茯苓　羊内肾

不寐之故,虽非一种,总是阳不交阴所致。若因外邪而不寐者,如伤寒、疟疾等暴发,营卫必然窒塞,升降必然失常。愁楚呻吟,日夜难安。当速去其邪,攘外即所以安内也。若因里病而不寐者,或焦烦过度,而离宫内燃,从补心丹及枣仁汤法。或忧劳愤郁,

而耗损心脾，宗养心汤及归脾汤法。或精不凝神，而龙雷震荡，当壮水之主，合静以制动法。或肝血无藏而魂摇神漾，有咸补甘缓法。胃病则阳跷穴满，有《灵枢》半夏秫米汤法。胆热则口苦心烦，前有温胆汤，先生又用桑叶、丹皮、山栀等轻清少阳法。营气伤极，人参、人乳并行；阳浮不摄，七味、八味可选。余如因惊宜镇，因怒宜疏，饮食痰火为实，新产病后为虚也。

邵新甫

嘈

阳　升

某　阳升嘈杂。

麦冬三钱　生地二钱　柏子仁一钱　川斛三钱　茯神三钱　黑稆豆皮三钱

心阳热

某　心中烦热，头上汗泄，汗止自安，易嘈。

淮小麦　柏子仁　茯神　炙草　南枣　辰砂

血　虚

程氏　血虚心嘈，咽呛。

生地　天冬　麦冬　女贞子　生白芍　炙草　茯神　麻仁

肝阴虚

某氏　经半月一至，夜嘈痛。

生地　阿胶　天冬　茯神　白芍　丹参

嘈有虚实真伪，其病总在于胃。经云：饮入于胃，游溢精气，上输于脾，脾气散精，上归于肺。又云：脾与胃以膜相连耳。又云：脾主为胃行其津液者也。由此观之，脾属阴，主乎血；胃属阳，主乎气。胃易燥，全赖脾阴以和之；脾易湿，必赖胃阳以运之。故一阴一阳，互相表里，合冲和之德，而为后天生化之源也。若脾阴一虚，则胃家饮食游溢之精气，全输于脾，不能稍留津液以自润，则胃过于燥而有火矣。故欲得食以自资，稍迟则嘈杂愈甚，得食则嘈可暂止。若失治，则延便闭、三消、噎膈之症。治当补脾阴，养营血，兼补胃阴，甘凉濡润，或稍佐微酸，此乃脾阴之虚而致胃家之燥也。更有一切热病之后，胃气虽渐复，津液尚未充，亦有是症。此但以饮食调之，可以自愈。此二种，乃为虚嘈症。所谓实者，年岁壮盛，脾胃生发之气与肾阳充旺，食易消磨，多食易饥而嘈，得食即止。此非病也，不必服药。以上皆是真嘈症。所云伪者，因胃有痰火，以致饮食输化不清，或现恶心，吞酸，微烦，眩晕，少寐，似饥非饥，虽饱食亦不能止。此乃痰火为患，治宜清胃，稍佐降痰。苦寒及腻滞之药，不宜多用。又有胃阳衰微，以致积饮内聚，水气泛溢，似有凌心之状，凄凄戚戚，似酸非酸，似辣非辣，饮食减少。此属脾胃阳虚，治宜温通，仿痰饮门而治之。此二种乃似嘈之伪症，若夫所云心嘈者误也。心但有烦而无嘈，胃但有嘈而无烦，亦不可不辨明之。今先生之法，仅有四案，倘好善之士更能搜采补入，则幸甚。

华岫云

三　消

郁　火

计四十　能食善饥，渴饮，日加瘪瘦，心境愁郁，内火自燃，乃消症大病。

生地　知母　石膏　麦冬　生甘草　生白芍

烦劳心营热

王五八　肌肉瘦减，善饥渴饮。此久久烦劳，壮盛不觉，体衰病发，皆内因之症。自心营肺卫之伤，渐损及乎中下。按脉偏于左搏，营络虚热，故苦寒莫制其烈，甘补无济其虚，是中上消之病。

犀角三钱　鲜生地一两　玄参心二钱　鲜白沙参二钱　麦冬二钱　柿霜一钱

又　固本加甜沙参。

肝阳犯胃

杨二八　肝风厥阳，上冲眩晕，犯胃为消。

石膏　知母　阿胶　细生地　生甘草　生白芍

某　液涸消渴，是脏阴为病。但胃口不醒，生气曷振？阳明阳土，非甘凉不复。肝病治胃，是仲景法。

人参　麦冬　粳米　佩兰叶　川斛　陈皮

阳动烁津

胡五七　元阳变动为消，与河间甘露饮方。

河间甘露饮。

钱五十　阳动消烁，甘缓和阳生津。

生地　炙黑甘草　知母　麦冬　枣仁　生白芍

肾　消

杨二六　渴饮频饥，溲溺浑浊，此属肾消。阴精内耗，阳气上燔。舌碎绛赤，乃阴不上承，非客热宜此。乃脏液无存，岂是平常小恙？

熟地　萸肉　山药　茯神　牛膝　车前

肾阴虚胃火旺

某　脉左数，能食。

六味加二冬、龟板、女贞、旱莲、川斛。

肾阴虚心火亢

王四五　形瘦脉搏，渴饮善食，乃三消症也。古人谓：入水无物不长，入火无物不消。河间每以益肾水制心火，除肠胃激烈之燥，济身中津液之枯，是真治法。玉女煎。

姜五三　经营无有不劳心，心阳过动，而肾阴暗耗，液枯，阳愈燔灼。凡入火之物，必消烁干枯，是能食而肌肉消瘪。用景岳玉女煎。

三消一症，虽有上、中、下之分，其实不越阴亏阳亢，津涸热淫而已。考古治法，唯仲景之肾气丸，助真火蒸化，上升津液。《本事方》之神效散，取水中咸寒之物，遂其性而治之。二者可谓具通天手眼，万世准绳矣。他如《易简》之地黄引子，朱丹溪之消渴方，以及茯苓丸、黄芪汤、生津甘露饮，皆错杂不一，毫无成法可遵。至先生则范于法而不囿于法，如病在中上者，膈膜之地而成燎原之场，即用景岳之玉女煎，六味之加二冬、龟甲、旱莲。一以清阳明之热，以滋少阴；一以救心肺之阴，而下顾真液。如元阳变动而为消烁者，即用河间之甘露饮，生津清热一，润燥养阴，甘缓和阳是也。至于壮水以制阳光，则有六味之补三阴，而加车前、牛膝，导引肝肾。斟酌变通，斯诚善矣。

邹滋九

脾　瘅

中虚伏热

某　无形气伤，热邪蕴结，不饥不食，岂血分腻滞可投？口甘一症，《内经》称为脾瘅，中焦困不转运可知。

川连　淡黄芩　人参　枳实　淡干姜　生白芍

某　口甜，是脾胃伏热未清。宜用温胆汤法。

川连　山栀　人参　枳实　花粉　丹皮　橘红　竹茹　生姜

口甘一症,《内经》谓之脾瘅。此甘,非甘美之甘,瘅即热之谓也。人之饮食入胃,赖脾真以运之,命阳以腐之,譬犹造酒蒸酿者然。倘一有不和,肥甘之疾顿发。五液清华,失其本来之真味,则淫淫之甜味,上泛不已也。胸脘必痞,口舌必腻,不饥不食之由,从此至矣。《内经》设一兰草汤,其味辛,足以散结,其气清,足以化浊,除陈解郁,利水和营,为奇方之祖也。夹暑夹湿之侯,每兼是患,以此为君,参以苦辛之胜,配合泻心等法。又如胃虚谷少之人,亦有是症,又当宗大半夏汤及六君子法,远甘益辛可也。

邵新甫

脾瘅症,经言:因数食甘肥所致。盖甘性缓,肥性腻,使脾气遏郁,致有口甘、内热、中满之患。故云:治之以兰,除陈气也。陈气者,即甘肥酿成陈腐之气也。夫兰草即为佩兰,俗名为省头草。妇人插于髻中,以辟发中油秽之气。其形似马兰而高大,其气香,其味辛,其性凉,亦与马兰相类。用以醒脾气,涤甘肥也。今二案中,虽未曾用,然用人参以助正气,余用苦辛寒以开气泄热,枳实以理气滞,亦祖兰之意,即所谓除陈气也。此症久延,即化燥热,转为消渴。故前贤有膏粱无厌发痈疽,热燥所致,淡薄不堪生肿胀,寒湿而然之论。余于甘肥生内热一症,悟出治胃寒之一法。若贫人淡薄茹素,不因外邪,亦非冷饮停滞,其本质有胃寒症者,人皆用良姜、丁香、荜拨、吴萸、干姜、附子等以温之。不知辛热刚燥能散气,徒使胃中阳气,逼而外泄。故初用似效,继用则无功。莫若渐以甘肥投之,或稍佐咸温,或佐酸温,凝养胃阳,使胃脂胃气日厚,此所谓药补不如食补也。又有肾阳胃阳兼虚者,曾见久服鹿角胶而愈,即此意也。未识高明者以为然否?

华岫云

疟

瘅　疟

孙　阴气先伤，阳气独发，犹是伏暑内动。当与《金匮》瘅疟同例。

竹叶　麦冬　生地　玄参　知母　梨汁　蔗浆

施　发热身痛，咳喘。暑湿外因，内阻气分，有似寒栗，皆肺病也。

竹叶　连翘　薄荷　杏仁　滑石　郁金汁

又　微寒多热，舌心干，渴饮，脘不爽。此属瘅疟，治在肺经。

杏仁　石膏　竹叶　连翘　半夏　橘红

程　阴气先伤，阳气独发，有瘅热无寒之虑。

鲜生地　知母　麦冬　竹叶心　滑石

唐　未病形容先瘦，既病暮热早凉。犹然行动安舒，未必真正重病伤寒也。但八九日，病来小愈，骤食粉团腥面。当宗食谷发热，损谷则愈，仲景未尝立方。此腹痛洞泻，食滞阻其肠胃，大腑不司变化。究其病根，论幼科体具纯阳，瘦损于病前，亦阳亢为消烁。仲景谓：瘅疟者，单热不寒。本条云：阴气孤绝，阳气独发，热灼烦冤，令人消烁肌肉。亦不设方，但云以饮食消息主之。嘉言主以甘寒生津可愈，重后天胃气耳。洞泻既频，津液更伤。苦寒多饵，热仍不已。暮夜昏谵，自言胸中格拒，腹中不和。此皆病轻药重，致阴阳二气之残惫。法当停药与谷，谅进甘酸，解其烦渴，方有斟酌。

又　鼻煤，唇裂舌腐。频与芩、连，热不肯已。此病本轻，药重于攻击，致流行之气结闭不行，郁遏不通，其热愈甚。上则不嗜饮，不纳食，小溲颇利，便必管痛。三焦皆闭，神昏瘛疭有诸。

连翘心三钱　鲜石菖蒲一钱半　川贝母三钱　杏仁二十粒　射干二分　淡竹叶一钱半

又　自停狠药，日有向愈之机。胃困则痞闷不欲食，今虽未加餐,已知甘美,皆醒之渐也。童真无下虚之理,溲溺欲出,尿管必痛,良由肺津胃汁因苦辛燥烈气味劫夺枯槁,肠中无以运行。庸医睹此,必以分利。所谓泉源既竭,当滋其化源。九窍不和,都属胃病。

麦门冬二钱　甜杏仁四钱　甜水梨皮三钱　蔗浆一木勺

张　舌赤,烦汗不寐,肢体忽冷。乃稚年瘅疟,暑邪深入所致。

杏仁　滑石　竹叶　西瓜翠衣　知母　花粉

又　热甚而厥,幼稚疟症皆然。

竹叶石膏汤去人参、半夏,加知母。

温　疟

某　风温阳疟。

杏仁　滑石　连翘　黄芩　青蒿　淡竹叶

丁　脉右数,左小弱,面明。夏秋伏暑,寒露后发。微寒多热,呕逆身痛。盖素有痰火,暑必夹湿。病自肺经而起,致气不宣化。不饥不食,濒溺短缩。乃热在气分,当与温疟同例。忌葛、柴足六经药。

桂枝白虎汤加半夏。

胡　按仲景云:脉如平人,但热无寒,骨节烦疼,微呕而渴者,病名温疟。桂枝白虎汤主之。

桂枝白虎汤。

盖今年夏秋之热,口鼻吸暑,其初暑邪轻小,不致病发。秋深气凉外束,里热欲出,与卫营二气交行,邪与二气遇触,斯为热起。临解必有微汗者,气邪两泄。然邪不尽,则混处气血中矣。故圣人立法,以石膏辛寒,清气分之伏热,佐入桂枝,辛甘温之轻扬,引导凉药以通营卫,兼知母专理阳明独胜之热,而手太阴肺亦得秋金肃降之司,甘草、粳米和胃阴以生津。此一举兼备。方下自注云:一剂知,二剂已。知者,谓病已知其对症。已者,中病当愈之称耳。

邓　寒少热多,胸中痞胀。温邪未解,谩言止截。

淡黄芩　炒半夏　姜汁　生白芍　草果　知母　乌梅

又　照前方去半夏、姜汁，加鳖甲。

吴　间日寒热，目黄口渴。温邪兼雨湿外薄为疟。

滑石　杏仁　白蔻仁　淡黄芩　半夏　郁金

又　脉数，舌红口渴。热邪已入血分。

竹叶　石膏　生地　丹皮　知母　青蒿梗

又　饮食不节，腹中不和，疟邪攻胃。

鲜首乌　乌梅肉　生鳖甲　黄芩　丹皮　草果　知母

送保和丸二钱。

又　人参　生谷芽　枳实汁　茯苓　广皮　炒半夏曲

暑　疟

朱　舌黄烦渴，身痛，心腹中热躁，暑热不解为疟。经言：暑脉自虚，皆受从前疲药之累瘁。

石膏　知母　生甘草　炒粳米　麦冬　竹叶

何　劳倦伤气，遗泄伤阴。暑邪变疟，炽则烦冤最盛。分解使邪势轻，参、术、芪、附，皆固闭邪气也。

草果仁　知母　淡黄芩　川贝母　青蒿　花粉

冯　暑伤气分，上焦先受，河间法至精至妙。后医未读其书，焉能治病臻效？邪深则疟来日迟，气结必胸中混蒙如痞。无形之热，渐蒸有形之痰。此消导发散，都是劫津，无能去邪矣。

石膏　杏仁　半夏　厚朴　知母　竹叶

黄　脉数，目眦黄，舌心干白黄苔，口中粘腻，脘中痞闷，不思纳谷。由于途次暑风客邪内侵募原，营卫不和，致发疟疾。夫暑必兼湿，湿也热也，皆气也。气与邪搏，则清浊交混，升降自阻，古称湿遏必热自生矣。圣帝论病，本乎四气。其论药方，推气味，理必苦降辛通，斯热气痞结可开。消导攻滞，香燥泄气，置暑热致病之因于不治，不识何解？

川连　黄芩　花粉　桔梗　白蔻仁　郁金　橘红　六一散

又　苦降能驱热除湿，辛通能开气宣浊。已经见效，当减其制，仍祖其意。

川连　桔梗　白蔻仁　厚朴　茵陈　茯苓皮　银花　白通草

胡　间日疟，痰多脘闷，汗多心热。伏暑内炽，忌与风寒表药。

滑石　黄芩　厚朴　杏仁　通草　白蔻　半夏　瓜蒌皮　知母

又　黄芩　草果　知母　半夏　生白芍　乌梅

汪氏　微冷热多，舌白，脘闷呕恶。暑秽过募原为疟。

杏仁　郁金　滑石　厚朴　黄芩　炒半夏　白蔻　橘红

湿　疟

某　舌白脘闷，寒起四末，渴喜热饮。此湿邪内蕴，脾阳不主宣达，而成湿疟。

厚朴一钱半　杏仁一钱半　草果仁一钱　半夏一钱半　茯苓三钱　广皮白一钱半

某二五　疟止，面浮渐及脘腹。

苡仁　桑白皮　茯苓　大腹皮　姜皮　广皮

某　间疟，寒热俱微。此属湿疟。

杏仁三钱　厚朴一钱　桂枝木五分　飞滑石三钱　草果八分　炒半夏一钱半　茯苓皮三钱　绵茵陈一钱半

牛四八　寒来喜饮热汤，发热后反不渴，间疟已四十日。今虽止，不饥不思食，五味入口皆变。初病舌白，干呕，湿邪中于太阴脾络。湿郁气滞，喜热饮暂通其郁。邪蒸湿中生热，六腑热灼，津不运行，至大便硬秘。此为气痹湿结，当薄味缓调，令气分清肃。与脾约似同，但仲景气血兼治，此病却专伤气分。

炒黄半夏　生益智仁　绵茵陈　广皮　厚朴　茯苓

又　疟止，舌白不饥，大便旬日不通。此皆留邪堵塞经腑隧道之流行，久延必致腹胀癥瘕。

杏仁　白蔻仁　半夏　厚朴　生香附汁　广皮　茯苓皮

接服半硫丸二钱。

某　脉右弦左弱，留邪未尽，大便粘稀，最防转痢。较七八日前势减一二，但去疾务尽。苦辛寒逐其蕴伏，而通利小便亦不可少。

草果　知母　厚朴　茯苓　木通　滑石

湿　热

曹　身痛舌白，口渴自利。此湿温客气为疟，不可乱投柴、葛，仲景有湿家忌汗之律。

飞滑石　杏仁　郁金　淡黄芩　白蔻仁　防己

又　湿甚为热，心痛，舌白，便溏。治在气分。

竹叶心　麦冬　郁金　菖蒲　飞滑石　橘红

化服牛黄丸。

又　心下触手而痛，自利，舌白，烦躁，都是湿热阻气分。议开内闭，用泻心汤。

川连　淡黄芩　干姜　半夏　人参　枳实

又　神气稍清，痛处渐下至脐。湿伤在气，热结在血。吐咯带血，犹是上行为逆。热病瘀留，必从下出为顺。

川连　黄芩　干姜　半夏　人参　枳实　白芍　炒楂肉

费　舌白渴饮，身痛呕恶，大便不爽，诊脉濡小。乃暑湿从口鼻入，湿甚生热。四末扰中，疟发脘痞胀痹。当以苦辛寒清上彻邪，不可谓遗泄而病，辄与温补助邪。

黄芩　知母　白蔻　郁金　蒌皮　厚朴　杏仁　半夏　姜汁　石膏

又　脉濡口渴，余热尚炽。

人参　知母　石膏　竹叶　甘草　麦冬

又　热缓，不欲食，津液受烁。当和胃生津。

人参　五味　知母　橘红　炒白芍　半夏曲

张　疮家湿疟，忌用表散。

苍术白虎汤加草果。

阳　虚

曹　寒从背起，汗泄甚，面无淖泽，舌色仍白。邪未尽，正先怯。心虚痉震，恐亡阳厥脱。议用仲景救逆法加参。

又　舌绛，口渴，汗泄，疟来日晏。寒热过多，身中阴气大伤。刚补勿进，议以何人饮。

人参　何首乌

孙　阳虚之体，伏暑成疟，凉药只宜少用。身麻属气虚。用生姜泻心法。

半夏　生姜汁　茯苓　炙甘草　南枣肉

沈　阳微复疟。

桂枝　当归　黄芪　防风　鹿角屑　姜汁　南枣

范五三　劳疟入阴，夏月阳气发泄，仍然劳苦经营，以致再来不愈。用药以辛甘温理阳为正，但未易骤效耳。

人参　当归　肉桂　炙草　川蜀漆　生姜　南枣

方　寒甚于背，阳脉衰也。

人参　鹿茸　炒当归　炙草　鹿角霜　官桂　鳖甲煎丸

吴六一　背寒，舌白粉苔，知饥食无味。此为无阳，温中下以托邪。

生白术　厚朴　桂枝　附子　草果仁　茯苓

又　照方去茯苓，加人参、炙草、生姜。

程　寒热经月不止，属气弱留邪。以益气升阳。

补中益气汤。

又　生鹿茸　鹿角霜　人参　归身　茯苓　炙草　生姜

某氏　建中法甚安，知营卫二气交馁。夫太阳行身之背，疟发背冷，不由四肢，是少阴之阳不营太阳，此汗大泄不已矣。孰谓非柴、葛伤阳之咎欤？议用桂枝加熟附子汤。

人参桂枝汤加熟附子。

华氏　二十岁，天癸始通，面黄汗泄，内热外冷。先天既薄，疟伤不复。《内经》谓阳维为病苦寒热，纲维无以振顿，四肢骨节疼痛。通八脉以和补，调经可以却病。

淡苁蓉　鹿角霜　当归　川芎　杜仲　小茴　茯苓　香附

顾氏　进护阳方法，诸疟已减，寒热未止。乃久病阳虚，脉络未充，尚宜通补为法。

人参　生鹿茸　当归　紫石英　茯苓　炙草　煨姜　大枣

又　经邪不尽，寒热未止。缘疟久营卫气伤，脉络中空乏。屡进补法，仅能填塞络中空隙，不能驱除蕴伏之邪。拟进养营法，取其养正邪自却之意。

人参　当归　杞子　生白芍　茯神　桂心　炙草　远志　煨姜　南枣

袁妪　脉弦缓，寒战甚则呕吐噫气，腹鸣溏泄，是足太阴脾寒也。且苦辛寒屡用不效，俱不对病，反伤脾胃。

人参　半夏　草果仁　生姜　新会皮　醋炒青皮

又　《灵枢经》云：中气不足，溲便为变。况老年人惊恐忧劳，深夜不得安寐，遂致寒战疟发。当以病因而体贴谛视，其为内伤实属七八。见疟通套，已属非法。若云肺疟，则秋凉不发，何传及于冬令小雪？当以劳疟称之。夫劳必伤阳气，宜乎四末先冷。疟邪伤中，为呕恶腹鸣矣。用露姜饮。

又　阳陷入阴，必目瞑欲寐。寒则肉腠筋骨皆疼，其藩篱护卫太怯，杳不知饥，焉得思谷？老年人须血气充溢，使邪不敢陷伏。古贤有取升阳法。

嫩毛鹿角　人参　当归　桂枝　炙甘草

又　前议劳伤阳气，当知内损邪陷之理。凡女人天癸既绝之后，其阴经空乏，岂但营卫造偏之寒热而已。故温脾胃，及露姜治中宫营虚。但畏寒，不知热，为牡疟。盖牝为阴，身体重著，亦是阴象。此辛甘理阳，鹿茸自督脉以煦提，非比姜、附但走气分之刚暴。驱邪益虚，却在营分。《奇经》曰：阳维脉为病发寒热也。

鹿茸　鹿角霜　人参　当归　浔桂　茯苓　炙草

又 正气和营,疟战已止。当小其制。

人参 鹿茸 当归 炒杞子 沙苑 茯苓 炙草

某 疟后,脾肾阳虚。便溏畏寒,肢体疲倦。当防肿胀。

附子 白术 茯苓 泽泻 苡仁 生姜 大枣

某 阴疟已乱,汗多。

桂枝 牡蛎 生黄芪 炙草 归身 五味 煨姜 大枣

某 脉沉,舌白,呃忒,时时烦躁。向系阳虚痰饮,疟发三次即止。此邪窒不能宣越,并非邪去病解。今已变病,阴泣痰浊阻塞于中,致上下气机不相维续,症势险笃。舍通阳一法,无方可拟。必得中阳流运,疟症复作,庶有愈机。

淡附子一钱半 生草果仁钱半 生白芍三钱 茯苓三钱 生厚朴一钱 姜汁五分

一剂。此冷香、真武合剂。

胃阳虚湿聚

某 伏暑冒凉发疟,以羌、防、苏、葱辛温大汗。汗多,卫阳大伤,胃津亦被劫下,致渴饮,心烦,无寐。诊脉左弱右促,目微黄。嗜酒必中虚谷少,易于聚湿蕴热。勿谓阳伤骤补,仿《内经》辛散太过,当食甘以缓之。

大麦仁 炙草 炒麦冬 生白芍 茯神 南枣

又 药不对症,先伤胃口。宗《内经》辛苦急,急食甘以缓之。仲景谓之胃减,有不饥不欲食之患。议用金匮麦门冬汤,苏胃汁以开痰饮。仍佐甘药,取其不损阴阳耳。

金匮麦门冬汤去枣米,加茯神、糯稻根须。

又 脉右大,间日寒热,目眦微黄,身痛。此平素酒湿,夹时邪流行经脉使然。前因辛温大汗,所以暂养胃口。今脉症既定,仍从疟门调治。

草果 知母 人参 枳实 黄芩 半夏 姜汁

脾胃阳虚

项　疟已过月，形脉俱衰。平素阳虚，虚则邪难解散。腹胀是太阴见症，治从脾胃。

人参一钱　半夏二钱　生于术二钱　茯苓二钱　草果仁二钱　淡姜一钱

陈　邪伏于里，积久而发，道路已远，未能日有寒热。汗出不解，攻表无谓。平昔肛垂骱痛，必有湿痰阻隧，舌白，不喜饮。治在太阴阳明。

炒半夏　厚朴　草果　知母　姜汁　杏仁

阴　虚

某　遗泄损阴，疟热再伤阴。声嘶火升，乃水源不充。易怒神躁，水不涵木之象。用何人饮，佐清阴火。

制首乌　人参　天冬　麦冬　知母　茯苓

某氏　疟已半年，今但微热无汗，身弱自乳，血去伤阴。此头痛是阳气浮越，心痛如饥，晡热，都是阴虚成劳。若不断乳，经去不至为干血，则服药亦无用。

生地三钱　阿胶一钱半　生白芍一钱　炙黑甘草四分　麦冬一钱半　火麻仁一钱　粗桂枝木三分

某　疟后，心悸气怯，便后有血，是热入伤阴。用固本丸加首乌、阿胶。

人参　生地　熟地　天冬　麦冬　制首乌　阿胶

某　阴液消亡，小溲短赤，皆疟热所伤。不饥不纳，阴药勿以过腻，甘凉养胃为稳。

人参　生地　天冬　麦冬　川斛　蔗浆

另服资生丸。

阴虚热伏血分

郑 自来阴虚有遗泄，疟邪更伤其阴。寐多盗汗，身动气促，总是根本积弱，不主敛摄。此养阴一定成法。

熟地 生白芍 五味 炒山药 茯神 芡实 湖莲肉

张 脉数，疟来日迟，舌干渴饮。积劳悒郁，内伤居多，致邪气乘虚，渐劫阴气。热邪坠于阴，热来小溲频数，故汗多不解。议清阴分之热，以救津液。

活鳖甲 知母 草果 鲜生地 炒桃仁 花粉

翁 脉左弦，暮热早凉，汗解，渴饮。治在少阳。

青蒿 桑叶 丹皮 花粉 鳖甲 知母

沈十九 用力失血，无非阳乘攻络。疟热再伤真阴，肌消食减。自述夏暑汗泄，头巅胀大，都是阴虚阳升。清火皆苦寒，未必能和身中之阳也。

鳖甲 生白芍 天冬 首乌 炙草 茯神

某氏 疟热伤阴，小溲淋痛。

生地 鳖甲 丹皮 知母 茯苓 泽泻

朱十五 疟久后，阴伤溺血。

炒焦六味加龟甲、黄柏。

吴十四 阴疟后，内热。

清骨散。

热邪痞结

项 阳气最薄，暑入为疟，先由肺病，桂枝白虎汤气分以通营卫为正治。今中焦痞阻，冷饮不适，热邪宜清，胃阳亦须扶护。用半夏泻心法。

半夏 川连 姜汁 茯苓 人参 枳实

热邪痞结肺痹

王　汗出不解，心下有形，自按则痛，语言气窒不爽，疟来鼻准先寒。邪结在上，当开肺痹。医见疟治疟，焉得中病？

桂枝　杏仁　炙草　茯苓　干姜　五味

又　汗少喘缓，肺病宛然，独心下痞结不通，犹自微痛。非关误下，结胸、陷胸等法未妥。况舌白渴饮，邪在气分。仿仲景软坚开痞。

生牡蛎　黄芩　川桂枝　姜汁　花粉　炒黑蜀漆

又　照前方去花粉，加知母、草果。

又　鳖甲煎丸一百八十粒。

王　舌白，不大渴，寒战后热，神躁欲昏，而心胸饱闷更甚。疟系客邪，先由四肢以扰中宫。痰嗽呕逆，显是肺胃体虚，邪聚闭塞不通，故神昏烦闷郁蒸，汗泄得以暂解。营卫之邪未清，寒热漫延无已。此和补未必中窾，按经设法为宜。

白蔻仁　大杏仁　焦半夏　姜汁　黄芩　淡竹叶

又　寒热，疟邪交会中宫，邪聚必胀闷呕逆，邪散则安舒。当心胸之间，并无停食之地。夫不正之气为邪，秽浊弥漫，原非形质可以攻消。苟非芳香，何以开其蒙闭之秽浊？欲少望见效，舍此捷径，无成法可遵，道中知否耶？

牛黄丸，二服。

心经疟

乐二九　热多昏谵，舌边赤，舌心黄，烦渴，脉弱，是心经热疟。医投发散消导，津劫液涸，痉厥至矣。

犀角　竹叶　连翘　玄参　麦冬　银花

陈　前方复疟昏迷，此皆阳气上冒。

救逆汤去姜，加芍。

又　镇逆厥止。议养心脾营阴，乃病后治法。

人参　炙草　杞子　桂圆　炒白芍　枣仁　茯神　远志

肺　疟

某四三　舌白渴饮，咳嗽，寒从背起。此属肺疟。

桂枝白虎汤加杏仁。

范　脉寸大，汗出口渴。伏邪因新凉而发，间日疟来。议治手太阳。

淡竹叶　大杏仁　滑石　花粉　淡黄芩　橘红

金氏　肺疟脘痞。

黄芩　白蔻仁　杏仁　橘红　青蒿梗　白芍

张妪　暑风入肺成疟。

淡黄芩　杏仁　滑石　橘红　青蒿梗　连翘

陈六岁　冷暖不调，夜热多汗，咳嗽。忌荤腥油腻，可免疳劳。温邪如疟，当治手太阴。

竹叶心　麦冬　粳米　飞滑石　知母　炙草

脾　疟

柳　暑湿都伤气分，不渴多呕，寒起四肢，热聚心胸。乃太阴疟也，仍宜苦辛，或佐宣解里热之郁。

川连　黄芩　炒半夏　枳实　白芍　姜汁

烦躁甚，另用牛黄丸一丸。

某　寒起呕痰，热久不渴，多烦。中焦之邪，仍以太阴脾法。

草果　知母　生姜　乌梅　炒半夏　桂枝木

早服鳖甲煎方。

葛　疟久，舌白，泄泻。太阴脾伤，肌肉微浮。宜补中却邪，大忌消克发散。

人参　草果　白芍　茯苓　煨老姜　炙草

王　脉濡，不渴，呕痰不饥，是太阴脾疟。当辛温以理中焦之阳。

生于术　半夏　草果　紫厚朴　茯苓　姜汁

又　太阴脾疟，必有寒湿凝阻其运动之阳，所防久虚变幻浮肿腹胀。人参未能多用，权以生术代之，但与络方少逊，佐以通药则无碍。

生于术　桂枝木　炒常山　茯苓　生鹿角　生姜汁

某二二　寒起四末，渴喜热饮，属脾疟状。先当温散。

杏仁　厚朴　草果仁　知母　生姜　半夏

金　既成间日寒热疟，呕吐痰涎。其疟邪大犯脾胃，故不饥不食，脉仍虚，舌白。治在太阴，不必攻表。

人参　半夏　草果　橘红　黄芩　知母　姜汁

沈十岁　脉濡，寒热，疟日迟，腹微满，四肢不暖，是太阴脾疟。用露姜饮以升阳。

人参一钱　生姜一钱

露一宿，温暖服。

厥阴疟

华　用动药疟止。新沐疟来，阳弱失卫，外邪直侵入里。试以疟来不得汗，邪不从外解大著。

川桂枝　炮黑川乌　生白术　炒黑蜀漆　全蝎　厚朴

姜汁丸。

胃阴虚

王五二　暑湿伤气，疟久伤阴。食谷烦热愈加，邪未尽也。病已一月，不饥不饱，大便秘阻，仍有潮热。全是津液暗伤，胃口不得苏醒。甘寒清热，佐以酸味。胃气稍振，清补可投。

麦冬　干首乌　乌梅肉　知母　火麻仁　生白芍

高　阴虚，温疟虽止，而腰独痛。先理阳明胃阴，俾得安谷，再商治肾。

北沙参　麦冬　木瓜　蜜水炒知母　大麦冬　乌梅

周 舌白,脉小,暑邪成疟。麻黄劫汗伤阳,遂变痉症。今痰咸有血,右胁痛引背部,不知饥饱。当先理胃津。

大沙参 桑叶 麦冬 茯神 生扁豆 苡仁

胃逆不降

杨 高年疟,热劫胃汁,遂不饥不饱,不食不便,渴不嗜饮,味变酸浊。药能变胃方苏。

人参 川连 枳实 牡蛎 淡干姜 生姜

徐 脉数,左寸大,关弦。疟后食大荤太早,胃气受伤,不得下降。致痞闷恶心,痰多唇燥,大便不利,俱是腑气不宣之象。拟进温胆汤法,以和胃气。

炒焦竹茹 炒焦半夏 草果仁 生枳实 杏仁 橘红 金斛花粉

黄 疟后不饥,咽即吐,此脘膈痰与气阻。胃不降,则不受纳。仿温胆汤意,佐以苦味降逆。

鲜竹茹 枳实 炒半夏 茯苓 橘红 川连 苦杏仁 郁金汁

肝 胃

李 不饥,口涌甜水。疟邪未清,肝胃不和。

川连 干姜 枳实 瓜蒌仁 半夏 广皮白 姜汁

又 口涌甜水,脾瘅。

川连 黄芩 厚朴 半夏 生干姜 广皮

煎送脾约丸。

又 橘半枳术丸。

金 寒自背起,冲气由脐下而升,清涎上涌呕吐,遂饥不能食。此疟邪深藏厥阴,邪动必犯阳明。舌白形寒,寒胜,都主胃阳之虚。然徒补钝守无益。

人参 半夏 广皮白 姜汁 川椒 乌梅 附子 生干姜

方　先厥而疟，蛔虫下出，呕逆腹鸣，脘痞窒塞。此厥阴疟疾，勿得乱治。

川连　淡干姜　姜汁　川桂枝　生白芍　乌梅肉　黄芩

秋露水煎药。

又　阳微寒胜，疟久不已。理胃阳以壮中宫，使四末之邪，不令徒犯脾胃。

人参　炒半夏　生姜　乌梅　草果　炒常山

秋露水煎。

又　辛酸两和肝胃已效。

人参　草果　生姜　生白芍　乌梅　炙鳖甲

吴　体丰色白，阳气本虚。夏秋伏暑，夹痰饮为疟。寒热夜作，邪已入阴。冷汗频出，阳气益伤。今诊得脉小无力，舌白，虚象已著。恐延厥脱之虑，似进救逆汤法。

人参　龙骨　牡蛎　炙草　桂枝木　炒蜀漆　煨姜　南枣

又　闽产，阳气偏泄，今年久热伤元，初疟发散，不能去病，便是再劫胃阳，致入厥阴，昏冒大汗。思肝肾同属下焦，厥阳夹内风冒厥，吐涎沫胶痰。阳明胃中，久寒热戕扰，空虚若谷，风自内生。阅医药，不分经辨证，但以称虚道实，宜乎鲜有厥效。议用仲景安胃泄肝一法。

人参　川椒　乌梅　附子　干姜　桂枝　川连　生牡蛎　生白芍

又　诸症略减，寒热未止。尚宜实阳明，泄厥阴为法。

人参　炒半夏　淡干姜　桂枝木　茯苓　生牡蛎

又　天暴冷，阳伤泄泻。脉得左手似数而坚，口微渴，舌仍白。阴液既亏，饮水自救，非热炽也。议通塞两用，冀其寒热再缓。

人参　淡附子　桂枝木　茯苓　生牡蛎　炒黑蜀漆

蔡　恶进谷食，舌干龈胀，不饥，不知味，寤多寐少。皆由疟汗呕逆，都令诸阳交升。胃气不降则不食，阳不下潜则无寐，肝风内震，则火升心热。法当和胃阳，平肝气。肝平胃醒，必谷进能寝矣。

知母　北沙参　麦冬　新会皮　乌梅肉　新谷露冲

金七五　强截疟疾,里邪痞结心下,水饮皆呕吐无余,病在胃口之上。老年阳衰,防其呃厥。舍泻心之外无专方。

人参　枳实　干姜　半夏　川连　黄芩

又　舌白,气冲心痛,嗳噫味酸,呕吐涎沫,皆胃虚肝乘。仿仲景胃中虚,客气上逆,可与旋覆花代赭石汤。

旋覆花　代赭石　人参　半夏　茯苓　姜汁　粳米

又　诸恙向安,寝食颇逸。平昔肝木易动,左脉较右脉弦长。味变酸,木侮土。秋前宜慎。

人参　半夏　茯苓　广皮　生谷芽　生白芍

马　疟半月不止,左胁下已有疟母。寒热时,必气痞呕逆。乃肝邪乘胃,有邪陷厥阴之象。拟进泻心法。

川连　黄芩　干姜　半夏　人参　枳实

朱女　厥阴冲气上攻,眩晕,间疟。

安胃丸三钱,椒梅汤送。

陈氏　疟母,是疟邪入络,与血气扭结,必凝然不动。今述遇冷劳怒,冲气至脘,痛必呕逆,必三日气降痛缓,而后水饮得入。此厥逆之气由肝入胃,冲脉不和,则经水不调。

延胡　川楝子　半夏　蓬术　蒲黄　五灵脂　姜汁

韩二七　疟不止,欲吐。

炒半夏一钱半　厚朴一钱　青皮一钱　炒焦知母钱半　草果仁一钱　橘红一钱

临服调入姜汁一钱。

脾　胃

吴　背寒,疟来渐晏,邪有入阴之意。此伏邪不肯解散,都因久积烦劳,未病先虚也。饮水少腹如坠,脘中痞结不舒,中焦屡受邪迫,阳气先已馁弱。议两和太阴阳明法。

草果　知母　半夏　厚朴　姜汁　乌梅　黄芩　花粉

又 进两和阴阳，寒热已止。诊脉右濡，明是气衰。宜和胃生津，使余邪不攻自解。

人参 知母 炙鳖甲 生白芍 乌梅肉 大麦仁 炒丹皮

又 脉左数，舌绛，暮渴。

炒麦冬 人参 首乌 白芍 丹皮 茯神

另，更衣丸二钱。

陆六十 口涌清涎，不饥不食。寒热邪气，交会中焦，脾胃日困。

半夏 姜汁 茯苓 厚朴 炒常山 草果 乌梅

又 大半夏汤加草果、乌梅。

凌十三 疟久，脾胃气伤。不食倦怠，半年不肯复元。论理必用参、术益气，但贫窘，岂能久用？然久延不苏，倘腹满浮肿，便难调治。

白术膏加砂仁末。

某三一 疟邪由四末以扰中宫，脾胃受伤无疑。但寒暑更迁，病邪既久，脏腑真气自衰。两年来纳谷不运，渐觉衰微，不耐风冷之侵，并无凝痰聚气见症。此必胸中宗气自馁，致清阳不司转运。当以仲景苓桂术甘汤。

又 六君子汤去甘草，加檀香泥、桂枝木。

吴 疟已复疟，溺浊淋痛。稚年脾疟，食物不慎。色黄，腹膨有滞，脾胃愈衰。东垣云：中气不足，溲便乃变。初秋交冬，迭加反复，久则五疳劳瘵。当慎于食物，令脾胃气灵可效。宗《脾胃论》升降疏补法。

人参 茯苓 炙草 广皮 使君子 神曲 楂肉 麦芽 泽泻

祝 此劳伤阳气，更感冷热不正之气。身热无汗，肢冷腹热，自利，舌灰白，微呕，显然太阴受病。诊脉小，右濡，不饥，入夜昏谵语，但如寐，不加狂躁。论脾为柔脏，体阴用阳。治法虽多，从未及病。当遵前辈冷香、缩脾遗意。

人参　益智仁　茯苓　新会皮　生厚朴　苡仁　木瓜　砂仁

又　脉右弦,来去不齐,左小软弱,舌边红,舌心白黄微绉,鼻冷,四肢冷,热时微渴,不饥不思食。前议太阴脾脏受病,疟邪从四末乘中,必脾胃受病。鼻准四肢皆冷,是阳气微弱。因病再伤,竟日不暖。但形肉消烁,不敢刚劫攻邪,以宣通脾胃之阳。在阴伏邪,无发散清热之理。

人参　草果　炒半夏　生姜　茯苓　新会皮　蒸乌梅肉

二帖后加附子,后又加牡蛎。

吴十七　疟伤脾胃,腹中不和,脉右涩,食入胀甚。前方通调气血,佐以泄木。服之积滞既下,痛随利减。仍宜制木安土,不可作阳虚温补治。

生于术　川连　椒目　麦芽　鸡肫皮　广皮　厚朴　炒山楂

肝　风

陈四六　疟邪由四末以扰中,皆阳明、厥阴界域。阳明衰,则厥阴来乘;津液少,斯内风必动。昔贤以麻属气虚,木是湿痰败血。今戌亥频热,行走淋汗,显然液虚。阳动风生,脂液不得灌溉肢末,非湿痰气分之恙。

冬桑叶九蒸　熟首乌　黑芝麻　柏子仁　茯神　当归　杞子　菊花炭

蜜丸。

痞

李　脉左弦,呕吐,发热后脘中痞闷不爽。宜慎口腹,清肃上中二焦,不致再延成疟。进苦辛法。

杏仁　郁金　山栀　豆豉　白蔻　枳壳

孙　高年发疟,寒热夜作,胸闷,不欲食,烦渴热频,最虑其邪陷为厥。进阳旦法。

桂枝　黄芩　花粉　生白芍　生左牡蛎　煨姜　南枣

姬　疟，脉沉涩，中脘痞结。此属里症，用泻心法。

半夏　川连　橘红　枳实　黄芩　生姜汁

又　脉沉，右关大。疟未止，寒热子后作，烦渴，中闷不欲食。

醋炒半夏　杏仁　黄芩　花粉　草果　生姜

陆　疟截，虚气痞结，成身痛。

桂枝　炒焦半夏　姜汁　广皮白　当归　茯苓

钱氏　暑热伤气成疟，胸痞结，呕吐痰沫，皆热气之结。前医泻心法极是。

人参汁　枳实汁　黄连　黄芩　炒半夏　杏仁　厚朴　姜汁

汪　此湿热与水谷交蒸，全在气分，尝得三焦分消清解。既成间日疟疾，邪正互争，原无大害。初误于混指伤寒六经，再谬于参、术守补，致邪弥漫。神昏喘急，谵妄痉搐，皆邪无出路，内闭则外脱。求其协热下利，已不可得。诊脉细涩，按腹膨满。夫痞满属气，燥实在血。今洞利后而加腹满，诸气皆结，岂非闭塞而然？溃败决裂至此，难望挽救。

细叶菖蒲根汁二钱　草果仁五分　茯苓皮三钱　紫厚朴一钱　绵茵陈三钱　辰砂益元散五钱　连翘心一钱半　金银花三钱

另用牛黄丸一服，用凉开水缓缓以茶匙铫化服。

潘氏　伏邪发热，厥后成疟，间日一至。咳嗽痰多，恶心中痞。其邪在肺胃之络，拟进苦辛轻剂。

杏仁　黄芩　半夏　橘红　白蔻　花粉

程氏　脉右大，寒热微呕，脘痞不纳，四末疟邪交于中宫。当苦辛泄降，酸苦泄热。邪势再减二三，必从清补可愈。

川连　炒半夏　姜汁　黄芩　知母　草果　炒厚朴　乌梅肉

毛氏　用玉女煎，寒热未已，渴饮仍然，呕恶已减，周身皆痛。诊脉两手俱数，舌色灰白，边赤，汗泄不解。拟用酸苦泄其在里热邪，务以疟止，再调体质。

黄芩　黄连　草果　白芍　乌梅　知母

用秋露水煎药。

又 寒热由四末以扰中宫，胃口最当其戕害。热闷不饥，胃伤邪留。清热利痰，固为要法。但有年气弱，兼之病经匝月，清邪之中，必佐辅正。议用半夏泻心法。

人参 半夏 黄连 黄芩 枳实 姜汁

劳　疟

方 劳疟再发。

人参 草果 生姜 乌梅

秋露水煎。

又 补中益气汤加草果、知母、姜、枣。

陈 络虚则痛，阳微则胀。左胁有疟母，邪留正伤，此劳疟。

人参 当归 肉桂 焦术 炙草 茯苓 广皮 生姜 南枣

四剂后，用五苓散一服。

某 劳疟畏寒，下虚不纳。

六味加肉桂、五味。

疟兼热痢

某 疟未止，热陷下痢，中痞不欲食。

人参 川连 黄芩 生白芍 广皮 炒当归 炒山楂 干姜 枳实 银花

又 疟后劳复。

人参 当归 白芍 枣仁 茯神 广皮 生姜 南枣

气血凝络

范三三 脉小涩，病起疟后，食物不和，仍诵读烦劳，遂至左胁连及少腹，常有厥起，或攻胃脘，或聚腹中，凝著膜胀。古语云：疟不离乎肝胆，亦犹咳不离乎肺也。盖肝得邪助，木势张扬，中土必然受侮。本气自怯，运纳之权自减。清阳既少展舒，浊阴日踞，渐为痞满。上年温养辛甘久进，未见病去。其治体之法，谅不能却。

自述静处病加，烦动小安，其为气血久阻为郁。议用通络法，以病根由疟久，邪留络中耳。

紫降香　桃仁　小香附　淡姜渣　神曲　鸡肫皮　南山楂

韭根汁法丸。

高　疟发既多，邪入于络。络属血分，汗下未能逐邪。仲景制鳖甲煎丸一法，搜剔络中留伏之邪，五六日必效。早、午、暮各服七粒。

某　疟邪经月不解，邪已入络。络聚血，邪攻则血下。究竟寒热烦渴，目黄舌腻，溺赤短少，全是里邪未清。凡腥荤宜禁，蔬食不助邪壅。阅医药，柴、葛攻表，消导通便，与疟无与。用仲景鳖甲煎丸，朝十粒，午十粒，黄昏十粒，开水送。

费　疟邪迫伤津液，胃减不饥，肠燥便红，左胁微坚，有似疟母结聚。当宣络热，以肃余邪。

生地　知母　丹皮　麻仁　生鳖甲

某氏　疟邪内陷，变成阴疟，久延成劳。务以月经通爽，不致邪劫干血。

生鳖甲一两　桃仁三钱　炒丹皮一钱　穿山甲三钱　楂肉一钱半　生香附一钱半

疟　母

顾　左胁有疟母，乃气血交结之故。治宜通络。

鳖甲　桃仁　金铃子　牡蛎　丹皮　夏枯草

江　远客，水土各别，胃受食物未和，更遭嗔怒动肝。木犯胃土，疟伤，胁中有形瘕聚。三年宿恙，气血暗消。但久必入血，汤药焉能取效？宜用缓法，以疏通其络。若不追拔，致阳结阴枯，酿成噎膈，难治矣。

生鳖甲　桃仁　麝香　䗪虫　韭白根粉　归须　郁李仁　冬葵子

熬膏。

吴二四　疟反复，左胁疟母。

生鳖甲　生牡蛎　炒桃仁　当归须　炒延胡　柴胡梢　桂枝木　炒楂肉　青皮

某　夏秋湿热疟痢。正虚邪留，混入血络，结成癥瘕疟母。夫湿气热气，本属无形。医治非法，血脉蕴邪，故寒热间发。仲景立法，务在缓攻，急则变为中满，慎之。兼服鳖甲煎丸。

知母　草果　半夏　黄芩　乌梅　生姜

秋露水煎。

金十一　经年老疟，左胁已结疟母。邪已入络，与气血胶结成形。区区表里解散之药，焉得入络？通血脉，攻坚垒，佐以辛香，是络病大旨。

生牡蛎三钱　归须二钱　桃仁二钱　桂枝五分　炒蜀漆一钱　公丁香三粒

三日疟阳虚

某三八　少阴三疟已久，当升阳温经。

鹿茸　熟附子　人参　粗桂枝　当归　炒黑蜀漆

吕二四　阴疟一年方止。羸瘦妨食，食入不运，不饮汤水，四肢无力，诊脉微弱不鼓。屡进六君益气无效，当温里通阳，从火生土意。

人参　熟附子　生益智　茯神　白芍　生姜

吴四一　三疟愈后反复。寒多有汗，劳则阳泄致疟。议护阳却邪。

川桂枝　熟附子　生于术　炙草　生姜　南枣肉

某　阴疟汗多，下焦冷。用升阳法。

人参　鹿茸　桂枝木　当归　炙甘草　生姜　大枣

邪扰心营

陆四七　邪深留阴，三日始有疟发。但热来必神昏谵妄，是膻中震动所致。议定未病两日，日进清心牛黄丸一服。试看后期，疟至何如。

肝　胃

蔡氏　三日疟，一年有余，劳则欲发内热。素有结痞，今长大攻走不定，气逆欲呕酸，经闭四载。当厥阴阳明同治。

半夏　川连　干姜　吴萸　茯苓　桂枝　白芍　川椒　乌梅

脾阳虚

蔡五三　三疟。不饥不纳，恶心，渴喜热饮，诊脉沉细。脾阳困顿，不能送邪外出。治以四兽饮。

沈五二　三疟。腹胀，不渴呕水，邪在脾胃之络。温疏里邪，勿用表散。

草果　粗桂枝　生姜　厚朴　炒蜀漆　茯苓

又　温脾通胃得效。

生于术　淡附子　川桂枝　炒黑蜀漆　厚朴　生姜

某四五　三疟经年，至今复受湿邪。及发日来，舌白脘闷，渴喜热饮。当温太阴。

杏仁　草果　知母　桂枝　半夏　生姜　厚朴　乌梅

詹二九　三疟脾发，用露姜法，寒止热盛。加入乌梅五分，取其酸味以和阴，谓其疟久，阴亦伤耳。

胡　阴疟，滞伤脾胃，用苦辛温得效。疟未已，腹胀便泄。议理中汤。

人参　益智　木香　茯苓　厚朴　广皮　生姜

钱三五　遇劳疟发数年，初起即三阴，此伤损已在脏阴之络，最难速效。甘温益气，久进益气汤。

某四三　三疟早截，中阳窒塞，脘胀不运，背寒肢冷。

草果仁　杏仁　半夏　茯苓　桂枝　厚朴　广皮　生姜

某　脉濡，面黄舌白，脘中格拒，汤水皆呕，三日疟一至。据色脉诊，乃足太阴阳微饮结，当以温药和之。

半夏　荜拨　丁香柄　草蔻　厚朴　姜汁

气血凝络

李　初病劳倦晡热，投东垣益气汤，未尝背谬，而得汤反剧，闻谷气秽。间日疟来，渴思凉饮。此必暑邪内伏，致营卫周流与邪触著，为寒热分争矣。故甘温益气，升举脾脏气血，与暑热异歧。胃中热灼，阳土愈燥，上脘不纳，肠结便闭。其初在经在气，其久入络入血。由阳入阴，间日延为三疟。奇经跷维，皆被邪伤。《内经》谓阳维为病，苦寒热也。维为一身纲维，故由四末寒凛而起，但仍是脉络为病。故参、芪、术、附，不能固阳以益其虚；归、桂、地、芍，无能养营以却邪矣。昔轩岐有刺疟之旨，深虑邪与气血混成一所，汗、吐、下无能分其邪耳。后汉张仲景，推广圣经蕴奥，谓疟邪经月不解，势必邪结血中，有癥瘕疟母之累瘁，制方鳖甲煎丸。方中大意，取用虫蚁有四：意谓飞者升，走者降，灵动迅速，追拔沉混气血之邪。盖散之不解，邪非在表；攻之不驱，邪非著里。补正却邪，正邪并树无益。故圣人另辟手眼，以搜剔络中混处之邪。治经千百，历有明验。服十二日干支一周，倘未全功，当以升其八脉之气，由至阴返于阳位，无有不告安之理。

某　阴疟两月，或轻或重。左胁按之疗痛，邪伏厥阴血络，恐结疟母。议通络以逐邪，用仲景鳖甲煎丸。每早服三十粒，当寒热日勿用。

疟　母

昌二四　三疟皆邪入阴络，故汗下为忌。经年疟罢，癥瘕疟母，仍聚季胁。邪攻血气之结，攻逐瘀聚，升降以通阴阳，乃仲景成法。

但诊脉细微,食减神衰。攻法再施,恐扰中满。前与温补通阳颇安,然守中之补,姑缓为宜。

人参　当归　淡附子　淡干姜　茯苓　肉桂

鳖甲胶丸。

诸疟由伏邪而成,非旦夕之因为患也。六淫之气,惟燥不能为害。而新凉收束,实属有关。考之圣训,独手三阳、手厥阴,却无其症名。医者当辨其六气中所伤何气,六经中病涉何经。若小柴胡专主少阳,岂能兼括也。夫温疟瘅疟,痰食瘴疠诸疟,皆有成方,予不复赘。但此症春月及冬时间有,惟夏秋暑湿为患者居多。暑必夹湿,专伤气分。第一要分别其上焦、中焦之因,暑湿二气,何者为重。若暑热重者,专究上焦肺脏清气。疟来时,必热重而寒微,唇舌必绛赤,烦渴而喜凉饮,饮多无痞满之患,其脉色自有阳胜之候。当宗桂枝白虎法,及天水散加辛凉之品为治。若湿邪重者,当议中焦脾胃阳气。疟来时,虽则热势蒸燔,舌必有粘腻之苔,渴喜暖汤,胸脘觉痞胀呕恶,其脉色自有阳气不舒之情状。当宗正气散,及二陈汤去甘草,加杏、蔻、生姜之类主之。必要阳胜于阴,而后配和阳之剂,日后方无贻累。倘症象两兼,则两法兼之可也。大凡是症,若邪气轻而正不甚虚者,寒热相等,而作止有时。邪气重而正气怯者,寒热模糊,来势必混而不分。又云:邪浅则一日一发,邪稍深则间日一发,邪最深则三日一发,古称为三阴大疟,以肝、脾、肾三脏之见症为要领。其补泻寒温,亦不离仲景治三阴之法为根蒂,可知阳经轻浅之方,治之无益也。所云移早则邪达于阳,移晏则邪陷于阴,阴阳胜复,于此可参。若久而不已,必有他症之虞。太阴之虚浮胀满,有通补之理中法,开腑之五苓汤。少阴之痿弱成劳,有滋阴之复脉汤,温养之升奇法。厥阴之厥逆吐蛔,及邪结为疟母,有乌梅丸与鳖甲煎法。又如心经疟久,势必动及其营,则为烦渴见红之累。肺经疟久,理必伤及其津,则为胃秘肠痹之候。一则凉阴为主,一则清降为宜。然而疟之名目不一,而疟之兼症甚多,若不达权通变,而安能一一尽善。即如暑湿格拒三焦,而呕逆不纳者,宗半夏泻心法。秽浊蒙敝膻中,而清灵昧甚者,用牛黄清心丸。心阳暴脱，有龙蛎之救逆。胃虚呕呃，有旋覆代赭之成方。如表散和解，通阳补气，滋阴化营，搜邪入络，动药劫截，辛酸两和，营气并补，及阳疟之后养胃阴，阴疟之后理脾阳等法，已全备矣。汇集诸家，融通无拘，所谓用药如用兵，先生不愧良工之名也。

邵新甫

泄泻

暑湿热

周 因长夏湿热，食物失调，所谓湿多成五泄也。先用胃苓汤分利阴阳。

胃苓汤去甘草。

温 长夏湿胜为泻，腹鸣溺少，腑阳不司分利。先宜导湿和中。

胃苓汤。

又 向年阴分伤及阳位，每有腹满便溏，长夏入秋，常有滞下。此中焦气分积弱，水谷之气易于聚湿。或口鼻触及秽邪，遂令脾胃不和。是夏秋调摄最宜加意，拟夏秋应用方备采。天暖气蒸，南方最有中痧痞胀诸恙。未受病前，心怀疑虑，即饮芳香正气之属，毋令邪入，为第一义。

藿香梗　白蔻仁　橘红　桔梗　杏仁　郁金　降香　厚朴

夏至后，热胜湿蒸，气伤神倦，用东垣益气汤。若汗出口渴，兼生脉散敛液。

某 秋暑秽浊，气从吸入。寒热如疟，上咳痰，下洞泄，三焦蔓延，小水短赤。议芳香辟秽，分利渗湿。

藿香　厚朴　广皮　茯苓块　甘草　猪苓　泽泻　木瓜　滑石　檀香汁

又 进药稍缓，所言秽浊，非臆说矣。其阴茎囊肿，是湿热甚而下坠入腑，与方书茎款症有间。议河间法。

厚朴　杏仁　滑石　寒水石　石膏　猪苓　泽泻　丝瓜叶

某　阴疟久伤成损，俯不能卧，脊强，脉垂，足跗浮肿。乃督脉不用，渐至伛偻废疾。近日暑湿内侵，泄泻，先宜分利和中。

厚朴　藿香　广皮　茯苓　泽泻　木瓜　炒扁豆　炒楂肉　炒砂仁

蔡二一　气短少续为虚。近日腹中不和，泄泻暑伤。先以清暑和脾，预防滞下。

厚朴　广皮　炙草　茯苓　泽泻　炒扁豆　麦芽　木瓜　炒楂肉　砂仁

又　香砂异功散。

叶五七　平素操持积劳，五志之火易燃，上则鼻窍堵塞，下有肛痔肠红。冬春温邪，是阳气发越，邪气乘虚内伏。夫所伏之邪，非比暴感发散可解，况兼劳倦内伤之体。病经九十日来，足跗日肿，大便日行五六次，其形粘腻，其色黄赤紫滞，小便不利，必随大便而稍通。此肾关枢机已废，二肠阳腑失司。所进水谷，脾胃不主运行，酿湿坠下，转为瘀腐之形。正当土旺入夏，脾胃主气，此湿热内淫，由乎脾肾日伤。不得明理之医，一误再误，必致变现腹满矣。夫左脉之缓涩，是久病阴阳之损，是合理也。而右脉弦大，岂是有余形质之滞？即仲景所云弦为胃减，大则病进。亦由阳明脉络渐弛，肿自下日上之义。守中治中，有妨食滋满之弊。大旨中宜运通，下宜分利。必得小溲自利，腑气开阖，始有转机。若再延绵月余，夏至阴生，便难力挽矣。

四苓加椒目、厚朴、益智、广皮白。

又　服分消方法五日，泻减溺通，足跗浮肿未消。要知脾胃久困，湿热滞浊，无以运行，所进水谷，其气蒸变为湿，湿胜多成五泻。欲使湿去，必利小便。然渗利太过，望六年岁之人，又当虑及下焦。久病入夏，正脾胃司令时候。脾脏宜补则健，胃腑宜疏自清。扶正气，驱湿热，乃消补兼施治法。晚服资生丸，炒米汤送下。

早服：

人参　广皮　防己　厚朴　茯苓　生术　泽泻　神曲　黄连　吴萸

湿 热

朱 口腹不慎，湿热内起，泄泻复至。此湿多成五泄，气泻则腹胀矣。

人参 茅术 川连 黄芩 白芍 广皮 茯苓 泽泻 楂肉

陈 脉缓大，腹痛泄泻，小溲不利。此水谷内因之湿，郁蒸肠胃，致清浊不分。若不清理分消，延为积聚粘腻滞下。议用芩芍汤。

淡黄芩 生白芍 广皮 厚朴 藿香 茯苓 猪苓 泽泻

张 脉缓涩，腹满，痛泻不爽。气郁滞久，湿凝在肠。用丹溪小温中丸。

针砂 小川连 苍术 白术 香附 半夏 广皮 青皮

神曲浆丸。

程 诊脉肝部独大，脾胃缓弱，平昔纳谷甚少，而精神颇好。其先天充旺，不待言矣。目今水泻，少腹满胀。少腹为厥阴肝位，由阴阳不分，浊踞于下，致肝失疏泄。当以五苓散导水利湿，仿古急开支河之法。

黄九岁 久泻兼发疮痍，是湿胜热郁。苦寒必佐风药，合乎东垣脾宜升，胃宜降之旨。

人参 川连 黄柏 广皮 炙草 生于术 羌活 防风 升麻 柴胡 神曲 麦芽

朱三四 形瘦尖长，木火体质。自上年泄泻，累用脾胃药不效。此阴水素亏，酒食水谷之湿下坠，阴弱不能包涵所致。宜苦味坚阴，淡渗胜湿。

炒川连 炒黄柏 厚朴 广皮 白茯苓 猪苓 泽泻 炒楂肉

陈 寒湿已变热郁，六腑为窒为泻。

生台术 厚朴 广皮 白茯苓 益智仁 木瓜 茵陈 泽泻

某三三 酒湿内聚痰饮，余湿下注五泄。常用一味茅术丸。

炒半夏　茯苓　苡仁　刺蒺藜　新会皮

中　暑

王氏　头胀，喜冷饮，咳呕，心中胀，泄泻不爽。此为中暑，故止涩血药更甚。舌色白，议清上焦气分。

石膏　淡黄芩　炒半夏　橘红　厚朴　杏仁

中阳湿滞

王二七　自春徂冬，泻白积，至今腹痛，小水不利。想食物非宜，脾胃水寒偏注大肠。当分其势以导太阳，胃苓汤主之。

胡二三　三疟劫截不效，必是阴脏受病。衄血热渴，食入不化，痛泻，二者相反。思病延已久，食物无忌，病中勉强进食，不能充长精神，即为滞浊阻痹。先以胀泻调理，不必以疟相混。

草果　厚朴　陈皮　木香　茯苓皮　大腹皮　猪苓　泽泻

郁四八　经营劳心，纳食违时，饥饱劳伤，脾胃受病，脾失运化。夜属阴晦，至天明洞泻粘腻，食物不喜。脾弱，恶食柔浊之味。五苓通膀胱分泄，湿气已走前阴之窍，用之小效。东垣谓中气不足，溲便乃变，阳不运行，湿多成五泄矣。

人参　生白术　茯苓　炙草　炮姜　肉桂

某五八　形寒便泻，舌白。

厚朴　广皮　半夏　茯苓皮　桂枝木　生姜

寒　湿

程氏　寒湿腹痛，恶心泄泻。

厚朴　藿香梗　益智仁　广皮　炒茅术　煨木香　茯苓泽泻

吴氏　寒凝胃阳，腹痛泄泻。

草果　厚朴　茅术　广皮　吴萸　炒楂肉

程氏　泻后腹膨。

人参　生益智　炮姜　茯苓　厚朴　广皮　砂仁

陆妪　气滞为胀，湿郁为泻。主以分消。

炒厚朴　大腹皮　茯苓　泽泻　煨益智　广皮　炒楂肉

某氏　雨湿凉气，乘于脾胃。泄泻之后，腹膨减食。宜健中运湿。

焦白术炭　厚朴　广皮　生谷芽　炒扁豆　木瓜　茯苓　泽泻

程女　湿郁脾阳，腹满，肢冷，泄泻。

四苓散加厚朴、广皮。

邹妪　湿伤泄泻，小便全少，腹满欲胀，舌白不饥，病在足太阴脾。宜温中佐以分利。

生茅术　厚朴　草果　广皮　茯苓　猪苓　泽泻　炒砂仁

又　早服真武丸，姜汤送二钱五分，一两。

夜服针砂丸，开水送一钱五分，六钱。

又　人参　附子　枳实　茯苓　干姜　生白芍

某氏　脉沉缓，肌肉丰盛，是水土禀质。阳气少于运行，水谷聚湿，布及经络，下焦每有重著筋痛。食稍不运，便易泄泻，经水色淡，水湿交混。总以太阴脾脏调理，若不中窾，恐防胀病。

人参　茯苓　白术　炙草　广皮　羌活　独活　防风　泽泻

倪六七　阳伤湿聚，便溏足肿。

粗桂枝　生白术　木防己　茯苓　泽泻

又　脉紧，足肿便溏。阳微湿聚，气不流畅，怕成单胀。

照前方加茵陈。

又　晨泄肢肿。

生白术　桂枝木　淡附子　茯苓　泽泻

陆五一　当脐动气，子夜瘕泄，昼午自止。是寒湿冱凝，腑阳不运，每泻则胀减，宜通不宜涩。

制川乌　生茅术　茯苓　木香　厚朴　广皮

肝犯胃

朱　消渴干呕，口吐清涎，舌光赤，泄泻。热病四十日不愈，热邪入阴。厥阳犯胃，吞酸不思食。久延为病伤成劳。

川连　乌梅　黄芩　白芍　人参　诃子皮

陶十八　病由春木正旺，中焦受克。先泄泻，继以腹痛，小便不利，食不思纳，皆是六腑不和所致。夫胃为阳土，肝属阴木。腑宜通，肝宜柔宜凉。治胃必佐泄肝，制其胜也。阅方呆补，不知脏腑阴阳，故辨及之。

泡淡黄芩　炒小川连　炒广皮　厚朴　生白芍　炒乌梅肉　猪苓　泽泻

杨　因惊而泻，腹痛欲呕，是为蛔厥。当用酸苦，忌进甜物。

川椒　乌梅肉　川连　淡干姜　金铃子　延胡索　桂枝木　生白芍

唐　胃中不和，不饥少寐，肝风震动，头迷，溏泄，高年经月未复，两和厥阴阳明。

炒半夏　人参　枳实　茯苓　炒乌梅肉

潘　入夜咽干欲呕，食纳腹痛即泻。此胃口大伤，阴火内风劫烁津液。当以肝胃同治，用酸甘化阴方。

人参一钱半　焦白芍三钱　诃子皮七分　炙草五分　陈仓米三钱

又　去陈米，加南枣一枚。

又　咽干不喜汤饮，腹鸣溺浊。五液消烁，虚风内风扰于肠胃。

人参　木瓜　焦白芍　赤石脂　炙草

朱　经月减食泄泻，下焦无力。以扶土泄木法。

人参　焦术　炒益智　茯苓　木瓜　广皮

某　病后，阴伤作泻。

乌梅　白芍　炙草　广皮　茯苓　荷叶

王 霍乱后，痛泻已缓，心中空洞，肢节痿弱。此阳明脉虚，内风闪烁，盖虚象也。

异功去参、术，加乌梅、木瓜、白芍。

又 上吐下泻之后，中气大虚，身痛肢浮，虚风内动，以补中为法。

异功散加木瓜、姜、枣。

某 腹鸣晨泄，巅眩脘痹，形质似属阳不足。诊脉小弦，非二神、四神温固之症。盖阳明胃土已虚，厥阴肝风振动内起，久病而为飧泄。用甘以理胃，酸以制肝。

人参 茯苓 炙草 广皮 乌梅 木瓜

某 头痛损目，黎明肠鸣泄泻，烦心必目刺痛流泪。是木火生风，致脾胃土位日戕。姑议泄木安土法。

人参 半夏 茯苓 炙草 丹皮 桑叶

肝犯脾胃

徐六六 自春季胸胁肌腠，以及腹中疼痛，从治肝小愈。腹鸣泄泻不止，久风飧泄，都因木乘土位。东垣云治脾胃必先制肝，仿此。

人参 焦术 炙草 木瓜 乌梅 炒菟丝饼

程 劳损经年，食入腹胀痛泻，心中寒凛，肤腠热蒸。此阳不内潜，脾胃久困，万无治嗽清降之理。议用戊己汤，扶土制木法。

叶三六 左胁气胀，在皮膜之里，此络脉中病也。泄肝破气久服，脾胃受困，而为泄泻，得养中小愈。然以药治药，脉络之病仍在。

半夏 桂枝 茯苓 远志 归须 橘红

姜、枣汤泛丸。

张妪 腹鸣䐜胀，清晨瘕泄。先以熄风安脾胃方。

人参 茯苓 木瓜 炒乌梅 炒菟丝子

又 泄肝醒胃方。

吴萸　生白芍　炒乌梅　人参　茯苓

胆郁伤脾

某　脉右弦，腹膨鸣响，痛泻半年不痊。此少阳木火郁伤脾土，久则浮肿胀满。法当疏通泄郁，非辛温燥热可治。

黄芩　白芍　桑叶　丹皮　柴胡　青皮

脾胃阳虚

吴　阳虚恶寒，恶心，吞酸，泄泻。乃年力已衰，更饮酒中虚。治法以脾胃扶阳。

人参　茯苓　附子　白术　干姜　葫芦巴

赵　晨泄难忍，临晚稍可宁耐，易饥善食，仍不易消磨，其故在乎脾胃阴阳不和也。读东垣《脾胃论》，谓脾宜升则健，胃宜降则和，援引升降为法。

人参　生于术　炮附子　炙草　炒归身　炒白芍　地榆炭　炮姜炭　煨葛根　煨升麻

又　肠风鸣震，泄利得缓，犹有微痛而下。都缘阳气受伤，垢滞永不清楚，必以温通之剂为法。

生茅术三钱　炙草五分　生炮附子一钱　厚朴一钱　广皮一钱　制大黄五分

金五八　能食不化，腹痛泄泻。若风冷外乘，肌肉着冷，其病顷刻即至。上年用石刻安肾丸，初服相投，两旬不效。知是病在中焦，不必固下矣。自述行走数十里，未觉衰倦，痛处绕脐。议用治中法，足太阳阳明主治。

生于术　生茅术　生益智　淡干姜　葫芦巴　茯苓　木瓜　荜拨

王三五　三年久损，气怯神夺。此温养补益，皆护元以冀却病，原不藉乎桂、附辛热，以劫阴液。今胃减咽干，大便溏泄经月。夏三月脾胃主候，宜从中治。

人参　炒白芍　炙草　煨益智　炒木瓜　茯苓　广皮

金　冲年遗恙，先天最薄。夏秋疟伤，食少不运，痞胀溏泻，都是脾胃因病致虚。当薄味调和，进治中法。

人参　益智　广皮　茯苓　木瓜　炒泽泻　谷芽　煨姜

李氏　脉沉，形寒，腰髀牵强，腹鸣，有形上下攻触，每晨必泻，经水百日一至。仿仲景意。

茯苓　炮淡干姜　生于术　肉桂

某氏　阳微浊滞，吐泻心痛。当辛温开气，胃阳苏醒乃安。

炒半夏　厚朴　广皮　益智仁　煨木香　乌药　香附汁　姜汁

脾阳虚

某二十　色白，脉软，体质阳薄。入春汗泄，神力疲倦，大便溏泄不爽。皆脾阳困顿，不克胜举，无以鼓动生生阳气耳。刻下姑与和中为先。

益智仁八分　广皮一钱　姜炭七分　茯苓三钱　生谷芽三钱

杨　小便不利，大便溏泄。补脾法中佐以淡渗，分其阴阳。

人参　熟术　茯苓　象牙屑　泽泻　苡仁　广皮　白芍

薛十三　水谷湿邪内著，脾气不和。腹膨不饥，便溏，四肢疲痹。

厚朴　茯苓皮　大腹皮　防己　广皮　泽泻　苡仁　桂枝木

又　肢疲，腹膨便溏。

木防己　生白术　苡仁　木瓜　桂枝木　泽泻

脾肾阳虚

马四一　饮酒少谷，中气久虚，晨泄，下部冷，肾阳脾阳两惫，知饥少纳，法当理阳。酒客性不喜甘腻滋柔之药。

茯苓　覆盆子　生益智　炒菟丝饼　补骨脂　芡实

朱四十　酒湿内困，脾肾阳虚。用黑地黄丸，蒸饼，水煮和丸。

徐五九　晨泄病在肾。少腹有瘕，亦是阴邪。若食荤腥厚味，病即顿发，乃阳气积衰。议用四神丸。

席五四　阴疟初愈，不慎食物，清阳既微，健运失司，肠胃气滞，遂为洞泄。且足跗微肿，虑其腹笥欲满。夏季脾胃主令，尤宜淡薄。药以通阳为先，平时脾肾两治。

胃苓汤去白术、甘草，接服黑地黄丸去五味。

朱四一　久泻无有不伤肾者，食减不化，阳不用事。八味肾气乃从阴引阳，宜乎少效。议与升阳。

鹿茸　人参　阳起石　茯苓　炮附子　淡干姜

又　久泻必从脾肾主治，但痛利必有粘积，小溲短缩不爽。温补不应，议通腑气。

厚朴　广皮　茯苓　猪苓　泽泻　川连　煨木香　炒山楂　炒神曲

僧五五　瘕泄一年，食减腹鸣，属脾肾阳衰。近腹中微痛，兼理气滞。用陈无择三神丸。

某　背部牵掣入胁，晨泻。

苓桂术甘去甘，加鹿角、姜、枣。

龚五二　诊脉两关缓弱，尺动下垂。早晨未食，心下懊憹，纳谷仍不易化。盖脾阳微，中焦聚湿则少运；肾阴衰，固摄失司为瘕泄。是中宜旋则运，下宜封乃藏，是医药至理。议早进治中法，夕用四神丸。

高氏　经来腹膨，脐脊痠垂。自秋季泄泻不已，脘痞妨食。用济生丸不应。

鹿龟霜　炒菟丝饼　生杜仲　淡苁蓉　茯苓　沙苑　焦归身　炒黑小茴

陈氏　产育十五胎，下元气少固摄，晨泄。自古治肾阳自下涵蒸，脾阳始得运变。王氏以食下不化为无阳，凡腥腻沉著之物当忌。早用四神丸，晚服理中去术、草，加益智、木瓜、砂仁。

张妪　泄泻，脾肾虚，得食胀。

人参　炒菟丝子　炒黄干姜　茯苓　煨益智　木瓜

某　泻五十日，腹鸣渴饮，溲溺不利，畏寒形倦，寐醒汗出。用温中平木法。

人参　胡芦巴　炮姜　茯苓　诃子皮　附子　粟壳

某　脾肾不摄，五更泻。

巴戟　菟丝子　五味　补骨脂　芡实　建莲　山药　炙草

某　久泻，脉虚。

人参　五味　禹余粮石

张氏　产后不复，腹疼瘕泻。

炒菟丝饼　鹿角霜　生杜仲　淡补骨脂　炒黑小茴　炒杞子　茯苓

顾氏　阅病原是劳损，自三阴及于奇经。第腹中气升胃痛，暨有形动触。冲任脉乏，守补则滞，凉润则滑。漏疡，久泻，寒热，最为吃紧。先固摄下焦为治。

人参　炒菟丝饼　芡实　湖莲　茯神　赤石脂

某　肾虚瘕泄。

炒香菟丝子　生杜仲　炒焦补骨脂　茴香　云茯苓

又　阳微，子后腹鸣，前方瘕泄已止。

人参　炒菟丝子　炒补骨脂　湖莲肉　芡实　茯苓

顾　脾肾瘕泄，腹膨肢肿。久病大虚，议通补中下之阳。

人参　川熟附　茯苓　泽泻　炒黄干姜

某　肾虚瘕泄，乃下焦不摄。纯刚恐伤阴液，以肾恶燥也。早服霞灵丹二十丸。晚间米饮汤调服参苓白术散二钱。二药服十二日。

中虚腹痛

高　脉细下垂，高年久咳，腹痛泄泻，形神憔悴。乃病伤难复，非攻病药石可愈。拟进甘缓法。

炙甘草　炒白芍　炒饴糖　茯神　南枣

食　伤

汪　过食泄泻，胃伤气陷。津不上涵，卧则舌干微渴。且宜薄味调摄，和中之剂，量进二三可安。

人参　葛根　生谷芽　炙甘草　广皮　荷叶蒂

泄泻，注下症也。经云：湿多成五泄，曰飧，曰溏，曰骛，曰濡，曰滑。飧泄之完谷不化，湿兼风也。溏泄之肠垢污积，湿兼热也。骛溏之澄清溺白，湿兼寒也。骛溏之澄清溺白，湿兼寒也。濡泄之身重软弱，湿自胜也。滑泄之久下不能禁固，湿胜气脱也。是以胃风汤治有血之飧泄，清六丸疗肠垢之热溏。骛溏便清溺白，中有硬物，选用理中、治中。滑泄脉微气脱，洞下不禁，急投四柱、六柱饮。惟濡泄有虚有实，或以胃苓，或以术附，至于脾泄、胃泄、肾泄、大肠泄、小肠泄、大瘕泄、痰泄、郁泄、伤酒伤食泄，古方古法，条载甚详。其急则治标，必使因时随症，理固然也。及其缓则治本，惟知燥脾渗湿，义有未尽者乎？盖脾同坤土，本至静之体，而有乾健之用，生万物而役于万物。从水从火，为寒为热。历观协热下利者，十不得一二。从水之寒泄者，十常八九焉。言当然者，主治在脾。推所以然者，必求之水火。因思人身水火，犹权衡也，一胜则一负，火胜则水负，水胜则火负。五泄多湿，湿水同气，水之盛，则火之衰也。于是推少阳为三阳之枢，相火寄焉，风火扇胃，而热腐五谷。少阴为三阴之枢，龙火寓焉，薰蒸脏腑，而转输糟粕。胃之纳，脾之输，皆火之运也。然非雷藏龙驯，何能无燥无湿？势有冒明燎上之眚。如果土奠水安，从此不泛不滥，定无清气在下之患矣。吾故曰：五泄之治，平水火者清其源，崇堤土者塞其流耳。今观叶氏诊记，配合气味，妙在清新，纵横治术，不离规矩。依然下者升，滑者固，寒者温，热者清。脉弦治风，脉濡渗湿。总之长于辨症立方，因而投剂自能辄效。所谓读古而不泥于古，采方而不执于方，化裁之妙，人所难能者。余友吴子翼文，昔在叶氏门墙。曾言先生洞达人情，谙练时务，使之应世，一人杰也，以故小道居此盛名。又闻其应酬之暇，好读两汉，出辞自必高古。惜乎著作长案，不能一见，令人叹息不忘耳。

蒋式玉

临证指南医案　卷七

痢

暑湿热

沈　暑必挟湿，伤在气分，古称滞下。此滞字，非停滞饮食，言暑湿内侵，腑中流行阻遏，而为滞矣。消导，升举，温补，暑邪无有出路。胸痞，不饥不食，粘腻未已，而肛门沉坠里结。三焦皆受邪蒸，上下浑如两截。延为休息痢疾，缠绵辗转，岂旦晚骤愈之病。

淡干姜　生姜　小川连　淡黄芩　人参　枳实

徐　夏季痢症，多是湿热食积。初起宜分消其邪。但肌柔白嫩，乃气虚之质。且性情畏药，只宜少与勿过。

槟榔汁　青皮　陈皮　厚朴　川连　黄芩　木香　炒黑山楂

又　湿热下痢，必用苦辛寒为治。粟壳涩肠止泻，久痢成方。当此热邪未清，宣通斯滞可去。因色白气弱，未敢峻攻耳。

厚朴　黄芩　川连　木香汁　楂肉　炒银花　麦芽

卢　痢症湿热，皆是夏令伏邪，但以攻消，大伤胃气，不能去病。今微呕，不饥不寐，大便欲解不通。是九窍六腑不和，总是胃病。

人参一钱　吴萸炒川连四分　泡淡生干姜五分　茯苓三钱　川楝子肉一钱　生白芍一钱半

某女　舌色灰黄，渴不多饮，不饥恶心，下利红白积滞，小溲不利。此暑湿内伏，三焦气机不主宣达。宜用分理气血，不必见积以攻涤下药。

飞滑石　川通草　猪苓　茯苓皮　藿香梗　厚朴　白蔻仁

新会皮

陆氏　经来，暑秽痧胀，心烦，自利黑瘀。

淡黄芩　枳实　川连　石菖蒲　郁金　橘红

陈妪　泻痢两月，肢体浮肿，高年自属虚象。但胸脘痞闷，纳谷恶心，每利必先腹痛。是夏秋暑热，郁滞于中。虚体夹邪，焉有补涩可去邪扶正之理？恐交节令变症，明是棘手重症矣。

人参　茯苓　川连　淡干姜　生白芍　枳实

某　脐上青筋突痛，太阴脾受伤，此前症也。近日腹痛白积，两旬不已。是新受夏秋暑湿，与病异歧。先理新病，导气分消主之。

藿香　厚朴　广皮　茯苓皮　川连　木香　木瓜　扁豆

某　痰哮宿病，正在初秋而发。又值寒热，下痢血积，腹痛吐逆，脉来右弦左弱，目黄羞明，必是暑湿凝滞着里。以补虚之中，佐以清邪，乃通剂法。

人参　黄芪　白芍　广皮　石莲子　川连　楂肉　草决明　金银花

湿　热

王　痢疾，古称滞下，乃是湿热气薄肠胃，阻闭气分，故利仍不爽。河间、丹溪佥用清热导气者为此。

黄芩　川连　草决明　炒黑楂肉　生白芍　石莲　丹皮　广木香汁

倪六十　面垢舌白，心下脘中凄凄痛窒，至圊复便不爽。此水谷之湿，内蒸为热，气道阻闭，上热下冷。若外受客邪，既过募原，必有寒热矣。

淡黄芩　川连　淡竹叶　槟榔汁　白芍　厚朴　广皮白

某　湿温下痢，脱肛。

五苓散加寒水石。

江 食物不调，肠胃蕴蓄，郁蒸积聚而滞下，三月不愈。清疏带补之。

人参 川连 炒白芍 炒楂肉 广皮 茯苓 炒当归 乌梅

陆 湿热内蕴，中焦痞结。阳气素虚体质，湿注自利不爽，神识昏乱，将变柔痉。

炒半夏 人参 枳实 川连 干姜 黄芩 姜汁

顾 得汤饮，腹中漉漉，自利稀水。平昔酒客留湿，湿胜内蕴，肠胃不爽，凝积。东垣清暑益气，亦为湿热伤气而设。但脾胃久病，仍能纳食，当苦味坚阴，芳香理脾。

生茅术四两 炒黑黄柏二两 炒黑地榆二两 猪苓一两半 泽泻一两半

水法丸，服三钱。

葛四十 酒客，大便久泻，胁上曾发痈疡，春夏胁下有形，腹形满胀。此久蕴湿热痈脓，自利未能泄邪，肠胃气壅，利频不爽。法当分消以去湿热，若攻劫太过，必伤脾胃。议用丹溪小温中丸，早进二钱五分，夜进二钱五分，三两。

某 潮热，自利，腹痛。

黄芩 生白芍 枳实 桔梗 槟榔汁 木香汁

徐 能食，腹痛，下痢。兼和其阴。

人参 生白芍 黄芩 枳实 川连 干姜

某十六 湿热内蒸，下利红积。

炒黑神曲 炒黑楂肉 茯苓皮 飞滑石 新会皮 厚朴 淡竹叶 扁豆叶

祝三八 十年久痢，须推饮食避忌。酒客湿滞肠中，非风药之辛，佐苦味入肠，何以胜湿逐热？久病饮食不减，肠中病也。

绵茵陈 香白芷 北秦皮 茯苓皮 黄柏 藿香

某 形瘦阴亏，湿热下痢。误投消食，反劫津液。邪未尽，津先耗，咽喉痛，且呛咳。所谓湿未罢，已上燥矣。

川连　银花　通草　黄芩　川贝　茯苓皮

某　湿热内阻气分，腹痛下痢，目眦黄，舌光不渴。议清里泄湿热。

黄芩　寒水石　川连　厚朴　秦皮　郁金

山五十　湿郁腹痛，利红如豆汁。

生茅术三钱　炒山楂一钱半　厚朴一钱　红曲一钱半　广皮一钱　猪苓一钱

某　夏秋痢疾，固是湿热伤气。脾胃气滞，后重里急不爽。古方香连丸，取其清里热，必佐理气，谓气行斯湿热积聚无容留矣。知母、生地，滋阴除热，治阴分阳亢之火，与痢门湿热大异。盖滋则呆滞，气钝窒塞，宜乎欲便不出，究竟湿热留邪仍在。桂、附热燥，又致肛坠，痛如刀割。补中益气，东垣成法，仅仅升举下焦清阳，未能直透肠中。再用大黄重药，兼知母、生地等味，更令伤及下焦。书义谓诸痢久，都属肾伤。小腹痛坠，忌冷，显然是下症。议与升阳，亦须下治。

人参　茯苓　泽泻　炙草　防风根　羌活　独活　细辛　生姜　大枣

某　舌白，渴不欲饮，心腹热，每痢必痛，肛坠，痢又不爽，微呕有痰，口味有变，头中空痛，两颊皆赤。此水谷气蒸湿热，郁于肠胃，清浊交混。忽加烦躁，难鸣苦况。法当苦寒泄热，苦辛香流气，渗泄利湿。盖积滞有形，湿与热本无形质耳。

川连　黄芩　郁金　厚朴　猪苓　槐米　秦皮

厥阴伏热

包　先厥，下利脓血，腹痛呕恶。乃寒热互伤。

淡黄芩　川连　丹皮　生芍　炮姜　炒银花

陈氏　温邪经旬不解，发热自利，神识有时不清。此邪伏厥阴，恐致变痉。

白头翁　川连　黄芩　北秦皮　黄柏　生白芍

又　温邪误表劫津，神昏，恐致痉厥。

炒生地　阿胶　炒麦冬　生白芍　炒丹皮　女贞子

邱妪　进润剂，痛缓积稀，知厥阴下利，宜柔宜通。血虚有风显然。

生地　阿胶　丹皮　生白芍　银花　小黑稆豆皮

某　热渐入里，胸痞便泄。议酸苦泄热。

黄芩　川连　枳实　白芍　广皮白　滑石　甘草　谷芽

协热痢

蔡　内虚邪陷，协热自利，脉左小右大，病九日不减，是为重症。议用白头翁汤方，加黄芩、白芍。

潘　时令暑湿，都从口鼻而受。气郁则营卫失于转运，必身热无汗。其邪自上以及中，必循募原，致肠胃亦郁。腹痛泻积，无非湿热之化。此分消利湿则可，若以表药，则伤阳气矣。

茯苓　陈皮　厚朴　木香　炒扁豆　炒山楂

又　协热下利，粘腻血水，是肠胃中湿热之化也。

北秦皮　白头翁　茯苓　泽泻　炒银花　益元散

某　春温内陷下痢，最易厥脱。

川连　阿胶　淡黄芩　炒生地　生白芍　炙草

王　热毒逗留不化，潮热下利。

川连　黄芩　炒白芍　茯苓　泽泻　木瓜

血　痢

张三三　江南地薄气弱，夏季食物内蕴，时令热迫内聚。湿热赤痢，入冬不愈，皆饮食不忌之累。宜淡薄滋味。

生茅术　厚朴　南山楂　草果仁　樗根皮　槐花　广皮　银花

又　痢血三月，昼痢夜止，肛门欲坠。以气陷门户不藏。

人参　当归　白芍　肉桂　炙草　白术　广皮　煨姜　南枣

某二四　血痢半载，少腹痛。

六味地黄加炒楂肉、炒延胡。

某　血积痛痢，起于夏令，秋半不减，明是湿热滞于肠胃，久延面色消夺，右脉搏大，乃痢症所大忌。稍通积聚，兼以和血。

酒炒大黄　川连　黄芩　丹皮　肉桂　归身　白芍　生甘草

袁二七　久痢，腹疼，下血。

生黄芪三钱　生白术三钱　炒归身一钱　炒楂肉二钱　炒地榆钱半　广皮一钱　厚朴一钱　羌活五分　防风根五分

朱三九　下痢带瘀血，肛中气坠，腹不痛。

炒黑樗根皮一两　生茅术一钱　生黄柏一钱　炒黑楂肉三钱　炒黑地榆一钱半　炒焦银花一钱半　赤苓三钱　猪苓一钱半

某　痛痢不爽，已有血下，暑湿不独在气分。且积劳茹素，攻夺宜慎。

当归　白芍　南山楂　厚朴　草果　炮姜

阳虚气滞

某　脉缓，脐上痛，便稀溺短。此乃湿郁脾胃之阳，致气滞里急。宗古人导湿分消意。

生茅术　广皮　厚朴　官桂　飞滑石　茯苓　猪苓　泽泻　炒山楂

张五七　脉沉伏，久痢腹痛，畏寒少食，气弱肠滞。以温通方法。

熟附子　生茅术　生大黄　茯苓　厚朴　木香

又　温下相投，肠滞不涌，皆因腑阳微弱。古贤治痢，不离通涩二法。

当归　肉桂心　茯苓　厚朴　南山楂　生麦芽

王六二　平昔温补相投，是阳不足之体。闻患痢两月，不忌食物，脾胃滞壅，今加呕恶。夫六腑宜通，治痢之法，非通即涩。肛肠结闭，阳虚者以温药通之。

熟附子　制大黄　厚朴　木香　茯苓皮

范二七　痢称滞下，谓有滞必先痛后下。况病起不慎口腹，阳气窒塞，积聚留着。试阅前方，宣通者有效，守补则病剧。六腑皆以宣通为用。

附子　大黄　茯苓　厚朴　生草果　广皮

又　温下已效。肠胃留滞，都因阳不主运，再佐理气兼之。

附子　制大黄　茯苓　广皮　厚朴　生益智　木香　猪苓

李　痢将两月，目微黄，舌白口干，唇燥赤，腹满，按之软，竟日小便不通。病者自述肛门窒塞，努挣不已，仅得进出粘积点滴。若有稀粪，自必倾肠而多。思夏秋间暑湿内着为痢，轩岐称曰滞下，谓滞着气血，不独食滞一因。凡六腑属阳，以通为用；五脏皆阴，藏蓄为体。先泻后痢，脾传肾则逆，即土克水意，然必究其何以传克之由。盖伏邪垢滞从中不清，因而下注矣。迁延日久，正气因虚。仲景论列三阴，至太阴篇中，始挈出腹满字样。脾为柔脏，惟刚药可以宣阳驱浊。但今二肠窒痹，气不流行，理中等法，决难通腑。考《内经》二虚一实者治其实，开其一面也。然必温其阳，佐以导气逐滞。欲图扭转机关，舍此更无他法。

制附子　生厚朴　木香　制大黄　炒黑大茴

又　懈弛半月，脾肾复惫。脾败不主健运，纳食皆变痰沫，肾真失司纳气，水液上泛阻咽，皆痢伤浊壅，变胀末传。脉见弦劲，是无胃气。小愈变病，最属不宜。入冬为藏阳之令，今阳渐溃散，而阴液枯槁，渴不多饮，饮不解渴。治阳必用刚药，其阴更涸矣。转辗无可借箸，勉与脾肾分调。脾阳动则冀运，肾阳静可望藏。王道固难速功，揆之体用，不可险药。

早服炒焦肾气丸，午服参苓白术散加益智仁。

阳虚

许三三　劳倦咳嗽失血，仍然不避寒暑，食物腹中泻痢，病上加病。后感，法当先治，以分病有新旧。

厚朴　益智　广皮　茯苓皮　白芍　炙草　木瓜　炒扁豆

又　咳嗽泻痢，药治相背，治肺碍脾，治脾碍肺。方今交冬，治痢为要。病人说早食相安，晚食胀满。脾胃阳气已乏，勿徒消滞寒克矣。

白芍桂酒拌　益智　广皮　茯苓　焦白术　炙草　谷芽　砂仁壳

张　下痢泄泻之后，诊脉右弦大，胃虚少纳，阳弱不司运化。法当通腑之阳。

人参　益智仁　炒菟丝饼　炒砂仁末　茯苓　广皮白

陆二六　腹满自痢，脉来濡小，病在太阴。况小便清长，非腑病湿热之比。法当温之。

生于术　附子　茯苓　厚朴　干姜

许二四　痢疾一年，已浮肿溺涩，古称久痢必伤肾。月前用理阴煎不应。询及食粥吞酸，色瘁，脉濡。中焦之阳日惫，水谷之湿不运。仍辛温以苏脾阳，佐以分利。用胃苓汤，去甘草，加益智。

陈　痢积虽然少缓，诸款不减。面色青晦，四肢厥冷，仍在险途。拟进益黄散法。

人参　煨益智仁　公丁香　茯苓　广皮　青皮　木瓜　炒冬米

某　脉微细，肢厥，下痢无度。吴茱萸汤但能止痛，仍不进食。此阳败阴浊，腑气欲绝。用桃花汤。

赤石脂　干姜　白粳米

某　痢后大便不实，食不健运，色脉俱是虚象。此清阳失旷于中，阴气先走泄于下。先理中焦，再当摄阴。

人参　白术　茯苓　炙草　广皮　炮姜　益智

某　自利不渴者属太阴。呃忒之来，由乎胃少纳谷。冲气上逆，有土败之象，势已险笃。议金匮附子粳米汤。

人参　附子　干姜　炙草　粳米

某　长斋有年，土薄气馁，加以久痢，少谷欲呕，脾胃之阳衰矣。由夏及今，半载不痊。倘忽肿胀，何法施治？

人参　白术　干姜　炮姜　丁香　茯苓

袁　中下阳微，呕呃下利。温中不应，恐延衰脱。夫阳宜通，阴宜守，此关闸不致溃散。春回寒谷，生气有以把握。候王先生主议。

人参　附子　炮姜　炒粳米　赤石脂　生白芍

某　春痢，入冬痢止，腹痛食少。童年那有淫欲之扰？此系寒热不和，脾胃受伤也。

六君子汤加肉桂。

脾营虚寒

某　脉沉微，下痢红紫黑，舌苔粉白，并不渴饮，此太阴脾营虚寒也。仿理阴煎。

当归头　白芍　炮姜　炙草　茯苓　益智

唐氏　下痢四十余日，形寒腹痛。

炒当归　生白芍　肉桂　炒山楂　青皮　茯苓

阳明不阖

沈　议堵截阳明一法。

人参　炒白粳米　炮姜　赤石脂

脾肾兼虚

某六四　高年下痢，痰多舌干，脉右空大，神困音低。乃脾肾两亏，二气交虚，有年致此，恐非所宜。

人参一钱半　菟丝子一钱半　赤石脂三钱　炮姜一钱半　茯苓三钱　木瓜一钱

王五十　久痢久泻为肾病，下泻久而阴伤气坠。四神丸治脾肾晨泄，辛温香燥皆刚，佐入五味酸柔，不过稍制其雄烈。此肛坠尻痠，乃肾液内少而气陷矣。腥油肉食须忌。

熟地　禹余粮石　五味子

蒋五一　久痢，用辛甘温而效，是脾阳久伤，治由东垣法极是。述食血腥滑必便溏，四肢忽有肉疹。营卫内应脾胃，气血未得充复。五旬外，下亦怯。用脾肾两补。

人参　山药　茯苓　湖莲　芡实　补骨脂　苁蓉　萸肉　五味　巴戟　菟丝　覆盆子

痢伤阴液

某　下痢腹痛，舌干肛坠，痢伤阴也。

熟地炭　炒归身　炒白芍　炒楂肉　茯苓　炙草

某　滞浊下行痛缓，议养阴通腑。

生地　阿胶　丹皮　山栀　猪苓　泽泻

孙　脉左数，下利，腹不甚痛，暮夜微热。所伏暑热，乘阴虚下陷，是清热理脾不效。当摄阴升阳。

熟地炭　当归炭　山楂炭　炒黑麦芽　炙黑甘草　防风根　炒黑升麻

又　照方去山楂、麦芽，加人参、焦白芍。

又　泻痢久必阴损液耗，此口渴微咳，非实火客邪。与甘酸化阴。

人参　山药　炙草　炒乌梅　木瓜　炒湖莲肉

蔡　脉右数，左细数，面垢舌燥，白苔点点，肌肤甲错，左胁动气，伏暑当秋凉而发。初病如疟，当从苦辛寒法。里邪炽烈，变为下痢，胃津被劫，阴液大耗。昔贤于热病液涸，急以救阴为务。苟胃关得苏，渐以冀安。否则，犯喻氏所指客邪内陷，液枯致危之戒矣。

复脉汤去姜、桂、麻。

又 酸甘化阴法。

人参 生地 乌梅 炙草 麦冬 木瓜

鲍 痢久，阴液消亡，无以上承，必唇燥舌干。奈胃关不和，善噫难饥。此由阴腻柔剂所致，择其不腻滞者调之。

人参 炙草 炒白芍 炒乌梅肉 炒麦冬 茯神

周五十 痢后气坠，都主阴伤。但嗔怒不已，木犯土，致病留连。摄阴之中，聊佐和肝。

熟地 茯苓 炒山楂 炒乌梅 木瓜

某 阴液涸，则小水不通；胃气逆，则厌食欲呕。此皆痢之款症也，治以中下二焦为主。议理阴煎。

熟地 白芍 附子 五味 炮姜 茯苓

吴三十 痢久，阴伤腹痛，肛门坠胀。秋病入冬不愈，已属休息症。和阴剂中，仍有升降。仿东垣法。

炒熟地 炒当归 炒白芍 炙草 生山楂 生谷芽

久痢伤肾下焦不摄

陈三七 泻痢久则伤肾，多见下焦沉坠。先伤在阴，刚药不效。

人参 鹿茸 菟丝子 茯苓 舶茴香 制补骨脂 砂仁

张五一 晨泄痢血属肾病，无痛坠等因。用黑地黄丸。

范 泻痢起于长夏，医谓时令湿热。胃苓汤、芩芍法，固非谬讹。因高年，肾阳肝阴先亏，使客气内扰阻遏，中流乏砥柱坐镇，致狂澜滔天耳。病经两旬不减，重阴无阳。验诸神识尚清，其外邪为少，而内损为多。八脉无权，下无收摄，漏卮不已，理必生阳泄，下焦冷。此皆阴阳二气微绝，治病则夯，治本为宜，非置之不理，实究天人而已。

人参二钱　鹿茸二钱　炒黑当归三钱　生杜仲三钱　生沙苑一钱　茯苓三钱

李五十　自痢五六年,即周身痛痹。盖肠胃病,致经络筋骨藩篱疏撤,阳失卫。药难效灵,书此代煎。

冬于术　茯蓉　熟附子

河水煎。

吴四九　治痢大法,无过通塞二义。夏秋湿热固多,初痢不痛,已非湿热。色滞者,肠中陈腐也。至今痛而痢,痢后复痛,按之痛减属虚。小雪不愈,阳不来复。久痢治肾,然非滋腻。先用苓姜术桂汤。

某氏　治痢古法,不越通涩。经停有瘕,腹浮肿,八脉之病。医惑于见痢,认为脾胃症。议用济生肾气丸。

朱五七　痢久肛坠,是下焦肾虚,失于收纳。治脾胃药无功。

熟地炭　炒归身　赤石脂　五味子　炒楂肉

周四六　痢久必伤肾阴,八脉不固,肠腻自滑而下。但执健脾无用,病不在中,纳谷运迟,下焦坎阳亦衰。用三神丸。

五味子　补骨脂　肉果

某　痢久阴阳两伤,少腹肛坠,连两腰胯脊髀痠痛。由脏腑络伤,已及奇经。前议轻剂升阳颇投,仍从下治。

人参　鹿茸　附子　炒当归　茴香　菟丝子　杜仲

周　转方柔药相安,显然久痢伤及肾阴。当用理阴煎,兼用禹粮石脂丸,以摄固肠中。

熟地炭　归身炭　人参　炙甘草　五味子　炒楂肉

兼服禹粮赤石脂丸。

金氏　脉数劲,下痢腹鸣痛后坠,卧则气冲,咳嗽吐粘涎。产后过月,显是下损至中。纳谷日少,形神日衰,势已延成蓐劳,难期速功。

熟地炭　人参　茯神　炒山药　建莲　赤石脂

某氏　休息痢，经二年，明是下焦阴阳皆虚，不能收摄。经期不来，小腹抚摩有形上行，似乎癥瘕，其实气结。若不急进温补，恐滋扰肿胀之累也。

人参　附子　茯苓　炙草　五味　白芍

气虚下陷

某　气虚下陷，门户不藏。

人参　黄芪　广皮　炙草　归身　炒白芍　防风　升麻

某　痢经五十日来，小愈再发。独见后重下坠，此为气陷则门户不藏，亦胃弱内风乘袭。议陷者举之。

人参　归身　白芍　炙草　升麻　荷叶

疟变痢

石　疟邪热气，内陷变痢，延已三月。脾胃气衰，面浮肚膨，仍有里急欲坠之象。中虚伏邪，进以和解。

黄芩　柴胡　人参　丹皮　炒当归　白芍　谷芽　炒山楂

蔡　神气索然，腹中动气，舌红嗌干，寒热日迟。平素积劳致虚，邪伏厥阴，脉促细坚，温清难用。勉议复脉汤，存阴勿涸，希图援救。

复脉汤。

又　两投复脉，色脉略转。所言平素积虚，不但疟邪内陷。阳结于上则胸痞，阴走于下则频利，非徒开泄攻邪也。

救逆汤去姜。

又　奔豚动气，皆是阳虚浊泛，当和营理阳。

人参　茯苓　归身　炙草　桂心　牡蛎　煨姜　大枣

又　冲气填塞，邪陷下痢，势非轻小。用泻心法。

人参　淡干姜　熟附子　川连　黄芩　枳实

又　人参　淡干姜　生地　炒桃仁

张　气衰热伏，腹痛下痢，脘中痞闷，不欲纳食。由疟变痢，经邪入腑，斯病势已重。清理湿热以开痞，延久必须扶正。

淡黄芩　川连　人参　生白芍　干姜　枳实

某　邪陷，疟后变痢，伤及厥阴。症见气上撞心，饥不能食，干呕腹痛，全是肝病。肝为至阴之脏，相火内寄。仲景治法，不用纯刚燥热之药，以肝为刚脏故也。今正交土旺，土木为雠，五日内未为稳当。

人参　炒当归　炒白芍　炒乌梅肉　茯苓　淡吴萸　生香附汁　真北秦皮

肠　风

孙　下痢无积，肛坠，肠间汩汩有声。此属肠风，当用摄固。

熟地炭　萸肉炭　炒归身　炒杞子　川断　北味肉

煎药送赤石脂丸三钱。

某　当年久痢，用三神丸得效，是脾肾两因，兼理气分之滞。体质阳虚，遇冷病加。今病起长夏，小水不通，必系夏热阻其宣化，久则气血凝著而为肠红。先与桂苓甘露饮，分消其湿。

于术　茯苓　猪苓　泽泻　滑石　桂心

噤口痢

包　川连　人参　黄芩　白芍　草决明　炒山楂　炒银花

又　噤口痢，乃热气自下上冲，而犯胃口，肠中传导皆逆阻似闭，腹痛在下尤甚。香、连、梅、芍，仅宣中焦，未能泄下热燔燎。若不急清，阴液同归于尽。姑明其理，以俟高明备采。

白头翁汤。

又　脉左细数，右弦，干呕不能纳谷，腹痛里急后重，痢积不爽。此暑湿深入著腑，势属噤口痢疾，症非轻渺。议用苦寒清用热毒。必痛缓胃开，方免昏厥之变。

川连　黄芩　银花　炒山楂　干姜　白芍　木香汁

又　下午病剧，乃阴气消亡之征。若但阴柔，恐生生不至。疏补胃药，正宜进商。

生地　阿胶　人参　生白芍　炒山楂　炒银花

矫　初起无寒热，即泻痢，呕恶不食，乃噤口痢重病。夫暑邪之伤，由口鼻吸气而入，邪与水谷交混，蒸变湿热，酿为积滞脓血。肠胃气窒，欲解不能通爽，遂致里结后重。香连苦辛，理气导湿清热，初用颇是。皆缘劳碌之人，非膏粱温养之质。淡薄积劳，中气易伤。四十日来，积少痛缓，医称病解，而食不下咽，不知饥饱。诊得脉弦，形衰，舌白，不渴饮水，日泻数行。全属胃倒气夺，中宫损极，下关不摄。谷不能咽，焉能承受汤药？药味气劣，胃衰必恶。久痢久泻，务在能食。古人非醒脾胃，即安肾摄纳。再询粉浆下咽，或呛或噎。议以上脘宜通其清阳，下焦当固摄其滑脱。仿古方中参苓白术散末，当以米饮日服二次。间以不腻滑之物，食些少勿多，以示胃之所喜为补。必得胃气渐醒，方有转危为安。

人参二钱　焦术一钱半　茯苓一钱半　炙草五分　炒扁豆二钱　苡仁一钱半　桔梗一钱　砂仁七分，炒　炮姜炭一钱　肉豆蔻一钱

右药研细，秤准分两。每次用香粳米饮汤调服一钱五分，上药须日进二次。

鲍　舌心黄边白，渴饮，水浆停胃脘，干呕，微微冷呃，自痢稀水，小便不利，诊脉坚劲不和。八旬又二，暑湿热邪内著。必脾胃气醒，始可磨耐，以高年不敢过清过消。用清暑益气法。

川连　黄芩　石莲子　煨干葛　青皮　人参　茯苓　厚朴　猪苓　泽泻

又　口中干燥，小水全无，泉源已竭，阴液无以上承。痢症噤口，都是湿热壅于胃口。下元衰惫，冲脉气震高突。此攻病保真，理难捉摸矣。

川连　黄芩　草决明　石莲子　乌梅　白芍

痢症，古名滞下，惟夏秋暑湿夹积者居多，其次则风淫火迫寒侵也。推之燥气，独不为患。考前法，悉有定例，不必再述。至于暑者，有阴暑阳暑之源，其邪必兼乎湿。夫阴暑由于人之阳气先亏，加以贪凉喜冷，郁折生阳，故主于温。阳暑由于天之热伏，阻气化浊，则重于清。而医之下手工夫，于此须细心认定。但邪之来也，似水之流，脏腑间一有罅隙，则乘虚而著，故有在气在血之分，伤脏伤腑之异。若表之邪郁，而气机下流不息者，喻氏论人参败毒散。里之积蕴，而寒热交粘者，洁古立芍药汤。在气分，有苦辛调气与辛甘益气等法。在血分，有酸苦行血及咸柔养血诸方。若表症急，从乎三阳，有桂枝汤、葛根芩连汤、小柴胡汤。里势实，专究脾胃，有小承气汤、温脾汤。总之，治腑以三焦见症为凭，治脏以足三阴为要领。辨得虚实之情形，酌以或通或涩之法，则临症权宜，庶乎不错矣。但是症不治之条甚多。最难愈者，莫如休息痢，攻补之法非一，予亦不赘。最危险者，莫如噤口痢，却有两端。若因暑湿邪充，格拒三焦者，气机皆逆传而闭，上下之势，浑如两截。若治不得其要，则邪无出路，正立消亡。此丹溪立法最高，后世都宗其旨。先生又借用半夏泻心汤，减去守中之品，取补以运之，辛以开之，苦以降之，与病情尤为允协。所以先生之见长，是集之奥妙，每每在此。又因脾肾之阳素虚，阴邪从中而下者，先伤太阴，继伤少阴，关闸大开，痛泄无度。戊癸少化火之机，命阳无蒸变之力，此不饥不食，为呕为胀，理宜然矣。与邪多积热之候相比，绝然不同。参之仲景理中汤、肾气丸，及景岳理阴煎、胃关煎等法可也。吾乡姚颐真先生，化出捷径良法，以大剂苁蓉，配入参、归、姜、附、桂、制白芍之类治之，靡不应手而愈。想苁蓉之性，温能达下，咸可利胃，质之柔润，以补阳中之阴，较地黄、阿胶尤胜。与之肠膏竭尽，络脉结涩而痛者，堪称神品。自此推广，用治甚多。若曰某方某药但治某症，不知活用，反称杜撰，则禁绝后人灵活之心，无从施发矣。

邵新甫

便 血

湿 热

郑 夏至后，湿热内蒸，肠风复来。议酸苦法。

川连 黄芩 乌梅肉 生白芍 广皮 厚朴 荆芥炭 菊花炭

又 驻车丸二钱。

某 脉右数，形色苍黑，体质多热，复受长夏湿热内蒸，水谷气壅，血从便下。法以苦寒，佐以辛温。薄味经月，可冀病愈。

茅术 川连 黄芩 厚朴 地榆 槐米

程 年前痰饮哮喘，不得安卧，以辛温通阳劫饮而愈。知脾阳内弱，运动失职，水谷气蒸，饮邪内湿而成。湿属阴，久郁化热，热入络，血必自下，但体质仍属阳虚。凡肠红成方，每多苦寒。若脏连之类，于体未合，毋欲速也。

生于术 茯苓 泽泻 地榆炭 桑叶 丹皮

阳虚寒湿

俞 阳虚，肠红洞泻。议劫胃水。

理中换生茅术、生厚朴、附子炭、炮姜。

程十七 脉沉，粪后下血。少年淳朴得此，乃食物不和，肠络空隙所渗。与升降法。

茅术 厚朴 广皮 炮姜 炙草 升麻 柴胡 地榆

又 脉缓濡弱，阳气不足，过饮湿胜，大便溏滑，似乎不禁，便后血色红紫，兼有成块而下。论理是少阴肾脏失司固摄，而阳明胃脉但开无合矣。从来治腑以通为补，与治脏补法迥异。先拟暖胃通阳一法。

生茅术 人参 茯苓 新会皮 厚朴 炮附子 炮姜炭 地

榆炭

湿遏脾阳

程三一　食入不化，饮酒厚味即泻，而肠血未已。盖阳微健运失职，酒食气蒸，湿聚阳郁，脾伤清阳日陷矣。议用东垣升阳法。

人参　茅术　广皮　炙草　生益智　防风　炒升麻

中虚湿下陷

某　阳虚体质，食入不化，饮酒厚味即泻，而肠血未止。盖阳微健运失职，酒食气蒸湿聚，脾阳清阳日陷矣。当从谦甫先生法。

人参二钱半　干姜二钱半，煨　附子三钱　茅术五钱　升麻三钱　白术二钱半　厚朴二钱半　茯神二钱半　广皮二钱半　炙草二钱半　归身一钱半　白芍一钱半　葛根二钱半　益智一钱半　地榆三钱半　神曲一钱半

右药各制，姜、枣汤丸。

温　湿胜中虚，便红。

焦术　炒当归　炒白芍　炙草　防风根　煨葛根　干荷叶

郁怒木火犯土

刘六一　郁怒，肠红复来，木火乘腑络，腹中微痛。议与和阴。

冬桑叶　丹皮　生白芍　黑山栀　广皮　干荷叶边　生谷芽

张　二年前冲气入脘，有形痛呕，粪前后有血，此属厥阳扰络。风动内烁，头巅皆眩痛。每日用龙荟丸。

叶　嗔怒动肝，络血乃下，按之痛减为虚。夫肝木上升，必犯胃口，遂胀欲呕。清阳下陷，门户失藏，致里急便血。参、术、炮姜，辛甘温暖，乃太阴脾药，焉能和及肝胃？丹溪云：上升之气，自肝而出。自觉冷者，非真冷也。

驻车丸二钱。

程四六　少阳络病，必犯太阴。脾阳衰微，中焦痞结。色痿如瘁，便后有血。论脾乃柔脏，非刚不能苏阳。然郁勃致病，温燥难投。议补土泄木方法。

人参　当归　枳实汁　炒半夏　桑叶　丹皮

参、归养脾之营，枳、半通阳明之滞，桑、丹泄少阳之郁。

木郁土中

某　凡有痔疾，最多下血。今因嗔怒，先腹满，随泻血，向来粪前，近日便后，是风木郁于土中。气滞为膨，气走为泻。议理中阳，泄木佐之。

人参　附子　炮姜　茅术　厚朴　地榆　升麻醋炒　柴胡醋炒

大肠血热

某　便红，脉数。

生地三钱　银花三钱　黄芩一钱　白芍一钱半　槐花一钱

程二三　脉数，能食，肠红。阴自下泄，肠腑热炽所致。非温补之症。

细生地　丹参　黄柏　黑稆豆皮　地榆炭　柿饼灰　槐花　金石斛

某三七　内热，肠红发痔。当清阴分之热。

生地　炒丹皮　酒炒黄芩　炒黑槐花　柿饼灰　玄参　银花　黑山栀

汪　嗽血已止，粪中见红，中焦之热下移。肠胃属腑，止血亦属易事。花甲以外年岁，热移入下，到底下元衰矣。

细生地　川石斛　柿饼灰　天冬

赵三六　劳倦，便后血。

炒黑樗根皮一两　炒黑地榆三钱　炒黑丹皮一钱　五加皮三钱

炒焦银花一钱半　苍术一钱　茯苓二钱　炒泽泻一钱

钱十八　阴虚内热，肠红不止。

炒黑樗根皮一两　炒生地三钱　炒银花一钱半　炒黑地榆二钱　归身一钱半　生白芍一钱半　炒丹皮一钱　茯苓一钱半

阳明不阖

蔡三八　脉濡小，食少气衰，春季便血，大便时结时溏。思春夏阳升，阴弱少摄。东垣益气之属升阳，恐阴液更损。议以甘酸固涩，阖阳明为法。

人参　炒粳米　禹粮石　赤石脂　木瓜　炒乌梅

某　能食肠血，脉细色痿，肛痔下坠。议酸苦熄风坚阴。

萸肉炭　五味炭　黄柏炭　地榆炭　禹粮石　赤石脂

脾胃气滞

吴二八　中满过于消克，便血，食入易滞，是脾胃病。血统于脾，脾健自能统摄。归脾汤嫌其守，疏腑养脏相宜。

九蒸白术　南山楂　茯苓　广皮　谷芽　麦芽

姜枣汤法。

脾胃阳虚

某二三　便血如注，面黄，脉小，已经三载。当益胃法。

人参一钱　焦术三钱　茯苓三钱　炙草五分　木瓜一钱　炮姜五分

心脾营损

李三十　上年夏季，络伤下血，是操持损营。治在心脾。

归脾饴糖丸。

朱　入暮腹痛鸣响，睾丸久已偏坠，春正下血经月，颜色鲜明。

此痛决非伤瘀积聚,乃营损寒乘,木来侮土,致十四载之缠绵。调营培土,以甘泄木,散郁宜辛。节口戒欲,百天可效。

人参　炒当归　炒白芍　肉桂　炮姜　茯苓　炙草　南枣

又　细推病情,不但营气不振,而清阳亦伤。洞泄不已,而辛润宜减,甘温宜加。从桂枝加桂汤立法。

人参　桂枝　茯苓　生白芍　炙草　肉桂　煨姜　南枣

又　仍议理营。

人参　于术　茯苓　炮姜　桂心　白芍　真武丸二钱

脾不统血

某十八　便后下血,此远血也。

焦术一钱半　炒白芍一钱半　炮姜一钱　炙草五分　木瓜一钱　炒荷叶边二钱

血去阴伤虚阳上冒

方　脉小左数,便实下血,乃肝络热腾,血不自宁。医投参、芪、归、桂,甘辛温暖,昧于相火寄藏肝胆。火焰风翔,上蒙清空。鼻塞头晕,呛咳不已。一误再误,遗患中厥。夫下虚则上实,阴伤阳浮冒,乃一定至理。

连翘心　竹叶心　鲜生地　玄参　丹皮　川斛

又　下血阴伤走泄,虚阳上升头目清窍,参、芪、术、桂辛甘助上,致鼻塞耳聋。用清上五六日,右脉已小,左仍细数,乃阴亏本象,下愈虚则上愈实。议以滋水制火之方。

生地　玄参　天冬　川斛　茯神　炒牛膝

又　脉左数,耳聋胁痛。木失水涵养,以致上泛。用补阴丸。

补阴丸五钱。

又　虎潜丸,羊肉胶丸。

阴虚血涩

某　肠红粘滞，四年不痊，阴气致伤。肛坠刺痛，大便不爽，药难骤功。当以润剂通腑。

生地　穞豆皮　楂肉　麻仁　冬葵子　归须

劳伤营卫

姚　劳伤下血，络脉空乏为痛。营卫不主循序流行，而为偏寒偏热。诊脉右空大，左小促。通补阳明，使开阖有序。

归芪建中汤。

脾肾虚

唐四七　《内经》以阴络伤则血内溢。盖烧酒气雄，扰动脏络聚血之所。虽得小愈，而神采爪甲不荣，犹是血脱之色。肛坠便甚，治在脾肾。以脾为摄血之司，肾主摄纳之柄故也。

晚，归脾去木香。早，六味去丹、泽，加五味、芡实、莲肉、阿胶丸。

沈五五　酒湿污血，皆脾肾柔腻主病。当与刚药。

黑地黄丸。

凡脾肾为柔脏，可受刚药。心肝为刚脏，可受柔药，不可不知。谦甫治此症，立法以平胃散作主，加桂、附、干姜、归、芍，重加炒地榆以收下湿，用之神效，即此意也。

吴四二　腹痛下血，食荸荠、豆浆而愈，乃泄肺导湿之药。既愈以来，复有筋骨痿软，寒热，夜卧口干。乃湿去气泄，阳明脉乏不主用事，营卫失度，津液不升之象。天真丸主之，去人参。

支五六　痔血久下，肌肉萎黄，乃血脱气馁，渐加喘促浮肿。再延腹胀，便不可为。此症脏阴有寒，腑阳有热。详于《金匮》谷疸篇中，极难调治。

人参　焦术　茯苓　炒菟丝子　广皮　生益智　木瓜

肾阳虚

杨四八　中年形劳气馁，阴中之阳不足，且便血已多，以温养固下。男子有年，下先虚也。

人参　茯苓　归身　淡苁蓉　补骨脂　巴戟　炒远志

生精羊肉熬膏丸，服五钱。

田三八　久矣晨泄腹痛，近日有红积，此属肾虚。

补骨脂　大茴香　五味　茯苓　生菟丝

陈三七　脉左虚涩，右缓大，尾闾痛连脊骨，便后有血，自觉惶惶欲晕，兼之纳谷最少。明是中下交损，八脉全亏。早进青囊斑龙丸，峻补玉堂、关元。暮服归脾膏，涵养营阴。守之经年，形体自固。

鹿茸生，切薄，另研　鹿角霜另研　鹿角胶盐汤化　柏子仁去油，烘干　熟地九蒸　韭子盐水浸炒　菟丝子另磨　赤白茯苓蒸　补骨脂胡桃肉捣烂蒸一日，揩净炒香

右溶膏炼蜜为丸，每服五钱，淡盐汤送。

鹿茸壮督脉之阳，鹿霜通督脉之气，鹿胶补肾脉之血。骨脂独入命门，以收散越阳气。柏子凉心以益肾，熟地味厚以填肾。韭子、菟丝，就少阴以升气固精。重用茯苓淡渗，本草以阳明本药，能引诸药入于至阴之界耳。不用萸、味之酸，以酸能柔阴，且不能入脉耳。

肾阴虚

胡十八　上下失血，先泻血，后便泻，逾月，阴伤液耗。胃纳颇安，且无操家之劳。安养闲坐百日，所谓静则阴充。

熟地　萸肉　茯神　山药　五味　龙骨

汪　肾虚，当春阳升动咳嗽，嗽止声音未震，粪有血。阴难充复，不肯上承。用阴药固摄。

熟地　白芍　茯神　黑穞豆皮　炒焦乌梅肉

陈三十　肾阴虚，络中热，肝风动。肠红三载不已，左胁及腹不爽，少阳亦逆。多以补中调摄，故未见奏功。姑用疏补，为益脏通腑。

熟地炭　炒当归　炒楂肉　炒地榆　炒丹皮　冬桑叶

又　益阴泄阳，四剂血止。但腰痠，脘中痹，咽燥喜凉饮，肛热若火烙。阳不和平，仍是阴精失涵。用虎潜法。

熟地炭　白芍　当归　地榆炭　龟胶　知母　黄柏

猪脊髓丸。

某　沫血鲜红，凝块紫黑。阴络伤损，治在下焦。况少腹疝瘕，肝肾见症。前此精浊日久，亦令阴伤于下。

人参　茯神　熟地炭　炒黑杞子　五味　炒地榆　生杜仲

又　左脉小数坚，肛坠胀。

人参　茯神　湖莲肉　芡实　熟地炭　五味

奇脉伤

陈氏　脉小，泻血有二十年。经云：阴络伤，血内溢。自病起十六载，不得孕育。述心中痛坠，血下不论粪前粪后。向脊椎腰尻痠楚，而经水仍至，跗膝常冷，而骨髓热灼。由阴液损伤，伤及阳不固密。阅频年服药，归、芪杂入凉肝，焉是遵古治病？议从奇经升固一法。

鹿茸　鹿角霜　枸杞子　归身　紫石英　沙苑　生杜仲　炒大茴　补骨脂　禹余粮石

蒸饼浆丸。

劳力伤络

张三九　劳力见血，胸背胁肋诸脉络牵掣不和。治在营络。

人参　归身　白芍　茯苓　炙草　肉桂

血瘀在络

计五三 瘀血必结在络，络反肠胃而后乃下，此一定之理。平昔劳形奔驰，寒暄饥饱致伤。苟能安逸身心，瘀不复聚。不然，年余再瘀，不治。

旋覆花 新绛 青葱 桃仁 当归须 柏子仁

宋氏 当年肠红，继衄血喉痛，已见阳气乘络。络为气乘，渐若怀孕者，然气攻则动如梭，与胎动迥异。倘加劳怒，必有污浊暴下，推理当如是观。

柏子仁 泽兰 卷柏 黑大豆皮 茯苓 大腹皮

便血一症，古有肠风、脏毒、脉痔之分，其见不外乎风淫肠胃，湿热伤脾二义，不若《内经》谓阴络受伤，及结阴之旨为精切。仲景之先便后血，先血后便之文，尤简括也。阴络即脏腑隶下之络，结阴是阴不随阳之征。以先后分别其血之远近，就远近可决其脏腑之性情，庶不致气失统摄，血无所归，如漏卮不已耳。肺病致燥涩，宜润宜降，如桑麻丸，及天冬、地黄、银花、柿饼之类是也。心病则火燃血沸，宜清宜化，如竹叶地黄汤，及补心丹之类是也。脾病必湿滑，宜燥宜升，如茅术理中汤，及东垣益气汤之类是也。肝病有风阳痛迫，宜柔宜泄，如驻车丸，及甘酸和缓之剂是也。肾病见形消腰折，宜补宜填，如虎潜丸，及理阴煎之类是也。至胆经为枢机，逆则木火煽营，有桑叶、山栀、柏子、丹皮之清养。大肠为燥腑，每多湿热风淫，如辛凉苦燥之治。胃为水谷之海，多气多血之乡，脏病腑病，无不兼之，宜补宜和，应寒应热，难以拘执而言。若努力损伤者，通补为主。膏粱蕴积者，清疏为宜。痔疮则滋燥兼投，中毒须知寒热。余如黑地黄丸以治脾湿肾燥，天真丸以大补真气真精，平胃、地榆之升降脾胃，归脾之守补心脾，斑龙以温煦奇督，建中之复生阳，枳术之疏补中土，禹粮赤脂以堵截阳明，用五仁汤复从前之肠液，养营法善病后之元虚。此皆先生祖古方运以匠心，为后学之津梁也。

邵新甫

脱　肛

湿热气虚下陷

翁六五　湿热皆主伤气，气下陷坠肛而痛，溲溺后，阴囊筋牵著于肛，其痛为甚。夫厥阴肝脉绕阴，按脉濡弱，决非疏泄主治。议进陷者举之，从东垣补中益气汤。

气虚下陷

孙　面色痿黄，腹痛下血，都因饮食重伤脾胃。气下陷为脱肛，经月不愈，正气已虚。宜甘温益气，少佐酸苦。务使中焦生旺，而稚年易亏之阴自坚，冀有向安之理。

人参　川连　炒归身　炒白芍　炙草　广皮　石莲肉　乌梅

又　肛翻纯血，不但脾弱气陷，下焦之阴亦不摄固。面色唇爪，已无华色。此益气乃一定成法，摄阴亦不可少。然幼稚补药，须佐宣通，以易虚易实之体也。

人参　焦术　广皮　白芍　炙草　归身　五味　升麻　醋炒柴胡醋炒

肾气不摄

某　便后少腹痛，肛坠，溺则便滑，肾虚不摄。

熟地炭　五味　萸肉炭　茯苓　炒远志　炒菟丝子

某　肛坠尻痛，利多伤阴。

熟地炭　五味　茯神　炒山药　炒楂肉　炒菟丝子

煎送禹粮石脂丸。

王六二　阳气下陷，肾真不摄，肛坠气泄如风。向老下元阳惫，非升柴能举其陷。

人参　鹿茸　补骨脂　炒大茴香　茯苓

调入阳起石三分。

吴五六　脱肛漏血，过劳即发，病经十六载。色萎黄，背脊痛，诊脉尺中下垂。法当升阳摄阴，兼理奇脉。

斑龙丸加五味子，蜜丸。

脱肛一症，其因不一。有因久痢久泻，脾肾气陷而脱者。有因中气虚寒，不能收摄而脱者。有因酒湿伤脾，色欲伤肾而脱者。有因肾气本虚，关门不固而脱者。有因湿热下坠而脱者。又肛门为大肠之使，大肠受寒受热，皆能脱肛。老人气血已衰，小儿气血未旺，皆易脱肛。经曰：下者举之。徐之才曰：涩可去脱。皆治脱肛之法也。观先生治脱肛之症，亦不越乎升举、固摄、益气三法。如气虚下陷而脱者，宗东垣补中益气汤，举陷为主。如肾虚不摄而脱者，宗仲景禹粮石脂丸，及熟地、五味、菟丝辈，固摄下焦阴气为主。如肝弱气陷，脾胃气虚下陷而脱者，用摄阴益气，兼以酸苦泄热为主。如老年阳气下陷，肾真不摄而脱者，又有鹿茸、阳起石等，提阳固气一法。汪讱庵云：有气热血热而肛反挺出者，宜同芩、连、槐、柏，及四物、升、柴之类。愚谓即或间有此症，终非可训之法，存之以质君子。

邹滋九

痿

肺热叶焦

汤六三　有年偏痿，日瘦，色苍脉数。从《金匮》肺热叶焦则生痿躄论。

玉竹　大沙参　地骨皮　麦冬　桑叶　苦百合　甜杏仁

徐三岁　面瘰跗软，此属肺热痿躄。

连翘　花粉　黑山栀　赤小豆　桑叶　白通草

湿　火

张　湿中伏热，沉著下焦。用苦胜湿，辛通气分。然必循经入络，渐次达及阳明。

绵茵陈三钱　生茅术五分　黄柏一钱半　晚蚕沙一钱　寒水石三钱　茯苓皮三钱

又　色苍脉实，体质强壮，虽年逾四旬，气元充旺。询知平日善啖酒醴甘肥，此酿成湿火，蕴结下焦。今少腹微肿硬，二便滞涩，自觉少腹气胀上冲，两足沉重，艰于步履，腿股皮中甚热。即《内经》所云湿热不攘，大筋软短，小筋弛长，软短为拘，弛长为痿也。更述曾因熬炼膏药，中有䗪虫、蜈蚣等物，吸受秽浊毒气，未始非与湿热纠蓄，沉伏下焦。前议苦辛寒燥，兹再佐以搜逐络隧。然此病从口而入，必茹素戒饮，一二年之久，病根可拔，当恪守勿懈为要。

绵茵陈三钱　黄柏一钱半　川萆薢一钱　茯苓皮三钱　金铃子一钱半　穿山甲三钱　大槟榔汁一钱

又　绵茵陈　萆薢　茯苓皮　黄柏　蚕沙　汉防己　龙胆草　山栀　青黛

又　病去七八，常服二妙丸可也。

黄柏八两，略炒　茅山术米泔浸，切片，同乌芝麻拌饭上蒸三五次，去芝麻，焙干，三两

二味研末，水法丸。空心服三钱，开水下。

湿热蒸烁筋骨

吴二十　雨湿泛潮外来，水谷聚湿内起，两因相凑，经脉为痹。始病继以疮痍，渐致痿软筋弛，气隧不用。湿虽阻气，而热蒸烁及筋骨，久延废弃有诸。

大豆黄卷　飞滑石　杏仁　通草　木防己

胃气窒筋骨不利

廉三二　诊脉论体，从遗精漏疡，继而环跳穴痛，遂不堪行走。脏阴伤及腑阳，阳气日加窒塞，经脉不司舒展。食入壅脘欲吐，大便旬日不通，痞阻日甚，而为痿症。《内经》论治痿独取阳明，无非流通胃气，盖胃脉主乎束筋骨，利机关窍也。议用加味温胆汤。

又　大便旬日不通，用更衣丸。取意小肠火腑，非苦不通，非下不夺也。

邪风入络

某五岁　头目口鼻㖞邪，继而足痿，此邪风入络所致。

羚羊角　犀角　玄参　细生地　黄柏　川斛　川萆薢

阳明虚营络热内风动

俞　五旬又四，阳气日薄，阳明脉络空乏，不司束筋骨以流利机关。肩痛肢麻，头目如蒙，行动痿弱无力，此下虚上实。络热，内风沸起，当入夏阳升为甚。燥湿利痰，必不应病。议清营热以熄内风。

犀角　鲜生地　玄参心　连翘心　冬桑叶　丹皮　钩藤　明天麻

肝胃虚内风动

陈　阳明脉空，厥阴风动，自右肩臂渐及足跗痿躄。长夏气泄，秋半不主收肃，显然虚症。先用通摄方法。

淡苁蓉　熟地　杞子　川牛膝　川斛　茯苓　远志炒黑　石菖蒲

肝胃虚

夏四四　自稚壮失血遗精。两交夏月，四肢痿躄，不得转动，指节亦不能屈曲。凡天地间，冬主收藏，夏主发泄。内损多年不复元，阳明脉衰所致。

当归　羊肉胶　杞子　锁阳　菊花炭　茯苓　青盐

胃阳督肾皆虚

吴三九　下焦痿躄，先有遗泄湿疡，频进渗利，阴阳更伤。虽有参、芪、术养脾肺以益气，未能救下。即如畏冷阳微，几日饭后吐食，乃胃阳顿衰，应乎外卫失职。但下焦之病，多属精血受伤。两投柔剂温通之补，以肾脏恶燥。久病宜通任督，通摄兼施，亦与古贤四斤、金刚、健步诸法互参。至于胃药，必须另用。夫胃腑主乎气，气得下行为顺。东垣有升阳益胃之条，似乎相悖，然芩、连非苦降之气味乎？凡吐后一二日，暂停下焦血分药，即用扶阳理胃二日，俾中下两固。经旨谓阳明之脉，束筋骨以利机关。谅本病必有合矣。

鹿茸　淡苁蓉　当归　杞子　补骨脂　巴戟天　牛膝　柏子仁　茯苓　川斛

吐后间服大半夏汤，加淡干姜、姜汁。

湿热肝肾虚

沈　长夏湿热，经脉流行气钝，兼以下元络脉已虚，痿弱不耐步趋，常似酸楚，大便或结或溏，都属肝肾为病。然益下必佐宣通脉络，乃正治之法。倘徒呆补，恐季夏后，湿热还扰，须为预理。

鹿角霜　当归　生茅术　熟地姜汁制　茯苓　桑椹子　苁蓉　巴戟　远志　小茴

金毛狗脊三斤，酒蒸，水熬膏和丸，淡盐汤送下。

李四九　痿躄在下，肝肾病多。但素饮必有湿热，热瘀湿滞，气血不行，筋缩，肌肉不仁，体质重著难移，无非湿邪之深沉也。若论阳虚，不该大发疮痍。但久病非速攻，莫计效迟，方可愈疾。

细生地　咸苁蓉　当归须　牛膝　黄柏　生刺蒺　川斛　萆薢

包五三　寝食如常，脉沉而缓，独两腿内外肌肉麻木。五旬又三，阳脉渐衰，跷、维不为用事，非三气杂感也。温通以佐脉络之流畅，仿古贤四斤、金刚之属。

淡苁蓉　枸杞子　牛膝　茯苓　白蒺藜　木瓜　萆薢

金毛狗脊膏丸。

郭　两足痿弱，遇冷筋掣，三年久病，药力焉得速拔？况不明受病何因，徒见病而治，难期速功。据云：精滑溺后，通纳下焦为宜。

淡苁蓉　茯苓　川斛　生茅术　生杜仲　金毛狗脊

脾肾阳虚

沈四四　眩晕怔忡，行走足肢无力，肌肉麻木，骨骱色变，早晨腹鸣瘕泄。此积劳久伤阳气，肝风内动，势欲痿厥。法当脾肾双补，中运下摄，固体治病。

脾肾双补丸，山药粉丸。缪仲淳方。

肝肾虚

沈三六　寝食如常，仪容日瘦，语言出声，舌络牵强，手足痿弱，不堪动作。是肝肾内损，渐及奇经诸脉，乃痿痹之症，未能骤期速功。

地黄饮子去萸、味、桂。

席　雨水后，诊得右脉颇和，左关尺大，坚搏不附骨。春阳初萌，里真漏泄，有风动枯痿之虑。议乙癸同涵意。

熟地　淡苁蓉　杞子　五味　萸肉　牛膝　川斛　茯神　菊花

山药粉丸。

冲脉虚寒

李氏　右肢跗足无力如痿，交子夜痰多呛嗽，带下且频。是冲脉虚寒，浮火上升，非治嗽清热。夫冲为血海，隶于阳明，女科八脉，奇经最要。《内经》论之，女子五七年岁，阳明日衰。今天癸将绝年岁，脉络少气。非见病治病肤浅之见，愚意通阳摄阴，以实奇脉，不必缕治。

薛氏加减八味丸二两，匀七服，盐汤送下。

肾阳奇脉兼虚

许　金疮去血，乃经脉营络之伤，若损及脏腑，倏忽莫救。后此嗔怒动肝，属五志中阳气逆进，与客邪化火两途。苦辛泄气，频服既多，阳遂发泄。形虽若丰盈，而收藏固摄失职。少腹约束，阳道不举，背脊喜靠，步履无力，皆是痿弱症端，渐至痿废。议以通纳之法，专事涵养生真。冀下元之阳，八脉之气，收者收，通者通，庶乎近理。

鹿角霜　淡苁蓉干　生菟丝粉　生杜仲粉　归身　五味　大茴香　远志　家韭子　覆盆子　云茯苓

蒜汁泛丸。

唐三四　脉左沉小，右弦，两足腰膝痠软无力，舌本肿胀，剂颈轰然蒸热，痰涎涌出味咸。此肾虚收纳少权，督脉不司约束，阴火上泛，内风齐煽。久延痿厥沉痼，病根在下。通奇脉以收拾散越之阴阳为法。

虎潜去知、柏、归，加枸杞、青盐，羊肉胶丸。

下焦阴虚

万 脉濡弱，右大，心热烦渴，两足膝腰髀伸缩不得自如。此乃下焦阴虚，热烁筋骨而为痿。

生虎潜去龟、广锁，加玄参。

骨 痿

黄二四 冬藏精气既少，当春夏发泄，失血遗精，筋弛骨痿，不堪行走。精血内怯，奇脉中少气。三年久损，若不绝欲安闲，有偻废难状之疾。

鹿筋胶 羯羊肉胶 牛骨髓 猪脊髓 线鱼胶 苁蓉干 紫巴戟 枸杞子 茯苓 沙苑子 牛膝 青盐

某 病后，阴伤骨痿。

生杜仲 熟地 龟甲 黄柏 虎骨 牛膝 当归 巴戟

督阳虚

某 症如历节，但汗出，筋纵而痛，冬月为甚，腰脊伛偻形俯。据述未病前，梦遗已久。是精血内损，无以营养筋骨，难与攻迫。议香茸丸，温通太阳督脉。

鹿茸三两 生当归二两 麝香一钱 生川乌五钱

雄羊肾三对，酒煮烂，捣丸。

经云：肺热叶焦，则生痿躄。又云：治痿独取阳明。以及脉痿、筋痿、肉痿、骨痿之论。《内经》于痿症一门，可谓详审精密矣。奈后贤不解病情，以诸痿一症，或附录于虚劳，或散见于风湿，大失经旨。赖丹溪先生特表而出之，惜乎其言之未备也。夫痿症之旨，不外乎肝、肾、肺、胃四经之病。盖肝主筋，肝伤则四肢不为人用，而筋骨拘挛。肾藏精，精血相生，精虚则不能灌溉诸末，血虚则不能营养筋骨。肺主气，为高清之脏，肺虚则高源化绝，化绝则水涸，水涸则不能濡润筋骨。阳明为宗筋之长，阳明虚则宗筋纵，宗筋纵则不能束筋骨以流利机关，此不能步履，痿弱筋缩之症作矣。故先生治痿，无一定之法，用方无独执之见。如冲任虚寒而成痿者，通阳摄阴，兼实奇脉为主。湿热沉著下焦而成痿者，用苦辛寒燥为主。肾阳奇脉兼虚者，用通纳八脉，收拾散越之阴阳为主。如下焦阴虚，及肝肾虚而成痿者，用河间饮子、虎潜诸法，填纳下焦，和肝熄风为主。阳明脉空，厥阴风动而成痿者，用通摄为主。肝肾虚而兼湿热，及湿热蒸灼筋骨而成痿者，益下佐以温通脉络，兼清热利湿为主。胃虚窒塞，筋骨不利而成痿者，用流通胃气，及通利小肠火腑为主。胃阳、肾、督皆虚者，两固中下为主。阳明虚，营络热，及内风动而成痿者，以清营热，熄内风为主。肺热叶焦而成痿者，用甘寒清上热为主。邪风入络而成痿者，以解毒宣行为主。精血内夺，奇脉少气而成痿者，以填补精髓为主。先生立法精详，真可垂诸不朽矣。

邹滋九

痹

周　痹

吴　风湿相搏，一身尽痛，加以堕水。外寒里热，痛极发厥，此属周痹。

桂枝木　片姜黄　羚羊角　海桐皮　花粉　白蒺藜

又　照前方去姜黄、白蒺，加大豆黄卷、木防己。

鲍四四　风湿客邪，留于经络，上下四肢流走而痛。邪行触犯，不拘一处，古称周痹。且数十年之久，岂区区汤散可效？凡新邪宜急散，宿邪宜缓攻。

蜣螂虫　全蝎　地龙　穿山甲　蜂房　川乌　麝香　乳香

右药制末，以无灰酒煮黑大豆汁泛丸。

杜三三　温暖开泄，骤冷外加，风、寒、湿三气交伤为痹，游走上下为楚。邪入经隧，虽汗不解，贵乎宣通。

桂枝　杏仁　滑石　石膏　川萆薢　汉防己　苡仁　通草

又　经脉通而痛痹减，络中虚则痿弱无力，周身汗出，阳泄已多，岂可再用苦辛以伤阳泄气乎？《内经》以筋缓为阳明脉虚，当宗此旨。

黄芪　防风　白术　茯苓　炙草　桂枝　当归　白芍　苡仁

又　大凡邪中于经为痹，邪中于络为痿。今痹痛全止，行走痿弱无力。经脉受伤，阳气不为护持，法当温养通补。经旨春夏养阳，重在扶培生气耳。

黄芪四两　茯苓三两　生白术三两　炙草　淡苁蓉二两　当归三两　牛膝二两　仙灵脾二两　虎骨胶　金毛狗脊十二两，无灰酒浸半日，蒸，熬膏

胶膏为丸。

刘三一　濒海飓风潮湿，着于经脉之中，此为周痹。痹则气血不通，阳明之阳不主司事，食腥腻遂不化，为溏泻。病有六七年，正虚邪实，不可急攻，宜缓。

生白术　生黄芪　海桐皮　川桂枝木　羌活　防风

行　痹

周　痛势流走而肿，后感外邪。参药不可与也，从行痹治。

羌活　木防己　石膏　生甘草　海桐皮　杏仁

吴　寒入阴分，筋骨痛软，此为痹症。遗泄内虚，忌用表散劫真。

当归　沙苑　北细辛　桂枝木　生白术　茯苓

又　虎骨　当归　北细辛　生白术　茯苓

又　行痹入左足。

生虎骨　防己　萆薢　苡仁　半夏　茯苓

某氏　风湿发热，萃于经脉。肿痛游走，病名行痹，世俗呼为历节风是也。

桂枝　羌活　石膏　甘草　杏仁　防风

又　行痹，腹中痛，便难，不知饥。

瓜蒌皮　紫菀　杏仁　郁金　半夏　山栀　桑枝

肢　痹

俞　肩胛连及臂指，走痛而肿，一年，乃肢痹也。络虚留邪，和正祛邪。

黄芪　防风　海桐皮　生白术　归身　川羌活　片姜黄　白蒺藜

李三四　脉小弱，当长夏四肢痹痛，一止之后，筋骨不甚舒展。此卫阳单薄，三气易袭。先用阳明流畅气血方。

黄芪　生白术　汉防己　川独活　苡仁　茯苓

朱三二　肢痹痛频发。

羚羊角　木防己　川桂枝尖　晚蚕沙　川萆薢　白通草　生苡仁　茯苓

汪　冬月温暖，真气未得潜藏，邪乘内虚而伏，因惊蛰节春阳内动，伏气乃发。初受风寒，已从热化。兼以夜坐不眠，身中阳气亦为泄越。医者但执风、寒、湿三邪合成为痹，不晓病随时变之理。羌、防、葛根，再泄其阳，必致增剧矣，焉望痛缓？议用仲景木防己汤法。

木防己　石膏　桂枝　片姜黄　杏仁　桑枝

又　气中伏邪得宣，右肢痹痛已缓。血分留热壅着，左肢痛势未衰。足微肿，体质阴虚，仍以宣通轻剂。

羚羊角　桂枝木　片姜黄　花粉　木防己　杏仁　桑皮

顾　湿热流着，四肢痹痛。

川桂枝　木防己　蚕沙　石膏　杏仁　威灵仙

寒 湿

某 左脉如刃,右脉缓涩。阴亏本质,暑热为疟。水谷湿气下坠,肢末遂成挛痹。今已便泻,减食畏冷,阳明气衰极矣。当缓调,勿使成疾。

生白术 狗脊 独活 茯苓 木防己 仙灵脾 防风 威灵仙

又 湿痹,脉络不通,用苦温渗湿小效。但汗出形寒,泄泻,阳气大伤,难以湿甚生热例治。通阳宣行,以通脉络,生气周流,亦却病之义也。

生于术 附子 狗脊 苡仁 茯苓 萆薢

徐十九 长夏湿胜气阻,不饥不食,四肢痹痛,痛甚于午后子前,乃阳气被阴湿之遏。色痿黄,脉小涩。以微通其阳,忌投劫汗。

茯苓 萆薢 木防己 晚蚕沙 泽泻 金毛狗脊

黎 肢膝麻痹,足膝为甚。

当归 杞子 生虎骨 油松节各二两 川芎 狗脊 萆薢 淮牛膝 仙灵脾 檀香泥 白茄根 沙苑各一两

火酒、醇酒各半,浸七日。

某三七 寒湿滞于经络,身半以下筋骨不舒,二便不爽。若非迅疾飞走不能效。

蠲痛丹。

某 劳力感湿,腰痹酸痛,四肢乏力。

生杜仲 生苡仁 沙苑子 茯苓 粗桂枝木 金毛狗脊 晚蚕沙 木防己

某十五 年中痹痛三发。述痛久流及肢节骨骱,屈曲之所皆肿赤。此寒湿变热,为欲解,病在躯壳筋骨,无害命之理。但病深沉下甚,已属阴邪。小腹胀,小溲全无。

川独活八分 汉防己八分 川熟附八分 粗桂枝木一钱 茯苓

五钱　川萆薢一钱　木猪苓一钱

又　生白术三钱　茯苓三钱　川熟附一钱　川独活五分　北细辛一分　汉防己五分　猪苓一钱半　泽泻一钱

又　阳虚湿痹，痹愈，下焦无力。用斡旋其阳。

茯苓四两　生白术二两　泡淡生干姜一两　肉桂五钱

已上四味，生研末，滚水泛丸。每早服三钱，开水下。

何三六　脉沉，目黄舌肿，周身四肢疹发，胃痛，肢末皆肿强，遇冷饮凉即病。此久伏湿邪，阳气伤损。议温气分以通周行之脉。

川乌头　生白术　桂枝木　茯苓　半夏　姜汁

唐妪　右后胁痛连腰胯，发必恶寒逆冷，暖护良久乃温。此脉络中气不行，遂至凝塞为痛，乃脉络之痹症。从阳维、阴维论病。

鹿角霜　小茴香　当归　川桂枝　沙苑　茯苓

风　湿

王　努力，经气受伤，客邪乘卫阳之疏而入，风湿阻遏经隧，为肿为痛。大汗连出，痛仍不止，而大便反滑。其湿邪无有不伤阳气者，固卫阳以却邪，古人正治，以湿家忌汗耳。

生于术三钱　防风根五分　生黄芪三钱　片姜黄一钱　桂枝木五分　海桐皮一钱　羌活五分　独活五分

又　人参一钱　生于术二钱　黄芪三钱　炒当归一钱半　川桂枝一钱　炙甘草五分　煨姜七分　南枣二枚

又　风湿肿痹，举世皆以客邪宜散，愈治愈剧，不明先因劳倦内伤也。盖邪之所凑，其气必虚。参、术益气，佐以风药，气壮托出其邪，痛斯止矣。病人自云，手足如堕如无，讵非阳微不及行乎四末乎？此皆误治，致参药过费耳。

人参一钱　生于术二钱　黄芪二钱　归身一钱半　肉桂三分　炙甘草三分　煨姜一钱　南枣一枚

又　遗泄阴伤，兼以敛摄。

人参一钱　生于术二钱　黄芪三钱　归身一钱　炙草五分　熟地三钱　茯神三钱　五味五分　白芍一钱

丸方：

人参二两　黄芪四两　茯神二两　杞子二两　鹿角霜二两　鹿茸二两　归身三两　炙草一两　菊花炭二两

炼蜜丸。

王　风湿痹痛。

防己　生于术　川独活　茯苓　炒黄柏　生苡仁

又　痹在四肢。

羚羊角　白蒺藜　海桐皮　滑石　大豆黄卷　苡仁

又　照前方去蒺藜、苡仁，加连翘、青菊叶、花粉。

又　羚羊角　犀角　连翘　海桐皮　大豆黄卷　花粉　姜黄　金银花

金　风湿热走痛，二便不通，此痹症也。

杏仁　木防己　寒水石　郁金　生石膏　木通

李　风湿，肌肿而痛，畏热。

炒黄柏　茅术　制蒺藜　木防己　秦艽　钩藤

又　黄柏　防己　茯苓　苡仁　萆薢　虎骨

杨　四肢流走痹痛。风胜移走，湿凝为肿。下焦为甚，邪入阴分。

蠲痛丹。

蒋氏　便溏食少，腰腹已下骨骱肢节沉痛。

人参　生于术　制白松香　茯苓　汉防己　北细辛　川独活　苡仁

王　身半以上属阳，风湿雨露从上而受，流入经络，与气血交混，遂为痹痛。经月来，外邪已变火化，攻散诸法，不能取效。急宜宣通清解，毋使布及流注。

防己　姜黄　蚕沙　杏仁　石膏　滑石

毛氏　风湿相搏，一身肿痛，周行之气血为邪阻蔽。仿仲景木防己汤法。

木防己　石膏　杏仁　川桂枝　威灵仙　羌活

湿　热

洪四三　湿盛生热生痰，渐有痿痹之状。乃阳明经隧为壅，不可拘执左属血，右属气也。《金匮》云：经热则痹，络热则痿。今有痛处，治在气分。

生于术三钱　生黄芪三钱　片姜黄一钱　川羌活一钱　半夏一钱　防风五分

加桑枝五钱

又　芪、术固卫升阳，左肩胛痛未已。当治营中，以辛甘化风法。

黄芪　当归　炙草　防风　桂枝　肉桂

张　骨骱走注行痛，身体重著，不能转舒，此为湿痹。但阳虚之质，忌辛散苦寒药。

桂枝木　木防己　苡仁　羚羊角　大豆黄卷　杏仁　橘红

方　左脉弦大，面赤痰多，大便不爽。此劳怒动肝，令阳气不交于阴，阳维、阳跷二脉无血营养，内风烁筋，跗痠痹痛。暮夜为甚者，厥阴旺时也，病在脉络。

金斛　晚蚕沙　汉防己　黄柏　半夏　萆薢　大槟榔汁

又　痛右缓，左痛，湿热未尽，液虚风动也。

生地　阿胶　龟板　稆豆皮　茯苓　通草

某十九　舌白，目彩油光，腰痹痛。湿邪内蕴，尚未外达，必分利湿邪为主。

杏仁　苏梗　木防己　厚朴　茯苓皮　花粉　晚蚕沙　茵陈

吴氏　风湿化热，蒸于经络，周身痹痛，舌干咽燥。津液不得升降，营卫不肯宣通，怕延中痿。

生石膏　杏仁　川桂枝　苡仁　木防己

又　石膏　杏仁　木防己　炒半夏　橘红　黑山栀　姜汁　竹沥

石　脉数右大,温渐化热,灼及经络。气血交阻,而为痹痛。阳邪主动,自为游走。阳动化风,肉膜浮肿。俗谚称为白虎历节之谓。

川桂枝　木防己　杏仁　生石膏　花粉　郁金

又　照前方去郁金,加寒水石、晚蚕沙、通草。

又　脉大已减,右数象未平,痛缓什七。肌肤甲错发痒,腹微满,大便不通。阳明之气未化,热未尽去,阴已先虚,不可过剂。

麻仁　鲜生地　川斛　丹皮　寒水石　钩藤

某　久痹酿成历节,舌黄痰多,由湿邪阻著经脉。

汉防己　嫩滑石　晚蚕沙　寒水石　杏仁　苡仁　茯苓

湿热入血络

宋　病者长夏霉天奔走,内踝重坠发斑,下焦痛起,继而筋掣,及于腰窝、左臂。经云:伤于湿者,下先受之。夫下焦奇脉不流行,内踝重著。阴维受邪,久必化热烁血。风动内舍乎肝胆,所谓少阳行身之侧也。诊得右脉缓,左脉实。湿热混处血络之中,搜逐甚难。此由湿痹之症失治,延为痿废沉疴矣。三年病根,非仓猝迅攻。姑进宣通营络,参之奇经为治。考古圣治痿痹,独取阳明,惟通则留邪可拔耳。

鹿角霜　生白术　桂枝　茯苓　抚芎　归须　白蒺藜　黄菊花

某　初病湿热在经,久则瘀热入络。脓疡日多未已,渐而筋骨疼痛。《金匮》云:经热则痹,络热则痿。数年宿病,勿事速攻。夜服蒺藜丸。午服:

犀角　玄参　连翘心　野赤豆皮　细生地　丹参　姜黄　桑枝

痰血壅塞经络

张二九　四肢经隧之中，遇天令阴晦，疼痛拘挛。痈疽疡溃脓，其病不发，疡愈病复至，抑且时常衄衄。经以风、寒、湿三气合而为痹。然经年累月，外邪留著，气血皆伤，其化为败瘀凝痰，混处经络，盖有诸矣。倘失其治，年多气衰，延至废弃沉疴。

当归须四两　干地龙二两　穿山甲二两　白芥子一两　小抚芎一两　生白蒺二两

酒水各半法丸。

暑伤气湿热入络

沈　从来痹症，每以风、寒、湿三气杂感主治。召恙之不同，由乎暑熵外加之湿热，水谷内蕴之湿热。外来之邪，著于经络，内受之邪，著于腑络。故辛解汗出，热痛不减，余以急清阳明而致小愈。病中复反者，口鼻复吸暑热也。是病后宜薄味，使阳明气爽，斯清阳流行不息，肢节脉络舒通，而痹痿之根尽拔。至若温补而图速效，又非壮盛所宜。

人参　茯苓　半夏　广皮　生于术　枳实　川连　泽泻

竹沥、姜汁法丸。

暮服白蒺藜丸。

卫阳疏风邪入络

某　冬月温舒，阳气疏豁，风邪由风池、风府流及四末，而为痹症。忽上忽下，以风为阳，阳主动也。诊视鼻明，阳明中虚可见。却邪之剂，在乎宣通经脉。

桂枝　羚羊角　杏仁　花粉　防己　桑枝　海桐皮　片姜黄

又　症已渐安，脉络有流通意。仲景云：经热则痹，络热则痿。知风淫于内，治以甘寒，寒可去热，甘味不伤胃也。

甜杏仁　连翘　玄参　花粉　绿豆皮　梨汁

又　余热尚留，下午足寒，晨餐颈汗。胃未调和，食不甘美。因大便微溏，不必过润。

北沙参　麦冬　川贝　川斛　陈皮　谷芽

肝阴虚疟邪入血络

沈三七　用养肝血熄风方，右指仍麻，行走则屈伸不舒，戌亥必心热烦蒸。想前法不效，杞、归辛温，阳动风亦动矣。议去辛用咸，若疑虑途次疟邪未尽，致脉络留滞，兼以通逐缓攻亦妙。

熟地　龟胶　阿胶　秋石　天冬　麦冬　五味　茯神

蜜丸，晨服。

桃仁　穿山甲　干地龙　抚芎　归须　丹皮　红花　沙苑

香附汁丸，夜服。

热入下焦血分

某　仲景以经热则痹，络热则痿。今痹痛多日，脉中筋急，热入阴分血中，致下焦为甚。所谓上焦属气，下焦属血耳。

柏子仁　当归　丹皮　钩藤　川斛　沙苑

又　痹痛，右膝甚。

生虎骨　柏子仁　牛膝　萆薢　苡仁　茯苓

风、寒、湿入下焦经隧

某四八　脉弦劲，右足踝臁肿痛，得暖得摩稍适。此风、寒、湿三气混入经隧而为痹也。当用辛温，宣通经气为要。

活络丹一丸，陈酒下。

某　痹痛在外踝筋骨，妨于行走。邪留经络，须以搜剔动药。

川乌　全蝎　地龙　山甲　大黑豆皮

气滞热郁

某　病后过食肥腻，气滞热郁，口腻粘涎，指节常有痹痛。当从气分宣通方法。

苏梗　杏仁　蒌皮　郁金　半夏曲　橘红

肝胃虚滞

陈五四　劳动太过，阳气烦蒸，中年液衰风旋，周身痹痛。此非客邪，法宜两调阳明厥阴。

黄芪　生白术　制首乌　当归　白蒺藜　黑稆豆皮

肝胆风热

张五三　烦劳郁勃之阳，变现热气内风。《内经》以热淫风消，必用甘寒。前议谓酒客不喜甘味，且痰多食少，亦忌甘腻滋滞。用清少阳胆热者，酒气先入肝胆也。酒汁湿著，肠胃受之，理明以通胃，胃肠气机流行，食加，滑泄颇腻。今者气热，当午上冒，经络痹痛亦减于平日。主以和阳甘寒，宣通经脉佐之。

童桑　羚羊角　天门冬　枸杞子　白蒺藜　丹皮　茯苓　霍山石斛

共熬膏。

某氏　血虚风痹，骨骱肿痛。

羚羊角　细生地　玄参　当归　桂枝　桑枝　白蒺藜

精血虚

金三二　痹痛在下，重著不移，论理必系寒湿。但左脉搏数，经月遗泄三四，痛处无形，岂是六淫邪聚？然隧道深远，药饵未易奏功，佐以艾灸，冀得效灵。

枸杞子　肉苁蓉　虎骨胶　麋角胶　杜仲　桑椹子　天冬

沙苑　茯苓

溶胶丸。

气　虚

孙　脉右大，阳明空，气短闪烁欲痛。

人参　生黄芪　熟白术　炙草　广皮　当归　白芍　半夏　防风根　羌活

又　益气颇安，知身半以上痹痛，乃阳不足也。

人参　黄芪　熟于术　炙草　桂枝　归身　白芍　川羌

沈　痹痛在右，气弱有痰。

生于术　川桂枝　川独活　片姜黄　白茯苓　陈防己

营　虚

王　辛香走窜，宣通经髓壅结气分之湿，有却病之能，无补虚之益。大凡药饵，先由中宫以布诸经。中焦为营气之本，营气失养，转旋自钝。然攻病必藉药气之偏，朝夕更改，岂是去疾务尽之道？另于暮夜进养营一帖。

人参　茯苓　桂枝木　炙草　当归　炒白芍　南枣

筋　痹

吴三六　筋纵痛甚，邪留正痹。当此天暖，间用针刺以宣脉络。初补气血之中，必佐宣行通络之治。

生黄芪　防风　桂枝　炒黑常山　归身　青菊叶汁

血中气滞

某　痹痛偏左，入夜尤甚，血中之气不行。

归须　桑枝　苡仁　白蒺藜　姜黄　木防己

血虚络涩

刘三八　《周礼》采毒药以供医事，盖因顽钝沉痼著于躯壳，非脏腑虚损，故必以有毒攻拔，使邪不留存凝著气血，乃效。既效矣，经云：大毒治病，十去其五。当此只宜爱护身体，勿劳情志，便是全功道理。愚人必曰以药除根，不知天地之气，有胜有复，人身亦然。谷食养生，可御一生，药饵偏胜，岂可久服？不观方士炼服金石丹药，疽发而死者比比。

何首乌　黑芝麻

桑枝、桂枝汤泛丸。

营中热

某　脉沉小数，营中留热，骱骨尚有微疼。宜通经络，佐清营热。

钩藤　细生地　当归须　白蒺藜　丹皮　片姜黄

此症与风病相似，但风则阳受之，痹则阴受之，故多重著沉痛。其在《内经》，不越乎风、寒、湿三气。然四时之令，皆能为邪，五脏之气，各能受病。其实痹者，闭而不通之谓也。正气为邪所阻，脏腑经络，不能畅达，皆由气血亏损，腠理疏豁，风、寒、湿三气得以乘虚外袭，留滞于内，致湿痰浊血，流注凝涩而得之。故经云：三气杂至，合而为痹。又云：风胜为行痹，寒胜为痛痹，湿胜为著痹，以及骨痹、筋痹、脉痹、肌痹、皮痹之义。可知痹病之症，非偏受一气足以致之也。然而病症多端，治法亦异，余亦不能尽述。兹以先生治痹之法，为申明一二。有卫阳疏，风邪入络而成痹者，以宣通经脉，甘寒去热为主。有经脉受伤，阳气不为护持而为痹者，以温养通补，扶持生气为主。有暑伤气，湿热入络而为痹者，用舒通经脉之剂，使清阳流行为主。有风湿肿痛而为痹者，用参、术益气，佐以风药壮气为主。有湿热伤气，及温热入血络而成痹者，用固卫阳以却邪,及宣通营络,兼治奇经为主。有肝阴虚,疟邪入络而为痹者,以咸苦滋阴,兼以通逐缓攻为主。有寒湿入络而成痹者,以微通其阳,兼以通补为主。有气滞热郁而成痹者,从气分宣通为主。有肝胃虚滞而成痹者,以两补厥阴、阳明为治。有风、寒、湿入下焦经隧而为痹者,用辛温以宣通经气为主。有肝胆风热而成痹者,用甘寒和阳,宣通脉络为主。有血虚络涩,及营虚而成痹者,以养营养血为主。又有周痹、行痹、肢痹、筋痹,及风、寒、湿三气杂合之痹,亦不外乎流畅气血,祛邪养正,宣通脉络诸法。故张景岳云:治痹之法,只宜峻补真阴,宣通脉络,使气血得以流行,不得过用风燥等药,以再伤阴气,亦见道之言也。

邹滋九

痉 厥

痰火上闭

李 先因呕吐腹痛,随即昏迷,此气火痰上蒙清神为厥。先用乌梅擦牙,令牙关得开,然后用药。

至宝丹三分。

煎 厥

某 阳气暴张,精绝,令人煎厥。

细生地一两　阿胶三钱　出山铅打薄,五钱

调珍珠末一钱。

又 煎厥者,下焦阴液枯燥,冲气上逆为厥。议用咸寒降逆,血肉填阴。

细生地　玄参　龟胶　阿胶　淡菜　蚌水

又 液涸消渴,都是脏阴为病。前议填阴,药汁浓腻不能多进。但胃口不醒,生气何以再振?阳明阳土,非甘凉不复,况肝病治胃，自来有诸。

人参　麦冬　川斛　新会皮　白粳米　干佩兰叶

王四一　经云：烦劳则张，精绝，辟积于夏，令人煎厥。夫劳动阳气弛张，则阴精不司留恋其阳，虽有若无，故曰绝。积之既久，逢夏季阳正开泄，五志火动风生，若煎熬者然，斯为晕厥耳。治法以清心益肾，使肝胆相火内风不为暴起，然必薄味静养为稳。

连翘心　玄参心　竹叶心　知母　细生地　生白芍

肾　厥

某二九　肾厥，由背脊而升，发时手足逆冷，口吐涎沫，喉如刀刺。盖足少阴经脉上循喉咙，挟舌本，阴浊自下上犯，必循经而至。仿许学士椒附意，通阳以泄浊阴耳。

炮附子　淡干姜　川椒　葫芦巴　半夏　茯苓

姜汁泛丸。

某　肾厥，气逆至头。

玉贞丸二十粒。

膻中热郁心窍蒙

盛四九　脐上心下热炽，咽喉间陈腐气，遂神昏仆厥，经时汗出而醒。病来口涌血沫，及膻中热拥，以致心窍受蒙。若非芳香清透，不能宣通络中瘀痹。

生乌犀角一两　天竺黄一两　丹参一两　郁金一两　云茯神一两　石菖蒲五钱　麝香一钱　冰片五分

各生研，野赤豆皮煎汤泛丸，竹叶汤送下二钱，食后服。

谢女　热郁于内，则机窍不灵。春令升泄，木火化风旋扰，瘛疭搐搦，有癫痫之虑。不可进通经，再劫其阴液。

细生地　郁金　犀角　丹参　石菖蒲　生白芍　竹沥

又　火淫于内，治以苦寒，佐以咸寒。

黄连　黄芩　黄柏　黑山栀　牡蛎　生地

冲入方诸水。

又　脉左坚，经阻半载，戌亥阴时，厥逆肢掣，逾时方苏，即欲渴饮。龙荟宣窍，咸苦清火未效。且大便两旬不解，定是热结在血。仿古人厥应下之义，用张子和玉烛散。

玉烛散。

温邪劫液风阳上逆

罗　温邪内陷，津液被劫，厥阳挟内风上逆，遂致痉厥。

生牡蛎　阿胶　熟地炭　生白芍　炒远志　石菖蒲

又　厥阴误进刚药，五液劫尽，阳气与内风鸱张，遂变为痉。平昔内损，继以暴邪，本属难调。此阴气竭绝，戌亥当防。

熟地炭　磁石　生白芍　木瓜　远志　茯神

毛　瘦人而病温热，神呆舌赤。诊脉时，两手牵掣震动。此津液受劫，肝风内鼓，是发痉之原。议以养胃汁，熄肝风，务在存阴耳。用仲景复脉汤法，去参、姜、桂。

余　脉细促，神迷，舌缩言謇，耳聋，四肢牵引，牙关不紧，病已月余。乃温邪劫液，阳浮独行，内风大震，变幻痉厥危疴。议以育阴熄风法。必得痉止神清，方有转机。

阿胶二钱　鸡子黄一枚　人参秋石拌烘，一钱　天冬一钱　细生地二钱　白芍一钱半

又　神气稍苏，脉来敛静。五液交涸，风阳尚动。滋液救其焚燎，清补和阳去热，用药全以甘寒。津液来复，可望向安。

阿胶　人参　淡菜　鲜生地　天冬　川斛

毛　少阴不藏，温邪深入。喘促汗出，渴不多饮，舌辛似缩，症非轻小。拟用复脉汤，为邪少虚多之治，去姜。

又　舌绛汗泄，齿燥痰腻。热劫津液，最防痉厥。

复脉汤去姜、桂。

暑邪内陷胞络闭结

唐　积劳伏暑,欲寐时,心中轰然上升,自觉神魂缥缈。此皆阳气上冒,内风鼓动,所以陡然昏厥。

石膏　知母　甘草　粳米　生地　麦冬　竹叶心

方　热闭神狂,因乎食复。畏人与肢筋牵动,仍属暑病变痉。通三焦以清神明,冀有转机。

紫雪丹二钱。

又　舌欲痿,肤燥筋掣,热劫脂液殆尽为痉。用河间甘露饮,再服紫雪丹一钱。

杨　暑由上受,先入肺络,日期渐多,气分热邪逆传入营,遂逼心胞络中。神昏欲躁,舌音缩,手足牵引。乃暑热深陷,谓之发痉。热闭在里,肢体反不发热。热邪内闭则外脱,岂非至急?考古人方法,清络热必兼芳香,开里窍以清神识。若重药攻邪,直走肠胃,与胞络结闭无干涉也。

犀角　玄参　鲜生地　连翘　鲜菖蒲　银花

化至宝丹四丸。

金　暑热结聚于里,三焦交阻。上则神呆不语,牙关不开,下则少腹冲气,小溲不利。邪结皆无形之热闭塞,渐有痉厥之状。昨大便既下,而现此象,岂是垢滞?议芳香宣窍,通解在里蕴热。

紫雪丹一钱五分,开水化匀三服。

鲍　舌白,渴欲冷饮,气促,呛咳而呃,胸闷昏谵。此暑风湿热秽浊痹塞,宿垢尚在小肠。旬日间渐变痉厥,是为险机。议逐秽结,以冀稍清。

大杏仁　连翘心　竹叶心　川贝母　菖蒲根汁　辰砂益元散

煎药化牛黄丸一服。

蔡　暑湿热都著气分,乃消食苦降,滋血乱治,热炽津涸,舌板成痉。究竟邪闭阻窍,势属不稳。

人参　生甘草　石膏　知母　粳米

肝　风

潘二八　肝阳化风，上冒为厥。风阳内烁，脂液涸而作痛。此非实症，刚燥忌用。

生地　阿胶　牡蛎　天冬　茯神　生白芍

夏五二　中年已后，阳气日衰。是下焦偏冷，阳不及护卫周身。气分更虚，右肢如痿。当春地气上升，身中肝风大震，心嘈嗔怒，痰涌音哑，乃厥象也。皆本气自病，最难见效。

熟地　熟淡附子　牛膝炭　炒麦冬　远志炭　茯苓

马　面青皖白，入夜颧颊渐赤，耳聋，舌心干板而缩，并不渴饮，间有寒战后热。此厥阴肝脏液涸风旋，势成痉厥危症。勉从经旨之训，肝苦急，当食甘以缓之。

甘麦大枣汤加阿胶。

陆　面青，头痛动摇，手足搐搦牵掣。惊吓恼怒，病从肝起。如饥求食，昼夜无寐。都是肝风盘旋鼓舞，渐为痫厥，此乃五志之病。

阿胶　牡蛎　生地　天冬　小麦　生白芍

某　冲气巅胀，厥。

龙荟丸一钱二分。

顾　此痿厥也。盖厥阴风旋，阳冒神迷则为厥。阳明络空，四末不用而为痿厥。午后黄昏，乃厥阴、阳明旺时，病机发现矣。凡此皆属络病，《金匮》篇中有之。仲景云：诸厥宜下，下之利不止者死。明不下降之药，皆可止厥。但不可硝、黄再伤阴阳耳。但积年沉痾，非旦夕速效可知矣。

活鳖甲　真阿胶　方诸水　鲜生地　玄参　青黛

又　照前方去玄参，加天冬。

厥从肝起，其病在下。木必得水而生，阴水亏，斯阳风烁筋，而络中热沸即厥。拙拟血属介类,味咸入阴,青色入肝,潜阳为法。

又　阴络空隙,厥阳内风掀然鼓动而为厥。余用咸味入阴和阳,介类有情之潜伏,颇见小效。但病根在下深远,汤剂轻浮,焉能填隙?改汤为膏,取药力味重以填实之,亦止厥一法。

鲜鳖甲　败龟板　猪脊髓　羊骨髓　生地　天冬　阿胶　淡菜　黄柏

熬膏。早服七钱,午服四钱。

林　据说六七年前,惊骇起病。气从左胁有声,攻及胸膈,心中胀极,气降胀减,必汗出溲溺,此属肝厥。凡烦劳动怒,即刻举发。肝木风火内寄,其来必骤,且有声音。久恙非汤药可投,缓调须用丸药,更发作自必轻减。

人参　干姜　附子　桂枝　川椒　小川连　川楝子　当归　白芍

乌梅肉丸。

顾　平昔肠红,阴络久伤,左胁下宿瘕,肝家风气易结。形瘦面青,阴虚阳气易冒,血络不得凝静,诸阳一并遂为厥。冲气自下犯胃为呃,症似蓄血为狂。奈脉细劲,咽喉皆痛,真阴枯槁之象。水液无有,风木大震。此刚剂强镇,不能熄其厥冒耳。

生鸡子黄一枚　真阿胶二钱　淡菜泡洗,五钱　龟板五钱

冲入热童便一杯。

戴　酒客中虚多湿,阳明素虚,厥阴来乘。当谷雨土旺用事,风木与阳俱升逆,郁冒而厥。此平昔积劳内因,与外邪无涉。阅医多用风药,是再伤肌表护卫之阳,乃召风以致中耳。

川桂枝　羚羊角　炒半夏　橘红　明天麻　茯苓　当归　钩藤

吴三十　肝风痫厥,迅发莫制,都因肾真内怯,平素多遗,诊脉芤弱。议用固本丸。

固本加五味、萸肉、龙骨、金箔,蜜丸。

谢五八　有年下虚。春木自地而升,阳浮上蒙清窍。经云:下虚上实,为厥巅疾。肝风内震,倘加恼怒,必致厥仆痱中。大忌攻痰祛风药。

熟地　天冬　萸肉　五味　牛膝　龟甲　磁石　茯神　远志　菖蒲

厥阴寒厥

夏十九　少腹气攻有形,呕吐头胀。阴脉不至头,而厥阴脉上至巅顶。四肢逆冷,即厥象也,不是疟母宿冷。肝脉环绕阴器,为遗泄。

炒黑川椒　川楝子　炒橘核　青木香　小茴香　茯苓

王　右脉已伏,左小紧。四肢冰冷,干呕烦渴。厥阴浊泛,胃阳欲绝,此属痛厥。姑以辛热,泄浊通阳。

泡淡吴萸　制附子　川楝子　延胡索　淡干姜　茯苓

又　脉微为无阳,下利,冷汗,呕逆不食,肢厥不肯回阳。一团浊阴阻蔽,却有闭脘之危。议四逆之属,护阳驱浊。

人参　淡附子　枳实　茯苓　生淡干姜

又　肢厥,恶心,吞酸,胸满,大便不通有六日。

川连　淡干姜　人参　枳实　陈皮　半夏　茯苓

厥阴热邪

史　温热已入厥阴,阴伤,致风阳上巅,遂为痉厥。厥发丑寅,阳明、少阳之阳震动。昨进咸苦,清其阴分之热已效,今复入镇阳以止厥。

生地　天冬　阿胶　鸡子黄　生龙骨　小麦

蒋　眩晕,心痛胀,呕吐涎沫,周身麻木。此厥阴肝脏中阳过胃贯膈,逆冲不已,有痉厥之意。

川连吴萸煮　干姜　川楝子　乌梅　牡蛎　白芍

又　开泄和阳入阴已效，当停煎药。

龙荟丸。

程　厥邪热深，生姜性辛温，大泄肝阴，阳遂上冒，心热晕厥。但阴虚热炽，苦寒不可多进，以滋阴却热为稳。

生鳖甲　鲜生地　生白芍　知母　山栀　橘红

张　未病先有惊恐，先寒战，后发热，心中极热，干呕烦躁，渴饮冷，仍不解渴。诊脉小弦，舌白无胎，曾肢冷如冰。此热邪已入厥阴肝经，所谓热深厥深也。病全入里，极为棘手。议用紫雪丹，开深伏之热结，取其芳香宣窍。冀得躁扰势缓，方有转机。

紫雪丹二钱。

王　心中疼热，耳聋自利，热邪已入厥阴。三日不厥，方有好音。

郁金　川连　秦皮　黄芩　连翘心　石菖蒲汁

某　先发水痘，已感冬温。小愈，不忌荤腥，余邪复炽，热不可遏。入夜昏烦，辄云头痛。邪深走厥阴，所以发厥。诊脉两手俱细，是阳极似阴。鼻煤舌干，目眦黄，多属邪闭坏败，谅难挽回。用凉膈散。

肝风烁阴

伍女　室女经来，冲脉自动，动则阳升。内风绕旋不息，为薄厥、煎厥。阳明虚，胃失降，厥阳热，肝愈横。风阳上冒清空，神迷，诸窍似阻，皆入夏大地发泄之征。本虚表实，先理其实。议用局方龙荟丸，纯苦直降，非汤饮留连肠胃之比。每服三钱，不拘二三次分服。接用复脉法，去参、姜、桂。

肝逆胃虚

施氏　诸厥属肝，肝病犯胃，为呕逆腹痛，乃定例也。诊脉虚小，望色皝白。据述怀妊病竟不发。思中流砥柱，斯肝木凝然，则知培植胃土，乃治病法程矣。

六君子去术、皮，加芍药、木瓜、煨姜、南枣。

某氏　厥属肝病，几番病发，都因经水适来。夫血海贮聚既下，斯冲脉空乏，而风阳交动，厥之暴至之因由也。咸寒濡润，亦和阳泄内风之义，治之未应。下焦独冷，喉呛胸痹。思冲脉乃阳明所属，阳明虚则失阖，厥气上犯莫遏。《内经》治肝不应，当取阳明，制其侮也。暂用通补入腑，取乎腑以通为补。

小半夏汤加白糯米。

龚三一　诸厥皆隶厥阴，疝瘕，心热胁胀，中消便难。乃肝阳内风，妄动消烁，犯及阳明矣。经言：治肝不应，当取阳明。肝胃一脏一腑相对，不耐温补者，是肝用太过，肝体不及也。

九孔石决明　淮小麦　清阿胶　细生地　天冬　茯神

怒

陈　嗔怒微厥，肝阳升举。宜益胃阴以制伏。

人参冷冲　麦冬　茯神　鲜莲子　竹叶心　生甘草

微温服。

奇脉虚风阳动

叶氏　脉右大，热升风动，郁冒为厥。宗陈无择羚羊角散方。

羚羊角　小生地　玄参　丹参　连翘　黑豆皮

又　厥后惊惕汗泄，阳风无制，都缘阴枯不主恋阳。议用六味，益阴和阳。

炒六味去山药，加人参、秋石。

又　渴不欲饮，阴不上乘。况寐醒神识不静，易惊汗出。法当敛补。

人参　萸肉炭　熟地　五味　茯神　远志

又　半月经水两至，痛自下焦冲突而厥。病由阴维、冲、任，盖八脉所司也。此养营仅到中宫，所以无效。

苁蓉　鹿角霜　当归　柏子霜　桂枝木　茯苓

又　前法已中病情，须从奇经治义。

照前方去桂枝木，加鹿角胶。

又　病去八九，仅以温补下元为法，不必穷治。

淡苁蓉　炒杞子　当归　柏子仁　茯苓　小茴香

心营热

陶氏　脉数，厥止，热在营中。

犀角　玄参　丹皮　连翘心　胆星　橘红

蛔厥呕吐

王　口鼻触入异气，胃伤呕吐。土衰则木克，肝风内横，三虫扰动为痛。从蛔厥论治。

川椒　干姜　桂枝木　川楝子　人参　川连　乌梅　生白芍

阴涸欲绝

黄二十　据述十一年前夏秋间，多用井水盐梅，因此昏厥，已后三五日一发。病愈虽醒，日瘦日减，间有语言不自接续。想其至理，水盐梅酸，大泄肝肾脏阴。厥者，阳气逆乱，冒神愦愦，势成沉痼，非痫厥门治痰治火清窍者。是脏阴受病，脏主乎藏畜，医偏搜逐劫烁，凡阴涸欲绝，譬诸油尽，灯焰忽明忽昏，扑然息矣。先圣先贤，从无成法，未敢凑药欺人。常用人乳一杯。

某　脉左动如数，右小濡弱。病起嗔怒，即寒热，汗出，心悸，继而神魂自觉散越。夫肝脏藏魂，因怒则诸阳皆动。所见病源，无非阳动变化内风而为厥。故凡属厥症，多隶厥阴肝病。考《内经》治肝，不外辛以理用，酸以治体，甘以缓急。今精彩散失，镇固收摄，犹虑弗及，而方书泄肝平肝抑肝，方法尽多。至于补法，多以子母相生为治。此病全以肝肾下焦主法为正。所服医药,并无师古之方,未识何见?

阿胶一钱半　鸡子黄一枚　人参一钱　生地三钱　金箔五片

肝肾虚冲气逆

某　冷自足上贯于心,初起周身麻木,今则口鼻皆有冷气。病起惊恐,内伤肝肾为厥。冲脉隶于肝肾,二脏失藏,冲气沸乱,其脉由至阴而上,故多冷耳。

淡苁蓉　熟地炭　五味子　紫石英　茯苓　牛膝

痛　厥

汪　胃阳伤残,浊气上攻,将为痛厥。当治阳明之阳。

吴茱萸　姜汁　半夏　茯苓　粳米

又　照前方去吴萸,加广皮。

疟　厥

某　热甚而厥,其热邪必在阴分,古称热深厥深。病中遗泄,阴伤邪陷。发表攻里,断难施用。和正托邪,是为正法。

草果　知母　人参　半夏　姜汁　乌梅

厥者,从下逆上之病也。痉者,明其风强之状也。所以二字每每并言,原与伤寒门所载者有间。想是症,总由气血日偏,阴阳一并而成。譬如风雷之猛烈,郁极而发也。若发而渐复者,犹可转危为安。若发而转逆者,必至直拔根荄乃已。斯存亡之机,在乎命脏之盈亏耳。考方书之名目不一,致病之因由亦繁。大抵可吐者,如痰食填塞于胸中,用瓜蒂散之类,及烧盐探引方法。可清可折者,如厥阳壮火升逆而莫制,用玉女煎,及宣明龙荟丸法。可开可降者,如气厥、薄厥而形气暴绝,有五磨饮子,及蒲黄酒法。秽浊蒙神而昏乱无知,有牛黄、至宝,及苏合香丸之两法。飞尸卒厥,先宜酒醴以引导,并可按穴而施针法及灸法。若从虚而论者,如内夺而厥,则为喑痱,有地黄饮子之通摄下焦法。烦劳阳张,令人煎厥,有人参固本,加入金箔、方诸水,为壮水制火法。血厥而阳腾络沸,参乎从阴从阳法。色厥而精脱于下,急与大剂挽元法。肾厥,宗许学士之椒附以通阳。蛔厥,有仲景之安蛔法。阳极用救阴峻剂,阴极有扶阳方法。种种规模,已为全备。及参案中,先生于是症独重在肝。盖肝者,将军之官,善于他脏者也。要知肝气一逆,则诸气皆逆,气逆则痰生,遂火沸风旋,神迷魂荡,无所不至矣。若犯于上者,不免凌金烁液,有门冬汤及琼玉膏之补金柔制法。若犯于中,而为呕为胀者,用六君去术,加木瓜、姜、芍之类,及附子粳米汤加人参,为补胃凝肝法。若震及心脾,而为悸为消者,用甘麦大枣汤,合龙、蛎之属,为缓急重镇法。若挟少阳之威而乘巅摇络者,用羚羊、钩藤、玄参、连翘之剂,为熄风清络法。若本脏自病,而体用失和者,以椒、梅、桂、芍之类,为益体宣用法。若因母脏之虚,而扰及子脏之位者,用三才配合龟、甲、磁、朱,及复脉减辛、味,复入鸡黄之属,为安摄其子母法。至于痿厥之治,尤觉神奇,取血肉介类,改汤为膏,谓其力味重实,填隙止厥最速。此岂非补前人之未备,开后学之法门者乎?参是案者,幸毋忽诸。

邵新甫

惊

气逆阳泄

某　惊则气逆,阳泄为汗,用重镇压惊。

川桂枝木五分　**黄芪**去心,二钱　**人参**一钱　**龙骨**煅,一钱半　**左顾牡蛎**煅,一钱半

痰火阻窍

某 惊恐伤神，不语。

建兰根汁 姜汁 金汁

共和一处，隔汤炖，徐徐服。

脏躁阳浮

某 因惊外触，见症神怯欲迷，已经肢厥，冷汗，怕动。仿镇怯理虚。

人参 茯神 枣仁 生龙骨 石菖蒲 炙草 南枣 陈淮小麦

早上服。

杨氏 经血期至，骤加惊恐，即病寒热，心悸不寐。此惊则动肝，恐则伤肾。最虑久延脏躁，即有肝厥之患。

淮小麦 天冬 龙骨 牡蛎 白芍 茯神

陈二九 心中若烟雾，嗳则气散，少顷即聚。易惊恐畏惧，呕逆不渴，自述难鸣苦况。泻后亡阴，热药劫阴，前议和胃不应，主以镇之摄之。

炙甘草 淮小麦 大枣 枣仁 青龙骨

肝肾阴虚阳浮

某 骤惊，阳逆暴厥，为肝胆病。昼则心悸是阳动，夜则气坠属阴亏。用收固肾肝可效。

生地五钱 萸肉一钱 龙骨三钱 牡蛎三钱 五味一钱 真金箔三张

经云：惊则伤胆，恐则伤肾。大凡可畏之事，猝然而至者谓之惊。若从容而至，可以宛转思维者，谓之恐。是惊急而恐缓也。夫惊症，大人亦有之，小儿最多，因其神志未坚，胆气未充，故每遇稍异之形声，即陡然而惊矣。惊之所伤，由心猝及乎胆，由胆即及乎肝，遂致心主君火，兼肝胆中相火风木，骤然而起。症现搐溺瘛疭，神昏谵妄，肢冷厥逆，吐乳身热，目窜口噤。种种所患，无非心、肝、胆之现症，而实毫无外感之风邪。此因外受之惊，而动内之木火风也。故但当以一惊字立为病名，斯乃切当。因其内风沸起，遂加一风字，因病来迅速，又加一急字，故遂有急惊风之病名，此已属牵强附会矣。至于今之混称为急惊风者，更属背谬。总因小儿阴气未充，外感之风温、风热、风火，以及寒邪化热，并燥火诸症，最易伤阴。阴伤则血不营筋，液伤则脉络滞涩。热盛亦能使内之木火风相继而起，所现之症，与受惊者类亦相同。然实非因受惊而起，其所治之法，大有区别。如果因惊者，治宜安养心神，镇惊定怯，甘凉清内热，柔润熄肝风，或少佐芳香，通其窍络，舒其结闭。至于刚热燥涩，表散之药，概不可用。若无惊而但感外邪者，有宜于凉散，有宜于温散，有宜于苦寒清火，有宜于甘温扶阳，或补或泻，自当按六淫之邪而施治，与惊字毫无关涉。奈今之医者，每遇非惊之症，因不能辨明六气中所伤何气，却定不出病名，遂强将一惊字混入，藉口漫称为急惊风症，掩饰欺人。病家亦酷信之，以为小儿防范难周，焉有无惊之理。其所订之方，错杂游移，不知治惊，总以心、肝、胆为主。若治时邪，须兼肺、胃、脾、肾、三焦、营卫、经络而论，大不相同也。更有一种称慢惊风之病名者，尤属怪诞不经，必当亟为驳正。有论在幼科吐泻之后，宜合观之。

华岫云

癫　痫

惊恐痰火升

孙十八　神呆，脉沉。因惊恐以致痫疾，语言不甚明了，此痰火阻其灵窍。深戒酒肉厚味，静室善调，经年可愈。

黄连　黄芩　山栀　枳实　橘红　胆星　菖蒲　远志

陈　动怒惊触，乃外加扰内，致五志阳越莫制。古人集癫、痫、狂辨，以阳并于阴，阴并于阳互异。今以阳逆狂乱，非苦药之降，未能清爽其神识也。

当归龙荟丸三钱。

倪　骤然惊惕，阳气上逆，遂神呆不寐，倏尔叫喊，不食，不饥，不便，有癫痫之象。

龙荟丸二服。

卢十四　痰病已成痫疾，难愈。

竹节白附子　天竺黄　陈胆星　石菖蒲　川连　郁金　茯神　橘红

阳气郁窍络阻

汪　惊恐，阳升风动，宿痫遂发。吐痰，呕逆，不言，络脉失利也。

羚羊角　石菖蒲　胆星　远志　连翘　钩藤　天麻　橘红

曹十四　春病及长夏，痫厥屡发。前用龙荟丸意，苦泄肝胆，初服即泻，此久病阴分已虚。议理阴和阳，入酸以约束之。

生鸡子黄　阿胶　川连　黄柏　生白芍　米醋

金二十　痫厥，神呆肢强。

犀角　羚羊角　玄参　菖蒲　炒半夏　炒远志　郁金　橘红

木火动心神虚

吴　惊狂，乃木火扰动，虽得平静，仍心悸怔忡，夜卧不寐。诊脉虚细如丝，已非痰火有余。议补心丹，以理心之用。

人参　茯神　枣仁　玄参　丹参　天冬　麦冬　生地　川连　柏子仁　菖蒲　桔梗　远志

木火郁血滞

叶氏　每遇经来紫黑，痫疾必发。暮夜惊呼声震，昼则神呆，面青多笑，火风由肝而至。泄胆热以清神，再商后法。

丹皮　丹参　细生地　黑山栀　茺蔚子　胡黄连

调入琥珀末。

肝肾阳升

张二二　入冬不寐，痫疾遂发。此阳不潜藏，治在肝肾。用虎潜法。

火郁心肾不交

某　癫疾，脉不鼓指。议交心肾，益神志。

生地　龟甲　黄柏　川连酒炒　菖蒲　茯神　远志　山栀　竹叶

风阳上亢

叶二九　五志阳升，神识迷惑，忽清忽甚者，非有形质之邪，乃热气化风上巅，至于竟夜不寐。攻痰疏利，决不效验。先以极苦之药，冀其亢阳潜降。

生地　龙胆草　丹参　木通　山栀　芦荟　青黛　薄荷

劳心太过

某　平昔操持，身心皆动，悲忧惊恐，情志内伤。渐渐神志恍惚，有似癫痫，其病不在一脏矣。医药中七情致损，二千年来，从未有一方包罗者，然约旨总以阴阳迭偏为定评。凡动皆阳，当宗静以生阴是议。阳乘于络，脏阴不安，敛摄镇固，久进可效。家务见闻，必宜屏绝，百日为期。

人参　廉珠　茯神　枣仁　炙草　生龙骨　萸肉　五味　金箔

天地，一阴阳也，阴阳和则天清地宁，一有偏胜，遂有非常之变。人身亦一阴阳也，阴阳和则神清气定，一有偏胜，自致不测之疴。故《内经》曰：重阳者狂，重阴者癫。痫与癫，其原则同也。古人集癫、痫、狂辨，以为阳并于阴，阴并于阳，此诚不刊之论。言乎现症，狂则少卧不饥，妄言妄笑，甚则上屋逾垣，其候多躁而常醒。癫则或歌或哭，如醉如痴，甚至不知秽洁，其候多静而常昏。痫则发作无时，卒然昏仆，筋脉瘛疭，口中作声，后人因其声似，分马痫、牛痫、猪痫、羊痫、鸡痫五名，其候经时而必止。推其病因，狂由大惊大怒，病在肝、胆、胃经，三阳并而上升，故火炽则痰涌，心窍为之闭塞。癫由积忧积郁，病在心、脾、胞络，三阴蔽而不宣，故气郁则痰迷，神志为之混淆。痫病或由惊恐，或由饮食不节，或由母腹中受惊，以致内脏不平，经久失调，一触积痰，厥气内风猝焉暴逆，莫能禁止，待其气反然后已。至于主治，察形证，诊脉候，以辨虚实。狂之实者，以承气、白虎直折阳明之火，生铁落饮重制肝胆之邪。虚者当壮水以制火，二阴煎之类主之。癫之实者，以滚痰丸开痰壅闭，清心丸泄火郁勃。虚者当养神而通志，归脾、枕中之类主之。痫之实者，用五痫丸以攻风，控涎丸以劫痰，龙荟丸以泻火。虚者当补助气血，调摄阴阳，养营汤、河车丸之类主之。狂、癫、痫三症治法，大旨不越乎此。今如肝风痰火者，苦辛以开泄。神虚火炎者，则清补并施。肝胆厥阳化风旋逆者，以极苦之药折之。神志两虚者，用交心肾法。劳神太过者，宗静以生阴意，为敛补镇摄。方案虽未详备，而零珠碎玉，不悉堪为世宝哉！医者惟调理其阴阳，不使有所偏胜，则郁逆自消，而神气得反其常焉矣。

龚商年

临证指南医案　卷八

衄

温　邪

某　温邪衄血。

连翘　玄参　淡黄芩　黑山栀皮　杏仁　郁金

风　温

某　风温衄血。

丹皮　玄参　连翘　赤芍　茅花　黑栀皮

温热胃火上蒸

某三四　此热蒸于水谷之湿，龈血鼽衄，纳谷如昔。治在阳明。

熟地　知母　石膏　玄参　牛膝

胆火上升心营热

陈女　常有衄血，今夏忽起神识如呆，诊脉直上鱼际。大忌惊恐恼怒，天癸得通可愈。

犀角　丹参　玄参　生地　连翘　知母

林二六　阳升，鼻衄不止。

细生地　乌犀角　炒知母　牛膝　黑山栀　川斛　丹皮　炒黑侧柏叶

某　努力伤，阳逆鼻衄。

犀角二钱，镑　细生地三钱　炒丹皮一钱　玄参一钱　炒牛膝一

钱半　黑山栀一钱　炒黑侧柏叶五钱

临服冲鲜荷叶汁一小杯。

阴虚阳冒

赵二十　脉左数，衄血火升。

生地　阿胶　天冬　麦冬　淡菜　生白芍　茯神　炒山药

程　从前衄血，都以养阴益气而愈，知非实热，皆劳役阳冒，以致阴血之动也。今壮年肌肉不充，身动气促如喘，口中腻涎浊沫。竟是肾精带伤，收纳失职之象。急急保养，远戒酒色，犹可向安。

熟地　人参　萸肉　湖莲　芡实　补骨脂

山药粉丸

朱十七　脉数，阴亏阳升，头晕，心中烦杂，鼻衄。

生地　玄参　金银花　川斛　丹皮　石决明

某　咳逆失音，衄血。

生地　龟板　丹皮　牛膝　山药　茯苓

某十岁　鼻衄时发。

生地　玄参　丹皮　山药　茯苓　泽泻　黄柏　人中白

酒热伤胃

某　食烧酒辛热，及青梅酸泄，遂衄血咳嗽，心腹极热。五味偏胜，腑阳脏阴为伤。此病以养胃阴和法。

生白扁豆　北沙参　麦冬　白粳米

血行清道，从鼻而出，古名曰衄，与浊道之吐咯者不同。清道即指至高之分，由山根以上睛明之次而来也。其穴乃手足太阳、足阳明、阴阳跷五脉之会，及冲脉交会其间。可见诸经皆能为衄，不独肺胃而然。诸书虽已详明，惟景岳辨之尤切。但衄之为患，总由乎火。外为六淫之变化，内因五志之掀腾，气血日为错乱，阴阳为之相乘。天人交感之处，虚实攸分矣。若风寒壅盛于经，阳气郁而迫营者，宜参麻黄桂枝症之大意。若温风暑热怫郁，而动血外溢者，用辛凉清润等剂，认定经络之高下。若火邪极甚，而载血上泛者，有苦寒咸寒之法，审其原委之浅深。此外因主治法也。至于烦冗曲运，耗及木火之营，肝脏厥阳化火风上灼者，甘咸柔婉，理所必需。多劳过欲，病及天一之真，阳浮引阴血以冒上窍者，滋潜厚味，法从峻补。血脱则挽回元气，格阳则导火归源，因酒用和阳消毒之剂，因努力用培中益下之方。此内因主治法也。学者惟审内外两因，庶乎施治无误矣。

邵新甫

疝

督任阳虚

某　七疝治法，最详子和，其旨辛香以泄肝，得气疏泄而病缓矣，按法调理不愈。七味导引纳肾，益气升举脾阳，而坠气仍然。艾灸蒸脐，原得小安。《内经》任脉为病，男子内结七疝，女子带下瘕聚。同为奇经主之，故疏泄诸方，能治气实，参术升补，仅治中虚下陷，与元海奇经中病无补。壮岁至老，病根不辍，下焦日衰。可知升阳一法，体症颇合。衰年仅可撑持，勿使病加可矣。

生鹿茸三钱　鹿角霜一钱　当归二钱　生菟丝子五钱　沙蒺藜一钱　川桂枝尖五分

饥时服。

浊阴凝聚肝络

朱二一　劳伤，温里已效。脐旁动气，少腹结疝，睾丸偏坠。皆阳气不自复，浊阴聚络。不宜急于育子。

当归　舶茴香　淡苁蓉　枸杞子　安息香　茯苓

孙　疝坠于右，筋缩连小腹痛，此寒主收引。议进温通厥阴之络。

川楝子二两　穿山甲二两，炙　炮黑川乌五钱，去皮　炒黑小茴香一两　橘核二两，炒　乳香五钱

用老韭白根汁泛丸，饥时服二钱五分。

明　脐下少腹，形象横梗，发必痛绕胁腰，以及阴囊，此乃厥阴肝气不宣。议以苦辛加左金，佐通经脉之凝涩。

川连　吴萸　穿山甲　青木香　金铃子　延胡

青橘叶汤丸。

郁十七　肝病，络虚气聚，少腹滞胀。前用河间金铃子散加牡蛎、橘叶，合咸苦辛胜法，小效加食。述饥则胁腹鸣盛，而浊气下泄颇安，乃络虚不足中之有余。形质瘦怯，不可纯攻。

桃仁　当归梢　炒小茴　橘核　郁李仁　南山楂

葱白汁丸。

谢五七　七疝皆肝，少腹坚聚有形，是闭塞不通之象。百日久恙，血络必伤。古人治疝，必用辛香。助燥气胜之品，宜缓商矣。

归须　杜牛膝根　小茴香　川楝子　穿山甲　柏子仁

林　脉右弦左涩，当脐痛连少腹，已属凝聚有形。呕吐黄浊，大便欲解不通，若患处漉漉有声，痛势稍减。惟卧著体不转移，其痛更加，此属肝气疝瘕。辛香流气，所称通则不痛耳。

炒桃仁　炒橘核　金铃子　炒延胡　韭白汁　两头尖　小茴　青皮

此通泄厥阴气血方也。痛甚于下，浊结有形，非辛香无以入络，非秽浊无以直走至阴之域。以子和方合奉议意。

施四八　立冬前一日，寒战后热，属厥阴。食蟹咸寒沉坠，浮肿囊大，溲溺甚少，至晚肿胀愈加，显然阳微浊聚。治从气分，开泄冷湿。

粗桂枝　吴萸　川楝子　茯苓　生牡蛎　泽泻

磨青皮汁十匙。

膀胱寒湿凝滞

唐三六　寒湿已入太阳之里，膀胱之气不利，阴囊茎肿。

五苓散加独活、汉防己。

筋　疝

某　肝风筋疝，怒劳致伤。宜通补熄风。

苁蓉　补骨脂　归须　小茴　韭子　茯苓　胡桃肉　青盐

羊内肾蒸熟和丸。

奇脉阳虚

朱　动气疝瘕，绕脐汩汩有声。男子精气不充，是下焦损伤。温补勿过刚燥，须察八脉，以推病情。

淡苁蓉　归身　炒枸杞　小茴　炒沙苑　茯苓　红枣肉

郁怒肝疝肿胀

汪　自云郁怒不已，夏季忽起腹胀。医以快气疏滞汤药，其胀竟入小腹下坠，青筋外突，胀甚延及肾囊，乃肝疝之症。议子和法。

归须　橘核　青木香　青皮　小茴　黑山栀　青葱管

周三六　久久劳怒，肝木内震。胁中少腹，皆肝脉游行之所。气凝聚为胀，聚久结形为瘕疝。情怀忧郁，永不能痊。以内起情志，不专草木微功耳。

炒小茴　黑山栀　川楝子　延胡　青木香　青皮　生香附　橘核

肝疝犯胃

吴六十　味酸，食不化，涌吐。述少腹厥气上冲，下有宿疝，以肝浊攻胃。经云：食出完谷，是无阳也。

生炮黑附子　生淡干姜　猪胆汁　吴萸　川楝子

吴二四　疝结少腹，按之坚，凡过饥必冲突至脘，吐酸䐜胀。述病从怒劳而得，内应乎肝，肝逆犯胃，饥则胃弱肝乘，上嗳下泄气则减。

肉桂　真橘核　青木香　小茴　穿山甲　粗桂枝　李根白皮

项　寒胜疝坠，亦属厥阴。盖阳明衰，厥邪来乘。须胃阳复辟，凝寒自罢。

人参一钱半　炮乌头一钱　淡干姜一钱　吴萸泡淡，一钱　茯苓三钱

朱　七疝在肝，《内经》谓冲脉为病。但冲脉隶于阳明，肝木必乘克胃土。胃翻涌逆，致吐蛔呕涎，汤饮不入，呃忒不止。皆逆乱无已，为脏厥危疴矣。肝体本刚，相火内寄。一派热燥药饵，以刚济刚，竟有缺折之虞。欲泄其浊，拟用朱南阳法。

韭白根　两头尖　金铃子　延胡　归须　肉桂心

毛　疝发已过，肢冷潮热，其纳食减半。浊阴内迫犯胃，无发汗攻表之理。议泄厥阴，以安阳明。

人参　炒黑川椒　附子　茯苓　川楝子　葫芦巴

久疝湿热郁

詹　老年久疝，因嗔怒而肿大，热痛，肝失疏泄，火腑湿热蕴结不通。温补升阳固谬，盖肝性主刚，湿闭反从燥化。此龙胆苦坚不应，议柔苦制热，反佐辛热，以开血中郁痹。用东垣滋肾丸。

戴五二　湿热下注，久则囊肿形坚。下焦血多气少，子和法中，原有虎潜诸论，后医弃置不用，惜哉！

龙胆草　黄柏　芦荟　山栀　知母　海金沙　猪苓　泽泻　细辛

陈三五　疝多肝病，宜乎辛泄。但形体参脉，是湿热内蕴阻塞，二便不为通爽。先以通太阳方。

寒水石　海金沙　猪苓　泽泻　通草　木香汁

倪　疝瘕结聚少腹，大便闭阻，小溲短涩，舌白渴饮，不能纳谷。无对症方药，姑与滋肾丸，尝服十粒，十服。

许三六　久有疝症，十年来，寒热劳形，则右胸胁中一股气坠，直走少腹，凡大小便用力皆然。面赤亮，痰多，食腥腻更令病加。此湿热久壅隧中，缓攻为宜。控涎丹四分，间日服，十服。

又　脉沉痰多，手骱赤疮，宿疝在下，右胁气坠少腹。前议控涎丹逐痹未应，想久聚湿热沉痼，非皮膜经脉之壅。用浚川丸四十粒，匀二服，间日一进，竟通腑聚，然后再议。

又　通腑宣壅，粘痰既下，其疝仍聚于右，且盛于寒天冬月。卧安必有声自消，行走劳动，必有形直坠阴囊。久病急攻无效，议辛甘化风方法。古人以疝为肝病，什居八九。

当归　鹿角　桂枝　肉桂　小茴　川芎　炙草　茯苓　生姜　羊肉胶丸。

张五九　痛自肾囊，渐踞少腹之左。夫厥阴之脉绕乎阴器。操持谋虑，都主伤肝。一气结聚，变幻形象而痛，病名曰疝。疝分有七，暴疝多寒，久疝多热。泄气痛缓，宣通可以却病。只因下焦乃深远之乡，气热湿郁，概可知矣。

川连　小茴　黑山栀　橘核　川楝子　青木香　郁李仁　冬葵子

陈　脉沉弦，舌灰边白，腰胯气痛，肾囊睾丸肿大，此湿热为病。乱吃发散消导，湿热下坠为疝，治当分消。

萆薢　黄柏　山栀　茯苓　丹皮　防己　猪苓　泽泻

疏泄伤卫阳

陈二二　辛香流气以治疝，未尝不通。服之五日，遍身疼痛，下午四肢浮肿，肌肤渐见高突块瘰。思走泄气胜，都是阳伤。芪附汤主之。

生黄芪一两　附子二钱

疝兼疟母

朱二五　厥阴三疟久延，邪攻肝经络脉。少腹痛渐硬，气串绕阴器筋痛，乃结疝瘕之象。病久，虽少壮，不可专于泄气。温肾宣肝为急。

淡苁蓉　归身　枸杞子　炒黑小茴　穿山甲　全蝎

陆三九　疟母十年，沉痼宿疴，药不能效。夫疟邪既久，邪与气血两凝，结聚络脉，药难入络耳。疟不离乎肝胆，疝不外乎肝病。七疝，子和分剖大著。虚质，不可专以辛香。下坠为甚，议有情温通，以培生气。

鹿茸　大茴香　穿山甲　当归　水安息香　炮黑川乌　全蝎

用黑大豆炒赤淋酒一杯，滤酒汁和丸。每服二钱，暖酒送。

经云：任脉为病，男子内结七疝，女子带下瘕聚。又：督脉生病，从少腹上冲心而痛，不得前后，为冲疝。又曰：脾传之肾，病名曰疝瘕。又曰：三阳为病发寒热，其传为㿉疝。又曰：邪客于足厥阴之络，令人卒疝暴痛。此《素问》言诸经之疝也。又《经脉》等篇云：足阳明之筋病，㿉疝，腹筋急。足太阴之筋病，阴器纽痛，下引脐，两胁痛。足厥阴之经筋病，阴器不用。此《灵枢》言诸经之疝也。后人因有筋、水、狐、癫、气、血、寒七疝之名，其主治各有专方，立法可谓大备。然其中不无错杂之处，终非可训之定法。惟仲景先生独以寒疝为名，其所出三方，亦以温散祛寒，调营补虚为主，并不杂入气分之药。而子和治法，又以辛香流气为主，谓肝得疏泄而病愈矣。其金铃、虎潜诸法，可谓发前人所未发。故疝病之本，不离乎肝，又不越乎寒。以肝脉络于阴器，为至阴之脏。足太阳之脉属肾络膀胱，为寒水之经。故仲景所云寒疝，腹中痛，逆冷，手足不仁，腹满，脉弦而紧，恶寒不欲食，绕脐痛，及胁痛里急，是内外皆寒气作主，无复界限。其乌头二方，专以破邪治标为急，虚实在所不论，是急则治标之义也。其当归羊肉一方,专以补虚散寒为主,故以当归、羊肉辛甘重浊,温暖下元,而不伤阴,佐以生姜,随血肉有情之品引入下焦,温散冱寒,是固本,不治标也。子和所云疝不离乎肝者,以疝病有阴囊肿胀,或痛而里急筋缩,或茎中作痛,或牵引睾丸,或少腹攻冲作痛,或号笑忿怒而致,此皆肝经脉络之现症。其金铃散一法,以泄肝散逆为主,故以川楝导膀胱、小肠之热,元胡和一身上下诸痛,以肝主疏泄故也。其所取虎潜一法,以柔缓导引为主,故方中用虎骨熄肝风,壮筋骨,羊肉、龟板补髓填精,佐以地黄补肾,当归补肝,使以陈皮利气疏肝,芍药通肝调营,是治肝而顾及于肾也。及观先生治疝之法,又更有进焉者。其旨以暴疝多寒,久疝多热,为疝病之大纲,其余随症施治。如气坠下结者,以鹿茸、鹿角升阳为主。其胀结有形,痛甚于下者,宗丹溪通阳泄浊为治。其火腑湿热郁结不通者,用柔苦制热,反佐辛热,以开血中郁痹为主。其寒湿下坠太阳之里,膀胱之气不和,二便不为通利者,五苓散加减,通太阳膀胱为主。其湿热久聚,气坠少腹阴囊者,用控涎丹、浚川丸等,逐痹,通腑,分消,兼辛甘化风法为主。如下焦阴阳两虚者,用有情温通以培生气,兼通补熄风为主。而先生于治疝之法,可谓曲尽病情,诸法备矣。仲景又有狐疝一方,究非王道之品,兹不具赘。

邹滋九

头　痛

风　火

徐六七　冬月呕吐之后,渐渐巅顶作痛。下焦久有积疝痔疡,厥阴阳明偏热。凡阳气过动,变化火风,迅速自为升降,致有此患。

连翘心　玄参心　桑叶　丹皮　黑山栀皮　荷叶汁

胡六三　脉左弦数,右偏头痛,左齿痛。

连翘　薄荷　羚羊角　夏枯草花　黑栀皮　鲜菊叶　苦丁茶　干荷叶边

某　高年气血皆虚，新凉上受，经脉不和。脑后筋掣牵痛，倏起倏静，乃阳风之邪。议用清散轻剂。

荷叶边　苦丁茶　蔓荆子　菊花　连翘

王六三　邪郁，偏头痛。

鲜荷叶边三钱　苦丁茶一钱半　连翘一钱半　黑山栀一钱　蔓荆子一钱　杏仁二钱　木通八钱　白芷一分

郁五十　风郁头疼。

鲜荷叶　苦丁茶　淡黄芩　黑山栀　连翘　蔓荆子　木通　白芷

肝　风

某四七　内风头痛，泪冷。

炒杞子　制首乌　柏子仁　茯神　炒菊花炭　小黑穞豆皮

沈氏　痛在头左脑后，厥阳风木上触。

细生地　生白芍　柏子仁　炒杞子　菊花　茯神

伏　暑

孙二四　暑伏，寒热头痛。

鲜荷叶边　连翘　苦丁茶　夏枯草　山栀　蔓荆子　厚朴　木通

某　暑风湿热，混于上窍，津液无以运行，凝滞遂偏头痛，舌强干涸。治宜清散。

连翘　石膏　生甘草　滑石　蔓荆子　羚羊角　荷梗　桑叶

血虚阳浮

程　既知去血过多，为阴虚阳实之头痛，再加发散，与前意相反矣。

复脉去参、姜、桂，加左牡蛎。

又　脉数虚而动，足征阴气大伤，阳气浮越。头痛筋惕，仍与镇摄之法。

牡蛎　阿胶　人参　生地　炙草　白芍　天冬

肝阳犯胃上逆

朱　据说就凉则安，遇暖必头痛筋掣，外以摩掐可缓。大凡肝风阳扰，胃络必虚。食进不甘，是中焦气馁。虽咸润介属潜阳获效，说来依稀想象，谅非入理深谈。聊以代煎，酸甘是商。且五旬又四，中年后矣。沉阴久进，亦有斫伐生气之弊。半月来，乏少诊之功。姑为认慎，用固本膏。

徐　当年下虚，曾以温肾凉肝获效。春季患目，是阳气骤升，乃冬失藏聚，水不生木之征也。频以苦辛治目，风阳上聚头巅，肝木横扰，胃受戕贼，至于呕吐矣。今心中干燥如焚，头中岑岑震痛，忽冷忽热，无非阴阳之逆。肝为刚脏，温燥决不相安，况辛升散越转凶，岂可再蹈前辙。姑以镇肝益虚，冀有阳和风熄之理。

阿胶　小麦　麦冬　生白芍　北沙参　南枣

又　倏冷忽热，心烦巅痛，厥阳之逆，已属阴液之亏。前案申明刚药之非，代赭味酸气坠，乃强镇之品，亦刚药也。考七疝中，子和惯投辛香走泄，其中虎潜一法亦采，可见疝门亦有柔法。医者熟汇成法，苟不潜心体认，皆希图附会矣。今呕逆既止，其阴药亦有暂投，即水生涵木之法。议以固本成方，五更时从阳引导可也，加秋石。

叶妪　临晚头痛，火升心嘈。风阳上冒，防厥。

细生地　阿胶　牡蛎　茯神　麦冬　生白芍

厥阴气血邪痹

史　头形象天，义不受浊。今久痛有高突之状，似属客邪蒙闭清华气血。然常饵桂、附、河车，亦未见其害。思身半以上属阳，而元首更为阳中之阳。大凡阳气先虚，清邪上入，气血瘀痹，其痛流连不息。法当宣通清阳，勿事表散。以艾焫按法灸治，是一理也。

熟半夏　北细辛　炮川乌　炙全蝎　姜汁

又　阳气为邪阻，清空机窍不宣。考《周礼》采毒药以攻病。藉虫蚁血中搜逐，以攻通邪结，乃古法而医人忽略者。今痛滋脑后，心下呕逆，厥阴见症。久病延虚，攻邪须兼养正。

川芎　当归　半夏　姜汁　炙全蝎　蜂房

胆胃伏邪

张二二　太阳痛连颧骨、耳后、牙龈，夏令至霜降不痊，伏邪未解。治阳明少阳。

连翘　羚羊角　牛蒡子　葛根　赤芍　白芷　鲜菊叶

头为诸阳之会，与厥阴肝脉会于巅，诸阴寒邪不能上逆，为阳气窒塞，浊邪得以上据，厥阴风火乃能逆上作痛。故头痛一症，皆由清阳不升，火风乘虚上入所致。观先生于头痛治法，亦不外此。如阳虚浊邪阻塞，气血瘀痹而为头痛者，用虫蚁搜逐血络，宣通阳气为主。如火风变动，与暑风邪气上郁而为头痛者，用鲜荷叶、苦丁茶、蔓荆、山栀等，辛散轻清为主。如阴虚阳越而为头痛者，用仲景复脉汤，甘麦大枣法，加胶、芍、牡蛎，镇摄益虚，和阳熄风为主。如厥阳风木上触，兼内风而为头痛者，用首乌、柏仁、穞豆、甘菊、生芍、杞子辈，熄肝风，滋肾液为主。一症而条分缕析，如此详明，可谓手法兼到者矣。

邹时乘

心　痛

惊　伤

田十三　脉细数，闻雷被惊，心下漾漾作痛。

逍遥散去柴胡，加钩藤、丹皮。

劳伤血滞

宋　脉左涩伏，心下痛甚，舌白，不能食谷，下咽阻膈，痛极昏厥，此皆积劳损阳。前者曾下瘀血，延绵经月不止，此为难治。

生鹿角　当归须　姜汁　官桂　桃仁　炒半夏

脾寒厥

谭三五　心痛引背，口涌清涎，肢冷，气塞脘中。此为脾厥心痛，病在络脉，例用辛香。

高良姜　片姜黄　生茅术　公丁香柄　草果仁　厚朴

营络伤急心痛

朱　重按痛势稍衰，乃一派苦辛燥，劫伤营络，是急心痛症。若上引泥丸，则大危矣。议用《金匮》法。

人参　桂枝尖　川椒　炙草　白蜜

厥心痛一症，古人辨论者多且精矣，兹不复赘。但厥心痛与胃脘痛，情状似一，而症实有别。世人因《内经》胃脘当心而痛一语，往往混而视之。不知厥心痛，为五脏之气厥而入心胞络，而胃实与焉，则心痛与胃痛，不得不各分一门。今先生案中，闻雷被惊者，用逍遥散去柴胡，加钩藤、丹皮治之，以其肝阳上逆，不容升达，为之养血以平调也。积劳损阳者，用归、鹿、姜、桂、桃仁、半夏治之，以其劳伤血痹，无徒破气，为之通络以和营也。脾厥心痛者，用良姜、姜黄、茅术、丁香、草果、厚朴治之，以其脾寒气厥，病在脉络，为之辛香以开通也。重按而痛稍衰者，用人参、桂枝、川椒、炙草、白蜜治之，以其心营受伤，攻劫难施，为之辛甘以化阳也。方案虽未全备，然其审病之因，制方之巧，无不一一破的。果能举一反三，其义宁有尽乎？

龚商年

胃脘痛

肝犯胃

严二十　胃痛半年，干呕。

金铃子　延胡　半夏　茯苓　山栀　生香附

张　冲气上攻成形，痛呕，痛后则散。此厥阴顺乘阳明，阳明虚，筋骨亦掣痛。

安蛔丸三钱，四服，椒梅汤送。

某三五　劳力，气阻胃痛。

川楝子　延胡　炒半夏　乌药　橘红　生香附汁

陈　宿病冲气胃痛，今饱食动怒痛发，呕吐，是肝木侵犯胃土，浊气上踞，胀痛不休，逆乱不已。变为先寒后热，烦躁，面赤，汗泄，此为厥象。厥阴肝脏之现症，显然在目。夫痛则不通，通字须究气血阴阳，便是看诊要旨矣。议用泻心法。

干姜　川连　人参　枳实　半夏　姜汁

吴三七　食仓痛发，呕水涎沫，六年久病入络。述大便忽闭忽溏，患处漉漉有声。议通胃阳，兼制木侮。

淡吴萸　良姜　半夏　延胡　炮川乌　茯苓　蒲黄

李氏　舌白胸痞，脘痛如束，干呕便难。气阻凝痰聚膈，当以泄降宣剂。若竟攻荡，当夏热土旺，伤及太阴，恐滋胀满之忧。

醋炒半夏　川楝子　延胡　橘红　杏仁　厚朴

王氏　气逆填胸阻咽，脘痹而痛。病由肝脏厥气，乘胃入膈，致阳明经脉失和。周身掣痛,夜甚昼缓者,戌亥至阴,为肝旺时候也。此症多从惊恐嗔郁所致,失治变为昏厥。

半夏　姜汁　金铃子　延胡　杏仁　瓜蒌皮　香豉　白蔻

又　痛缓,夜深复炽,前后心胸板掣,脉左数,病在血络中。

金铃子　延胡　桃仁　归须　郁金　白蔻仁

董氏　产后三年,经水不转。胃痛,得食必呕,汗出形寒,腰左动气闪烁,大便七八日始通。脉细弦,右涩,舌白稍渴,脘中响动,下行痛缓。病属厥阴顺乘阳明,胃土久伤,肝木愈横。法当辛酸两和厥阴体用,仍参通补阳明之阳。俾浊少上僭,痛有缓期。

人参同煎,一钱　开口吴萸滚水泡洗十次,一钱　生白芍三钱　良姜七分　熟半夏醋炒焦,二钱　云茯苓切块,三钱

肝风犯胃液虚

顾氏　天癸当绝仍来,昔壮年已有头晕。七年前秋起胃痛若嘈,今春悲哀,先麻木头眩,痛发下部,膝胫冷三日,病属肝厥胃痛。述痛引背胁,是久病络脉空隙,厥阳热气,因情志郁勃拂逆,气攻乘络,内风旋动,袭阳明,致呕逆不能进食。

九孔石决明　清阿胶　生地　枸杞子　茯苓　桑寄生　川石斛

某　胁痛入脘,呕吐黄浊水液。因惊动肝,肝风震起犯胃。平昔液衰,难用刚燥。议养胃汁以熄风方。

人参　茯苓　半夏　广皮白　麦冬　白粳米

肝犯胃兼痰饮胸痹

姚　胃痛久而屡发,必有凝痰聚瘀。老年气衰,病发日重,乃邪正势不两立也。今纳物呕吐甚多,味带酸苦,脉得左大右小。盖肝木必侮胃土,胃阳虚,完谷而出。且呃逆沃以热汤不减,其胃气掀腾如沸,不嗜汤饮,饮浊弥留脘底。用药之理,远柔用刚,嘉言谓

能变胃而不受胃变。开得上关，再商治法。

紫金丹含化一丸，日三次。

又 议以辛润苦滑，通胸中之阳，开涤浊涎结聚，古人谓通则不痛。胸中部位最高，治在气分。

鲜薤白去白衣，三钱　瓜蒌实三钱，炒焦　熟半夏三钱　茯苓三钱　川桂枝一钱　生姜汁四分，调入

古有薤露之歌，谓薤最滑，露不能留，其气辛则通，其体滑则降，仲景用以主胸痹不舒之痛。瓜蒌苦润豁痰，陷胸汤以之开结。半夏自阳以和阴，茯苓淡渗。桂枝辛甘轻扬，载之不急下走，以攻病所。姜汁生用，能通胸中痰沫，兼以通神明，去秽恶也。

肝郁化火犯胃

某氏 胃痛引胁。

川楝子　柴胡　黑山栀　钩藤　半夏　橘红

朱氏 苦寒辛通。

川连　土瓜蒌皮　白芥子　茯苓　炒半夏　姜汁　橘红　竹茹

又 肝厥胃痛，兼有痰饮。只因误用芪、术、人参，固守中焦，痰气阻闭，致痛结痞胀。更医但知理气使降，不知气闭热自内生，是不中窾。前方专以苦寒辛通为法，已得效验。况酸味亦属火化，议河间法。

金铃子　延胡　川连　黑山栀　橘红　半夏

张 老年郁勃，肝阳直犯胃络，为心下痛，久则液枯气结成格。

金铃子　延胡　黑山栀　淡豆豉炒香

郁伤脾胃阳虚

张十九 壮年面色痿黄，脉濡小无力，胃脘常痛，情志不适即发，或饮暖酒暂解，食物不易消化。脾胃之土受克，却因肝木来乘。

怡情放怀,可愈此病。

人参　广皮　半夏　茯苓　苡仁　桑叶　丹皮　桔梗　山栀姜汁炒

水泛丸。

阳　虚

某　味淡短气,脘中微痛。

人参　淡附子　桂枝　炒远志　煨姜

某　积滞久著,胃腑不宣,不时脘痛,已经数载,阳伤奚疑。

炒半夏　淡干姜　荜拨　草果　广皮　茯苓

汪五七　诊脉弦涩,胃痛绕背,谷食渐减。病经数载,已入胃络,姑与辛通法。

甜桂枝八分　延胡索一钱　半夏一钱　茯苓三钱　良姜一钱　蜜水煮生姜一钱半

张　阳微不司外卫,脉络牵掣不和。胃痛,夏秋不发,阴内阳外也。当冬寒骤加,宜急护其阳,用桂枝附子汤。

桂枝　附子　炙草　煨姜　南枣

戴三九　始于伤阴,继则阳损。脘痛似乎拘束,食物逾时不运。当理中焦,健运二阳,通补为宜,守补则谬。

桂枝木　茯苓　生姜渣　炒焦远志　炒黄半夏　生益智仁

余三四　胃疼发,前后心冷,呕吐。

淡吴萸　炒半夏　荜拨　淡干姜　草果仁　厚朴　广皮　桂枝木

某　中州阳失健运,脘中痛,食不化。

益智仁　谷芽　广皮　炙草　茯苓　檀香汁　半夏曲　炒荷叶

顾五十　清阳失职,脘中痹痛,得嗳旷达。当辛以通之。

薤白　半夏　桂枝　茯苓　干姜

营络胃阳兼虚

顾五一　营虚胃痛，进以辛甘。

当归一钱半　甜桂枝一钱　茯苓三钱　炙草五分　煨姜一钱半　南枣肉二钱

费二九　劳力气泄阳伤，胸脘痛发，得食自缓，已非质滞停蓄。然初病气伤，久泄不止，营络亦伤，古谓络虚则痛也。攻痰破气，不去病，即伤胃，致纳食不甘，嗳噫欲呕，显见胃伤阳败。当以辛甘温方。

人参　桂枝　茯苓　炙草　煨姜　南枣

某　胃痛已久，间发风疹。此非客气外感，由乎情怀郁勃，气血少于流畅。夫思虑郁结，心脾营血暗伤。年前主归脾一法，原有成效。今食减形瘦，当培中土，而理营辅之。

异功加归、芍，用南枣肉汤泛丸。

程氏　脉软，背寒，食入脘痛。

人参　茯苓　当归　白芍　炙草　煨姜　南枣

某女　形寒脘痛，得食甚，手按少缓，非有余客邪病。拟进和营卫法。

归桂枝去芍，加茯苓。

胃阳虚气滞血痹

蒋　阳微气阻，右脘痛痹，据云努力痛起。当两调气血。

延胡　半夏　厚朴　橘红　桂枝木　良姜　瓜蒌皮　茯苓

某二八　努力，饥饱失时，好饮冷酒，脉弦硬，中脘痛。

熟半夏三钱　云茯苓三钱　桃仁去皮尖，炒研，二钱　良姜一钱　延胡一钱　红豆蔻一钱，去壳

丸方：

熟半夏三两，炒　云茯苓二两　生厚朴二两　小附子一两，炙　草果仁去衣，一两　高良姜一两，生

老姜汁法丸，每服三钱。

阳虚痰滞

朱　痛固虚寒，吐痰泄气稍缓。当通阳明，勿杂多歧。

人参　半夏　姜汁　淡附子　茯苓　淡干姜

某妪　阳微痰滞，胃疫痛胀。用阿魏丸六分。

阳虚阴浊凝阻

施六二　胃痛，浊痰上逆。

代赭石　炒半夏　淡吴萸　淡干姜　茯苓　广皮　荜拨　生益智仁

张四八　阳微浊凝，胃下疼。

炒黑川椒去目，一钱　炮黑川乌三钱　炮黑川附子三钱　炮淡干姜一钱半

高五十　素多郁怒，阳气窒痹，浊饮凝沍。汤饮下咽，吐出酸水，胃脘痛痹，已经三载，渐延噎膈。先与通阳彻饮，俾阳气得宣，庶可向安。

半夏　枳实皮　桂枝木　茯苓　淡干姜

又　脉右弦，不饥，纳谷不运，吞酸。浊饮尚阻，阳仍不宣。

半夏　良姜　桂枝木　茯苓　延胡　淡干姜

血络瘀痹

高　脉虚涩，胃痛久，治在血分。

桃仁　当归　桂枝　茯神　远志　炙草

钱三六　酒肉滞气胃痛，乡人称为穿心箭风，方书所无，不可稽考。苦辛泄降可效。

延胡　川楝子　桃仁　蒲黄　五灵脂

盛三六　胃痛喜得暖食，肠中泄气则安。数年痛必入络，治在

血中之气。

桂枝木　桃仁　韭白汁　归须　茯苓块

又　阳微胃痛。

当归　桂枝木　桃仁　炙甘草　煨姜　南枣

席　经几年宿病，病必在络。痛非虚症，因久延，体质气馁，遇食物不适，或情怀郁勃，痰因气滞，气阻血瘀，诸脉逆乱，频吐污浊而大便反秘。医见呕吐肢冷，认为虚脱，以理中加附子温里护阳。夫阳气皆属无形，况乎病发有因，决非阳微欲脱。忆当年病来，宛是肝病，凡疏通气血皆效。其病之未得全好，由乎性情食物居多。夏季专以太阴、阳明通剂。今痛处在脘，久则瘀浊复聚，宜淡味薄味清养。初三竹沥泛丸仍用，早上另立通瘀方法。

苏木　人参　郁金　桃仁　归尾　柏子仁　琥珀　茺蔚

红枣肉丸，早服二钱。

秦　久有胃痛，更加劳力，致络中血瘀，经气逆，其患总在络脉中痹窒耳。医药或攻里，或攻表，置病不理，宜乎无效。形瘦清减，用缓逐其瘀一法。

蜣螂虫炙，一两　䗪虫炙，一两　五灵脂炒，一两　桃仁二两　川桂枝尖生，五钱　蜀漆炒黑，三钱

用老韭根白捣汁泛丸，每服二钱，滚水下。

潘氏　脉弦涩，经事不至，寒热，胃痛拒格，呕恶不纳。此因久病胃痛，瘀血积于胃络。议辛通瘀滞法。

川楝子　延胡　桂枝木　五灵脂　蒲黄　香附

气火郁

吴氏　气火郁，胃痛。

川楝子　橘红　炒楂肉　郁金　黑山栀　香附

气逆不降

江二十　胃疼缓，气逆不降。

鲜枇杷叶　杏仁　生香附　降香汁　厚朴　橘红　桔梗　白蔻

范氏　诸豆皆能闭气，浆凝为腐，宛是呆滞食物。食已脘痞痛胀，乃清气之阻。诊脉小涩，舌白粘腻。当理气以开旷胸中。

杏仁　厚朴　老苏梗　广皮白　白蔻仁　枳壳汁　桔梗汁

阳明乃十二经脉之长，其作痛之因甚多。盖胃者汇也，乃冲繁要道，为患最易。虚邪贼邪之乘机窃发，其间消长不一。习俗辛香温燥之治，断不容一例而漫施。然而是病，其要何在？所云初病在经，久痛入络，以经主气，络主血，则可知其治气治血之当然也。凡气既久阻，血亦应病，循行之脉络自痹，而辛香理气，辛柔和血之法，实为对待必然之理。又如饱食痛甚，得食痛缓之类，于此有宜补不宜补之分焉。若素虚之体，时就烦劳，水谷之精微不足以供其消磨，而营气日虚，脉络枯涩，求助于食者，甘温填补等法，所宜频进也。若有形之滞堵塞其中，容纳早已无权，得助而为实实，攻之逐之等剂，又不可缓也。寒温两法，从乎喜暖喜凉；滋燥之殊，询其便涩便滑。至于饮停必吞酸，食滞当嗳腐。厥气乃散漫无形，瘀伤则定而有象。蛔虫动扰，当频痛而吐沫；痰湿壅塞，必善吐而脉滑。营气两虚者，不离乎嘈辣动悸。肝阳冲克者，定期烦渴而呕逆。阴邪之势，其来必速。郁火之患，由渐而剧也。

邵新甫

胁　痛

肝　郁

张六五　胁胀夜甚，响动则降，七情致伤之病。

橘叶　香附子　川楝子　半夏　茯苓　姜渣

陈　气热攻冲，扰脘入胁。

川连　牡蛎　夏枯草　炒半夏　香附　炒白芥子

徐四九　劳怒阳动，左胁闪闪，腹中微满。诊脉弦搏，左甚。当先用苦辛。

郁金　山栀　半夏曲　降香末　橘红　金石斛

金不制木

汤十八　气逆，咳血后，胁疼。

降香汁八分，冲　川贝一钱半　鲜枇杷叶三钱　白蔻仁五分　杏仁二钱　橘红一钱

湿热壅滞

丁　由虚里痛起，左胁下坚满，胀及脐右，大便涩滞不爽。用缓攻方法。

小温中丸。

痛兼痰饮

某　痰饮搏击，胁痛。

半夏　茯苓　广皮　甘草　白芥子　刺蒺藜　钩藤

营络虚寒

沈三十　左胁下痛，食入则安。

当归桂枝汤加肉桂。

朱五二　左乳旁痛绕腰腹，重按得热少缓，此属阴络虚痛。十一年不愈，亦痼疾矣。

当归三钱　肉桂一钱　小茴七分　丁香皮五分　茯苓二钱　淡干姜一钱

尤四五　痛从中起，绕及右胁。胃之络脉受伤，故得食自缓。

但每痛发，必由下午黄昏，当阳气渐衰而来，是有取乎辛温通络矣。

当归　茯苓　炮姜　肉桂　炙草　大枣

寒入络脉气滞

郭三五　痛必右胁中有形攻心，呕吐清涎，周身寒凛，痛止寂然无踪。此乃寒入络脉，气乘填塞阻逆。以辛香温通法。

荜拨　半夏　川楝子　延胡　吴萸　良姜　蒲黄　茯苓

血络瘀痹

汪六八　嗔怒动肝，寒热旬日，左季胁痛，难以舒转，此络脉瘀痹。防有见红之事，静调勿劳可愈。

桃仁　归须　五加皮　泽兰　丹皮　郁金

又　桃仁　归须　丹皮　桑叶　川楝子皮　黑山栀皮

又　络虚则热，液亏则风动。痛减半，有动跃之状。当甘缓理虚。

炙甘草汤去姜、桂。

又　痛止，便难，液耗风动为秘。议用东垣通幽法。

当归　桃仁　柏子霜　火麻仁　郁李仁　松子肉　红花

凌　肝着，胁中痛，劳怒致伤气血。

川楝子皮　炒延胡　归须　桃仁　生牡蛎　桂枝木

沈二一　初起形寒寒热，渐及胁肋脘痛，进食痛加，大便燥结。久病已入血络，兼之神怯瘦损。辛香刚燥，决不可用。

白旋覆花　新绛　青葱管　桃仁　归须　柏子仁

王二四　左前后胁板着，食后痛胀，今三年矣。久病在络，气血皆窒。当辛香缓通。

桃仁　归须　小茴　川楝子　半夏　生牡蛎　橘红　紫降香　白芥子

水泛丸。

汪 痛在胁肋，游走不一，渐至痰多，手足少力。初病两年，寝食如常，今年入夏病甚。此非脏腑之病，乃由经脉继及络脉。大凡经主气，络主血。久病血瘀，瘀从便下。诸家不分经络，但忽寒忽热，宜乎无效。试服新绛一方小效，乃络方耳。议通少阳、阳明之络，通则不痛矣。

归须　炒桃仁　泽兰叶　柏子仁　香附汁　丹皮　穿山甲　乳香　没药

水泛丸。

程四八　诊脉动而虚，左部小弱。左胁疼痛，痛势上引，得食稍安。此皆操持太甚，损及营络，五志之阳动扰不息。嗌干，舌燥，心悸，久痛津液致伤也。症固属虚，但参、术、归、芪补方，未能治及络病。《内经》肝病不越三法：辛散以理肝，酸泄以体肝，甘缓以益肝。宜辛甘润温之补，盖肝为刚脏，必柔以济之，自臻效验耳。

炒桃仁　柏子仁　新绛　归尾　橘红　琥珀

痛缓时用丸方：

真阿胶　小生地　枸杞子　柏子仁　天冬　刺蒺藜　茯神　黄菊花四两丸。

朱　肝络凝瘀，胁痛，须防动怒失血。

旋覆花汤加归须、桃仁、柏仁。

李十九　左胁痞积攻疼。

生牡蛎　南山楂　炒延胡　川楝子　炒桃仁　归须　丹皮　桂枝木

蒋三六　宿伤，左胁腹背痛。

炒桃仁　归须　炒延胡　片姜黄　五加皮　桂枝木　橘红　炒小茴

肝肾阴虚

沈　暮夜五心热，嗌干，左胁痛。肝肾阴亏。

人参　生地　天冬　麦冬　柏子霜　生白芍

肝风入络

黄　左胁骨痛，易饥呕涎。肝风内震入络。

生地　阿胶　生白芍　柏子仁　丹皮　泽兰

又　照前方去白芍、泽兰，加桃仁、桑枝。

又　肝胃络虚，心嘈如饥，左胁痛，便燥少血。

生地　天冬　枸杞　桂圆　桃仁　柏仁

熬膏，加阿胶收。

胆络血滞

程　胁下痛犯中焦，初起上吐下泻，春深寒热不止。病在少阳之络。

青蒿根　归须　泽兰　丹皮　红花　郁金

肝肾皆虚

胡三四　诊脉右弦，左小弱涩。病起积劳伤阳，操持索思，五志皆逆。而肝为将军之官，谋虑出焉，故先胁痛。晡暮阳不用事，其病渐剧。是内伤症，乃本气不足，日饵辛燥，气泄血耗。六味滋柔腻药，原非止痛之方，不过矫前药之谬而已。《内经》肝病三法，治虚亦主甘缓。盖病既久，必及阳明胃络，渐归及右，肝胃同病。人卧魂藏于肝，梦寐纷纭，伤及无形矣。议用甘药，少佐摄镇。

人参　枣仁　茯神　炙草　柏子仁　当归　龙骨　金箔

桂圆肉煮浓汁捣丸。

胁痛一症，多属少阳、厥阴。伤寒胁痛，皆在少阳胆经，以胁居少阳之部。杂症胁痛，皆属厥阴肝经，以肝脉布于胁肋。故仲景旋覆花汤，河间金铃子散，及先生辛温通络，甘缓理虚，温柔通补，辛泄宣瘀等法，皆治肝著胁痛之剂。可谓曲尽病情，诸法毕备矣。然其症有虚有实，有寒有热，不可概论。苟能因此扩充，再加详审，则临症自有据矣。

邹时乘

腹痛

上中二焦气阻

裴氏　脉数，按之涩，腹痛呕吐。恐痧秽格拒，宜宣通气分。

白蔻仁　桔梗　黑山栀　香豉　半夏　广皮白

阳气不通

某四十　腰痛，腹痛，得冷愈甚。

桂枝木　茯苓　蕲艾　生香附　青皮　炒小茴

吴五三　当脐微痛，手按则止。此络空冷乘，阳气久虚之质。自述戒酒谷增。不可因痛，再以破泄真气。

茯苓　生姜煨　熟术　肉桂

郁伤脾阳

俞十九　腹痛六七年，每发必周身寒凛，吐涎沫而痛止。此诸气郁痹，得涌则宣之象。法当升阳散郁。

半夏　草果　金铃子　延胡　厚朴　生姜　苏梗

秽浊阻气

程　秽浊阻遏中焦，气机不宣，腹痛脘痹。当用芳香逐秽，兼以疏泄。

藿香　厚朴　杏仁　莱菔子　半夏　广皮白

阴浊内阻腑阳不通

郑　脉沉微，腹痛欲大便，阴浊内凝，乃阳气积衰。通阳必以辛热。

生白术　吴萸　良姜　川熟附　茯苓　小茴

某　腑阳不通，腹痛，用禹粮丸暖下通消，二便通，胀缓，腹仄。此无形之气未振，宜疏补醒中。

生白术　厚朴　广皮　半夏　茯苓　生益智　姜汁

肝气郁

某　气结腹痛，食少，寒热。

逍遥散去术，加郁金、香附。

肝郁血滞

某氏　肝郁，腹痛有形，经不调。

香附　川芎　当归　肉桂　五灵脂　木香　吴萸　炒白芍

郁伤肝脾络血凝瘀

毕　小便自利，大便黑色，当脐腹痛十五年。渐发日甚，脉来沉而结涩。此郁勃伤及肝脾之络，致血败瘀留，劳役动怒，宿疴乃发。目今冬深闭藏，忌用攻下。议以辛通润血，所谓通则不痛矣。

桃仁　桂枝木　穿山甲　老韭白

煎送阿魏丸一钱。

徐四十　疹发五六年，形体畏寒，病发身不大热，每大便，腹痛里急。此皆气血凝滞，当以郁病推求。

当归　酒制大黄　枳实　桂枝　炙草　白芍

劳伤中阳

某 劳力伤气,浮肿,食入腹痛。姑用戊己调中。

白芍二钱 炙草五分 当归炒焦,一钱半 生益智七分,研 广皮一钱 煨姜一钱 枣肉三钱

河水煎。

营分虚寒

袁四五 当脐腹痛,发于冬季,春深渐愈。病发嗳气,过饥劳动亦发。宜温通营分主治。

当归 炙草 肉桂 茯苓 炮姜 南枣

郁怒饮气入络

华 腹痛三年,时发时止,面色明亮,是饮邪,亦酒湿酿成。因怒左胁有形,痛绕腹中及胸背诸俞,乃络空,饮气逆攻入络。食辛热痛止复痛,盖怒则郁折肝用,惟气辛辣可解,论药必首推气味。

粗桂枝木一钱 天南星姜汁浸泡黑,一钱半 生左牡蛎五钱,打碎 真橘核炒香,打,一钱半 川楝子肉一钱 李根东行皮一钱

暑伤中气

某 长夏腹胀减食,微痛,是暑伤在气分。东垣每调和脾胃,疏泄肝木,最属近理。若守中之补,及腻滞血药皆左。

人参 广皮 白芍 茯苓 谷芽 生益智仁

腹处乎中,痛因非一。须知其无形及有形之为患,而主治之机宜,已先得其要矣。所谓无形为患者,如寒凝火郁,气阻营虚,及夏秋暑湿痧秽之类是也。所谓有形为患者,如蓄血、食滞、癥瘕、蛔蛲、内疝,及平素偏好成积之类是也。审其痛势之高下,辨其色脉之衰旺,细究其因,确从何起。大都在脏者以肝、脾、肾为主,在腑

者以肠胃为先。夫脏有贼克之情，非比腑病而以通为用也。此通字，勿执攻下之谓。古之建中汤、理中汤、三物厚朴汤及厚朴温中汤，各具至理。考先生用古，若通阳而泄浊者，如吴茱萸汤及四逆汤法。清火而泄郁者，如左金丸及金铃散法。开通气分者，如四七汤及五磨饮法。宣攻营络者，如穿山甲、桃仁、归须、韭根之剂及下瘀血汤法。缓而和者，如芍甘汤加减及甘麦大枣汤法。柔而通者，如苁蓉、柏子、肉桂、当归之剂及复脉加减法。至于食滞消之，蛔扰安之，癥瘕理之，内疝平之，痧秽之候，以芳香解之，偏积之类，究其原而治之，是皆先生化裁之法也。若夫疡科内痈，妇科四症，兼患是病者，更于各门兼参其法而用之，则无遗蕴矣。

邵新甫

肩臂背痛

痛绕耳后

徐　迩日天令骤冷，诊左脉忽现芤涩，痛时筋挛，绕掣耳后。此营虚脉络失养，风动筋急。前法清络凉剂不应，营虚不受辛寒。仿东垣舒筋汤意。

当归　生黄芪　片姜黄　桂枝　防风　生于术

煎药化活络丹一丸。

肩臂痛

某　劳倦，肩臂疼。

川桂枝木　木防己　五加皮　茯苓　生苡仁　炒白蒺

涂六二　痛起肩胛，渐入环跳髀膝，是为络虚。

黄芪五钱　于术三钱　当归三钱　茯苓二钱　防己八分　防风根五分　羌活五分

又　照前方去防风、羌活，加杞子、沙苑。

邹 五旬又四，阳明脉衰，肩胛筋缓，不举而痛。治当通补脉络，莫进攻风。

生黄芪　于术　当归　防风根　姜黄　桑枝

王四二　阳明气衰，厥阴风动。头眩目昏，右肩痛麻，胁下有聚气。足厥阴主治。

枸杞子四两　归身三两　羚羊角生研，二两　制白蒺去刺，三两　嫩黄芪皮四两　明天麻二两，煨

菊花二两熬汁，桑枝四两熬汁，丸。

徐五二　左指胀痛引肩，男子血虚风动，病在肝，形脉不足。以柔药温养。

制首乌　枸杞子　归身　三角胡麻　菊花炭　柏子仁　刺蒺藜

桑枝膏丸。

俞妪　高年阳明气乏，肩胛痛难屈伸。法当理卫阳通补。

黄芪　桂枝　归身　片姜黄　海桐皮　夏枯草

背　痛

孙四二　肾气攻背，项强，尿频且多，督脉不摄，腰重头疼，难以转侧。先与通阳，宗许学士法。

川椒炒出汗，三分　川桂枝一钱　川附子一钱　茯苓一钱半　生白术一钱　生远志一钱

凡冲气攻痛，从背而上者，系督脉主病，治在少阴。从腹而上者，治在厥阴，系冲任主病，或填补阳明，此治病之宗旨也。

汪十二　肝浊逆攻，痛至背。

淡干姜八分　炒黑川椒三分　炒焦乌梅肉五分　小川连三分　川桂枝木五分　北细辛二分　黄柏五分　川楝子肉一钱　生白芍二钱

陈氏　《内经》论诸痛皆寒。时当冬腊，口鼻吸受寒冷，阻气隧

之流行,痛自胸引及背,甚则手足厥冷。只宜两通气血主治。

川楝子　延胡　生香附　橘红　吴萸　乌药　红花

沈氏　脉芤,汗出,失血,背痛,此为络虚。

人参　炒归身　枣仁　炒白芍　炙草　茯神

庄三四　督虚背疼,脊高突。

生毛鹿角切片,三钱　鹿角霜一钱半　杞子三钱　归身一钱　生杜仲一钱半　沙苑一钱　茯苓一钱半　青盐调入,三分

张三八　督虚背痛,遗泄。

生毛鹿角　鹿角霜　生菟丝子　生杜仲　沙苑子　白龙骨　茯苓　当归

肺朝百脉,肺病则不能管摄一身,故肺俞为病,即肩背作痛。又背为阳明之府,阳明有亏,不能束筋骨,利机关,即肩垂背曲。至于臂,经络交会不一,而阳明为十二经络之长,臂痛亦当责之阳明。但痛有内外两因,虚实迥异;治分气血二致,通补攸殊。如营虚脉络失养,风动筋急者,不受辛寒,当仿东垣舒筋汤之意,佐以活络丹。劳倦伤阳,脉络凝塞,肩臂作痛者,以辛甘为君,佐以循经入络之品。阳明气衰,厥阴风动,右肩痛麻者,用枸杞、归身、黄芪、羚羊、桑枝膏,为阳明、厥阴营气两虚主治。血虚风动者,因阳明络虚,受肝脏风阳之扰,用首乌、枸杞、归身、胡麻、柏子仁、刺蒺藜等味,以柔甘为温养。失血背痛者,其虚亦在阳明之络,用人参、归身、枣仁、白芍、炙草、茯神,以填补阳明。若肾气上逆,则督虚为主病,宜用奇经之药以峻补真阳。至于口鼻吸受寒冷,阻郁气隧,痛自胸引背者,宗《内经》诸痛皆寒之义,以温药两通气血。更有古法,如防风汤散肺俞之风,指迷丸治痰流臂痛,控涎丹治流痹牵引,此皆从实症而治,所谓通则不痛也。医者不拘守一法,洞悉病源,运巧思以制方,而技于是进。

龚商年

腰腿足痛

腰　痛

曹三九　湿郁，少腹痛引腰，右脚痠。

木防己　晚蚕沙　飞滑石　茯苓皮　杏仁　厚朴　草果　萆薢

俞五五　劳倦夹湿，腰疼。

川桂枝尖　木防己　生苡仁　茯苓皮　晚蚕沙　萆薢

何四七　腰痛，环跳穴痛痹。

沙苑　桂枝木　小茴　茯苓　桑寄生　炒杞子

翁三五　努力伤，腰疼。

生杜仲　当归　五加皮　炒牛膝　枸杞子　茯苓　青盐　生羊腰子

吴氏　脉虚身热，腰髀皆痛，少腹有形攻触。脏阴奇脉交伤，不可作外感治。

当归　炒白芍　桂枝　茯苓　炙草　煨姜　大枣

汪二三　脉涩，腰髀环跳悉痛，烦劳即发。下焦空虚，脉络不宣，所谓络虚则痛是也。

归身　桂枝木　生杜仲　木防己　沙苑　牛膝　萆薢　小茴

某　便溏，腰痛无力。

术菟丸方。

朱　脉细色夺，肝肾虚，腰痛，是络病治法。

生羊内肾　当归　枸杞子　小茴　紫衣胡桃　茯神

腰膝痛

汪妪　老年腰膝久痛，牵引少腹两足，不堪步履。奇经之脉，隶于肝肾为多。

鹿角霜　当归　肉苁蓉　薄桂　小茴　柏子仁

王三五　脉迟缓，饮酒便溏，遗精数年不已，近日腰髀足膝坠痛麻木。此湿凝伤其脾肾之阳，滋填固涩，决不应病。先议用苓姜术桂汤，驱湿暖土，再商后法。

膝腿足痛

吴　舌白干涸，脘不知饥，两足膝跗筋掣牵痛。虽有宿病，近日痛发，必夹时序温热湿蒸之气，阻其流行之隧。理进宣通，莫以风药。

飞滑石　石膏　寒水石　杏仁　防己　苡仁　威灵仙

蒋七岁　足膝肿，疼久不止，内热。

生虎骨　炒牛膝　萆薢　金毛狗脊　当归　仙灵脾

又　照前方加生鹿角、黄柏。

张四二　劳力伤，左腿骨麻疼。

生虎骨四两　当归二两　五加皮二两　仙灵脾二两　牛膝二两　独活一两　白茄根二两　油松节二两　金毛狗脊八两

朱　痛著右腿身前，肌肉不肿，必在筋骨。且入夜分势笃，邪留于阴，间有偏坠。治从肝经。

生杜仲一两　当归须二钱　穿山甲二钱，炙　小茴香一钱，炒　北细辛三分　平地龙炙，一钱

足　痛

某　呕逆吐涎，冲气攻心，足大拇指硬强而痛。

淡吴萸　熟附子　独活　北细辛　当归　汉防己

某　两足皮膜，抚之则痛。由厥阴犯阳明，胃厥所致。脉弦而数，治当疏泄。

川楝子　延胡　青皮　黑山栀　归须　桃仁　橘红　炒黑楂肉

陆二四　饱食则哕，是为胃病。两足骨骱皆痛，阳明胃脉不司束，筋骨攻痛。议转旋阳气法。

苓姜术桂汤。

某　右足患处麻木，筋强微肿，老人气血不得宣通。冬病至长夏，食不加餐，脉小弱。主以温养。

虎胫骨生，打，三钱　淮牛膝一钱　归身炒，一钱　杞子炒，三钱　生杜仲三钱　川斛三钱　萆薢一钱　白蒺藜炒去刺，研，一钱

腰者肾之府，肾与膀胱为表里，在外为太阳，在内属少阴，又为冲、任、督带之要会。则腰痛一症，不得不以肾为主病，然有内因、外因、不内外因之别。旧有五辨：一曰阳虚不足，少阴肾衰；二曰风痹风寒，湿著腰痛；三曰劳役伤肾；四曰坠堕损伤；五曰寝卧湿地，其说已详。而景岳更增入表里、虚实、寒热之论，尤为详悉。夫内因治法，肾脏之阳有亏，则益火之本，以消阴翳，肾脏之阴内夺，则壮水之源，以制阳光。外因治法，寒湿伤阳者，用苦辛温以通阳泄浊，湿郁生热者，用苦卒以胜湿通气。不内外因治法，劳役伤肾者，以先后天同治，坠堕损伤者，辨伤之轻重，与瘀之有无，或通或补。若夫腿足痛，外感者，惟寒湿、湿热、湿风之流经入络。经云：伤于湿者，下先受之。故当以治湿为主，其间佐温，佐清，佐散，随症以制方。内伤则不外肝、脾、肾三者之虚，或补中，或填下，或养肝，随病以致治。古来治腰腿足痛之法，大略如此也。然审症必如燃犀烛怪，用药尤贵以芥投针。今阅案中，有饮酒便溏，遗精不已，腰痛麻木者，他人必用滋填固涩等药，先生断为湿凝伤脾肾之阳，用苓桂术姜汤，以驱湿暖土。有老年腰痛者，他人但撮几味通用补肾药以治，先生独想及奇经之脉隶于肝肾，用血肉有情之品，鹿角、当归、苁蓉、薄桂、小茴，以温养下焦。有痛著右腿，肌肉不肿，入夜势笃者，先生断其必在筋骨，邪流于阴，用归须、地龙、山甲、细辛，以辛香苦温入络搜邪。有两足皮膜抚之则痛者，似乎风湿等症，先生断其厥阴犯阳明，用川楝、延胡、归须、桃仁、青皮、山栀，以疏泄肝

脏。有饱食则哕，两足骨骱皆痛者，人每用疏散攻劫，先生宗阳明虚不能束筋骨意，用苓姜术桂汤，以转旋阳气。种种治法，非凡手所及。要之，治病固当审乎虚实，更当察其虚中有实，实中有虚，使第虚者补而实者攻，谁不知之？潜玩方案，足以补后人之心智也，岂浅鲜哉！

龚商年

诸　痛

血络瘀痹

陈　久痛必入络，气血不行，发黄，非疸也。

旋覆花　新绛　青葱　炒桃仁　当归尾

庞四八　络虚则痛，有年色脉衰夺，原非香蔻劫散可效。医不明治络之法，则愈治愈穷矣。

炒桃仁　青葱管　桂枝　生鹿角　归尾

此旋覆花汤之变制也。去覆花之咸降，加鹿角之上升，方中惟有葱管通下，余俱辛散横行，则络中无处不到矣。

又　辛润通络，病愈廿日，因劳再发。至于上吐下闭，是关格难治矣。且痛势复来，姑与通阳。

阿魏丸四钱，分四服。

李四六　积伤入络，气血皆瘀，则流行失司，所谓痛则不通也。久病当以缓攻，不致重损。

桃仁　归须　降香末　小茴　穿山甲　白蒺藜　片姜黄　煨木香

韭白汁法丸。

杨三一　由周身筋痛，绕至腹中，遂不食不便。病久入络，不易除根。

归身　川桂枝　茯苓　柏子仁　远志　青葱管

章 痛乃宿病，当治病发之由。今痹塞胀闷，食入不安。得频吐之余，疹形即发，是陈腐积气胶结，因吐经气宣通。仿仲景胸中懊憹例，用栀子豉汤主之。

又 胸中稍舒，腰腹如束，气隧有欲通之象，而血络仍然锢结。就形体畏寒怯冷，乃营卫之气失司，非阳微恶寒之比。议用宣络之法。

归须　降香　青葱管　郁金　新绛　柏子仁

黄 痛则气乱发热，头不痛，不渴饮，脉不浮，非外感也。暂用金铃散一剂。

金铃子　炒延胡　炒桃仁　桂圆

又 痛而重按少缓，是为络虚，一则气逆紊乱，但辛香破气忌进。宗仲景肝著之病，用金匮旋覆花汤法。

旋覆花　新绛　青葱管　桃仁　柏子霜　归尾

汪妪　脉小涩，久因悒郁，脘痛引及背胁，病入血络，经年延绵。更兼茹素数载，阳明虚馁，肩臂不举。仓卒难于奏效，是缓调为宜。议通血络润补，勿投燥热劫液。

归须　柏子仁　桂枝木　桃仁　生鹿角　片姜黄

阴分伏热

朱 头巅至足，麻木刺痛，热炽。滋肾丸。

张 初受寒湿，久则化热，深入阴分，必暮夜痛甚。医用和血驱风，焉能直入阴分？议东垣滋肾丸，搜其深藏伏邪。

肉桂八钱，忌见火　黄柏四两　知母四两

俱盐水炒，水泛丸。

王 脉数而细，忽痛必热肿，且痛来迅速。思五行六气之流行，最速莫如火风。高年脂液久耗，人身之气，必左升右降。相火寄于肝，龙火起于肾，并从阴发越。本乎根蒂先亏，内乏藏纳之职司矣。每日服东垣滋肾丸三钱，秋石汤送，以泻阴中伏热。

肝肾奇经脉络不和

许二一　痛为脉络中气血不和,医当分经别络。肝肾下病,必留连及奇经八脉。不知此旨,宜乎无功。

鹿角霜　桑寄生　杞子　当归　沙苑　白薇　川石斛　生杜仲

肝肾虚下焦痛

范　病后精采未复,多言伤气,行走动筋,谓之劳复。当与甘温,和养气血。下焦痛,肝肾素虚也。

人参　小茴香拌炒当归　沙苑蒺藜　茯神　炒杞子　菊花炭

经云:诸痛痒疮,皆属于心。夫心主君火,自当从热而论,然此乃但言疮耳。若疡科之或痈或疽,则有阴有阳,不可但执热而论矣。又如《举痛论》中所言十四条,惟热留小肠一条则主乎热,余皆主乎寒客。故诸痛之症,大凡因于寒者,十之七八,因于热者,不过十之二三而已。如欲辨其寒热,但审其痛处,或喜寒恶热,或喜热恶寒,斯可得其情矣。至于气血虚实之治,古人总以一通字立法,已属尽善。此通字,勿误认为攻下通利讲解,所谓通其气血则不痛是也。然必辨其在气分与血分之殊。在气分者,但行其气,不必病轻药重,攻动其血。在血分者,则必兼乎气治,所谓气行则血随之是也。若症之实者,气滞血凝,通其气而散其血则愈。症之虚者,气馁不能充运,血衰不能滋荣,治当养气补血,而兼寓通于补,此乃概言其大纲耳。若夫诸痛之症,头绪甚繁。内因七情之伤,必先脏腑而后达于肌躯。外因六气之感,必先肌躯而后入于脏腑,此必然之理也。在内者考内景图,在外者观经络图。其十二经游行之部位,手之三阴,从脏走手,手之三阳,从手走头,足之三阳,从头走足,足之三阴,从足走腹。凡调治立方,必加引经之药,或再佐以外治之法,如针灸砭刺,或敷贴熨洗,或按摩导引,则尤易奏功。此外更有跌打闪挫、阴疽内痛、积聚癥瘕、蛔蛲疝痹、痧胀中恶诸痛，须辨明证端，不可混治。今观各门痛证诸案，良法尽多，难以概叙。若撮其大旨，则补泻寒温，惟用辛润宣通，不用酸寒敛涩以留邪，此已切中病情。然其独得之奇，尤在乎治络一法。盖久痛必入于络，络中气血，虚实寒热，稍有留邪，皆能致痛，此乃古人所未及详言，而先生独能剖析明辨者。以此垂训后人，真不愧为一代之明医矣。

华玉堂

耳

风温上郁

某 温邪上郁，耳聤右胀。

薄荷 马勃 桔梗 连翘 杏仁 通草

某二二 先起咳嗽，继而耳聤胀痛，延绵百日不愈。此体质阴亏，触入风温，未经清理，外因伤及阴分，少阳相火陡起，故入暮厥痛愈剧。当先清降，再议育阴。

苦丁茶 鲜菊叶 金银花 生绿豆皮 川贝母 鲜荷叶梗 益元散

某女 风温发热，左耳后肿痛。

干荷叶 苦丁茶 马勃 连翘 杏仁 黑栀皮

毕三三 壮年，脉来小促数，自春月风温咳嗽，继以两耳失聪。据述苦降滋阴不效，是不明虚实经络矣。《内经》以春病在头，膏粱之质，厚味酒醴助上痰火，固非治肾治肝可效。每晚卧时，服茶调散一钱。

又 鲜荷叶汁 羚羊角 石膏末 连翘 玄参 鲜菊叶 牛蒡子

午服。

又 照前方去牛蒡、菊叶，加鲜生地、鲜银花。

叶　火风侵窍，耳聋。

连翘　薄荷　甘菊　淡黄芩　苦丁茶　黑山栀

暑

顾二二　暑邪窍闭，耳失聪。

鲜荷叶　鲜菊花叶　苦丁茶　夏枯草　蔓荆子　连翘　淡黄芩　黑山栀

某十八　左耳聤痛，舌白，脉数。体质阴虚，夹受暑风，上焦气热。宜用辛凉轻药。

鲜菊叶　苦丁茶　黑山栀　飞滑石　连翘　淡竹叶

某二五　暑热上郁，耳聤作胀，咳呛。当清气热。

杏仁　连翘壳　淡竹叶　川贝　白沙参　六一散

胆火上郁

宓　头重，耳聤胀，目微赤。少阳相火上郁，以辛凉清解上焦。

连翘　羚羊角　薄荷梗　丹皮　牛蒡子　桑叶

某　风木之郁，耳胀欲闭。

连翘　羚羊角　薄荷梗　苦丁茶　夏枯　草花　黑山栀皮　小生香附

倪十三　因大声喊叫，致右耳失聪。想外触惊气，内应肝胆，胆脉络耳，震动其火风之威，亦能郁而阻窍。治在少阳，忌食腥浊。

青蒿叶　青菊叶　薄荷梗　连翘　鲜荷　叶汁　苦丁茶

汪　耳聋咳嗽，形体日瘦。男子真阴未充，虚阳易升乘窍。书云：胆络脉附耳。先议清少阳郁热，以左耳为甚故也。

桑叶　丹皮　连翘　黑山栀　青蒿汁　象贝母

郁伤心肾胆火上炎

丁 肾开窍于耳，心亦寄窍于耳，心肾两亏，肝阳亢逆，故阴精走泄，阳不内依，是以耳鸣时闭。但病在心肾，其原实由于郁。郁则肝阳独亢，令胆火上炎。清晨服丸药以补心肾，午服汤药以清少阳，以胆经亦络于耳也。

水煮熟地四两　麦冬一两半　龟板二两　牡蛎一两半　白芍一两半　北味一两　建莲一两半　磁石一两　茯神一两半　沉香五钱　辰砂五钱，为衣

煎方：

夏枯草二钱　丹皮一钱　生地三钱　山栀一钱　女贞子二钱　赤苓一钱半　生甘草四分

气　闭

姚三十　气闭耳鸣。

鲜荷叶　杏仁　厚朴　广皮　木通　连翘　苦丁茶　防己

肾　虚

金三八　下虚，耳鸣失聪。

磁石六味去萸，加川斛、龟甲、远志。

王 肾窍开耳，胆络脉亦附于耳。凡本虚失聪治在肾，邪干窍闭治在胆，乃定例也。今年已六旬，脉形细数，是皆肾阴久亏，肝阳内风上旋蒙窍。五行有声，多动真气火风，然非苦寒直降可效。填阴重镇，滋水制木，佐以咸味入阴，酸以和阳，药理当如是议。

熟地　龟板　锁阳　牛膝　远志　茯神　磁石　秋石　萸肉　五味

某八十　耳聋，乃理之常，盖老人虽健，下元已怯，是下虚上实，清窍不主流畅。惟固补下焦，使阴火得以潜伏。

磁石六味加龟甲、五味、远志。

肾开窍于耳，心亦寄窍于耳，胆络脉附于耳。体虚失聪，治在心肾，邪干窍闭，治在胆经。盖耳为清空之窍，清阳交会流行之所，一受风热火郁之邪，与水衰火实，肾虚气厥者，皆能失聪。故先生治法，不越乎通阳镇阴、益肾、补心、清胆等法，使清静灵明之气上走空窍，而听斯聪矣。如温邪、暑热、火风侵窍而为耳聋痛胀者，用连翘、山栀、薄荷、竹叶、滑石、银花，轻可去实之法，轻清泄降为主。如少阳相火上郁，耳聋聍胀者，用鲜荷叶、苦丁茶、青菊叶、夏枯草、蔓荆子、黑山栀、羚羊角、丹皮，辛凉味薄之药，清少阳郁热，兼清气热为主。如心肾两亏，肝阳亢逆，与内风上旋蒙窍而为耳鸣暴聋者，用熟地、磁石、龟甲、沉香、二冬、牛膝、锁阳、秋石、山萸、白芍，味厚质重之药，壮水制阳，填阴镇逆，佐以酸味入阴，咸以和阳为主。因症施治，从虚从实，直如庖丁之导窾矣。

邹时乘

目

风　温

某　风温上郁，目赤，脉左弦。当用辛以散之。

桑叶　夏枯草　连翘　草决明　赤芍

燥　热

某二三　失血后复受燥热，左目赤痛。当以辛凉清之。

鲜荷叶　冬桑叶　生甘草　赤苓皮　绿豆皮　穞豆皮

鲍氏　秋风化燥，上焦受邪，目赤珠痛。

连翘　薄荷　黄芩　山栀　夏枯草　青菊叶　苦丁茶　桑皮

暑湿郁蒸

席 用淡渗渐安，是暑入气阻，热蒸湿郁。勿取大辛大苦之开泄，仿清邪中上治法。

冬桑叶　谷精草　望月砂　苡仁　川通草　绿豆皮　茯苓

木火上郁

顾五四　头额闷胀，目赤。

羚羊角　夏枯草　草决明　山栀皮　连翘　生香附

潘十四　戒饮，浊减十四，略可加谷。近日竟夕无寐，目珠赤痛，阳升不交于阴。暂停妙香散。

桑叶　丹皮　夏枯草　黑山栀　川贝　苡仁

陆妪　郁勃气火，翳遮目睛，高年苦辛难进。

夏枯草　谷精草　草决明　望月砂　生香附　连翘　山栀皮　丹皮

某　头面风肿，目起星，是气中热。

羚羊角　夏枯草　薄荷梗　谷精草　生香附　小生地　丹皮　望月砂　连翘　山栀

汪　脉左弦，左目赤痛，泪多。

桑叶　丹皮　草决明　小胡麻　夏枯草　谷精草　绿豆皮　黑穞豆皮

汪　目痛偏左，翳膜红丝，诊脉左弦涩，由肝胆气热所致。

草决明　冬桑叶　夏枯草　小胡麻　丹皮　谷精草

某十一　肝火上郁，目眶红肿。

连翘　赤芍　菊花叶　黑栀皮　苦丁茶　夏枯草

江　脉数右大，郁久热生，目障心痛。

夏枯草花　小生香附　金石斛　半夏曲　茯苓　橘红

脾肺蕴热

某八岁　目胞浮肿，不饥不运。

桑皮八分　茯苓皮三钱　大腹皮一钱　广皮一钱　姜皮五分　苡仁一钱半　通草一钱

血络虚热

王妪　高年目暗已久，血络空虚，气热乘其空隙，攻触脉络，液尽而痛，当夜而甚，乃热气由阴而上。想外科用酒调末药，必系温散攻坚，因此而痛，虚症可知。

羚羊角　连翘心　夏枯草　青菊叶　全当归　川桂枝　丹皮

阴虚火郁

叶　微寒，汗大出，下有痔漏，左眼眶疼痛。此阴伤火郁，不可作时邪泛治。

六味去萸，加芍、蔓荆子，丹皮重用。

胃虚肝风

某三六　右目多泪，眦胀，心嘈杂。阳明空虚，肝阳上扰使然。当调补肝胃。

嫩黄芪三钱　当归一钱半　白芍一钱半　茯神三钱　煨姜一钱　南枣一枚

营阴虚

祝四八　当夏形懒，不耐大气发泄，入冬两目无光，精气无收藏。凡五脏精华，皆聚于目，失藏失聚，内乏生真，不独一脏之损。当用养营汤。

肝阴虚

某三六　脉涩细，左目痛，泪热翳膜。此肝阴内亏，厥阳上越所致。

冬桑叶一钱　炒枸杞一钱半　小胡麻一钱半　望月砂三钱　制首乌三钱　石决明一具　黄菊花一钱　穞豆皮三钱

肝肾虚

某三六　目痛无光。

制首乌六两　枸杞子二两　柏子仁一两　细生地二两　石决明四两　小胡麻三两　望月砂三两　刺蒺藜二两　冬桑叶一两半　黄菊花一两

用穞豆皮八两，谷精珠二两，煎浓汁泛丸，每服五钱，开水送。

某　眦胀目昏，心中嘈杂，当治肝肾。

熟地六两　枸杞子三两　桑椹子二两　沙苑二两　石决明二两　茯神二两　女贞子一两半　青盐一两　黄菊花一两　川斛四两

加蜜丸，早上开水送四钱。

某三六　脉涩，眦痛，右目当风泪多。当治肝肾。

制首乌　枸杞子　炒归身　桑椹子　沙苑子　茯神

某二五　遗止，心嘈目泪。仍是阳气过动，当填阴和阳。

熟地　杞子　天冬　萸肉　五味　生地　茯苓　菊花　山药

蜜丸。

某　瞳神散大，左偏头痛，先损左目。是焦烦郁勃，阳升化风，劫伤血液使然。法当兼补肝肾。

熟地　枸杞子　山萸肉　五味　茯神　菊花　生神曲　谷精草　山药

眼科一症，古有五轮八廓、七十二问之辨，傅氏又分为一百零八症，因名目太多，徒滋惑乱。至于见症，杨仁斋已备论，具载景岳。但阴阳、虚实、寒热、标本施治，不可紊乱。经云：五脏六腑之精华，皆上注于目。又云：目者肝之窍也。肝与胆为表里，肝液胆汁充足，目乃能远视，故无论外感与内症，皆与肝胆有关系焉。夫六淫之邪，惟风火燥居多，兼寒兼湿者亦间有。内起之症，肝胆心肾为多，他脏亦间有之。若夫论治，则外感之症必有头痛，寒热，鼻塞，筋骨痰疼，脉见紧数或浮洪，一切表症，方可清散。至于内因之症，有虚实之殊。实者肝胆之风热盛也，凡暴赤肿痛，胀闷难开，翳膜眵泪，酸涩作痒，斑疮入睛，皆实症也，当除风散热。虚者肾经之水火衰也，凡久痛昏暗，青盲雀目，内障昏蒙，五色花翳，迎风泪出，皆虚候也，治宜壮水益火。若阴血虽亏而风热未尽，则当审其缓急，相参而治。若久服寒凉，虚阳转盛，则当补以甘温，从乎反佐。至于红色，浅淡而紫者为虚热，鲜泽而赤者为实热。瞳神内涌，白睛带赤者，为热症。瞳神青绿，白睛枯槁者，为寒症。肿胀红赤，眼珠刺痛，夜则尤甚，目不能开，而视物犹见者，为邪火炽盛。若白翳遮睛，珠不甚痛，或全不痛，目仍能开，而视物不见者，为真火不足。当细察其形症色脉，因症而用药，此内治之大法也。若日久失调，致气血凝滞，火热壅结，而为赤肿腐烂，翳膜遮蔽，致成外障，譬之镜受污垢，必当濯磨，须用点药，若但服药，必不能愈。至于内障之症，但宜服药，倘用点药，徒伤其气血，必无益而有损。更当知目眦、白珠属阳，故昼痛，点苦寒药则可效。瞳子、黑睛属阴，故夜痛，点苦寒药则反剧。是外治之法，亦当以阴阳区别也。若夫偏正头风，属气虚痛者，朝重暮轻，血虚痛者，朝轻暮重，亦有外感内因之别，此症当以补养正气为主，略兼治表。倘概以风热而论，专于表散，最易损目。更有肝阴亏耗，木火上炎，头痛恶心，眉棱骨痛，不欲饮食，眼胞红肿，睛珠刺痛，眵泪如脓，白睛如胬，目珠上窜不下，不得寤寐，甚则巅顶脑后，如破如裂，此内发之风也。夫肝属木，木主风，热盛化风，其体必本阴亏，男子或有遗精白浊，肠风痔漏下血等疾，女子或犯淋带崩漏诸症。此系阴伤阳升，内风沸起，大忌发散，宜用育阴熄风，柔肝滋肾等法，或可救十中之四五。凡羌活、防风、川芎、细辛、藁本、升麻等药，皆不可用。倘或失治，必致膏伤低陷，青黄牒出，致成痼疾而不可救，专是科者不可不留意焉。叶先生虽非眼目专科，观其案内诸法，真补前贤之未备，较之惯用苦寒升散及概用点药者，不啻如霄壤之殊矣，学者当细心而参玩之。

丁圣彦

鼻

清邪郁久肺气窒塞

鲍十七　两三年鼻塞不闻，清涕由口呛出，而气窒仍然。大凡头面诸窍，皆清阳交会通行之所，就外邪来乘，亦必雾露无质清邪。邪郁既久，气血失其流畅，进药攻治，必不效验。欲治其疴，须查手太阴自少商穴起，施针刺以泄邪流气，乃一法也。无方。

徐四十　头面诸窍，皆清阳游行之所，邪处于中，则为堵塞。阳气不司流行，必畏寒形颓，内痹必郁而成热，有鼻柱鼽衄矣。论理当用通圣散，远处江外，仓猝就诊，不可轻投。用轻可去实。

苦丁茶　干荷叶边　蔓荆子　连翘心　飞滑石　白芷

热壅肺气

毛十四　热壅，肺气失降，鼻柱窒痹。

知母　水梨肉　川贝母

水熬膏。

脑热鼻渊

杨　咸降滋填，鼻渊止，得寐。用虎潜法，减当归、陈皮，加天冬、淡菜，胶脊筋丸。

沈氏　素有痰火气逆，春令地中阳升，木火化风，上引巅顶，脑热由清窍以泄越。耳鸣鼻渊甚于左者,春应肝胆,气火自左而升也。宜清热散郁,辛凉达于头而主治。

羚羊角　黑山栀　苦丁茶　青菊叶　飞滑石　夏枯草花

又　照方去滑石,加干荷叶、生石膏。

又　性情躁急,阳动太过,气火上升,郁于隧窍,由春深病加,失其条达之性。经言春气病在头也。考五行六气,迅速变化,莫若火风。脑热暗泄而为鼻渊,隧道失和,结成瘿核。夫东垣升阳散火,丹溪总治诸郁,咸取苦辛为法。然药乃片时之效,欲得久安,以怡悦心志为要旨耳。

连翘心　土贝母　海藻　昆布　黑山栀　川芎　小生香附　郁金　羚羊角　夏枯草　干荷叶边

生研末,青菊叶汁法丸,苦丁茶煎汤送二钱五分。

精虚鼻渊

汪　形瘦尖长,禀乎木火。阴精不足,脑髓不固,鼻渊淋下,并不腥秽。暖天稍止,遇冷更甚,其为虚证显然明白。医者愈以风寒中脑主治,发散渗泄,愈耗正气,岂但欲愈,劳怯是忧。用天真丸。

人参　黄芪　白术　山药　苁蓉　当归　天冬　羊肉

经云:肺和则鼻能知香臭矣。又云:胆移热于脑,令人辛頞鼻渊,传为衄蔑瞑目。是知初感风寒之邪,久则化热,热郁则气痹而塞矣。治法利于开上宣郁,如苍耳散、防风通圣散、川芎茶调散、菊花茶调散等类。先生则佐以荷叶边、苦丁茶、蔓荆子、连翘之属以治之,此外感宜辛散也。内热宜清凉者,如脑热鼻渊,用羚羊、山栀、石膏、滑石、夏枯草、青菊叶、苦丁茶等类,苦辛凉散郁之法也。久则当用咸降滋填,如虎潜减辛,再加镇摄之品。其有精气不足,脑髓不固,淋下无腥秽之气者,此劳怯根萌,以天真丸主之。此就案中大概而言之也。然症候错杂,再当考前贤之法而治之。

华玉堂

牙

温　邪

某　阴亏体质,温气上蒸,齿痛连及头巅。

用玉女煎。

火

某　火郁,巅顶属厥阴,上结核,龈肿。

犀角　羚羊角　玄参　知母　生甘草　连翘　黑山栀　银花　夏枯草

阴虚火炎

王四一　酒客牙宣,衄血痰血,形寒内热,食少。阴药浊味姑缓。

小黑豆皮　人中白　旱莲草　川斛　左牡蛎　泽泻

牙痛后络痹

徐二二　脉细数上出,体属阴虚内热。牙痛后,颊车穴闭,口不能张。其病在络,药饵难效,拟进宣通络痹方。

羚羊角　僵蚕　川桂枝尖　煨明天麻　炒丹皮　黑山栀　钩藤

风　热

汪　风热上蒸,龈胀头痛。当用轻清上焦。

活水芦根　囫囵滑石　西瓜翠衣　生绿豆皮　连翘　银花

牙症不外乎风、火、虫、虚,此但言其痛也。其他如牙宣、牙搔、牙菌、牙疳、牙痈、穿牙毒、骨槽风、走马牙疳之类,皆由于湿火热毒，蕴结牙床。须分上下二齿，辨明手足阳明及少阴之异。又当察其专科而任之。

华玉堂

咽　喉

风　火

陆　风火上郁，项肿咽痛。

薄荷　连翘　射干　牛蒡子　马勃　绿豆皮

邵　风火上郁，咽痛头胀。宜用辛凉。

西瓜翠衣　滑石　连翘　桑皮　射干　杏仁

肺燥热

汪二三　左脉弦数，咽痛脘闷。阴亏体质，不耐辛温，当以轻药暂清上焦。

桑叶　生绿豆皮　白沙参　川贝　玄参　川斛

王二七　劳伤恐有瘀腐，进辛润宣血，初服身痛，继渐平复。但喉间紧痹，而呼吸饮食仍不觉其苦，眼白仍带黄。议清肺中气热治。

百部　大沙参　鲜枇杷叶　活水芦根　川贝　地骨皮　南花粉　苡仁

徐五六　老劳咽疼。

生鸡子白一枚　糯稻根须水洗，五钱　甜北沙参一钱半　炒麦冬三钱　川石斛一钱半　生甘草三分

秽浊上受喉肿痹

杨　未病阴气走泄为虚，秽浊上受则实。咽喉肿痹，上窍邪蒙，日暮昏烦，阴伤日炽，肌肤柔白，气分不足。此医药虽宜凉解清

上，但不可犯及中下。

连翘　郁金　马勃　牛蒡子　竹叶心　黑山栀　杏仁　橘红

气分热毒

艾　上焦之病，都是气分，气窒则上下不通，而中宫遂胀。热气蒸灼，喉舌疳蚀。清气之中，必佐解毒。皆受重药之累瘁。

银花二钱　川贝三钱　马兜铃五分　连翘心一钱半　川通草一钱　白金汁一杯　活水芦根汁半杯

又　余热蒸痰壅气，当脘膈因咳而痛。议以润降清肃。

甜杏仁　花粉　川贝　甘草　桔梗

阴虚火炎

孙四九　肾液不收，肝阳上越，巅胀流涕，咽喉微痛。

六味加牛膝、车前、五味。

五四六　咽喉痛痹，发时如有物阻膈，甚至痛连心下，每晚加剧。是阴液日枯，肝脏厥阳化火风上灼。法以柔剂，仿甘以缓其急耳。

细生地　天冬　阿胶　生鸡子黄　玄参心　糯稻根须

陈三七　阴阳交虚，营卫欹斜，为忽冷忽热，周身骸骨皆痛，百脉皆损。秋半天气已降，身中气反泄越，汗出喉痹，阳不入于阴，致自为动搏耳。夫咽喉之患，久则喉痹、喉宣，妨阻受纳，最不易治。从少阴咽痛例，用猪肤汤旬日，喉痛得缓，对症转方。

张二三　阴损三年不复，入夏咽痛拒纳。寒凉清咽，反加泄泻。则知龙相上腾，若电光火灼，虽倾盆暴雨，不能扑灭，必身中阴阳协和方息，此草木无情难效耳。从仲景少阴咽痛，用猪肤汤主之。

又　阴涸于下，阳炽于上，为少阴喉痛，乃损怯之末传矣。用猪肤甘凉益坎，有情之属而效。今肉腠消烁殆尽，下焦易冷，髓空极矣，何暇以痰嗽为理。议滑涩之补，味咸入肾可也。

牛骨髓四两　羊骨髓四两　猪骨髓四两　麋角胶四两

用建莲肉五两，山药五两，芡实二两，同捣丸。

金四二　脏液不充，阳气虚风鼓动，病起喉辣心震。频频举发，多因劳怒。用《内经》甘缓一法。

人参　萸肉炭　白芍　炙甘草　茯神　小麦

又　复脉汤去桂。

《内经》云：一阴一阳结，谓之喉痹。一阴者，手少阴君火，心之脉气也。一阳者，手少阳相火，三焦之脉气也。夫二经之脉，并络于喉，故气热则内结，结甚则肿胀，胀甚则痹，痹甚则不通而死矣。即今之所谓喉癣、喉风、喉蛾等类是也。夫推原十二经，惟足太阳别下项，其余皆凑咽喉。然《内经》独言一阴一阳结为喉痹者，何也？盖以君相二火独胜，则热且痛也。愚历考咽喉汤方，皆用辛散咸软，去风痰、解热毒为主。如玄参升麻汤，圣济透关散及玉钥匙，如圣散，普济消毒饮子，皆急于治标，而缓于治本，恐缓则伤人，故以治标为急耳。又尝考仲景《伤寒论》，咽喉生疮等症，每用甘草桔梗、半夏散及汤为主。一为少阴水亏，不能上济君火，以致咽喉生疮，不能出声，故以半夏之辛滑，佐鸡子清利窍通声，使以苦酒入阴，劫涎敛疮，桂枝解肌，由经脉而出肌表，悉从太阳开发，而半夏治咽痛，可无燥津涸液之患。一为阴火上结而为咽痛，故用生甘草甘凉泄热，功在缓肾急而救阴液，佐以桔梗开提足少阴之热邪。如肾液下泄，不能上蒸于肺，致络燥而为咽痛者，仲景又有猪肤一法，润燥解热缓中，使其阴阳协和而后愈，是固本而兼治标者也。如风火上郁，阴亏脉数而为咽痛者，先生又有辛凉清上诸法。如咽喉紧痹，气热而为咽痛者，又有清肺中气热一法。如情志郁勃，相火上炎而为咽痛者，则又有降气开浊一法。如肾液不收，肝阳上越而为咽痛者，宗钱氏六味汤。如阴阳交虚，龙相上灼而为咽痛者，宗仲景猪肤汤法。

邹滋九

疮疡

疮

杨十九　疮痍四肢偏多，长夏入秋，懒倦欲眠，干咳无痰，颇知味，所纳已少。此阳明胃阴因热致耗，即热伤元气之征。当与甘药，养胃阴以供肺，如金匮麦门冬汤去半夏，加黄芪皮。

吴十八　脉不浮大，非关外风。初起右掌二指已不屈伸，头面身半以上常有疮泡之形。此乃阳明脉络内留湿热，若非疠气吸入，定然食物中毒。姑与宣解缓攻。

连翘　犀角　赤芍　酒煨大黄　荆芥　片姜黄

又　能食，二便通调，脏腑无病。初因脓疮，疮愈有泡，自面及肢体，至于右指掌屈伸皆痛。为脉络留邪，以致隧道为壅。前方辛凉入血，先升后降，已得小效。今制清脉络壅热，藉酒力以引导，通行营卫，亦一法也。

银花　连翘　犀角　生大黄　荆芥　丹皮　黄芩　川芎　当归　泽兰　羚羊角　大豆黄卷

用无灰酒十斤浸。

金四六　血舍空隙，内风蠕动，外以热汤泡洗，湿热蒸袭肌窍，遂有裂脓流水。况周身渐加麻痹，阳脉亦衰。图治之法，清营热以熄内风，疏利湿热以肃隧道。辛辣腥鲜勿进，尚可缓以计功。

制首乌　鲜生地　柏子仁　川斛　黑稽豆皮　虎骨　蚕沙　黄柏　萆薢

熬膏。

吴　疮痍之后，湿热未去，壅阻隧道。水谷下咽，亦化为痰。中焦受病，故不知饥饿。痰气上干，渐至喘闷矣。但服药四十剂，纯是破气消克，胃阳受伤，痰气愈不得去矣。

半夏　茯苓　紫老姜　炒粳米

又　疮痍大发，营卫行动于脉中脉外，可免腹满之累矣。第谷食尚未安适，犹是苦劣多进之故。胃阳未复，仍以通调利湿主之。

半夏　苡仁　金石斛　茯苓　泽泻

秦十七　久热疮痍五六年，环口燥裂，溺涩茎痛。

鲜生地　熟首乌　丹皮　丹参　茺蔚子　银花　地丁　紫草

共熬膏。

王　血热风动，肤痒。

荆芥　防风　地肤子　赤芍　银花　小生地　木通　甘草

张三四　初因呕吐，是肝胃不和致病，故辛香刚燥愈剧。然久病必入血络，热则久疮不愈矣。夫木火皆令燥液，易饥易饱，间有呕逆，斯胃病仍在。凡呆滞药味，皆非对症。

三角胡麻　冬桑叶　生首乌　杏仁　郁金　佩兰叶　茯苓　苡仁

熬自然膏。

杨十五　身瘦久疮，血分有热。精通之年，最宜安养。脉象非有病。

生首乌三两　三角胡麻一两五钱，捣碎，水洗　细生地四两　地骨皮二两　金银花二两　丹皮二两　生白芍二两　生甘草一两

蜜丸，早服。

王三九　脉来濡浮，久疮变幻未罢，是卫阳疏豁，不耐寒暄。初受客邪不解，混处气血，浸淫仅在阳分，肌腠之患。议升举一法，气壮斯风湿尽驱。

人参　生黄芪　川芎　当归　防风　僵蚕　蝉蜕　炙草　生姜　大枣

蒋四岁　鼻疮口疮，尿黄肤热。

冬瓜皮　苡仁

邹四三　痰因于湿，久而变热，壅于经隧，变现疮疾疥癣，已酿风湿之毒，混在气血之中。邪正混处，搜逐难驱，四肢为甚。姑从

阳明升降法。

连翘　赤芍　白僵蚕　白藓皮　防风　升麻　滑石　酒浸大黄

汪氏　风热既久未解，化成疮痍。当以和血驱风。

当归　赤芍　川芎　夏枯草花　牛蒡子　制僵蚕

疖

金　头巅热疖，未能泄邪，此身热皆成脓之象。辛凉兼理气血可愈。

连翘　犀角　银花　丹皮　玄参　生甘草　青菊叶

风热项肿

某　风热毒闭，项后肿。

竹叶　滑石　芦根　牛蒡　马勃　薄荷叶　黑山栀　连翘　川贝　生甘草

疔

王　疔毒咯血失血，都是暑入阴伤。

竹叶心　玄参心　鲜生地　黑稆豆皮　麦冬　知母

瘰疬痰核

屠三四　秋痢半年未愈，瘰坚硬痛。疡脓郁久成热，腑经病，可冀其愈。

夏枯草　香附　茯苓　苡仁　川贝　丹皮

糜氏　颈项结核，腹膨足肿。肝木犯中，痰气凝滞。

夏枯草三两　牡蛎二两　泽泻一两半　茯苓二两　半夏炒，二两　厚朴一两半　橘红一两　神曲一两半

生香附一两，水磨汁泛丸。

某　气郁痰核。

夏枯草　生香附　丹皮　山栀　连翘　郁金　赤芍　橘红

瘿

王十四　脉左数右长，颈项结瘿，时衄。

生地三两　丹皮一两半　犀角二两　生夏枯草一两半　生钩藤一两半　黑山栀二两　土贝母二两　生薄荷五钱

陈　躁急善怒，气火结瘿，烁筋为痛。热郁化风，气阻痹塞，则腹鸣脘胀。苟非开怀欢畅，不能向安。

土贝母　山栀　瓜蒌皮　郁金　白芥子　海藻　昆布　夏枯草

乳

沈氏　肝气郁遏，宿痞乳痈。

川楝子　夏枯草　薄荷梗　丹皮　黑山栀　瓜蒌实　青橘叶　香附汁

刘氏　乳房为少阳脉络经行之所，此经气血皆少。由情怀失畅，而气血郁痹，有形而痛，当治在络。恐年岁日加，竟成沉痼，非痈脓之症，以脉不浮数，无寒热辨之。

柴胡　夏枯草　归身　白芍　川贝　茯苓　甘草

某氏　乳房结核，是少阳之结。此经络气血皆薄，攻之非易。恐产育有年，酿为疡症耳。

青蒿　香附　橘叶　青橘叶　丹皮　泽兰　郁金　当归须

流　注

孙　因嗔忿失血以来，致颈项左右筋肿，痛连背部。此属郁伤气血，经脉流行失司。已经百日不痊，竟有流注溃脓延绵之忧。治在少阳阳明。

小生香附　夏枯草　鲜菊叶　薄荷梗　黑山栀　钩藤　丹皮　郁金

暑疡

陈　脉左数实，血络有热。暑风湿气外加，遂发疹块，壅肿瘙痒，是属暑疡。

杏仁　连翘　滑石　寒水石　银花　晚蚕沙　黄柏　防己

程　疡毒热症，与参、芪不效，即当清解为是，消导亦是未合。今者身热正晡，神识欲昏，便溏溺赤，烦渴。是暑气攻入，内侵肺胃，有痉厥之变。昨用宣肺解毒，虽与暑邪无益，然亦无害。若加黄芪，又属相反。大凡热气蒙闭清窍，都令神昏。当以牛黄清心丸清痰气之阻，使其窍开。况暑门中大有是法，与解毒勿悖矣。

疡

李六四　初病湿热在经，久则瘀热入络。脓疡日多未已，渐至筋骨热痛。《金匮》云：经热则痹，络热则痿。数年宿病，勿事速攻。

犀角　连翘心　玄参　丹参　野赤豆皮　细生地　姜黄　桑枝

午服。

夜服蒺藜丸。

某三七　疮疡服凉药，阳伤气阻，脘闷不运，腹膨。最怕疡毒内闭，急宜通阳。

厚朴　广皮　姜皮　茯苓皮　连皮杏仁　桂枝木　泽泻　大腹皮

某　服疡科寒凝之药，以致气冲作胀，喘急不卧，无非浊阴上攻。议来复丹。

溃　疡

顾五八　脉微小，溃疡半月，余肿未消，脓水清稀，浮肿汗出，呕恶恶食。此胃阳垂败，痈毒内攻欲脱。夫阳失煦，则阴液不承；元气撒，则毒愈弥漫。清解苦寒，究竟斫伐生阳。议甘温胃受，培植其本，冀陷者复振。余非疡医，按色脉以推其理耳。

加桂理中汤。

姚妪　溃疡久不靨，气血耗尽，中宫营液枯涸，气不旋转。得汤饮则痰涎上涌，势如噎膈。况久恙若是，药饵难挽。勉拟方。

人参　炒麦冬　代赭石　化橘红

胡　纳食主胃，运化主脾。痈疡痈溃，卧床不得舒展，脏腑气机呆钝何疑。外科守定成方，芪、术、归、地，不能补托气血，反壅滞于里，出纳之权交失。且是症乃水谷湿气下垂而致，结于足厥阴、手阳明之界。若湿热不为尽驱，藉补托以冀生机，养贼贻害，焉能济事？

金石斛五钱　槐米一钱半　金银花三钱　茯苓一钱半　晚蚕沙二钱　寒水石二钱

徐　营伤心辣，纳食无味。此伤痛大虚，当调其中。

人参　归身　炒白芍　木瓜　熟术　广皮　茯神　炙草

某　脓血去多，痛犹未息。胃伤，不嗜谷，口无味。左关尺细弱无力，正虚之著。据理进药，仍宜补托。

人参　熟地　玉竹　柏子仁　归身　丹参　茯神　枣仁　远志

某　疡溃脓血去多，元真大耗，脉无力，不嗜食，恶心，中州不振。寐则惊惕，神不守也。以养营法。

人参　熟术　广皮　茯神　炙草　归身　白芍　五味　枣仁

某八岁　疡损，能食身热。

六味汤加青蒿节。

疡漏

曹三四　因疡漏，过进寒凉，遂患腰痛，牵引脊膂。今晨起，周身不得自如，乃经脉、络脉之中，气血流行失畅。久病谅非攻逐，论两和方法。

羚羊角　当归　黄芪　白蒺藜　桂枝　桑枝

顾　溃疡不合成漏，脂液渗去，必肠络空隙，内风暗动。攻胃则呕逆吞酸，腹痛泄泻不食。津液不升，舌焦黑，不渴饮。内外兼病，难治之症。

人参一钱，同煎　炒乌梅肉五分　炒黑川椒三分　茯苓三钱　生淡姜五分　炒广皮一钱　白芍一钱半

顾　久损漏疡，胃减腹痛。议用戊己汤意。

人参　茯神　白芍　炙草　炒菟丝子

肝痈

王四五　痛久，屈伸不得自如，经脉络脉呆钝，气痹血瘀，郁蒸上热。旬日频频大便，必有血下。复喘促烦躁，不饥不食，并无寒热汗出。全是锢结在里，欲作内痈之象。部位脐左之上，内应乎肝。痈者壅也，血结必入于络。吐痰口气皆臭，内痈已见一斑矣。

炒桃仁　新绛　降香末　野郁金汁　紫菀　冬瓜子　金银花

肠痈

某　脐旁紫黑，先厥后热，少腹痛如刀刮，二便皆涩，两足筋缩，有肠痈之虑。

老韭白　两头尖　小茴香　当归须　炙山甲

某　舌焦黄，小腹坚满，小便不利，两足皆痿。湿热结聚，六腑

不通，有肠痈之虑。

川楝子　小茴　丹皮　山栀　通草　青葱

某　壮热旬日，周身筋脉牵掣，少腹坚硬，小便淋滴，忽冷忽热，欲酿脓血，乃肠痈为病。仿孙真人牡丹皮大黄汤主之。

痔

戴十九　痔疮下血，湿热居多。今色衰微，显是虚寒。无速效法则，当补脾胃。因痔疮犹痛，肿势尚存，佐以淡渗通腑。

生于术　生菟丝粉　生象牙末　生白蜡

外症本有专科，先生并非疡医，然观其凭理立方，已胜专科什伯矣。惜其案无多，法亦未备，余不叙述。大凡疡症虽发于表，而病根则在于里。能明阴阳虚实寒热，经络俞穴，大症化小，小症化无，善于消散者，此为上工。其次能审明五善七恶，循理用药，其刀针砭割，手法灵活，敷贴薰洗，悉遵古方，虽溃易敛，此为中工。更有不察症之阴阳虚实，及因郁则营卫不和，致气血凝涩，酿成疡症，但知概用苦寒攻逐，名为清火消毒，实则败胃戕生，迨至胃气一败，则变症蜂起矣。又有藉称以毒攻毒秘方，类聚毒药，合就丹丸，随症乱投，希冀取效于目前，不顾贻祸于后日，及问其经络部位，症之顺逆，概属茫然，此殆下工之不如也。至于外治之法，疡科尤当究心。若其人好学深思，博闻广记，随在留心，一有所闻，即笔之于书。更能博览医籍，搜采古法，海上实有单方，家传岂无神秘？其所制敷贴膏丹，俱临症历试，百治百验，能随手应效者，即上工遇之，亦当为之逊一筹矣。

华玉堂

临证指南医案　卷九

调　经

愁郁气血滞

张二九　经先期色变，肤腠刺痛无定所，晨泄不爽利，从来不生育。由情怀少欢悦，多愁闷，郁则周行之气血不通，而脉络间亦致间断蒙痹。例以通剂。

川芎　当归　肉桂　生艾　小茴　茯苓　生香附　南山楂

益母膏丸。

后期郁伤久嗽肺气虚

姚二二　久嗽背寒，晨汗，右卧咳甚，经事日迟，脉如数而虚，谷减不欲食。此情志郁伤，延成损怯，非清寒肺药所宜。

黄芪　桂枝　白芍　炙草　南枣　饴糖

肺为气出入之道，内有所伤，五脏之邪上逆于肺则咳嗽。此则久嗽，背寒晨汗，全是肺气受伤。而经事日迟，不但气血不流行，血枯肝闭，可想而知。脉数，虚火也，虚则不可以清寒，况谷减不欲食，中气之馁已甚，可复以苦寒损胃乎？与黄芪建中，损其肺者益其气，而桂枝、白芍，非敛阴和血之妙品乎？

肝犯胃

秦二一　气冲心痛，呕涎，气坠少腹为泻，经来后期，其色或淡或紫。病在冲脉，从厥阴阳明两治。

川连　小茴　川楝子　归尾　炒半夏　茯苓　桂枝　橘红

郁伤肝脾

华二三　郁伤肝脾，是因怀抱不畅，致气血不和。逍遥散减白术，加山楂、香附，不欲其守中，务在宣通气血耳。今经来日迟，郁痹宜通。而气弱不主统血，况春深泄气之候，必佐益气之属，方为合法。

归脾汤。

又　向有郁伤肝脾，用逍遥散、归脾汤甚合。今因动怒，少腹气冲，过胃上膈，咽喉肿痹，四肢逆冷，遂令昏迷。此皆肝木拂逆，甚则为厥。夫肝脏相火内寄，病来迅速，皆动极之征，为肝用太过，宜制其用。前此芪、术守补，不可用矣。

安胃理中丸去黄柏、细辛。

钱　脉涩，脘闷减食，经水来迟，腹痛坠。

柴胡　炒白芍　黄芩　郁金　香附　茯苓　苏梗　神曲

又　诸恙未减，腹但痛不坠。

逍遥散去白术、甘草，加郁金、香附、神曲。

许十八　经闭寒热，便溏腹痛。

加味逍遥散去山栀。

某　血虚内热，经不至。

加味逍遥散去术。

血络郁热腹痛

某　经迟腹痛，风疹。络血不宁，久郁成热，法当通利。

凉膈去芒硝，加丹皮、赤芍。

奇脉虚寒滞

孙二九　奇脉下损，经迟腹痛。先用当归建中汤，续商八脉治法。

归建中汤。

又 久嗽,遇劳寒热。

归芪建中去姜。

谢三十 能食不运,瘕泄,经事愆期,少腹中干涸而痛,下焦麻痹,冲心呕逆,腹鸣心辣。八脉奇经交病。

人参 茯苓 艾叶 制香附 淡苁蓉 补骨脂 肉桂 当归 鹿角霜 小茴香 紫石英

益母膏丸。

王三一 脉右缓左涩,经水色淡后期,呕吐痰水食物,毕姻三载余不孕。此久郁凝痰滞气,务宜宣通,从阳明厥阴立方。

半夏 广皮 茯苓 厚朴 茅术 淡吴萸 小香附 山楂肉

姜汁法丸。

又 三月中,用辛温宣郁方,痰瘀自下,胸次宽,呕逆缓。今喜暖食恶寒,经迟至五十余日,来必色淡且少。议用温养冲任,栽培生气方法。

八珍去术、草、地,加小茴、肉桂、蕲艾、香附、紫石英,河车胶丸。

肝肾虚寒

朱二六 经水一月两至,或几月不来,五年来并不孕育,下焦肢体常冷。是冲任脉损,无有贮蓄。暖益肾肝主之。

人参 河车胶 熟地砂仁制 归身 白芍 川芎 香附 茯神 肉桂 艾炭 小茴 紫石英

益母膏丸。

冲脉肝阴虚

程三七 十三年不孕育,其中幻病非一。病人述经期迟至,来期预先三日,周身筋骨脉络牵掣痠楚,不得舒展。凡女人月水,诸络之血,必汇集血海而下。血海者,即冲脉也。男子藏精,女子系胞。不孕,经不调,冲脉病也。腹为阴,阴虚生热,肢背为阳,阳虚生寒,究竟全是产后不复之虚损。惑见病治病之误,有终身不育淹淹之累。肝血阴虚,木火内寄,古人温养下焦,必佐凉肝坚阴。勿执经后期为气滞,乱投破气刚药劫阴。

河车胶　生地　枸杞　沙苑　生杜仲　白薇　山楂　黄柏　白花益母草

肝肾奇脉阴虚

朱　经云:阳维为病苦寒热。缘上年冰雪甚少,冬失其藏,春半潮湿,地气升泄,以肝肾血液久亏之质,春生力浅。八脉隶乎肝肾,一身纲维。八脉乏束固之司,阴弱内热,阳微外寒矣。膂脊常痛,经事愆期,血海渐涸,久延虚怯,情景已露。局方逍遥散固女科圣药,大意重在肝脾二经。因郁致损,木土交伤,气血痹阻。和气血之中,佐柴胡微升,以引少阳生气,上中二焦之郁勃可使条畅。今则入暮病剧,天晓安然,显是肝肾至阴损伤,八脉不为约束,故热无汗,至阴深远,古人谓阴病不得有汗也。当宗仲景甘药之例,勿取气辛助阳可矣。

炙甘草　阿胶　细生地　生白芍　麦冬　牡蛎

阴　虚

某　阴亏内热,经事愆期。

雄乌骨鸡　小生地　阿胶　白芍　枸杞　天冬　茯苓　茺蔚子　女贞子　桂圆

右十味,用青蒿汁、童便、醇酒熬膏,加蜜丸。

痛经郁伤气血滞

张四三　寒热间日,经来腹痛。

小生地　丹皮　知母　花粉　生鳖甲　泽兰

某二十　先腹痛而后经至，气滞为多。晨泄腹鸣，亦脾胃之病，与下焦瘕泄则异。

川芎　当归　香附　煨广木香　楂肉　茯苓

某二六　寒热无汗，经先腹痛，喉中燥痒咳逆，食物不思。此郁伤气血，八脉主病。姑先与泽兰汤。

归身　泽兰　丹参　白芍　柏子仁　茯神

周十七　室女经水不调，先后非一，来期必先腹痛，较之平日为重，饮食大减。始于初夏，入秋下焦常冷，腹鸣，忽泻忽结。究脉察色，是居室易于郁怒，肝气偏横，胃先受戕。而奇经冲、任、跷、维诸脉，皆肝胃属隶，脉不循序流行，气血日加阻痹。失治，必结瘕聚痃痞之累。

南山楂　生香附　延胡　当归　青皮　三棱　蓬术　牛膝　川楝子　泽兰　肉桂　炒小茴

葱白汁丸。

顾　经来筋掣腹痛，常有心痛干呕。此肝气厥逆，冲任皆病。务在宣通气血以调经，温燥忌用，自可得效。

川楝一钱　丹皮三钱　炒楂二钱　胡连八分　延胡一钱　泽兰二钱　归须二钱　生白芍一钱半

又　柏子仁丸。

吴　郁伤络脉，痛经。

川芎　当归　香附　小茴　乌药　茯苓　红枣

费　经水紫黑，来时嘈杂，脉络收引而痛，经过带下不断，形瘦日减，脉来右大左弱。上部火升，下焦冷彻骨中，阴阳乖违，焉得孕育？阅医都以补血涩剂，宜乎鲜效。议通阳摄阴法。

鲍鱼　生地　淡苁蓉　天冬　当归　柏子仁　炒山楂　牛膝　茯苓

红枣、蕲艾汤法丸。

气分热

朱　脉数，右肩痛痿，经不调，经来气攻触。皆性躁，气分有热。

细子芩　白芍　黑山栀　钩藤　茯苓　当归须　香附　茺蔚子　桑枝

食酸气血滞

李　酸涩入里，气血呆钝。痛自心胸，胀及少腹。昔经行三日，今四日犹未已。为凝涩所致，痛胀何疑。读《内经》遗意，以辛胜酸主治。但辛气最宜入表，当求其宣络者宜之。

韭白汁　桃仁　延胡　小茴　当归须　川楝子

经闭木火郁热

王三八　苦辛泄降，胸脘胀闷已舒。此嗽血，皆肝胆气火上逆，必经来可安。

南山楂　桃仁　黑山栀　丹皮　橘叶　降香末　老韭白汁

胃阳虚

朱　当节令呵欠烦倦，秋深进食，微有恶心。病起至今，月事不来。夫冲任血海，皆属阳明主司。见症胃弱，此阴柔腻滞当停，以理胃阳为务。

人参　半夏曲　广皮白　茯苓　生益智仁　煨姜

脾胃阳虚

某　脉数，形疲，咳，经闭半年，已经食减，便溏，浮肿。无清漱通经之理，扶持中土，望其加谷。

四君子汤。

胃阳不运

某三六　经闭两月，脘痹呕恶。此气窒不宣，胃阳碍钝使然。当用和中为主。

半夏曲　老苏梗　茯苓　广皮　枳壳　川斛

湿滞腹痛泻

某　夏令寒热，经阻，少腹痛胀，血结洞泻不爽。乃内伤气血不和，兼有时令湿邪。

茯苓皮三钱　大腹皮一钱半　生益智一钱　厚朴一钱　蓬莪术五分　青皮子五分，炒研

又　服五剂后，气已略平。

葱白丸。

用生蕲艾三分，红枣十五枚，煎清汤送。

气滞湿凝肿胀

某　脉数经闭，腹胀足肿。

茯苓皮　大腹皮　青皮　小香附　延胡　炒山楂　茺蔚子　炒砂仁

顾　经停四月，腹满，尻髀足肢尽肿，食纳胀闷不化，大便溏泻不实。女科认为胎气，恐未必然。方书谓先经断而后肿胀者，治在血分。

生白术　厚朴　大腹皮　茺蔚子　椒目　小黑穞豆皮

傅　大凡痞满在气，燥实在血。腹胀，经水仍来，大便微溏，固是气分病也。下之暂愈，气得泄也。继而腹胀，经水不来，气与血俱病也，病非轻渺。议中满分消方法。

生于术　猪苓　泽泻　椒目　鸡内金　青皮汁　厚朴

邹十八　腰已下肿，经闭四月，腹痛泻不爽。议开太阳，导其气

阻水湿。

牡蛎　泽泻　猪苓　茯苓　生白术　防己　厚朴　椒目

何　经阻腹满，泻后变痢。

小温中丸。

气血虚滞兼湿

王三一　居经三月，痞闷膨胀，无妊脉发现。询知劳碌致病，必属脾胃阳伤，中气愈馁，冲脉乏血贮注，洵有诸矣。

大腹皮绒　半夏曲　老苏梗　橘红　炒山楂　茺蔚子

又　经停，腹满便秘。

郁李仁　冬葵子　柏子仁　当归须　鲜杜牛膝

气滞血涩

王十九　服阿魏丸，高突已平，痛未全止。经闭已有十余月，腹微膨，全属气血凝滞。若不经通，病何以去？

川芎　当归　延胡　桃仁　楂肉　香附　青皮　牛膝

益母膏丸。

石二二　入肝必麻木，诸厥皆厥阴。心痛便燥，气痹血枯，乃劳怒情志不遂起见。

桃仁　当归须　炒延胡　生香附　茺蔚子　南山楂

又　辛润气药病减，血虚气滞。当以调经为要，见病理病为非。

桃仁　当归　山楂　茺蔚子　泽兰　柏子仁

某二二　心下有形不饥，经水涩少渐闭。由气滞渐至血结，左右隧道不行，大便坚秘不爽。当与通络。

炒桃仁　炒五灵脂　延胡　苏梗　生香附　木香汁　半夏姜汁

血 蛊

姚 经闭一年,腹渐大,恐延血蛊沉疴。况聚瘕日久,形寒跗肿。议用大针砂丸,每服一钱二分,六服。

金 面无华色,脉右弦左涩,经阻三月,冲气攻左胁而痛,腹时胀,两足跗肿。是血蛊症,勿得小视。

桂枝 茯苓 泽泻 牡蛎 金铃子 延胡

吴三九 经阻两载,少腹坚硬,大便不爽,不时咯出紫血块。此属血蛊之象。

鲜生地汁五钱 熟大黄一钱半 浔桂心五分 老生姜渣 炒桃仁三钱 郁李仁一钱半

四服。

某 经闭腹胀,渐成蛊。

香附 木香 青皮 乌药 赤芍 五灵脂 延胡 当归 郁金

郁损营阴

王二十 脉右虚,左虚弦数。腹痛两月,胸痹咽阻,冷汗,周身刺痛,寒栗。此属内损,有经闭成劳之事。

桂枝汤加茯苓。

又 照前方加当归、肉桂。

又 内损,情怀少畅,非偏寒偏热可以攻病。方中温养气血,以便条达,非因寒投热之谓。开怀安养为宜,勿徒恃药。继此可进养营法。

归桂枝去姜,加茯苓。

脏　躁

潘二七　经水不来，少腹刺痛鸣胀，大便不爽，心中热痛。食辛辣及酒，其病更甚。不敢通经，姑与甘缓。

甘麦大枣汤。

阴虚风阳动

某　阳升风动，眩晕心悸，鼻衄，经停两月。

生地　阿胶　麦冬　白芍　柏子仁　枣仁　茯神　炙草

郁劳阴虚

顾二八　病起经阻，形容日瘦，嘈杂刻饥，心腹常热。此乃悲惋离愁，内损而成劳。阴脏受伤，阳脉不流，难治之症。必得怡悦情怀，经来可挽。但通经败血，断不可用。

生地　人参　茯苓　沉香汁　琥珀末调入

陈　自经阻寒热，延及浮肿腹膨，小溲日少，入暮心腹中热。此脏阴已涸，腑阳日痹。内因悒郁成劳，情志为病。当收肃司令，而病日加增，料难入冬。无成法可遵，勉拟回生丹，每次服半丸。冀通其壅痹气血，漫言治病也。

徐二三　经水久不来，寒热，喉痛痹，郁劳，药难取效。

清阿胶丸，鸡子黄汤送。

血痹成劳

董　脉数色夺，久嗽经闭，寒从背起，热过无汗。此非疟邪，由乎阴阳并损，营卫循行失其常度。经云：阳维为病，苦寒热矣。症属血痹成劳，为难治。痹阻气分，务宜宣通。

生鹿角　川桂枝木　当归　茯苓　炙草　姜　枣

另回生丹，二服。

阴虚肝风动干血劳

仲二三　先因经阻，继以五志烦热，咳吐涎沫，食减微呕，面肿色瘁。乃肝阳化风，旋动不息。干血劳病，医治无益。

阿胶　生地　麦冬　牡蛎　小麦

营虚干血劳

王　面色㿠白，脉来细促，久嗽不已，减食，腹痛，便溏，经闭半截。此三焦脏真皆损，干血劳怯之疴，极难调治。俗医见嗽见热，多投清肺寒凉，生气断尽，何以挽回？

归建中汤去姜。

尼十七　少年形色衰夺，侧眠咳血，天柱骨垂，经水已闭。皆不治见症。

归芪建中汤去姜。

某　脉弱无力，发热汗出，久咳形冷，减食过半。显然内损成劳，大忌寒凉清热治嗽。姑与建中法，冀得加谷经行，犹可调摄。

桂枝五分　生白芍一钱半　炙草五分　枣肉三钱　饴糖二钱　归身一钱半

程十九　干血劳病，百脉枯槁，渐至危笃。三月间诊脉一次，当面告辞。余非愦愦医流，不肯因循误事。

益母丸，早晚服二三钱。

某　营虚寒热，咳血，经闭。

当归　炒白芍　丹参　枣仁　远志　茯苓　炙草　广皮　桂圆肉

顾三一　潮热经阻，脉来弦数。营血被寒热交蒸，断其流行之机，即为干血劳瘵，非小恙也。

桂枝三分　白芍一钱半　阿胶一钱半　生地三钱　炙草四分　麦冬一钱半　大麻仁一钱

倒经

朱女　冲年天癸未至,春阳升动,寒热衄血。平昔溺后腰痛,耳目甚聪明。先天质薄,阴本难充易亏,最多倒经之虑。

雄乌骨鸡　生地　生白芍　茯神　天冬　知母　牛膝　茺蔚子　女贞子　阿胶

诸药除阿胶,用水煎汁二次。其乌鸡去毛及翅足。另以童便一碗,青蒿汁四碗,醇酒二碗,米醋一碗,同煮。再加入前药汁收膏,入阿胶收。炖暖,服五钱。

张十七岁　天癸不至,咳嗽失血,乃倒经重症。先以顺气导血。

降香末　郁金　钩藤　丹皮　苏子　炒山楂　黑山栀

又　震动气冲,咳呛失血。

鸡子黄　阿胶　鲜生地　天冬　生白芍　炒牛膝

又　脉细数,腹痛营热,经不通。

人参　天冬　鲜生地　白芍　丹参

调入琥珀末三分。

《易》曰:乾道成男,坤道成女。女子属阴,以血为主,故女科治法,首重调经。经,常也,如潮汐之有信,如月之盈亏,不愆其期,故曰经水,又曰月事,又曰月信。《内经》云:太冲脉盛,月事以时下。景岳云:冲为五脏六腑之海,脏腑之血,皆归冲脉。可见冲脉为月经之本也。然血气之化,由于水谷,水谷盛则血气亦盛,水谷衰则血气亦衰。是水谷之海,又在阳明,可见冲脉之血,又总由阳明水谷所化,而阳明胃气,又为冲脉之本也。故月经之本,所重在冲脉,所重在胃气,所重在心脾生化之源耳。心主血,脾统血,肝藏血。凡伤心、伤脾、伤肝者,均能为经脉之病。《内经》曰:二阳之病发心脾,有不得隐曲,女子不月,其传为风消,其传为息贲者,死不治。不得隐曲,言情欲不遂,而病发心脾也。风消者,发热消瘦,胃主肌肉也。息贲者,喘息上奔,胃气上逆也。此虽言病发心脾,而实重在胃气,因心为胃之母,胃为脾之腑也。《内经》又曰:有病胸胁支满者,妨于食,病至则先闻腥臊臭,出清液,先唾血,四肢清,目眩,时时前后血,病名血枯。此得之年少时,有所大脱血。若醉入房中,气竭肝伤,故月事衰少不来也。治之以四乌鲗骨一藘茹,二物并合之,丸以雀卵,大如小豆,以五丸为后饭,饮以鲍鱼汁,利肠中及伤肝也。此段经文,全重在气竭肝伤四字,为通节之纲旨。胸胁,肝部也。支满,肝病也。妨于食,木邪凌土也。病则先闻腥臊臭,脾喜芳香,今脾土为木邪凌虐,病则先闻腥臊,乃肝之旺气也。出清液,脾虚不能敷化水精也。先唾血,脾伤不能统运营血也。四肢清,阳衰不能傍达四末也。目眩,阳不充而水上溢于经也。前后血,阴受伤而血内溢于络也。血枯,内有干血,血不归经,而结胞门也。良由年少不禁,气竭肝伤,而致月事衰少或不来也。治以乌鲗骨四分,取其味咸走肾,性温达肝。配以藘茹一分,取其辛散内风,温去恶血。二物并合,功专破宿生新。丸以雀卵,取其温补助阳,能调子脏精血。以五丸为后饭者,先药后饭,待药徐行下焦,力贵专功,五丸不为少也。饮以鲍鱼汁,利肠垢,和肝伤,取其臭秽之味,佐乌鲗骨而辟宿积之血也。《金匮要略》言调经之法甚详,后世如王节斋、薛立斋诸贤,论症透彻,用方精切,俱可为程式,兹不具赘。今观叶先生案,奇经八脉,固属扼要。其次最重调肝,因女子以肝为先天,阴性凝结,易于拂郁,郁则气滞血亦滞。木病必妨土,故次重脾胃。余则血虚者养之,血热者凉之,血瘀者通之,气滞者疏之,气弱者补之,其不治之症,直言以告之。诚一代之良工,女科之明鉴,学者当奉为典型。更能参考《内经》、仲景,及诸贤案论,自然学业日进,登峰造极矣。

秦天一

淋　带

温邪伤阴

某　温邪劫阴,带下,火升胸痞,脉小数。

生地　阿胶　牡蛎　川斛　小麦　茯神

胃　虚

某　阳明脉虚,手麻足冷,身动,带下如注。用通摄方。

人参　桂枝木　桑螵蛸　生杜仲　归身　茯苓

又　胸中似冷,热饮乃爽。

照前方去杜仲,加白芍、炮姜。

风阳乘土

陈二七　色苍脉数,是阴不足。心中泛泛,即头晕腹痛,经水仍来,兼有带下。肝阳内扰,风木乘土。法当酸以和阳,咸苦坚阴。

生白芍　细生地　清阿胶　牡蛎　樗根皮　黄柏

又　乌骨鸡　生地　阿胶　牡蛎　天冬　白芍　白薇　杜仲　川断　湖莲

血虚脉络滞痛

蒋　带下不止,少腹、内踝连痛,至不能伸缩。络脉不宣,最有结痈绵缠,不可不虑。医云肝气,岂有是理。

桂枝　生沙苑　远志　当归　鹿角霜　杞子　茯苓

液涸风动

龚　带淋日久,脂液垂涸,奇脉俱伤,营卫亦偏,内风自动,则中焦气夺,浮肿腹膨,为寒为热矣。暂以咸缓和阴。

阿胶　牡蛎　苁蓉　柏子霜　郁李仁

阴虚阳浮

袁　舌光赤，头胀身热，带下如注。此五液走泄，阳浮热蒸，当用摄剂。若与鹿角霜、沙苑，仍是升举动阳，则无效矣。

熟地炭　阿胶　芡实　茯神　湖莲肉　炒山药

又　照前方去阿胶、山药，加桑螵蛸、萸肉炭。

吴　崩带淋漓，阴从下走；晕厥汗出，阳从上冒。逢谷雨暴凶，身中阴阳不相接续，怕延虚脱。戌亥时为剧，肝肾病治。

人参　阿胶　生龙骨　生牡蛎　五味　茯神

又　血液去则脏阴失守，神不内附，致目中妄见，非鬼祟也。当先镇阳神为主，若骤用阴药，则有妨胃纳矣。

人参　龙骨　五味　茯苓　芡实　建莲肉

又　淋带黄白未净，五更心悸汗出。

人参　炒枸杞　五味　茯苓　芡实　湖莲肉

奇脉虚

某二五　脉左细，前用通补。据述痛起得按痛缓，八脉空虚昭然。舍此补养，恐反增剧矣。

当归　乌贼骨　紫石英　杜仲　杞子　柏子仁　沙苑　茯神

某　女科病多倍于男子，而胎产调经为主要。淋带瘕泄，奇脉虚空，腰背脊膂牵掣似坠，而热气反升于上，从左而起，女人以肝为先天也。医人不晓八脉之理，但指其虚，刚如桂、附，柔如地、味，皆非奇经治法。先以震灵丹固之，每服一钱五分。

又　淋带瘕泄，诸液耗，必阴伤。此参、附、姜、桂劫阴不效，而胶、地阴柔，亦不能效。盖脉隧气散不摄，阴药沉降，徒扰其滑耳。必引之收之固之，震灵丹意，通则达下，涩则固下，惟其不受偏寒偏热，是法效灵矣。后方常用。

人参一钱　鹿角霜一钱半　沙苑一钱半　桑螵蛸三钱　炒杞子一钱半　茯神三钱　炙草五分

丸　方

人参二两，隔纸烘研　麋茸二两，切，烘研　生菟丝子二两，研　淡补骨脂一两半，炒　生紫石英一两二钱　生禹粮石一两二钱　茯苓一两半　炒黑小茴五钱　炒黑远志五钱

晚服妙香三钱。

姚二三　自乳血耗，脉络空豁。脊膂椎髀痠软，带下不已。问下部已冷，阴虚及阳。速速断乳，不致延劳。

人参　鹿角霜　枸杞　桑螵蛸壳　杜仲　茯苓　沙苑　白薇

徐四十　经漏成带，下焦畏冷，眩晕。肝脏阳升，八脉空乏。

当归　炒白芍　炒黑枸杞　杜仲　海螵蛸　炒沙苑

杨三七　寡居独阴，自多愁烦思郁，加以针黹，目注凝神，阳上巅为眩晕。八脉无气，自带下下冷。内风日动，痱疹麻木，常为隐现。以暖下柔剂和其阴阳，可得小效。

制首乌　三角胡麻　枸杞　甘菊花炭

用红枣捣丸，早上服四钱。

王二七　产后漏淋成带，入暮溺频不爽，惊恐神呆，骨骱尽痛。是肝肾内损，渐及奇经不司束固，是产后虚在下。甘辛润补肝肾，不与燥药，以肾恶燥，肝忌刚也。

枸杞子炒黑　鹿角霜　归身　菟丝子炒香　生杜仲　沙苑子　茯苓　补骨脂盐水煎淡

阴阳并虚

某　少腹拘急，大便燥艰，淋带赤白，此属液涸。

肉苁蓉　枸杞子　河车　当归　柏子仁　郁李仁

又　淋带年久，少腹拘急胀痛，溲不爽，大便艰涩，得泄气则胀

宽。食物少纳，脘中不降，必抚摩始下。此病久，脏阴腑阳皆伤，热药难受，以通阳固阴兼之。

早服：

人参　归身　炒杞子　茯苓　麋茸　河车

暮服震灵丹二十粒。

带下者，由湿痰流注于带脉，而下浊液，故曰带下，妇女多有之。赤者属热，兼虚兼火治之。白者属湿，兼虚兼痰治之。年久不止，补脾肾兼升提。大抵瘦人多火，肥人多痰，最要分辨。白带、白浊、白淫三种，三者相似，而迥然各别。白带者，时常流出清冷稠粘，此下元虚损也。白浊者，浊随小便而来，浑浊如泔，此胃中浊气渗入膀胱也。白淫者，常在小便之后，而来亦不多，此男精不摄，滑而自出也。至于淋症，由肾虚膀胱积热所致。肾虚则小便数，膀胱热则小便涩。淋有气、血、砂、膏、劳五者之殊，皆属湿热。气淋为病，小便涩滞，常有余沥不尽。血淋为病，遇热即发，甚则溺血。痛者为血淋，不痛者为尿血。砂淋为病，阴茎中有砂石而痛，溺不得卒出，砂出痛止是也。膏淋为病，溺浊如膏。败精结者为砂，精结散者为膏，又煮海为盐之义。劳淋遇劳即发，痛引气冲。大约带病，惟女子有之，淋浊男女俱有。景岳云：妇人淋带，其因有六。一心旌摇，心火不静而带下者，先当清火，宜朱砂安神丸、清心莲子饮之类。若无邪火，但心虚带下，宜秘元煎、人参丸、茯菟丸之类。一欲事过度，滑泄不固而带下者，宜秘元煎、苓术菟丝丸，济生固精丸之类。一人事不畅，精道逆而为浊为带者，初宜威喜丸，久宜固阴煎之类。一湿热下流而为浊带，脉必滑数，烦渴多热，宜保阴煎、加味逍遥散。若热甚兼淋而赤者，宜龙胆泻肝汤。一元气虚而带下者，宜寿脾煎、七福饮、十全大补汤。若阳气虚寒，脉微涩，腹痛多寒，宜加姜、附、家韭子丸。一脾肾气虚下陷多带者，宜归脾汤、补中益气汤之类。已上淋带辨症论治，仿佛已备。语云：鸳鸯绣出从君看，莫把金针度与人。若求金针暗度，全凭叶案搜寻。

秦天一

崩　漏

郁损肝脾

徐三三　肝脾郁损，血崩。人参逍遥散去柴、术、炙草，加桑螵蛸、杜仲。

肝风胃虚

某　经漏不止，久风飧泄。

人参　茯苓　木瓜　炒乌梅　赤石脂　禹粮石

营阴伤脏燥热

龚　脉数，寒热汗出，腹胁痛。病起经漏崩淋之后，是阴伤阳乘。消渴喜凉饮，不可纯以外邪论。和营卫调中，甘缓主治。

当归　白芍　淮小麦　炙草　南枣　茯神

奇脉虚血滞

文五五　产育频多，冲任脉虚。天癸当止之年，有紫黑血如豚肝，暴下之后，黄水绵绵不断。三年来所服归脾益气，但调脾胃补虚，未尝齿及奇经为病。论女科冲脉即是血海，今紫黑成块，几月一下，必积贮之血，久而瘀浊，有不得不下之理。此属奇经络病，与脏腑无与。考古云：久崩久带，宜清宜通。仿此为法。

柏子仁　细生地　青蒿根　淡黄芩　泽兰　樗根皮

接服斑龙丸。

冲任胃皆虚

张五十　五旬天癸当止而经淋，周身牵掣，右肢渐不能举。不但冲、任、督、带损伤，阳明胃脉衰微少气，乃最难向安之病。

人参　生黄芪　炙草　炒沙苑　炒杞子　炒归身

朱　崩漏两年，先有带下。始而半月发病，今夏季每交申酉，其漏必至。思下午为阳中之阴，阴虚阳动，冲脉、任脉皆动，下无堤防约束。夫奇经，肝肾主司为多，而冲脉隶于阳明，阳明久虚，脉不固摄，有开无阖矣。医但以涩剂图旦夕苟安，未及按经论痛，宜毫无一效。

海螵蛸　鲍鱼　茜草　生菟丝子　石壳广莲肉

接服乌贼鱼骨丸。

髓虚筋痛

顾　髓虚，崩淋不止，筋掣痛，不能行。

苁蓉　枸杞　柏子仁　茯神　川斛　紫石英　羊内肾　青盐

冲任阳虚

成　冲任二脉损伤，经漏经年不痊，形瘦肤干畏冷，由阴气走乎阳位。益气以培生阳，温摄以固下真。

人参　鹿角霜　归身　蕲艾炭　茯神　炮姜　紫石英　桂心

冲任阴虚

张四三　经漏十二年，五液皆涸，冲任不用。冬令稍安，夏季病加。心摇动，腹中热，腰膝跗骨皆热，此皆枯槁日著。方书谓暴崩宜温，久崩宜清，以血去阴耗耳。

人参　生地　阿胶　天冬　人乳粉　柏子仁　茯神　枣仁　白芍　知母

蜜丸。

张　固补冲任，凉肝宁血。

丸方：

人参二两　生地二两　阿胶二两　白芍二两　茯苓二两　鲜河

车胶一两　石壳建莲肉四两

二胶如少，可加蒸熟山药，捣浆为丸。早服四钱，参汤送。晚服二钱。

沈　天癸当止之年，经来淋漓不断，乃阴衰阳动。入秋深，夜寐甚少，汗泄四肢胸臆。夫冲脉隶于阳明，其气行乎身前，阳明脉空，阳越卫疏，阴火升举。当宗丹溪补阴丸，或虎潜丸之属。久病投汤太过，恐妨胃耳。

每早服丹溪补阴丸四钱，十服。

苦寒辛散伤中阳

黄　长斋有年，脾胃久虚，疟由四末必犯中宫。血海隶于阳明，苦味辛散，皆伤胃系。虽天癸久绝，病邪药味扰动血络，是为暴崩欲脱。阅医童便、阿胶味咸润滑。大便溏泻，岂宜润下？即熟地、五味补敛阴液，咽汤停脘，顷欲吐净。滋腻酸浊之药，下焦未得其益，脘中先已受戕。议以仲景理中汤。血脱有益气之法，坤土阳和旋转，喜其中流砥柱。倘得知味纳谷，是为转机。重症之尤，勿得忽视。

理中汤。

奇脉不和

某　停经三月，下漏成块，少腹膨痛。议通和奇脉。

鹿角霜　生杜仲　桂枝木　生沙苑　当归　茯苓　红枣

肝肾冲任虚寒

罗二四　病属下焦，肝肾内损，延及冲任奇脉，遂至经漏淋漓，腰脊痿弱。脉络交空，有终身不得孕育之事。

制熟地砂仁制　河车胶　当归　白芍　人参　茯苓　于术　炙草　蕲艾炭　香附　小茴　紫石英

液伤络热风消

陈五十 五旬年岁，经漏如崩，继以白带绵绵。昔形充，今瘦损。当年饮酒湿胜，大便久溏，自病经年，便干不爽。夜热多汗，四肢皆冷，气短腹鸣，上嗳气，下泄气，腰足跗酸软无力，食物日减，不知其味。此阳明脉衰，厥阴风木由乎血去液伤，冲任交损，内风旋转而为风消之象。病在乎络，故令久延，《金匮》谓络热则痿矣。

人参 黄芪 苦参 茯神 牡蛎 小麦

滤清人参汤收。

阴虚阳亢

张 外冷内热，食过如饥，唇燥裂，渴饮下漏，漏多则阴虚阳亢，便溏不实，不可寒润。

生地炭 阿胶 炒白芍 湖莲 樗根皮 茯神 蕲艾炭

又 消渴心悸。

阿胶 生鸡子黄 生地 天冬 生白芍 茯神

胡 心痛如饥，口吐腻涎浊沫，值经来甚多。因惊动肝，阳化内风，欲厥之象。治以咸苦，佐以微辛，使入阴和阳。

阿胶二钱 牡蛎三钱 川楝子一钱 小川连三分 川芎二分 当归一钱

又 和阳固阴，诸病大减。因经漏阴伤，阳易浮越。心怔悸，肢末痛，内风未熄。药以甘柔，使胃汁日充，则砥柱中流矣。

人参 阿胶 麦冬 生白芍 炙草 茯神

邱四四 经漏成带，年余医疗无功，乃冲、任、督、带交病。古称久带久崩宜清，视其体丰松软，阳气久亏，与《内经》血脱方法。

乌鲗鱼丸，鲍鱼汁丸。

又 照前方加阿胶、人中白。

奇脉阴虚风阳动

某 经漏三年,诊色脉俱夺,面浮跗肿,肌乏华色,纳谷日减,便坚不爽,自脊膂腰髀痠楚如堕。入夏以来,形神日羸。思经水必诸路之血,贮于血海而下,其不致崩决淋漓者,任脉为之担任,带脉为之约束,刚维跷脉之拥护,督脉以总督其统摄。今者但以冲脉之动而血下,诸脉皆失其司,症固是虚。日饵补阳不应,未达奇经之理耳。考《内经》于胸胁支满妨食,时时前后血,特制乌鲗丸,咸味就下,通以济涩,更以秽浊气味为之导引,同气相需。后贤谓暴崩暴漏宜温宜补,久漏久崩宜清宜通,正与圣经相符。况乎芪、术皆守,不能入奇脉。无病用之,诚是好药,藉以调病,焉克有济?夏之月,大气正在泄越,脾胃主令,岁气天和,保之最要。议以早进通阴以理奇经。午余天热气泄,必加烦倦,随用清暑益气之剂,顺天之气,以扶生生。安稳百日,秋半收肃令行,可望其藏聚气交,而奇络渐固。此久损难复,非幸试速功矣。早上汤药议以通阴潜阳方法。早服:

龟甲心秋石水浸 鹿角霜 真阿胶 柏子霜 生牡蛎 锁阳

另煎清人参汤,入清药,煎取五十沸。

鹿性阳,入督脉。龟体阴,走任脉。阿胶得济水沉伏,味咸色黑,熄肝风,养肾水。柏子芳香滑润,养血理燥。牡蛎去湿消肿,咸固下。仲景云:病人腰以下肿者,牡蛎泽泻汤。锁阳固下焦之阳气,乃治八脉之大意。乌鲗丸方:

乌鲗骨四分,米醋炙去甲,另研,水飞 藘茹一分

右为细末,用雀卵量捣为丸,每服三钱。用药前,先饮淡鲍鱼汤一小杯为导引。

又 进潜阳颇投,但左耳鸣甚,肠中亦鸣。肝阳内风升动未息,减气刚用柔。早服:

龟甲心照前制 真阿胶 柏子霜 天冬 女贞实 旱莲草

另煎人参汤二钱，加入滤清药内，再煎五十余沸。

又 两进柔润，清补颇投。询知病由乎悲哀烦劳，调理向愈，继因目病，服苦辛寒散太过，遂经漏淋带，年前七八日始净，今则两旬而止。此奇脉内乏，前议非诬。据述周身累现瘾疹瘖瘰，搔痒不宁。想脂液久渗，阴不内营，阳气浮越，卫怯少固，客气外乘。凡六淫客邪，无有不从热化，《内经》以疮痍诸病皆属于火。然内症为急，正不必以肌腠见病为治。刻下两三日间，又值经至之期。议进固脉实下，佐以东垣泻阴火意。经至之先用此方。

龟甲心　真阿胶　人参　桑螵蛸　生白龙骨　旱莲草　茯神　知母

早上服。

又 当经行，周身寒凛，腰痠腹膨，白疹大发。议用固气和血方。

人参　熟地　阿胶　川芎　当归　白芍　南山楂　蕲艾

早上服。

又 经来腹坠腰痠，疹现肌痒，鼻孔耳窍皆然。想阴血下注，必阳气鼓动，内风沸起。风非外来，乃阳之化气耳。昨因经至，用胶艾四物汤和补固经。今午诊脉，右大而涩，左小数，中有坚疾如刃之象。洵乎液枯风动，初定乌鲗鱼丸当进。其早上汤药，凡气味之辛裁去。虽为补剂，勿取动阳耗液也。早上服：

人参　生地　天冬　阿胶　生白芍　女贞子　旱莲膏　地榆

早上服。

又 两日早进清补柔剂，夕用通固下焦冲任，是月经来甚少，起居颇安。与先哲云暴崩当温涩，久漏宜宣通，若合符节矣。连次候脉，必小弱为少安，则知阳动不息，内风必旋。芪、术呆守，归、艾辛温，守则气壅，辛则阳动，皆不知变化之旨，坐失机宜耳。余未能久候，焉有经年经月之恙骤期速愈？故丸药创自《内经》七方之一，世多渺忽，实出轩岐秘奥。再议理阴熄风早用，谅不致误。拟长夏调理二法。晚服乌鲗丸三钱,晨进养肝阴,和阳熄风以安胃。盖冲脉即血海,隶于阳明胃脉,乃仿经旨立方。

人参　阿胶　白芍　生地　旱莲膏　女贞子　桑寄生　咸秋石　细子芩　三角胡麻

药末,胶膏,再加熟蜜三两,捣千余杵,丸宜细光,早上服四钱。小暑至处暑,生脉散送。

又　此番经后,带下仍有。久漏奇脉少固,前案申说已著。丸剂专司通摄冲任,恪守定然必效。但外来寒暄易御,内因劳嗔难调,余谆淳相告者为此。

人参　生地　阿胶　白芍　茯神　女贞子　旱莲膏　小黑穞豆皮

早上服。初十日。

又　昨晚烦冗,阳动气升,头额震痛,经再下注。更定镇摄一法,久后亦可备用。

人参　生地　阿胶　龟甲心　生牡蛎　天冬　黑壳建莲

又　十二日午诊脉,仍用初十日早服方法,去穞豆皮,加生牡蛎。

交小暑后骤热,午后另煎生脉散,微温服一次。

卢　停经半截,雨水节后忽然暴崩,交春分节血止。黄白淋漓自下,寒则周身拘束,热时烦躁口干,晡至天明,汗出乃止,寐必身麻如虫行,四肢骨节皆痛。盖血既大去,冲任之脉伤损,而为寒为热,阴损及乎阳位矣。书云:崩中日久为白带,漏下多时骨髓枯。由脂液荡尽,致形骸枯槁,延为瘵疾矣。天热气暖,所当谨慎。

乌贼骨　阿胶　生地　生白芍　茜草　小麦

阳　虚

程　暴冷阳微,后崩。

附子理中汤。

崩如山冢岕崩，言其血之横决莫制也。漏如漏卮难塞，言其血之漫无关防也。经云：阴在内，阳之守也，气得之以和，神得之以安，毛发得之以润，经脉得之以行，身形之中，不可斯须离也。去血过多，则诸病丛生矣。原其致病之由，有因冲任不能摄血者，有因肝不藏血者，有因脾不统血者，有因热在下焦，迫血妄行者，有因元气大虚，不能收敛其血者，又有瘀血内阻，新血不能归经而下者。医者依此类推，仿叶氏用笔灵活，于崩漏治法，无余蕴矣。

秦天一

胎　前

恶　阻

秦十七　经停三月，无寒热，诊脉大。系恶阻减食。

细子芩　知母　苏梗　砂仁　橘红　当归　生白芍

丸方：

细子芩三两　苏梗一两，生研　砂仁五钱　白芍一两半　熟白术二两　当归一两半

青苎汤法丸

肝　气

某　怀妊将三月，肝气攻冲，胁痞，呕吐红痰。

细条芩　生白芍　川楝子　瓜蒌皮　半夏曲　橘红　竹茹　生姜

肝虚滑胎

程二六　殒胎每三月，是肝虚。

人参　阿胶　当归　白芍　川芎　桑寄生

热伤肺阴

钱三九　上年夏产，过月经转。今经停四个月，左脉弦滑流动，乃为妊象。此气急，脘痞，咳嗽，热气上乘迫肺之征。形肉日瘦，热能烁阴耗气。议清金平气，勿碍于下。

桑叶　川贝　桔梗　广皮　黑山栀　地骨皮　茯苓　甘草

杨　血液仅仅养胎，春阳升举，上焦易燥，喉呛心嘈，皆液亏阳亢。

鲜生地　茯神　白扁豆　玄参心　川斛

胃虚咳逆

谢　始而热入阴伤，少腹痛，溺不爽。秋暑再伤，霍乱继起。今不饥不食，全是胃病。况怀妊五月，胎气正吸脾胃真气，津液重伤，致令咳逆。

人参　知母　炒麦冬　木瓜　莲子肉　茯神

热邪伤阴

金　怀妊五月得热病，久伤阴液，身中阳气有升无降，耳窍失聪，便难艰涩。议用仲景复脉法，以生津液。

炙甘草　人参　生地炭　阿胶　天冬　麦冬　生白芍　麻仁

某　怀妊百日，丙丁养胎，胎热从戌亥时升，耳前赤痱刺痛。当养阴制火。

细生地　茯神　生白芍　建莲　桑叶　钩藤

肝风犯脾胃

某　脉右虚左弦，身麻肢冷，胎冲胀闷。五六月当脾胃司胎，厥阴内风暗动，不饥吞酸，全属中虚。

人参　枳壳　半夏　姜汁　桔梗

闪动络脉

胡 怀妊六月，阳明司胎。闪动络脉，环跳痛连腰膂，最防胎气。

归身 桂枝木 炒杞子 炙草 羊胫骨 白茯苓

热壅上焦

某 气逆壅热于上，龈肿喉痹，胸闷腹肿。七月太阴司胎，法宜宣化清上。

川贝 牛蒡子 连翘 苏梗 杏仁 花粉 菊花 橘红

气滞血热

汪 娠八月，胎动不安，脘闷不饥。宜凉血调气，可以安适。

黄芩 知母 橘红 生白芍 当归 砂仁

肝 风

程 娠八月，形寒气逆，神烦倦无寐，乃肝阳乘中之征。拟进熄风和阳法。

黄芩 当归 生白芍 生牡蛎 橘红 茯神

又 肝风眩晕，麻痹少寐。

熟首乌 炒黑杞子 白芍 女贞子 茯神 黑穞豆皮

热伤肺阴

王 先寒后热，咳呛，是春月风温肺病。风为阳邪，温渐变热，客气着人，即曰时气。怀妊九月，足少阴肾脉养胎。上受热气，肺痹喘急，消渴胸满，便溺不爽。皆肺与大肠为表里之现症，状若绘矣。芎、归辛温，参、术守补，肉桂、沉香辛热，皆胎前忌用。致大热烦闷，势属危殆。议以清肺之急，润肺之燥。俾胎得凉则安，去病身安，自为不补之补，古人先治其实，实者邪也。

泡淡黄芩　知母　鲜生地　花粉　阿胶　天冬

又　喘热减半，四肢微冷，腹中不和，胎气有上冲之虑。昨进清润之方，漐漐有汗。可见辛燥耗血，便是助热。今烦渴既止，问初病由悲哀惊恐之伤。养肝阴，滋肾液为治，稳保胎元，病体可调。

复脉去桂、麻、姜、枣，加天冬、知母、子芩。

郁　热

朱　脉右涩小数，左弦促，纳食脘胀，常有甘酸浊味，微呕吐清涎，旬朝始一更衣，仍不通爽。询知病起情怀抑郁，由气郁化热，如《内经》五志过极，皆从火化。就怀妊恶阻，按徐之才逐月安养，亦在足少阳经，正取清热养胎。况肝胆相火内寄，非凉剂无以和平。古人治病，以偏救偏，幸勿畏虚以贻患。

金石斛　黑山栀　茯苓　半夏曲　橘红　竹茹　枳实

时邪发热

某　恶阻，本欲恶心厌食，今夹时邪，头痛身热，当先清热。

竹叶　连翘　生甘草　黄芩　花粉　苏梗

吐泻伤阳

某　交节上吐下泻，况胎动不安，脉虚唇白。急用理中法。

附子　人参　于术　茯苓　白芍

泄　泻

周　病中怀妊泄泻。

焦术　炒白芍　炒黄芩　炒广皮

寒邪厥

金 怀妊若患时症，古人重在保胎。今者喜暖恶寒，升则厥痛，坠微便痛绕腹。暖胎须避络伤，以及奇脉，畏虑胎坠难挽。辛香温柔之补，冀其止厥。

鹿角霜 淡苁蓉 炒杞子 柏子仁 当归 炒沙苑 炒大茴 茯苓

营虚火炎

某 固护胞元，诸症俱减，惟心嘈觉甚。阴火上升，营虚之征。

人参 桑寄生 熟地 阿胶 丝绵灰 条芩 白芍 当归 茯苓 香附

痢伤胃阴

某 怀妊，痢滞半月。胃阴既亏，阳气上逆，咽中阻，饮水欲哕，舌尖红赤，津液已耗。燥补燥劫，恐阴愈伤而胎元不保。议益胃和阳，生津治之。

熟地 乌梅 白芍 山药 建莲 茯苓

用川石斛煎汤代水。

热邪伤阴

潘 血液护胎，尚且不固，心中如饥空洞，食不能纳，况又战栗呕逆。凡内外摇动，都是动胎。从来有胎而病外感，麻、桂、硝、黄等剂，必加四物，是治病保胎第一要法。

小生地 白芍 阿胶 知母 黄芩 青蒿梗

热邪下痢脓血

王　临月下痢脓血，色紫形浓，热伏阴分。议用白头翁汤。

又　苦味见效，知温热动血。以小其制为剂，可全功矣。

黄芩　黄柏　炒银花　炒山楂　茯苓　泽泻

胎　漏

某　胎漏，鼻衄，发疹而喘。

淡条芩　真阿胶　青苎

触胎下血

某　触胎下血，腹痛而坠。

人参　炒白芍　炙草　广皮　熟地炭　炒砂仁末

加纹银一二两，青苎一两。

又　照前方去熟地，加炮姜、熟术。

又　人参　熟地　炒归身　炒白芍　炙草　茯神　广皮　炒砂仁

陆十八　形瘦，脉数尺动，不食恶心，证象恶阻。腰痛见红，为胎漏欲坠。

青苎二钱　建莲五钱　纹银一两　砂仁七分　白糯米一钱

某　三月胎漏，用固下益气。

人参　熟术　熟地　阿胶　白芍　炙草　砂仁　艾炭

殒胎不下

华　血下，殒胎未下，浊气扰动，晕厥呕逆，腹满，少腹硬，二便窒塞不通，此皆有形有质之阻。若不急为攻治，浊瘀上冒，必致败坏。仿子和玉烛散意。

川芎　当归　芒硝　茺蔚子　大腹皮　青皮　黑豆皮

调回生丹。

子　肿

程　怀妊八月，子肿，腹渐坠，正气虚弱。补剂必须理气，预为临产之算。

人参　茯苓　广皮　大腹皮　苏梗　砂仁末

《易》曰：大哉乾元，万物资始。此言气之始也。又曰：至哉坤元，万物资生。此言形之始也。人得父母之气，以生气生形，即禀此乾坤之气也。两仪既兆，五行斯彰。故天一生水，水属肾，肾脏先生。地二生火，火属心，心又次生。天三生木，木属肝，肝又次生。地四生金，金属肺，肺又次生。天五生土，土属脾，脾又次生。天既以五行生五脏，而仁义礼智信之五德，亦即寓于其中。朱夫子所云天以阴阳五行，化生万物，气以成形，而理亦赋焉，此之谓也。因此古人重胎教，所以端其本也，而今不复讲矣。然六淫之感，七情之伤，妊妇禀气有强弱，小儿胎元有静躁，故安胎之法，不可不详。如恶阻、胎淋、胎晕、胎肿、胎悬及漏胎等症，古人言之甚晰，兹不具赘。今阅叶先生案，胎前大约以凉血顺气为主，而肝、脾、胃三经，尤为所重。因肝藏血，血以护胎，肝血失荣，胎无以荫矣。肝主升，肝气横逆，胎亦上冲矣。胎气系于脾，如寄生之托于苞桑，茑与女萝之施于松柏，脾气过虚，胎无所附，堕滑难免矣。至于胃为水谷之海，妊妇全赖水谷之精华以养身护胎，故胃气如兵家之饷道，不容一刻稍缓也。其余有邪则去邪，有火则治火，阴虚则清滋，阳虚则温补，随机应变，无所执著。学者更能引而伸之，触类而通之，安胎之法，可一以贯之，无余蕴矣。

秦天一

产　后

新产恶露瘀滞

钦　初产，汗出眩晕，胸痞腹痛。宜通恶露。

炒山楂　延胡　郁金　赤芍　炒牛膝　香附　童便冲

益母草汤代水。

又　腹痛少缓，但胸痞痰多。治从上焦。

炒山楂　郁金　丹参　橘红　炒川贝　甜花粉

体虚兼瘀

程　冲脉为病，男子内结七疝，女子带下瘕聚。故奇脉之结实者，古人必用苦辛，和芳香以通脉络。其虚者，必辛甘温补，佐以流行脉络。务在气血调和，病必全愈。今产后体虚，兼瘀而痛，法当益体攻病。日期已多，缓治为宜。

生地　生姜　丹皮　琥珀末调入

此苦辛偶方，加丹皮以通外，琥珀以通内，所以取效。

又　回生丹。

取乎醋煮大黄一味，约入病所，不碍无病之所，故亦效。二法皆入络药。

又　小生地　归须　红花　郁李仁　柏子仁　茯神

又　照前方去红花、郁李仁，加泽兰。

某二五　恶露淋漓，痛由腰起，攻及少腹。此督带空虚，奇经气阻奚疑？奇经为病，通因一法，为古圣贤之定例。

当归　楂肉炭　炒丹皮　泽兰　川断　制首乌

郁冒

唐 产后骤脱，参附急救，是挽阳固气方法。但损在阴分，其头痛汗出烦渴，乃阳气上冒。凡开泄则伤阳，辛热则伤阴，俱非新产郁冒之治道。尝读仲景书，明本草意，为是拟方于后，亦非杜撰也。

生左牡蛎一钱　生地二钱　上阿胶二钱　炒黑楂肉三钱　茺蔚子一钱半

吴 新产阴气下泄，阳气上冒，日晡至戌亥，阳明胃衰，厥阴肝横。肝血无藏，气冲扰膈，致心下格拒，气干膻中，神乱昏谵。若恶露冲心则死矣，焉有天明再醒之理？回生丹酸苦，直达下焦血分，用过不应，谅非瘀痹。想初由汗淋发热，凡外感风邪，邪滞汗解，此热昏乱，即仲景之新产郁冒也。倘失治，必四肢牵掣，如惊似风痫则危。议从亡阳汗出谵语例，用救逆法。

生龙骨三钱　生牡蛎三钱　桂枝五分　淮小麦百粒　炙甘草三分　南枣二钱

又 气从涌泉小腹中直冲胸臆，而心下痛，巅晕神迷。此肝肾内怯，无以收纳自固。每假寐必魂魄飞越，惊恐畏惧，非止一端。救逆法镇阳颇应，但少补虚宁神，益之固之耳。

人参二钱　龙齿三钱，捣　枣仁三钱　茯神三钱　炒黑杞子二钱　黑壳建莲肉五钱

紫石英一两，捣碎，用水三盏，煎减半，用以煎药。

又 两法皆效，下元虚损无疑。八脉无气把握，带下淋漓不止，梦魂跌仆，正经旨下虚则梦坠也。议镇固奇脉方。

人参二钱　龙齿三钱　枣仁三钱　茯神三钱　桑螵蛸炙，二钱　炒黑远志五分

用紫石英煎汤煎药。

又 昨午忧悲嗔怒，大便后陡然头晕，继以呕逆。胸痞止，心洞嘈杂，仍不能食，子夜寒战鼓栗，寅刻津津微热，神昏妄见，巅痛

乳胀，腹鸣，短气呵欠，似乎叹息之声。此乃下元根蒂未坚，偶触心机，诸阳神飞旋动舞。仲景论先厥后热，知饥不能食，干呕，列于《厥阴篇》中。盖危病初效，未沾水谷精华，则胃土大虚，中无砥柱，俾厥阴风木之威横冲震荡，一如释典，混沌劫于地水，大风卒来莫御矣。当此医药，全以护阳固阴。但血舍耗涸，刚猛及滋腻总在难施之例。无暇理病，存体为要。

人参五钱　熟附子一钱　川桂枝木一钱　炮姜炭一钱　炙黑甘草五分　茯苓三钱

沈　此产后阴虚疟疾，鼻煤，喉燥舌干，脘痞不饥，大便窒塞不通。乃阳明津枯，不上供肺，下少滋肠。风阳游行，面肿耳聋。仲景谓阴气先绝，阳气独发。后人以饮食消息，取义甘寒，则知辛温逐瘀之谬。

人参　炒麦冬　枣仁　乌梅肉　蜜水炒黄知母

又　酸味泄肝，胃气乃降，大便通后，汗大出，心中刺痛。皆营液内耗，阳气冲突，仲景三病之郁冒见端矣。虽痰吐咯，无苦燥耗气之理。

人参　阿胶　生地　麦冬　生白芍　炙草

张　产后郁冒，汗出潮热，腹痛。

炒生地　炒山楂　丹参　茯神　浮小麦　黑穞豆皮

败血入经络为疡

吴　产后十二朝，先寒战，后发热，少腹疠痛，腹膨满，下部腰肢不能转侧伸缩，小溲涩少而痛。此败血流入经络，延及变为疡症。议用交加散。

小生地　生姜　车前　牛膝　五灵脂　炒楂肉

调入琥珀末一钱。

又　十六朝，诸症稍减。每黄昏戌亥时，冲气自下而上，至胸中即胀闷，肢冷汗出，右腹板实，此厥阴肝脏，因惊气逆。今恶露未清，重镇酸敛，均为暂忌。拟和血调经为稳。

归须　炒桃仁　延胡　炒楂肉　官桂　香附　川楝　小茴

又　人参　当归　白芍　炙草　茯神　香附　桂心　广皮

营络虚寒恶露未清

程　脉濡，恶露紫黑，痛处紧按稍缓。此属络虚，治在冲任。以辛甘理阳。

炒归身　炒白芍　肉桂　茯苓　小茴　杜仲

又　脉濡空大，营络虚冷。

人参　炒归身　炒白芍　茯神　炙草　桂心

又　当归羊肉汤加茯苓、茴香。

阴虚风阳动

许　产后阴虚，肝风动灼，喉干呛咳，晚则头晕。

阿胶　细生地　天冬　茯神　小麦　川斛

程　坐蓐过劳，肝风阳气动，面浮气短，腹膨，恶露未清。不可腻滞，须防痉厥。

小生地　丹参　泽兰　茯神　黑穞豆皮　琥珀末

又　血分既亏，风阳动泄，汗出心悸，此辛气走泄须忌。所虑痉厥，如已见端。议静药和阳意。

阿胶　鸡子黄　细生地　生牡蛎　丹参　茯神

某　产后下焦阴亏，奇脉不固，阳浮乃升。风动则飧泄嘈杂，液损必消渴骨热。治在肝肾，静药固摄。

熟地　湖莲　炙草　五味　芡实　山药　旱莲　女贞

阴虚阳浮汗泄

某　新产后，阴分大虚，汗出，胸痞，潮热，阳浮卫不固。虽痰多咳频，忌用苦辛表散，恐久延蓐劳耳。

炒生地　炒麦冬　生扁豆　炙草　金石斛　丹参　茯神　甘蔗浆

血虚寒滞

某　产后身痛，少腹满。

楂肉　川芎醋炒　延胡醋炒　泽兰　丹皮　艾叶　小茴　香附醋炒　茯苓

益母膏丸。

又　当归　桂心　茴香　香附　紫石英　茯苓

羊肉胶丸。

气血滞兼湿

孙　产难，伤力惊恐，面微浮，腹膨，小便不爽。

炒黑楂肉　大黑豆皮　大腹皮绒　生香附　茯苓　泽泻

白花益母草煎汤代水。

气滞胀泻

金　腹胀气滞，久泻，产后五日。

于术　厚朴　茯苓　泽泻　南山楂　延胡

阴虚夹暑

凌　一岁四气之交，夏季发泄为甚。凡夏至一阴初复，未及充盈，恰当产期，为阴气未充先泄，暑热乘隙内侵，正如《内经》最虚之处，便是容邪之处矣。产科未明此旨，徒晓产后逐瘀成药，苦辛破血，津液愈劫，所伏暑热，无由可驱，六气客邪，内迫脏腑，渐渐昏蒙内闭。攻热害正，养正邪留，药难立方调治。幼读仲景，揣摩圣诲，惟育阴可以除热。况乎暑必伤气，人参非益气之圣药乎？大队阴药，佐以人参，诚为阴分益气之法。服之热疖垒垒而起，恶露缓缓而下,扶正却邪,并行不悖。今谷食已安,谅无反复。难成易亏之阴,须安养可望图功。倘加情志感触,轻则奇损带淋,重则髓枯蓐损,莫道赠言之不详也。

雄乌骨鸡一只　人参二两,秋石拌　鲜生地三两　柏子仁一两半　天冬一两半　麦冬二两　阿胶二两　建莲肉三两　茯神二两

熬膏。

暑伤营阴

项　初病舌赤神烦,产后阴亏,暑热易深入。此亟清营热,所谓瘦人虑虚其阴。

竹叶　细生地　银花　麦冬　玄参　连翘

张　产后十三朝,舌黄边赤,口渴,脘中紧闷,不食不饥,不大便。此阴分已虚,热入营中,状如疟症,大忌表散清克。议滋清营热,救其津液为要。

细生地　天冬　生鳖甲　丹皮　丹参　茯神

又　产后血络空虚,暑邪客气深入,疟乃间日而发。呕恶,胸满,口渴,皆暑热烁胃津液也。此虚人夹杂时气,只宜和解,不可发汗腻补。

青蒿梗　淡黄芩　丹皮　郁金　花粉　川贝　杏仁　橘红

又　脉缓热止,病减之象。但舌色未净,大便未通。产后大虚,不敢推荡。勿进荤腻,恐滞蒸化热。蔬粥养胃,以滋清润燥,便通再议补虚。

生首乌　麻仁　麦冬　蜜水炒知母　苏子　花粉

阳虚欲脱

某　浊阴上逆,恶心不食,冷汗烦躁,最防暴脱。不可但执恶露滞满,而专泻气攻血也。

人参　干姜　附子　泽泻

冲入童便。

某　脉无神，神倦欲昏。汗出乃阳气走泄，泻利系阴气不守。产后见症，是属重虚。深恐节间暴脱，而寒热，胸痞，腹痛，岂遑论及标末。

人参　制附子　人尿　猪胆汁

产后阴虚阳浮发厥

某二五　产后骤加惊恐，阳上瞀冒为厥。左肢麻木，耳窍失聪。皆阳夹内风，混入清窍，以上实下虚，镇阳填阴，味厚质静之药。

熟地　龟甲心　天冬　萸肉　五味　磁石　茯神　黑壳建莲

某　产后去血过多，阴虚阳实，头中眩晕，汗出肉瞤，惊畏身热等症，最易昏厥。苦辛气味宜忌。

生地　小麦　炙黑甘草　麦冬　阿胶　茯神　生左牡蛎

顾三一　产后真阴不复，阳越风动，四肢麻木，先厥后热。

熟地　阿胶　炒杞子　生白芍　茯苓　菊花炭

冲任虚气上逆脘痛胀

徐　少腹冲及心下，脘中痛而胀满。若云肝气犯胃，必有呕逆。前法益阴和阳不应，显是产后下虚，厥气上攻。议用柔阳之药。

炒归身　苁蓉　炒枸杞　柏子仁　小茴　茯神

又　冲逆震动而痛，是产后冲任空乏。按之痛减，尤为虚象。缘胃弱减谷，未便汤剂之多，防胃倒耳。

当归　苁蓉　紫石英　茯苓　河车　鹿角霜

又　冲脉逆，则诸脉皆动，天朗晴和少安，由阴分虚及阳分可征。前法包举大气，温养佐通，是为络方。日来春升，略有衄血，然无清寒可投，加咸味佐其入阴，从产后下焦先伤耳。原方减鹿角、归身，亦恐升阳也。加枸杞、桂圆，以痛在左，故养肝是议。

阴虚风阳动

虞三二　背寒心热，天明汗出乃凉，产后两三月若此。此属下焦真阴已亏，渐扰阳位，二气交乘，并非客症。头晕，耳鸣，心悸，寒热后必泻。内风震动，当与静药。六月二十日。

人参　炙草　白芍　麦冬　炒生地　炒乌梅

又　前法酸甘，益阴和阳，诸病皆减。然此恙是产后下焦百脉空乏，谓之蓐损，填隙固髓为正治。缘谷食未加，沉腻恐妨胃口，加餐可用丸药。七月初三。

人参　炙草　阿胶　生地　麦冬

又　照前方加桂枝木、茯苓、南枣。八月初七。

又　产后都属下焦先损，百脉空隙。时序夏秋，天暖发泄加病，此扶阳益阴得效。今诸症向愈，寝食已安，独经水未至，其冲任奇脉不振。须脏阴充旺，脉中得以游溢耳。

熟地水制　人参　阿胶　萸肉　远志炭　山药　茯神　建莲　乌骨鸡膏丸。九月初一。

吴　坐蓐过劳，惊恐交迫。真阴既伤，经年不复。目暗昏花，烦动热升。皆肾阴不得自充，何以涵养肝木？厥仆眩晕，阳夹肝风直上无制，则当静药填阴，佐酸以收摄。

熟地　阿胶　五味　萸肉　北沙参　茯神　黑穞豆皮　秋石二分，调入

阳维病寒热

陈二八　寒热时作，经岁不痊。且产后病起，阳维为病明矣。当归桂枝汤。

下损及胃奇脉虚

郭二四　产后下元阴分先伤，而奇经八脉皆丽于下，肝肾怯不固，八脉咸失职司。经旨谓阳维脉病苦寒热，阴维脉病苦心痛。下损及胃，食物日减。然产伤先伤真阴，忌用桂、附之刚。温煦阴中之阳，能入奇经者宜之。

人参　鹿茸　紫石英　当归　补骨脂　茯苓

营络虚寒腰腹痛

陈四一　产后四月，腰痛牵引少腹，冷汗不食。

当归　羊肉　小茴　桂枝木　茯苓　紫石英

气血寒滞结瘕

沈　产后动怒，气血皆逆，痛呕不卧，俯不能仰，面冷肢冷，口鼻气寒，痛必自下冲上，此属疝瘕厥痛。

淡吴萸　韭白　两头尖　川楝子　桂枝木　茯苓

吴二六　产后百日内，右胁下少腹痛，坚膨。络空无血，气乘于中，有结聚癥瘕之累，延及变成胀满，经水不转，成大病矣。

当归　桂心　生桃仁　牛膝　山楂　炒黑小茴

陆　产后邪深入阴，气血胶结，遂有瘕疝之形。身体伛偻，乃奇脉纲维不用，充形通络可效，仿仲景当归羊肉汤意。

归身　苁蓉　杞子　小茴　茯苓　紫石英

羊肉胶丸。

胞　损

某　产后胞损溺淋，筋脉牵掣，治当摄下。

桑螵蛸　生沙苑　萸肉炭　炒黄柏　茯神

营卫兼虚

冯四二　产后两月，汗出身痛。

归芪建中汤。

余　产后不复，心悸欲呕，遇寒腹痛。先议进和营卫，继当补摄。

当归桂枝汤加茯苓。

阳虚胃痛血络瘀滞

吴三八　胃痛三月不止，茹素面黄，产后吞酸少食。中焦阳惫，岂宜再加攻泄？与辛补血络方。

桃仁　归须　公丁香皮　川桂枝　半夏　茯苓

阴损及阳肝风犯胃

某　产虚，下焦起病，久则延胃，不饥不食，乃阴损及阳，阳明脉空。厥阴风动掀旋，而头痛面浮，肢冷指麻，皆亡血家见象。

人参一钱　杞子炒焦，三钱　归身一钱　牛膝盐水炒焦，一钱　巴戟天一钱　浙江黄甘菊花炭五分　茯苓一钱半

丸方：

人参二两，另研　茯苓二两，蒸　萸肉二两，炒焦　五味一两半　杞子二两，炒　桑螵蛸壳盐水煮烘，一两　生白龙骨一两　浙江黄菊花一两，炙炭

蜜丸，早服四钱，开水送。

胃虚下焦虚寒

杨三一　自幼作劳，即患头眩，加之刮痧，一月之内必发数次。前岁产后，体甚不健，右耳日夜响鸣，鸣即头眩，神色衰夺，唇黄舌白，带下，手冷脚肿，脉右大，是阳明空，气泄不固。暖下温中主之。

人参二两　桑螵蛸三两，制　鹿角霜一两半　淡苁蓉一两半　炒杞子二两　柏子霜一两半　茯苓一两半　紫石英一两半，醋煅飞　白龙骨一两半

红枣四两，蕲艾五钱，水煮捣丸，服四钱。

某　胃痛欲呕，肢冷，痛引腰背，产后病发更甚。

当归　炒沙苑　炒黑杞子　炒黑小茴　鹿角霜

生精羊肉煎服。

丸方：

人参　鹿茸　生杜仲　炒杞子　当归　鹿角霜　茯苓　沙苑　小茴

羊腰子蒸熟捣丸。

阴虚阳浮经漏

邹三二　阳不入阴，不寐汗出。产伤阴先受损，继而损至奇经。前主温养柔补，谓阴伤不受桂、附刚猛。阅开列病情，全是阴虚阳浮。漏经几一月，尤为急治。夜进局方震灵丹五十粒，前方复入凉肝，益阴配阳，是两固法则。

人参　麋茸　枸杞　天冬　茯神　沙苑

奇脉虚淋带

某　产后淋带，都是冲、任奇脉内怯，最有崩漏劳损淹缠之虑。但固补实下，须通奇经者宜之。

桑螵蛸　人参　茯苓　生杜仲　沙苑　芡实　湖莲

陈　产后百脉空隙，腰脊痛，漏淋。

桑螵蛸　鹿角霜　龙骨　淡苁蓉　炒杞子　沙苑　茯苓

吴　阅病原产后阴虚液亏，加以平时嗔怒，阳气暴升，络血不宁，奇空，冲任少贮，带淋暗泄等症。

阿胶　天冬　当归　白芍　淡黄芩　青蒿膏　女贞子　茯神

乌骨鸡炙

蜜丸。

赵 蓐损八脉，经水不来，带下频频颇多。产后下焦先虚，继及中宫，乃血液脂膏之涸。桂附热燥，更助劫烁。此温药，是温养之义，非温热之谓。

人参 河车 麋茸 鹿角霜 归身 茯苓 紫石英

虚寒瘕泄

杨 瘕泄起于产后，三年方愈。下损已极，经水几月一至，来必衰颓如病，奇经冲、任交空，下焦畏冷，食冷则泻，心中疼热。暖下温经主之。

人参 鹿角霜 炒菟丝 生杜仲 炒杞子 熟白术 淡骨脂 茯苓

蒸饼丸。

中 虚

金三八 经后即背寒不热，逾月不愈，嗽痰有血。自秋令产蓐，屡屡若伤风咳嗽，正月至谷减。思产后不复是下虚，形寒减食，先调脾胃，即和营卫法。

人参建中汤。

督任虚寒

某 易饥易怒，腹溏气坠，知饥不进食。自胎前至今，两月不愈。并非客邪，用固摄升阳。

鹿茸 鹿角霜 熟地炭 当归 桂枝 五味 茯苓

某 产后十年有余，病发必头垂脊痛，椎尻气坠，心痛冷汗。此督、任气乖，跷、维皆不用，是五液全涸。草木药饵，总属无情，不能治精血之惫，故无效。当以血肉充养，取其通补奇经。

鹿茸　鹿角霜　鹿角胶　当归　茯苓　杞子　柏子仁　沙苑　生杜仲　川断

阳虚肿胀

潘　胎前水溢浮肿，喘满不得卧，余用开太阳膀胱获效。既产，浮肿自然渐退。女科不明产后下虚，专以破气宽胀，百日来腹大且满，按之则痛。此皆气散弥漫，丸药又补涩守中，益助其钝。气血凝涩，经候不来，为难治之病。议肾气汤，煅药成炭，取其气之通，勿令味浊，兼调琥珀末以调其血涩。仿古法中之所有，非杜撰也。

桂七味加车前、牛膝，炒炭，水洗煎，临服调入琥珀末。

徐三六　产后九年，心中胀甚则泻甚，肌浮足肿，食减过半，凡胀必有喘，产后先伤在下。用薛氏济生丸三钱，十服。

某　产后血去过多，下焦冲、任空虚，跗肿腹膨，形寒面黄，脉濡。当用温养。

鹿角霜三钱　补骨脂一钱　紫石英三钱　茯苓三钱　桂心四分　炒黑小茴七分

方三二　脉沉濡，产虚寒入，痛胀，腹鸣晨泄。病人述心痛呕逆，其实治下为是。

熟附子　葫芦巴　良姜　炒黑茴香　茯苓　广木香

朱四六　脉微弱，形无华色。据说病起产后，食减吐泻，是下焦不复，中焦又伤，渐加浮肿胀满，倏甚忽平，皆下焦厥逆上冲也。下虚于产后，刚剂难以专任，是病之不易取效者在此。

淡苁蓉　炒黑杞子　当归　小茴　茯苓　沙苑

又　济生肾气丸一两二钱。

某四五　产后未满百日，胸胁骨节收引，四肢肌肉麻木，浮肿腹胀，早轻夜重，食减，畏寒，便溏，脉得右迟左弦。先与理中，健阳驱浊。

人参　炮姜　淡附子　焦白术　枳实　茯苓

范　病胀，起于产后，下焦先伤，浊阴犯中，不可以胀满为实症。夫腑阳不通，肾气散漫，吸气不入，息音如喘，此身动便喘，非外客之邪干肺。春半温气外侵，面肿，颈项结核，曾以夏枯、菊叶辛解得效，乃一时暴邪治法。至于本病之腹满，洞泄，跗肿，未经调理，且胀势侵晨至午颇减，日暮黄昏胀形渐甚，中焦阳微，已见一斑。愚见胀满在中，而病根在下，仲景于产后失调，都从下虚起见。阅女科汤药一方，殊属不解。思平居咽干，喉痹，牙宣，肝肾真阴下亏，不敢刚药宣通。仿薛氏肾气法，减泄肝如牛膝、肉桂之辛，不致劫阴，仍可通阳为法。

六味去萸，加芍药、附子、牡蛎，炒炭煎。

又　小满节，古云痛随利减，今便利仍痛，非是实症，肝失调畅，当理用以益水母。不取芍药之和阴，加当归，小茴香拌炒焦黑，以通肝脏脉络之阳，又辛散益肾也。

照前方去芍，加茴香拌炒当归。

某　产后肿胀不愈，显系下虚，肝肾气不收摄。形寒痞闷，食少痰多，脉细肉消。治从阴分，非分和攻消者。

济生肾气丸，沉香汁冲开水送。接服金匮肾气丸。

湿热肿胀

王　胀满六年，产后小愈。今胀势复甚，兼脱肛，淋症，大腿热如滚水滚泼，食入脐中作痛。议治其腑。

小温中丸三钱，六服。

风　湿

傅　风胜为肿，湿甚生热，乃经脉为病。但产后百日，精神未复，不可过劫。

羚羊角　木防己　片姜黄　川桂枝　大杏仁　苡仁

奇脉虚肾气不摄肿胀

方　产后腹大,半年不愈。近日有形冲突,肠如刀搅。据述坐蓐艰产,血去盈斗,而腹形即已胀满。想八脉不用,肾气散越不收,非瘀血积气为病。议用大全方乌鸡煎丸。

乌骨鸡　人参　苍术　附子　乌药　肉桂　陈皮　草果　红花　海桐皮　黄芪　白术　蓬术　川乌　延胡　白芍　木香　肉果　琥珀　丹皮

即以鸡挦去毛、头、嘴、爪、肠杂,将药放鸡肚内,贮砂锅中,以好酒一斗同煮令干,去鸡骨,以油单盛焙令干,为末,蜜丸。

范　冲任伤,督带损,皆由产时劳怖,理难复元。固摄下真,兼理奇脉,治非背谬。但腹满膨痛,若徒固补,不以通调,恐滋胀肿。大意阳宜通,阴宜固,包举形骸,和养脉络,乃正治方法。病样多端,纷纭缕治,难以立方矣。

人参　鲜河车胶　淡苁蓉　砂仁制熟地　鹿角霜　归身　茯苓　紫石英　小茴香　羊腰子

气滞脘痞胀

某　产后下虚,血病为多。今脘中痞胀,减食不适,全是气分之恙。但调气宽中,勿动下焦为稳。

香附　神曲　苏梗　白蔻仁　茯苓　桔梗

下焦脉络寒滞肿痛

朱四十　产后冬月,右腿浮肿,按之自冷。若论败血,半年已成痈疡。针刺泄气,其痛反加。此乃冲任先虚,跷维脉不为用。温养下元,须通络脉,然取效甚迟,恪守可望却病。

苁蓉　鹿角霜　当归　肉桂　小茴　牛膝　茯苓

鹿角胶溶酒,蜜丸。

肝肾虚兼痰饮

某 产后必病阴虚可知，两足跗中筋掣瘀痛，不耐走趋。当温养肝肾，以壮筋骨。但食后脘中痞阻，按之漉漉有声，手麻胁痛，心烦，耳目昏眩，宛是阳气不主流行，痰饮内聚之象。处方难以兼摄，议用分治法。

中焦药，日中服，桂苓六君子，竹沥、姜汁法丸。

下焦药，侵晨服，从四斤丸、金刚丸参写。

苁蓉　牛膝　虎骨　生杜仲粉　天麻　木瓜　萆薢

蜜丸。

燥伤肺气水气痹阻

程 脉沉，喘咳浮肿，鼻窍黑，唇舌赤，渴饮则胀急，大便解而不爽。此秋风燥化，上伤肺气，气壅不降，水谷汤饮之湿痹阻经隧，最多坐不得卧之虑。法宜开通太阳之里，用仲景越婢、小青龙合方。若畏产后久虚，以补温暖，斯客气散漫，三焦皆累，闭塞告危矣。

桂枝木　杏仁　生白芍　石膏　茯苓　炙草　干姜　五味

痰饮阻气不寐不便

陈三十　夏季坐蓐，秋月热病。半年来不寐不便，无皮毛焦落之象。是痰饮为气所阻，以致升降失常，乃痹之基也。议宣肺以通肠。

紫菀八钱　杏仁三钱　枳壳一钱　桔梗一钱　瓜蒌皮一钱　郁金一钱

下虚饮浊上逆

陆 背寒，夜卧气冲欲坐，乃下元虚乏，厥浊饮邪，皆令上泛。胎前仅仅支撑，产后变症蜂起。奈何庸庸者流，泄肺冀其嗽缓，宜乎药增病势矣。

桂枝　茯苓　炙草　五味　淡干姜

许　实喘属肺，虚喘属肾。产后下虚最多，痰饮易于上泛，喘嗽食减，有浮肿、胀满、不得卧之忧，不可小视。

茯苓　生白芍　干姜　五味

风温客肺饮邪上逆

王　产后未复，风温入肺。舌白面肿，喘咳泄泻，小水渐少，必加肿满，不易治之症。

芦根　苡仁　通草　大豆黄卷

又　淡渗通泄气分，肺壅得开而卧。再宗前议。

通草　芦根　苡仁　大豆黄卷　木防己　茯苓

又　过投绝产凝寒重药，致湿聚阻痰。两投通泄气分已效，再用暖胃涤饮法。

半夏　姜汁　黍米　茯苓

又　支饮未尽，溏泻不渴，神气已虚。用泽术汤。

生于术　建泽泻　茯苓　苡仁

湿浊踞膈肺不肃降

某　脉小左弦，咳逆脘闷，小便不利，大便溏泻，不思纳谷，嗳气臭秽。此皆胎前气上逆冲，浊得盘踞膈间，肺失清肃降令，上窍痹，致下窍不利，汤食聚湿，气不宣行。怕延出浮肿腹满、喘急不卧诸款，不独以产后通瘀为事。

郁金汁　杏仁　通草　桔梗　茯苓皮　苡仁

暑伤上焦气分

沈　产后未复，加以暑热上干。暑必伤气，上焦先受，头胀，微微呕恶，脘闷不晓饥饱，暮热早凉，汗泄不已，经水连至，热迫血络妄动。盖阴虚是本病，而暑热系客气。清上勿得碍下，便是理邪。勿混乱首鼠，致延蓐损不复矣。

卷心竹叶　生地　炒川贝　连翘心　玄参　地骨皮

木火盛心营热

袁二一　神识不甚灵慧，陡然狂乱入并。夫暴病痰、火、风为多，今诊视色脉，产后未满百日，多惊怕，五味皆变。厥阴肝木顺乘阳明，古称一阴一阳变乱为痫。先以清心胞，解营热，食进便通，再酌调理。

犀角　生地　菖蒲　玄参心　羚羊角　郁金　竹叶心　连翘心

又　复脉汤去参、姜、桂。

蓐　劳

某三五　产后不复元，仍自乳抚育，损不能复，即是蓐劳。速速断乳，药力可扶。凡产必下焦先损，必以形质血气之属。莫以心热，再用寒凉，伐其生气。

人参　当归　沙苑　杜仲　补骨脂　茯苓

羊内肾二枚。

沈　时热，属上焦病，逾时自解。缘体质素薄，长夏坐蓐，不但肝肾阴伤，诸气皆为发泄。阴不主恋阳，冲脉上冲，而心热骨痿。总是阴亏不肯复元，久久延成损症，此与清润治肺之咳无预。法宜填补下焦，摄之固之，迎养秋收冬藏，胃纳有加，庶乎渐安。

鲜紫河车　人参　真秋石　茯神　水煮熟地　归身　五味　芡实　山药

生羯羊肉胶共河车胶，二共和丸。

姚三十　面少华色，脉似数，按之芤涩。产后三年，从未经来，腹中有形，升逆则痛，肩背映胁，卒痛难忍。咳吐都是涎沫，著枕气冲欲坐，食减便溏，身动语言喘急。此乃蓐劳损极不复，谅非草木可以图幸。由下焦元海少振，惊恐馁弱，冲脉动，斯诸脉交动。拟益元气，充形骸，佐重镇以理怯，护持体质之义，非治病方药矣。

人参　杞子　白龙骨　茯苓　紫石英　羊肉

邹二八　产后成劳损，先伤下焦血分，寒热数发不止，奇经八脉俱伤，欲呕不饥，肝肾及胃，有形凝瘕。议柔剂温通补下。

人参　当归小茴香拌炒　茯苓　沙苑　淡苁蓉　杞子　鹿角霜　生紫石英

汪　产后百日，寒热消渴，心痛恶食，溏泻。此蓐劳液涸，已属沉疴难治。拟酸甘化阴扶胃，望其小安而已。

人参　乌梅　炙草　赤石脂　木瓜　茯神　炒粳米

张二八　产后下虚，厥气上冲犯胃，食入呕胀。脉络日空，营卫两怯，寒热汗泄，淹淹为蓐劳之病，最难调治。

淡吴萸七分　桂枝五分　茯苓三钱　炮姜八分　炒木瓜一钱　南枣

黄　产后陡然惊恐，阴亏，厥阳上逆，血涌吐痰，胸背胁俞大痛。乃八脉空乏之征，蓐劳重症延绵，最难全好。议镇固一法。

熟地炭　炒杞子　五味　紫石英　茯神　牛膝炭

又　脉少敛，痛止血缓，仍用镇纳。

熟地　炒杞子　五味　女贞子　芡实　茯神

又　眩晕，腹鸣，脘痛。

熟地　炒杞子　五味　茯神　阿胶　萸肉　菊花炭　北沙参

又　乌骨鸡　阿胶　熟地　杞子　五味　桂圆　茯神　建莲　熬膏，人参汤送。

小产郁冒

顾　小产三日，脉数，头痛，脘痞，小腹坠痛欲厥，此属郁冒。

连翘　郁金汁　丹皮　钩藤　茯苓　炒山楂

益母草汤煎。

营血虚阳升

某二五　小产后，恶露淋漓，营血内亏，厥阳由是鼓动，头胀耳鸣，心中洞然，病在下焦矣。

枸杞子三钱　柏子仁一钱　全当归一钱半　白芍一钱半　穞豆皮三钱　茯神三钱

胃阳虚肝风动呕吐欲脱

朱　脉小，半产一日，舌白，频频呕吐青绿水汁涎沫，左肢浮肿，神迷如寐。此胃阳大虚，肝风内泛，欲脱之象。急急护阳安胃，冀得呕缓，再商治病。

人参　淡附子　炒焦粳米　煨老姜

又　虽得小效，必三阴三阳一周，扶过七日，庶有愈理。

人参　淡附子　熟于术　炮姜　茯苓　南枣

阴虚阳冒成癫痫

某　小产不及一月，忽有厥逆痰潮，此阴分既虚，厥阳上冒。今二便已通，神志似属愦散，病虽已成癫痫，却非痰火有余。肝肾位远，治宜镇补，拟陈无择琥珀散。

人参　白芍　铁落　辰砂　磁石　远志　菖蒲　牛黄　琥珀

奇脉阳虚不升固

孔　形畏寒凛凛，忽然轰热，腰膝坠胀，带下汗出。由半产下焦之损，致八脉失其拥护，少腹不和。通摄脉络治之。

鹿角霜　炒当归　杜仲　菟丝子　小茴香　桂枝

奇脉虚淋带

陈　怀妊三月小产，半年不复。寒从背起，热起心胸，经水后期不爽，带下脉脉不断，脊膂腰髀痿坠酸疼，膝骨跗胫易冷无力。由冲任督带伤损，致阴阳维跷不用。调治非法，有终身不肯孕育之累。

鹿角霜　炒枸杞　当归　炒沙苑　桂枝　小茴

下虚上受风温

顾　上年小产，下虚不复。冬令藏聚未固，春夏阳升，风温乘虚上受，清窍不利，耳失聪，鼻多塞，咽燥痰稠，悉见上焦不清，究竟下虚是本病。议食后用清窍，早上用镇纳。

青菊叶三钱　羚羊角一钱　黑栀皮一钱　连翘心一钱半　玄参心二钱　苦丁茶一钱

磁石六味加龟胶、北味。

阳气虚久泻

程　久泻延虚，痛后而泻，气弱不司运行。病因小产而来，法当中下两调。

人参　炒菟丝子　木香　茯苓　炒白芍　炒补骨脂

蓐　劳

汪　小产后，气冲结瘕，是奇经八脉损伤。医谓病尚有形，佥从瘀血施治。半年来肌肉大消，内热，咯痰带血，食过脘下，辄云腹痛。盖产后下焦真阴大亏，攻瘀清热，气味苦辛，是重虚其虚。药先入胃，既不中病，先戕胃口，致令饮食废矣。阴虚生热，经训灼然。只以胃口伤残，难与滋腻之药。此症延成蓐劳，必得饮食渐和，方有调病之理。见病治病贻害，岂可再循前辙？议肝胃两和方法。

炒黑杞子三钱　云茯神一钱半　柏子仁三钱　生沙苑一钱　焦

当归一钱　小茴七分，同当归合炒　紫石英五钱，先煎廿滚入药

肝虚血滞

某三次　两月胎漏而下，是厥阴失养。脉数右大，腹痛，恶露未尽。

柏子仁　炒楂肉　丹皮　泽兰叶　细生地

调入琥珀末。

液虚风动

倪　小产半月颇安，忽然腰腹大痛，或攒膝跗足底，或引胁肋肩胛，甚至汤饮药饵，呕吐无存。娠去液伤，络空风动。昔贤谓按之痛缓属虚，勿道诸痛为实。

炙草　淮小麦　南枣　阿胶　细生地　生白芍

又　往常经候不调，乃癥瘕为痛。

葱白丸。

《金匮要略》云：新产妇人有三病：一者病痉，二者病郁冒，三者大便难。新产血虚，多汗出，善中风，故令病痉。亡血复汗，寒多，故令郁冒。亡津液，胃燥，故大便难。《心典》云：血虚汗出，筋脉失养，风入而益其劲，此筋病也。亡阴血虚，阳气遂厥，而寒复郁之，则头眩而目瞀，此神病也。胃藏津液而渗灌诸阳，亡津液，胃燥，则大肠失其润而大便难，此液病也。三者不同，其为亡血伤津则一，故皆为产后所有之病。即此推之，凡产后血虚诸症，可心领而神会矣。张璐玉云：产后元气亏损，恶露乘虚上攻，眼花头晕，或心下满闷，神昏口噤，或痰涎壅盛者，急用热童便主之。或血下多而晕，或神昏烦乱者，芎归汤加人参、泽兰、童便，兼补而散之。又败血上冲有三，或歌舞谈笑，或怒骂坐卧，甚则逾墙上屋，此败血冲心，多死，用花蕊石散，或琥珀黑龙丹。如虽闷乱，不致颠狂者，失笑散加郁金。若饱闷呕恶，腹满胀痛者，此败血冲胃，五积散或平胃加姜、

桂,不应,送来复丹。呕逆腹胀,血化为水者,金匮下瘀血汤。若面赤呕逆欲死,或喘急者,此败血冲肺,人参、苏木,甚则加芒硝荡涤之。大抵冲心者十难救一,冲胃者五死五生,冲肺者十全一二。又产后口鼻起黑色而鼻衄者,是胃气虚败而血滞也,急用人参、苏木,稍迟不救。丹溪云:产后当大补气血,即有杂症,以末治之。一切病,多是血虚,皆不可发表。景岳云:产后既有表邪,不得不解,既有水邪,不得不清,既有内伤停滞,不得不开通消导,不可偏执。如产后外感风寒,头痛身热,便实中满,脉紧数洪大有力,此表邪实症也。又火盛者,必热渴躁烦,或便结腹胀,口鼻舌焦黑,酷喜冷饮,眼眵,尿痛溺赤,脉洪滑,此内热实症也。又或因产过食,致停蓄不散,此内伤实症也。又或郁怒动肝,胸胁胀痛,大便不利,脉弦滑,此气逆实症也。又或恶露未尽,瘀血上冲,心腹胀满,疼痛拒按,大便难,小便利,此血逆实症也。遇此等实症,若用大补,是养虎为患,误矣。以上四家之论,俱属产后治病扼要处,学者当细心体察,再参观叶先生医案,更能博考群书,以治产后诸病,易如反掌矣。否则,如眇能视,不足以有明也,如跛能履,不能以与行也,乌得称司命哉!

秦天一

妇人善病,而病由产后者为更多,亦为更剧。产后气血大亏,内而七情,外而六气,稍有感触,即足致病。使治之失宜,为患莫测。朱丹溪曰:产后以大补气血为主,虽有他症,以末治之。此语固为产后症之宗旨,而症实多端,论其常,未尽其变也。医者惟辨乎脉候,以明内外之因,审乎阴阳,以别虚实之异,病根透彻,而施治自效。慎毋以逐瘀为了事,亦毋以温补为守经。今观先生案中,凡内因之实症,未尝不用攻治之剂。然如热炽昏乱,有似恶露冲心者,先生则曰:阴气下泄,阳气上冒,从亡阳汗出谵语例,为救逆法。如少腹冲及心脘,痛而胀满,有似肝气犯胃者,先生则曰:产后下虚,厥气上攻,惟用柔阳之药。如头痛汗出烦渴,有似感冒风寒者,先生则曰：开泄则伤阳，辛热则伤阴，从仲景新产郁冒之治以立方。至于奇经八脉，为产后第一要领。盖八脉丽于下，产后阴分一伤，而八脉自失所司，温补镇摄，在所必先。无奈世人罕知，即有一二讲论者，终属影响模糊。惟先生于奇经之法，条分缕析，尽得其精微。如冲脉为病，用紫石英以为镇逆。任脉为病，用龟板以为静摄。督脉为病，用鹿角以为温煦。带脉为病，用当归以为宣补。凡用奇经之药，无不如芥投针。若夫外因为病者，风温入肺，用苇茎汤甘寒淡渗，以通肺气。遇寒腹痛，用当归桂枝汤，辛甘化阳，以和营卫。暑气上干，则阴虚是本病，暑热是客气，清上勿致碍下，便是理邪。如湿伤脾阳而饮邪阻气，用苦温淡渗之品，泽术汤治之。热蒸化燥而胃阻肠痹，用首乌、麻仁、麦冬、花粉，清滋润燥之剂治之。热乘阴虚而入营中，则忌表散清克，惟育阴可以除热。更如邪入营络而成疟症，不得发汗腻补，当以轻清和解为主。要之先生于内因之症，一一寻源探本，非同俗手，漫谓补虚。于外因之端，种种审变达权，不以产后自为荆棘。惟读书多而胸具灵机，故于丹溪本末二字，尤为神化无迹。此所谓知其要者，一言而终，不知其要者，流散无穷也。案中诸症甚多，学者果能悟焉，则一以贯之矣。

龚商年

瘕 瘕

营络气聚结瘕

张 久痛在络，营中之气结聚成瘕。始而夜发，继而昼夜俱痛，阴阳两伤。遍阅医药，未尝说及络病。便难液涸，香燥须忌。

青葱管 新绛 当归须 桃仁 生鹿角 柏子仁

朱二六 辛润通络，成形瘀浊吐出，然瘀浊必下行为顺，上涌虽安，恐其复聚，仍宜缓通，以去瘀生新为治。无取沉降急攻，谓怒劳多令人伤阳耳。

当归　桃仁　茺蔚子　制蒺藜　生鹿角　茯苓

香附汁法丸。

周三十　瘕聚结左，肢节寒冷。病在奇脉，以辛香治络。

鹿角霜　桂枝木　当归　小茴　茯苓　香附　葱白

龚　脉症向安，辛甘化风方法非谬。据云痛时少腹满胀，其有形疝瘕，状亦略小。法宜益营之中再佐通泄其气，古称通则不痛耳。

人参　当归　肉桂　吴萸　小茴　茯苓　青葱管

钦　疝瘕，少腹痛。

当归　生姜　羊肉　桂枝　小茴　茯苓

又　瘕痛已止，当和营理虚。

归身　紫石英　白芍酒炒　小茴　淡苁蓉　肉桂

丸方用养营去芪、术、桂，合杞圆膏。

朱四十　疝瘕，腹痛有形，用柔温辛补。

当归　生姜　羊肉

某　右胁攻痛作胀，应时而发。是浊阴气聚成瘕，络脉病也。议温通营络。

当归三钱　小茴炒焦，一钱　上肉桂一钱　青葱管十寸

气血凝络脘痛经阻

谭　瘕聚有形高突，痛在胃脘心下，或垂岕腰少腹，重按既久，痛势稍定，经水后期，色多黄白。此皆冲脉为病，络虚则胀，气阻则痛。非辛香何以入络，苦温可以通降。

延胡　川楝　香附　郁金　茯苓　降香汁　茺蔚子　炒山楂　乌药

又　瘕聚痼结，痛胀妨食，得食不下，痛甚。今月经阻不至，带淋甚多，病由冲、任脉络，扰及肝胃之逆乱，若不宣畅经通，日久延为蛊疾矣。

炒桃仁　当归须　延胡　川楝子　青皮　小茴　吴萸　紫降

香 青葱管

柳四二 络血不注冲脉，则经阻，气攻入络，聚而为瘕乃痛。冲脉是阳明属隶，痛升于右，胀及中脘，作呕清涎浊沫。燥家烦怒，犯胃莫如肝，泄肝正救胃。

金铃子 炒延胡 蓬莪术 青橘叶 半夏 厚朴 姜汁 茯苓

又 葱白丸二钱，艾、枣汤送。

木火郁气滞血瘀

某 脐下瘕形渐大，气塞至心胸及咽喉，饮不解渴，遂气攻至背部，经水百余日不来，小溲得利，大便不爽，气滞血瘀。皆因情志易郁，肝胆相火内灼，冲脉之血欲涸。丹溪谓：气有余便是火。口甜，食后痞，用苦辛清降。

胡黄连八分 山栀仁一钱半 南山楂三钱 芦荟一钱 鸡肫皮不落水去垢，炙脆，五钱

化服回生丹半丸。

肾气不摄经阻腹痛胀

陆十六 经阻半年，腹形渐大，痛不拒按，溲短便通。据形色脉象，不是用通经丸者。下气还攻于络，有形若癥瘕。

炒枯肾气汤。

气血凝络肝逆胃痛呕

缪 脉弦左搏，数年胃痛不痊，发时手不可按，胁中拘急，少腹左傍素有瘕聚之形，气自下焦冲起，为胀为呕。此乃惊忧嗔怒，致动肝木，乘其中土，胃伤失降，脉络逆并，痛势为甚。初起或理气获效，久发中衰，辛香气燥，脾胃不胜克伐矣。议疏肝木安土为法，冀其渐缓，再酌后法。

川楝子　川连　干姜　桂枝　当归　川椒　生白芍　乌梅

又　少腹疝瘕多年，冲起散漫，胃脘、两胁痛甚欲呕。年前用安胃泄肝颇效，但下焦至阴，足跗发瘰裂水。久留湿热瘀留，经脉络中交病。若非宣通气血壅遏，恐非至理。

桃仁　柏子仁　川芎　当归　小茴　小香附　茯苓　山栀姜汁炒

为末，用青葱管百茎，加水一杯，取汁法丸。

某五十　数年左胁聚瘕，发作必呕吐涎沫酸苦浊水，寤不成寐，便闭忽泻。始于悒郁，病由肝失畅达，木必传土，胃气受侮，病久入络，气血兼有。缓图为宜，急攻必变胀病。

生牡蛎　川楝子肉　延胡　桃仁　半夏　茯苓　橘红　白芥子　川连　吴萸

香附汁、姜汁法丸。

肝逆犯胃奇络虚滞

赵　脉小，身不发热，非时气也。凡经水之至，必由冲脉而始下。此脉胃经所管，医药消导寒凉，不能中病，反伤胃口，致冲脉上冲，犯胃为呕，攻胸痞塞，升巅则昏厥。经言：冲脉为病，男子内疝，女子瘕聚。今小腹有形，兼有动气，其病显然。夫曰结曰聚，皆奇经中不司宣畅流通之义。医不知络脉治法，所谓愈究愈穷矣。

鹿角霜　淡苁蓉　炒当归　炒小茴　生杜仲　茯苓

用紫石英一两煎汤煎药。

郁伤液涸阳升痛胀

蒋四七　天癸将止之年，小腹厥阴部位起瘕，动则满腹胀痛，形坚。或时脊巅掣痛，必有秽痰血筋吐出。此起于郁伤，久则液枯气结，内风阳气烦蒸，则心热，痞结，咽阻。已属痼疾，治必无效。倘腹大中满则剧矣。

牡蛎　生地　阿胶　小胡麻　茯苓　稆豆皮

厥阴寒滞呕泻

沈四十　肢冷腹痛，有形为瘕，久泻。

当归炒黑　小茴炒黑　上肉桂　山楂炒黑　茯苓

又　冷利有瘕，遇冷则呕。

吴萸　炒小茴　延胡　茯苓　川楝子　生香附

肝郁犯胃

某　脘中瘕聚。

川楝子一钱　延胡一钱　吴萸五分　青皮七分　良姜一钱　茯苓三钱

林　脉左弦涩，少腹攻逆，痛即大便。肝气不疏，厥阴滞积。

香附一钱半　鸡肫皮炙，一钱半　茯苓一钱半　麦芽一钱　香橼皮八分　青皮五分　炒楂肉二钱　砂仁壳五分

又　少腹瘕聚攻逆，身热，或噫，或浊气下泄则诸恙悉舒，恼怒病发。厥阴肝木郁遏不疏，显露一斑。

川楝子一钱　小茴五分　生牡蛎三钱　桂枝木五分　生白芍一钱　青皮一钱

程　聚气疝瘕，大便不爽，必腹中疠痛，当通腑经气分。

葱白丸二钱五分，红枣汤送。

又　仿朱南阳意，以浊攻浊。

韭白根去须，五钱　两头尖一百粒　炒香橘核一钱半　小茴香七分　金铃子肉一钱半

又　瘕聚已解。用八珍丸加香附、小茴，白花益母膏丸。

某　瘕聚在左胁中，肝病。

桃仁　川楝子　延胡　当归　橘红　香附

胆克脾暑伤气

王四一　瘕聚季胁，渐加烦倦减食。入夏土旺气泄，用泄少阳补太阴方。

人参　茯苓　炙草　当归　丹皮　生地　鳖甲　泽兰膏

痰气凝结

周　痛久在络，凝聚成形，仍属经病。议用河间法。

川楝子　瓜蒌皮　香附汁　延胡　生牡蛎

又　理气豁痰，痛止思食。仍以前法参用。

半夏　瓜蒌皮　香附汁　生牡蛎　橘红　香豉

湿热结癥

葛四一　用丹溪小温中丸，胀利自减，知肠胃湿热，皆阻腑阳之流畅，水谷之气不主游溢。瘕属气聚，癥为血结，由无形酿为有形。攻坚过急，药先入胃，徒致后天气乏，恐胀病必至矣。俗有痞散成蛊之说，可为治此病之戒律。

老韭根生晒，一钱　桃仁一两　生香附一两　炒楂肉一两　当归须一两　山甲片一两　小茴香三钱　桂枝木三钱

湿热腹胀

胡二十　少腹聚瘕，能食便不爽，腹微胀。

小温中丸。

寒热食减干血劳

王二一　初病寒热，半年经水不来，少腹已有瘕形，食又减半，当此年犯干血劳虑。

焦术　茯苓　广皮　香附　当归　南山楂　白芍

夫癥者征也,血食凝阻,有形可征,一定而不移。瘕者假也,脏气结聚,无形成假,推之而可动。昔有七癥八瘕之说,终属强分名目,不若有形无形之辨为明的也。二症病在肝脾,而胃与八脉亦与有责。治之之法,即从诸经,再究其气血之偏胜。气虚则补中以行气,气滞则开郁以宣通,血衰则养营以通络,血瘀则入络以攻痹,此治癥瘕之大略。古方甚多,而葱白丸、乌鸡煎丸尤为神效。癥瘕之外,更有痃癖、肠覃、石瘕、内疝等症,古人论之已详,兹不必赘。今参先生方案,如营伤气阻者,于益营之中,佐通泄其气。如络虚则胀,气阻则痛者,以辛香苦温入络通降。又如肝胃两病者,以泄肝救胃。肝胃脾同病者,则扶土制木。肝脏之气独郁不宣者,辛香专治于气。血痹络迸失和者,辛香专理其血。病由冲任扰及肝胃之逆乱者,仍从肝胃两经主治,以疏降温通。凡此悉灵机法眼,药不妄投。总之治癥瘕之要,用攻法宜缓宜曲,用补法忌涩忌呆。上逆则想肝脏冲病之源头,下垂则究中气阴邪之衰旺。吞酸吐水,必兼刚药,液枯肠结,当祖滋营。再辨脉象之神力,形色之枯泽,致病之因由,则治法自然无误矣。

龚商年

热入血室

热邪内陷液伤发痉

沈氏　温邪初发,经水即至,寒热,耳聋,干呕,烦渴饮,见症已属热入血室。前医见咳嗽脉数舌白,为温邪在肺,用辛凉轻剂,而烦渴愈甚。拙见热深,十三日不解,不独气分受病,况体质素虚,面色黯惨,恐其邪陷痉厥。三日前已经发痉,五液暗耗,内风掀旋,岂得视为渺小之恙?议用玉女煎两清气血邪热,仍有救阴之能。

玉女煎加竹叶心,武火煎五分。

又　脉数,色黯,舌上转红,寒热消渴俱缓。前主两清气血伏邪,已得效验。大凡体质素虚,驱邪及半,必兼护养元气,仍佐清邪。腹痛便溏，和阴是急。

白芍　炙草　人参　炒麦冬　炒生地

又　脉右数左虚，临晚微寒热。

复脉汤去姜、桂。

蓄　血

吴氏　热病十七日，脉右长左沉，舌痿，饮冷，心烦热，神气忽清忽乱。经来三日患病，血舍内之热气乘空内陷，当以瘀热在里论病。但病已至危，从蓄血如狂例。

细生地　丹皮　制大黄　炒桃仁　泽兰　人中白

考热入血室，《金匮》有五法。第一条主小柴胡，因寒热而用，虽经水适断，急提少阳之邪，勿令下陷为最。第二条伤寒发热，经水适来，已现昼明夜剧，谵语妄见，恐人误认阳明实病，故有无犯胃气及上二焦之戒。第三条中风寒热，经水适来，七八日，脉迟身凉，胸胁满如结胸状，谵语者，显无表症，全露热入血室之候，自当急刺期门，使人知针力比药力尤捷。第四条阳明病，下血谵语，但头汗出，亦为热入血室，亦刺期门，汗出而愈，仲景无非推广其义，教人当知通变。第五条，明其一症，而有别因为害，如痰潮上脘，昏冒不知，当先化其痰，后除其热等语，所谓急者先除也。乃今人一遇是症，不辨热入之轻重，血室之盈亏，遽与小柴胡汤，贻害必多。要之热甚而血瘀者，与桃仁承气，及山甲、归尾之属。血舍空而热陷者，用犀角地黄汤，加丹参、木通之属。表邪未尽，而表症仍兼者，当合乎和解。热轻而清药过投，气机致钝者，不妨借温通为使。血结胸有桂枝红花汤，参入海蛤、桃仁之治。昏狂甚，进牛黄膏，调入清气化结之煎。再观案中，有两解气血燔蒸之玉女法，热甚阴伤，有育阴养气之复脉法，又有护阴涤热之缓攻法。先圣后贤，其治总条分缕析，学者审症制方，慎毋拘乎柴胡一法也。

邵新甫

中医典籍丛刊

叶天士医案大全

(清)叶天士　撰

【下】

中医古籍出版社
Publishing House of Ancient Chinese Medical Books

叶天士医案大全下册

全集二　种福堂公选良方

全集三　叶氏医案存真

全集四　三家医案合刻·叶天士医案

全集五　叶天士晚年方案真本

全集六　眉寿堂方案选存

临证指南医案　卷十

幼科要略

按：襁褓小儿，体属纯阳，所患热病最多。世俗医者，固知谓六气之邪皆从火化，饮食停留，郁蒸变热。惊恐内迫，五志动极皆阳。奈今时治法，初则发散解肌，以退表热，仍混入消导。继用清热苦降，或兼下夺，再令病家禁绝乳食，每致胃气索然，内风来乘，变见惊痫，告毙甚多。附记世俗通套之方药于下，不可不知，不足取法也。

防风　荆芥　葛根　前胡　桔梗　木通　赤芍　卜子　厚朴　陈皮　山楂　麦芽　枳壳　神曲　钩藤

夏佐香薷，冬佐麻黄、羌活。

两三日热不解：

柴胡　前胡　黄连　黄芩　山栀　连翘　薄荷　葛根　木通　钩藤　厚朴　枳实　瓜蒌实

丸剂必用大黄。

四五日不解，但言食滞未尽，表里不和，总以柴芩小陷胸。若呕逆烦渴，用竹茹、黄连、半夏。若痰多喘促，即用葶苈、杏仁、苏子、卜子、胆星、贝母，甚者加牛黄。此皆套法，所当戒也。

屡清消不愈，便无方法。苟不变惊，必曰骨蒸孩劳。所用药饵，不分气血阴阳，但知见症施治。如早凉暮热，必用：

地骨皮　丹皮　生地　玄参　甘草　北沙参　石斛　知母

有痰加：

苏子　杏仁　贝母　橘红　胆星　桔梗

其钩藤、石斛、茯苓、谷芽之属，每剂必用。总之取无故疲药，待其自愈。倘有变症，希冀掩饰而已。

【愚按】婴儿肌肉柔脆，不耐风寒，六腑五脏气弱，乳汁难化。内外二因之病自多，然有非风寒竟致外感，不停滞已属内伤。其故何欤？尝思人在气交之中，春夏地气之升，秋冬天令之降，呼出吸入，与时消息。间有秽浊吸入，即是三焦受邪，过募原直行中道，必发热烦躁。倘幼医但执前药，表散消导，清火通便，病轻或有幸成，病重必然颠覆。钱仲阳云粪履不可近襁褓小儿，余言非无据矣。四十年来，治疗颇多，略述其概云。

夫春温夏热，秋凉冬寒，四时之序也。春应温而反大寒，夏应热而反大凉，秋应凉而反大热，冬应寒而反大温，皆不正之乖气也。病自外感，治从阳分。若因口鼻受气，未必恰在足太阳经矣。大凡吸入之邪，首先犯肺，发热咳喘。口鼻均入之邪，先上继中，咳喘必兼呕逆膜胀。虽因外邪，亦是表中之里。设宗世医发散阳经，虽汗不解。幼稚质薄神怯，日期多延，病变错综，兹以四气常法列左。

伏　气

春温一症，由冬令收藏未固，昔人以冬寒内伏，藏于少阴，入春发于少阳，以春木内应肝胆也。寒邪深伏，已经化热，昔贤以黄芩汤为主方，苦寒直清里热。热伏于阴，苦味坚阴，乃正治也。知温邪忌散，不与暴感门同法。若因外邪先受，引动在里伏热，必先辛凉以解新邪，继进苦寒以清里热。况热乃无形之气，幼医多用消滞，攻治有形，胃汁先涸，阴液劫尽者多矣。

备用方

黄芩汤　葱豉汤新邪引动伏邪　凉膈散　清心凉膈散

风　温

风温者，春月受风，其气已温。经谓：春气病在头，治在上焦。肺位最高，邪必先伤，此手太阴气分先病。失治则入手厥阴心胞络,血分亦伤。盖足经顺传,如太阳传阳明,人皆知之。肺病失治,逆传心胞络,幼科多不知者。俗医见身热咳喘,不知肺病在上之旨,妄投荆、防、柴、葛,加入枳、朴、杏、苏、卜子、楂、麦、广皮之属,辄云解肌消食。有见痰喘,便用大黄、礞石滚痰丸,大便数行,上热愈结。幼稚谷少胃薄,表里苦辛化燥,胃汁已伤。复用大黄大苦沉降丸药,致脾胃阳和伤极,陡变惊痫,莫救者多矣。

按:此症风温肺病,治在上焦。夫风温、春温忌汗,初病投剂,宜用辛凉。若杂入消导发散,不但与肺病无涉,劫尽胃汁,肺乏津液上供,头目清窍徒为热气薰蒸,鼻干如煤,目瞑或上窜无泪,或热深肢厥,狂躁溺涩,胸高气促,皆是肺气不宣化之征。斯时若以肺药,少加一味清降,使药力不致直趋肠中,而上痹可开,诸窍自爽。无如城市庸医,佥云结胸,皆用连、蒌、柴、枳,苦寒直降,致闭塞愈甚,告毙甚多。

按:此症初因发热喘嗽,首用辛凉,清肃上焦,如薄荷、连翘、牛蒡、象贝、桑叶、沙参、栀皮、蒌皮、花粉。若色苍,热胜烦渴,用石膏、竹叶辛寒清散,痧症亦当宗此。若日数渐多,邪不得解,芩、连、凉隔亦可选用。至热邪逆传入膻中,神昏目瞑,鼻窍无涕泪,诸窍欲闭,其势危急,必用至宝丹或牛黄清心丸。病减后余热,只甘寒清养胃阴足矣。

备用方

苇茎汤　清心凉膈散　凉膈散　泻白散　葶苈大枣汤　白虎汤　至宝丹　清心牛黄丸　竹叶石膏汤　喻氏清燥救肺汤

夏　热

夏为热病,然夏至已前,时令未为大热,经以先夏至病温,后夏至病暑。温邪前已申明,暑热一症,幼医易眩。夏暑发自阳明,古人以白虎汤为主方。后贤刘河间创议,迥出诸家,谓温热时邪,当分三焦投药,以苦、辛、寒为主。若拘六经分症,仍是伤寒治法,致误多矣。盖伤寒外受之寒,必先从汗解,辛温散邪是已。口鼻吸入之寒,即为中寒阴病,治当温里,分三阴见症施治。若夫暑病,专方甚少,皆因前人略于暑,详于寒耳。考古如《金匮》暑、瘵、痉之因,而洁古以动静分中暑中热,各具至理,兹不概述。论幼科病暑热,夹杂别病有诸,而时下不外发散消导,加入香薷一味,或六一散一服。考本草,香薷辛温发汗,能泄宿水。夏热气闭无汗,渴饮停水,香薷必佐杏仁,以杏仁苦降泄气,大顺散取义若此。长夏湿令,暑必兼湿。暑伤气分,湿亦伤气。汗则耗气伤阳,胃汁大受劫烁,变病由此甚多。发泄司令,里真自虚。张凤逵云:暑病首用辛凉,继用甘寒,再用酸泄酸敛,不必用下。可称要言不烦矣。然幼科因暑热蔓延,变生他病,兹摘其概。

受热厥逆

夏令受热,昏迷若惊,此为暑厥,即热气闭塞孔窍所致。其邪入络,与中络同法,牛黄丸、至宝丹芳香利窍可效。神苏以后,用清凉血分,如连翘心、竹叶心、玄参、细生地、鲜生地、二冬之属。此症初起,大忌风药。初病暑热伤气,竹叶石膏汤,或清肺轻剂。大凡热深厥深,四肢逆冷,但看面垢齿燥,二便不通,或泻不爽为是,大忌误认伤寒也。

疳

幼儿断乳纳食,值夏月脾胃主气,易于肚膨泄泻,头热,手足心热,形体日瘦,或烦渴善食,渐成五疳积聚。当审体之强弱,病之新久,有余者当疏胃清热。食入,粪色白或不化,当健脾佐消导清热。若湿热内郁,虫积腹痛,导滞驱虫,微下之,缓调用肥儿丸之属。

口　疳

夏季秋热，小儿泄泻，或初愈未愈，满口皆生疳蚀，尝有阻塞咽喉致危者。此皆在里湿盛生热，热气蒸灼，津液不升，湿热偏伤气分，治在上焦，或佐淡渗。世俗常刮西瓜翠衣治疳，取其轻扬渗利也。

胀

夏季湿热郁蒸，脾胃气弱，水谷之气不运，湿着内蕴为热，渐至浮肿腹胀，小水不利。治之非法，水湿久渍，逆行犯肺，必生咳嗽喘促。甚则坐不得卧，俯不能仰，危期速矣。大凡喘必生胀，胀必生喘。方书以先喘后胀者治在肺，先胀后喘者治在脾，亦定论也。《金匮》有风水、皮水、石水、正水、黄汗，以分表里之治，河间有三焦分消，子和有磨积逐水，皆有奥义，学者不可不潜心体认，难以概述。阅近代世俗论水湿喘胀之症，以《内经》开鬼门取汗为表治，分利小便洁净府为里治。经旨《病能篇》谓诸湿肿满，皆属于脾。以健脾燥湿为稳治，治之不效，技穷束手矣。不知凡病皆本乎阴阳，通表，利小便，乃宣经气，利腑气，是阳病治法。暖水脏，温脾肾，补方以驱水，是阴病治法。治肺痹以轻开上，治脾必佐温通。若阴阳表里乖违，脏真日漓，阴阳不运，亦必作胀，治以通阳，乃可奏绩，如局方禹余粮丸。甚至三焦交阻，必用分消，肠胃窒塞，必用下夺。然不得与伤寒实热同例，擅投硝、黄、枳、朴，扰动阴血。若太阴脾脏饮湿阻气，温之补之不应，欲用下法，少少甘遂为丸可也。其治实症选用方法备采。

备用方

葶苈大枣汤　泻白散　大顺散　牡蛎泽泻散　五苓散　越婢汤　甘遂半夏汤　控涎丹　五子五皮汤　子和桂苓汤　禹功丸

茯苓防己汤　中满分消汤　小青龙汤　木防己汤

附记　一徐姓小儿，单胀数月。幼科百治无功，佥用肥儿丸、万安散、磨积丹、绿矾丸、鸡肫药，俱不效。余谓：气分不效，宜治血络，所谓络瘀则胀也。用归须、桃仁、延胡、山甲、蜣螂、䗪虫、灵脂、山楂之类为丸，十日全愈。

吐泻霍乱

吐泻一症，幼儿脾胃受伤，陡变惊搐最多。若是不正秽气触入，或口食寒冷，套用正气散、六和汤、五积散之类。正气受伤，肢冷呃忒，呕吐自利，即用钱氏益黄散。有痰用星附六君子汤、理中汤等。倘热气深伏，烦渴引饮，呕逆者，连香饮、黄连竹茹橘皮半夏汤。热闭神昏用至宝丹，寒闭用来复丹。

食瓜果泄泻

稚年夏月食瓜果，水寒之湿着于脾胃，令人泄泻。其寒湿积聚，未能遽化热气，必用辛温香窜之气。古方中消瓜果之积，以丁香、肉桂，或用麝香。今七香饼治泻，亦祖此意。其平胃散、胃苓汤亦可用。

疟

疟因暑发居多，方书虽有痰、食、寒、热、瘴疠之互异，幼稚之疟，都因脾胃受病。然气怯神弱，初病惊痫厥逆为多。在夏秋之时，断不可认为惊痫。大方疟症，须分十二经，与咳症相等。若幼科庸俗，但以小柴胡去参，或香薷、葛根之属，不知柴胡劫肝阴，葛根竭胃汁，致变屡矣。幼科纯阳，暑为热气，症必热多烦渴。邪自肺受者，桂枝白虎汤，二进必愈。其有冷食不运，有足太阴脾病见症，初用正气，或用辛温，如草果、生姜、半夏之属。方书谓草果治太阴独胜之寒，知母治阳明独胜之热。疟久色夺，唇白汗多，馁弱，必用四兽饮。阴虚内热，必用鳖甲、首乌、知母，便渐溏者忌用。久疟营伤，寒胜加桂、姜，拟初、中、末疟门用药于下。

初病暑风湿热疟药，脘痞闷：

枳壳　桔梗　杏仁　厚朴二味喘最宜　瓜蒌皮　山栀　香豉

头痛宜辛凉轻剂：

连翘　薄荷　赤芍　羚羊角　蔓荆子　滑石淡渗清上

重则用石膏，口渴用花粉，烦渴用竹叶石膏汤，热甚则用黄芩、黄连、山栀。

夏季身痛属湿，羌、防辛温宜忌，宜用木防己、蚕沙。

暑热邪伤，初在气分，日多不解，渐入血分，反渴不多饮，唇舌绛赤。芩、连，膏、知不应，必用血药，谅佐清气热一味足矣。轻则用：

青蒿　丹皮汗多忌　犀角　竹叶心　玄参　鲜生地　细生地　木通亦能发汗　淡竹叶

若热久痞结，泻心汤选用。

又　夏月热久入血，最多蓄血一症，谵语昏狂。看法以小便清长者，大便必黑为是，桃仁承气汤为要药。

幼稚疟久，面肿腹膨，泄泻不欲食，或囊肿，或跗肿，必用东垣益气以升阳。倘脾阳消惫，前方不应，用理中汤，或钱氏益黄散。得效二三日，须投五苓散一二日，再与异功、参苓白术散之类，必全好。徐忠可注《金匮》有云：幼儿未进谷食者，患疟久不止，用冰糖浓汤，余试果验。

疟多用乌梅，以酸泄木安土之意。用常山、草果，乃劫其太阴之寒。以常山极走，使二邪不相并之谓。用人参、生姜，曰露姜饮，一以固元，一以散邪，取通神明，去秽恶之气。总之久疟气馁，凡壮胆气，皆可止疟，未必真有疟鬼。又疟邪既久，深入血分，或结疟母，鳖甲煎丸。设用煎方，活血通络可矣。

痢

痢疾一症,古称滞下,盖里有滞浊而后下也。但滞在气,滞在血,冷伤热伤,而滞非一。今人以滞为食,但以消食,并令禁忌饮食而已。

夫疟、痢皆起夏秋,都因湿热郁蒸,以致脾胃水谷不运。湿热灼气血为粘腻,先痛后痢,痢后不爽。若偶食瓜果冰寒即病,未必即变为热,先宜辛温疏利之剂。若脓血几十行,疞痛后重,初用宣通驱热,如芩、连、大黄,必加甘草以缓之。非如伤寒粪坚,须用芒硝咸以软坚,直走破泄至阴。此不过苦能胜湿,寒以逐热,足可却病。古云:行血则便脓愈,导气则后重除。行血凉血,如丹皮、桃仁、延胡、黑楂、归尾、红花之属,导气如木香、槟榔、青皮、枳、朴、广皮之属,世俗通套,不过如此。盖疟伤于经,犹可延挨;痢关乎脏,误治必危。诊之大法,先明体质强弱,肌色苍嫩,更询起居致病因由。初病体坚症实,前法可遵。久病气馁神衰,虽有腹痛后重,亦宜详审,不可概以攻积清夺施治。聊附记一治验备考。

施姓子,年七岁。七月二十三日,天久雨阴晦,遂发泄泻数次,越日,腹痛下痢红白。延幼科二人,调治五六日。至初二日,余诊之,呕逆不食,下痢无度,都是血水,其腹痛昼夜无宁刻,两脉俱细,右涩欲歇。坐次鼻闻药气,乃大黄气,令其勿进。施云:有二医在,枉先生一商何如?余唯之,入书室索方。一医曰:下痢已来,全无糟粕,若非攻荡去积,无别法可投。余曰:肢冷,下血液七八日,痛不饮水。望面色,枯白中极气黯,脉形细软,按之不鼓,明是冷湿中于太阴。仲景太阴九法,示不用下。乃急煎人参、炙草、炮姜、归、芍、陈皮,少佐肉桂。二剂,垢滞得下,痛痢大减。继以归芍异功散、参苓白术散,半月全安。

噤口不纳水谷,下痢,都因热升浊攻,必用大苦。如芩、连、石莲清热,人参辅胃益气。热气一开,即能进食。药宜频频进二三口。小儿休息久痢,变为粪后下血,最难速愈。有因气弱下陷者,补中益气。虚寒饮食不化者,钱氏益黄散。湿热未净,气分延虚者,清暑益气汤。胃强善食者,苦寒清热。更节饮食,须善调经月。久泻久痢,必伤及肾,以肾司二便也。必肛门后坠不已,与初病湿热里急下重不同。治以摄阴液,或佐疏补,久则纯与摄纳。

小儿热病最多者,以体属纯阳,六气着人,气血皆化为热也。饮食不化,蕴蒸于里,亦从热化矣。然有解表已复热,攻里热已复热,利小便愈后复热,养阴滋清,热亦不除者,张季明谓元气无所归著,阳浮则倏热矣,六神汤主之。

秋　燥

秋深初凉,稚年发热咳嗽,证似春月风温症。但温乃渐热之称,凉即渐冷之意。春月为病,犹冬藏固密之余,秋令感伤,恰值夏热发泄之后。其体质之虚实不同,但温自上受,燥自上伤,理亦相等,均是肺气受病。世人误认暴感风寒,混投三阳发散,津劫燥甚,喘急告危。若果暴凉外束,身热痰嗽,只宜葱豉汤,或苏梗、前胡、杏仁、枳、桔之属,仅一二剂亦可。更有粗工,亦知热病,与泻白散加芩、连之属。不知愈苦助燥,必增他变。当以辛凉甘润之方,气燥自平而愈。慎勿用苦燥,劫烁胃汁。

秋燥一症,气分先受,治肺为急。若延绵数十日之久,病必入血分,又非轻浮肺药可医。须审体质症端,古谓治病当活泼拨地,如盘走珠耳。

翁姓子,方数月,秋燥潮热,咳嗽如疟。幼科用发散药二日不效,忙令禁乳。更医用泻白散,再加芩、连二日,昼夜烦热,喘而不咳,下痢粘腻,药后竟痢药水。延余诊之,余曰:稚年以乳食为命,饿则胃虚气馁,肺气更不爽矣。与玉竹、甘草、炒广皮、竹叶心,一剂热缓。继与香粳米、南枣、广皮、甘草、沙参二剂,与乳少进,令夜抱勿倒,三日全愈。

冬 寒

深秋入冬,暴冷折阳,外感发热,头痛身痛,呕恶,必从太阳。若渴能饮水者,里热见症,即非纯以表散。伤寒每以风伤卫用桂枝法,寒伤营用麻黄法。小儿肌疏易汗,难任麻、桂辛温。表邪太阳治用,轻则紫苏、防风一二味,身痛用羌活,然不过一剂。伤风症亦肺病为多,前、杏、枳、桔之属,辛胜即是汗药,其葱豉汤,乃通用要方。若肢冷寒战,呕吐自痢,或身无热,即从中寒里症。三阴须分,但小儿科太阴中寒最多,厥阴间有。若冬令应寒,气候温暖,当藏反泄,即能致病,名曰冬温。温为欲热之渐,非寒症得汗而解。若涉表邪一二,里热必兼七八,是瘾疹,丹痧,非徒风寒。或外受之邪,与里邪相薄,亦令郁于经络。或饮醇厚味,里热炽烈,而卫气不与营分相和。或不正直入内侵,即有腹痛下痢诸症。其治法按症,必以里症为主,稍兼清散有诸。设用辛温,祸不旋踵矣。至于痧痘时疠,须分四气也。

看三关法

滑氏云:小儿三岁已内,看男左女右手虎口三节,曰三关。纹色紫热,红伤寒,青惊风,白疳病,黄色淡红,乃平常小恙。其筋纹宜藏,不宜暴露。若见黑色,则为危险。再脉纹见下截风关为轻,中截气关为重,上截命关为尤重耳,直透三关为大危。

痧 疹

痧子,吴音瘖子,浙江疹,北音丹

痧属阳腑经邪,初起必从表治。症见头痛,喘急咳嗽,气粗呕恶。一日二日即发者轻,三五日者重。阳病七日外,隐伏不透,邪反内攻,喘不止,必腹痛胀秘闷,危矣。治法宜苦辛清热,凉膈去硝、黄。

方书谓足阳明胃疹,如云布密,或大颗如痘,但无根盘。方书谓手太阴肺疹，但有点粒，无片片者，用辛散解肌。冬月无汗，壮热喘急，用麻、杏，如华盖散、三拗汤。夏月无汗，用辛凉解肌，葛根、前胡、薄荷、防风、香薷、牛蒡、枳、桔、木通之属。

古人以表邪口渴，即加葛根，以其升阳明胃津。热甚烦渴，用石膏辛寒解肌，无汗忌用。

凡疮疹，辛凉为宜。连翘辛凉，翘出众草，能升能清，最利幼科，能解小儿六经诸热。

春令发痧从风温，夏季从暑风，暑必兼湿，秋令从热烁燥气，冬月从风寒。

疹宜通泄，泄泻为顺，下痢五色者亦无妨。惟二便不利者，最多凶症，治法大忌止泻。

痧本六气客邪，风、寒、暑、湿，必从火化。痧既外发，世人皆云邪透。孰谓出没之际，升必有降，胜必有复。常有痧外发，身热不除，致咽哑龈腐，喘急腹胀，下痢不食，烦躁昏沉，竟以告毙者，皆属里症不清致变。须分三焦受邪孰多，或兼别病累瘁，须细体认。上焦药用辛凉，中焦药用苦辛寒，下焦药用咸寒。

上焦药，气味宜以轻。肺主气，皮毛属肺之合，外邪宜辛胜，里甚宜苦胜。若不烦渴，病日多，邪郁不清，可淡渗以泄气分。

中焦药，痧火在中，为阳明燥化，多气多血，用药气味苦寒为宜。若日多，胃津消烁，苦则助燥劫津，甘寒宜用。

下焦药，咸苦为主。若热毒下注成痢，不必咸以软坚，但取苦味坚阴燥湿。

古人以痧为经腑之病，忌温燥涩补，所谓痘喜温暖，疹喜清凉也。然常有气弱体虚，表散寒凉非法，淹淹酿成损怯。但阴伤为多，救阴必扶持胃汁，气衰者亦有之，急当益气。稚年阳体，纯刚之药忌用。幼科方书歌括曰：赤疹遇清凉而消，白疹得温暖而解。此温字，即后人酒酿、柽木、粗草纸、木棉纱之属。虽不可不知，然近年用者多无益。

痧疳，湿盛热蒸，口舌咽喉疳蚀。若不速治，有穿腮破颊，咽闭喘促告毙矣。治之宜早，外治另有专方。若汤药方法，必轻淡能解上病，或清散亦可。

痧痢，乃热毒内陷，与伤寒协热，邪尽则痢止同法。忌升提，忌补涩。轻则分利宣通，重则苦寒解毒。

痘

论痘首推钱仲阳、陈文中二家，钱用寒凉，陈用温热，确乎相左。丹溪祖钱非陈，分解毒、和中、安表为要，以犀角地黄汤为主方，举世宗之，莫敢异议。后之万氏以脾胃为主，魏氏以保元为主，皆从二家脱化。费建中救偏，悉以石膏、大黄，胡氏辄投汗下。松江东地，多宗秦镜明。京口江宁，咸推管桂《保赤》。吾苏悉遵翁仲仁《金镜录》，可谓家喻户晓者，其取长在看，不在乎治。看法清确，有可以前知之巧妙。后之翟氏、聂氏，深以气血盈亏，解毒化毒，分晰阐扬钱、陈底蕴，超出诸家。因分别太多，读者目眩心愦，不若翁仲仁刍荛悦口也。然眼目之功，须宗翁氏，而汇治讲究，参之诸家可矣。姑举看法。

大凡发热三日，而后见标，是其常。即以热势参详见症，定其吉凶。翁仲仁《金镜录》甚明，兹不复赘，其未刻悉补入。

伤寒邪由外入，痘子热从内起，但时邪引动而出，与伤寒两途。

周岁小儿，初热即现惊搐昏迷之状最多，世俗谓惊痘最好，此言未必皆然。方书云：先惊后痘者生，先痘后惊者死。频频惊厥，最多闷痘。盖痘由肾至肝，至心脾及肺，自里至外，自深及浅。未发之前，痘热先已内动，目现水晶光芒，肾热也。水生木而入肝，木生火而入心，火生土而入脾，土生金而入肺。其先天痘毒，从至阴以达阳，全藉身中元气领载充长，以化毒为浆，浆必浓厚苍老而始结痂。毒已外泄，元气内返，斯无变症。周岁已内，身小元弱，常有热一日即出，亦有顺痘，但须看神气静躁，热势轻重。见点徐徐而出,既出即长,热缓安乳,便是好症。若神气虽安,热亦不盛,痘点虽不多,形呆色钝,或作头软足落,脉懈不束筋骨,隐隐叹息,或短气如喘,或呕或泻,是多闷症。

若二三日间,痘苗已长,色亦颇好,竟夜终日烦躁不止,最防隐处发疔,及发斑夹疹等症。

一、发热烦躁,标点虽见,热躁愈加。细询无忽,再参兼症。为六气郁遏者,从时气治。为内伤停滞者,从里症治。亦有表里两解治,亦有下夺者。但下法,寒凉之中,必须活血理气,防其凝涩冰伏。

初起必三次而出,热止即齐,其赠点亦有陆续发出者,须看颜色灵活,生气顷刻转机变化为要。察形辨症,治法用药,表药活血疏肌,次则凉血解毒。实热便闭者,微下之。虚弱气怯者,忌进疏解寒凉。间有虚寒弱稚,初发身不大热,四肢皆冷,吐乳泻乳,痘点不长,闻声悠悠欲绝,望色惨淡无形,恰在一二朝间。余见程氏女,年甫半龄,布痘极多,痘形软,色淡白,前症迭见。近地幼科,佥用荆、防、蒡、蝉、红花、楂肉、木通、胡荽、笋尖之属,方虽写而示以凶危。延余诊视,余曰:毒重气虚,法在不治。但身无热,见症虚寒,不因疠气表邪,焉用表药?考万氏始终以脾胃为主,以理中汤加丁、桂与服。一剂肢暖呕止,再服利缓痘起。再用参、归、鹿茸二服,以钱氏异功散而愈。

凡看痘,先论儿体强弱,辨肌色。如色白多气虚,色苍多血热,形象尪羸有宿病,或渴乳。肌柔白嫩者,痘必鲜明。苍黑皮粗者,色必暗晦。羸瘦病质,色燥形枯,必须辨,依期长养,内症安和。

病躯出痘,即平常无奇,亦难调理。歌诀云:形体羸瘦骨如柴,肌肉枯焦神思衰,遍体铺排如此痘,纵能浆足亦堪嗟。

一、初见,腰痛足软,不能起立者死。此毒伏于肾。

一、初见,腹胀胸高,续增喘哕者死。

一、初见,目睛呆瞪,或暗无光,或黑白高低,皆属紧闷症。

一、初见痘,烦躁不止,即防疔斑,疔必现于隐处,多死。

一、初见痘，痘不续发，斑色深紫，渐变蓝黑，六日内死。

一、初见痘，紫斑渐起，痘反隐伏，此名紫斑白闷。

一、初见痘，痘斑间杂，若似洒朱点墨必死。

已上皆论初见看法，以定凶危。发齐热退后，皆无诸恶症，翁仲仁云：三日四日，痘出当齐，点至足心，势方安静。若论幼小之儿，气血易周，常有未及三日而发齐者。年长之体，四日已外犹有赠发者。痘子稀少，数不盈百，不必点至足心。仲景大意，谓发齐安静，无虑变症。然须辨明痘形痘色，是何等呈色，身体强壮，痘属上中，方可许其无虑。倘幼小弱质，或病后，或带别病而后布痘，未可见痘好浪许。再以冬夏气候审详，可以百千无误。

今世用方，初见宜解肌疏表，通套法十六味：

荆芥四日不用　防风三日不用　前胡三日不用　牛蒡四日不用　紫草二三日便滑忌　木通　红花　甘草　赤芍　天虫　楂肉　川芎　连翘　桔梗　广皮　蝉蜕三四日不用

方书中，未见点用升麻葛根汤，今人不用。伍氏方法，见点忌升麻，后人谓葛根表疏亦忌。此轻扬升表通套药，若里症，急须两解。

伍氏方，一二日用羌防透肌汤，今人不用，恶其辛温气雄也。一二日壮热气促，烦渴便秘，痘粒不发。翁仲仁云：若非风寒壅遏，定是气虚不振。愚谓：近世布痘，每盛发于君相，风木燥金司令，盖非火不发也。火郁发之，升阳散火是已。但前症若里热甚重，煎灼脂液，苟非苦寒下夺，佐以升表，不能用也，费建中方颇为中的。

石膏　大黄　连翘　赤芍　青皮腹痛用　楂肉　花粉　紫草　木通　丹皮辛凉入血　犀角辛凉通血

发齐后用黄连。

凡寒凉清火解毒，必佐活血疏畅，恐凝滞气血也。

实热便秘通用：

凉膈　通圣　前胡枳壳汤　四顺清凉饮

痘四日发足，伍氏遵古方，用牛蒡熟末三分，用荸荠汁，酒酿炖热调匀，临服，刺入生鸡冠血十余滴与服，毒轻者即起光润之色，世皆宗之。

发齐已，四五日，用凉血解毒汤药，伍氏名四圣饮，非扁鹊原方。

生地　连翘　银花　红花　甘草　天虫　桔梗　紫草便滑用紫铫

血热加丹皮、犀角。火盛加黄连、石膏、羚羊角。有斑加金汁、玄参。头面不起加川芎、鸡冠血。咽喉痛加射干、玄参、山豆根。狂乱躁扰加地龙汁。毒重血凝加猪尾血、冰片。量儿大小用。近世凉血解毒多用地丁、银花汤煎药。

凡看痘，初起要根盘，其痘易长锭。倘尖瘦不肥，多险。成浆之后，务要根盘，即化一线，圈红紧附，顶满滚圆，是为毒化。若顶陷顶皱，根盘黯僵，其毒与气血交凝。实宜攻，虚宜补。

实火宜清，攻不宜早。看来火色大赤，痘形色湿润，方可攻托。否则搔擦立至，干剥毒陷不治。虚有血虚气虚之分，血虚为热，气虚为寒。但虚热与实热不同，虚热用滋清方药。

痘顶属气，根盘属血，气领血载，毒得煅炼化浆。凡体强质实者多火，以清凉之剂，火解浆成。误补则痈，痈者壅也。其气虚血弱，色必淡白，形不雄伟，或顶陷，或皮皱，内症则恶心，少食，便溏。年少未进谷食者，肠胃薄劣，最多虚症。七日以来，元气用事，不能胜毒，使之外出，多有内陷致变者。余最究心是症，调之应手取效。魏氏保元汤、聂氏参归鹿茸汤、陈氏木香异功散。肠滑不禁，用七味豆蔻丸、白术散、理中汤，多获奇效，甚者必用三服。

大凡儿肌白嫩者多虚症，苍黑者多实火。虽为大概，亦属至要。白嫩发痘，色必鲜艳，勿谓便是善症。苍黑发痘，色必晦昧，勿便许为凶。总以神气安静，颜色日换，形象渐长便吉。

六七日，伍氏内托散：

生黄芪　甘草　陈皮　川芎　当归　白糯米　防风　天虫　角刺　银花

血热者不用芪、防、芎、归。表疏者去天虫、角刺。血热仍用丹皮、地黄、紫草、连翘、羚羊、猪尾、鸡冠、鸡鸣散达表之药，猪尾膏通里之药。

保元汤：

人参　黄芪　炙草

加川芎、当归，名芎归保元。虚寒加肉桂。升顶加鹿茸。气滞，正气加广皮、厚朴。泻加木香、肉果。质弱加坎气、河车。呕逆加丁香、厚朴。

参归鹿茸汤：

人参　当归　鹿茸　黄芪　龙眼肉　炙草

木香散：

人参　木香　丁香　大腹皮　桂心　青皮　诃子　半夏　甘草　前胡　赤苓

异功散：

人参　木香　官桂　广皮　当归　茯苓　丁香　白术　附子　肉果　厚朴　半夏

豆蔻丸：

肉果　木香　砂仁　枯矾　诃子　龙骨　赤石脂

白术散：

四君加藿香、木香。

七八九日，频用清凉，痘火色既退，浆不能透，或有半浆，顶有箬笠之形，不克充灌。今人多用桑虫浆生用，鸡冠血生用，同酒浆和服。倘攻起，少项后呆滞者，须用补托。

伍氏攻发药，用老人牙煅研极细，加麝香少许，每服二三分，名黑灵丹。

右天虫乃疏表风药，山甲乃攻经隧风药，一味为末，酒浆服，曰独胜散。

凡虫蚁皆攻,无血者走气,有血者走血,飞者升,地行者降。凡浆足声音哑者不妨,骤喘痰升者大忌。翁仲仁云:挫喉声哑,浆行饱满亦无妨。盖痘浆因热气以炼成,必升腾以达头面。肺位最高,热上蒸迫,肺先受损,是以声出不扬。倘喘急扶肚抬胸,乃火毒归肺,必不治矣。

火毒归肺,幼科每用珠子、牛黄、膏、连之属,多不效。余遵孙思邈苇茎汤,或仲景葶苈大枣汤,间有效者。肺气壅遏,苦寒宜下,已过病所,故无效。

方书以六七日已前寒战属肺热,六七日已后寒战属气虚,六七日以前咬牙属胃热,六七日已后咬牙属血虚,亦属定论。

八九日,痒塌咬牙,痘不起浆,或灰白,或涸或瘪,危险极矣。速速温补,亦可望生。翁仲仁云:塌陷咬牙,便实声清犹可治。声清则上无热壅痰聚,便实则腑阳未至尽泄,所以温补得效耳。

木香散　异功散

八九日,顺痘,浆色苍黄,毒气悉化,亦云垂成,须谨防护持。搔损流脓裂血,倘正气大泄,毒从虚陷,常有不治之患。斯时预嘱伴母勿懈,使痂靥干结,肌肉完固,便是全功。若痘已破碎,声不哑者,毒不陷也,无妨。

伍氏方用芍药汤。

炒白芍　苡仁　茯苓　地骨皮　银花　百合　山药　建莲

十一二日,渐次成痂之际,极好之症,必有咳嗽,或夜暮身热。世俗幼科,佥云毒气未尽,概投苦寒,多有胃减废食,酿成痘劳童怯者。吾尝论,痘自肾脏骨髓之中,由肝主筋,心主血脉,脾主肌肉,肺主皮毛,从内之外,毒乃涣释。收疤之时,真气归里,肺合皮毛,是为末传,处位高,体清肃。从前灌胀成痂,蒸迫之气,受亏已极,气泄为咳矣。况投利湿下注药而结痂,其上焦已经转燥,若毒仍留伏,焉能收靥?此断断然也。再论幼稚,阳常有余,阴未充长。布痘至于结痂，一身脂液大损，其阴气告匮可知。故暮夜属阴时，为烦为热者，正《内经》云：阴虚生内热也。

昔西郊吴氏女，年甫四岁，痘系顺症。幼科调治，至浆满成痂之日，忽发烦躁，夜热不寐，晨起安然。医用保元，及钱氏五味异功加芍药与服，热躁益加。又更一医，曰毒气未尽，乃误补之故，用桑虫浆暨凉解药，服后躁热甚，而添泄泻。邀余视之，睹浆痂形色，询平素起居。时日当午，即用六味地黄汤一服而安。此二条，人多忽而不究，故辨及之。

旬朝后嗽，大法以甘寒生津胃药。

蔗浆　麦冬　沙参　绿豆皮　地骨皮　甘草　玉竹　甜杏仁

解余毒药，全以不伤胃气为主。若用芩、连，必须酒制，翟、聂二氏辨之详矣。平和无奇，断不败事，如三豆饮之属。若金银花一味，本草称解毒不寒，余见脾胃虚弱者，多服即泻。伍氏用连翘饮子，亦取平和。

痘毒痈疡，热症十有七八，虚寒十有二三。甚至骨出腐败，亦有愈者。但外科大忌用火炼升药。其诊看之法，亦如疡毒，须分阴阳耳。

痘疳湿盛生热，强者用苦寒清降，以苦能去湿也。若阻咽废食，以及穿腮破颊者难治。

年长出痘，男女欲火已动，其初即现膝痛腰痠，咽喉窒痛欲闭。苦辛寒药，必不效验。宜甘咸寒，滋水制火，佐以解毒。六七日来，痛势日缓，聂氏有参麦清补方，余每用钱氏六味，加龟胶、玄参、秋石，获效者甚多。

若浆不肯起，频吐粘涎者凶。

凡恶痘，凶危瞬刻。如诸闷症，不过三五日，已发而缩，其危最速，总在七日内。再若蒙头、锁喉、悬镜、缠腰、蜘窠、蚕种等，为十恶症。其袁氏十八恶症，今人未尝齿及。如此等痘，治之无益，徒招怨尤。更有糖沙夹斑，十朝危期。又根枝虽好，布于岁内幼小之儿,必八九风波不治。半浆毒陷之变,必毙于十一二四之期。若能食者,十救一二。

痘至八九旬日外无浆,则里毒不化,必呛哑瘙痒,痰潮不食,眼开,条款难以尽言,危期速矣。常有忽然连串片片之痘,裂水形如松脂桃胶外露,转眼堆聚,内症渐安,变凶转吉。更有旬朝内外,干板涸如焦锅巴状,毫无生气,忽从地角、承浆诸处,裂缝流臭水,渐升头额,堆肿高厚若糊脸,名曰发臭,毒泄即当补托,迟则气脱。

惊

小儿仓猝骤然惊搐,古曰阳痫,从热症治,古人用凉膈散为主方。

按:急惊属阳,热病用凉膈,以清膈间无形之热。膈上邪热逼近膻中,络闭则危殆矣。此宣通乃一定之法,然必询病因,察时候治之。

幼科以痰、热、风、惊四治,犹可说也。吾乡有专科,立方钩藤、连翘、木通、薄荷、前胡、枳壳、桔梗,加入表散消食,多不效验。

惊为七情,内应乎肝。肝病发惊骇,木强火炽,其病动不能静。且火内寄肝胆,火病来必迅速。后世龙荟、芩、连,必加冰、麝、硝、黄,取其苦寒直降,咸苦走下,辛香通里窍之闭也。如牛黄丸、至宝丹、紫雪,皆可选用。凡热邪塞窍,神迷昏愦者仿此。

钩藤、丹皮之属,仅泄少阳胆热,与急惊暴热内闭之症无益。若火热劫烁血液,苦寒咸寒不中与也,宜用犀角地黄汤之属。

方书有镇坠金石之药,有攻风劫痰之药,虽非常用,不可不考。

惊与厥,皆逆乱之象。仲景云:蛔厥都从惊恐得之。凡吐蛔,腹痛,呕恶,明是肝木犯胃,幼医乱治,束手告毙。余宗仲景法每效。

慢惊古称阴痫,其治法急培脾胃,理中汤为主方。有痰呕吐,用南星、白附子、六君子汤。声音不出,开窍,如竹沥、姜汁、菖蒲根、郁金之属。

是病皆他病致变,其因非一。有过饥禁食气伤,有峻药强灌伤胃,有暴吐暴泻,脾胃两败。其症面青㿠白,身无热,虽热不甚,短气骨软,昏倦如寐,皆温补治之。惟呕逆不受乳食,温补反佐姜、连。

连理汤　钱氏益黄散　钱氏异功散

疳

稚年五疳,犹大方之五劳。虽方书有五脏之分,是症夏令为多,固从脾胃。盖小儿乳食杂进,运化不及,初断乳后,果腥杂进,气伤滞聚,致热蒸于里,肌肉消瘦,腹大肢细,名曰丁奚。或善食,或不嗜食,或渴饮无度,或便泻白色。久延不已,多致凶危。宜忌食生冷腥肥凝滞。治法初用清热和中分利,次则疏补佐运。常有继病,治之无效,待妊妇产过自愈者。

夏季霍乱吐泻,通用藿香正气散。

水泻,宜分利,四苓散。寒加姜、桂,热用芩、连。

腹痛宜疏气调气,用木香、青皮,有滞加炒楂肉、厚朴,重则加莱菔子、槟榔。

腹痛有热,用芩、芍、枳实,有寒则用草果、砂仁、吴萸。

吐泻后,能食,便反秘结者愈。不能食,神怯色痿者,防慢惊。治法调中温中。若有余热烦渴,甘寒或甘酸救津,故木瓜之酸,制暑通用要药。

春温风温

春月暴暖忽冷,先受温邪,继为冷束,咳嗽痰喘最多。辛解忌温,只用一剂。大忌绝谷。若甚者,宜昼夜竖抱勿倒三四日。夫轻为咳,重为喘,喘急则鼻掀胸挺。

春温皆冬季伏邪,详于大方诸书。幼科亦有伏邪,治从大方。然暴感为多,如头痛恶寒发热,喘促鼻塞身重,脉浮无汗,原可表散。春令温舒，辛温宜少用。阳经表药，最忌混乱。至若身热咳喘有痰之症，只宜肺药辛解，泻白散加前胡、牛蒡、薄荷之属。消食药只宜一二味，若二便俱通者，消食少用。须辨表里上中下，何者为急施治。

春季温暖，风温极多，温变热最速。若发散风寒消食，劫伤津液，变症尤速。

初起咳嗽喘促，通行用：

薄荷汗多不用　连翘　象贝　牛蒡　花粉　桔梗　沙参　木通　枳壳　橘红　桑皮　甘草　山栀泄泻不用　苏子泻不用，降气

表解热不清用：

黄芩　连翘　桑皮　花粉　地骨皮　川贝　知母　山栀

里热不清，早上凉，晚暮热，即当清解血分，久则滋清养阴。若热陷神昏，痰升喘促，急用牛黄丸、至宝丹之属。

按：风温乃肺先受邪，遂逆传心胞，治在上焦，不与清胃攻下同法。吾乡幼科当此，初投发散消食不应，改用柴、芩、瓜蒌、枳实、川连，再下夺不应，多致危殆，皆因不明手经之病耳。

若寒痰阻闭，亦有喘急胸高，不可与前法。用三白吐之，或妙香丸。

暑　热

暑邪必夹湿，状如外感风寒，忌用柴、葛、羌、防。如肌表热无汗，辛凉轻剂无误，香薷辛温气升，热伏易吐，佐苦降，如杏仁、川连、黄芩，则不吐。宣通上焦，如杏仁、连翘、薄荷、竹叶。暑热深入，伏热烦渴，白虎汤、六一散。

暑邪首用辛凉，继用甘寒，后用酸泄敛津，不必用下。

暑病头胀如蒙，皆湿盛生热，白虎、竹叶。

酒湿食滞，加辛温通里。

小儿发热，最多变蒸之热，头绪烦，不能载，详于巢氏《病源》

矣。然春温夏热，秋凉冬寒，四季中伤为病，当按时论治。其内伤饮食治法，不宜混入表药。消滞宜用丸药，洁古、东垣已详悉。

痧 疹

温 邪

袁 温邪痰嗽，气喘肚膨，四日不解，防发痧。

连翘 山栀 牛蒡 杏仁 石膏

热邪留肺

汪 痧将退，热未去，肺气不清，咳逆无痰。

前胡 桑皮 杏仁 橘红 桔梗 木通 苏子 象贝

王 痧隐太早，咳喘发热，宜开肺气。

薄荷 杏仁 象贝 连翘 桑皮 木通 紫菀 郁金

热邪内陷

某 温邪发痧不透，热毒内陷深藏。上薰肺为喘，下攻肠则利，皆冬温火化之症。经云：火淫于内，治以苦寒。幼科不究病本，不明药中气味，愈治愈剧，至此凶危。

川连 黄芩 飞滑石 炒银花 连翘 甘草 丹皮 地骨皮

蒋 喘为肺病，胀乃肝病。因时痧寒热未解，热邪内陷所致。王先生用苦辛酸法极通，然浮肿腹痛未减，得非经腑之湿热留著欤？

木防已 石膏 杏仁 大豆黄卷 通草 苡仁 连翘

毒火未清

艾 痧退后，呻吟不肯出声，涕泪皆无，唇紫掀肿。乃毒火未经清解，上窍渐闭，气促痰鸣，犹是温邪客气致此。自当清解务尽，其神识自和。奈何以畏虚滋肺，邪火愈炽矣。

川连　玄参　杏仁　甘草　黄芩　连翘　桔梗　银花

王　痧后，及暮加喉痛，咳。

玄参　犀角　鲜生地　连翘　花粉　丹皮

风温发疹

邹　咽痛，鼻燥，唇肿，自利，风温热化发疹。上焦热炽，宜辛凉微苦以泄降。

连翘　黄芩　犀角　桔梗　牛蒡　杏仁　玄参　通草

疠　邪

谭六岁　温邪时疠，触自口鼻，秽逆游行三焦，而为麻疹。目赤鼻煤，吐蛔泻蛔，津津汗出，而喘渴欲饮。当与辛苦寒，刘河间法。世俗不知，佥曰发痧，但以荆、防、蝉壳升提，火得风扬，焰烈莫遏，津劫至变矣。

凉膈去硝、黄，加石膏、牛蒡、赤芍。

张三岁　手足烦热，时发赤块。

绿豆壳　卷心竹叶

无论。

痘

见点闷症

程　见点若隐若现，神倦不宁，势如闷伏。表里俱不宣畅，双解固宜，再佐以芳香搜逐，使蕴伏之毒透发为主。

紫雪丹。

周　热闭心胞络中，目锭，口开，舌缩，两手撮空，发痉，溺通便涩。血分大伤，九日险期，按法图幸。勉与紫雪丹二钱，开水调，缓缓下，用茶铫。倘得神苏痉舒，方有生机。

又 神醒，舌绛紫，音缩，渴饮不已。心胞热闭虽开，而在里脂液已涸。古人以心热消渴，多系脏阴现症，不可攻夺明矣。

鲜生地 竹叶心 玄参 知母 银花露 金汁

先用紫雪一钱。

肝肾蕴毒闷症

龚 初起腰足俱软，肝肾蕴毒不得外越，目泛匝舌，继增喘促，是紧闷不治之症。诸医佥用石膏、大黄，然此药仅通阳明胃腑之壅，未能搜逐肝肾至阴之脏。读宋医钱仲阳《直诀》，毒伏于阴，亦有下夺之法，其制方曰枣变百祥丸，乃百中望一二生全者。

红芽大戟五钱 红枣五枚

水煮至枣熟，去核及大戟汤，但用枣肉研化，开水送。

某 毒伏不肯宣透，气滞血凝，焉能起锭成浆？七八险关。诊视肉肿疮枯，神躁不安。议疏利内壅，佐活血透肌法。

犀角 紫草 炒楂 鲜生地 酒浸大黄 红花 青皮 丹皮 连翘 牛蒡

茅根、笋尖汤代水。

俞 发热五六日来，神烦不宁，腹膨咳逆。询知二三日前，眉间见点数粒，状如麸痞，随即隐伏不见，乃毒重壅遏闷伏景象。设或发出，亦属重险。且甫生六月，胃乏谷气，难进汤药。拟进紫雪须少，搜其蕴蓄之邪，使其神安再商。

紫雪丹一分。

高 点虽繁密，根脚锭立。寒凉药不宜太重，可以维持收功。

犀角 连翘 牛蒡 炒楂 紫草 丹皮 天虫 桔梗

庞 二朝，神倦腹痛，点粒繁琐，地界不清，是时邪毒火兼重。急进双解法，使大便稍通，六腑气宣，则痘毒外透再商。

犀角 连翘 牛蒡 酒大黄 紫草 青皮 桃仁 炒楂 木

通　生石膏　荆芥　笋尖

程　成片不立，顶焦黑滞。肝肺毒重，不能起胀，焉得化毒？今喘咳交加，九朝难过。

羚羊角　玄参　连翘　天虫　土贝　紫草　炒楂　丹皮

银花、地丁汤代水。

钱　三朝，虽未发齐，其点形繁密，色泽不润，重险何疑？今痧未全退，尚宜清解。

犀角　生石膏　炒楂　紫草　连翘　牛蒡　赤芍　桔梗　木通

程　三朝，身小气弱，布痘繁稠，用药不宜寒凉。五日后受得补托，可冀有成。

连翘　牛蒡　炒楂　红花　天虫　川芎　归身　桔梗　炒干荷叶

毛　身小气弱，浆发惊窜，属虚。

人参　炒归身　炙草　广皮　炒白芍　炒黄米

童　四朝，痘形粘著肌肉，不肯起锭高立，兼之繁红壳薄。乃时火毒火交炽，而元气素亏体质，目今六日前，时疠未彻。宜先清解活血提顶，希冀磊磊分成地界再究。

犀角　羚羊　玄参　丹皮　炒楂　秦皮　紫草茸　银花

郑　痘发犹然身热咳嗽，乃风温入肺未解。诊其点粒粘著不爽，温邪郁滞气血，更体质素虚。议开肺气以宣之，活血以流动之，冀其形色充长。若一进沉降，恐无好音。

连翘　桔梗　红花　牛蒡　甘草　炒楂　郁金　丹皮　鸡冠血

又　昨进轻扬提顶活血，痘形颇长，所嫌色不光润，蓬松盘软，有干塌无浆之虑。今明时气将解，气血用事，况正欲纳谷，苦寒不但冰伏毒气，更防大伤胃口，古人于重症更加详慎者为此。

川芎　当归　天虫　桔梗　甘草　角刺　紫草茸　丹皮

炒楂

又 六朝，进和气血法，形色略润，究不肥锭，焉得起胀成浆？议进十宣散法。

人参 川芎 归身 广皮 紫草茸 天虫 红花 白芷 甘草 桔梗

张 四朝，船小重载，难许全功。勉议进鸡鸣散二分。

陆 五朝，点虽不密，色滞形痿，痰多呛逆如嘶。是痘虽发出，毒犹在内，上冲心肺，故有喘咳不宁之象。进凉血透毒法。

羚羊 桔梗 甘草 紫草 丹皮 川贝 连翘 玄参 射干 天虫 西牛黄一分

朱 四朝。

炒黄米 炒山楂 红花 笋尖

又 五朝，身小痘多，元气最薄，胃腑未纳谷味。汤药大过，须虑呕泄，宜少少与药。扶过八九风波，方得平安。

川芎 炒当归 桔梗 甘草 黄米 鸡冠血

又 六朝，薄嫩无浆，仍宜内托。

黄芪 防风 归身 川芎 紫草茸 丹皮 天虫 桔梗 甘草 鸡冠血

宋 五朝，颧颊形似红沙，余痘干枯不润。昨进清毒活血，续发点子盈干。仲景谓毒重壅闭气血，必干焦退缩。今五朝形象，仅似初齐。痘以十二日为常数，已经壅遏未发三日矣。当此质薄神弱，恐难延多日。即或望其堆沙发臭，然必在旬日以外。目下总以解毒清凉，八九波涛汹涌，恐难人力稳全。

犀角 羚羊角 川连 炒楂 土贝母 紫草茸 玄参 鲜生地 连翘 丹皮 牛蒡子 猪尾血

吴 五朝半，痘子分颗，原属纯正，所嫌色滞干枯，防八九痒塌。凉药兼以活血，是为平准方法，看守勿懈为上。

羚羊角 丹皮 连翘 炒楂 紫草茸 黄连 玄参 天虫

生地　鸡冠血

孙　肌柔白嫩，体质是虚，但布痘必由时疠感触，地中六气，咸从火化。疠固客气，相混气血，若非清解，何以透达？今视色油红，按形松软怯，再视面部肌肉先肿，痘形未具起胀之象，体症未为合局。虑进锐退速，清谅解毒，佐以提顶，在五六日之法。然险症变迁不一，未可以经常定论。

羚羊角　连翘　丹皮　天虫　生甘草　紫草茸　川连　炒楂　桔梗

银花汤煎，和入鸡冠血数滴。

汪　五朝，痘形繁琐成片，色紫滞，乃火毒重险症。藉身大气旺，扶持十四险关，冀其发臭堆沙，庶几可以图幸。

犀角　羚羊角　桔梗　炒楂　连翘　天虫　紫草茸　丹皮　石膏　银花　地丁　牛蒡　猪尾血　冰片

又　六朝，虽血热毒重，犹幸八龄体坚，急清解活血，莫令痰阻废食。扶持堆沙，可望向安。

照前方去石膏、地丁、天虫、牛蒡，加川连、玄参、土贝。

查　痘子成浆，湿气蕴于皮毛，与热气相蒸，内应乎肺，发出罩痘疹。宜忌荤腥，轻清理肺，淡渗消其湿热。验其体质最薄，慎勿过剂。

苡仁　茯苓　连翘　地骨皮　通草　桑叶　白沙参　甘草

顾　痘发由络，其毒不化而转陷，亦归于络，当世略晓攻补而已。读古人书，辛香温煦，乃治毒陷大法。

人参　肉桂　炙草　丁香　厚朴　诃子皮　广皮　木香　前胡　茯苓

徐　未纳谷食，但以汤药，所以滑泄不止。头仰胸突，拥痰身热，肺热未清，不可骤补。翁仲仁有泄泻安宁，大虚少毒之议。姑以和中清咽再商。

桔梗　甘草　炒归　川芎　广皮　炒楂

炒黄米汤煎，冲鸡冠血。

又 七朝，身小痘密，气弱难任，虽清浆三四，防护宜慎，八九日不致损破，可以有成。

人参 黄芪 炙草 紫茸 天虫 广皮 川芎 归身 厚朴 炒楂

加炒冬米。

孙 七朝，色娇皮薄，浆汁未灌。缘身小痘多，气血交亏，不能运毒化浆。八九日期，最有痒塌之虑，扶过十二朝无变，庶几可望有成。进参归鹿茸汤法。

人参 归身 鹿茸 生黄芪 炙草 广皮 厚朴 煨木香

又 八朝。照前方加肉果、炒冬米。

又 浆清，四五不能充灌。因元气馁弱不振，不能煅炼毒气成浆，恐有内陷之虑。再进补托，冀其堆沙，或可回春。

人参 黄芪 广皮 炙草 木香 鹿茸 归身 肉果 坎气 官桂

又 十三朝，靥痂甚薄，中凝血迹，兼之呛逆带呕，食入便有不化之形。此虚中有毒，非纯补纯清之症。

炒川贝 炒银花 茯苓 苡仁 甘草 地骨皮

杨 八朝，阔塌瘪陷，浆色白滞不荣，谓之气衰毒陷。所冀堆沙加食，一线机耳。

人参 黄芪 川芎 归身 木香 炙草 广皮 桂心

又 十一朝，浆满堆沙，四肢圆锭，但气弱，恐其不肯收痂，必实脾利水为法。

人参 冬术 炙草 茯苓 新会皮 白芍

又 十三朝，已经堆沙加食，都是向安之象。便溏滑腻，皆寒凉伤里，肠中脂垢自下。当脾胃药中少佐固肠，以久延不已，尚贻变症。

人参 熟术 诃子 广皮 肉果 白芍 木香 炙草 茯苓

又 十六朝，纳食不化，腹膨，便粪白色。要诸胃滞当消，脾弱宜补。古称痞满属气,气行滞通。但痘后虚体,纯消犹恐变症。

人参　焦术　炒楂　木香　焦麦芽　广皮　茯苓　泽泻

鲍　九朝,浆不外达,毒欲内陷,已经咬牙,滑泻呕恶。内症诸款,皆属深畏。十二十四,总属险关。痘子毒气,必气元旺,冀其托出。议以陈氏木香散,救里托毒。

人参　木香　丁香　官桂　炒归　身厚朴　广皮　肉果　诃子皮

孙　面肿目泛,头摇微呕,肝风离体,乘上逆攻,此乃变惊欲厥之象。夫相火寄于肝胆,气敛痘痂,宜进凉解清毒。倘得微热缓,仍进谷,方有佳音。

羚羊角　川连　钩藤　石菖蒲　黑山栀　胆星　天麻　连翘

又　肝风热定,痏蚀亦缓。仍宜清热解毒,但不可犯胃。

羚羊角　连翘　胆星　丹皮　炒银花　金石斛　茯苓

诸　十三朝,痘已收靥,然痂落太早,恐有余毒。今泻止溺短,宜进清凉,佐以分利。

生苡仁　百合　茯苓　川斛　白沙参　炒麦冬

某　已经回痂,不宜再进补剂,恐气血壅滞,致有余毒变幻。宗翁仲仁清凉以助结痂之法。

黄芩　银花　川贝　甘草　地骨皮　桔梗　连翘　苡仁

胡　十五朝,虽然堆沙靥痂,咬牙发呛,毒气未尽,上冲心肺,补清皆在难进。扶过十八日后,痈毒尚可疗治。若发痏蚀,恐难全愈。

炒麦冬　白沙参　苡仁　川贝　炒银花　地骨皮

沈　十三朝,浆未充满,忽然干涸,即是倒靥。咬牙寒战,元气大亏,非峻补难挽。

人参　鹿茸　炒当归　桂心　桂圆　煨木香

程　回痂太早,余毒流走四肢,臂腿肿痛。议活血解毒。

连翘　小生地　当归　赤芍　刺蒺藜　丹皮　夏枯草　银花

酒半小杯。

吴 十四朝，呛咳，呕逆，腹膨，都是余毒内闭。小便少，大便溏不得爽，倘再加喘急，便是棘手。必得疡毒外发，可望挽回。

桑白皮 大腹皮 绿豆皮 茯苓皮 飞滑石 生甘草梢

查 痂后发痧，系肺热未清。宜辛凉佐以解余毒。

连翘 杏仁 桑皮 地骨皮 黄芩 木通 银花 牛蒡 夏枯草

吴 十四朝，薄浆回痂，毒气未化，已有疳蚀之患。理进清解余毒，但勉进稀粥，溏泻未罢，胃未旺相，脾气积弱。议以渗利分消，仿古痘毒当利小便意。

桑皮 地骨皮 连翘 茯苓 川贝 苡仁 银花

某 痘未退痂，痧火内逼为喘。

川连 犀角 连翘 银花 玄参 大贝 丹皮 地骨皮

又 痧火未清。

川连 黄芩 山栀 连翘 银花 杏仁 甘草

沈 薄浆回痂，毒气未尽。只宜清肺解毒。

炒川贝 茯苓 苡仁 车前 炒泽泻 炒银花

徐 十六朝，疳毒已发，咳呛未止，痂落如麸，肌色㿠白。虽属气血交虚，但痘后余毒，未可骤补。议进和脾胃利湿方法。疳毒宜速调治，恐日久愈虚，致有慢惊之虑。

苡仁 川斛 茯苓 百合 广皮 炒泽泻

沈 二十一朝，痰呛失音，不嗜食物，昼则稍安，暮夜烦躁，此肺热未肃。磨耐多日，体气阳亢阴亏，肝风内炽，突起惊厥可虑。

地骨皮 甘草 生地炭 绿豆皮 炒丹皮 炒川贝 川斛

李 二十朝，纳食呕吐，脾胃不和，肝风内动，肢浮肉肿。治宜培土制木，以缓肝风，冀免惊疳之患。

人参 茯苓 炒芍 生谷芽 藿香 广皮 半夏曲

冯 二十八朝，痂靥粘连，神气昏昧。元为浆泄而乏，变幻慢惊欲脱。此皆稚年阳亢阴亏,羞明目窜,肝阴乏绝,恐难再振。

人参　茯神　枣仁　归身　炙草　炒杞子　生白芍

又　三十七朝,阳极则烦,阴涸为躁,夜甚剧。自从阴分设法,益虚和阳为治。

人参　熟地　芡实　茯苓　建莲　远志　炒山药　五味

杨　点来不爽,顶有水痕微焦。此时气传染,胎毒未发,乃水赤之类痘耳。

连翘　牛蒡　丹皮　赤芍　飞滑石　木通　山栀　甘草

邵　痘中复感温邪,口鼻触入,由中道以布及络脉。目泛失明,左肢不举,少腹突起肿满,两足皆痿。询知痘见六日,陡然头摇烦躁而得,小便淋滴,大便渐塞。乃厥阴肝热,疝瘕失其疏泄,内风旋转,腑阳不通。经言:暴肿暴胀,皆风火变动。至于迅速病来,其能食消运,热化自可杀谷。考古辛散、酸泄、甘缓三法,难图腑络壅结。仲景于厥阴条例,有下之利不止者死之大戒。议进咸苦以通在下结热,愚见若此,再与高明商酌良治。

川楝子　小茴　芦荟　山栀　橘红　龙胆草

方诸水七匙。

自古治痘名家,不啻廿数,各有精确卓识,以补前人之未备。虽各有所偏,实所以相济也。医者贵统汇群书,随宜施治,安可执偏隅管见,以应无穷之变哉!先生治痘,夙称神奇。观其案中,寒热攻补,不胶于一见。如毒火深伏,气血壅遏者,藉芳香以搜逐,用紫雪丹。气滞血凝,毒重火伏者,以酒大黄、石膏、青皮、桃仁、荆芥、犀角、猪尾血之类主治。肝肺毒火不宣,气血有焦燔之势者,用犀角、羚羊、紫草、丹皮、石膏、鲜生地之类。元气不支,阳虚毒陷,而见灰白湿烂,泄泻呕恶等症者,用辛香温煦,如陈文仲之法为要。气血极虚,而浆清塌痒,全无实症相兼者,当峻补气血,用参归鹿茸汤及坎气汤之类。气虚莫外乎保元及四君子,血虚不离于四物及补血汤。又有气虚血热者,补气之中兼凉血。血虚气滞者,补血之中佐辛香。用攻法须分部位经络,用补法当辨寒热燥湿。过清则有冰伏之虑,偏热则有液涸之虞。此皆先生采择先贤之法,因人见症而施治,可谓善法古者矣。夫痘虽以形色辨其吉凶,然内症尤为紧要。如痘点既起,或不慎风寒,而营卫凝涩,或纵恣饮食,而气机呆钝,以致身热不食,腹膨呕恶泄泻,浆水不行。不究治其病因,但执清寒腻补,常有凶危之变。亦有痘形虽重,若神宁安静,饮食二便如常,声音清响,调理得宜,亦可转危为安。大凡形老而色鲜明者,虽甚密,变幻恒少。形嫩而色晦滞者,虽稀疏,变幻恒多。表里相参,审症的确,然后设法处治,方无贻误。至于逆症条款已现,虽自昔名医,亦莫能挽救,小儿夭枉者不可胜数,深可怜悯。迩年以来,幸有种痘一法,盛行于世,实可挽回造化。凡有小儿者,俟周岁后,即可选用种痘之苗,引而发之,百不失一。此诚补痘科之未备,而为最上一乘之法也。正痘有先贤诸成法,避险有种痘之良方,痘症于是乎大全矣。

陆履安

痘之发也,一由乎胎毒内伏,一由于外感时邪之气引导而出。其症之顺逆,若内毒轻而外感之气亦轻者,痘必稀疏,此为顺症。若内毒轻而外感之气重者,虑其遏闷不齐,不易灌浆。若能至灌浆,则时邪渐退,后易收功,此为先重后轻症。若内毒重而外感之气轻者,虑其灌浆已后,毒难尽泄,不易收靥结痂,恐发痘毒、疳蚀之患,此为先轻后重症。若内毒重而外感之气亦重者,痘必稠密,色不鲜泽,发热见点之后,一路蹭蹬,难以收功,此为逆症。然胎毒之轻重,人皆易明,若外感之气,人莫能晓。夫天地间,只有六气,气平则为和气,不平则有胜复,胜复至极,则为厉气,为瘟疫气、瘴气,更有道涂中秽浊气。人若感之,不拘老幼俱病。今出痘所感之气则异乎是,此气独与未泄胎毒之小儿,两相感触,未闻痘症盛行之时,已出过痘之儿亦染病患也。考是气,自古迄今,从未有人申说明白,确定为何气。故前贤于痘症一科,未尝不殚心瘁虑。立论著方,因不明其气之源,不无偏执之弊。有喜于寒泻者,有喜于温托者。有先用寒泻,而后用温补者。有先用温托,而后用清火解毒者。更有不审儿体之虚实寒热,俱宗费建中《救偏琐言》,每于发热见点时,概用大黄、石膏、黄连、犀角、羚羊、茅根、芦根等。不知费氏之书,名为救偏,乃救惯用热药之偏耳。若本不偏而宗其法,则不偏者反至偏矣。婴儿之命,其何以堪?幸古有种痘良法,相传至今。其法简易灵验,至稳至当。盖正痘因外感时邪而发,种痘则种于无病之时,故所出稀疏,轻者不过几十粒,此岂非避危就安之妙法乎?倘愚人不信,何不将自出与种出彼此相较,其理自明。假使一村之中,有百儿出天花,未尝不延医服药,若能八九十收功,人咸称为太平痘矣。甚有竭力调治,而损伤几及一半者,不闻其归咎于医生,惟有委命于天而已。今若种百儿之痘,设或损伤四五个,则必责罚种师,并不容其托足于此一村矣。人何笃信医生,而不相信种师耶?与其委命于天,孰若以人功挽之。以此相较,则当种与不当种自决矣。至于种法,全在乎好苗。夫苗者,即取他儿之痘痂也。必要用种出之痘落下之痂,谓之种苗。此苗之中,毫无天行时毒之气在内,故放心可用。若自出天花之痂,谓之时苗,此苗之中有时行之气。若不辨而用之,名虽为种,实与传染他儿天行时痘之气无异,此时苗之不可用也。然种苗之内,尚要拣择,必取痘粒稀少,其色红润,灌浆浓厚,所结之痂厚实光泽尖圆者。此气血充足,阴阳合德,上好之苗也。俟痂落下,用纸包好,记明何日收得,收贮新磁瓶内,紧护其口,置清凉之处,勿触秽热之气。其苗在北方,天气凉,春月之苗,一月之内尚可种,冬月之苗,四五十日尚可种。南方气温,夏月之苗四五日,春月之苗二十日,冬月之苗三十日。若延日久,则气薄无力,恐种不出矣。欲觅此等种苗,先访有人家正在种痘之际,向彼明言其故,恳求四五粒,即可源源而种。或平日于同道种师内,相与一二位志诚老实者,议明彼此互借,则苗亦可不断。亦有胆大种师,于五六月中,觅贫家壮实之儿种之,不惟不索酬谢,反肯津贴银钱。次递传种三四个儿,延至七月,则苗亦可以不断矣。近有种师,因种苗已断,权取时苗种之,往往有种出稠密棘手重痘者,皆时苗之过也。不知时苗之性,即选上好者,亦必要传种过四五儿俱各顺当者,其苗性始和平,方能与种苗相等。至于下手种法,尤须详慎。凡种一儿,用痘痂三四粒,两儿则用六七粒,放于干净茶杯中,倾入清水四五茶匙,用小指尖在内三四搅,则痂已湿。急将水倾去,用柳木杵研。其杵约长四寸,粗如笔管,两头要光圆,研十数转足矣。如痂太干,加入清水一二滴,切不可太潮,只要研如干浆糊状。用弹熟新棉花,捏一小团如枣核大,两头要圆,其长短粗细,量儿鼻孔之大小为之。其棉团不可太松软,松则苗气易往外泄,且见涕则缩小,易于脱出。将棉团只用一头,蘸痂末糊于上,塞儿鼻中,男左女右。塞不可太进,太进则儿不适意,亦不可太出,太出则易于脱落,总要宽紧浅深适中为妙。塞后,勿放小儿用手拈出。若被喷嚏打出,急将苗仍塞入鼻。下苗后,以六个时辰为度。天气热,早取出数刻,天气寒,多留数刻。痘苗取出之后,其苗气渐次传遍五脏。至七日,或八九日始发热,发热三日而见点矣。此诚至稳至当之种法也。种痘之苗,不过痘痂一味,今各处种师,诡称痘痂之外,尚要加他药为引导者,此系惑人谎语,切勿信之。既种后,将发热时,小儿颈项内,男左女右,必发一小块,状如痰核,此乃毒气结聚于此,故痘发必稀疏。此块不必医治,待落痂后,则块亦渐消矣。若用时苗种者,项中无块,当以此辨之。又间有惊痘,于发热时,小儿忽然惊搐,手足蜷,不语,目上视。有片时即平复者,有发一二个时辰者,有发一次者,有发两次者,总属不妨。斯时切不可扰动叫唤之,待其自平即已,不必服药。须预对痘家说明,免其忧虑。以上诸论,皆时下种师之秘诀也。若夫辨儿之可种与不可种,须察儿体之虚实,及有无宿病。若调治之法,当节饮食,适寒温,防惊吓,此皆种师俱各明悉,兹不重赘。

郑望颐

疳

脾胃虚腑气不和

沈 稚年歇乳进谷,脾胃气馁少运,腹膨目翳,是为五疳。夏日中土司令,久病投以补气,恰合调其脾胃。近日呕吐泄泻身热,乃寒暄失和,致食不易化,小溲既少,腑气不和。余幼科久疏,忆钱氏每以调中为主,而驱邪都主轻法,深虑脾土伤,则延惊痫耳。

益智仁 焦术 茯苓 广皮 藿香梗 厚朴 楂肉 泽泻

张四岁 五疳,腹胀数月,法当疏补。

人参 茯苓 麦芽 炒楂肉 广皮 半夏 湖莲

又 照前方去半夏、湖莲,加泽泻。

内伤夹滞虫积

陈五岁 官人自汗,短气咳嗽,风温见症。肌腠有痤痱之形,与疹瘖腑病不同。但幼稚生阳充沛,春深入夏,形质日减,色脉是虚,而补脾辛甘不应。腹满,按之自软,二便原得通利,腹痛时发时止,痛已即能饮食。考幼科五疳,与大方五劳相类。疳必因郁热为积为虫,此饮食不充肌肤也。病来非暴,攻之由渐。再论疳热虫积,古人治肝治胃恒多。而洁古、东垣,于内伤夹滞,每制丸剂以缓治,取义乎渣质有形,与汤饮异歧。刻下温邪扰攘之余,聊以甘凉之属,清养胃阴,以化肺热,其辛气泄表不宜进。

甜杏仁 麦冬 地骨皮 生甘草 冬桑叶 玉竹

和入青甘蔗汁一酒怀。

仿治疳热羸瘦,从阳明、厥阴疏通消补兼施。

丸方:

人参 黄连 芦荟 川楝子 使君子 茯苓 白芍 广皮 胡黄连 南山楂

食伤脾胃

某七岁　食物不节，脾胃受戕，腹膨，大便不调，此属脾疳。

焦术　茯苓　广皮　益智仁　大腹皮　木瓜　炮姜　炒神曲

吴九岁　能食，色枯形瘦，暮热泄泻。此皆口腹不慎，值长夏温热，脾胃受伤，将成五疳。

青蒿梗　枳实炭　胡黄连　炒谷芽　炒白芍　炒山楂　广皮　茯苓　泽泻

王　五疳已久，脾胃受伤，食物不运，腹膨溏泻。此积聚未清，中焦先馁，完谷不化，肿胀皆至，难治之症。

七香饼。

疳者，干也。小儿肠胃柔嫩，若乳食失调，甘肥不节，运化不及，停积发热，热久津干，此因积成疳者也。或五脏偏热，或因病后，或医药误下，致亡失津液，脾不输化，积滞不行，此因干致积者也。故五疳不离乎脾胃。其治法，胃滞当消，脾弱宜补。热者用苦寒清火，冷者宜辛温健运。有虫者，兼用杀虫之品。其虚者，各随本脏补其母。总宜丸剂缓调，不能旦夕速功。或用鸡肝纳入治疳药炖食，最为有效。

陆履安

吐　泻

温　邪

吴　身热，吐乳自利，温邪内扰脾胃。稚年防惊。

藿香叶　飞滑石

王　未到周岁，热犯脾胃，呕逆下利，壮热不已，最多慢惊之变。

人参　川连　黄芩　藿香梗　广皮　生白芍　乌梅

暑　湿

某　暑邪犯肺，交土王用事，脾胃素弱不运，暑湿，腹鸣，泄泻，露睛，怕成慢惊。

人参　藿香　炒厚朴　木瓜　川连　茯苓　炒扁豆　泽泻

胃阳伤

章　伤食一症，考古用五积散之义，取暖胃使其腐熟也。既上涌频吐，大便溏泻，胃气益伤，阳气坐困日甚，清不升，浊不降，痰潮干呕，腹鸣便遗，睡则露睛，龈黑唇紫，小溲竟无。阳不流行，津液自耗，有慢惊昏厥之危。议通胃阳，读钱氏、薛氏之书，能知此意。

人参　郁金　炒半夏　炒白附子　茯苓　菖蒲　炒广皮　炒粳米

又　阳明胃阳受伤，腑病以通为补。若与守中，必致壅逆。昨日用方，通胜于补获安，幼稚非真虚寒之病。

人参　茯苓　益智　广皮　炒荷叶　炒粳米

又　鼻明汗出，龈血。阳明虚，胃气未和，不宜凉降。

六神汤加炒广皮。

虞　面色痿黄，脉形弦迟，汤水食物，入咽吐出，神气恹恹，欲如昏寐。此胃阳大乏，风木来乘，渐延厥逆，俗称慢脾险症。幼稚弱质，病延半月有余，岂可再以疲药玩忽？宗仲景食谷欲呕者，吴茱萸汤主之。

人参　吴萸　茯苓　半夏　姜汁

又　昨用泄木救胃土法，安受不见呕吐。然中焦阳气大虚，浊气上僭，则为昏厥，津液不升，唇舌干燥，岂可苦寒再伐生气？今如寐神倦，阳陷于阴何疑。仲景通阳理虚，后贤钱氏、薛氏，皆宗其义。

人参　炒半夏　茯苓　广皮　煨姜　南枣

食伤脾胃

苏 周岁幼小，强食腥面，身不大热，神气呆钝，上吐下泻，最防变出慢惊。此乃食伤脾胃，为有余，因吐泻多，扰动正气致伤耳。

广皮 厚朴 茯苓 广藿香 生益智 木瓜

郁热内伏

陈 凉风外受，内郁热伏，身发瘾疹，便解血腻，烦渴。得汗仅解外风，在里热滞未和，啾唧似痛，大便仍有积滞。清里极是，但半岁未啖谷食，胃弱易变惊症，少少与药。

藿香梗 川连 黄芩 生白芍 淡竹叶 广皮 滑石 炒楂肉

胃阳虚

余 形神衰弱，瘕泄纯白，而痈疡疳蚀未罢，气喘痰升，总是损极。今胃虚纳减，倘内风掀动，惊厥立至，孰不知因虚变病也。

人参 炒粳米 茯神 炒广皮 炒荷叶蒂

胃不和

吕十二 痰中带血，食已呕吐，因惊仆气逆，令胃不和。与黄连温胆汤，因年幼质怯，以金石斛代之。

温胆汤去甘草，加金石斛、姜汁。

胃虚气逆

某九岁 久呕少食。

人参 半夏 茯苓 广皮 姜汁

某 蛔厥，少腹痛，欲呕。

安胃丸。

湿 热

王九岁 久泻，兼发疮痍，是湿胜热郁。苦寒必佐风药，合乎东垣脾宜升，胃宜降之旨。

人参 川连 黄柏 炙草 广皮 白术 神曲 麦芽 柴胡 升麻 羌活 防风

久痢伤阴积滞未清

何十一 夏病入冬，仍腹痛下积。稚年不慎食物，肠胃屡滞，利久阴伤，身热发呛。先与理阴，疏腑滞浊。

熟地炭 当归炭 山楂 炮姜 炙草 茯苓 麦芽

世俗所称慢惊风者，不知起于何代，创是名者，其遗祸于婴孩，已不啻万亿矣。盖就其所指之病而论，如吐泻兼作，气怯神倦，虚烦搐搦，痰喘不食，脉虚无神，睡则露睛等症，乃与病名毫不相关。其所指之症，是或由外感未清，或诸病误治，或饮食失调，或由病后而成。以致吐则伤胃，泻则伤脾，土衰则不生金，中虚木必乘克，是皆肝、脾、肺、胃之病。治宜急顾本原，扶土生金，安胃和肝，温养肾阳，犹虑弗及。若就其名而治之，医家胸中，先执慢惊风三字之名，概用重坠之药，镇惊定怯，或散风清火，豁痰破气，其遗祸可胜言哉！盖是症，因中土已虚，风木已动，延久必现出似惊之状耳，实则并非因惊而起也。奈何竟以慢惊风名之，岂非指鹿为马乎？要之慢字，若以急慢而论，则凡病之缓者，皆可称为慢。惟惊乃属急症，不可以慢字加之。若以傲慢、肆慢而讲，于病名上又甚荒唐。惟愿观幼科书者，当知其背谬不通，勿为其所惑，则幸甚。今观先生案中，并未尝用及惊药风药，是明征也。此症更当兼参东垣、立斋、景岳诸法而治之，则无遗蕴矣。

华岫云

痫痉厥

热邪阻窍

周 稚年痫厥，病发迅速，醒来二便自通。此系阳气拂逆，阻其灵窍。姑与清络宣通方法。

犀角 远志 胆星 黑山栀 玄参 菖蒲 连翘 竹叶心

阴风入脾络

唐十四 面青脉濡，神呆，舌缩不伸，语寂然。痫症四肢皆震，口吐涎沫。此阴风已入脾络矣。

人参 生术 蜈蚣 全蝎 姜汁炒南星 姜汁炒白附

邪逼心胞

某 伏邪经旬，发热不解，唇焦舌渴，暮夜神识不清。虑其邪陷心胞，有痉厥之变。

犀角 卷心竹叶 鲜石菖蒲 连翘 玄参心 浙生地

又 化热液枯。

生地 竹叶心 丹皮 玄参 麦冬 生白芍

热邪伤阴肝风动

吴 冬月伏邪，入春病自里发。里邪原无发散之理，更误于禁绝水谷，徒以芩、连、枳、朴，希图清火消食，以退其热。殊不知胃汁再劫，肝风掀动，变幻痉厥危疴。诊视舌绛，鼻窍黑煤，肌肤甲错干燥，渴欲饮水，心中疼热。何一非肝肾阴液之尽，引水自救，风阳内烁，躁乱如狂。皆缘医者未曾晓得温邪从阴，里热为病，清热必以存阴为务耳。今延及一月，五液告涸，病情未为稳当。所恃童真，食谷多岁，钱氏谓幼科易虚易实，望其尚有生机而已。

阿胶　生地　天冬　川石斛　鸡子黄　玄参心

又　咸润颇安，其热邪深入至阴之地，古云热深厥深。内涸若此，阴液何以上承？虑其疳蚀阻咽，故以解毒佐之。

玄参心　真阿胶　真金汁　细生地　天冬　银花露

又　胃未得谷，风阳再炽，入暮烦躁，防其复厥。

生地　白芍　麦冬　金汁　阿胶　牡蛎　金银花露

又　神识略苏，常欲烦躁。皆是阴液受伤，肝风不息。议毓阴和阳。

生地　牡蛎　阿胶　麦冬　木瓜　生白芍

又　膻中热炽，神躁舌干，痰多咳呛，皆火刑肺金。宜用紫雪丹一钱。

小儿痫痉厥，本属险症，十中每死二三。奈今之患者，十中常死六七，其故何也？盖缘医者不察病情，概以芩、连、钩藤、菖蒲、橘红等，夹金石之药投之，以冀清火降痰而已，此医之不善治也。而最可恶者，尤在病家之父母失于调治，有名为爱之，实以杀之之故，何也？小儿诸症，如发热无汗，烦躁神昏谵语之顷，或战汗大汗将止之时，或呕吐泄泻之后，或痉厥渐苏，或便久闭而适然大便，或灌药之后，斯时正元气与病邪交战之际，若能养得元气一分，即退一分病邪。此际，小儿必有昏昏欲睡，懒于言语，气怯神弱，身不转动之状，此正当养其元神，冀其邪退正复。乃病家父母偏于此际张惶惊恐，因其不语而呼之唤之，因其鼾睡而频叫醒之，因其不动而摇之拍之，或因微有昏谵而必详诘之，或急欲以汤饮进之，或屡问其痛痒之处，哓哓不已，使其无片刻安宁。如此必轻变为重，重变为死矣。更有豪富之家，延医数人，问候者多人，房中聚集者多人，或互谈病情病状，夜则多燃灯烛以照之，或对之哭泣不已，或信巫不信医，祈祷迭兴，举家纷扰。此非爱之，实以杀之也。试以大人之病情体贴之，抑好安然寂静乎？抑好喧哗动扰乎？此理概可知也。

予曾见一孩，患暑湿初疟，半月有余，病势甚重。医者投以苍术白虎汤,夜半发汗,至寅时身体渐凉,冷汗不止,默默倦睡,口不肯言,气息甚微。医云:六脉安静,并不烦躁,此病退之象也。因戒其父母,切勿扰动。直至申时,汗止声出,而病已霍然矣。可见,无论大人与小儿诸病,总宜安然寂静为主。其调养之法,有非笔墨所能罄者,惟在病家细心体会,医者能谆谆告戒。勿以余言为迂,则幸甚。更有幼孩,发热昏迷,手足厥冷,窍络阻塞,哭不出声,药难下咽。斯时惟有请善于推拿者,可使立时苏醒,然后再议用药。至于治法,痫、痉、厥本属三症,与大方相类,兹不重赘。

华岫云

虫

湿热

陈七岁　湿伤,脾胃失调,下注小肠,虫从溺窍而出,粪溏完谷,不可温补。

黄柏　茯苓　猪苓　槐米　泽泻　萆薢

又　虫自小便而出,经月泻皆粘腻,及不化食物。此非虚寒,皆湿蜃内蕴,运化失司。当苦药胜湿,兼理幼稚疳积。

黄连　黄柏　茅术　厚朴　泽泻　槐角子　木通　使君子　淡竹叶

三服后续进肥儿丸。

龚七岁　湿热生虫,腹痛,便溏,恶食。

川连　胡连　生白芍　乌梅　枳实　川椒　炒楂　青皮

水法丸。

许　肠有湿热生蜃虫,用苦寒引导小肠。

苦楝皮　北秦皮　槐角子　胡粉　黄柏　牡蛎

生研末,猪肚肠一条漂洁煮丸。

张十三　丹溪云:小儿盗汗不须医。以体属纯阳,汗乃阳泄故也。至于疮多,湿热,浮肿胀满,得攻下而消,此六腑以通为补也。其少腹痛屡发,亦由湿热生虫生积,当以酸苦泄热。

川连 胡连 生白芍 鸡肫皮 炒楂肉 芦荟 枳实 苦楝皮

乌梅肉捣丸。

阳明热

汪十六 肛漏时肿,泻过白虫,手足阳明热甚。

槐角子 黄柏 榧子肉 生茅术 樗根白皮 小川连 茯苓 炒地榆

蒸饼为丸。

虫类虽多,其源皆由饮食停滞,湿热郁蒸,变化而成者也。凡面色痿黄,饮食不为肌肤,起伏作痛,聚散不定,痛止即能饮食者,皆有虫积。或从呕,或从小便,或从大便而出。治法当观其微甚,若虫势骤急者,当用攻逐之剂,如黑丑、槟榔、大黄、胡粉、山棱、莪术之类,虫去则调其脾胃。缓者用酸苦泄热燥湿,兼以相制相畏之品,如川连、胡连、芦荟、苦楝、乌梅、川椒、雷丸、芜荑、使君、榧肉之类。脾弱者兼运其脾,胃滞者兼消其滞。虫症治法,大略如此。

陆履安

集 方

案中所用诸方,开载于后,以便初学之士查阅。

桂枝汤 桂枝 白芍 炙草 生姜 大枣

桂枝加附子汤 即桂枝汤加附子。

苓桂术甘汤 茯苓 白术 桂枝 炙草

小建中汤 白芍 桂枝 炙草 生姜 大枣 饴糖

桂枝去芍药加蜀漆龙骨牡蛎救逆汤 桂枝 炙草 生姜 大枣 蜀漆 龙骨 牡蛎

生姜泻心汤 生姜 干姜 半夏 黄芩 黄连 甘草 人参 大枣

甘草泻心汤 甘草 干姜 半夏 黄芩 黄连 大枣

半夏泻心汤 半夏 黄芩 黄连 人参 炙草 干姜 大枣

附子泻心汤 附子 黄芩 黄连 大黄

黄芩汤 黄芩 白芍 甘草 大枣

黄连阿胶汤 黄芩 黄连 白芍 阿胶 鸡子黄

旋覆花代赭石汤 旋覆花 代赭石 人参 半夏 甘草 生姜 大枣

炙甘草汤又名复脉汤 炙草 桂枝 人参 麻仁 生地 阿胶 麦冬 生姜 大枣

乌梅丸 乌梅 人参 当归 黄连 黄柏 桂枝 干姜 蜀椒 附子 细辛

白虎汤 石膏 知母 甘草 粳米

白虎加人参汤 即白虎汤加人参。

竹叶石膏汤 竹叶 石膏 人参 麦冬 半夏 甘草 粳米

白头翁汤 白头翁 秦皮 黄连 黄柏

大黄黄连泻心汤 大黄 黄连

猪肤汤 猪肤 白蜜 白粉

四逆汤 甘草 干姜 附子

人参四逆汤 即四逆汤加人参。

通脉四逆汤 即四逆汤加葱白,更有随症加法。

通脉四逆加猪胆汁汤 即四逆汤加猪胆汁。

白通汤 葱白 干姜附子

白通加猪胆汁汤 即白通汤加猪胆汁、人尿。

术附汤 白术 附子 甘草 生姜 大枣

桂枝附子汤 桂枝 附子 甘草 生姜 大枣

理中汤丸同 人参 甘草 白术 干姜

吴茱萸汤　吴茱萸　人参　生姜　大枣

真武汤　茯苓　白芍　白术　附子　生姜

桃花汤　赤石脂　干姜　粳米

麻黄杏仁甘草石膏汤　麻黄　杏仁　甘草　石膏

小青龙汤　麻黄　桂枝　白芍　干姜　细辛　五味子　甘草　半夏

栀子豉汤　栀子　香豉

桃仁承气汤　桃仁　桂枝　大黄　芒硝　甘草

四逆散　柴胡　枳实　白芍　甘草

白散　桔梗　贝母　巴豆

五苓散　猪苓　茯苓　泽泻　白术　桂枝

猪苓汤　猪苓　茯苓　泽泻　阿胶　滑石

牡蛎泽泻散　牡蛎　泽泻　海藻　蜀漆　葶　苈商陆　根瓜蒌根

上仲景《伤寒》中方。

鳖甲煎丸　鳖甲　乌扇　黄芩　柴胡　鼠妇　干姜　大黄　芍药　桂枝　葶苈　石苇　厚朴　丹皮　瞿麦　紫威　半夏　人参　䗪虫　阿胶　蜂窠　赤硝　蜣螂　桃仁　煅灶下灰　清酒

《千金方》有海藻、大戟，无鼠妇、赤硝。

白虎加桂枝汤　即白虎汤加桂枝。

崔氏八味丸　干地黄　山茱萸　山药　丹皮　茯苓　泽泻　附子　桂枝

桂枝加龙骨牡蛎汤　即桂枝汤加龙骨、牡蛎。

酸枣仁汤　枣仁　甘草　知母　茯苓　川芎

黄芪建中汤　即小建中汤加黄芪。

皂荚丸　皂荚。蜜丸，枣膏汤送。

麦门冬汤　麦冬　半夏　人参　甘草　大枣　粳米

葶苈大枣泻肺汤　葶苈　大枣

千金苇茎汤 苇茎 苡仁 桃仁 瓜瓣

瓜蒌薤白白酒汤 瓜蒌实 薤白 白酒

赤石脂丸 蜀椒 乌头 附子 炮姜 赤石脂

附子粳米汤 附子 半夏 甘草 粳米 大枣

当归生姜羊肉汤 当归 生姜 羊肉

甘遂半夏汤 甘遂 半夏 芍药 甘草一本无

木防己汤 木防己 石膏 桂枝 人参

小半夏汤 半夏 生姜

外台茯苓饮 茯苓 人参 白术 枳实 橘皮 生姜

桂苓五味甘草汤 桂枝 茯苓 五味 甘草

越婢汤 麻黄 石膏 甘草 生姜 大枣

防己茯苓汤 防己 黄芪 桂枝 茯苓 甘草

大半夏汤 半夏 人参 白蜜

大黄牡丹汤 大黄 丹皮 桃仁 瓜子 芒硝

当归建中汤 即小建中汤加当归。

甘草小麦大枣汤 甘草 小麦 大枣

旋覆花汤 旋覆花 葱 新绛

肾气丸 与崔氏八味丸同。

上《金匮要略》中方。

六味地黄丸 即八味去桂、附。煎服名六味地黄汤。

都气丸 即六味丸加北味,再加附子名附都气丸。

还少丹 熟地 山药 牛膝 枸杞 山萸 茯苓 杜仲 远志 五味子 楮实 小茴 巴戟 苁蓉 石菖蒲

丹溪滋阴大补丸 即还少丹去楮实。

黑地黄丸 苍术 熟地 五味 干姜

虎潜丸 熟地 虎胫骨 龟板 黄柏 知母 锁阳 当归 牛膝 白芍 陈皮 羯羊肉

天真丸 精羊肉 肉苁蓉 山药 当归 天冬 黄芪 人参

白术

三才汤　天冬　熟地　人参

大造丸　紫河车　龟板　人参　熟地　天冬　麦冬　黄柏　牛膝　杜仲

人参固本丸　人参　天冬　麦冬　生地　熟地

天王补心丸　生地　人参　玄参　丹参　枣仁　远志　茯神　柏子仁　天冬　麦冬　当归　五味　桔梗　石菖蒲　辰砂

孔圣枕中丹　龙骨　龟板　远志　菖蒲

大补阴丸　黄柏　知母　熟地　龟板　猪脊髓

滋肾丸　黄柏　知母　肉桂

斑龙丸　鹿角胶　鹿角霜　熟地　菟丝子　柏子仁

玉真丸　硫磺　硝石　石膏　半夏

姜汁糊丸。

来复丹　玄精石　硫黄　硝石　五灵脂　青皮　陈皮

半硫丸　半夏　硫黄

黑锡丹　黑铅　硫黄

二至丸　冬青子　旱莲草

参苓白术散　人参　茯苓　白术　甘草　山药　扁豆　苡仁　建莲　砂仁　桔梗　陈皮

玉屏风散　黄芪　防风　白术

四君子汤　人参　茯苓　白术　甘草

六君子汤　即四君子汤加陈皮、半夏。

异功散　即四君子汤加陈皮。

四兽饮　即六君子汤加乌梅、草果、生姜、大枣。

六神散　即四君子汤加山药、扁豆，姜、枣煎。

补中益气汤　人参　黄芪　白术　甘草　陈皮　当归　升麻　柴胡　生姜　大枣

三拗汤　麻黄　杏仁　甘草

葱豉汤 葱白 淡豆豉

川芎茶调散 川芎 薄荷 荆芥 羌活 白芷 甘草 防风 细辛

为末，茶调服。

霞天膏 牛肉熬膏，加面。

防风通圣散 防风 荆芥 麻黄 连翘 薄荷 川芎 当归 白芍 白术 山栀 大黄 芒硝 黄芩 石膏 桔梗 甘草 滑石 姜 葱

温胆汤 陈皮 半夏 茯苓 甘草 枳实 竹茹

十味温胆汤 即温胆汤加人参、远志、枣仁、熟地。

逍遥散 柴胡 当归 白芍 白术 茯苓 甘草 煨姜 薄荷

本方加丹皮、山栀，名加味逍遥散。

六和汤 砂仁 藿香 厚朴 杏仁 半夏 扁豆 木瓜 人参 赤茯苓 白术 甘草 姜 枣

藿香正气散 藿香 紫苏 白芷 大腹皮 茯苓 白术 陈皮 半夏曲 厚朴 桔梗 甘草 姜 枣

驻车丸 黄连 阿胶 干姜 当归

越鞠丸 香附 苍术 川芎 神曲 山栀

四物汤 生地 当归 白芍 川芎

张子和玉烛散 归尾 生地 川芎 赤芍 大黄 芒硝 甘草

归脾汤 人参 白术 茯神 枣仁 龙眼肉 黄芪 当归 远志 木香 炙草 生姜 大枣

人参养荣汤 人参 茯苓 白术 甘草 当归 白芍 熟地 黄芪 肉桂 五味 远志 陈皮

加姜、枣。

犀角地黄汤 犀角 生地 白芍 丹皮

地黄饮子　熟地　巴戟　山萸　苁蓉　附子　宫桂　石斛　茯苓　菖蒲　远志　麦冬　五味

活络丹　川乌　草乌　胆星　地龙　乳香　没药

附子理中汤　即理中汤加附子。

理中安蛔丸　即理中汤去甘草,加茯苓、川椒、乌梅。

连理汤　即理中汤加黄连、茯苓。

治中汤　即理中汤加青皮、陈皮。

四神丸　破故纸　五味　肉果　吴萸

清暑益气汤　人参　黄芪　白术　苍术　青皮　陈皮　神曲　甘草　麦冬　五味　当归　黄柏　泽泻　升麻　葛根

加姜、枣。

生脉散　人参　麦冬　五味

益元散　滑石　甘草　辰砂

大顺散　干姜　肉桂　杏仁　甘草

四苓散　猪苓　茯苓　泽泻　白术

桂苓丸　肉桂　茯苓

蜜丸。

胃苓散　即平胃散合五苓散。

加味肾气丸　即六味丸加附子、肉桂、车前、牛膝。

浚川散　黑牵牛　大黄　甘遂　芒硝　郁李仁　轻粉

萆薢分清饮　川萆薢　石菖蒲　乌药　益智仁　甘草梢　食盐　茯苓

禹功散　黑牵牛　茴香

姜汁调,或加木香。

琼玉膏　地黄　茯苓　人参　白蜜

臞仙加琥珀、沉香。

通幽汤　当归　升麻　桃仁　红花　甘草　生地　熟地

白虎加苍术汤　即白虎汤加苍术。

凉膈散 连翘 大黄 芒硝 甘草 山栀 黄芩 薄荷

当归龙荟丸 当归 龙胆草 山栀 黄连 黄柏 黄芩 大黄 青黛 芦荟 木香 麝香

蜜丸，姜汤下。

左金丸 黄连 吴萸

水泛丸。

戊己汤 黄连 吴萸 白芍

甘露饮 生地 熟地 天冬 麦冬 石斛 茵陈 黄芩 枳壳 枇杷叶 甘草

一方加桂、苓，名桂苓甘露饮。

河间桂苓甘露饮 滑石 石膏 寒水石 甘草 白术 茯苓 泽泻 猪苓 肉桂

每服五钱。张子和去猪苓，减三石一半，加人参、干葛、藿香、木香，亦名桂苓甘露饮。

泻白散 桑皮 地骨皮 甘草 粳米

导赤散 生地 木通 甘草梢 淡竹叶

紫雪丹 黄金 寒水石 石膏 滑石 磁石 升麻 玄参 甘草 犀角 羚羊角 沉香 木香 丁香 朴硝 硝石 辰砂 麝香

清骨散 银柴胡 胡黄连 秦艽 鳖甲 地骨皮 青蒿 知母 甘草

二陈汤 半夏 陈皮 茯苓 甘草 生姜

二贤散 陈皮 甘草

控涎丹 甘遂 大戟 白芥子

滚痰丸 青礞石 沉香 大黄 黄芩 焰硝

白金丸 白矾 郁金

平胃散 苍术 厚朴 陈皮 甘草

橘半枳术丸 白术 枳实 橘皮 半夏

保和丸　山楂　神曲　茯苓　半夏　陈皮　卜子　连翘

水陆二仙丹　金樱膏　芡实

桑螵蛸散　人参　茯神　远志　石菖蒲　桑螵蛸　龙骨　龟板　当归

蜡矾丸　黄蜡　白矾

胶艾四物汤　即四物汤加阿胶、艾叶。

柏子仁丸　柏仁　牛膝　卷柏　泽兰　续断　熟地

上汪讱庵《医方集解》中方。

补阴益气煎　人参　当归　山药　熟地　陈皮　炙草　升麻　柴胡　生姜

两仪膏　人参　熟地

熬膏，白蜜收。

贞元饮　熟地　炙草　当归

玉女煎　生石膏　熟地　麦冬　知母　牛膝

理阴煎　熟地　当归　炙甘草　干姜

或加肉桂。

何人饮　何首乌　人参　当归　陈皮　煨姜

参附汤　人参　制附子

芪附汤　黄芪　制附子

加生姜。

青囊斑龙丸　鹿角胶　鹿角霜　柏子仁　菟丝子　熟地　茯苓　补骨脂

斑龙二至百补丸　鹿角　黄精　杞子　熟地　菟丝子　金樱子　天冬　麦冬　牛膝　楮实子　龙眼肉

已上药，同鹿角熬成膏，加入炼蜜，调入后药末，杵合为丸。

鹿角霜　人参　黄芪　芡实　茯苓　山药　知母　熟地　萸肉　五味子

十味为细末，和前膏为丸。

秫米半夏汤 秫米 半夏

钱氏益黄散 陈皮 青皮 诃子肉 炙草 丁香

和中丸 白术 厚朴 陈皮 半夏 槟榔 枳实 炙草 木香

东垣和中丸 人参 白术 炮姜 炙草 陈皮 木瓜

神保丸 木香 胡椒 干蝎 巴豆

子和导水丸 大黄 黄芩 滑石 黑丑

脾约丸 大黄 杏仁 厚朴 麻仁 枳实

华盖散 麻黄 苏子 桑皮 杏仁 赤苓 橘红 甘草

石刻安肾丸 附子 肉桂 川乌 川椒 巴戟 菟丝子 破故 赤石脂 远志 茯神 茯苓 苍术 山茱萸 杜仲 胡芦巴 石斛 韭子 小茴 苁蓉 柏子仁 川楝子 鹿茸 青盐 山药

王荆公妙香散 人参 龙骨 益智仁 茯神 茯苓 远志 甘草 朱砂

猪肚丸 白术 苦参 牡蛎 猪肚一具

刘松石方。

威喜丸 茯苓 猪苓 黄蜡

交加散 生地 生姜

乌鲗鱼骨丸 乌鲗鱼骨 藘茹即茜草根 雀卵

鲍鱼汤下。

三豆饮 大黑豆 赤小豆 绿豆

甘草水煮。

万氏牛黄清心丸 黄连 黄芩 山栀 郁金 辰砂 西牛黄

上《景岳全书》中方。

已上四部书，谅业医者必备，故但开药品，其分量炮制，加减服法，以及治症，俱未载明。并内有峻利之方，所服不过几厘几粒者，须按方查阅，切勿草率臆度。且不遵古法，不惟无效，反有遗误，慎之。

清燥救肺汤　经霜桑叶三钱　杏仁七分，去皮尖，炒黄　麦冬一钱二分，去心　石膏二钱半　人参七分　阿胶八分　胡麻仁一钱，炒　甘草一钱　枇杷叶一片，去毛筋

水一碗，煎六分。食远服。

进退黄连汤　川黄连姜汁炒，一钱半　干姜炮，一钱半　人参入乳拌蒸，一钱半　桂枝一钱　半夏姜制，一钱半　大枣

右进法：用本方三味不制，水三茶钟，煎减半，温服。退法：桂枝不用，黄连减半，或加肉桂五分，如上制，煎服。

当归桂枝汤　即桂枝汤加当归。

茯苓桂枝汤　即桂枝汤加茯苓。

参归桂枝汤　即桂枝汤加人参、当归。

人参建中汤　即建中汤加人参。

参芪建中汤　即建中汤加人参、黄芪。

归芪建中汤　即建中汤加当归、黄芪。

吴萸理中汤　即理中汤加吴萸。

人参温胆汤　即温胆汤加人参。

黄连温胆汤　即温胆汤加黄连。

星附六君子汤　即六君子汤加制南星、白附子。

生脉四君子汤　即生脉散合四君子汤。

生脉六味汤　即生脉散合六味汤。

养营汤　即人参养营汤。

六神汤　即陈无择六神散，即四君子加山药、扁豆。

戊己汤　即四君子汤加陈皮、白芍。

苓姜术桂汤　只此四味。

五子五皮汤　即五皮饮加杏仁、苏子、葶苈、白芥子、卜子。

加桂理中汤　即理中汤加桂。

子和桂苓汤　即子和桂苓饮。

资生丸 人参 白术土炒 苡仁各三两 山楂肉 神曲 橘红各二两 扁豆 莲肉 厚朴各一两 山药 茯苓 麦芽 芡实各一两半 桔梗 甘草炙 藿香各五钱 泽泻 川黄连 白豆蔻各三钱半

右制为末，炼蜜丸，每丸重二钱，每服一丸，醉饱后二丸，细嚼，淡姜汤下。

聚精丸 黄鱼鳔胶一斤，切碎 蛤粉炒 沙苑蒺藜八两，马乳浸，隔汤煮一炷香

右为末，炼蜜丸，每服八十丸，白汤下。

禹余粮丸 蛇含石本草名蛇黄，大者三两，醋煅透 禹余粮石三两，层数多者佳，醋煅透 钢针砂五两，醋煅透

三物各研极细，配入下项药：

羌活 川芎 三棱 蓬术 白蔻 白蒺 陈皮 青皮 木香 大茴炒 牛膝 当归 炮姜 附子炮 肉桂各五钱

右制为末，入前药拌匀，神曲糊为丸，如桐子大。食前，或温酒，或白汤送下三十丸至五十丸。最要忌盐，一毫不可入口，否则病发愈甚。日三服，兼用温和调补药助之。此方又名大针砂丸。此方去附子、蓬术、青皮，加茯苓，叶氏名针砂丸。

小温中丸 白术二两 茯苓一两 陈皮一两 熟半夏一两 甘草三钱 神曲炒，一两 生香附一两半 苦参炒，五钱 黄连炒，五钱 针砂醋炒红，研如飞面，一两半

为末，醋水各半，打神曲糊为丸，桐子大。每服七八十丸，白术六钱，陈皮一钱，生姜一片，煎汤下。虚甚者加人参一钱，本方去黄连，加厚朴半两，忌口。病轻服至六七两，小便长。甚者服一斤，小便始长。

缪仲淳脾肾双补丸 人参 莲肉 炒山萸 烘山药炒，各一斤 五味子蜜蒸 菟丝子各一斤半 橘红 砂仁炒，各六两 车前子米泔洗 巴戟肉甘草汁煮，各十二两 肉豆蔻十两 补骨脂盐水浸二日，炒，一斤

右为末，炼蜜丸。如虚而有火者，或火盛肺热者，去人参、肉豆蔻、巴戟、补骨脂。忌羊肉、羊血。

阿魏丸　阿魏七钱　鳖甲二两　黄芪　广皮　枳实　柴胡　白术各一两　青皮　草果　黄芩　当归　茯苓各八钱　白蔻仁七钱　山楂一两　神曲一两　延胡

水法丸。

又方　阿魏　连翘　胡黄连　山楂　青皮　三棱　蓬术　陈皮　半夏　麦芽　厚朴　莱菔子　甘草

更衣丸　朱砂五钱，研　芦荟七钱，研　好酒和丸，每服一钱二分。

济生肾气丸　即八味丸加车前、牛膝。叶氏用茯苓八两为君，熟地只用四两。又薛氏济生丸分量不同。

海粉丸　蛤粉　瓜蒌实　杏仁各一两　广皮　紫苏各二两　白术　土贝母各四两　紫菀三两　木香五钱

炼蜜丸。

葱白丸　熟地四两　白芍　当归　川楝子　茯苓各二两　川芎　枳壳　厚朴　青皮　神曲　麦芽各一两半　三棱　蓬术各一两　干姜　大茴　木香各七钱　肉桂五钱

用葱白汁丸。

又方　人参　阿胶　川芎　当归　厚朴

用葱白汁丸。

安胃丸　乌梅　川椒　附子　桂枝　干姜各一两　黄柏二两　黄连五钱　川楝子肉　广皮　青皮各二两　白芍三两　人参量加，如有邪者可勿用

再用川椒、乌梅汤法丸。一方无广皮，有当归、细辛。

妙香丸　巴豆三百十五粒，去皮心膜，炒熟，研如面　牛黄研　龙脑研　麝香研　轻粉研，各三两　朱砂研飞，九两　真金箔九十片

右各研匀，炼黄蜡六两，入白蜜三分，同炼匀为丸，每两作三

十丸。

海蛤丸 天冬 瓜蒌霜 海浮石 蛤粉 风化硝 桔梗 橘红 香附 竹沥 姜汁

蜜丸。

术菟丸 白术 菟丝子

又景岳新方苓术菟丝丸。

局方龙荟丸 即当归龙荟丸。

白蒺藜丸 即一味,用山栀汤制为丸,用大豆黄卷汤送下。

禹粮石脂丸 即二味为丸。

枳术丸 即二味为丸。

真武丸 即真武汤作丸。

归脾丸 即归脾汤料作丸。

桑麻丸 桑叶 黑芝麻

蜜丸。

浚川丸 即浚川散。

禹功丸 即禹功散。

生脉六味丸 即六味丸合生脉散。

肥儿丸 《景岳全书》中有四方。

益母丸 此方不一,总用益母草膏为君,有加四物、香附、山楂者,有去渣加阿胶者,有加八珍、香附、砂仁、楂肉者。

东垣清心凉膈散 连翘 薄荷 黄芩 山栀 桔梗 甘草 竹叶

水煎服。

金铃子散 金铃子即川楝子,去核,一两 延胡索一两

为末,每服三钱,酒调服,水煎服亦可。

虎杖散 杜牛膝根汁二三两,古方本用虎杖草汁,今人不识此草,故以土牛膝根汁代之 当门子麝香一分,研

右将麝香入汁中和匀,隔汤炖温服。

葛可久花蕊石散　花蕊石，煅存性，研如粉。以童便一盏，男人入酒少许，女人入醋少许，煎温，食后调服三钱，甚者五钱。能使瘀血化为黄水，后用独参汤补之。

归芍异功散　即异功散加当归、白芍。

鸡鸣散　牛蒡子，炒香，研细。临服加入雄鸡冠血五匙，状元红酒少许，调匀，以炒荆芥三分煎汤送。

通圣散　即防风通圣散。

归芪异功散　即异功散加当归、黄芪。

香砂异功散　即异功散加木香、砂仁。

正气散　即藿香正气散。

玉壶丹　即扁鹊玉壶丸。

治命门火衰，阳气暴绝，寒水臌胀，却有神效。古吴王晋三先生得异授制法，当宗之。好硫黄八两，配真麻油八两，以硫打碎，入冷油内，炖炉上。炭火宜微勿烈，以桑条徐调。候硫溶尽，即倾入大水内，急撈去上面油水，其色如金。取缸底净硫，秤见若干两，仍配香麻油若干两，照前火候再溶再倾，连前共三转。第四转用真棉花核油配硫若干两，照前火候再溶，再倾入大水内，撈去上面油水，其色如绛。第五转用肥皂四两，水中同煮六时。第六转用皂荚四两，水中同煮六时，拔净制硫之油，撈去其水，其色如硫火之紫。第七转用炉中炭灰淋硷水制六时。第八转用水豆腐制六时，拔净皂硷之性。第九转用田字草出水荒稻中，其叶如田字，八九月采。捣汁，和水煮六时，临用研如飞面。凡净硫一两，配炒糯米粉二两，或水法，或湿捣为丸。每服以硫三分为准，渐加至一钱止，开水温下。

回生丹　大黑豆三升，用水浸取壳，用绢袋盛壳，同豆煮熟，去豆不用，将壳晒干，其汁留用　红花三两炒黄色，入好酒四碗，煎十余滚，去渣存汁听用　苏木三两，河水五碗，煎汁三碗听用　大黄一斤，为末　陈米醋九斤

右将大黄末一斤，入净锅，下醋三斤，文火熬。用长木箸不住手搅之。将成膏，再加醋三斤，熬之，又加醋三斤，次第加毕。然后

下黑豆汁三碗，次下苏木汁，次下红花汁，熬成大黄膏，取入瓦盆盛之。大黄锅焦亦铲下，入后药同磨。

人参二两　川芎　当归　熟地　茯苓　香附　延胡　苍术米泔浸，炒　桃仁　蒲黄各一两　乌药二两半　牛膝　地榆　橘红　白芍　羌活　炙草　五灵脂　山萸　三棱各五钱　良姜　木香各四钱　木瓜　青皮　白术各三钱　益母草二两　乳香　没药各二钱　马鞭草五钱　秋葵子三钱

右三十味，并前黑豆壳共晒干，为细末，入石臼内，下大黄膏，再下炼熟蜜一斤，共捣千捶为丸。每丸重二钱七分，静室阴干二十余日，不可烘晒。干后止重二钱，外以蜡作壳护之，用时去蜡调服。一方无益母草、马鞭草、秋葵子三味，并不用蜜，醋止用八碗。

至宝丹　犀角镑　朱砂研，水飞　雄黄研，水飞　琥珀研　玳瑁各一两，镑　水安息香一两，无灰酒熬成膏，如无，以旱安息香代之　西牛黄五钱　麝香一钱　龙脑一钱　金银箔各五十片

为极细末，将安息香膏重汤煮，入诸药搜和，分作百丸，蜡护，临服剖，用参汤化下。

紫金丹　牛黄　冰片　狗宝　鸦片各六分　广木香二两

右为末，人乳丸，重五厘，金箔为衣。

震灵丹　禹粮石　赤石脂　紫石英　代赭石各四两

右四味作小块，入净锅中，盐泥封固，候干，用炭十斤煅，炭尽为度，入地出火气，必得二昼夜，研细末。

乳香二两　没药二两　朱砂水飞，一两　五灵脂二两

为末，同前四味和匀，糯米饭丸，宜坚细。

四顺清凉饮　大黄　当归　芍药　甘草

各等分，水煎服。

露姜饮　人参　生姜

水煎，露一宿，空心隔汤炖温服。

子和桂苓饮　即桂苓甘露饮。

七香饼　香附一两二钱　丁香皮一两二钱　甘松八钱　益智仁六钱　砂仁二钱　蓬术二钱　广皮

阿胶鸡子黄汤非黄连阿胶汤。**河间中满分消汤　清阿胶丸　蠲痛丹　香连饮**

已上五方俟考。

按:先生虽善用古方,然但取其法而并不胶柱。观其加减之妙,如复脉、建中、泻心等类,至用牡蛎泽泻散,只取此二味,故案中有但书用某方,而不开明药味者,决非尽用板方,必有加减之处,观者以意会之可也。论中所述诸方,开列于后,以便查阅。

麻黄人参芍药汤　桂枝　麻黄　黄芪　炙草　白芍　人参　麦冬　五味　当归

甘草汤　生甘草

生姜甘草汤　生姜　人参　甘草　大枣

调中益气汤　即补中益气汤去当归、白术,加木香、苍术。

升阳益胃汤　羌活　防风　独活　白芍各五钱　广皮四钱　黄芪二两　人参　半夏　炙甘草各五钱　柴胡　黄连各二钱　白术　茯苓　泽泻各三钱

每服三钱,加姜、枣煎。

桂枝黄连汤即仲景黄连汤　黄连　桂枝　干姜　人参　半夏　炙草

温脾汤　干姜　肉桂心　熟附子　炙草　枳实　厚朴各二两　大黄四钱

用一两水煎服。

橘皮汤　橘皮　生姜

橘皮竹茹汤　橘皮　竹茹　大枣　生姜　甘草　人参

生姜半夏汤　半夏　生姜汁

苍术石膏汤　苍术　石膏　知母　甘草

滋燥养营汤　当归　生地　熟地　白芍　甘草　黄芩　秦艽

防风

兰草汤　兰草即省头草，水煎服。

洁古芍药汤　芍药　归尾　黄芩　黄连　大黄　木香　槟榔　甘草　肉桂

葛根芩连汤　葛根　甘草　黄芩　黄连

茅术理中汤　即理中汤白术换茅术。

厚朴三物汤　厚朴　大黄　枳实

厚朴温中汤　厚朴　陈皮　甘草　木香　草蔻　干姜　茯苓

下瘀血汤　大黄　桃仁　䗪虫

舒筋汤　赤芍　海桐皮　当归　白术各钱半　片姜黄二钱　羌活　炙草各一钱

水姜煎，去渣，磨入沉香汁少许，食前服。

通气防风汤　柴胡　升麻　黄芪各一钱　防风　陈皮　羌活　人参　甘草各五分　藁本　青皮各三分　蔻仁二分　黄柏一分

玄参升麻汤　玄参　升麻　僵蚕　牛蒡　连翘　防风　黄芩　黄连　桔梗　甘草

芎归汤　川芎　当归

泽术汤　泽泻　白术

茵陈四逆汤　附子　干姜　炙草　茵陈

坎气汤即坎气丹　坎气　人乳粉　熟地　人参　枸杞子

酒酿、白蜜同炼捣丸，米饮送。

补血汤　黄芪　当归

黄连竹茹橘皮半夏汤　黄连　竹茹　橘皮　半夏

左归丸　熟地　山药　枸杞　山萸　牛膝　菟丝子　鹿角胶　龟胶

右归丸　熟地　山药　枸杞　山萸　菟丝子　鹿角胶　杜仲　当归　肉桂　附子

金刚丸　萆薢　杜仲　肉苁蓉　菟丝子

四斤丸　木瓜　天麻　苁蓉　牛膝　附子　虎骨

或加乳香、没药。

柏子仁丸　柏子仁　人参　白术　半夏　北味　牡蛎　麻黄根　麦麸

枣肉丸。

五仁丸　火麻仁　郁李仁　柏子仁　松子仁　桃仁

指迷丸　**茯苓丸**　即指迷茯苓丸。

清六丸　滑石　甘草　红曲

苏合香丸　苏合香　安息香　犀角　冰片　麝香　香附　木香　薰陆香　沉香　丁香　白术

炼蜜丸,朱砂为衣,外作蜡丸。

五痫丸　朱砂　真珠　雄黄　水银　黑铅

炼蜜丸如麻子大,每服三四丸。

朱砂安神丸　朱砂　黄连　生地　当归　甘草

人参丸　人参　茯苓　茯神　枣仁　远志　益智仁　牡蛎　朱砂

枣肉丸。

茯菟丸　茯苓　菟丝子　建连

酒糊丸,或加五味子。

苓术菟丝丸　茯苓　白术　菟丝子　莲肉　山药　炙草　五味子　杜仲

济生固精丸　牡蛎　菟丝子　韭子　龙骨　北五味　桑螵蛸　白石脂　茯苓

家韭子丸　家韭子　鹿茸　肉苁蓉　牛膝　菟丝子　熟地　当归　巴戟　杜仲　石斛　肉桂　炮姜

乌鸡煎丸　乌骨雄鸡一只　乌药　蛇床子　丹皮　白术　人参　黄芪各一两　茅术米泔浸,一两半　海桐皮　红花　白芍　肉桂　附子炮去　川乌炮　莪术　陈皮各二两　熟地洗焙　延胡　木香

肉果　草果　琥珀各五钱

右细锉，以乌鸡汤焊去毛及肠杂，将上药纳鸡肚内，用新磁瓶以好酒一斗同煮令干，去鸡骨，以油单盛焙干为末，炼蜜和丸如桐子大，每服三十丸，随症用汤引下。

安蛔丸　即理中安蛔丸。

侯氏黑散　菊花　白术　防风　桔梗　黄芩　细辛　茯苓　牡蛎　人参　矾石　当归　干姜　川芎　桂枝

为散，酒服。

鸡金散　鸡内金　沉香　砂仁　陈香橼皮

天水散　即六一散。

本事方神效散　白海浮石　蛤粉　蝉蜕

为细末，用大鲫鱼胆七个调，服三钱。

人参败毒散　人参　羌活　独活　柴胡　前胡　川芎　桔梗　茯苓　甘草　枳壳　薄荷　生姜

瓜蒂散　瓜蒂　赤小豆　香豉

苍耳散　白芷　薄荷　辛夷　苍耳

为末，葱、茶汤调服。

圣济透关散　雄黄　猪牙皂荚　藜芦

等分研末，先含水一口，用药吹鼻，即吐去水。备急如圣散有白矾等分。

花蕊石散　花蕊石四两　硫黄一两

研细，泥封煅赤，服一钱，童便下。

失笑散　蒲黄　五灵脂

五积散　白芷　陈皮　厚朴　当归　川芎　芍药　茯苓　桔梗　苍术　枳壳　半夏　麻黄　干姜　肉桂　甘草　姜　葱

牛黄膏　牛黄二钱半　朱砂　郁金　丹皮各三钱　冰片一钱　甘草一钱

炼蜜丸如柏子大，每服一丸，新水化下。

三才封髓丹　天冬　熟地　人参　黄柏　砂仁　甘草

一气丹　河车一具　人乳粉四两　秋石四两　红铅五钱

蜜丸,每丸重七厘。

琥珀黑龙丹即黑龙丹　当归　五灵脂　川芎　良姜　熟地各二两,锉碎入砂锅内,纸筋盐泥固济,火煅过　百草霜一两　硫黄　乳香各二钱　琥珀　花蕊石各一钱

右为细末,醋糊丸如弹子大,每用一二丸,炭火煅红,投入生姜自然汁浸碎,以童便合酒调灌下。

左归饮　熟地　山药　枸杞　炙草　茯苓　山萸

右归饮　即左归饮去茯苓,加杜仲、肉桂、附子。

温胃饮　人参　白术　炮姜　扁豆　当归　陈皮　炙草

归气饮　熟地　茯苓　扁豆　炮姜　丁香　藿香　炙草　陈皮

大和中饮　陈皮　枳实　砂仁　麦芽　厚朴　山楂　泽泻

四柱饮　人参　附子　茯苓　木香

六柱饮　即四柱饮加肉豆蔻、诃子。

五磨饮子　乌药　沉香　槟榔　枳实　木香

白酒磨服。

生铁落饮　生铁落,清水浸研,澄,饮水。

普济消毒饮　黄芩　黄连　陈皮　甘草　玄参　连翘　板蓝根　牛蒡　薄荷　僵蚕　升麻　柴胡　桔梗　马勃

或加人参,便闭加大黄。

清心莲子饮　石莲肉　人参　黄芪　茯苓　柴胡　黄芩　地骨皮　麦冬　车前　甘草

七福饮　人参　熟地　当归　白术　枣仁　远志　炙草

胃关煎　熟地　白术　山药　扁豆　炮姜　吴萸　炙草

二阴煎　生地　麦冬　枣仁　甘草　玄参　茯苓　黄芩　木通

秘元煎 人参 茯苓 白术 炙草 枣仁 山药 芡实 五味 远志 金樱子

固阴煎 人参 熟地 山药 山萸 远志 炙草 五味 菟丝子

保阴煎 生地 熟地 白芍 山药 川断 黄芩 黄柏 甘草

寿脾煎 人参 白术 炙草 当归 山药 枣仁 炮姜 建莲肉 远志

玉钥匙 马牙硝一两半 硼砂五钱 白僵蚕二钱半 冰片一字

为末，以纸管吹五分入喉中。

蒲黄酒 蒲黄一两，炒褐色，清酒十爵沃之。温服。

全集二

种福堂公选良方

序

华与余家,世为姻娅。华君岫云,精通岐黄术,常存利济救人之心,孜孜不倦。向慕吴门叶天士先生为当世卢扁,留心觅其医案,约计盈万,分门选刻,共成十卷,名曰临症指南,已遍行海宇矣。壬申岁,又将其续补医案、温热轮与平生所集各种经验奇方付刊,以备救急,其愿甚诚。忽于癸秋谢世,其方止刻十之二三,半途而废,见者咸为惋惜。华君好友岳君廷璋,不忍漠视,力劝徽苏义商程、叶两君子授梓完璧,以公同志。一日,汉川程君来蜀,出此编丐余作序。予素不知医,且当公务纷拿,军书旁午,竟不暇及。第展阅一过,了然心目,洵为青囊家不可缺一之书,即卢扁复起,亦不能舍是而别开窔奥。倘于乡陬僻壤,症患奇难,一时罕有良医调剂,备此查考,对症用药,立能起死回生,功效匪浅。慎勿以此编易简而忽诸。

乾隆四十年冬小春月赐进士出身钦命四川按察使司加三级凝台杜玉林撰并

卷一　温热论　续医案

温邪上受,邪从口鼻而入,故曰上受。但春温,冬时伏寒,藏于少阴,遇春时温气而发,非必上受之邪也。则此所论温邪,乃是风温、湿温之发于春末夏初者也。首先犯肺,逆传心包。肺主气属卫,心主血属营。辨营卫气血虽与伤寒同,若论治法,则与伤寒大异。盖伤寒之邪,留恋在表,然后化热入里,温邪则热变最速。未传心包,邪尚在肺。肺主气,其合皮毛,故云在表。在表,初用辛凉轻剂,挟风则加入薄荷、牛蒡之属，挟湿加芦根、滑石之流。或透风于热外，或渗湿于热下，不与热相搏，势必孤矣。不尔，风挟温热而燥生，清窍必干，谓水主之气不能上荣，两阳相劫也。

湿与温合，蒸郁而蒙蔽于上，清窍为之壅塞，浊邪害清也。其病有类伤寒，其验之之法，伤寒多有变症，温热虽久，在一经不移，以此为辨。

前言辛凉散风，甘淡驱湿，若病仍不解，是渐欲入营也。营分受热，则血液受劫，心神不安，夜甚无寐，或斑点隐隐，即撤去气药。如从风热陷入者，用犀角、竹叶之属，如从湿热陷入者，犀角、花露之品，参入凉血清热方中。若加烦躁，大便不通，金汁亦可加入，老年或平素有寒者，以人中黄代之，急急透斑为要。若斑出热不解者，胃津亡也，主以甘寒，重则如玉女煎，轻则如梨皮、蔗浆之类。或其入肾水素亏，虽未及下焦，先自彷徨矣。必验之于舌。如甘寒之中，加入咸寒，务在先安未受邪之地，恐其陷入易易耳。若其邪始终在气分流连者，可冀其战汗透邪，法宜益胃，令邪与汗并，热达腠开，邪从汗出。解后胃气空虚，当肤冷一昼夜，待气还自温暖如常矣。盖战汗而解，邪退正虚，阳从汗泄，故渐肤冷，未必即成脱症。此时宜令病者安舒静卧，以养阳气来复。旁人切勿惊惶，频频呼唤，扰其元神，使其烦躁。但诊其脉，若虚软和缓，虽倦卧不语，汗出肤冷，却非脱症。若脉急疾，躁扰不卧，肤冷汗出，便为气脱之症矣。更有邪盛正虚，不能一战而解，停一二日，再战汗而愈者，不可不知。

再论气病有不传血分，而邪留三焦，亦如伤寒中少阳病也。彼则和解表里之半，此则分消上下之势，随症变法，如近时杏、朴、苓等类，或如温胆汤之走泄。因其仍在气分，犹可望其战汗之门户，转疟之机括。

大凡看法，卫之后方言气，营之后方言血。在卫汗之可也，辛凉开肺，便是汗剂，非如伤寒之用麻桂辛温也。到气才可清气，入营犹可透热转气，如犀角、玄参、羚羊等物，入血就恐耗血动血，直须凉血散血，如生地、丹皮、阿胶、赤芍等物。否则，前后不循缓急之法，虑其动手便错，反致慌张矣。且吾吴湿邪害人最广，如画色白者，须要顾其阳气，湿胜则阳微也。法应清凉，然到十分之六七，即不可过于寒凉，恐成功反弃。何以故耶？湿热一去，阳亦衰微也。面色苍者，须要顾其津液，清凉到十分之六七，往往热减身寒者，不可就云虚寒，而投补剂，恐炉烟虽熄，灰中有火也。须细察精详，方少少与之，慎不可直率而往也。又有酒客，里湿素盛，外邪入里，里湿为合。在阳旺之躯，胃湿恒多，在阴盛之体，脾湿亦不少，然其化热则一。热病救阴则易，通阳最难。救阴不在血，而在津与汗；通阳不在温，而在利小便。然较之杂症，则有不同也。

再论三焦不得从外解，必致成里结。里结于何？在阳明胃与肠也。亦须用下法，不可以气血之分，就不可下也。但伤寒热邪在里，劫烁津液，下之宜猛。此多湿邪内搏，下之宜轻。伤寒大便溏，为邪已尽，不可再下。湿温病大便溏，为邪未尽，必大便硬，慎不可再攻也，以屎燥为无湿矣。

再人之体，脘在腹上，其地位处于中。按之痛，或自痛，或痞胀，当用苦泄，以其入腹近也。必验之于舌，或黄或浊，可与小陷胸汤或泻心汤，随症治之。或白不燥，或黄白相兼，或灰白不渴，慎不可乱投苦泄。其中有外邪未解，里先结者。或邪郁未伸，或素属中冷者。虽有脘中痞痛，宜从开泄，宣通气滞，以达归于肺，如近俗之杏、蔻、橘、桔等是，轻苦微辛，具流动之品可耳。

再前云舌黄或浊，须要有地之黄。若光滑者，乃无形湿热，中已虚象，大忌前法。其脐已上为大腹，或满或胀或痛，此必邪已入里矣，表症必无，或十之存一。亦要验之于舌，或黄甚，或如沉香色，或如灰黄色，或老黄色，或中有断纹，皆当下之。如小承气汤，用槟榔、青皮、枳实、玄明粉、生首乌等。若未见此等舌，不宜用此等法，恐其中有湿聚太阴为满，或寒湿错杂为痛，或气壅为胀，又当以别法治之。论舌黄。

再黄苔不甚厚而滑者,热未伤津,犹可清热透表。若虽薄而干者,邪虽去而津受伤也。苦重之药当禁,宜甘寒轻剂可也。

再论其热传营,舌色必绛。绛,深红色也。初传绛色中兼黄白色,此气分之邪未尽也,泄卫透营,两和可也。纯绛鲜泽者,包络受病也,宜犀角、鲜生地、连翘、郁金、石菖蒲等。延之数日,或平素心虚有痰,外热一陷,里络就闭,非菖蒲、郁金等所能开。须用牛黄丸、至宝丹之类以开其闭,恐其昏厥为痉也。论舌绛。

再舌绛而舌中心干者,乃心胃火燔,劫烁津液,即黄连、石膏亦可加入。若烦渴烦热,舌心干,四边色红,中心或黄或白者,此非血分也,乃上焦气热烁津。急用凉膈散,散其无形之热,再看其后转变可也。慎勿用血药,以滋腻难散。至舌绛,望之若干,手扪之原有津液,此津亏,湿热薰蒸,将成浊痰蒙闭心包也。

再有热传营血,其人素有瘀伤,宿血在胸膈中,挟热而搏,其舌色必紫而暗,扪之湿,当加入散血之品,如琥珀、丹参、桃仁、丹皮等。不尔,瘀血与热为伍,阻遏正气,遂变如狂发狂之症。若紫而肿大者,乃酒毒冲心。若紫而干晦者,肾肝色泛也,难治。舌色绛而上有粘腻似苔非苔者,中挟秽浊之气,急加芳香逐之。舌绛,欲伸出口而抵齿难骤伸者,痰阻舌根,有内风也。若绛而光亮,胃阴亡也,急用甘凉濡润之品。若舌绛而干燥者,火邪劫营,凉血清火为要。舌绛而有碎点黄白者,当生疳也。大红点者,热毒乘心也,用黄连、金汁。其有虽绛而不鲜,干枯而痿者,此肾阴涸,急以阿胶、鸡子黄、地黄、天冬等救之,缓则恐涸极而无救也。其有舌独中心绛干者,此胃热,心营受灼也,当于清胃方中加入清心之品。否则延及于尖,为津干火盛也。舌尖绛独干,此心火上炎,用导赤散泻其腑。

再舌苔白厚而干燥者,此胃燥气伤也,滋肾药中加甘草,令甘守津还之意。舌白而薄者,外感风寒也,当疏散之。若白干薄者,肺津伤也，加麦冬、花露、芦根汁等轻清之品，为上者之上也。若白苔绛底者，湿遏热伏也，当先泄湿透热，防其就干也。勿忧之，再从里透于外，则变润矣。初病舌就干，神不昏者，急养正，微加透邪之药。若神已昏，此内匮矣，不可救药。又不拘何色，舌上生芒刺者，皆是上焦热极也，当用青布拭冷薄荷水揩之，即去者轻，旋生者险矣。论舌苔。

舌苔不燥，自觉闷极者，属脾湿盛也。或有伤痕血迹者，必问曾经搔挖否，不可以有血而便为枯症，仍从湿治可也。再有神情清爽，舌胀大不能出口者，此脾湿胃热，郁极化风而毒延口也，用大黄磨入当用药剂内，则舌胀自消矣。

再舌上白苔粘腻，吐出浊厚涎沫者，口必甜味也，为脾瘅病。乃湿热气聚，与谷气相抟，土有余也。盈满则上泛，当用醒头草，芳香辛散以逐之则退。若舌上苔如碱者，胃中宿滞，挟浊秽郁伏，当急急开泄。否则，闭结中焦，不能从募原达出矣。

若舌无苔而有如烟煤隐隐者，不渴，肢寒，知挟阴病。如口渴烦热，平时胃燥舌也，不可攻之。若燥者，甘寒益胃；若润者，甘温和中。此何故？外露而里无也。舌有烟煤。

若色黑而滑者，水来克火，为阴症，当温之。若见短缩，此肾气竭也，为难治。欲救之，加人参、五味子，勉希万一。舌黑而干者，津枯火炽，急急泻南补北。若燥而中心厚痞者，土燥水竭，急以咸苦下之。论舌黑。

舌淡红无色者，或干而色不荣者，当是胃津伤而气无化液也。当用炙甘草汤，不可用寒凉药。论舌淡红无色。

若色白如粉而滑，四边色紫绛者，温疫病初入募原，未归胃腑，急急透解。莫待传陷而入，为险恶之病。且见此舌者，病必见凶，须要小心。论舌白如粉。

凡斑疹初见，须用纸燃照看胸背两胁，点大而在皮肤之上者为斑，或云头隐隐，或琐碎小粒者为疹。又宜见而不宜见多。按方书谓斑色红者属胃热，紫者热极，黑者胃烂。然亦必看外症所合，方可断之。然而春夏之间，湿病俱发疹为甚，且其色要辨。如淡红色，四肢清，口不甚渴，脉不洪数，非虚斑即阴斑。或胸微见数点，面赤足冷，或下利清谷，此阴盛格阳于上而见，当温之。若斑色紫，小点者，心包热也。点大而紫，胃中热也。黑斑而光亮者，热胜毒盛，虽属不治，若其人气血充者，或依法治之尚可救。若黑而晦者必死。若黑而隐隐四旁赤色，火郁内伏，大用清凉透发，间有转红成可救者。若夹斑带疹，皆是邪之不一，各随其部而泄。然斑属血者恒多，疹属气者不少。斑疹皆是邪气外露之象，发出宜神情清爽，为外解里和之意。如斑疹出而昏者，正不胜邪，内陷为患，或胃津内涸之故。

再有一种白痦，小粒如水晶色者，此湿热伤肺，邪虽出而气液枯也，必得甘药补之。或未至久延，伤及气液，乃湿郁卫分，汗出不彻之故，当理气分之邪。或白枯如骨者多凶，为气液竭也。论白痦。

再温热之病，看舌之后，亦须验齿。齿为肾之余，龈为胃之络。热邪不燥胃津，必耗肾液。且二经之血皆走其地，病深动血，结瓣于上。阳血者，色必紫，紫如干漆；阴血者，色必黄，黄如酱瓣。阳血若见，安胃为主；阴血若见，救肾为要。然豆瓣色者多险，若症还不逆者尚可治，否则难治矣。何以故耶？盖阴下竭，阳上厥也。论齿。

齿若光燥如石者，胃热甚也。若无汗恶寒，卫偏胜也。辛凉泄卫，透汗为要。若如枯骨色者，肾液枯也，为难治。若上半截润，水不上承，心火炎上也，急急清心救水，俟枯处转润为妥。

若咬牙断齿者，湿热化风痉病。但咬牙者，胃热气走其络也。若咬牙而脉症皆衰者，胃虚，无谷以内荣，亦咬牙也。何以故耶？虚则喜实也。舌本不缩而硬，而牙关咬定难开者，此非风痰阻络，即欲作痉症，用酸物擦之即开。酸走筋，木来泄土故也。

若齿垢如灰糕样者，胃气无权，津亡，湿浊用事，多死。而初病，齿缝流清血，痛者，胃火冲激也。不痛者，龙火内燔也。齿焦无垢者死。齿焦有垢者，肾热胃劫也，当微下之，或玉女煎清胃救肾可也。

再妇人病温，与男子同，但多胎前产后，以及经水适来适断。大凡胎前病，古人皆以四物加减用之，谓护胎为要，恐来害妊。如热极，用井底泥，兰布浸冷，覆盖腹上等，皆是保护之意，但亦要看其邪之可解处。用血腻之药不灵，又当审察，不可认板法。然须步步保护胎元，恐损正邪陷也。论妇女温热病。

至于产后之法，按方书谓慎用苦寒药，恐伤其已亡之阴也。然亦要辨其邪，能从上中解者，稍从症用之，亦无妨也。不过，勿犯下焦，且属虚体，当如虚怯人病邪而治。总之，勿犯实实虚虚之禁。况产后当血气沸腾之候，最多空窦，邪势必乘虚内陷，虚处受邪，为难治也。

如经水适来适断，邪将陷血室，少阳伤寒言之详悉，不必多赘，但数动与正伤寒不同。仲景立小柴胡汤，提出所陷热邪，参、枣扶胃气，以冲脉隶属阳明也，此与虚者为合治。若邪热陷入，与血相结者，当宗陶氏小柴胡汤，去参、枣，加生地、桃仁、楂肉、丹皮或犀角等。若本经血结自甚，必少腹满痛，轻者刺期门，重者小柴胡汤去甘药，加延胡、归尾、桃仁，挟寒加肉桂心，气滞者加香附、陈皮、枳壳等。然热陷血室之症，多有谵语如狂之象，防是阳明胃实，当辨之。血结者，身体必重，非若阳明之轻旋便捷者，何以故耶？阴主重浊，络脉被阻，侧旁气痹，连胸背皆拘束不遂，故去邪通络，正合其病。往往延久，上逆心包，胸中痛，即陶氏所谓血结胸也。王海藏出一桂枝红花汤，加海蛤、桃仁，原为表里上下一齐尽解之理。看此方大有巧手，故录出以备学者之用。

续医案

脾胃痹寒呕

曹四六　述去冬因恼怒时食厚味，遂致不饥，嗳气脘痹，食物不下。视舌上布苔如粉，不渴饮，大便通调。议从太阴脾阳为寒痰浊气凝遏，辛温定法。

厚朴　草果仁　姜汁　荜拨　生益智仁　广皮白

又　前因阳结浊聚，舌苔白厚，不渴饮，用芳香辛温得效。近日食物不慎，水谷气凝，清阳再窒为呕，舌苔犹未净，便下白腻如冻，腑阳亦衰。

公丁香柄　荜拨　茯苓　生益智仁　厚朴　生干姜

木乘土呕痢

胡二六　疾走作劳，身前胁腹闪气，上下串痛。交正月，寒战气冲，呼吸皆阻，腹胀，脐上横梗，有形作痛。自痢已两月，思劳必伤阳，春令病加，是木旺侮土，中阳困惫，浊气充塞，正气全伤，大肉尽削。述食入逾时，必加呕噫，后天生化之源大困。议急理中土之阳。

人参　茯苓　公丁香柄　川椒　乌梅肉　炒黄干姜

便血督肾虚寒

潘四二　中年脉垂入尺泽，按之缓濡，腰椎痠痛，形体即欲伛偻，旬余大便必下血。此少壮不慎，肾真先夺，督脉不司固束。议用青囊斑龙丸。

噎膈反胃阳结

高七一　老年逆气右升，脘阻妨食，涎沫上涌，此属反胃。夫阳气结闭，为无形之伤，前药小效，未几反复，以老人生阳不至耳。

人参　生淡干姜　炒黑附子　猪胆汁

疮疡瘰疬

沈十七　兀坐目注针黹，少阳气火上升，阳明气血因热怫逆，遂有结瘿瘰疬之累。前医不明解郁两和肝胃之治，致病日加增。今每日寒热，心躁若裂，经水较前已少，须虑热炽血干，且纳谷大减，难投重剂清寒。

生鳖甲　牡丹皮　川贝母　香附　谷芽　夏枯草花

杨二七　食入即饥，心空易惊，经水或歇或至。病起产后，逾年不复，自述多食生冷。据理肝阴久损，不宜骤用温补。

人参　茯神　炙草　黄精　龙骨　金箔

腹痛气滞

顾　腹痛，气上下行动即缓，从腑阳治。

人参　生谷芽　茯苓　煨姜　新会皮　砂仁壳

哮肾气不纳

李三八　哮喘久发，小溲频利，此肾虚气不收纳，痰饮从气而上。初病本属外邪，然数年混处，邪附脏腑之外廓，散逐焉得中病？宿哮不发时，用肾气丸三钱。喘哮坐不得卧，议用开太阳之里。

小青龙汤去麻、辛。

痞中阳虚

唐三五　病是劳伤阳气，阳衰不主流行，清浊升降不得自如，是为虚痞之结。《内经》谓劳者温之。此“温”字，乃“温养”之称。若吴萸大热开泄，仍是攻克，与劳伤原气相反。

苓桂术甘汤。

吐血中阳不运

贾二一　痰血频发七八次，形寒妨食，无治痰嗽之理。急扶后天生气，望其知味进谷。

戊己汤。

吐血阴虚阳升

钱十八　冲年阴精走泄，阳无依倚。血随气升，色紫成块，此血出于肝络，法当镇补。

人参　炒黑枣仁　炒白芍　炙草　青花　龙骨　金箔

咽喉温邪伤阴

姚二一　述四月患蛾喉痹，必系温热犯上，温不尽解，留邪化热，肺津劫烁，喉燥痒呛，防有气损热炽失血之累。甘寒润剂，不致伤胃。

绿豆壳　麦冬　生甘草　连翘　南花粉　金银花　蔗浆半杯

又　浮热上炎，精走泄于下，致阴液阳津不肯上供。望色萎瘦，纳食不旺，摄阴恐妨胃口，况初夏曾患喉症，大暑热泄，阴难生复。先议水陆二仙丹，摄固精关。

人参　秋石　芡实　金樱子　膏丸。

舌营阴虚

顾四三　操持无有不动心神，心阳上引，相火交升，燔灼营液。舌为心苗，遂起痱瘰。病由情志不适，非汤药直清直降可治。议天王补心丹，制伏跷阳道路，营液得以升降自如，然必心境怡悦，方能祛病。

天王补心丹。

湿暑湿

李四三　长夏时令温热，内阻气分，宗《内经》湿淫于内，治以淡渗，佐以苦温。

飞滑石　川通草　淡竹叶　杏仁　厚朴

头痛肝肾阳浮

茹三五　向来无病，因服地黄丸，反左胁腰中脐旁，气攻作痛，间有遗精，目暗虚花，或起浮翳。据述用细辛桂枝翳退，遂加头痛。此体质阳虚，误用阴寒腻浊所致。夫肝主疏泄，肾主藏固。肝宜凉，肾宜温。纳肾佐以通肝，温下仍佐坚阴，以制木火，是为复方。

当归　小茴　补骨脂　胡桃肉　茯苓　穿山甲　炒黄柏　青盐

虚劳暑热伤阴

林十八　色苍形瘦，禀质阴虚火亢，津液不充，喜冷饮。夏季热蒸，须培生气，顺天时以调理。

麦冬　知母　川贝　地骨皮　丹皮　绿豆皮

淋带阴虚

项二八　心热巅空，交寅卯带下，向来阴不足，少阳阳动，中虚食减，静养至秋凉，可望阴充。

人参　柏子仁　丹参　天冬　茯苓　建莲　龙骨　白薇

痫肝火

曹十四　笑则痫厥病发，昼少夜多。思二月起病，春木正旺，内应厥阴肝脏木火，乃阳极之化，其来迅速，由内而升，神明遂乱，口吐涎沫，四肢寒冷，肝病何疑？由春病及长夏，醒则如无，纳食如昔。法以纯苦，直泄厥阴跷阳。

芦荟　青黛　龙胆草　川楝子　黑山栀　白芍　青皮　归尾　猪胆汁

又　前方用纯苦，直清肝胆，初服即泻，病久阴分已虚。议理阴和阳，入酸以约束之。

生鸡子黄　阿胶　川连　黄柏　生白芍　米醋

吐血中阳虚

徐二六　胃减，痰血频发，上年误服玄参、山栀，致便溏泻，此受苦滑寒凉之累。

人参建中汤。

噎膈反胃气滞血瘀

邹五三　酒客，食管窄隘，向有脘痛，今多食即反胃，气阻日久，必致瘀凝。食物宜淡薄，以上中二焦宣通气血治。

桃仁　蒲黄　降香末　苏梗　香附　橘红

痰阴虚阳浮

程六三　形瘦肌削，禀质偏热，夏秋病甚，是阴亏不耐暑热发泄之气耳。霜降收肃令行，浮阳潜伏，阴得自守，病觉稍退。述食辛辣热燥不安，其脏阴五液，为阳蒸变痰，非如痰饮可用阳药温通者。

人参　萸肉　川石斛　磁石　淡秋石　胡桃肉　女贞子　旱

莲草

吐血气分热

和 痰血,上午偏多,气分热炽。

金石斛　川贝母　桑叶　南花粉　大沙参　知母

郁心脾

单七岁　为母丧悲泣,淹淹不食,面黄唇淡,情志不适,生阳郁窒。《内经》谓思为心疾,郁必伤脾,病属无形,非伤食恶食之比。稚年调理后天脾胃为要,佐以开益心气。

人参　茯苓　炙甘草　淮小麦　益智仁　石菖蒲

吐血劳伤气逆

于 驰骑习武,百脉震动,动则络逆为痛,血沸出口。纳食起居,无异平日,非虚损也。凡气为血帅,气顺血自循经,不必因血用沉降重药。

枇杷叶　炒苏子　生苡仁　金石斛　炒桃仁　降香末

噎膈反胃关格

王四六　望五年岁,真阳已衰。纳食逾二三日,反胃涌吐,仍有不化之形,痰涎浊水俱出,大便渐秘。此关格大症,阴枯阳结使然。

人参　半夏　茯苓　泡淡吴萸　生淡干姜

夜另服半硫丸一钱五分。

产后下焦阴阳并虚

蒋三五　晨泻数年,跗肿足冷。长夏土旺初交,知饥,痞闷妨食。述两三次半产不育,下焦气撤不固,任督交空。本病当以肝肾奇脉设法,今议先以胃药,以近日雨后暑湿乘隙侵犯耳。

人参　茯苓　益智仁　砂仁壳　炒扁豆　木瓜

又　连年半产不育，瘕泄，足跗浮肿。前用养胃和肝，非治本病，因暑湿伤而设。议固下焦之阴，益中宫之阳。

人参　禹粮石　紫石英　五味子　菟丝饼　砂仁

用蒸饼为丸。

淋带阴伤络热

邢　暴怒伤肝，白带下注，继而间血。人身冲、任、督带诸脉，皆丽身半以下。医用上中二焦疲药，焉能图幸？自言月事来而漏带息，初起必少腹腰痛，此内热是血络阴液损伤耳。性嗜酒，酒力先入肝胆，急当禁止。议固脉以摄下。

炒枸杞　炒黑当归　白薇　桑螵蛸壳　青花龙骨　生紫石英

煎药送震灵丹。

虚劳阳虚

陆二一　腰冷，膝骨痠软，淋浊，溺后茎中空痛。少年未婚，此是勉强劳伤精关，且卧床必要垫实腰膂，虚象大著，交冬病加，间食少胃弱，非地黄腻滞、知柏泻阳可投。

菟丝子　覆盆子　芡实　沙苑　家韭子　补骨脂　舶茴香　金缨子

线鱼胶丸。

遗精劳心损神

王二六　过用心思，营气日漓，心悸眩晕，遗精，腰膝下部畏冷。阴阳造偏，心肾交损。议镇怯，佐以固摄温纳。

桑螵蛸　人参　茯神　青花龙骨　金箔　琐阳

蜜丸。

泄泻肾阳衰

颜 病已半年，夜寐易醒，汗泄，自觉元海震动，腹鸣晨泻。年岁望六，不仅经营烦劳伤阳，肾真亦渐散越，仍议固下一法。

人参　赤石脂　禹余粮　五味子　泡淡干姜

调经奇脉阳虚

徐三九　月事将至，尻骨脊椎痠痛。此督脉循行之位，况经水之下，必由冲脉，产育频多，奇脉失固，议治阴中之阳。

麋茸　人参　归身　炒黑小茴　茯苓　川斛

调经肝胃不和

唐二一　经来一日，偶食冷物，经水即止。遂痞闷不食，乳旁坚肿痛胀，此是肝气郁结。盖经水由冲脉而下，冲隶阳明，胃中受冷，而冲脉血凝。理从肝胃同治。

青橘叶　香附汁　漏芦　蒲公英　厚朴　杏仁

产后阴伤神怯

徐二八　产后未经旬，长途驱驰以劳形神。归值母丧，悲哀哭泣，伤及情志。述肉瞤，易惊恐，少寐。产伤阴分起见，肌肉悉热如焚，乃阴不摄阳。

熟地炭　萸肉　龙骨　茯神　淮小麦　南枣肉

痹寒湿

何三十　述无病时形瘦，病发时形充。古称入水之物，无物不长。阴寒袭入右肢，肉瞤筋惕而痛，指不屈伸。法当通痹塞，以逐留著。

川乌一两，炮黑　全蝎一两，炙焦　蜂房五钱，炙焦　自然铜五钱，煅　麝香五分炒热大黑豆淋酒汁为丸，每服一钱，陈酒下。

三消肺热

汪　肺热膈消，热灼迅速如火，脏真之阴日削。先议清肺，以平气火。法当苦降以轻，咸补以重，继此再商滋养血液。

枯黄芩煎汤　溶入阿胶二钱

痿精血损

孙三三　行走闪挫，左腿肢筋弛无力，乱药杂投，五六年不愈，延及精血内损，不司束筋充骨矣。犹幸年壮，冀其生真续旺。药用平补，然必绝欲戒劳，庶克臻效。

虎潜去琐阳，加苁蓉，精羊肉胶丸。

痹寒湿

施二六　阴寒已入阴股，道路深远，汤药过胃，其力已薄，邪锢仍在。议用许学士法。

蠲痛丹，每服一钱二分。

虚劳劳伤中阳

赵　纳食不充肌肤，阳伤背痛，阴囊冰冷。经营作劳，劳则气乏。经言：劳者温之。甘温益气以养之。

归芪建中汤。

肝风下虚不摄

陈五五　操劳动怒，耳鸣巅胀，晕眩肢麻，内起火风，皆厥阳之化。中年以后，男子下元先虚，虑其仆中，议填镇固摄以实下，合乎上病治下之旨。

熟地　玄武版　灵磁石　五味子　山萸肉　炒杞子　天冬

牛膝　青盐

郁木乘土

程二八　摽梅逾期，病由情志郁伤，庸医不究病因，朝暮更方，病延日久。《内经》谓二阳之病发心脾。盖思伤心，郁伤脾，二脏有病，不司统血。笄年莫重于经水通调，今经闭半载，呕吐清涎，腹痛泄泻，心热皮寒，显是木郁乘土。胃口渐败，生气曷振？病成干血劳怯。考古通经等丸，难施于胃惫乏谷之体。姑议安胃和肝，俟秋深时再议。

人参　白芍　川楝子　生淡干姜　川连　乌梅　粗桂枝　炒焦归身

湿兼风温

董二四　风温湿上受，痹阻气分，上则咳呛，不得卧息，下则溺少便溏。夫肺主一身之气化，邪壅则升降不得自如。仿经旨湿淫于内，主以淡渗，佐以苦温为治。

飞滑石　茯苓皮　白蔻仁　竹叶　厚朴　杏仁　芦根

痰气火不降

陈四二　烦劳，气火多升少降，喉中梗阻，痰出噫气。凡酒肉皆助热，痰凝气分，上焦痹塞。

枇杷叶　瓜蒌皮　降香末　杜苏子　黑栀皮　苡仁

虚劳阴虚阳浮

宋二四　精壮年岁，面色萎浮，气冲逆，必心悸眩晕。问足跗易冷，间有遗泄。此皆烦劳办事，心阳过用，暗吸肾阴，下元日虚，虚风夹阳旋动不息，全是内损之病。治法取质味凝厚以填之，甘酸以缓之，重以镇怯，补以理虚，方是培本寻源之治。

熟地四两　萸肉二两　琐阳二两，炙　茯神四两　五味一两半

龟甲心二两　秋石一两　青龙骨二两，生研　金缨膏二两　芡实四两

蜜丸。

阳痿湿热

夏三十　阴筋曰“宗筋”，肝主之。冷则筋缩，热则弛长。少壮茎痿，起于长夏，天气已热，地中湿蒸。《内经》病机一十九条例，谓因湿者，大筋软短，小筋弛长，软短为拘，弛长为痿。此虽统论痿症而言，非指茎痿立论，然理亦相通。今逾年不愈，大暑时令，诊得脉象，非下焦阳衰，两目红赤。想经营烦冗之劳，阳气交集于上，与暑热内迫，加以水谷之湿，湿蕴化热，而烁筋致痿矣。法当苦以坚阴，燥以胜湿，介以潜阳，湿去热清，自有愈期。

生虎骨　熟地　苍术　黄柏　茯苓　龟板　石决明　天冬

虚劳肾虚不摄

钟四五　未及五旬，肉消食减，此未老已衰。身动喘急，足跗至晚必肿，皆是肾真不司收摄纳气，根本先拨。草木微功，难以恢复。

坎气　人乳粉　五味子　胡桃肉

蜜丸，人参汤送下。

吐血劳伤心神

王三三　烦劳曲运神思，形与神交伤，阳气旋动，络血何以宁静？甘以缓热，补可益虚，必佐宁神镇怯，以摄之固之。

人参　柏子霜　炒枸杞　焦归身　桂圆肉　炙甘草　龙骨　茯神　金箔

胁痛络热呛血

单　因闪挫胁痛，久则呛血，络血气热内迫，新血瘀逆。

鲜生地　藕节　生桃仁　新绛

暑热入营

宋 暑热入营，舌绛烦渴，形脉皆不足，怕邪陷神昏。

犀角尖　南花粉　连翘心　益元散　淡竹叶　细叶菖蒲汁

虚劳阴虚

程二五　男子思念未遂，阴火内燔，五液日夺，孤阳升腾，薰蒸上窍，已失交泰之义，此非外来之症。凡阴精残惫，务在胃旺，纳谷生阴。今咽喉鼻耳诸窍，久遭阴火之迫，寒凉清解，仅调六气中之火，而脏真阴火，乃闪电迅速莫遏，清寒必不却病。良由精血内空，草木药饵，不能生精充液耳。

细生地　清阿胶　猪脊筋　天冬　川石斛

痰饮中阳虚

姜二四　久患胸右有形，形瘦，畏风怕冷，卧则咳呛痰沫。凡治痰饮，须辨饮食，食少已极，议治中宫之阳。

苓桂术甘汤。

疝肝肾虚寒

徐 狐疝气坠。

鹿茸　大茴　当归　沙苑　干苁蓉　生姜　肉桂

羊肉丸。

调经阴虚热灼

徐十七　经水未来，春末夏初痰血，形瘦，耳鸣，食过如饥，饥不纳食。肝阴不生，热自内灼，渐成干血劳症，必要经来可愈。但女工针黹，凝眸谛视，即动阳升火，此大忌。

细生地　天冬　柏子仁　丹参　泽兰　知母

郁气阻血凝

曹　辛温芳香，开气舒郁，呕出血饼，呕吐顿减。盖气阻血凝，堵塞脘中升降之路而痛。自服药以来，微微欲饮，而大便结燥，知不专于辛温矣。

青葱　桃仁　归尾　麻仁　郁李仁　冬葵子

又　瘀尽，嗳气间呕，此陈腐未扫，乃无形之聚，用辛芳凉滑治之。

鲜省头草五钱，滚水泡汤，和入竹沥五钱，分作三次服。

虚劳奇脉阳虚腰痛

孙二八　绕腰近脐，久痛若空，秋深届冬，四肢不暖。此由幼年精未充旺早泄，既损难复，八脉失司，是阴伤及阳，药须达及奇经，可冀渐效。

鹿茸　淡苁蓉　巴戟　当归　茯苓　虎膝骨　牛膝　大茴

羊肉胶丸。

淋浊脾肾阳衰

吴二四　精浊已久，行步无力，食冷，口吐酸水，阳气微弱，治在脾肾。

益智仁　家韭子　覆盆子　胡芦巴　远志　小茴　菟丝子

金樱膏丸。

泄泻肾虚

王四五　阳结于上，阴泄于下，晨泄多因肾虚，阴伤及阳，胃口自惫。舌畏辛辣，不受桂附之猛烈。虚肿虚胀，先宜固剂。

人参　禹余粮　赤石脂　五味子　砂仁末

遗精阴虚阳浮

周三七　精遗越日，阴火忽冲，神乱，肉瞤筋惕。此阴不恋阳，以补虚镇摄收敛。幸年壮胃口不败，可以痊愈。

熟地　萸肉　五味　龙骨　湖莲　茯神　远志

淋浊阴火

邵六八　望七男子，下元必虚，操持萦思，阳坠入阴，精腐即化紫黑之色。宿者出窍，新复瘀结，溺出不痛，非久积宿腐。据述常饮火酒，酒毒辛热，必先入肝，肾虚宜温补，肝宜清凉。阅方用归脾汤，且非严氏法，杂凑成方，焉能治此大症？

细生地　清阿胶　黑稆豆皮　赤芍　丹皮

童便一杯冲入。

痿精血虚

周五十　阳维脉循行外踝，遇劳形办事，环跳跗骨痠麻而痛。丹溪云：麻为气虚。盖年力已衰，不得安养怡悦。《痿论》云：意伤肢欲废矣。且痛处肉消形瘪，而肿赤之象，此气血不布涵濡筋骨，不足之症，比比然。

生精羊肉　虎胫骨　肉苁蓉　枸杞子　沙苑　巴戟肉　牛膝　当归　川石斛

痉厥肝郁

翁四四　少腹有形，左胁膜胀，内发必肌肉麻木，呕吐痰沫不爽，此属肝厥。由乎怀抱抑郁，不得条达，数载病不肯愈者为此。

淡吴萸　川楝子　生香附　南山楂　青橘叶　牡蛎

虚劳阴阳两虚

何二二　壮年脉芤少神，色痿肉瘦，食进不充形骸，不耐烦劳，乃内损也。节欲养精，安神养气，药用血肉有情，气血兼补，年少望其生振。

河车　人参　熟地　五味　山药　茯神　莲肉　芡实

暑膀胱热闭

宋六十　吸受暑热异气，入表中之里，为淋痛溺赤，形肥，素有湿痰，议通太阳。

桂枝木　猪苓　茯苓　萆薢　海金沙　寒水石

中风水亏风动

郑五九　夏至阴生，忽然口喎颊斜，耳窍无闻。此非外来之邪，皆由男子望六，下元已空，下虚则上实，水亏风内起。凡肾以温为养，肝宜凉乃平，温养肾精必佐凉肝，水中有真阳内蓄，是为命根。盖肝胆相火内寄，性恶热燥，用七方中之复方。

熟地　磁石　龟板　丹皮　五味　天冬　枸杞　苁蓉　菊花炭　川斛

疝阳气窒

方七七　高年宿疝不愈，入夏阴囊足跗腹大，乃阴脏之真渐竭，腑中阳气不行，一派浊阴迷漫。述二便皆不通爽，明知老弱久虚，然呆补必助浊壅塞，议通阳一法。

白通汤去葱白。

目肝虚

周五一　正视一物见二，睨视则否。凡积劳气泄阳伤，当夏热气再大泄，虽曰肝窍开目，实脏真精华会聚之处。当甘缓理虚，酸收其散，大忌苦降辛开。

桂圆肉　枸杞子　炙黑甘草　五味子　山萸肉　菊花炭

肺痿劳伤

俞五一　久嗽失音，饮食仍进，自觉淹淹无力，此是内伤劳倦。夏月泄利，是暑湿气感，不在本病之例。食减肉消，治嗽无益，以肺痿论。

白芨　生黄芪　炙甘草　苡仁　黄精

产后蓐劳

周三一　蓐劳，下元先空，咳音不转，必致呕吐，是冲脉虚，气逆上攻，薰蒸肺脏。延及不饥减食，腹痛便溏，乃清内热泄肺医嗽之误。

炒当归　生白芍　炙草　南枣肉

湿湿伤阳气

吴五二　平昔饮酒，夏令再受地湿之感，内外湿邪伤阳，阻遏气机流行，遂致一身尽肿。针刺出水，稍瘪复肿。皆由阳气已衰，水湿无以分逐。苟非气雄通阳，阴凝何以走泄？所服八味汤，仅温煦肾阳，与阳维不合。

川乌　附子　生白术　茯苓　木香　黑豆皮

咽喉阴火

曹三八　阴火喉痹。

滋肾丸。

疝精血虚

李四四　劳必疝坠，按之有声而解，是虚而气乘，非因寒也。阅所服之药，半属辛热，不知质偏精血内空，法当摄固，不必偏热偏寒。

熟地　茯神　炒远志　线鱼胶　柏子仁　五味子　紫胡桃肉　沙苑子

管六七　少腹有形，六七年渐加胀满，述临暮纳食，夜必腹鸣瘕泄。盖老年坎阳日衰，坤土不运，浊阴下聚。凡冷滞肥腻食物宜忌，勿预家务，怡悦情怀，以为却病之计，若徒恃医药，非养生之法矣。

人参　菟丝子　胡芦巴　茯苓　舶茴香　上肉桂　补骨脂　砂仁　金铃子　肉果

山药糊捣丸。

吐血郁

吴十七　胁中刺痛，血逆，心中漾漾，随嗽吐出，兼有呕恶腹痛。此笄年情志郁勃，阳气多升，络血逆行，经水不下，恐延干血重症。

山楂　桃仁　柏子仁　丹皮　延胡　益母草

暑热伤心包

张二十　暑入心胞，烦热多惊，舌苔黄而不渴。

连翘　犀角尖　益元散　大竹叶　石菖蒲　川贝

暑热伤心包

周二四　先天禀薄，壮盛精气不足，形神劳动，阳乃浮越。精血皆有形，非旦夕可生。培养无形元气，可生有形之精血。勿诵读烦心，勿摇精动肾，静养百日，壮年可以生复。

两仪煎。

目凉散伤胃

孔四六　头风伤目，是内起之风。屡投发散清凉，药不对症，先伤胃口。仿《内经》肝苦急，食甘以缓之。

枸杞子　桂圆肉　茯苓　炒熟半夏

肝风犯胃

杨四一　肝风化热犯胃，恶心痞闷，食入作胀，口渴，议养胃制肝。

人参　金石斛　乌梅肉　麦冬　新会皮

暑湿蕴三焦

施　坐不得卧，胸满气喘，暑风湿气漫处三焦。太阳膀胱不开，邪郁生热，气痹生肿。先议开三焦气分之窒。

杏仁　白蔻仁　滑石　寒水石　猪苓　广皮　厚朴　茯苓皮

虚劳烦劳阳升

王六一　拮据劳形，操持劳神，男子向老，下元精血先亏，阳失交护，浮越上冒，致耳目清空诸窍不爽。凡下虚者必上实，此非风火，由阴不配阳使然。

虎潜丸。

遗精阴火动

李十九　肌柔色白，形气不足，当知识年岁，龙雷突起无制，干呛咳逆，情萌不遂，有梦遗精。见热理嗽清热，胃减堕入虚劳。能知命静养，冀其渐次充复。

三才汤加莲肉、芡实、茯神、柏子仁。

痢肾虚

姜五八　痢已八月，久痢自必伤肾，下失收纳。据述泄气粪通稍爽，非寒腻固涩所宜，用景岳理阴煎。

衄肝肾阴虚

唐二十 阳浮汗泄,衄血。皆下焦真阴不充,适值乘龙之喜,与病相悖。议填实下元之阴,制伏浮阳。

熟地 萸肉 五味 女贞子 旱莲草 茯神 秋石 黑壳建莲

蜜丸。

疟邪陷厥阴

王三九 疟邪流入肝络,茎举,寐中梦扰,热逼筋骨,液伤瘦痛,正虚邪伏,滋养不效。

生鳖甲 生地 胡黄连 丹皮 黑山栀 青黛

湿湿热

计四一 酒客内有湿热,疡脓初愈,精神未复,小暑泛潮,外湿与内湿并合,致伤脾胃之络,便血继以吐血,久延肉消神倦,然脉络之湿蒸热蕴仍在。此病邪为本,虚为标,非补涩药所宜。

茵陈 茯苓皮 厚朴 广皮 海金沙 鸡肫皮 大腹皮 楂肉 砂仁壳

目阴虚受暑湿

王二六 目患,其来甚骤,医投风药寒凉,渐起翳障胬肉,欲遗未泄,已见淋浊。阴虚弱质,暑湿热气,直入于阴经,非欲速易愈之症。

石蟹 苦丁茶 金石斛 桑白皮 飞滑石 干荷叶 夏枯草

脾胃暑湿内伏

顾十五 禀质聪慧,当此已有知识,勤读夜坐,阳升则上热下冷,真阴不能生旺,长夏变幻腹疾,以溲浊痹热论之,乃虚人暑伏脾胃，议用东垣法。

人参　煨葛根　广皮　黄柏　生谷芽　泽泻　茯苓　川连

虚劳心肾不交

胡三一　形质伟然，吸气不入，是肾病。自言心绪少适，六七年久药无效。近来纳食不运，夜必惊惕而醒。先以两安心肾，镇怯理虚。

人参　茯苓　龙骨　小麦　炙草　金箔

痹湿热

顾四八　凡寒湿痹，久则变热，六气客邪，悉从火化。邪客躯壳节骱，热气还蒸诸窍，肤腠瘾疹搔痒。忌食酒肉，方可向愈。

羚羊角　犀角　僵蚕　粗桂枝　花粉　白蒺藜

噎膈反胃

钱五一　中年，食入涎沫上壅，吐食，此属反胃。姑以淡薄滋味，清肃上气，平昔饮酒恶甜，药不宜重以损胃。

鲜枇杷叶　杜苏子　降香　橘红　芦根　苡仁

癥瘕寒凝气结

张二四　上年产后，至今夏经转寒凛，遂结气瘕，自少腹攻至胃脘，脘痛气结宜开，先用金铃子散。

延胡　金铃子　青葱管　山楂　生香附　蓬莪术

沈十一　平素饮食少用，已见脾胃不和。暑湿热气，从口鼻入，膜原受邪，邪气蒸搏，口舌疳蚀，脾营胃卫，异气混受，遂为疟潮热，稚质纯阳，微冷热胜。当以廓清三焦蕴伏，而脾胃最为冲要。

飞滑石　大竹叶　杏仁　厚朴　广皮白　茯苓皮　白蔻仁

痫郁怒

方三二　正在壮年,交四月阳气升举。忽然跌仆无知,头摇肢搐,越旬又发,问病因忿怒所致。大凡病来迅速,莫如风火。郁怒由肝胆木火生风,从此而发痫厥。若仅谓痰火,用辛香燥剂,劫痰利气宣窍,厥阳不宁,病奚得减?

龙荟丸每服二钱四服。

胃痛气滞血瘀

陈六二　酒湿热气,气先入胆,湿著胃系,痰聚气室,络血瘀痹。痛在脘,忽映少腹,气血交病。先和少阳阳明之阳,酒客恶甜,治以苦辛寒。

土蒌皮　半夏　枳实　川连　生姜

痉厥湿温邪闭

周五五　阴虚质弱,风温湿温,皆邪在气分,汗散伤液,邪入心营,神识昏昧,肢节微痉,仲景痉湿暍萃于一门。小溲不利,有三焦阻闭之危。

飞滑石　鲜菖蒲根　茯苓皮　川通草　寒水石　广皮

煎药化服牛黄丸。

疟湿遏阳气

许四一　暑湿皆气室成疟,初起舌白呕吐,乃太阴脾病,误用寒凉滋柔阴药,助其湿邪,引邪入营。舌赤不喜饮水,何从气分开其结,逐其湿?仿古贤治疟,务在通阳。

茯苓一两　囫囵厚朴　草果仁　半夏　新会皮　高良姜

冲入姜汁五分。

中风阴虚阳浮

蒋 上年久暖少寒，冬不藏固，花甲已外，肾真既亏，水不涵木，肝阳化风，勃然上泛，遂令眩晕。经云：下虚上实为厥，乃欲仆中之根萌也。此非外来六气所感，由操持萦思，五志之阳剧升，烦动在里，营血肢液暗耗。诊脉左尺空弦，望色浮红光亮，欲便用力，汗泄䅟䅟，偶尔立起，则足附骨痿。色脉见症，显明彰著，阅所服诸药，未参内典圣训。昔刘河间内经奥旨，凡上实下虚，耳鸣足痿，便溺窍阻等症，每以浊药清投，名曰饮子。宗是议主治。

制熟地　肉苁蓉　炒远志　柏子仁　川斛　天冬　五味　淮牛膝

泄泻寒湿

刘山西　泄泻二年，食物不减。胃气未损，脾阳已弱，水湿阴浊，不易输运。必须慎口，勿用寒滑厚味，议用暖中佐运法。

生茅术　生于术　炒香菟丝子　茯苓

便血肝胃不和

张 泻血八年，腹左有形梗痛，液耗渴饮。肝风大震，腑气开阖失司，溲溺不利，未可遽投固涩。

茯苓　木瓜　炒白芍　炒乌梅　泽泻　炙草

痿风湿热邪

许 风湿热烁于经脉，右肢牵掣，邪未驱尽，发为疮疾有年。阳明脉空，遂致偏痿。

生黄芪　归身　防风　丹皮　木防己　黄柏　银花

虚劳营虚

沈 背寒鼓栗而后发热,二便颇利,并不渴饮,入暮倚枕,气自下冲,呛咳不已,脉空大,按之不鼓,肌消神铄,是烦劳抑郁伤阳,寒热戌起丑衰,解时无汗,非外感表病显然。温养营分,立方参入奇脉,宗阳维为病苦寒热之例。

川桂枝 鹿角霜 当归 炙草 生姜 南枣

又 进通和营分,兼走奇脉二剂,寒热已止,而操持烦心,皆属伤营耗气,未免滋扰反复。经谓:心营肺卫之虚,都是上损。立方不越益气养营矣。

人参 茯苓 广皮 炙草 炒白芍 当归 枣仁 生姜

虚劳阴虚阳升

庞 久损精神不复,刻下土旺,立春大节,舌碎腭腐。阳升阴不上承,食不知味,欲吐。下损及胃,最属不宜。

人参 炒麦冬 紫衣胡桃肉 熟地 鸡子黄 茯神

郁肝火

褚 气郁,肝不疏泄,神狂谵语,非是外感,乃七情之病,先进涤痰汤法。

川连 胆星 石菖蒲 半夏 钩藤 山栀 远志 橘红

风温上焦湿热壅闭

方 风温上受,心营肺卫皆热,气不宣降则痞胀,热薰膻中则神迷。此上焦客邪,想有酒食内因之湿,互相挟持,七八日未能清爽,以栀豉汤主之。

山栀 豆豉 杏仁 郁金 蒌皮 鲜菖蒲

调经经闭肝脾不和

郭小姐　诊脉左劲似数，右寸虚大，中下虚濡，面色皖白，少寐消渴，纳谷最少，经候不至，已十四月。上年夏秋间，头面肢体曾发风疹。此属血液内夺，阳动化风，以和肝清热得安。今思藏血统血，固在肝脾，必得阳明脉络充旺，斯血海流行称职。议甘补佐以两和方意。

人参　炙黑甘草　归身　赤白制首乌　茺蔚子　酒炒白芍　桂圆肉　小黑穞豆皮

便血肝肾虚

潘　下血，纯用苦寒，幸得补阳，救正阴阳造偏。浮肿咳喘，此藏聚失司。当春升发泄之候，宜通补摄纳，治其肝肾。若芪术呆补，恐助浊凝，有胀满之变。

人参　五味　茯苓　车前　熟地炭　炒杞子　炒归身　巴戟肉

痢脾肾阳虚

袁　脉濡，面赤，呃呕吐，自利。此太阴脾阳受伤，浊阴逆侮。高年不可纯消，拟用理中法。

人参　炒黄干姜　厚朴姜汁炒　炒半夏

又　中下阳微，呕呃下利，温中不应，恐延衰脱。夫阳宜通，阴宜守，此关闸不致溃散。春回寒谷，生气有以把握，候王先生主议。

人参　附子　炮姜　炒粳米　赤石脂　生白芍

便血郁热

宋四七　脉濡涩，减食不运，脘中常痛，粪后血下如线。按经云：阴络伤则血下溢。阅后方，补阴不应，反滋胀闷，盖因不明经营操持，多有劳郁，五志过动，多令化热。气郁血热，三焦失于宣畅，若非条达气热,焉望血止?

于术炭　枳实炭　郁金　广皮　炒焦桃仁　炒白芍　炙草　茯苓

呕吐胃阳虚

褚　晨起未纳饮食,吐痰致呕减谷,胃阳伤也。由多进知柏所致,其苦寒胃先受伤矣。先用小半夏汤加黍米。

痹劳伤气血痹

席　积劳气血凝遏,脘闷胁痹食减,治以宣通脉络。

桃仁　当归须　郁金　柏子仁　小胡麻

桑芽膏丸。

施三五　忽然神迷,逾时自醒。病起一年,频发渐近。今诊脉细弱,必未实热,此因忧虑,情志受伤。手厥阴膻中之清真,为浊涎所阻。内因之病,理难速攻,姑以宣通神明,兼理痰气为治。

午服:鲜菖蒲根　天南星　远志　竹节附子　茯苓　姜汁

夜服:白金丸

失音肺热

徐三四　声音不宣,痰出鼻窍,上焦肺气窒塞,经营着急伤肺,酒热薰蒸,亦主伤肺。宜辛凉以宣之,薄味以清之,每日吃淡豆腐花一杯。

枇杷叶　薄荷叶　桑叶　杏仁　牛蒡子　甘草

午前服。

徐二十　久病气血胶结,络中不和,攻补皆不去病,仿古五积治例,每以疏通缓逐为法,不必峻剂。

鸡内金　海浮石　蛤粉　归须　桃仁　半夏　瓜蒌实　枳实　山楂

便血阴伤及阳肝风动

吕 脉动如数,按之不鼓,便血自去秋大发,今春频发不已。凡夜寐梦泄,便血随至。平时身动,吸促如喘,气冲咳呛,心悸耳鸣,足肢痿弱,不耐步趋。种种见症,显然肝肾真阴五液大伤,八脉无以摄固,阴既亏损,阳无有不伤,此滋补原得安受。尝读仲景少阴病治例,有填塞阳明一法,意谓脂液大去,关闸皆撤,而内风虚阳得以掀旋内扰,屡投补阳,暗风随至。圣人每以填塞其空,似与《内经》腑通为补之义相左。然关门不固,焉有平期?既验之后,再以血肉有情,另佐东垣升阳之法,安养调摄,自有成验。先用方:

禹粮石　赤石脂　人参　五味　萸肉　木瓜

蒸饼为丸。

李先知曰:下焦有病人难会,须用余粮、赤石脂。以土属外刚内柔,味酸质厚,能填阳明空漏。人参益气生津,合木瓜以入胃。萸味酸收,敛液固阴,以熄肝风。盖阳明阳土,宜济以柔,不用刚燥,虑其劫液耳。前方用二十日后接服。

腽肭脐　鹿茸　家韭子　补骨脂　生菟丝子粉　赤白茯苓

暮夜兼进东垣升阳法。

人参　黄芪　熟术　广皮　炙草　炒归身　防风　羌活　独活

燥肺胃津伤

吴 辛泄太过,肺胃津伤,咽喉干涸,出纳气阻。盖肺为出气之脏,姑进滋养上焦,以充化源。

生鸡子白　玉竹　麦冬　甜杏仁　生甘草

肝风脾虚

严　填阴则阳和风熄，虽已获效，春分后，诊左脉垂尺已减，右脉弦，恐夏热气泄，有减食神烦之虑。早上仍用前方，晚进戊己法，仿仲景肝病实脾之意。

人参　熟术　茯苓　炙草　广皮　白芍

眩肝阳升动

方　饥不欲食，气冲咽嗌，头眩，寒热汗泄，皆肝阳升动太过。若加怒劳，恐有暴厥之虑。

川连　乌梅　人参　牡蛎　生白芍　炙草

风热风阳上升

包　热灼，耳鼻诸窍皆痒，浮阳化风上扰，汗多不渴饮。此非气分实火，镇固不应，法当摄补。

三才汤合参麦散主之。

郁怒伤肝

叶四三　郁怒致病，心胸映背痛甚，至气阻咽喉，呼吸有音，吐涎沫，又不热渴。由肝病蔓延，所伤非一经矣。先理上焦，与苦辛轻剂。

鲜枇杷叶　香豉　苦杏仁　郁金　瓜蒌皮　黑山栀

劳阳气伤

何三一　脐流秽水，咳嗽，腹痛欲泻。询知劳动太过，阳气受伤。三年久恙，大忌清寒治嗽，法当甘温以治之。

黄芪建中汤去姜。

喘下焦阳虚

陆五二　服肾气汤得效，是下焦阳微，致神气冒昧，吸不得入为喘。温补收纳，一定成法。

人参　熟附　茯苓　车前　紫衣胡桃肉

呕肝犯胃

姚　脉左弦，肝风犯胃，水谷下咽即呕，经月不愈，胃气大虚，泄木必兼安胃。

人参　川连　黄柏　川楝子　川椒　桂皮　乌梅　生白芍

阴虚肝阳动

潘　眉心痛，心中热，腰脊痠痛，五心皆热。自产后半载，形消食减，乃下焦阴液大耗，而肝风夹阳震动矣。病自内损，固当补益，然阅所服方药，虽曰养阴，半投芎柴辛散，是昧于根蒂已虚，杂用升泄，恐咳喘躁厥至矣。

生地　阿胶　生白芍　麻仁　炙草　麦冬

羚羊角磨汁。

瘕液涸气坠

伍　崩淋已久，少腹结瘕，液涸气坠。辛甘温润之补，冀得宣通，勿谓崩症，徒以涩药。

淡苁蓉　杞子　柏子仁　郁李仁　冬葵子　归身

风温劫损胃汁

任奶奶　风温乃手太阴肺病，与伤寒足经不同，轻剂恰合治上。无如辛散消克，苦寒清火，劫损胃汁，致娇柔肺脏，一伤于邪，再伤于药，气郁不行，壅塞喘咳，不饥不饱。此胃气已逆旬日以外，当甘凉生胃津,少佐宣降,不宜重剂。

玉竹　霜桑叶　大沙参　生甘草　甜杏仁　甘蔗汁

胃阳虚

方　脉形濡弱,形寒汗出,频吐涎沫,三日来,寤不能寐。此胃中虚冷,阳气困惫,法当温中,佐以运通。宣导寒凉,断勿轻投。

丁香皮　益智仁　半夏　茯苓　广皮　煨姜

腑阳不通便难

钱　腑阳不通,肝失疏泄,至腹痛便难,咽阻目赤。此酸苦泄热以通阳窍,仿前贤龙荟遗意,阳和风化,肠垢始下。脉虽小安,而舌干少寐,阳明胃汁未充,仍宜甘寒为主,以性躁肝急,脾胃易亏也。

生地　阿胶　麻仁　炒麦冬　生白芍　茯神

痹湿热内壅

洪　劳心营耗,风火交炽,饮啖酒肉,湿热内壅,络虚肺实,肉肿如痹。当此小满,阳气大泄,一阴未复,致内风挟阳上巅,耳目孔窍不清,舌胎黄厚,并不大渴,虽与客热不同,但口中酸浊吐痰。酒客不喜甘药,议进滋肾丸。

风　温

王　风温上肿,气窒不饥,仍从上治。

活水芦根　兜铃　白蔻仁　杏仁　大豆黄卷　生苡仁

干蟾丸五丸。

李　温湿热蒸伤脾胃,身热泄泻。

黄芩　生白芍　滑石　猪苓

湿

俞 秽浊缠染，口鼻吸受时序雨潮之湿，亦属不正异气。此芳香开气，淡渗利湿，一定成法。

白蔻仁　藿香梗　嫩竹叶　杏仁　大豆黄卷　厚朴　滑石

劳固摄少阴

廖 脉细，自痢泻血，汗出淋漓，昏倦如寐，舌紫绛，不嗜汤饮。两月来，悠悠头痛。乃久积劳伤，入夏季发泄，阳气冒巅之征。内伤误认外感，频投苦辛消导，大劫津液，少阴根底欲撤，阳从汗泄，阴从下泄，都属阴阳枢纽失交之象。此皆见病治病，贻害不浅。读长沙圣训，脉细欲寐，列于《少阴篇》中，是摄固补法，庶可冀其散而复聚，若东垣芪术诸方，乃中焦脾胃之治，与下焦少阴无预也。

人参　禹粮石　赤石脂　五味子　木瓜　炙草

此仲景桃花汤法，原治少阴下痢，但考诸刻本草，石脂、余粮，乃手足阳明固涩之品，非少阴本脏之药，然经言：肾为胃关。又谓：腑绝则下痢不禁。今肾中阴阳将离，关闸无有，所以固胃关，即是摄少阴耳。

瘕病伤厥阴

薛奶奶　疝瘕痛在少腹左旁，病伤厥阴络脉，宗仲景法。

当归三钱　生精雄羊肉切片，漂去血水　生姜一钱　炒黑小茴香一钱

湿热脾疸

徐 目黄脘闷，汗多呕吐。湿胜，症属脾疸。

厚朴　炒半夏　草果　藿香根　白蔻仁

痰　饮

袁　头旋目暗心悸，不渴不饥，勉强进食，二便自通，不致胀阻，病经卧床一月。东垣云：久病不知饥饱，不见皮枯毛瘁，乃痰饮为患，当阳气上升时令，恐延痰厥。

炒焦熟半夏　枳实　高粱米　茯苓　姜汁

劳遗泄

华　戊申三月廿一起恙，至四月初一日，诊脉虚促，舌微肿，心悸，神恍惚，遂肌麻痹遗泄，昼夜卧不成寐，腰以下痿软，不胜坐立。此属阴液素亏，值春夏之交，阳气发泄，阴乏恋阳，加以步趋嗔怒，都令五志中阳大动。诚如《内经》：烦劳则张，精绝，辟积于夏，令人煎厥、薄厥之谓。盖“张”，指阳气之弛张，“精绝”，谓真阴之内夺，木失水涵，肝风大动，皆为厥之因也。法宜味厚固阴，甘缓和阳，内风熄，可冀悸定安寐。倘执方书，不寐投以温胆汤，或畏虚乱补，是不明阴阳脏腑之先后矣。

人参一钱半　茯神三钱　真阿胶二钱　麦冬一钱　生牡蛎三钱　龙骨三钱　生白芍二钱　细甘草炙黑，一钱

又　己酉岁，正月初九日诊，梦寐欲遗。丸方：

人参二两　熟地四两　河车胶一具　五味一两半　覆盆子一两半　菟丝子一两半　茯神二两　湖莲肉二两　远志一两

山药粉和丸。

阳伤便难

周　病小愈，即食腥滞粘腻之物，胃阳尚弱，秽浊痞结，中焦不运，阳气不行。大便七八日不更衣，舌自涎涌，鼻觉气秽，清浊混乱，所服之药半系辛寒，不究阳伤，致缠绵逾月。先用来复丹，每服一百粒，姜汤送下。

瘴肺失降合

汪 日前议味淡轻扬,少佐微辛,正合经言肺欲辛之旨。然发表之辛则升,开泄之辛则降。夫肺主一身之气,清空之体,义不受浊。前云秽瘴上入,肺位最高,受戕最先,因失治而漫延中下。《内经》色诊,谓从上病者治其上,斯源清流洁矣。

水芦根　白通草　山茵陈　生苡仁　浙茯苓　桑皮　研入白蔻仁末。

卧时服威喜丸二钱。

痹湿阻经络

又 湿阻经络为痛,初在虚里穴,渐延肋背附骨,日来背部发现湿症,微微红色。此湿邪由气及于血分,丸药攻滞,仅走肠中,未能引经宣通,所用气分肺药,咳喘浊痰已缓,今经络久痛,当以《三因》痹症参看。

制蒺藜　通草　木防己　炒焦半夏　生苡仁　浙茯苓　炒熟石膏

潮湿下痢阳伤

陈 大雨潮湿,下痢都是阴寒,服黄连阳伤膜胀,继虽用温,又是守中。今二便不爽,胀必兼痛。腑为阳,阳宜通。通则浊阴不聚,痛胀自减。大针砂丸,每服一钱二分。

产后冲任虚

金娘娘　少腹疫郁不和,据述因寒湿而起,缘产后精采不复,冲任已空,跷维不摄。经言:阳维为病,苦寒热矣。若云疟邪,焉有三五日休息而至。盖脉络空乏,须填补孔隙,区区滋清之补,与产后奇脉之病迥殊,故不获效。

人参　紫石英　炒归身　鹿角霜　炒杞子　茯苓

接服斑龙丸加参。

中恶吸秽浊气

舒　口鼻触入臭秽浊气，蒙闭心胞，遂心胸痛呕瘀血，且欲昏闭，即方书中恶之症。苏合香丸能辟秽恶之邪。若误认阴症，擅投桂附，则抱薪救火矣。

苏合香丸二丸。

厥风阳上逆

张小姐　时时惊恐，不食不便，状如神附，头面肌浮，舌强唇肿，寤不能寐，夜多妄言，经少紫黑。此五志煎厥，风阳上逆。仿喻氏治杨季登女例，用龙荟丸三钱。

厥阴头痛

吴　厥阴头痛，舌干消渴，心下烦疼，无寐多躁，少腹胀满，小溲滴沥，时时痉搐，最怕厥竭。

阿胶　鲜生地　鸡子黄　小黑穞豆皮

煎半盏，送滋肾丸二钱。

哮喘肾阴虚

顾　幼稚哮喘，由外来风寒，必从肺治，因过食甘腻，必兼理胃。久发不已，病气蔓延，不独在肺胃间矣。故因劳致发，遇冷而发，乃卫阳已虚，烦动火升面赤，皆肾阴内怯。虽非色欲之损，然因病致虚也。须知病是有余，体属不足，不可徒用攻痰逐气，取快一时。当未发之时，病机潜伏，只宜培土以运痰，土旺则肺气充，壮水纳气以益肾，子气充长，母气自强，此为子母相生之治。守之日久，发作自缓，况宿病无急攻之法，或寓攻于补，或攻补互施，然寒暄饮食之调摄，于此症尤当加慎。

早上服补纳肾气方：

姜汁制熟地　生白芍　怀山药　丹皮　云苓　紫衣胡桃肉　咸秋石　泽泻

蜜丸桐子大。

午后服健中运湿方：

人参　熟半夏　新会皮　茯苓　枳实　地粟粉

金石斛汤法丸。

湿防变疟

王　湿郁热蒸，必阳气鼓运，湿邪乃解，是寒战后身痛已缓。盖湿从战而气舒，战后阳气通和，为身热汗出耳，但脉濡神倦，余邪未尽，正气已虚，有转疟之象。用大半夏汤通补阳明。

人参　半夏　茯苓　姜汁

呕吐大便不通

苏　早食暮吐，大便不爽。病在中下，初因劳伤，胃痛痰瘀，有形之阻。

桃仁　半夏　韭汁　枳实　制大黄

姚　老年伏气温邪，五十日不解，脘痞不饥，心中胁内独热，药下咽则呕，痰多呃逆，舌焦微渴，四末微冷。此胃伤已极，久乏谷气，致津液不复，气机郁闷。用药须忌苦燥辛温妨胃，先议芳香轻清，兼以谷气开醒上中。

香梗露　香橼露　玫瑰露　银花露　米浆

瘕阳伤呕吐

刘　瘕聚攻触中脘，心痛映背，呕吐涎沫。凡久病，病必在络，络空必成胀满，已经旦食苟安，暮食痛呕，其胃中清阳久失旋运之司，饮食尚助呕胀，焉能承受汤药？病退无期，颇为棘手。阅古方书，于久病有形，通剂是议。先拟通阳，改投小丸。

一味阿魏丸，朱砂为衣，服五分。

痹汗出阳虚

张　形寒手足痛，肌肉渐肿，劳力行走。阳气受伤，客邪内侵，营卫失和。仿《局方》痹在四肢，汗出阳虚者，与黄芪五物汤。

黄芪　桂枝　茯苓　炙草　当归　煨姜　南枣

便血怒劳血郁

胡　胸臆不爽，食入内胀，粪后便血，病已二年。诊脉左小涩，右微弦，食减形瘦，是内伤悒郁。初病在气，久延血络，而瘀腐色鲜，血液皆下，从怒劳血郁治。

桃仁　杏仁　柏子仁　归尾　紫菀　冬葵子

呕吐腑阳滞浊

费　脐下有形攻触，气上则呕吐，降下则失气胀消，腹中必有浊滞阻塞。椒附难投，仅能开无形阴浊。老年阳衰，不可遽投攻下。用半硫丸一钱，俾腑阳流通，滞浊自去。

脘痛映背胃气少降

丁　脉右弦，脘痛映背，得呕痛发，气鸣痛缓。乃胃气少降，寒暄七情，皆令痛发，病属肝胃。议河间金铃子散。

金铃子　延胡　炒半夏　姜汁　茯苓　橘红

肝犯胃平肝和胃

杜　酒客胃中酿热，嗔怒亦令肝阳犯胃，今纳谷脘中微痛，乃阳逆失降。酒家忌用甘腻，辛苦清降，平肝和胃治之。

川连　吴萸　半夏　姜汁　茯苓　橘红　竹沥

温邪劫伤津液

王　清明谷雨，气候已暖，所感温邪，从口鼻吸受，自上及中，为三焦病，羌防乃散足太阳风寒表邪。温病篇云：误用辛温表散，即为重劫津液。今头身痛，咽痛，心胸烦闷，视其舌心灰黄，边紫绛，渴饮不能下咽，斑疹隐隐，津涸，呼吸渐闭，所谓一逆尚引日，再逆促命期矣。重症之尤，勿与目下时行客邪同视。

玄参　连翘　银花　白金汁冲　大豆黄卷　飞滑石　象贝　川通草

厥怒伤肝阴

钱　肝藏魂，因怒则诸阳皆动，所见病情，皆属阳动化风而为厥。故凡属厥症，都隶厥阴。考《内经》治肝之法，不外辛以理用，酸以治体，甘以缓急。今肝阴素亏之体，骤加暴怒，病已浃旬，液涸阳亢，急急镇固收摄，犹虑弗及。阅所服诸方，仅以泄肝、抑肝、平肝为事，肤浅庸劣，一致于此。不知补法，都以子母相生同治。盖壮水则木得滋荣，阴充则风阳自熄。医不师古，尚敢称虚道实耶！

生地　阿胶　麦冬　人参　金箔　生鸡子黄

疟热伤阴

谢　疟热伤阴，心腹中热，浮阳升降，鼻衄汗出，遗精便难。此因疟加病，久卧气机呆钝，食入难消。然调脾胃之药，皆气胜助燥，施于液亏体质，于理有悖。

焦谷芽　生地炭　炒知母　制首乌　鳖甲　白芍

服二剂后，接服后方：

谷露　人参　麦冬　鲜生地　北五味

梦遗督任二脉失司

汪　久遗溲溺，淋沥三年，下焦常冷，脊膂腰髀疼楚如坠。此肾脏虚寒，但填精固涩，多进不应，是督任二脉失司，粘腻涩药，未能走入奇经，仿孙真人九法中采用。

鹿茸　补骨脂　家韭子　蛇床子　生菟丝子　覆盆子　金樱子　琐阳　生杜仲　炙草　茯苓　黄精　羊内肾　青盐

共为丸。

痰饮支脉结饮

蒋　病已三载，仍然能寝能食，谅非脏腑虚损。自述冷气或聚胸臆，或贯胁肋，水饮下咽，汩汩有声，气得下降，宛若病去。此必支脉结饮，久久阻遏气隧流行，决非重坠攻逐以及温补腻浊可治。盖脉络为病，非辛香何以开郁？议宣通气血方法。

降香　枇杷叶　郁金　橘红　苏子　桔梗　苡仁　桑叶　淡姜渣

遗精温养通摄

金　动气兼有遗精，已是下焦阴阳虚损，况久病欲进温养，必须通摄，桂附气雄而刚，非下损药也。

淡苁蓉　补骨脂　胡桃肉　生菟丝子　覆盆子　家韭子　舶茴香　茯苓

遗精风火劫伤营阴

安　脉小数，色苍，心痛引背，胁肋皆胀，早上牙宣龈血，夜寐常有遗泄。此形质本属木火，加以性情动躁，风火内燃，营阴受劫，故痛能进食。历来医药治痛，每用辛温香窜，破泄真气。不知热胜液伤，适令助其燥热，是经年未能痊期。议以柔剂，熄其风，缓其急,与体质病情,必有合窾之机。

细生地　阿胶　牡蛎　玄参　丹参　白芍　小麦　南枣

冬温伤肺胃津液

季　秋疟愈,未复原,冬季连次感触温邪,老年平素有痰嗽本恙,温风烁肺气、劫胃汁,致痰多咳甚欲呕,脉数,倏热,右胁常痛,火色升于右颊。由胃津渐伤,肺不主降而升腾莫制。古称肺乃柔金,胃为阳土。已经百日缠绵,开提半属苦辛,辛泄肺气,苦再伤胃,致不思纳食。议甘药濡胃润肺,胃汁自充,肺气自降,土旺生金,古贤定法。

玉竹　麦冬　花粉　甜杏仁　橘红　蔗浆

肿胀脾肾阳虚

秦　老年肿胀,四肢俱冷,皆阳气衰惫,浊阴僭踞。盖脾阳主运,肾阳司纳,今食入愈胀,二便不爽,中下之阳消乏,岂可小视此病?

炮黑附子　淡干姜　生白术　生厚朴　茯苓　泽泻

肿胀肝犯胃

尤　由肝气升举犯胃,胃逆不降,幽门不通,旁趋为胀,数月久延,气分已入血分。

桃仁　郁李仁　降香　归须　川楝　山栀

湿热阻气

严　两寸脉独搏,不饥不食,上焦气分之阻,时当仲夏,必有湿热客气内伏。

半夏曲　瓜蒌皮　滑石　黄芩　通草　杏仁

卷二　公选良方

中　风

牛黄清心丸　此药专治痰厥，昏晕不醒，口噤痰喘，及小儿惊风发搐，五痫等症，极效。

胆星一两，姜汁炒　白附子一两，煨　郁金五钱　川乌一两，面包煨　半夏一两，皮硝汤泡五次，皂荚汤泡五次，矾汤泡一次，晒干为末

右五味，共为细末，用腊月黄牛胆三个，取汁和药，仍入胆内扎口，挂风檐下，至次年取胆内药一两四钱，加度过芒硝、水飞辰砂、硼砂各一钱，冰片、麝香各一分，研极细末，和在一处，稀糊为丸，如芡实大，金箔为衣，姜汤化下。

治暴仆痰涎壅塞：

竹油一盏，姜汁五匙，调入白矾末一钱灌下。

治筋骨疼痛，如夹板状，不可忍者。

用骡子修下蹄爪甲，烧灰存性研末，或黄酒或汤调服立愈。

治瘫痪秘方：

熟牛骨髓一碗　熟白蜜一斤半，滤过　炒白面一斤　炮姜末三两

右四味，和匀如弹丸大，每日三四丸，细嚼，黄酒下，大效。

又　威灵仙　苍术　牛膝　桂枝　木通各一两

右为末，黄酒五斤，煮一炷香，早晚服。

治鸡脚风：手足及指，拳挛如鸡脚状，疼痛不时发者，当从鬼眼灸之。

左右膝骨盖下，两边各有小窝，共四穴，谓之鬼眼，各将蕲艾灸三壮即愈。愚谓以驱寒湿，雷火针针四穴亦效。

补 益

奇想补心丸

柏子仁二斤，去油为末　白术一斤，炒　生地一斤，焙　红枣肉三斤，蒸熟

上炼蜜为丸，弹子大。每日三服，百日后百病消除。

棉子丸　乌须黑发，暖肾种子，阳虚人宜服此药。

棉花子十数斤，用滚水泡过，放蒲包内闷一炷香，取出晒裂壳口，取仁并去外皮，用净仁三斤，压去油，用火酒三斤，泡一夜取起，蒸三炷香晒干　故纸一斤，盐水泡一夜，炒干　杜仲一斤，去外粗皮，黄酒泡一夜，晒干，姜汁拌炒去丝　杞子一斤，黄酒浸蒸，晒干　菟丝子一斤，酒煮，吐丝为度

共为细末，蜜丸桐子大，每服二三钱。

养元固本暖腰方

广木香　真川椒　大茴炒　故纸　升麻各一两　川附子五钱　蕲艾半斤　丁香四钱　上肉桂　川楝子各一两

先将艾搓软，次以各药为末和匀，用绫绢做暖腰，入药，密扎腰上，著肉者神妙。

腰痛神方

雄猪腰子一付，铜刀破开，去中间血膜及外边油腻　青盐炒，二钱　大茴一钱五分　当归一钱五分　杜仲五钱，去丝

右为末，入腰子内，放瓷器中过一宿，明早用韭菜上下铺蒸熟，用火酒洗去药末，将腰子用铜刀切片，好陈酒空心送下。多年者吃五六付，乍起者一二付即愈。

又

杜仲　补骨脂　牛膝　香附各三钱　青盐一钱半

将雄猪腰二对，竹刀剖开，去筋丝，每个内外拌药，用湿草纸包，灰火煨熟，去药，酒下，一醉即愈。

治下部无力：

雄猪肚一个　红枣肉半斤　莲肉四两　苡仁四两

将糯米半升，填入肚内，好酒一盅，酱油少许，煮熟，每日切几片，空心好酒下。

长春方　治肾虚精冷之症。

鱼鳔一斤，蛤粉炒成珠，极焦　棉花子一斤，取仁，去尽油，酒蒸　白莲须八两　金樱子一斤，去毛　川石斛八两　沙蒺藜四两　杞子六两　菟丝子四两　五味子四两，炒

将鹿角五斤，锯薄片，河水煮三昼夜，去角取汁熬膏，和药末为丸，桐子大，每服三钱。

归圆酒方

甘菊花八两　杞子一斤　当归八两　龙眼肉三斤

上药将火酒三斤，酒酿十斤，泡二十一日用。

三仙酒方

烧酒一坛十斤，入龙眼肉一斤，桂花四两，白糖八两，将泥封固，愈久愈佳。

痨

治吐血痨症：

桂圆七个　红枣十四个　莲子二十一个　小黑豆四十九粒

水二碗，煎一碗，空心早服，连果吃完为妙。

治虚痨咳嗽吐血，肺痿、肺痈吐脓血垂危者，服之即愈。

用茭白细根，约三四两捣碎，将真陈酒煮绞汁，每日服一二次，至一二十日即愈。

治咯血吐血，痨嗽久不止：

雪梨六十只，取汁二十杯，生地、茅根、藕各取汁十杯，萝卜、麦冬各取汁五杯，将六汁煎炼，入蜜一斤，饴糖八两，姜汁半杯，再熬如稀糊，则成膏矣，每日用一二匙。

治酒痨吐血：

用鸡距子一两，水二盅，煎一盅，不拘时服，渣再煎服，服至数十日愈。

盗汗

治盗汗方

莲子七粒　黑枣七个　浮麦一合　马料豆一合

用水一大碗，煎八分，服三剂愈。

又

黄芪　马料豆

二味煎服。半月愈。

又

五倍子去蛀末，炙干研末，男用女唾，女用男唾，调厚糊填脐中，外用旧膏药贴之，勿令泄气，两次即愈。

止汗方

黑豆三钱　浮麦一钱　乌梅一个

煎汤服。

咳嗽

治痰嗽诸虚奇验方

藕汁　梨汁　萝卜汁　人乳　姜汁　白糖　沙糖　童便各四两

将八味放瓷瓶内，用炭火熬煎，只剩一斤为止。每日空心白滚汤送下四钱，服完即愈。如能常服，则精神强健，永无虚损。

治小儿吼嗽，并大人咳嗽屡验方

款冬花三钱　晶糖五钱

将二味放茶壶内，泡汤当茶吃，自然渐愈。

治小儿天哮，一切风湿燥热，咳嗽痰喘，兼治大人：

海浮石净末，四钱　飞滑石净末，四钱　甜杏仁净末，四钱　薄荷净末，二钱

右为极细末，每服二钱，用百部煎汤下。

治痰火骨蒸，吐血，不足之症。重者十服、八服即愈：

人参　天冬　麦冬二味去心，各一钱五分　茯苓五分　杏仁二粒，去皮尖　红枣二枚，去核　莲肉六粒，去心　人乳二匙　白蜜三匙　大甜梨一枚，铜刀挖去心

将前药制碎，纳梨内，仍以梨盖盖之，用绵纸封固，饭上蒸熟，日间吃其药，临卧吃此梨。

治痰火方　咳嗽吐痰，面鼻发红者，一服即愈。

青黛水飞极细，晒干再研，用三四钱　蛤粉三钱

二味炼蜜为丸，如指头大，临卧口噙三丸，其效如神。

治痰火神水方　一名玄霜。

黑铅一斤，烊成一薄饼，中穿一洞，以绳系之，将好米醋半瓮，即以铅饼悬挂瓮中，离醋约一寸许，瓮口用皮纸箬子扎紧，再以砖石压之，勿使泄气，放屋下阴处，待数日取起，铅饼上有白霜拭下，每铅一斤，取白霜二两为止。其霜治噎膈，每服五分，噙口内，以白汤送下。若治痰火咳嗽，每服三分，照前法服。

治痰火方

枇杷叶五十叶，去净毛，水五十杯，煎至五六杯。再重汤炖至三四杯，每药三茶匙，用蜜一茶匙，调下立愈。

治老人上气喘急，嗽不得卧：

生姜汁五两，黑砂糖四两，用水煎二十沸，时服半匙，渐渐咽之。

治喘：

瓜蒌一个，明矾枣大一块，同烧存性，研末，以熟萝卜蘸食，药尽病除。

吐　血

治吐血不止：

用碗盛清水，吐血在内，浮者，肺血也；沉者，肝血也；半浮半沉者，心血也。各随所见，以羊肺、肝、心煮熟，蘸白芨末，日日吃之。或只用白芨为末，米饮调服亦效。

治吐血方　吐血者，偶吐一二口，或不时吐之。

侧柏叶浓煎，和童便常服之。

又

用藕节为末，入炒蒲黄、血余灰等分，调服之，奇效。

又

用鸡子一个打开，和三七末一钱，藕汁一小杯，陈酒半小杯，隔汤炖熟食之，不过两三枚自愈。

赤白浊

治赤白浊，兼治梦遗，名**将军蛋**。

生大黄三分　生鸡子一个

将鸡子顶尖上，敲损一孔，入大黄末在内，纸糊，煮熟，空心吃之，四五朝即愈，神奇秘方。

治色欲过度，精浊、白浊，小水长而不痛者，并治妇人虚寒，淋带崩漏等症：

生龙骨水飞　生牡蛎水飞　生菟丝粉　生韭菜子粉

右四味，各等分，不见火研末。生干面，冷水调浆为丸。每服一钱或至三钱，晚上陈酒送下，清晨服亦可。

治遗精白浊有湿热者：

生蚕沙研末，每两加生黄柏末一钱，空心开水下三钱，六七服即愈。

治白浊：

用头生鸡蛋五枚，开一小孔，每个入生白果肉二枚，饭上蒸熟，每日吃一个即愈。

治遗精滑失：

白龙骨研细，一两　韭菜子炒，一合

右为末，空心陈酒调服二钱。

小菟丝丸　治女痨疸，及遗精、白浊、崩中、带下诸症。

石莲肉二两　白茯苓一两，蒸　菟丝子五两，酒浸，研

右为细末，山药糊为丸，桐子大，每服五十丸，加至百丸，或温酒，或盐汤下，空心服。如脚膝无力，木瓜汤下，晚食前再服。此方治遗精之圣药，屡用屡效，但石莲子陈久者难得。

治精气虚，滑遗不禁：

龙骨　莲须　芡实　乌梅肉

各等分，为末，用山药丸如小豆大，每服三十丸，空心米饮下。

治遗精方

文蛤研细末，以女儿津调，贴脐内立止。

治一切淋闭白浊，因火结茎中涩痛：

新鲜苡仁根捣烂，绞汁一碗，或滚酒或滚水冲入，空心服，二三次必效。

思仙丹　治阴虚火动梦遗神方。

莲须十两　石莲肉十两，去内青翳并外皮　芡实十两，去壳

右为末，再以金樱子三斤，去毛子，水淘净，入大锅内水煎，滤过再煎，加饴糖和匀前药，丸如梧子大，每服七八十丸。

蛊

治五蛊神方

萝卜子四两，用巴豆十六粒同炒　牙皂一两五钱，煨，去弦　沉香五钱　枳壳四两，火酒煮，切片炒　大黄一两，酒焙　琥珀一两

右共为末，每服一钱，随病轻重加减，鸡鸣时热酒送下，姜皮汤亦可。后服金匮肾气丸调理收功。

治水臌肿胖：

轻粉二钱　巴豆四钱，去油　生硫黄一钱

右研末，做成饼，先以新棉一片铺脐上，次以药饼当脐按之，外以帛缚之，如人行五六里自然泻下，候五六次，除去药饼，以温粥补之。久患者，隔日方取去药饼。一饼可救二十人，其效如神，愈后忌饮凉水。

治水臌方

陈芭蕉扇去筋烧灰存性，五分　千金子去油壳，二分五厘　滑石二分

共为细末，以腐皮包，滚水送下，十服全愈。

治水臌气臌方

活黑鱼一尾，重七八两，去鳞甲，将肚剖开，去尽肠，入好黑矾五分，松萝茶三钱，男子用蒜八瓣，女用七瓣，共入鱼腹内，放在瓷器中蒸熟，令病人吃鱼，连茶、蒜吃更妙。此药从头吃起，病从头上消起，如从尾上吃起，即从脚上消起，立效之仙方也。

治气臌方

将大虾蟆一只，破开，用大砂仁填满腹中，黄泥封固，炭火煅红，冷定，去泥研末。陈皮汤调服，放屁即愈。

治气臌气胀方

萝卜子二两捣研，以水滤汁，用砂仁一两，浸一夜炒干。又浸又晒，凡七次，为末。每米汤送下一钱，立效。

治臌胀方

四五月将黄牛粪阴干，微炒黄香为末。每服一两，煎半时滤清服之，不过三服即愈。

解胀敷脐方　治一切臌胀肚饱发虚。

大田螺一个　雄黄一钱　甘遂末一钱　麝香一分

先将药末同田螺捣如泥，以麝置脐，放药脐上，以物覆之束好，待小便大通去之。重者用此相兼，小便大通，病即解矣。

治中满臌胀：

陈葫芦一个，要三五年者佳，以糯米一斗，作酒待熟，用葫芦瓢于炭火上炙热，入酒浸之。如此五六次，将瓢烧灰存性，为末，每服三钱，酒下，神效。

治臌胀方

雄猪肚子一个，入大蒜头四两，加小槟榔、砂仁末三钱，木香二钱，砂锅内河水煮熟，空心服猪肚立效。

又　取旧葫芦一个，浸粪坑内一月，取起，挂长流水中三日，炒黑为末，每两加木香末二钱，每日空心砂仁汤送下二钱。

治肝气方

乌梅二个　鲜橘叶三钱　青盐二分　真川椒二钱

右药空心服。

痞　块

治痞块方

不问男女左右，癥瘕、积聚、疟痞。收取水红花即水边蓼半老穗头连叶带子晒干，不拘多少量，用老蒜头去皮膜，同放石臼内打烂，捏成饼，晒干为末，每斤入蚶子壳煅灰研粉四两，再将老蒜打膏为丸，桐子大。每服百丸，空心食后白汤下，一日三服效。

治大人小儿痞积：

将水红花子为细末，以面和作一处，少加麝一厘，放痞上以熨斗烙之，数次即愈。

又

水红花子熬膏，入麝少许，贴之亦效。

治痞块：

用水红花新鲜者，同老蒜打烂，量入皮硝一二两，捏成饼，比痞块大一围，放痞上用袱扎紧，待干再换，则痞亦消。

又

红芥菜子即猪血芥不拘多少，生姜汁浸一宿，大约芥子一酒杯，加麝香一钱，阿魏三钱，同捣极烂，如膏药摊青布上，贴患处，外用汗巾扎紧。一宵贴过，断无不消。

又 名药猪胞。

麝香一钱 阿魏三钱 水红花子 大黄 归尾 甘遂 急性子 甘草各五钱

右为细末，用猪水胞一个，量痞块大小，用尿胞大小，装入干烧酒半胞，将前药末放入胞内，紧扎住口，用白布将胞兜扎于患处，俟块化尽即去之，不可迟也。

治痞块**八反膏**

鳖头 苋菜 葱 蜜 甘草 甘遂 芫花 海藻 阿魏 鳖甲 水红花子

右应为末者为末，应捣烂者捣烂，入末再捣。如和不匀，加烧酒调之。先以水调白面作圈，围痞上，大六七分厚，其药敷在痞上，外用锡注二把，放烧酒在内，熨痞上，冷则更换，至痞内动痛方止，明日大便下脓血即除根。

治气癖，在小腹上攻冲心痛：

用穿山甲片土炒脆为末，砂糖调陈酒送下，每服三钱，止痛如神。如不能饮，糖水调亦可。

化癖膏 治块如活鳖能行动，诸药不效者。

每日空心，将靛花三四五匙，冲热陈酒内，服至十日即不动，服一二月即尽矣。外用敷之。

治大人小儿癖块方

甘草 甘遂各三钱 硇砂一钱 木鳖子四个，去壳 苋菜三钱 鳖肉一两 葱头七个

右加蜜少许，捣成膏，以狗皮摊贴，如药干用葱蜜润之，二次即消。

治癖块方　腹中咬痛，面黄肌瘦者，愈有应验。

真陈阿胶一两，蛤粉炒松，研细　九制陈胆星五钱，人乳浸，微火烘研　川贝母一两，去心　麝香四分，忌见火　鳖甲三个，必要九肋七肋者佳，真麻油炙脆黄，研

以上五味，共为细末，用无蜡真柏油二两，火熔开后，入前药末在内搅和，每服用干腐衣，温水浸软，取乳腐大一块，包药约一分五厘，不拘滚汤、饭汤、茶、酒送下，清晨服三包，饭后服三包，不必多服。柏油用三两亦可，极重者两料必愈。

治伤寒结胸停食方

陈香糟六两　生姜四两　水菖蒲根四两　盐二两

右炒热为饼，敷胸前，以火熨之，内响即去。如口渴，任吃茶水，待大便利下恶物即愈。

治腹内虫痛方

乌梅一个　老姜二片　榧子十粒　花椒十四粒

右加黑糖少许煎服，虫尽出矣。

膈

治膈食膨胀效方

五六月，用老生姜二三斤或四五斤，放在竹篓内或麻布袋中，浸在粪缸内，七日取出洗净，竹刀刮去皮切片，空中吊著，阴干为末。每服三钱，火酒调下，不过三服即愈。

治一切痰膈食膈效方

黑砂糖一斤　连皮老生姜一斤

将二味共捣如泥，成膏入瓷罐内封固，埋干燥净黄土地内，七日取出。每日和滚水服之。

缪仲淳秘传**膈噎膏**

人乳　牛乳　蔗浆　梨汁　芦根汁　龙眼肉浓汁　姜汁　人参浓汁

右七味俱等分，惟姜汁少许，隔汤熬成膏子，下炼蜜，徐徐频服之，其效如仙丹。更须安心平气，勿求速效。

又 好陈酒一斤 米糖十两 贝母二钱 砂仁二钱 广木香二钱 广陈皮二钱

右咀片入瓷瓶内，箬叶扎紧，上放米一撮，重汤煮，以米熟为度。每日清晨服一大杯，药完病痊。

又 糖坊内上好糖糟一斤，加水姜四两，先将糟打烂，和姜再捣，做小饼晒干，放瓷瓶内，置灶烟柜上。每日清晨，将饼一枚，泡滚水内，少停饮汤，已经屡试屡验。

治噎食：

生藕汁 生姜汁 雪梨汁 萝卜汁 甘蔗汁 蜂蜜 白果汁 竹沥

右各一盏，和匀，饭上蒸熟，任意食之。

治翻胃膈气：

此症必起于肠枯血燥，大便三四日一次，粪如马栗，若如羊屎者不治，口常吐白沫者不治。

牛乳 羊乳 人乳

不拘分量，总宜常服，生血润肠之妙药。

又 青州柿饼五六枚，饭上蒸熟食之，不用汤水，常服即愈。

治噎膈气不通方

用鸡嗉烧研，入木香、丁香、沉香、红枣丸服。

治膈气暂开关方

用荔枝一个去核，将蜒蚰一条，放在荔枝肉内，将冰片三四厘掺在蜒蚰上，即将荔枝肉裹好，仍放在荔枝壳内扎好，即令病人含在口内，有冷涎水渗出，可徐徐咽下，俟一时许，蜒蚰即化完，亦无水渗出，令病人连壳吐去。只服一次，可以立进饮食，愈四五月。但不可病人知之，恐其嫌秽不肯吃也。

便　闭

五子丸　治老人大肠燥结等症。

火麻仁　紫苏子　松子肉　杏仁炒，去皮尖　芝麻炒

共研如泥，瓷器收贮，每服一丸，弹子大，蜜水化下。

治大便不通：

皮硝三钱，水化开　香油一盏　皂角末五分

右三味，入猪胆内，再用竹管，一头入胆口内用线扎紧，一头入谷道内，用力将猪胆一挤，其药入脏立通。

治大便燥结：

用鸡子白一二枚，生食即愈。

治老人大便艰涩方

熟地三钱　山药四分　山萸肉一钱　茯苓一钱　丹皮一钱　泽泻一钱　人乳半杯　白蜜五钱

先将六味煎汤，去渣，后入人乳、蜜煎一沸，空心温服，一二剂愈。

治小便不通：

独囊大蒜一个　栀子二十一个　盐一匙

共捣敷脐中，良久即通。若不通，敷阴囊上立愈。

治中暑，大小便不通：

用田螺三枚捣烂，入青盐三分，摊成膏，贴在脐下一寸即愈。

风寒湿痹

治太阳风寒头痛及半边头痛：

生姜三片，将桑皮纸包好，水湿，入灰火中煨熟，乘热将印堂、两太阳各贴一片，以带缠之，立愈。

治半边头痛：因风寒而起者更效。

肉桂心一分　麝香二厘　人言一厘　北细辛半分　辛夷半分

胡椒十粒

共为末，用枣肉捣丸，如豌豆大一粒，放膏药中心，贴准太阳穴内，一日见效。如壮年火盛者，愈后服黄芩、大黄泻火，则目自愈。

又 白芷 细辛 石膏 乳香去油 没药去油

右等分为末，吹入鼻中，左痛吹右，右痛吹左。

又 此治暑天甚怕风，亦欲绵裹头，极重之症。

用鹅儿不食草阴干，将上好烧酒浸一宿，日间晒干，晚间又浸，如此七次。若右边痛，将此草塞右鼻，左痛塞左鼻，约一时许，鼻流冷水尽即愈。

治箭风方 俗名鬼箭打，或头项手足筋骨疼痛，半身不遂等疾，照方一服即愈，真仙方也。

山甲一钱，炒研 白薇二钱 泽兰三钱

照分量好酒煎服。

治一切麻木痹症，痛风历节：

虎骨、木通煎汤，频频多吃即愈。

治痛风历节，四肢疼痛：

用醋磨硫黄敷之，或用葱白杵烂炒热熨之。

又 红花 白芷 防风各五钱 威灵仙三钱

酒煎服，取汗，三服全愈。

治脚气足疾，肿痛拘挛：

川牛膝 威灵仙

各等分，为末，蜜丸，每服五十丸，空心服。

治痹方

真茅山苍术五斤，洗净泥垢，先以米泔水浸三宿，用蜜酒浸一宿，去皮，用黑豆一层，拌苍术一层，蒸二次，再用蜜酒蒸一次，用河水在砂锅内熬浓汁，去渣，隔汤炖，滴水成珠为度，每膏一斤，和炼蜜一斤，白汤调服。一老人专用此方，寿至八十余，身轻体健，甚于少年。

治风、寒、湿痹药酒方

川羌一钱　川桂枝一钱　归身一钱五分　秦艽一钱　金毛狗脊一钱五分　虎骨一钱五分　防风一钱　杜仲二钱　川断一钱　川芎八分　晚蚕沙二钱　熟附子一钱

加桑枝三钱，生姜一大片，大枣二枚，陈酒二斤浸，煎服。

治湿气初起法

嫩松枝　小松秧不拘多少

将二味入石臼内捣烂，倾入陈酒，绞取浓汁，炖热。随量饮醉，醒时痛即止，多饮几次更好。

七制松香膏　治湿气第一神方。

松香三斤，第一次姜汁煮，第二次葱汁煮，第三次白凤仙汁煮，第四次烧酒煮，第五次闹杨花汁煮，第六次商陆根汁煮，第七次红醋煮　桐油三斤　川乌　草乌　苍术　官桂　干姜　白芥子　蓖麻子以上各四两　血余八两

右八味，共入桐油，熬至药枯发消，滴水成珠，滤去渣，入牛皮膏四两烊化，用前制过松香，渐渐收之，离火，加樟脑一两，好麝香三钱，厚纸摊之，贴患处，神效。

九制松香膏　名九汁膏。

上好片松香三斤，用清水煮烊，拉拔过倾去水，再换水煮，再拉拔换水，如此以十遍为度。将松香研末，用姜汁、葱汁、白凤仙汁、烧酒、闹羊花汁、商陆根汁、韭菜汁、童便，挨次将松香拌浸透晒干，作八次制过，其第九次，将好醋少许，不可多，再拌松香晒干，研极细末　川乌　草乌　苍术　上肉桂　白芥子　干姜　蓖麻子以上各四两　血余八两

另用桐油三斤浸药，春五、夏三、秋七、冬十日，熬枯，滤去渣，再熬，先入广胶四两，俟溶化后，将制过松香末，筛入收之，离火，入樟冰一两，待冷，入麝香二钱，搅匀收贮，摊贴神效。

见睍膏　专治风、寒、湿气，骨节疼痛，历节痛风，痿痹麻木不仁，鹤膝风，偏头风，漏肩风等症，并治跌扑闪挫等伤，阴症无名肿毒，已破烂者勿贴，小儿、孕妇勿贴。

活短头发晒干,二两,用壮年人剃下者　大黄　灵仙　雄鼠粪各一两　川乌　草乌　刘寄奴各八钱　土鳖虫大者三十个　羌活　独活　红花　蛇床子　苍术　当归　生南星　生半夏　白芥子　桃仁各五钱

右十八味,俱切碎。

樟冰一两　甘松　山柰　花椒　猪牙皂　山甲炙研　荜拨　没药以上各三钱,不必去油,同乳香炙热,同众药研细　乳香五钱　白芷五钱

右十味,研极细末。

新鲜烟叶汁一斤,松香六两收,晒干　新鲜商陆根汁一斤,松香六两收　新鲜闹羊花汁半斤,松香三两收　新鲜艾叶汁半斤,松香三两收　白凤仙花汁半斤,松香三两收　老生姜汁半斤,松香三两收　葱汁半斤,松香三两收　韭汁半斤,松香三两收　大蒜汁四两,松香二两收

用足秤,秤麻油二斤四两,先将头发入油熬半炷香,再将前药入油熬至焦黄色,不可太枯,即滤去渣,入前松香熬化,再将丝绵滤去渣,再熬至油面起核桃花纹,先加入极细蜜陀僧四两,再徐徐加入好西硫黄末一斤,投此二味时,务须慢慢洒入,不可太多太骤,以滴水成珠,离火待温,然后掺入细药搅匀,瓷器收贮。熬时须用桑枝不住手搅,青布摊贴,每张净药重四钱,临时加肉桂末五厘,细辛末二厘。

集宝疗痹膏

川乌　草乌　南星　半夏　当归　红花　羌活　独活　大黄　桃仁各四钱　山甲一两　白芷五钱　肉桂一两　麻油一斤　葱汁一碗　姜汁一碗　松香一斤　陀僧二两　硫黄半斤

右收煎好,加乳香、没药、血竭、胡椒、樟冰、细辛、牙皂末各二钱,若加商陆根、凤仙、闹杨花、鲜烟叶、鲜蒜、鲜豨莶等汁更妙。

摩腰膏　治老人虚人腰痛,妇人带下清水不臭者,虚寒者宜之。

附子　川乌　南星各二钱半　川椒　雄黄　樟脑　丁香各一钱

半　干姜一钱　麝香一分

右为末,蜜丸弹子大,用生姜自然汁,化开如糜,蘸手掌上烘热,摩腰中痛处,即以暖帛扎之,少顷其热如火,每日饭后用一丸。

摩风膏　治风毒攻注筋骨疼痛。

蓖麻子净肉,研,一两　川乌头生,去皮,五钱　乳香一钱半,研

右以猪油研成膏,烘热涂患处,以手心摩之,觉热如火效。

治寒湿气方

真白芥子研烂,陈窨醋调摊厚双皮纸上,做夹纸膏,以针密密刺孔,先将新棉花薄薄铺一层,放在患处,然后将夹膏贴在棉花上。片时即似火燃,热过即揭去,棉花以薄为妙。此膏不可预制,须要临时调合,摊就即贴。

针　灸

雷火针　治风、寒、湿毒留住经络,痛肿不散者。

苍耳子肉去油　乳香　没药各三钱　羌活　川乌　穿山甲土炒　丁香　麝香　茯苓　猪苓　黑附子　泽泻　大茴香　白芷　独活　广木香　肉桂各一钱

右共研细末和匀,先将蕲艾揉绵,用纸二层,铺于上捍薄,以药末掺上,要极密,外用乌金纸卷紧粘固,两头用线扎紧。用时以手捺患处,用墨点记,将针在火上烧著,用红布二三层,铺于痛处针之。

又　蕲艾一两,搓熟成绒　辰砂二钱　乳香　没药　雄黄　桃树皮　川乌　草乌　硫黄　山甲各一钱　麝香五分

右为细末,作针按穴针之。忌尻诸神值日。

三气合痹针

乳香　没药　牙皂　羌活　独活　川乌　草乌　白芷　细辛各五分　肉桂　苍术　雄黄　硫黄　山甲　樟冰各一钱　麝香三分　艾绒一两半

作针。

百发神针 治偏正头风，漏肩鹤膝，寒湿气，半身不遂，手足瘫痪，痞块腰疼，小肠疝气，痈疽发背，对口痰核，初起不破烂俱可用，各按穴针之。

乳香 没药 生川附子 血竭 川乌 草乌 檀香末 降香末 大贝母 麝香各三钱 母丁香四十九粒 净蕲艾绵一两，或二两

作针。

消癖神火针

蜈蚣一条 木鳖 五灵脂 雄黄 乳香 没药 阿魏 三棱 蓬术 甘草 皮硝各一钱 闹羊花 硫黄 山甲 牙皂各二钱 麝香三钱 甘遂五分 艾绒二两

作针。

阴症散毒针 乳香 没药 羌活 独活 川乌 草乌 白芷 细辛 牙皂各五分 硫黄 山甲 大贝 五灵脂 肉桂 雄黄各一钱 蟾酥三分 麝香三分 艾绒一两半

作针。

香硫饼 治寒湿气。

麝香二钱 辰砂四钱 硼砂二钱 细辛四钱，以上俱为细末 角刺二钱 川乌尖二味俱用黄酒半斤煮干为末 硫黄六两四钱

右先用硫黄、角刺、川乌，入铜勺内，火上化开，再入前四味末搅匀，泼在干净土地上，候冷取起，打碎成黄豆大。用时以干面捏成钱大，比钱薄些。先放在患处，置药一块在上，以香火点著，连灸三火即愈。

蒸法 治腿膝疼痛，风、寒、湿三气伤于足膝，名为足痹。

川椒一把 葱三大茎 盐一把 小麦麸面四五升

右用醋和，湿润得所，炒令极热，摊卧褥下，将所患腿脚就卧熏蒸，薄衣被盖，得汗出匀遍，约半个时辰。待一两个时辰，觉汗稍解，勿令见风，立效。

熨寒湿痹痛、麻木不仁妙方

川乌　草乌　荜拨　甘松　山柰各五钱

右为末，炒热，布包熨痛处，神效。

熨背法　治胸背疼痛而闷，因风、寒、湿而起者。

肉桂心　附子　羌活　乌头　细辛　川椒各一钱半　川芎一钱

右共为细末，以帛包之，微火炙令暖，以熨背上，取瘥止。

黄　疸

治疸神饮

将茵陈草煎浓汤，每日以多吃数为妙，要忌荤腥鱼肉，并忌盐味，而淡食则能速愈。此草真治疸神药也。若腹中不快，量加神曲、麦芽同煎服之，更无他药功能胜此者。若小便不利，或以车前子汤同吃，或用瓜蒌根打汁碗许服，连服更效。

札黄疸方

雄鲫鱼一个，去头骨，止用背上肉两块　胡椒每岁一粒，至十粒止，研细　麝香三分

右二味同舂烂，麝香另加，不必同舂，恐粘染臼上。将蛤蜊壳填满，合于病人脐上，用绢缚紧，一日夜即愈。

河　白

治河白良方

将栀子黄同鸡子白、飞面捣成饼，贴脐内，再以茵陈草、通草、甘草、灯草，煎汤服之，名**四草汤**。

中暑霍乱

治中暑昏眩，烦闷欲绝急救方

取田中干泥做一圈，堆在病人肚上，使少壮人撒尿于泥圈肚脐中，片时即得生矣。苏后不可饮冷汤，须进温米汤。

又 挖地深三尺，取新汲水，倾入坑内，搅浊，饮数瓯即愈。

治中暑法

用大蒜一握，同新黄土研烂，以新汲水和之，滤去渣，灌入即活。凡中暑、伤暑，不可便与冷物，俟稍苏方可投冷物，则中气运动无患也。

治伤暑霍乱神方 丝瓜叶一片 白霜梅肉一枚，并核中仁

右同研极烂，将新汲水调服，入口立瘥，切不可即饮热汤。

又 取扁豆叶捣汁一碗，饮之立愈。

治伤暑急暴霍乱吐泻方

陈皮 藿香各五钱

右用土澄清水二杯，煎一杯，服之立愈。

急救霍乱吐泻抽筋危症方

不问转筋霍乱，令人偃卧，将膝下腕内，以手蘸温水轻轻急拍，直待紫红筋现起，用瓷锋刺出血立愈。此名委中穴，在膝后对面。

治干霍乱煎方 上不得吐，下不得泻，身出冷汗，危在顷刻者。

食盐一两 姜五钱，切片

同炒变色，以水一大碗煎服，吐出自愈。不可热服，好后切不可遽吃饭食，俟饿极后，方可吃稀粥。

治干霍乱方 只一样腹痛，绞痛不可忍者，切不可吃药并热汤水，一吃即死。

将冷水一碗，调入食盐二三钱吃下，吐则再吃，多吃多吐，则邪散而愈。

消 渴

玉泉散 治消渴之神药也。

白粉甘葛 天花粉 麦冬 生地 五味子 甘草 糯米

上服一剂。

还津丸 生津止渴。

霜梅　乌梅各二十五个，俱去核　苏薄荷末一两　冰片一分五厘　硼砂一钱五分

共研极细为丸，每含一丸，津液立止。

消渴润燥方

白蜜　人乳　酥各一斤

右溶化一处，每日不拘时服。

消渴方

用缫丝汤饮之。

瘟　疫

辟瘟丹方　此药烧之，能令瘟疫不染。空房内烧之，可辟秽恶。

乳香　苍术　细辛　川芎　甘草　降香各一两

再加檀香一两亦可。共研细末，枣肉为丸，如芡实大。

神圣辟瘟丹

苍术为君，倍用　羌活　独活　白芷　香附　大黄　甘松　山柰　赤箭　雄黄各等分

右为末，面糊丸，如弹子大，黄丹为衣，晒干焚之。

治大头瘟方

头面腮际，肿胀极大，寒热交作，甚者崩裂出脓，不可敷药，恐邪气入内，以至于死。

人中白即马桶底下尿垢也

火煅研末，每服二钱，白滚汤调服。

又　将好青黛末，白滚水调服二钱。

又　只用马蓝头一把捣汁，将鹅毛搽上，一日五六次，热气顿出，亲验，真神方也。

治抱头火丹，即大头瘟：

将扁柏叶捣烂，用鸡子清调敷，神效。

治鸬鹚瘟方　两腮肿胀，憎寒恶热者。

外用赤豆半升为末，水调敷，或用侧柏叶捣烂敷之，内用薄荷浓汤热服。

痧

治痧胀腹痛方

凡痧胀，夏日多患。此症面色紫赤，腹痛难忍，使饮热汤，便不可救，即温汤亦忌。如遇此症，速取生黄豆，咀嚼咽下，约至数口，立刻止痛。平人食生豆，最引恶心，止有痧胀人食之，反觉甘甜，不知腥气。此方既可疗病，且可辨症，真奇方也。

沉香郁金散 治痧气寒凝，以及腹痛。

沉香 木香 郁金各一钱 乌药三钱 降香二钱 细辛五线

上忌见火，生研为细末，每服三分，将砂仁汤稍冷送下。

痧药方 名火龙丹。

牛黄一钱 麝香二钱 冰片一钱 朱砂二两，研飞 荜拨一钱 真金箔一百张 雄黄三两，研细 火枪硝一两 硼砂五钱 牙皂一钱

各研极细，端午午时合。如痧胀腹痛，将此药嗅鼻中，并放舌尖上，吃下亦可。

又 名蟾酥丸。

雄黄三钱 麝香三分 木香一钱 丁香一钱，以上俱不见火 苍术三钱 蟾酥一钱 石菖蒲一钱，炒 山茨菰一钱半，炒

右共为末，火酒化蟾酥为丸，如粟米大，朱砂为衣。如难丸，少加米饮。每用二三丸，放舌尖上化下，加入西牛黄、金箔，端午日午时合尤妙。

又 沉香镑，研细 母丁香 朱砂水飞 雄黄以上各五钱 广木香一两 麝香三钱 茅山苍术米泔浸，去毛，净末二两 真蟾酥三钱

右俱忌见火，为细末，各称准分量，将火酒化蟾酥为丸。如丸不就，少加米饮，丸如粟米大。每服二三丸，放舌尖上化下。

神妙痧药方

北细辛三两　荆芥六钱　降香末三钱　郁金一钱

右共为末，每用一茶匙，放舌上，冷茶送下，或津唾咽下。

白痧药方

白胡椒一两　牙皂一钱　火硝　檀香末　明矾　丁香　蟾酥以上各三钱　北细辛二钱　冰片　麝香各五分　金箔量加

瘰疬

内消瘰疬痰毒方　未穿破者为痰核，已穿破者为瘰疬，三五个连者为痰串。

用羊角数对，以威灵仙四两，共入瓦罐内，加清水煮数沸，候角软取出，切薄片。用新瓦烧红，将角铺上，焙炒过研细，每灰一两，加广木香一钱，白芥子三钱，共为末，炼蜜为丸，用槟榔煎汤下，或夏枯草汤下亦可。服至七日后，大便下如黑羊屎，小便出黑水自消。妇人如烂开两胁，服之亦效。忌生冷、煎炒、房事。

内消瘰疬应验方

土贝母　白芷各五钱

共为末。糖霜调陈酒下三钱，重者三服愈。

治痰核方

半夏末、川贝末各一分，用鸡蛋大头穿一孔，不破内膜，入药在壳内膜外虚空处，如虚人，再加人参末三分和入，以纸封固，竖饭锅内蒸熟吃之，每日一个，久之自愈。

又　每鸡子一个，入贝母末三匙，照上法蒸熟，夏枯草汤或银花汤下。

取疬核法　名提疬丹。

水银　硼砂　火硝　明矾　皂矾　食盐各一两　朱砂二钱

用粗瓦盆放前药，上合粗碗一只，盐泥封固。炭火炼三炷香，先文后武，冷定，取出升在粗碗上药，白米饭捣丸绿豆大，朱砂为衣,每用一丸,放疮上,棉纸封二三层,一日夜急揭起,则核随纸带出,丸可再用。

治瘰疬方

好胡桃一枚,劈做两半,将一半挖去肉,以蝉蜕塞实,对合,用山泥包好,煅存性,研细,陈酒下,每日服一枚,一月愈。

治瘰疬结核:

九真藤即何首乌藤　洗净,日日生嚼,并取叶捣涂之。

蝙蝠散　治瘰疬多年不瘥。

蝙蝠一个　猫头一个

右同烧作灰,撒上黑豆,煅其灰骨化碎,为细末。湿即干掺,干则油调敷,内服五香连翘汤,效。

治痰核瘰疬方　用鼠粪拣两头尖者为雄,两头圆者为雌,拣开各晒干研末。男用雌,女用雄。将鸡子一个,顶上打一小洞,倾去白,但存黄,入鼠粪在内,以满为度,搅匀,用皮纸封固小洞,饭上蒸熟,去壳,临睡时搓碎,好酒送下,隔一日再服。虽远年破烂者,不过三四枚而愈,未破者即消。

燕鼠膏　治瘰疬痰核,痈疽发背肿毒。

全蝎热水浸透,洗三次,晒干,净二两　白芷　黄连　黄柏　黄芩　当归　山甲各一两　生地　赤芍各五钱　官桂二两　海藻二两五钱,洗三次,晒干　番木鳖五钱,切碎

用麻油一斤四两,浸药五日,熬焦黑色去渣,将净油秤准,每油二两,用飞净黄丹一两收,滴水不散,先入白占一钱五分,黄占三钱,即下黄丹,再下杭粉一两,用桑枝不住手搅成膏。候冷,入水浸三四日,再用文火溶化,再入:

没药三钱,去油　阿魏三钱　麝香一钱　血竭二钱　朝南燕窝泥五钱　雄黄一钱　朱砂一钱　两头尖七钱　白升丹四钱

以上各药,为极细末,入膏内搅极匀,用时隔汤溶化摊贴,勿见火。

白升药方

水银　皂矾　火硝　白矾　炒熟盐

共研极细，照升三白头法升之。

治瘰疬敷药方　疮已破，脓正多，疮正肿，用此敷之，呼脓退肿。

蚯蚓粪韭菜地上者佳　细芽茶炒灰存性　肥皂核独活者，煅存性　蜣螂虫用泥包，煅存性　壁虎瓦上焙干　猫头骨炙　雄鼠粪焙

右各等分，共为细末，和生麻油调敷，每日清晨，用药汤洗净敷之，一日洗五六次，敷五六次，待脓干即用膏药贴之。

敷痰核瘰疬方

生南星　生半夏各三钱　海藻　昆布各二钱　麝香　冰片各二分　红花　牡蛎各二钱　青盐六分

右俱生研极细末，另将白芨两许，切片煎膏，和前药做成挺子，晒干，用时磨敷。

又　生南星　生半夏　生大黄各一两　大贝母　昆布　海藻　海浮石　铜绿　明矾各五钱

右用商陆根汁、葱汁、姜汁、蜜，四味调敷。

又　用铅三两，铁器中熬久，当有脚如黑灰，取此灰和脂涂疬上，或用醋调涂，以旧帛贴之，数换旧帛，拭去恶汁又贴，如此半月许，不痛不破不作疮，内消为水而愈。

大红膏　治痰核瘰疬，不分新久，未穿破者。

南星二两　银朱　血竭　消石　潮脑各三钱　轻粉　乳香各二钱　猫头骨一具，煅　石灰一两　大黄五钱，切片同石灰炒红色，去大黄不用

右共为末，陈醋熬稠，调药敷核，三日一换，敷后绉皮，核不消者，另换紫霞膏贴之，其核自消。

痰核瘰疬膏　治未穿破者，贴之即消。

猫头骨、牙、爪一副，火煅存性　蜣螂虫炙　磁石醋煅，各五钱　乳

香　没药各一钱，去油　生明矾五钱，入雄猪脚爪壳内，煅存性　海藻一两　大贝母一两　蓖麻子肉五钱

用麻油四两，同上海、贝、麻三味，熬至滴水不散，滤去渣，入乳、没再熬，将稠离火，乘滚入猫头、蜣螂、磁石、飞矾搅匀，炖冷水中出火气，乘软取起打条，临用摊贴。凡去渣后入细药时，仍用青州丹，少加松香、黄蜡，看老嫩得宜，方入猫头等末，始易成膏。如已穿破，再取客厕梁上尘加入。

治痰核疬疮立消膏

五台头草汁四五碗，煎至数十滚，用松香半斤，收干汁水，用麻油四两煎熬，滴水成珠，松香收油成膏，用蓖麻子肉三两，千捶成膏。要红加银朱，要绿加铜青，要黄加雄黄各一两。再五台头草，收入瓶内作烂去渣，取汁亦妙。

瘰疬收口药方

龟板煅过，埋地中四十九日，如要紧，埋七日亦可　青果阴干，煅

右同研细末，收口神效。

疟

治三日大疟神妙方

用活大乌龟一个连壳，左右肩上各钻一孔，近尾处亦钻一孔，以明雄黄九钱研细，每孔掺入三钱，外以糍黄泥包固，勿令泄气，炭火上煅存性，研细，每服准一钱，空心陈酒送下，二三服即止。

又　用陈香橼一个去顶皮，大者每只加透明雄黄三钱，中者二钱，小者一钱。雄黄须研细，掺入香橼内，炭火中煅存性，再研极细，每服七分，用软腐衣分作六七包，干咽下，此日不可吃汤水，任其呕去顽痰即愈。

截疟丹

斑猫　巴豆肉　朱砂各一钱　麝香二分　雄黄一钱五分　蟾酥五分

右用黑枣二三个，捣丸，如绿豆大，贴眉心穴，一周时揭下，投长流水中。

又　只闻香气，不必煎食，亦可愈疟。

常山　草果　川乌　草乌　陈皮　甘草各一钱

右将绢袋盛贮，闻于鼻间即止。

贴脐截疟丸

胡椒　雄精

右二味，等分研末，将饭研烂为丸，如桐子大，外以朱砂为衣，将一丸放在脐中，外以膏药贴上，疟即止，亲验。

治诸疟代参丸

白术一斤，土蒸　生姜一斤，捣出汁，拌白术渣，晒干

右为末，将黑枣一斤，煮烂，去皮核，为丸。

治疟方　虚寒疟更效，孕妇忌贴。

桂心一分　麝香三厘　川椒七粒　雄黄七厘

共研极细末，纳脐中，外以膏药贴之。

治不论单双疟方

用大荸荠，将好烧酒自春浸至秋间，如疟至不贪饮食，食则胀满不下者，每日服荸荠两个，三日即愈。

泄　泻

治老幼脾泻久不愈神方

饭锅粑四两，净末　莲肉四两，去心，净末　白糖四两

右共和匀，每服三五匙，一日三次，食远服。

止久泻丸　治一切久泻，诸药无效，服此一服自愈。

黄丹飞过　枯矾　黄蜡各一两　石榴皮八钱，炒

将蜡溶化小铜勺内，再以丹、矾二味细末投入，乘热为丸如豆大，空心服五丸，红痢清茶下，白痢姜汤下。

治白泻不止神效方

干饭锅粑二两　松花二两，炒　腊肉骨头五钱，烘脆

共为末，砂糖调，不拘时服，即止。

治脾泄方

陈火腿骨煅存性，研末　红曲　松花

右三味，各等分，砂糖调，陈酒送下。

痢

治痢初起法　不问男、妇、室女、妊娠、小儿，皆能治之，无有不效。

白萝卜二三斤，洗净，连皮放石皿内捣碎，绞取浓汁。如十岁以内小儿，每日吃一饭碗，大人每日吃二三饭碗，俱要冷吃，不必见火，忌荤腥杂味，并治疫痢如神。

又　水晶糖四两，如赤痢用浓苦茶一杯，白痢用姜汁一杯，赤白兼痢用浓茶、姜汁各半杯，将水晶糖入内炖烊服，见粪即愈，吃至二服，无不见效。亲验。

治噤口痢：此系元气虚极者。

人参三钱　石莲肉炒，二钱　黄连一钱　鲜荷叶一片　老黄米一撮

水二盅，煎六分，入木香末三分，和匀服。积未净者，加山楂二钱，槟榔、枳壳各七分。

又　米粒不下，百药不效者。

用五谷虫焙干为末，每服二三钱，米汤下。

又　不能饮食者。

用乌梅肉和蜒蚰捣烂成丸，含口内片时，即能饮食。乌梅渣不宜咽下。

又　苍术　甘草　陈皮　厚朴

右各等分，为粗末，用布包之，放在肚上，将熨斗盛火熨布上，

逼药气入腹。病者觉腹中爽快,即将药放枕头下,以受药气。一日连熨三四五次,痛痢渐止,口中即欲饮食矣。

治赤白痢并水泻:

车前子炒　红曲炒　赤石脂　滑石

右各等分,为末,砂糖调,每服三钱,滚水送下,一二服即效。

治赤白痢:不论初起久痢俱可用。

柿饼一个,开一口,入白蜡三分在内,将纸包好扎住,以水湿透纸,放在灰火中煨熟食之,大人两个,小儿一个即愈。

治赤痢:

木耳灰　槐米灰　红曲灰

砂糖调,空心服。

治赤痢久不愈者:初起者,宜先服通利清湿热之药几剂,然后用此方。

用鲜鲜红菱,连壳捣烂,绞自然汁一饭碗,露一宿,加白糖霜少许,隔汤炖略温,清晨空心服,每日一服,两三服必愈。加糖者,恐其味涩也。如不畏涩,即可不加。

香参丸　治痢极效,百发百中之药也。

木香四两　苦参酒炒,六两

右为末,将甘草一斤熬膏,丸桐子大,每服三钱,白痢姜汤下,红痢甘草汤下,噤口痢砂仁、莲肉汤下,水泻猪苓、泽泻汤下。

治久痢如神:

用刀豆荚,饭上蒸熟,洋糖蘸食,一二日即愈。

又　陈火腿骨煅存性,四钱　黄连姜汁炒,一钱　砂糖炒干,四钱　乌梅肉五分

右共为末,将乌梅煮烂,捣丸,每服三四十丸,空心黄米汤下。

治久痢虚滑不禁:可以实肠,里急后重腹痛者,不可服。

用臭椿树皮根,切碎,酒拌炒,为细末,用真阿胶,水化开,和为丸,如桐子大,每服三五十丸,空心米汤下。

治久痢：初起者不可服。

松花三钱　地榆二钱　干荷叶二钱　臭椿树根皮一两，取向东南者，去外粗皮

右为细末，白痢红糖调，红痢蜜调，红白相兼，蜜与糖调，加温水少许，每服二钱。忌面食、荤腥、油腻等物。

又　乌梅四个，煅略存性　白滑石淘净，二钱　臭椿树根皮一两，取在上者，剥净皮，晒干，为末

右用陈米饭捣为丸，每服四五十丸，空心米汤下。

治痢方　不拘赤白泄泻，痢至八九年者，三四服即愈。

香薷二十两　藿香十两　苏叶七两五钱　木瓜五两　檀香二两五钱　木香二两　赤苓五两　甘草一两五钱　厚朴五两　枳壳五两

右为末，蜜丸弹子大，约重二钱，每服一丸，白痢淡姜汤下，红痢木香汤下，其余开水下。

治久泻久痢方

陈石榴皮酸者，焙干，研细末，每服三钱，米饮汤下，患二三年或二三月，百方不效者，服之即止，不可轻忽。

治休息久痢：但痢而后无重痛者。

用壮大猪小肠一条，不落水，将箸顶翻转，出肠中油腻秽浊刮下，但将刮下之物，在瓦上炙焦干，存性研末，用砂糖少许，空心调服。一条肠垢，大者分作二服，小者只作一服。若翻转肠内有粪，先去其粪，但刮其近肠之血腻油垢炙用，重者吃两三条肠垢必愈。

治赤白久痢，腹中不痛者：

桂圆七个　粟壳七个　荔枝七个　建莲七粒，去心

水二碗，煎八分，空心服，朝服可以一日，晚服可以一夜不痢，亲验良方。

治毒痢方　下脓血者是。

金银花一两，煎汤送香连丸三钱。

脱　肛

润肠散　治痢后脱肛。

鳖头灰　五倍末　伏龙肝　生矾末　赤石脂　诃子肉各五钱，俱晒干

右为极细末，葱汤洗净，掺于肠头上，频频换之，以愈为度。

治脱肛方，名**倍矾煎**。

五倍子三钱　白矾少许

右为末，水一碗，煎汤洗之立效。若妇人产后脱肛，五倍子末掺之。

缩肛散

鳖头一个，煅　枯矾三分　五倍子煅，三分

共研极细，掺之。

又　用爬墙草煎汤温洗、浸，肛随浸随缩上。此草地上生根，一路沿墙而上者，但有二种，一种叶大似丝瓜叶者，不可用，须小叶如茶匙样光亮者。

痔　漏

缩痔秘方　内痔落下。

用大团鱼头一个，火煅为末，搽痔上，即刻收进，亲验。

治外痔疼痛、坐卧不得者：

大田螺八九个，将针挑开靥盖，入冰片、白矾末少许在内，以螺尖埋土中，令其盖仰上，经一宿取螺水，以鸡毛搭痔上，六七次即消愈。

熏洗痔方

五倍子三四个　皮硝一撮

水二碗煎浓，先熏后洗，一二次即愈，绝妙。

治痔漏丹方　名**长明酒**。

用积年旧琉璃灯，洗净油腻，火煅研细，以红酒服四钱，不过七

日，其管自去。

点痔方

银朱三钱　大雄黑背蜒蚰三条

共捣烂，用盐泥封固作团，要留一孔，火升烟尽为度，取出用田螺水调搽即缩上。不用银朱，将上好黄丹拌之亦效。

又　蜒蚰一条　冰片五厘　胆矾二厘

和化蜒蚰水点之。

止痔下血方

蜒蚰一条，用盐泥裹，煨通红，去泥用　硼砂　朱砂　雄黄　冰片

共为极细末，入龙骨少许更妙。大便时乘其脱出，以细草纸盛药少许，托之使入，大效。

治痔漏方

新象牙屑二斤，为末，每早用熟鸡子三个，将牙末和吃，或入稀粥内吃亦可，服尽一料自愈。

又　露蜂房一大个，每孔入盐填满，煅存性　僵蚕二钱　蝉蜕　木香各三钱　象牙末　猪胰油打烂　猪悬蹄蜜炙，各五钱　白颈蚯蚓用石压去血，阴阳瓦焙干，净末一钱

右共为细末，用黄占半斤溶化，将药渐入，捣匀为丸，如枣核大。每服一丸，空心好酒送下，连服三丸，疮口自消。隔一日第五日再服一丸，第七日再服一丸，痔管自退出矣。将玉簪花根三段，三日捣烂，搽上自愈。

又　名蛭蟾丹。

蚂蝗十数条，将黄泥做成小管，如笔管大，入蚂蝗在内，上以磁黄泥涂护之，以铁丝捆紧，外再以盐泥封固，炭火煅，以烟尽为度，取出去火毒，为末，二钱　蟾酥一钱　熊胆八分　麝香五分　冰片三分

看漏浅深，用饭粒为条，插入尽头。久者五六条，近者二三条，其管化为脓水，用洗药。

洗方

乌柏树根皮　枸杞根皮　槐花　五味子　水杨树杆须　瓦花

黄柏　荔枝草

右煎汤一大锅，先熏后洗，再以十宝丹收口。

十宝丹方

龙骨八分　象皮七分　琥珀六分　血竭五分　黄丹五分　冰片四分　珍珠二分，腐煮　牛黄二分　乳香　没药各一钱三分

共为细末，收贮听用。

痔漏退管方

象牙末二两　人脚指甲炙，五钱　牛角鰓炙，一两　猪脚格炙，一两　刺猬皮锅内蜜滚，炙干

右为末，再将地榆、槐角二味，入猪脏内，煮熟捣烂，共捣蜜丸，每服三钱，空心滚汤送下，其管自出，半月即愈。

又　白鸽粪一升，放罐内，以滚水冲入罐中，乘热病人坐于罐口上熏之，其管自落，数日即收口，要坐久忍痛。

又　用猪脏头，水煮烂，或盐或酱油蘸吃，每日吃一个，吃至二三百个必愈。若脾胃畏油腻者，只吃近肛门处管一段亦可。再每日切荸荠一片，吃数片，二物常兼吃更妙。

又　金余即人手指甲　银余即人脚指甲，二味不计分量，均在黄沙内炒脆　真血余二两　血珀五钱　黄牛角鰓火煅，四两　羊角鰓火煅，四两　新象牙屑烘，三两　猪悬蹄壳火煅，四两　蟹爪尖炒，一两　蜣螂虫瓦上煅，四十九个　刺猬皮二张，刮去毛，黄沙内炒　陈松萝茶叶烘，三两　穿山甲先用醋炒，再用酒炒，四两　槐角子炒，四两　青黛用水淘净，五钱　地榆炒，一两

以上十六味，如法煅炼，为细末，用黄犬大肠煮烂，加炼老白蜜为丸，如无犬肠，以猪脏代之亦可。空心淡盐汤送下三钱，壮盛者加或至五钱，虚人桂圆汤下。

痔漏插药方

百草霜　黄连各二钱半　冰片五分　麝香二分　蜣螂虫　旱莲草头五钱，炒　蚂蝗十五条，瓦上焙焦

共为细末，丸如粟米大，入管口，自进药，三日后待管自化出，用长肉收功末药。

收功末药方

轻粉　乳香　麝香　韶粉　东丹　血竭

共为末，掺之。

又　雄大蜣螂，不拘多少，阴干生研，加冰片少许，将绵纸捻作条，用白芨水蘸湿，晒干待硬，再蘸湿，染药末于纸条上，量漏孔浅深插入，渐渐生肉，其条自然退出，用剪刀剪去外一段，即满靥矣。

治痔漏丸方

刺猬皮大者一张，小者二张，新瓦上炙脆，为末　象牙屑一两　绿豆粉一两　青黛三钱　槐花末一两五钱　陈细茶五钱

右共为末，用陈四糙米煮烂饭，和药打为丸，每服三钱，金银花汤送下。一料不效，二料永不再发。

治多年顽漏神验方

用大脚鱼一个，再取上好冰片三钱，钟乳石五钱，俱研极细末，放入甲鱼口内，放完，将甲鱼扣住脚倒挂三四日，待甲鱼头肿大，取快刀杀下头来，用阴阳瓦两块对合，将鱼头装入瓦内，放炭火上，两头将盐泥封固，瓦上留一小孔出烟，待烟稍尽，存性，将小孔封固，拿至地上，俟冷，打开研细，用四五分，好酒送下。病重者两三服，其管自出，再用长肉药收功。

治漏疾秘方

香菜油一斤，以三十岁妇人血余二两，入油内熬煎去渣，每日用油一盅，煎鸡子三枚，将象牙细末三钱掺在内淡吃，连吃三五日。或将元米粉，掺象牙屑摊饼吃亦可。象牙末吃至一二斤，再无不效。此法不用刀针挂线，有管自然退出，屡试屡验。象牙要真，更要新而雪白者，镑碎，再用乳钵细研。

肠　风

治肠风下血丸方

槐花三两，一半炒，一半晒为末　柿饼七个，去蒂　乌梅十四个

共打为丸，桐子大，每日空心滚汤送下即愈。

又　末药方

扁柏叶一斤，蜜浸一宿，晒干为末　青州柿饼一斤，炭火煅过，为末

右二味拌匀，每服五钱，空心陈酒送下，极重者五六服可除根。

治血痔肠风方

将龟肉煮烂，吃一碗，血即止，其效如神。

治肠风并痔漏：

木耳一斤，煮成膏，再入猪肉三斤煮熟，食尽即愈，漏管自出。

治痔疮下血方

棉子仁四两，晒干，去油，生研　青州柿饼十二两，蒸捣烂　百草霜四两　乌梅肉四两，蒸烂

共捣为丸，每服三钱，白滚汤下，或腐浆加青黛少许下更妙。

治肠风下血方

青州柿饼三个，火煅　地榆　槐米各炒，五钱

共研末，分七服，空心开水调服。忌烧酒、椒、蒜、芥。

又　当归身一两　怀生地一两，竹刀切片，烘脆　萸肉一两　真阿胶一两，将石膏二两研碎，和炒成珠，去石膏不用，候冷，研为细末　棉子仁一斤，燎去外面花衣，然后入锅内炒至逐粒爆开，并至焦黑色存性　真柿霜即柿饼上白霜也，但假者甚多，入口甘而凉者为真，不可经火，俟诸药研末后，方和入

右逐味炒焦，要如墨色，又各要存性，共研为细末，和入柿霜拌匀。每日空心服药末四钱，白滚汤一饭碗冲和，将箸调末，即半浮半沉，连汤饮下。若下血太甚，临晚再服三钱，俟粪色变黑，血渐止矣。忌食胡椒、烧酒、辛热之物，有此病者，终身宜戒。此方修合之法，不过极细极黑四字，则药末浃洽于脏腑。所以要黑者，血遇黑

而止，以水克火，五行之理也。

治肠风：

臭椿树根皮四两，扎为一大把　大茴香一大粒　木耳四两

以雄猪肚子一个，将药俱装入肚内，扎好，煮烂，去椿皮，但吃木耳、肚子，连汤吃完，重者两料必愈。

治肠风久不愈者：

臭椿树根皮　乌梅

共煎，陈酒冲服即愈。

治肠风：

青州柿饼一个，内放白蜡一钱，饭锅上蒸熟食，数次愈。

治大便下脓血：即日夜数次，数年久病皆愈。

雄猪大脏一条，洗净　桂圆肉二两　鲜鲜白扁豆花四两

将二味同打烂，用白糯米拌和，装入脏内，两头扎住，砂锅内烧烂，忌见铁器，然后将人中白炙脆，研末蘸吃，或酱油蘸吃亦可，不论吃粥、吃饭，空口皆可吃，吃四五条即愈。

治大便下血：

荸荠捣汁半盅，将好酒半盅冲入，空心温服，三日即愈。

治大便下血用凉药不效者：

用归脾汤加槐花、黄芩治之自愈。

治大便下血虚弱者：

旱莲草阴干为末，以槐花煎汤调炒米粉糊丸，桐子大，每日服五钱，以人参五分煎汤下，二服即愈。

溺　血

治溺血方　溺血者，不痛而小便出血也。痛者为血淋。

用头发烧灰研末，每服三钱，空心温酒调下。或用百草霜，酒调服。或用伏龙肝，白滚汤调下，夏月水调。痛者用车前草绞取浓汁碗许，入糖霜一二匙，炖温服之，此可多服自愈。初痛时用韭汁

亦好。或将乱发灰,糊丸桐子大,每服七十九,空心开水下。

治男子茎中痛及妇人血结腹痛:

取牛膝一大握,酒煮饮之立愈。

治小便下血,用清利不效者:

用补中益气汤加车前子治之自愈。

治小便下血立效:

旱莲草　车前子各等分

将二味捣自然汁,每日空心服一茶杯。

卷三　公选良方

疝　气

治诸疝海上丹方

雄猪大腰子一对,不落水,去膜并血,切作片。以大茴香、小茴香各一两,俱炒为粗末,同腰子拌匀。复以猪尿胞一个,入拌者在内扎固。用无灰好酒二碗,砂锅内悬尿胞于其间,煮至酒存半碗,收出一并切碎,焙干研细,存酒打糊丸,如桐子大。每服空心陈酒送下七十丸。一方用生白酒三碗煮。

治响疝并小肠气:

木通　川楝各一钱　大茴五分　飞盐三分坐

右为末,水酒调服,头服出汗,服七日痊愈,如少年者,加一倍,俱空心酒下。

治疝气方

荔枝核六两　橘核打碎,炒,一两　小茴炒,六两　川楝子一两,酒蒸　萝巴酒拌炒,一两　吴萸盐水炒,一两　泽泻一两　甘草五钱　青皮一两　山甲土炒,二两右为末，每服一钱，升麻一分半，黄酒调下。

治湿疝，阴丸作痛：

蕲艾　紫苏叶烘　川椒炒热，各三两

右三味拌匀，乘热绢袋盛夹囊下，勿泄气。

治阴囊肾子肿大方：

灶心土三升，砂锅内炒热，加川椒、小茴香末各一两拌匀，将阴囊坐在上面，冷则再换，如此三次即愈。

治阴子肿大不消：

顶大荔枝核十二三个，煅灰存性，以火酒调如糊，吃下即消。若重者，再吃一服。

治疝气偏坠：

用肥姜切片铺凑板上，上堆蕲艾一尖，点火烧之，候将完，即乘热带火连姜并艾捣极烂，将鲜菜叶一大片，放手掌内，即以姜艾摊匀菜叶上，用手向肾囊底下托之，初时其冷如冰，须臾滚热，通身出汗而愈。

心口胃脘痛

治心头痛欲死不可忍者：

良姜　厚朴姜汁炒　灵脂

右各等分为末，每服一钱，醋汤下即止。

治心痛方　实胃口痛也。若真心痛不治。

高良姜酒洗七次，焙研　香附子醋洗七次，焙研

右二味各记另收之。病因寒得者，姜末二钱，香附末一钱；病因怒起者，香附末二钱，良姜末一钱；寒怒兼有者，各用一钱五分。临服时以米汤加入生姜汁一匙，食盐一捻，或二服，或三服。痛止后，用铲刀挑盐一撮，火上烧红泡汤服，并服大枣数枚，约数朝神效。

治心痛方　妇人服之甚效。

丹参一两　檀香一钱　砂仁一钱

共煎八分,服之即愈。

治心口胃脘痛:

用大黑枣去核,每个中间入胡椒七粒,仍将枣包好,炭火上煅焦黑存性,研末,每服三四分,陈酒送下,三四服必愈。加木香、枳壳、红花、当归、五灵脂少许更妙。

治胃口痛方

手指甲,男痛用女右,女痛用男左,剪下于新瓦上炙脆存性为末,约四五分,入砂糖少许,或汤或酒调之,食远服。

治胃寒常发恶心呕吐或痛:

用老生姜半斤,去皮捣烂绞汁去渣,隔汤煮一二十沸,停火将上白洋糖半斤搅入,再煎一滚收之。时时吃二匙,作三四日吃完,重者服至两料必愈。

治胃寒呕吐,兼治寒疟:

大黑枣七个去核,每个内入丁香一只,煮烂去丁香,将枣连汤空心服,七服见效。

治呕吐不止:

陈梅酱煎浓汤,如有火加竹茹,有寒加豆蔻,或砂仁,或煨姜。如无梅酱,以乌梅代之。

治呕吐方　见食即呕,或食罢即吐,初起者易治,此痰在胃口也。

生姜二两打碎,陈皮五六钱切碎,泡汤一碗,慢慢逐口吃下自安。甚者竹沥,姜汁和匀,逐匙挑在舌上咽下,若咽急并药吐出矣。

治感气或饮食伤脾作痛方

橘皮一把,煎浓汁一碗,打入盐姜少许,吃下神效。

补脾养胃方,名**阳春白雪糕**。

茯苓　山药炒　芡实　莲肉去心,各四两　糯米　黄米各半升,俱炒　白糖二两

先将药米粉蒸熟,再入白糖,即作饼子晒干,每日空心吃几个,

极有益。

治老人脾泄最宜,名**玉露霜**。

白术二两,炒　陈皮一两五钱　莲肉四两,去心　苡仁四两,炒　糯米　绿豆　陈米锅焦各一升,俱炒

共为末收贮,临用时糖霜量加,将滚水调服二三两。

治肿饮

灯草一把,先将水四碗,煎至二碗　萝卜子一两,微炒　砂仁二钱,微炒

将二味研末,倾入灯草汤内,略滚即盛入茶壶内,慢慢吃下,吃尽不见效,如前再煎一服。俟腹响放屁,小便长而肿即退。

呃　逆

治呃逆欲死:

半夏五钱　生姜二钱五分

水煎服即愈。

治病后呃逆不止:

刀豆子烧存性,滚水调服二钱即止,神效。

治呃逆不止方

用荔枝七个,连皮烧灰存性为末,白汤调服立止。

咳　逆

治咳逆方

明雄黄一钱,酒一杯,煎七分,急令患人嗅其热气即止。

又　好硫黄、乳香各等分,以酒煎,急令患人嗅之。

又　硫黄　乳香　艾各三钱

治食物醋心:

用胡桃嚼烂,生姜下立止。

耳

治耳暴聋方

菊花　木通　石菖蒲

擂烂酒服之。

治耳聋方

真北细辛研末，熔黄蜡为丸，如鼠粪大，以绵裹塞耳中，二三次即愈。

又　老鼠胆汁，滴入耳中，二三次即愈。

治耳内出脓方

胭脂　枯矾　钉锈粉

右各等分为末，吹之立效。

又　羊屎弹烧灰一钱　枯矾　轻粉各五分

右为末，用棉花卷净耳内脓，将苇管吹入立效。

治耳中脓水不止方

龙骨　枯矾　干胭脂要产山东济宁府，如银朱样紫色者，非绵胭脂，亦非油胭脂　海螵蛸各等分　麝香少许

右为末，先以棉纸捻干，轻吹耳内。

治耳中肿痛并出脓血方

黄鱼牙齿，瓦上炙存性为末，放土地上退火气，研末，加冰片少许，菜油调，鸡毛蘸入耳中。加干胭脂更妙。

又　用橄榄核烧灰存性，每核一枚，入冰片二厘，研极细末，吹入耳中即愈。

治耳中常出血方

五色龙骨，煅研细末，吹入耳中即止。

治耳出臭脓方

龙骨煅　五倍子炒　乳香　枯矾　血余灰

右各等分为末，卷净吹之。

治耳中脓水不干：

石榴花瓣不拘多寡，炙脆研末，加些冰片再研，吹耳自愈。

治百虫入耳方

如虫入耳，不可惊动，在左耳，以手紧闭右耳及两鼻孔，努气至左耳，虫自出。右耳亦然。

目

乌羊肝丸 大能乌须黑发，聪耳明目。

黑羊肝一具，竹刀切片，放瓷盆内，再以羊胆不拘多少，涂晒干，又涂又晒，将胆汁涂晒至二三百个为佳，少亦要在百个之外，以胆汁多为妙，晒时以纱罩罩，晒极干 当归酒浸晒干 白芍酒炒 川芎各四两 熟地六两，酒蒸极熟 何首乌九蒸 覆盆子炒 山萸去核，炒 旱莲草酒拌蒸 白茯苓乳拌 血余 生地酒洗，各四两

右药不犯铁器，制完共和一处，再用大熟地十二两，酒煮一昼夜，取浓汁一碗，拌药内炼，炼蜜为丸，桐子大，每服百丸，空心酒下，临卧亦服一次。

治虚眼方 凡虚人目无病，到点灯时候，即不见物，或羞明。只用羊肝煮食便效，不必服他药。

治雀目方 日落不见物也。

石决明 夜明砂各二钱 猪肝 白羊肝各一两

将肝二片，中间盛药，麻线扎定，淘米泔水一碗，砂罐煮熟，临卧服。

又 用羯羊肝一具，不见水，不犯铁器，以竹刀切开，入谷精草细末，瓦罐内煮熟，不时服之，屡验，黑羊者佳。

治风火眼洗方

归尾 胆矾 铜青各一分 防风 荆芥 赤芍 川连各二分 杏仁十四粒，去皮尖，研

右绢包煎洗。

治弦烂风赤眼洗方

文蛤　黄连去净毛　防风　荆芥穗各五钱　苦参四钱　铜绿五分

右为极细末，以薄荷煎汤，丸弹子大，临用，以热水化开，乘热洗眼，每日三次神效。一方有川芎、当归各四钱。

治烂眼皮方

用挂金灯净壳，每壳一个，掺入研细透明绿色胆矾末二厘，或用壳十个，或二十个装套好，外用净磁黄泥包裹好，勿令泄气，炭火煅至中间壳将成黑灰存性，放地上，用碗盖熄火，将中间灰研细包好，放土地上一夜出火毒。每用灰少许，放茶杯内，以冷松萝茶浸之，用薄棉纸盖在茶面上，俟茶渗出纸面上，将此水洗眼皮，每日五六次，二三日即愈。

治火眼热障眼痛不可忍者：

用黄连为末，人乳拌匀似糊样，摊碗底上，用艾如鸡蛋大一块，放地上点著，以黄连碗覆上，令艾熏透取起，以清水一小杯调浓，上覆棉纸一张，隔纸透出黄药汁，以簪频频点洗即愈。

治眼中胬肉方

用蛇退一条，将麻油三钱炒黄色，不可焦黑，绿豆三合，炒砂糖一碗，水一碗，共煎七分，食远服，立退。二三年者可治，两服即愈。

治火眼方

用小儿粪中蛔虫一条，用水洗净挂阴处，下用瓷盆盛其滴下之水，入冰片五厘，再加入乳一茶匙，用热水隔汤炖温，以鸡毛蘸眼上立愈。

治风火眼方

童便煎甘菊汤，频频洗之。

点眼神方

真川连　川大黄　黄芩　川羌活　甘菊花　龙胆草　薄荷　防风　荆芥　木贼　密蒙花各五钱　北细辛　川芎　蝉蜕　青葙

子即鸡冠子　黄柏　白蒺　蔓荆子各三钱

以上诸药，须拣净，用水二大碗，熬煎浓汁成膏去渣一小盅。将上好芦甘石三两，放银罐内煅酥，研极细末，用甜水飞过，入冰片三分，麝香一分五厘，仍入乳钵内磨细，将前药汁入内成丸，如绿豆大，银朱为衣，一时烘干，即收瓷瓶内，不可见日。临用以水磨化，点入两眼角内，轻者只用半丸，重者一二丸，即愈。

又　冬天取净腊雪，将大荸荠同雪水磨粉，晒干，加冰片少许，入鹅毛管中，点眼神效。

又　名磨光散。

野荸荠粉洗净去皮，石臼中捣烂，密绢绞汁，如做藕粉法，再用清井水飞，晒干　芦甘石用黄连、黄柏、黄芩、甘菊、薄荷煎水煅，再用童便煅一次，将药水飞，晒干　珍珠入豆腐内煮过，研细水飞

每荸荠干粉一两，配制过甘石五钱，珠末三钱，各将磁瓶收贮。临用渐渐配合，加入冰片少许点之。

明目去翳秘方

锦纹大黄一两，北细辛四两，将二味用上高泉水一百二十两，将药入砂锅煎至二十两，以细绢滤去渣，用大银碗一个盛药，碗下以砖三块放定碗底下。将灯盏注麻油，用灯草七根，燃灯熏碗底，内煎药成膏，滴水成珠。每膏一两，用野荸荠粉五钱，多些亦不妨，冰片三分，和匀作锭。如多年的厚翳，每两加水飞过蝉蜕末五分，须要去头足，揉碎去泥沙，水洗晒干为末，水飞三次用。又治飞丝入目，每两加银朱五分，研细末水飞晒干用。如风寒等翳，每两加青黛五分，研细、水飞、晒干用。以上诸症，随症加药，入膏调匀点之，最良。用头生小儿乳蘸点。取荸荠粉法，如取绿豆粉与藕粉同法，须水澄极细，晒干再研极细，须忌铁器。

又　野荸荠　猪胰

各等分，捣和，用鸡子壳半个，放药在内，临卧合印堂上，俟水流入目中，翳随泪出，二十日即愈。并治田螺头眼。

又　将新象牙物件，水磨点翳膜上即去。

又方　用新象牙磨屑，将生男乳浸透点之即退。

又方　刮孕妇大指甲末，乳调敷即愈。

又方　枸杞三钱　木贼七根，长寸许　桂圆肉七个

煎汤服月余自效。

治远年攀睛翳膜，名**五退散**。

人退即指甲，乳汁炒，为末　山甲炒　蝉退洗净，炒　龙退即蛇壳，炒　凤退即鸡子壳内白膜，炒

右为极细末，每用三厘，令患人含水一口，患左眼吹入右鼻，患右眼吹入左鼻。再以锡作眼样，合患眼上，如此三次，则翳膜或血丝俱落。

治眼吹鼻散

穿山甲五厘，炒　鹅儿不食草七厘　人金即指甲，一分半，炒　刺猬皮三分半，炒　蛇蜕一分半　蝉蜕五厘　石蟹二分，醋炙　麝香三厘　桔梗四分

右为末，每用三厘，吹入鼻中，其翳即下。

开瞽复明方

生地　枸杞　甘菊净瓣　谷精草止用草，不用叶　木贼草如无翳不必用

右药各四两，用人乳拌浸一日，晒，共九日，又用童便浸晒，共十八日。倘遇天阴下雨，即将微火烘干，共研细末，陈米粉调和为丸。清晨白滚水下三钱，半月即开光。

治损目破睛方

用牛口涎，每日点两次，须要避风，黑睛破者亦瘥。

鼻

治鼻渊脑漏方

用羊卵子一对，去膜切片，顶大者尤妙，酱油、陈酒拌之，放瓷

碗内隔汤煮熟，以陈酒送下，饮微醉，三五次即愈，临午服。

治鼻渊方

用老刀豆，文火焙干为末，酒服三钱，重者不过三服即愈。

治鼻中时时流臭黄水，甚者脑亦时痛，名控脑砂，有虫在脑中：用丝瓜藤近根处三五尺，烧存性为末，酒调服即愈。

治鼻痔方

霜梅一个　蓖麻仁七粒　生矾少许

右三味同打，将丝绵包裹，塞鼻内，一日夜即愈。

又方　轻粉二钱　杏仁七粒，去油　白矾五钱

右为末，吹入即化为水。

治鼻内生疔方

烂黄鸡粪　荔枝肉

同打烂，涂上即愈。

治鼻瘜方

七月七日，收甜瓜蒂阴干，临用一分研末，再用白矾少许，绵裹塞鼻。

又方　瓜蒂五分研末，麝香少许，含水口中，嗅味自落。

治鼻衄方

麦冬五钱　生地五钱

水煎服立止。

又方　绿豆粉一两　细茶二钱

右为末，凉水调服。

又方　马兰草汁一杯，吃下立止。

又方　栀子炒黑　百草霜　龙骨火煅　京墨　牡蛎火煅　血余煅存性

右为末。用茅花水蘸湿，蘸药入鼻孔。如无茅花，将纸捻水，蘸药入鼻孔即止。

又方　大蒜头一个，捣烂。

左鼻衄，将蒜涂左足心；右鼻衄，涂右足心立止。一方左涂右，右涂左。

又方　用象牙屑吹入鼻中即愈。

又方　用生吴萸研末，津调涂足底心涌泉穴上。用山栀炒黑为末，吹鼻中效。

又方　胎发烧灰　乌梅一个，煅

共研，吹鼻中立止。

治赤鼻方

枇杷叶去毛，一两　栀子仁五钱

右为末，每服二三钱，温酒下，早服去右边赤，晚服去左边赤，再用后敷药。忌食胡椒、生姜辛辣之物。

敷药方

木鳖子去壳　大枫子去壳　轻粉　硫黄

共为末，不时以唾调擦，亦治面疮风刺。

又方　用极臭盐蛋一二十个，煮熟取黄煎油一小盏，和细辛末、白菊花末各二钱调匀，常擦搽处。每日用鲜枇杷叶刷去毛，蜜炙煎汤服。半月愈。

口

神效吹口药方　并治喉症。

薄荷叶　僵蚕　青黛　朴硝　白矾　火硝　川连　硼砂各五钱

右共为细末，腊月初一收雄猪胆八个，倒出胆汁，以小半和药拌匀，复入胆壳，以线扎头，外用青钢纸包裹。于净地挖一大孔，深阔各尺许，将胆悬空横吊于竹杆上，以板铺上，用泥覆盖，至立春日取出，挂透风处阴干去壳，收瓷瓶内。每药一两，加冰片三分，同研极细，吹患处立愈。

又方　儿茶一钱　人中白八分，银罐内煅　滴乳石八分，银罐内煅

冰片五厘　硼砂六分　珍珠一分　牛黄三厘　黄柏六分，烘脆研　薄荷六分，烘　甘草五分，烘

先将黄柏、薄荷、甘草另研筛细，次用儿茶等药研细筛净，珍珠另研和，再入冰片、牛黄，不用筛。即小儿痧痘症后俱可用。

又方　薄荷六钱　青黛三钱　黄柏三钱　人中白四钱　儿茶四分　冰片五分　青果核灰十个　经霜西瓜皮二钱

又方　灯草灰以青竹管填满舂实，烧过，拣灰去竹炭可也　大冰片　薄荷叶晒干　石膏各等分

共为细末和匀，芦管吹下。

治口疮方

用陈白螺蛳壳烧灰，加儿茶少许为末。吹患处一次即愈。诸疳悉治。

舌

治舌衄出血：

用槐花末敷之即愈。

治舌肿方

用蒲黄末掺之即愈。若舌肿出外，或以冰片少许抹上，或以蓖麻油蘸纸作捻烧烟熏之，随即消缩。若舌忽然肿硬，或出血如泉涌，用乌贼鱼骨、蒲黄各等分为细末，敷舌上愈。

治重舌方

将蒲黄为细末，敷五六次即愈。

牙

治火牙痛方　并治口舌生热疮腐烂。

七八月间，俟西瓜将完时，将瓜剖开去穰，将瓜皮合竹篮内，挂露天，俟其日晒夜露。经霜取下，止存外面青薄皮研末，擦牙止痛，或和入吹口药内极妙。西瓜在藤上经霜者更妙。一方加冰片

少许。

治虫牙痛方，名**韭子汤**。

用韭子一撮，将碗底盛之，覆水中用火烧烟，外用小竹梗将下截劈为四开，以纸糊如喇叭样，引烟熏蛀齿。如下牙蛀者，以韭子煎浓汤漱之，虫自出。

治牙痛方，名**一笑散**。

火硝一钱　冰片一分　明雄黄一分　元明粉五分

右共为细末，擦患处立愈。

治风火虫牙痛方

真樟脑一钱　花椒三钱　薄荷叶三钱

先将薄荷、花椒用水拌匀，放在瓷碗底内，后将潮脑研细盖面，将碗合住，用纸封好碗口，以炭火升之，俟青烟出为度。取碗上升起之药，将瓷瓶收贮。痛时擦一二次即愈，神效。

取牙方

雄活鲫鱼一尾，约四五两　白砒六钱

将砒末入鱼腹中，待其肉烂，去砒不用，只用净鱼骨，晒干为细末，每用米粞大少许，放患牙根上自落。

治走马牙疳方

用人龙在瓦上焙干，研极细末，加青黛少许，冰片少许，研匀吹入即愈。

治牙根出血不止方　甚有成碗成斗，如线索牵泄而出者。

大黄二钱，切片生研，若人壮者，或五钱亦可，滚水调下。

按：此症乃胃中实热，非降不可故也。

咽　喉

治一切喉症属火者：

用鲜扁柏捣汁，加生白蜜调和，忌见火，以茶匙时时挑咽之，消肿退火神效。

治喉症属时邪风火，痰潮壅闭，喘急危笃，发来迅速者：

先深针委中穴中，出血自愈。其穴在膝盖对后，大小腿交界缝中，并治缠喉风急症。

治一切痰火风喉症：

用青脆梅子百枚，捉活蜒蚰一二百条，同放瓦罐中，每日将梅取出，晒后仍入罐中，明日再晒，以收干汁为度，再用微火烘干。用则以一个噙化，或炙脆研末，加入诸药内。

又方 霜梅一个，去核 明雄黄一钱 胆矾五分

将二味入梅中，捣烂成膏，丸如绿豆大，瓷瓶收贮，每用一丸，放舌底下噙化，重者二三枚，轻者一枚，或为末吹下亦效。

治喉咙忽胀似喉鹅，不能饮食：

用蓖麻子三四两，杵去壳，捣烂，铺夹在草纸内，将油压在草纸中，去蓖麻屑不用，将草纸卷煤头点火，俟火熄，令病人将烟吸入，或吹入喉间，自然肿胀渐消。

治急锁喉风方 其症先一二日胸膈气紧，呼吸短促，忽然咽喉肿毒，手足厥冷，气闭不通。

急用巴豆七粒，三粒生，四粒熟，生者去壳研，熟者去壳炒，去油存性。将明雄黄五分，郁金一个，共研末。每用末半茶匙，清茶调下。如口噤咽塞，用小竹管吹药喉中，须臾吐利即愈。

又方 用生巴豆半粒，川贝母一粒，去心共研烂，灯心汤灌下即愈。

治缠喉风方 此症猝然胀起，痰涎壅甚，不速救即死。

急寻野牛膝根草一二斤许，此草随处有之，掘取根打浓汁碗许，灌下即消。如肿痛不能咽入，即令其人仰卧，滴入鼻中，流至咽喉下，方能得命。再将生韭菜连根打，敷项下甚效。

治喉风舌大如脬，即时不救即死：

冰片一分 火硝三分 胆矾二分 青黛二分 僵蚕五分 硼砂三分

共为细末，吹之即愈。

治喉风方

用年久夜壶垢，瓦上炙，研细，吹入即愈。

治喉鹅方　人已气绝，心头微热者，药入口听有声能下，最无不活。

三九冬天，取老猪婆粪，放在屋上，日晒夜露，七八日取下，在炭火上煅至烟尽为度，以水调如糊，徐徐灌之。

急救乳蛾方

用两手从臂上抹至大拇指间，四五十下，以绳扎住，男左女右，大指甲旁，以针刺出血即止愈。此少商穴，在大指甲内侧去甲韭叶大。

治乳蛾，并治喉内一切热毒：

硼砂一钱　胆矾二钱

共为细末，入青鱼胆内，阴干研细，加山豆根一钱，瓷器收贮，吹患处流涎即愈。

治喉蛾闭结不开：

将土牛膝草捣汁，滴鼻孔中，吐去塞痰即愈。

治喉癣方　喉症惟此最迟，久则失音不可救。

西牛黄一分　真山羊血二分　川黄连五分　血珀三分　冰片一分　硼砂一钱　青果核灰三分　灯草灰五分

共为细末，每一茶匙药，用一茶匙蜜调之，放舌尖上徐徐咽下，一日五次，两月可愈。此方或加入蜒蚰、梅灰更妙。

喉症开关方

牙皂　巴豆

共为末，米汤调，刷纸上晒干，作捻子点火，以烟熏鼻孔，立能开口，鼻流涕涎，专治十八种喉闭。

又方　巴豆四五十粒，夹草纸内压出油，捻成油纸条，熏鼻并熏口内。

治咽喉失音方

人乳　白蜜　梨汁各四两　香椿芽汁四两，如无新鲜者，用干香椿芽为末亦可

右四味和匀，重汤煮熟，不拘时服。

痈　疽

治肺痈丹方　用尿坑内凿下坑堉，名坑砂，以草鞋包好，浸长流水中，七日取出，炭火煅红，醋淬三次，研细同捣，枣肉捣丸桐子大，每服二三钱，吐出血脓而愈。

又方　大白梨四只，铜锅煮烂，捣汁　上白蜜　上洋糖各八两

同熬将好，下川贝母末四两收之。

又方　用百年咸芥菜卤，久窖地中者，服数匙立起。此卤嘉兴府城中大家多藏之。

又方　将鱼腥草水煮，多吃即愈。

又方　将苡仁为末，糯米汤调下，或入粥内煮吃，或以水煎服，或将苡仁连根捣汁冲好酒服，总以当下脓血便愈。

治肺家吐臭痰，或吐如鱼腥痰要药：

川通草　芦根　苡仁　桔梗

治肠痈，腹中疞痛，烦躁不安，或胀满不食，小便涩。妇人产后虚热，多有此症。纵非痈，疑似间亦当服之：

苡仁三钱　瓜蒌仁三钱　牡丹皮二钱　桃仁二钱

右水二盅，煎一盅，不拘时服。

治腿痈方　未溃前服。

归尾一钱五分　官桂一钱　真汉防己一钱　蚕沙三钱　川独活八分　牛膝梢三钱　乳香一钱　木瓜八分

井水煎，食前服。

治阴疽痈发：

艾叶一斤　硫黄　雄黄各五钱

以水同煮半日，捣烂候温敷上，再煮再易，十余次，知疼者可生。

疔

治疔方，名**飞龙夺命丹**。

蟾酥二钱，干者酒化　血竭一钱　乳香二钱　没药二钱　雄黄三钱　轻粉五分　胆矾一钱　麝香五分　铜绿二钱　寒水石一钱　海羊二十个，即蜗牛是也　天龙一条，即蜈蚣是也，酒炙黄，去头足　朱砂二钱，为衣

右为细末，先将海羊连壳研为泥，和前药为丸，如绿豆大，如丸不就，入酒打面糊为丸。每服二丸。先用葱白三寸，令病人嚼烂吐于手心，男左女右，将药丸裹在葱白内，用无灰热酒三四杯送。于避风处，以衣被覆之，约人行五里之久，再用热酒数杯，以助药力，发出大汗为度。初起者服二丸即消，如不出汗，重者再服二丸，汗出即效。三五日，病重者，再进二丸即愈。如疔疮走黄，过心者难治，汗出冷者亦死矣。如病人不能嚼葱，擂碎裹药在内，热酒送下。疮在上食后服，在下食前服。服后忌冷水、黄瓜、茄子、猪肉、鸡鱼、湿面一切发风发疮毒物。又忌妇人洗换，狐臭人，触之必发。此药活人多矣。

按：疔毒，切忌用风气药、发散药。盖疔毒散则死，聚则生，腐则生，不腐则死。须外敷拔疔腐药，内服清凉解毒诸药。凡疔发于头面者，切不可用冷药敷之，逼热毒于喉间，不能生矣。

又方　名**追毒丹**，取黄去疔头脓者。

蟾酥一钱，干用酒化　蜈蚣酒浸，炙干黄　硇砂一钱　雄黄二钱　轻粉一钱　白丁香一钱，无此味加巴豆　巴豆七粒，去壳不去油　朱砂二钱，为衣

右俱为细末，面调水为丸。如丸不就，用酒打面糊为丸，如麦大，两头尖，入于针破口内，用水澄膏贴之，后用膏药，及生肌散，追出脓血毒物。又如有黑陷漏疮，四围死败肉不去，不生肌者，亦用

此药,追毒去死肌生新肉方愈。小者用一粒,大者加之。病轻者不必用针,只以手指甲,爬动于疮上,以药放好,用水澄膏贴之,其疮即时红肿为度,去其败肉为妙,用之神效立验。

水澄膏方

将白芨末放在盏内,用水澄下去,用纸贴之。以此膏围贴,则不伤好肉。

治面上生疔肿大:

用活虾蟆一只,将小刀划开胸前,露出肝来,取下贴在疔上即愈。

治疔毒生唇上:

在大腿弯中紫筋上,用银针刺出血来即愈。此名委中穴。

治红丝疔:手足间有黄泡,即起红丝一条,走入心腹,令人闷乱不救。皆因大喜大怒,气血逆行所致。

急用针于红线所到之处刺之,挤出恶血,再细嚼浮萍草根,敷之立愈。

拔疔方

荔枝肉二个　吸铁石一分　雄黄三分

右共捣,分作三饼,分三次敷之,其疔自落。

又方　荔枝肉　虾蟆肝　黄丹

同捣敷之。

又方　荔枝肉一二个　蜗牛三四个

右和烂鸡屎同捣烂,入升药少许,刺破皮肤涂上,疔根自出。

又方　将银簪脚刺破疔头,用多年露天铁锈,或水中者更妙,研如飞面,将四五厘搽入刺孔内,外用膏药护之,疔根丝丝拔尽愈矣。

治疔方　用患者耳垢、齿垢、手足指甲屑和匀,如豆大,放茶匙内,灯火上炙,少顷取作丸,将银簪脚挑开疔头抹入,外用棉纸一层,津湿覆之,痛立止。内服仙方活命饮二贴,兼可治红丝疔。

治疔膏药方

乳香一粒　麝香米大一粒　黄连末　连翘末　桃仁二个，去皮

右同虾蟆肝、肠、肺三味共一处，入乳钵内捣如泥，白皮纸一小方，摊膏药贴患处，三四日连疔揭去。

治疔方

用家园菊花捣烂，取汁一碗，服下即愈。无花，根叶捣汁亦可。有此方，诸方可废。

广疮结毒

治广疮结毒神效方

川芎　当归　金银花　花粉　防风　生半夏姜、矾制　川贝母去心　海螵蛸去皮，水飞　白芷各一两　南星一两半，姜汁制

用土茯苓一斤，米泔浸，竹刀去皮捣烂，不犯铁器，放砂锅内，用水四碗，将竹箸量定深浅，再加水四碗，煎至四碗，将前药末十两五钱投入，再加水四碗，煎至四碗，滤去渣，一日内服尽。忌盐与一切毒物、发物，粥饭只可淡吃。轻者一料，重者两料痊愈。一方每日调入八宝丹一分二厘。

八宝丹方

真犀黄一钱　血珀二钱　珍珠二钱　冰片一钱　滴乳五钱　飞面八钱　辰砂二钱　飞滑石四钱

又方

胡连　宣连　大川芎　牛膝各二钱　猪胰脂一个　皂荚子七粒

先将土茯苓一斤，以石捶碎，用水八碗煎至六碗，入前药又煎至五碗，入胰脂再煎至四碗温服，仍用水四碗煎至二碗服。第二次煎时，用竹箸在罐内，逐碗量定水痕。此疮必须先吃毒物发透，然后服此二三服，疮势便觉稍可矣。后剂即加苡仁、当归各二钱于前方内，照法煎服。重者不过四五剂，轻者无出两三服，遍体贴然，且无结毒之患。脱痂后，再服排毒散数贴尤妙。前药俱不可犯铁器，

切忌饮茶。

治头面结毒方

蕲艾一两　川椒八钱　麻黄去节，三钱　川芎二钱　白茯苓二两　猪头天灵盖骨火煅存性，五钱

右研极细末，蒸饼丸如绿豆大，饭后白汤下三钱，三四日疮口干燥不臭，是其验也。服至疮平方止。

治杨梅疮方

雄黄一钱半　轻粉一钱　杏仁三十粒，去皮

右共为末，用雄猪胆汁调搽。此武定侯府中方也。

治杨梅结毒方

僵蚕　蝉蜕各三个　猪牙皂三钱　皂角子七个，研碎　土茯苓三钱　生大黄一钱半　甘草三钱　川山甲三片，煅

右将河水二大碗，酒一大碗，煎一碗，不拘二服三服，以泻为度。若肠中一响欲泻，可即往高处出恭，不可复闻臭气，泻后若身子壮者，再服一服，弱者不必再服。忌鸡、鸭、鱼腥等物。

治结毒敷药秘方

真轻粉二钱　杏仁霜二十粒，去皮尖，取霜　番木鳖火煅存性，三钱　儿茶三钱，火煅　胆矾三分　片脑一分

右共研极细末，用鹅胆或猪胆调敷，一日一换，数日痊愈。

治杨梅疮点药

儿茶　杏仁霜各一钱　轻粉五分　冰片三分

右用鹅胆调点一次，过夜即脱靥。

治梅花疮点药方　凡棉花疮毒及下疳，或初感，或毒盛，经久难愈。

速用新槐蕊，拣净不必炒，每日早、晚服，在食前用清酒吞下三钱许，服至二三日，则热毒尽去除根，亦无寒凉败脾之病，此经验神方也。如不能饮酒，即用滚水盐汤俱可送下，但不能如酒速效耳。

治服轻粉毒，名**五宝汤**。

紫草　金银花　山慈菇各一两　乳香　没药各五钱

用新汲水六碗，好陈酒五碗，煎六七碗，空心温服取汗，不可见风，一二服其毒即从大小便泻出。若结毒，先服五宝汤，再用后搽药，如有烂去鼻与阳物等患，即能复原，应验如神。

搽药方

轻粉一钱　乳香六分　没药二分　血竭一分　儿茶一分　大珍珠三分　红羯子二分，烧灰　文蛤二分，烧存性　官粉六分，煅过　麝香一分　冰片一分　蟾骨五分　胎发二分，烧存性　白螺蛳壳二分，烧存性

右十四味，共为细末，瓷器收贮，用时先将浓甘草汤洗患处，然后搽之。

又方　腊猪头骨捶碎　土茯苓舂碎　金银花各一斤

水煎服，药毕即愈。

治杨梅，结毒洗敷方　脓水淋漓，臭烂不可近者。

枫子肉四两　轻粉一钱　蓖麻仁二两　芦甘石二钱　杭粉二两　花椒五钱

右共为细末，捣加麻油捶成膏，用油纸摊贴疮上。其疮先用花椒、甘草煎汤洗净，三日一换，五六次即愈。

治服霜粉，牙根腐烂，出血不止：

管仲　黄连各五钱

右二味为末，水一盅，煎四五沸，入冰片少许，搅匀漱口，每日一次。忌猪腥油腻一月。

下　疳

治鸡肫疳鱼口下疳方　妇入阴户臭烂，亦用此药愈。

熟乳香　冰片　珍珠末　象牙末　儿茶各三分　搽面粉一两，倾入银罐内，煅红鹅黄色　墙上白螺蛳壳洗净，入倾银罐内，煅过，净末一两

右共研细末，瓷瓶收固。若要上药，先用米泔水煎滚，入雄黄

三钱于汤内，淋洗患处，然后上药。不拘男妇，三日后立效。

治泻烛疳，半边溜烂是也。又名蜡烛疳，从内烂出者。

将人脚根上老皮，不拘多少，瓦上焙脆为末，黄柏末用猪胆汁拌，晒干再研，掺患处，乌金纸包头。

治下疳方

土墙上白螺蛳壳灰一钱　五倍子灰二分　灯草灰五分　甘草灰五分　黄柏灰五分　轻粉四分　牛黄五厘　儿茶五分　冰片五厘

右为细末，先用皮硝汤洗，次用土茯苓汤洗，后将药掺患处。

又方　大红绒一钱　冰片三分　铁锈一分　凤凰衣五分，煅存性　血竭一钱

右研极细，敷患处效。

又方　用白鹅一只，以白米养三日后，取鹅粪，以新瓦焙干黄为末，每粪一钱，和丹砂一分，冰片一分，共研极细，用米泔水洗净其疮，如疮干用雄猪胆润之，以药敷上，如疮湿则不必用猪胆润之矣。

又方　窑底蚬壳烧红，童便煅七次　橄榄核烧灰　冰片五厘　陈鸭蛋壳内衣

共研末，疳湿干掺，疳干唾津调搽。

中　毒

解百毒：

粉甘草生用，二两　绿豆一升

水煎服，立效。

又方　凡觉腹中不快，即以生黄豆试之，入口不闻腥气，此真中毒也。

急以升麻煎汁，连连饮之，将手探吐自愈。或嚼生矾一块，觉甜而不涩者是毒，否则非也。

治服截疟毒药，身体发肿气喘方　此症因药内有常山、砒信等

毒,使疟邪遏抑于内,药毒攻于皮肤头面,故满身浮肿,气逆发喘烦躁。

用生绿豆,或一升,或半升,连皮捣碎,滚汤泡出浓汁凉服,少顷肌肤间有声,一日夜肿消喘止。

解砒信毒:

急用蜜陀僧一两,或二两,研细冷井水飞,徐徐灌下,或吐或泻,则砒信裹在药末内出矣,神效无比。或外再以井底泥涂胸前,或以生蟹,或用田螺捣涂脐四旁更妙。

又方　白蜡三钱,研末,调鸡子清三五枚,入口即愈。

治信毒,并治银匠炉中䃋子毒方

锡灰一钱　鸡子七个

将二味搅匀,吃下即愈。按:锡灰即白铁消后,锅内所遗渣垢也。再连锅烧红,即化成灰,研为细末,每服二钱。若服毒过多,加倍用神效,诚急救良方也。

解食银硝毒方

将黄泥水,服二三茶杯即愈。

解斑猫毒方　中其毒者,必腹痛呕吐,烦躁欲死。

急以生鸡子清三四枚灌之,即时止痛而愈。

解误服水银方

在背阴处,掘地二三尺,取泥为丸,如梧子大,以冷井水过下碗,腹中即泻,水银随下矣。

解巴豆毒方　若中此毒,必口渴面赤,五心烦热,泄痢不止。

用黄连煎汤服。

解盐卤毒方

将豆腐浆灌下,或肥皂水,皆能令呕吐,切不可饮热汤,饮活羊血尤妙。

解烧酒毒方

用锅盖上气水一杯,灌下即醒。

解中白果毒方 小儿食之过多，饱胀欲死。

急用白鲞头煎汤，频频灌之，少顷自定。

解食桐油呕吐不止方

将干柿饼食之立解。

解颠狗咬方 即不咬破亦有毒。

先用蓑衣草，扎住两头，以众人热小便洗，搦去血水。急取斑猫七个，去头翅足，酒洗，和糯米一把水淘，趁潮同斑猫炒，以米黄为度，须于铜勺内炒，加入六一散二两，共为细末，酒下，或木通灯心煎浓汤下。老少虚弱者，分作四分；壮年者，作两服。当时一服，余明日清晨服。服后，本人头顶心必有红头发一根，要拔去。将草纸摊在灰沙内，撒尿于其上，应有或红或白恶物如狗形者。如服完，即无狗形出，亦不妨矣。服后用甘草汤漱口，要忌一切荤腥、油腻、鸡鸭蛋。百日内要忌房事，如不忌，男女俱伤。小红赤豆、茄子、狗肉，终身禁食。至茄子并不可相近。邪犬之形，尾反舌垂，舌吐出黑色者是，宜急避之。

治狗咬方

用木鳖子烧灰存性敷之。

解毒蛇咬方

明雄黄五钱　五灵脂一两

共研细末，每服二钱，陈酒送下，即将此末用麻油调敷患处，隔一时再进一服立愈。亦有加白芷、贝母四味等分者，亦每服二钱。

又方 用香白芷为末，每服三钱，麦冬煎汤调服。其腥气黄水，从疮口出而愈。

解蜈蚣咬方

用旧毛竹箸，将圆头寸许烧焦，取下研末，敷患处立愈。

又方 取蜒蚰涂上，其痛立止。

治蛓毛刺方：

用甘草煎浓汤浸洗，砂糖搽之，糖霜亦可。

治误吞针方，名吸针丸。

用透活磁石生研，将黄蜡和捻如针，凉水送下，裹针从大便出。

治误食铜钱方

胡桃肉四两　荸荠一斤

共捣汁和酒服，其钱即消，自大便而出。

疮

治秃疮方

白鸡子油　松香　小儿头发

用香油煎油成膏，涂上即愈。

治一切秃疮并阴阳顽癣：

用不落水猪网油摊开，将松香研细，掺在网油上，卷如煤头，在灯火上烧著，下用蚌壳，内放生矾末少许，受滴下之油，乘热搅匀，冷定搽在患处。或用摊油纸摊膏贴更好。

治秃疮方

先用黄齑汁洗之，醋汤亦可。

皂荚七个，厕内浸七日，洗净，晒干，火煅　榆白皮煅　枯矾　牛烟胶　轻粉　霜梅肉　铜青

将醋浸调搽。

又方　白松香四两　肉墩头屑三两，烧灰存性　碎新青布二两，烧灰存性

将多年竹灯烙窝，放松香在内烧烊，连油滴出，以碗受之，将前三味调匀敷之，四五日后，待其自落即愈。

治对口疮神效方

用活鲫鱼一尾，去肠鳞捣烂，加发垢四两，白蜜少许搅匀，从疮外圈入，里面敷之极厚，留一孔出气，外以纸贴之，一二日即愈。

又方　**名蟾蜜膏。**

飞盐五分　葱白三茎　活虾蟆三个　蜜一两

共捣一处敷之。

又方 妇人头上油垢三钱 黑背鲫鱼一个，约一两 猪眼梢一对

右同捣烂敷之。

又方 将雄猪眼梢肉三钱，剁烂如泥，加滑石末四钱，和匀。敷患处，顶上以膏药盖之，拔去僵肉，放出黄水即愈。

又方 鲜茄蒂七个，干者加倍 鲜何首乌一两

右用河水三碗，煎一碗，食远服，一服出脓，两服收口。

治痄腮方

用陈石灰不拘多少，炒七次，地土窨七次，醋调敷立愈。

又方 山栀末、飞面各等分，猪胆汁、好醋各半，薄调敷患处。

治拍蟹毒：即手大指食指间所生，俗名丫指。

用活蟹打烂涂之。

治指上疔疮，名**天蛇头**，又名**雄公蛋**。

用鸡子一枚，顶上敲一小孔，先去其清，放杯内，后去其黄，仍以清入壳。将蜈蚣一条煅灰，明雄黄末一钱，二味共纳入壳搅和，以指入壳，周围以棉纸封固三四层，候一昼夜打碎，远远抛掷，切不可闻其臭气，此疮立愈。一方只用蜈蚣为末，鸡子不去黄，套指上候热，再换一个即愈。

又方 猪胆一个，入雄黄末一分，搅匀套指上，二三时即愈。

又方 雄黄细末，和蜒蚰捣烂，敷之即愈。

又方 雄黄七分 白芷三分

共为末，入雄猪胆内，套指上立愈。

治坐板疮方 生在臀上，俗名臀支疮。

用八九月间的西瓜皮，刮薄存一粒米厚者，日中晒脆研细，疮有脓则干掺，无脓将自己津涎调末敷上，少顷疮中即流出水来，敷二次即愈。

治烂腿方

用白芷、黄蜡、飞丹片粉，各等分，葱头捣猪髓调敷，油纸扎住，

七日一换，二次痊愈。

治脚面生疮不收口：

松香　枯矾　杉木灰各一钱

共为末，用麻油调涂，数次即愈。

治脱疽方　此症发于脚趾，渐上至膝，色黑，内痛不可忍，逐节脱落而死，亦有发于手者。

土蜂窠研细，醋调搽，应手而愈，真神方也。

治阴湿脚疮久烂：

铜青　胆矾各五分　飞丹二钱　蜜陀僧　轻粉　石膏煅，各一钱

右研末，临卧时掺上，痛一夕即结痂，或有痒处，毒水不干，又掺上，痒极擦之。

治脚指缝烂：

鲜鹅掌黄皮阴干，烧灰存性为末，掺之极效。

又方　好黄丹一味，掺三五次即愈。

又方　陈松萝茶末掺之。

治脚指缝湿烂痒方

用三白头升药底少许，和白糖霜打烂敷之。

治脚指头上臭烂疮方　俗名臭田螺。

青石屑用市中多人踏者，又要洁净者，须研极细　丝棉灰少许　冰片少许

三共和匀掺上，外以膏药贴之即愈。

治行路足肿方

用草鞋浸尿缸内半日，以砖一块，烧红置鞋于上，将足踏之，令热气入足内，肿即消。

治臁疮方

陈石灰　坑砂煅　伏龙肝　百草霜各一两

右共为末，先将葱艾煎汤洗之，桐油调敷，将草纸扎紧。

又方　修船旧油灰煨　东丹　石膏煨，各等分

右研极细,先将豆腐温水洗净患处,用麻油调药,敷之极厚,三日一洗一换,最无不愈。

又方 桐油 菜油 麻油各五钱 松香制,一两 飞丹制,三钱 铜绿二钱 黄占 白占各五钱

先将三油熬数滚,后入松香、黄白占,再熬数滚,后入飞丹、铜绿细末收之,摊隔纸膏贴之。

一方 松香只用三钱,铜绿只用一钱五分。

治臁疮久不收口方

杭州破黑伞纸烧灰 飞丹 轻粉各一钱 牛脚胎煅至周围焦枯,以刀刮下,再煅再刮,直煅至无心为度,三钱。

四味与猪油同捣极烂,做夹纸膏,以针刺孔,先以葱、椒、飞盐汤洗净,拭干贴之,生肌长肉,再贴五六日,收口而愈。

又方 用鲜桑白根皮一斤,生猪板油四两,共捣作饼,将一饼贴之,每日换一饼,五六日后,换生肌末药。用赤石脂、乳香、没药、白占、冰片、炒黄轻粉煅过狗胫骨,以麻油调涂碗内覆定,烧蕲艾熏黑碗内药,连番十余次,方以此药做夹纸膏贴之,数日即愈。

治湿烂臁疮,并一切顽疮不收口者:

麻油 柏油各二两五钱 管仲三钱 象皮五分,切片 血余一大团

同煎至发枯,去发再煎,滴水成珠,下炒飞丹五钱,方下后药:

朱砂 儿茶 轻粉 没药去油 川椒 樟脑各五分 乳香去油,三钱五分 血竭一钱

共为末,搅匀,离火候半冷,下黄蜡二钱五分,杭粉一两五钱,如法熬成膏,摊贴患处,一日一换,神效。

治臁疮久不愈者,**秘传夹纸膏**。

老松香 樟脑 虢丹炒 水龙骨即旧船底内油石灰

共为细末,溶化松香,加小青油和之,以油纸随疮大小作夹膏,洗净疮后贴之,二三日一换即愈。若不效,加白芷、川芎、螵蛸于前膏内。若不加入,以此三味煎汤洗之亦效。

凡臁疮用夹膏，须用旧伞纸以甘草汤煮，密刺其孔，比他纸尤效。如用寻常油纸，须用甘草、白芷、花椒、荆芥煎汤煮过，晒干摊膏，则不痛，且不生拐。

又方 麻油九两 大活雄鲫鱼一个，约斤许者 大枫子肉去油，四两

同熬至鱼焦枯，滤去渣，将油再煎，滴水不散，将油称见分量，每油一分，用飞炒过黄丹半分，加银朱二钱收之，摊贴。若不能收口，用哺胎不出鸡子，瓦上煅存性，研极细掺上即收口。此掺药方，不但治臁疮，凡结毒痈疽灸疮久烂者，立能收口生肌。

又方 名白玉膏。

乳香 没药 象皮 白蜡各五钱 轻粉四钱 蜜陀僧 铅粉 黄蜡各二两

以上除蜡，俱为极细末，先用真桐油一斤，放锅内火上滚透，去沫油，先入密陀僧末搅匀，取起入二蜡溶尽搅匀，待油稍温，方入细药，搅三百余遍，以大棉纸摊上阴干，随疮大小煎成膏贴，待疮中毒水流出，膏药遍黑，再换新者贴之。

又方 名紫脂膏。

好麻油四两 净花椒三钱 葱头七八个，连须七寸长

三味同煎至葱焦脆，去渣，入白色松香五钱，黄占六钱，文火煎化，去上面浮出渣滓，煎至油面上有花纹，急离火，倾碗内，加入好银朱一钱，搅匀收之。待冷凝将碗合土地上三日，去火毒。摊夹纸膏贴之。纸只要一面刺孔，每膏贴五日一换。如痛者用甘草汤先洗，痒者，花椒汤洗。若贴一膏即流尽黄水者，贴至五六膏而愈。若贴至三膏，方流尽黄水者，须贴至二十膏而愈。凡初贴之，膏出水者，膏中有毒气在内，揭下则无用。水尽后再贴之膏须存之，以待后来将长肉结盖时用此贴过旧膏贴之，以为收功最妙。

治湿毒臁疮方 芦甘石用童便制八九次，猪油调搽神效。

又方 伏龙肝 蚌壳灰各一两 轻粉一钱半

或加苍术一钱,黄柏一钱,各炒焦为末,和匀。用菜油调摊夹纸膏,将针刺孔扎疮上,三日一换,先用花椒、米泔煎滚洗疮。

治湿疮方

取桑树根上土中鲜白皮,去粗皮切细,同生猪油放石臼内打糍。先用冷茶洗疮拭干,用此药敷之,外以油纸盖之,将帛扎紧,换四五次即愈。加白蜡同捣作饼,反复贴之,一日夜再换,拔去毒水臭腐,生肌收口。湿疮与臁疮有别,湿疮有水窠头,不烂而甚痒,臁疮必烂而痛。凡治湿疮,切不可用升药及冰片,非惟不能奏效,反致溃烂难愈。凡远年湿风疮痒甚,诸药不效者,必有虫在内,须用药引出其虫,则用药有效矣。凡治湿疮,先用铅打薄片贴之,以帛扎住,毒水自流,流尽然后用药,方易见效。

又方　疥疮白泡亦治。

枫子肉一两　蛇床子炒　烟胶瓦上炒干　黄柏末　自死龟板炒灰,各五钱　黄丹二钱,水飞炒紫　真轻粉五分

右为细末,桐油调搽,上以油纸覆扎,五日一换,三次即愈,柏油调药更妙。一方无烟胶,有煅龙骨,用熟桐油调药。

又方　黄柏末　银朱　飞丹各五钱　煨石膏　龟板烧灰　蚌壳灰各一两　轻粉二钱　嫩松枝三钱

共为细末,菜油调作夹纸膏贴。

又方　名葱连膏。

飞丹二钱　乳香　没药　黄连各五分　血竭一钱　冰片一分　松香五钱　蓖麻子十八粒　葱白带须,七根

共为末,将葱头打烂和匀,以菜油调做夹纸膏贴之。

治臁湿疮方

黄丹　石无异各五钱　轻粉一钱　乳香　没药　樟冰　水龙骨　百草霜各一两

共为细末,桐油调夹纸膏贴之,前后翻换神效。或加血竭、血余、儿茶、螵蛸、银朱、铜绿等药,贴过旧膏药藏好,以备日后收疮口之用。

治一切疮毒，随贴随愈，并治风湿、痈疽、瘫痪、鹤膝风等症俱神效：

南星　川大黄　桃仁　羌活　半夏　草乌　川乌　红花　独活　当归各四钱

用真麻油一斤，加生姜一两，葱白不拘多少，乱头发一团，入药内熬焦枯色，用绢滤去渣，用上好松香一斤，入滤过清油内，又熬至胡桃花起，先加入蜜陀僧二两，再徐徐加入硫磺末半斤，投此二味时，务须慢慢洒入，不可太多太骤，以滴水成珠为度，将此膏药倾入水中去火毒。治热毒湿疮，遍体生疮，痛而不痒，手足尤甚，粘着衣被，日夜不得眠者，用石菖蒲三斗为末，铺席上卧五六日即愈。

治诸疮胬肉，如蛇头凸出寸许者：

用乌梅肉煅灰，掺上即愈。

治脓窝疮，名**鸡黄煎**

煨石膏三钱　寒水石二钱　黄丹　硫磺各一钱

共研极细末，将鸡子黄熬出油调敷。

又方　大黄三钱半　吴萸去梗，一钱半

共研细末，菜油调搽即效。

治诸疮掺药方

煅熟石膏一两　松香　白芷各三钱　樟脑二钱　轻粉五分　冰片一分

右为极细末，熬熟猪油调搽。治白泡疮更效。

治天泡疮方

黄柏末一钱半　轻粉一钱　雄黄一钱　青黛二钱　滑石一钱　寒水石二钱，火煅　银朱一钱半　辰砂五分　铅粉二钱　侧柏叶末一钱

右为细末，丝瓜叶打汁调搽立效。

又方　将绿豆装入粗瓦瓶内，以毛竹筷一把塞紧瓶口，再用瓦盆一个，底下凿一孔，将瓶倒插于盆孔内，盆内用砻糠、炭屑烧之，

绿豆油即在箸头上滴出，下以碗收之，俟出火毒，用油抹点疮上，二三次立愈。

又方 青黛 滑石

各等分，马兰汁调敷。

又方 石膏 黄柏 青黛

各等分为末，扁柏汁调敷。

治痱子方

将腊雪收藏瓶内封口，至端午日放黄瓜在瓶内浸之，封好，遇有痱子敷上即愈。

治痱疮痒痛方

滑石五钱 绿豆粉四两，微炒

右研细和匀，以棉扑之。一方有枣叶一两。

治痤痱作痒，抓之又疼，难于坐卧者，名**苦参汤**。

用苦参四两，大菖蒲二两，河水五瓢，同煎数滚，添水二瓢，盖片时。临洗和入雄猪胆汁四五枚，洗之避风甚效。

治一切热疖：

用芙蓉叶、菊花叶同煎水频洗，或捣烂敷之甚效。

治冻疮久不愈，年年发歇，先痒后痛，后即肿破出黄水，及出血不止者，名**雉脑膏**。

雄雉脑一枚，捣烂 黄蜡 清油

右三味，以文火熬成膏，去渣，瓷器盛用。每日涂疮上。一方用大蒜梗煎汤洗之。

又方 用白萝卜打碎或切碎，内拣大者切二三寸一段，同用水煮一二十滚，不可太烂，亦不可太生，以所煮汤熏、洗、浸，并将所煮萝卜在疮上摩擦，一日洗三次，连洗三日即愈，永不发。

治冬月手足开裂方

用清油五钱，文火煎沸，先入黄蜡一块煎化，再入光粉、五倍子少许，熬令稠紫色为度。先以热汤洗患处，火上烘干，即用药敷其上，以纸贴之，其痛立止，入水亦不落。若油中入粉多则硬而成块，须以火炙动挑敷亦不妨。一方无五倍子。一方加鱼胶、白芨末。

又方　名油胭脂。

用生猪板油去筋膜一两，入锅熬净，再入黄占五钱、白占三钱，同化清，次入银朱、黄丹各五分搅匀，以软能摊开为妙，敷之即愈。

又方　用童子剃下头发，洗净令干，将一二两放勺内熬烊，入羊油再同熬，令其无滓，去火俟冷如膏药，捻成细条，放入缝内，一日夜即裂缝不痛矣。

治汤火疮方

当归　生地各一两　麻油四两　黄占一两，白者只用五钱

右先将当归、生地入油，煎枯去渣，将蜡溶化搅匀，候冷即成膏矣。用涂患处，将细纸盖之极效。若发背痈疽溃烂者，用之亦甚效。凡死肉溃烂将脱，止有些些相连者，宜用剪刀剪去，盖死肉有毒，去迟则伤新肉矣。死肉去尽，尤宜速贴，盖新肉最畏风寒，切不可忽也。

又方　将猪毛煅存性研末，加轻粉、硼砂少许，麻油调和，敷之立效，且无斑痕。

又方　用鸡子黄置银石器中，熬出油，调胡粉敷之。

治汤泡方

将煮熟鸡子黄，炒出油一杯，调生大黄末一两搽之。

治火汤热油伤方

用生鸡子清，好陈酒冲和调敷，三次必愈。

治火烧烂神方　凡遇此症，切不可浸冷水中，热毒内攻，必烂至骨。

用好陈酒一二十斤，倾入浴缸内，略烧温，令患者坐酒中浸之，极重者不死。

治火烫伤方

急使一二岁小儿，不拘男女，撒尿于室中结实净土地上，少顷

取地面上浮腻滑湿之土敷之,即日止痛,解火毒甚妙。

治汤泡火烧方 此症切不可用冷水浇洗。

如药不便,先饮童便一碗,或生萝卜汁一碗,再将生大黄细末,或香油,或生桐油调敷。如烂至肌肉者,用山野人家百草霜三钱,轻粉一钱五分,研末,香油调敷甚效。

治初烫与溃烂方,名**解毒行血膏**。

当归 刘寄奴 头发洗净 生地各一两

将麻油六两,铜锅内煎至发化药黑,滤去渣,下白占八钱,不住手搅匀,候药稍温,下生寒水石、煨大黄、嫩黄柏、生矾末各一两,轻粉末二钱,搅至药冷,埋土内出火毒,患者涂之。

治漆咬疮方 木形人每患此症。

用杉木皮煎汤洗之,蟹壳汤洗亦可。

又方 将活蟹捣烂涂上即愈。

取疮中多骨方

用乌骨鸡胫骨,实以砒石,盐泥封固,煅红出火毒研末,饭丸,粟米大,将白纸捻送入孔中,以拔毒膏贴之,其骨自出。

诸丹毒

治蛇丹方

刺鳝鱼尾血,同蜒蚰捣涂。

治火丹方

将蜒蚰捣烂,磨好京墨汁和涂之。

又方 柏叶 蚯蚓泥韭菜地上者尤妙 黄柏 大黄各五钱 赤小豆 轻粉各三钱

共研末,新汲水调搽。凡生火丹流火,切不可吃猪肉,吃则发肿不消。

又方 将冬青树叶捣烂,和入鸡子清,敷患处,以绢缚之,一周时即愈。

治流火方

鲜紫苏　鲜凤仙花

将二味洗净，连根叶捣烂，放木盆内，以滚水冲入，将脚架盆上，熏至可洗，以软帛洗之立愈。十余年者，不过洗三四次不发矣。

治流火毒方

大黄　山栀　黄柏　雄黄　南星

右为末，将瓦花捣汁，调敷立效。

无名肿毒

治无名肿毒未成，初起五天之内，照方一服即消。如毒旺者，接连三服，无不消尽，真神方也。

用鸡蛋一个，倾在碗内搅匀，入芒硝一钱，隔汤炖熟，用三白酒照量饮，食尽为度。

内托护心散　防毒气攻心。

真绿豆粉一两　乳香五钱　灯心灰

右共为末和匀，以生甘草一两煎浓汤，调一钱，时时呷之。

治男妇小儿一切无名肿毒：

将苦丝瓜连筋带子，烧存性为末，每服三钱，白蜜汤送下，日二服，夜一服，则肿消毒散，不致内攻，真妙方也。

治一切无名肿毒，鱼口便毒，杨梅结毒等症即消，名**二角消毒散**。

雄羊角二斤　血余炭一斤　穿山甲半斤　角刺灰一斤

右四味，俱用文武火煅灰存性，每服二钱或三钱，酒送下。

治一切无名肿毒，瘰疬尤效，名**四制鲤鲮丸**。

归尾五钱　大黄　荆芥　桔梗　乳香炙　没药炙，各二钱　黄芩　连翘各三钱　防风　羌活各二钱半　全蝎一钱　蝉蜕二十个，去头　僵蚕二十五条　牛皮胶一两，土炒　雄黄七分

用金头蜈蚣四条，去头足分作四样法制：一条用姜汁搽焙干，

一条用香油搽焙干，一条用醋搽焙干，一条用酥搽炙。再用穿山甲四两，亦作四制：一两用红花五钱煎汤煮焙干，一两用牙皂五钱煎汤煮焙干，一两用紫草节五钱煎汤煮焙干，一两用苏木五钱煎汤煮焙干。

上药共为细末，真米醋打糊为丸，每丸重一钱二分，朱砂一钱五分共为衣，瓷瓶收贮，瓶内放麝香五分以养之。每服一丸，滚酒送下，未成内消，已成出脓，神效。

治诸毒已成，未脓之际，服此毒不内攻，名**琥珀蜡矾丸**。

白矾一两二钱　黄蜡一两　雄黄一钱二分　琥珀一钱，另研极细　朱砂一钱二分　白蜜二钱

右四味，先研极细，另将蜜与蜡，铜勺内溶化，离火片时，候蜡四边稍凝，方入上药搅匀，共成一块。一人将药火上微烘，众手急丸小寒豆大，朱砂为衣，瓷瓶收贮，每服二三十丸，白汤食后送下。病甚者，早晚日进二次。

移毒方　凡毒在紧要处，移在闲处，庶不伤命。

用地龙装在经霜丝瓜内，煅枯焦连瓜为末，每瓜末三钱，入麝香二分，乳香、没药各五分，雄黄一钱，蟾酥一分，黄蜡一两，共为末，蜡丸，每服三分。上部要处，甘草、桂枝、麻黄煎酒下，即移在手上而散。如在背上，羌活、防风、姜煎汤下，移在背上。如下部，木瓜、牛膝、灵仙、陈皮、独活、姜煎汤下，移在足上。神效。

治阴症诸毒膏

附子　肉桂　川乌　草乌　大戟　芫花　甘草　甘遂各七钱

一方加干姜一两四钱　附子

麻油二斤煎。

治阳症肿毒膏

马钱子四两　大黄　生地各二两　薄荷　玄参　黄柏　黄芩　栀子　血余各一两　蜗牛十个

右用麻油煎去渣，滑石研末收。

治诸恶疮肿核，赤晕已成脓，不肯用针刺，以此药代之。但用小针点破疮头，贴上膏药，脓即自溃，此秘妙良方，名**万宝代针膏**。

蓬砂　血竭　轻粉各一钱半　金头蜈蚣一个　蟾酥五分　雄黄一钱　冰片少许　麝香一分

右为细末，用蜜和为膏，看疮有头处，用小针挑破，以药少许，放纸上封贴，次早其脓自出。如腋下有要孩儿，名暗疔疮，或有走核，可于肿处，用针挑破，如前用之。忌鸡、羊、鱼、酒、面等物，吃白粥三日为妙。

加味太乙膏

肉桂　白芷　当归　玄参　赤芍　生地　大黄　土木鳖各二两　上阿魏二钱　轻粉四钱　槐枝　柳枝各一百段　血余一两　东丹四十两　没药末三钱　乳香五钱　麻油五斤

将药入油熬熟，滤过炼成膏，每油一斤，加丹六两五钱，夏秋再加五钱。

治痈疽神应膏

真阿魏三钱　麝香二钱　朱砂四钱　雄黄　五灵脂　甘草各一两　川乌　草乌各四两

将新鲜闹羊花十斤，拣去梗叶，打自然汁，入瓦器中煎成膏，如稠糖为度。将药为细末，入羊花膏内搅匀，勿令凝底。用大瓷盆几个，每盆将药摊一薄层，置烈日中晒干，取入瓷瓶封固。如遇肿毒，用酒调匀如半干糊，将笔蘸药，先从红肿上面画一圈，待药将干，再画第二层于圈内，与前圈相连，即将酒润旧干圈上。待第二圈将干，再画第三层于圈内，与第二层相连，又将酒润外边干处。每干一层，再画进一层，止空当头，如豆大一孔，使毒气从此而出。圈完用酒常润药上，不可间断，至半日乃止。待药自干落，不必洗去，其毒自消。一方只用三味：新鲜闹羊花五十斤，打烂绞汁熬膏，川乌、草乌末各一两，和入膏内。用法同前。

八仙膏

龙骨　赤石脂　儿茶　血竭　乳香　没药各一钱　轻粉五分或一钱　冰片二分

用麻油二两，入当归五钱，煎枯去渣，入龙、石、茶、竭四味，再煎一二沸，次入乳、没，略煎匀，后入黄占五钱，溶化冷定，入轻、冰摊贴。

千捶膏

松香锅内溶化，倾入清水内片时，揉白取用，约一斤　蓖麻子六两，净柏油二两　白蜡二两　大黄　银朱各二两　左顾牡蛎二两，用粗草包好，入火内煨存性

捶膏之法　在光平青石上，先将松香一二两，与蓖麻一二两，铺于石上，用铁锤打碎，干则加蓖麻，湿则加松香，余药亦渐渐掺入，捶至极细腻为度。遇无名肿毒，摊贴用麝香少许，初起者一张便效。若已溃者，用阿魏少许，即止痛且易收口。此膏忌见火，须隔汤炖软摊之。

蜜膏　治一切臁疮、痰、疬、广疮、下疳久不收敛者。

松香一斤四两，醋葱汁煮过为末，筛净一斤　黄占　白占各一两　轻粉一两　乳香　没药　樟冰　象牙末炒　竹蛀屑　龙骨火煅　赤石脂醋煅　海螵蛸去壳　人中白煅　面粉炒，各五钱　儿茶三钱　血竭六钱　白蜜一两　桐油十三两

右十八味，先用松香溶化，次下桐油，次下黄、白二占，次下龙骨等药，次下轻粉，次下象牙末，次下乳没，次下樟冰，次下白蜜。

生肌收口膏　治诸疮并下疳及轻粉毒。

乳香　没药各去油　儿茶　血竭　轻粉各一钱　寒水石　水龙骨各煅　韶粉各三钱　发灰　黄占　白占各二钱　麻油四两

将油先熬数沸下蜡，后下药末，用槐枝搅匀摊膏。先以防风、荆芥、苦参、黄柏、黄连、连翘、银花、甘草、槐花、绿豆粉各三钱，煎汤洗净其疮，然后贴之。一方有郁金一味。

卷四　公选良方

跌打损伤

黎洞丹　治一切无名肿毒，昏困欲死，并跌打损伤，瘀血奔心，昏晕不醒等症。

牛黄　冰片各二钱五分　阿魏　雄黄各一两　麝香二钱五分　生大黄　儿茶　天竺黄　人参　三七　乳香去油　没药去油　血竭　藤黄隔汤煮十数次，去沫，用于羊血拌晒，如有山羊血加五钱，不必用于羊血，以上药各二两

右共为末，将藤黄化开为丸，如芡实大，若干，少用白蜜，外用蜡皮封固。每服一丸，用无灰酒送下。外敷用茶卤磨涂，忌一切生冷发物。

紫金酒　治一切风气，跌打损伤，寒湿疝气，移伤定痛，血滞气凝。此酒善通经络，沉疴久病，无不获效。每饮三五杯，立见痛止。若预饮之，跌伤亦不痛。

官桂　明乳香　没药　广木香　羊踯躅　川羌各五钱　川芎　玄胡　紫荆皮　五加皮　丹皮　郁金　乌药各一两

右为粗末，将好酒十斤，悬胎煮三炷香，分作十小瓶。

治跌打损伤，刀箭伤，军中第一仙方

生狗头一个，将肉刮净，露天火煅存性，为末　人指甲灰　血余灰各一钱　陈松香五钱

共研极细，掺伤处，断骨即续，刀伤即愈。以四味等分，将酒内服亦可。

洗方

防风　荆芥　甘草

共煎汤，无风处洗。

治箭镞木器伤方

用艾绵摊成饼子，将火硝细末铺上，再用大蜣螂捣成末，铺火硝上，包在伤处，一日一夜即出。

又方 用陈腊肉去皮，取红活美好者，连肥切细，将新象牙末及人指甲末，拌腊肉内，剁合一处，厚敷四旁，一饭顷其镞自出。

一方 巴豆微炒，同蜣螂虫，同研敷之。

治金伤箭镞伤方

真降香一两 五倍子五钱

共为末，掺患处，扎好即收口。加象皮一两更妙。

治金疮方

用沥青不拘多少为末，加响铜屑和匀，掺立愈。

又方 陈石灰 无毛小鼠 韭菜根

共捣极烂作饼，贴在背阴墙上，待干用刀刮下，研细末敷之。

又方 并治筋骨断。

生半夏 降香节 红铜屑 五倍子炒

右各等分为末，掺上扎好。

又方 降香节 制白松香各一两 血竭一钱五分 没药五分 文蛤五钱，炒

共末掺扎。一方：用炒五倍子五钱，不用蛤。

又方 五倍子炙 黄丹 血竭 大贝母各一钱 赤石脂四钱 海螵蛸二钱，炙 龙骨二钱

共为极细末掺之。

又方 用好鸡骨炭，掷地有声者，不拘多少，与好松香等分，捣成一块，用老韭菜汁拌入阴干，如此捣拌三四次，方研细末收贮。每遇金疮敷之立愈。切不可饮冷水及稀粥，只吃干饭。

又方 白蜡一两 藤黄三钱

将麻油四两煎数滚，后下二味再煎数滚，涂伤处立愈。此方止

痛止血，并治打伤及汤火伤皆妙。

一方　用白蜡二钱，藤黄一钱，麻油一两。

治刀斧伤，止血定痛生肌。

真降香锉碎，炒存性　五倍子微炒　头发灰

右各等分，为末掺之，将干箬叶护住，以软绵扎定，两日一换敷。

立止血方　并治针灸疮肉发红出血，及一切血管出血不止者。

用热黄牛粪涂之即止。

立止血方

用旧绵絮，烧灰掩之。

集灵接骨膏

生地　当归　大黄　寄奴　雄鼠屎各二两　闹羊花　红花　上肉桂　川乌　草乌　大戟　芫花　甘草各一两　甘遂五钱　五灵脂　山甲各一两　紫荆皮　血余　地鳖虫各三两　野苎根四两

右用麻油四十四两，桐油二十四两，煎丹收好，加乳香、没药、血竭、阿魏各一两，加桃、柳、桑、槐更妙，另用地鳖末一两，闹羊花末五钱收。

接骨丹

将粪窖内多年瓦片洗净，醋煅九次研末。每末一两，加五加皮、男子发灰各五钱，好醋调，每岁一分，好酒送下。再用竹四片，将竹青向内，夹定患处勿动。若皮破者，勿用掺药。

又方　古铜钱五钱，醋淬四十九次　骨碎补去毛，焙，三钱　乳香　没药各去油　自然铜醋煅　土鳖虫用生半夏一钱半炒，去半夏不用，以上各三钱　血竭二钱

共为末，服一分，加瓜蒌仁七个同研，放舌上，酒送下。头一次，加麝香一厘。

又方　用母鸡一只，要一斤重者，杀后连毛骨剁烂如泥，再将鸡血和内再剁，敷于患处，用绸包紧，三日即愈。

透骨丹 治跌扑损伤，深入骨髓，或隐隐疼痛，或天阴则痛，或年远四肢沉重无力，此药主之，真神方也。

闹羊花子一两，火酒浸，炒三次，童便浸一次，焙干 乳香 没药不去油 真血竭各三钱

右为末，称准和匀，再加麝香一分同研，瓷瓶收贮封固。每服三分，壮者五六分，不必用夜饭，须睡好方服，酒可尽量送下，服后避风，有微汗出为要，忌房事、酸、寒、茶、醋等物。虚弱者，间五日一服；壮实者，间三日一服。

桃花散 治跌损刀伤，狗咬烂脚等症。

年久风化石灰十升，炒至桃花色存性 锦纹大黄一两，焙脆研末

将真麻油调敷，当日敷更效。

加味鼠灰散

陈石灰六两 大黄一两 童子发灰 乳香 没药 蒲黄略炒，各三钱

上石灰与大黄同炒，至石灰紫色为度，研细，取未开眼小鼠，捣极烂和药，又捣匀为饼，布包悬挂阴干。不拘刀斧等伤，研末用韭汁拌敷之。

治跌打损伤方

闪挫初时，即于无风处，将纸捻触鼻内，用力打喷涕二三十，则气升而止痛。再用胡桃肉捣烂倾热酒内，尽量一醉而愈。

又方 用韭菜打汁，与童便各半，和热酒饮醉。或有折伤脱节，外用糟汤浸洗，忍痛揉上，用竹木绑扎，急寻地鳖虫炙脆为末，酒调服。

又方 骨节跌损脱者，将生蟹一只，打极烂，用滚热酒倾入，连饮数碗，即以蟹渣涂患处，半日间瑟瑟有声，脱处自合。不能饮者，数杯为率。

又方 地鳖虫酒炙，十个 地蟮干焙干，十条 自然铜醋煅，二钱 骨碎补三钱 乳香五分

右为末，加苏木三钱，酒煎服。

又方　名七厘散。

当归尾　红花　桃仁　大黄酒浸晒干　自然铜醋煅七次。以上各一钱　土鳖虫去头足炙焦，五钱　黄麻根烧灰存性　血竭　乳香　没药　儿茶　朱砂　雄黄　古铜钱醋煅七次。以上各三钱　麝香五分　骨碎补去毛，三钱

右为末，每服大人一分二厘，小儿七厘，以陈酒送下，出汗为度。

和伤方

用远年地坑中坑砂，其坑虽不必在露天，却要透风，有日光照着者为妙。其砂取淌水石畔凿下，厚三四寸者更佳。放屋中净瓦溜中，风吹雨洒，日晒夜露，常常反转，四五个月，看两面俱白，已无臭气，研极细末，每两配入辰砂二三分，每服五六分，空心放舌上，陈酒送下。此方兼治一切虚劳吐血发热，并妇人一切血瘀干血痨症。

治青肿，不拘破不破，不用开刀，一夜复原不痛，名**松肉葱白膏。**

将不精不肥鲜猪肉二斤，去皮骨，加葱白要一斤半，再加明松香三两研极细末，以筛筛过，方可连葱放在肉内，斩为极细，摊敷患处，以布脚带裹扎紧，不可宽，至周时皮肉还原，与不打无异。床上房内最忌放毡皮等物，须切记。若脓血水任其流放，总不妨。

治周身打伤方

用大生蟹一只，小者两三只，捣极烂，大热酒冲服极醉，一夜即安。

治头面跌扑青紫方

用生半夏末，醋调敷之神效。

治破伤风久不愈，手背强直，牙关紧闭者。

南星姜汁制，一两　防风一两　蝉蜕五钱

右为细末，每服三钱，滚黄酒一碗调服，再吃生葱三四根，以被

蒙头出汗，汗尽为止，忌烧酒。病重者，加鱼鳔一两，炒存性研末，每服三钱，黄酒调下，其风自退。

一方名独胜散。但用蝉蜕五钱，去头足为末，好酒煎滚服之。

临杖预服方

自然铜醋煅七次　当归酒洗，打　无名异洗去浮土　土鳖虫　乳香　没药　地龙去土，晒干　苏木

右各等分为末，炼蜜丸，鸡豆大，每服三丸，开水下。

治杖伤方

初杖时，甚者即服童便酒，红花酒。伤处用热酒浸揉洗，血净或未净，即用热豆腐铺上，其气如蒸，则血散矣。豆腐连换数次。或白萝卜煮半熟打烂，乘热敷上，连换则不致成杖痈伤命，亦不致溃烂日久也。

又方　用细白矿灰成块者五钱，以泉水或井水，入灰于内化碎，搅数十下澄清。将麻油小半碗亦可，以前澄清灰水倾去灰脚不用。清者倾入油内，以箸搅数十下，其油即干。次将大黄细末五钱，樟冰五钱，同研匀入油内调和，然后敷上，以皮纸盖好，再加草纸，用脚带扎紧，立时黄水血水流尽，松则再扎，肿消痛止而愈。

一方　加生半夏末五钱，白蔹二钱尤妙。

又方

用毛竹节烧灰，重者五钱，轻者三钱。好热酒送下，其痛立止。

治棒疮神膏

用猪板袖一斤熬去渣，再入黄蜡三两同熬，滴水软硬得中，再下乳香、没药去油，儿茶各一钱二分，冰片一钱，共为细末，即倾入瓷器内，候温再加轻粉末三钱，布上摊贴，三日满口，五日平复。

神效打板膏　治死血郁结，呃逆不食，并夹棍伤烂。

乳香　没药各去油三两　轻粉　血竭各三钱　冰片三分　麝香一分　樟脑二钱　黄蜡一两二钱　猪板油熬，去渣，净油三两　儿茶二钱

右为细末，将油、蜡同化成膏，贴患处，昼夜流出恶水，即时苏醒。

治夹打伤痛不可忍者：

活鲫鱼一个，约二三两重者　陈酒糟一盅　铜末五钱　胡桃肉四两

共捣敷患处。

预备夹棍方　并名**小金莲方**。

乳香　没药各去油，一钱　蓖麻仁炒　川乌　草乌各五钱

右共为末，将肥皂二十个，去弦及内外筋膜，同药捣极烂，在夹棍先一日，做四饼，敷两拐骨过夜，次日洗去，任夹无妨。如治妇人金莲，敷在足骨上过一夜，次日洗去，骨软如绵。

又方　肥皂四五个　地鳖虫二十个　铜末五钱　陈糟二两

共捣敷如前法。

治夹棍疮方

初夹下将猪肉四两，用胡椒照人一岁一粒，捣烂敷上扎好，不用洗，不可解动，一夜即愈。

又方　一出衙门，即用热童便一盆，将足浸之。如便冷，烧红砖二块淬之即热。直至童便面上，浮起白油，其伤尽出，庶不痹痪。再用肥皂捣如泥入鸡蛋清和匀，敷伤处，以草纸包裹，用脚条缚紧，一夜不动即效。

内服末药方

人中白煅一两　自然铜五钱　乳香去油，二钱　木耳烧灰存性，五钱　牛膝三钱

共为末，再用牛膝三五钱，煎酒调服。

如无末药，可用：

当归　川芎　乳香　独活　鳖虱　胡麻　毛姜　红花　五加皮各一钱

将生白酒一壶，煎数沸，随量饮，避风寒，厚被盖出汗即愈。如

骨伤,加土鳖一枚。

治拶伤方 指上拶过有凹痕,用银朱和酒磨浓,依痕圈之自复。

治自刎断喉方 自刎者,乃迅速之症,须救在早,迟则额冷气绝,必难救矣。

初刎时,气未绝,身未冷,急用热鸡皮贴患处,安稳枕卧,或用丝线缝合刀口,掺上桃花散多些为要。急以绵纸四五层,盖刀口上,以女人旧布裹脚,周围绕五六转扎之,颈项郁而不直,刀口方不开。三日后急手解去前药,再用桃花散掺刀口,仍急缠扎。过数日,用红肉膏敷患处,外用生肌长肉大膏药贴之,再以绢帛围裹,针线缝紧,俟其长肉收功。

桃花散方

石灰半升 大黄一两五钱,切片

二味同炒,至石灰变红色为度,去大黄,筛极细末,此药并治一切刀疮出血不止俱效。

余粮丸 治脱力劳伤。

皂矾八两,用红醋二茶杯煅至通红色,放地上出火毒 余粮石四两,醋煅七次 砂仁四钱,姜汁炒 白豆蔻三钱 枳壳四钱,炒 厚朴四钱,炒 真广皮三钱 干漆一两,炒到烟尽 白芷二钱 川贝母二钱 铁梗茵陈五钱,不见火 海金沙一钱 益母花五钱 广木香二钱 地骨皮二钱

右各为末,煮黑枣为丸,缓症朝服七分,夜服八分,重症每服一二钱,好酒下。此方不独治肿胀,如妇女干血痨,产后朝凉暮热,男妇反胃、噎膈、腹痛,小儿吃泥土生米等物,及积年虚黄脱力黄疸等症。极重者,服至六两全愈。孕妇忌服。服此药者,忌河豚,终身忌荞麦。

又方 禹粮石四两,醋煅 皂矾四两,浮麦煅红透 生地二两,醋炒 熟地二两,酒煮 当归一两,酒炒 贝母去心,一两 红花五钱 香附

童便浸炒，二两　生木香一两　陈香橼炒，二两　白术土炒，一两　茵陈　杜仲盐水炒　砂仁去衣　蔻仁炒　白芷炒　川牛膝酒炒　川椒焙　陈皮炒　陈松萝　百草霜炒　枳壳各一两　豨莶草酒拌，晒　益母花各二两

右共为末，枣肉二斤，丸桐子大，朝服七分，暮服八分，陈酒送下。忌荞麦、诸豆、面食、鱼腥、萱花、糟物、瓜茄、生冷。产后去皂矾。

围　药

将军铁箍散　治诸毒疮红肿突起，用药四围箍之，不令滋蔓走注毒气。

南星　大黄　苍耳根　盐霜白梅各一两　白芨　白蔹　防风　川乌各五钱　草乌　雄黄各三钱

右为细末，先以苍耳根、霜梅捣烂拌药，如干入醋调得所，于疮四围用药作铁箍敷之，止留疮高突处，如药干，以鸡毛蘸水润之，日换二三次大妙。方内亦可再加陈小粉、五倍、白芷、蜗牛、芙蓉叶、薄荷、人中白等药。

又方　白芨　白蔹　南星　半夏　刘寄奴各四两　草乌　五倍子　石膏　大黄各六两　芙蓉叶八两

右共为末。毒硬者，绿豆粉和醋调敷。毒软者，以蜜调敷，留头出气，外以纸贴之神效。

又方　五倍子十两，焙黑　凤仙花子三两　皂荚三两，炙灰存性　大黄　陈小粉炒黑　明矾各三两　土木鳖炒黑　人中白如无，皮硝代之。以上各一两

共为细末，醋调敷神效。

一方　加芙蓉叶三两。

围药方　无脓即消，有脓即溃。

五倍子一两　白芷六钱　藤黄　百草霜各三钱　生半夏　生南

星　白芨　陈小粉　飞面各四钱

共为末，红醋调敷。

一笔消　治一切痈肿。

雄黄　胆矾　硼砂　藤黄　铜绿　皮硝　草乌各一两　麝香二钱

右为细末，和蟾酥为条，如笔管大，金箔为衣。用时以醋磨浓，将新笔蘸药涂四围，连涂数次即愈。

神应围药　治气血不和，壅遏为疮，高肿赤痛者，又兼治痰郁寒湿为疮者。

用雄小活鲫鱼七个，鲜山药四两，大葱头连须二十一个，共捣烂，再用千年陈石灰半斤，生南星、生半夏、白芨、赤芍细末各一两，和匀阴干，再研为细末。临用之时，蜜水调敷四围，外用绵纸掩之。

治一切无名肿毒围药

藤黄五钱　五倍子二两　白蜜　葱头各一两

用米醋调围患处，留顶勿敷。

应手散

金银花　白芨　白蔹　川乌　草乌　芙蓉叶　南星　半夏　大黄　五倍子炒黑　陈小粉炒黑　陈石灰用桃、桑、槐枝拌炒红色为度，各四两　牙皂二两　乳香　没药　蟾酥各五钱　丁香四钱

共研细末，临用时加麝香一分，阳毒用醋调敷，阴毒烧酒调敷。如毒坚硬，加鲜山药、葱白头、人头上垢、糖霜，捣和前药，调敷患处，中留一孔出气。

四虫丹　治诸般疔疮发背，一应恶疮神效。

芙蓉叶　紫地丁各一斤　千金子十两，去油壳　桑虫二两，炙干　活桑一两，晒干或炙干　姜汁　蒜汁各半斤　葱汁五两

右用阴阳水四斤，煎至半斤去渣，再用江蛄三两，麝香三钱，雄黄一两研，蜈蚣一两研，烧酒三两，盛倾银罐内，将铁油盏盖定，炭火升过，候酒尽即起。再用烧酒一斤，并后五味入药内，熬成膏子，

用瓷器收贮。临用时将井水化开，围患处如火之热，其毒即时消退，可收下再治后人。如不煎膏，将前药晒干，洒烧酒，再晒再洒，酒尽为度，作末收藏。临用时筛细，以井水调围亦炒。

立消肿毒方，名**五色蟾酥墨**。

雄黄　银朱　胆矾　韶粉　藤黄　铜绿　硼砂各一两　麝香一钱

右共为末，用蟾酥为条，如笔管大，阴干，水磨涂患处立消。

治一切阴症，毒疮恶疖初起，白色不甚肿，附骨极痛，敷药提出阳分：

生半夏　生山栀　生白芥子

右各等分，飞面、葱汁、白蜜调，围顶上，留一小孔，干则以葱蜜汁润之。一日两换，自然红肿高起。

治阴症疽发：

艾叶一斤　硫黄　雄黄各五钱

以水同煮半日，捣烂候温敷上，再煮再易，十余次，知痛者可生。

治阴症敷药方

山栀　苦杏仁各二十一粒　北细辛二钱　青壳鸭蛋清一个　白萝卜一小个　飞面一文　葱头二十个，连须　蜜一两

右药研末，共捣烂，寒天隔汤炖温敷患处，每日一换，敷三次即消。

治阳症围药方

花粉　黄柏　姜黄　薄荷叶　人中白　大贝　五倍子　芙蓉叶各三两　白芷　南星　白芨　白蔹各一两五钱　大黄　小粉各五两

右共为末，敷患处。

拔毒异法

以极细铁屑，将好醋煎二三沸，捞醋中铁屑，铺于患处，将上好活磁石一大块，频频吸之，阴症用此，其毒自出也。

清凉救苦散 治一切天行时疫,头、面、耳、目、鼻、腮、项、颈红肿痛。

芙蓉叶 桑叶 白芨 白蔹 车前 大黄 黄连 黄柏 白芷 雄黄 赤小豆 芒硝

右各等分,研末,蜜水调敷,频频扫之。

提 药

提药方 治诸毒不起,敷之立起。

藤黄 雄黄各三钱 蟾酥 红药各二钱 冰片 麝香各一钱 蓖麻子肉一两

先将蓖麻肉去皮,打如鱼冻水,入诸药打成膏,瓷罐收贮,勿令泄气。按此方与砂藤散相较,斟酌其分量,该用藤黄、雄黄各三钱,红药三钱或四钱,冰片、蟾酥或不用,麝香或三分,再宜加辰砂一钱。

大提药方 围敷初起对口发背恶疽,四五日即可消。

雄黄 藤黄 真当门子各一钱 朱砂三分 蓖麻子肉三钱,要不老不嫩 红升药一钱五分,如用一钱则略缓难效

先将蓖麻子研如泥,后和各药研烂,用象牙匣封藏,外用虎皮包好,则不泄气。

黄提药方

郁金 雄黄 藤黄各二钱 牛黄 蟾酥 硇砂 麝香 冰片各五分 巴豆肉八钱 蓖麻肉

右各研细捣糍,遇症放膏药上少许贴之。治一切恶毒,未成可消,已成用之化腐,疔毒更妙。

白灵药

芦甘石一两 黄连一钱 黄柏 黄芩各二钱

将三黄煎浓汁,将甘石放在银罐内,烧极红收汁,约九次,以甘石酥为度,晒干研细,加冰片五分,治口碎,点眼甚妙。加珍珠少许,治下疳,可生肌长肉。凡有热毒,配三白头升药,人乳调敷

立愈。

红升丹　名五灵升药。

水银　白矾各五钱　朱砂　雄黄各二钱五分　火硝八钱

右照升法升之。凡一切无名肿毒，如溃久内败，四边紫色黯色，将灵药水调研稀，以鸡毛扫于黯肉上，立刻红活，死肉脱去，再上生肌散即收功。凡通肠痔漏，将此药以纸捻成条，插管内七日，其管即随药条脱去。

降　药

白降丹　名夏冰对配丹。

水银　净火硝　白矾　皂矾　炒白盐

以上药各九钱。炼法：将前药共研至不见水银星，盛于新大倾银罐内以微火熔化，火急则水银上升走炉，须用烰炭为妙。熬至罐内无白烟起，再以竹木枝拨之，无药屑拨起为度，则药吸于罐底，谓之结胎。胎成用大木盆一个盛水，水盆内置净铁火盆一个，以木盆内水，及铁盆之半腰为度。然后将前结就之胎，连罐覆于铁盆内之居中，以盐水和黄土封固罐口，勿令出气，出气即走炉。再用净灰铺于铁盆内，灰及罐腰，将灰按平，不可摇动药罐，恐伤封口，即要走炉，铺灰毕，取烧红栗炭，攒围罐底，用扇微扇，炼一炷香，谓之文火。再略重扇，炼一炷香，谓之武火。炭随少随添，勿令间断而见罐底。再炼一炷香，即退火。待次日盆灰冷定，用帚扫去盆灰，并将封口土去净，开看，铁盆内所有白霜，即谓之丹，将瓷瓶收贮待用，愈陈愈妙。其罐内原胎，研掺癣疮神效。若恐胎结不老，罐覆盆内一遇火炼，胎落铁盆，便无丹降，亦为走炉。法用铁丝作一三脚小架，顶炉内撑住丹胎，再为稳要。此丹，如遇痈疽发背疔毒，一切恶毒，用一厘许，以津唾调点毒顶上，以膏药盖之，次日毒根尽拔于毒顶上，顶上结成黑肉一块，三四日即脱落，再用升药数次即收功，此丹用蒸粉糕，以水少润，共和极匀为细条，晒干收竹筒内，名为锭子。凡毒成管,即约量管之深浅,插入锭子,上盖膏药,次日挤脓,如此一二次,其管即化为脓,管尽再上升药数次,即收功矣。此丹比升丹功速十倍,但性最烈,点毒甚痛,法用生半夏对掺,再加冰片少许,能令肉麻不痛。

又方 水银一两 青盐 皂矾各二两 火硝二两半 硇砂 雄黄 朱砂各三钱 白砒五分 明矾二两

右共研匀,放阳城罐内,微火煨干,后降三炷香,候冷取药。不可放生人鸡犬冲破。凡肿毒未成名件者,用醋调点患处头上,看毒大小,如桐子大泡起,毒即消。若已成不肯穿者,亦用此丸,将膏药贴头上,半日即穿。

又方 水银 火硝 生矾各五分 食盐二分

右共研末,入倾银罐内,放炭火上文火煎滚,滚至边上先起焦黄色,候至满面俱焦黄米色为度。将罐离火候冷,再用圆正擂盆一个,里面须拣光细者,将银罐连药轻轻倒合在擂盆内。罐口与擂盆缝间,须用棉纸条,墨水润湿,加盐泥封固,然后将擂盆坐于大水盆中,罐底上先加文火用扇扇之,先文后武,煅至以五寸线香为度。退去炭火候冷,先扫去罐口外盐泥,然后开罐取降于擂盆底内之药。药色以洁白如霜者为上,若青黄黑色者不可用。或以银簪脚与磨亮刀头略沾微唾蘸药在上,即刻起锈者为佳。每用,用新棉花蘸药敲些些于膏药上,比升药更要少些,贴后两杯热茶时即发痛,半日即止。毒重者,每日一换膏。毒轻者,贴两三日亦不妨。若贴大肿毒,膏上先放些寸香、阿魏,然后上此药少许贴之。若要做咬头药,代针丸,将面糊以竹片拌和,做成细条切作芝麻粒大,放膏心中对肿头贴之。此药不可沾在指头上,沾则要疼痛发泡退皮。此药陈久者,少痛性和缓,却要多用些。如第一次降完开出,倘药色不白,可将罐内之药刮净,此药无所用处。只将降于擂盆底内之药刮出,另将水银、火硝、生矾各五分,食盐二分,并将擂盆内降不透之药,与四味头一并研和,从新再入银罐,照依前法降之。此药若一次降不如法，不妨两次三次连降，即降至十数次方能降好，计筹已有水银五钱在内矣。每次只要将银罐铲净，或另换新银罐，每次只要用水银、火硝、生矾各五分，食盐二分，直降到好方止。初起煎时，须要火候得法。若火候不及，则罐中结胎尚嫩，水银尚活，倒合转来，非连胎堕入擂盆底内，即活水银先溜入擂盆底中。若火候太过，结胎太老，非水银先已飞去，即有降不下之病。总以结胎不嫩不老为度，用烰炭火最得法。凡疮毒已穿破者忌用。

代针点头

代针膏　治疮疡脓熟不溃。

乳香二分　白丁香　巴豆炒焦　硷各五分

右为末，热水调点疮头，干则常以硷水润之。

又方　桑木灰七钱　矿子灰五钱　荞麦秸灰　茄科灰各一两

右四味，放锅内，水五碗，滚十数滚，用布袋滤去渣，将水从新用铁勺熬至一小杯存用。如肿毒数日，内有脓不得自破，其头如疮大者，将此药在头上画一十字即破，其脓就出。诸般大疮，有疔角腐肉不脱者，用此药水洗之即去。又点面上黑痣、雀斑神效。

透骨丹

蟾酥　硼砂　轻粉　巴豆各五钱　蜗牛二个　麝香一分

先将药研细，后入巴、蜗再研，瓷瓶收贮。每用少许，乳汁化开，将疮头轻轻拨破，挑药如米许大，纳于疮口，外以膏药盖之。

长肉收口

生肌散，即名**海龙粉**。

龙骨　血竭　红粉霜　乳香　没药　海螵蛸　赤石腊各一分　嫩石膏二分

右为细末，敷上极效。大凡诸生肌散内，要配红粉霜，若要去腐肉，每生肌散一两，配入粉霜或三分或五分，如治下疳等疮，每两只配入一二分。

又方 血竭 象皮 蚌壳灰 大贝母 龙骨各一钱 赤石脂 熟石膏各二钱 儿茶八分 乳香六分

收口掺药

龙骨一钱，煅熟 厚象皮二钱，煅 熟石膏五钱 儿茶 轻粉 乳香 没药二味去油 琥珀各五分 白螺蛳壳煅末，二钱

右共为细末，掺上即愈。

又方 灯草灰 白螺蛳壳煅末 旧黑伞纸煅灰 轻粉各三分 冰片 珍珠各五厘 血竭二分

八宝丹 治腐肉已尽，新肉迟生，掺上立效。

乳香 没药各去油 血竭 轻粉各二钱 儿茶 龙骨 铅粉各一钱 冰片五分

共为极细末，用笔管绷细纱筛疮上。

润肌散 治一切疮疖结盖后干痛，及冬月手足冻裂，并汤火伤。

当归 生地各五钱 真麻油四两

将药入油内熬十数沸去渣，加黄蜡一两，瓷瓶收贮。

一方 用黄占七钱，白占五钱。

麻 药

麻药方 此系外科动刀针不痛之药。

白芷 制半夏 川芎 木鳖去壳，依法泡制 乌药 牙皂 当归 大茴香 紫金皮各二两 木香五钱 川乌 草乌各一两，俱生用

共为细末，每服一钱，好酒调下，麻木不知疼痛，若人昏沉，用盐水饮之即解。

又方 名孙武散。

荜拨 生半夏 南星 肉桂 乳香 没药 胡椒各一钱 川乌 三七 蟾酥 草乌各二钱 丁香八分 麝香少许 花蕊石二钱

半　风茄子三钱

共为细末，入瓷瓶内，临用敷之。

瘤　瘿

治血瘤方

用甘草煎膏，以笔涂四围，一日上三次。又将芫花、大戟、甘遂，各等分为末，醋调，另以新笔涂甘草圈内，勿近甘草，次日缩小，再如前涂三四次愈。

系瘤法　兼去鼠奶痔。

用芫花根洗净，带湿，不得犯铁器，于木石器中捣取汁，用线一条浸半日或一宿，以线系瘤，经宿即落。如未落再换线，不过两次自落。落后以龙骨、诃子末敷疮口，即合。系鼠奶痔依上法，累用之极效。如无芫花根，只用花泡浓水浸线。

消瘤方

用极细生铁屑，醋拌放铜勺内煅，干则再拌，如此三次，研极细，再用醋调敷，便觉患处不甚适意，过一宿剥去再敷，以平为度。

治眼皮生瘤方

用生鸡蛋一个，顶上敲一小洞，入川贝母末三分，仍糊好，饭上煮熟食之，每日吃三个，一月愈。

枯瘤散

灰苋菜即藜藿晒干烧灰，半碗　荞麦烧灰，半碗　风化石灰一碗

三味和一处，淋汁三碗，慢火熬成霜，取下配后药：

番木鳖三个，捣去油　巴豆六十粒，捣去油　胡椒十九粒，擦去粗皮　明雄一钱　人言一钱

右共为末，入前药和匀，以瓷瓶收贮，不可见风，以滴醋调匀，用新羊毛笔蘸药点瘤当头，瘤有碗大则点药如龙眼核大，若茶杯大则点药如黄豆大，干则频频点之，其瘤干枯自落。如血瘤破，以发灰掺之。粉瘤破，以白麻皮烧灰掺之，外以膏护好，自能敛口收功。

敛瘤膏 治瘿瘤枯落后,用此搽贴,生肌收口。

海螵蛸 血竭 轻粉 龙骨 象皮 乳香各一钱 鸡蛋五个,煮熟,用黄熬油一小盅

右各研细末,将蛋油调匀,用甘草汤洗净患处,以鸡毛扫敷,再将膏药贴之。

治瘿气颈肿方

黄药子一斤,酒十斤浸之,入瓶蒸透,常常饮之,勿绝酒气,三五日渐消。常把镜照,或以线每日量之,觉消即停饮,否则令人项细也。

海带丸 治瘿气久不消。

海带 海藻 贝母 青皮 陈皮各等分

右共为末,蜜丸如弹子大,食后噙一丸。

诸 疯

治大麻疯方 此症全身肿胀,头发眉毛俱落,两脚臭烂者。

将虾蟆一只,用泥裹之,烧熟去泥,乘热放瓷碗内,以滚黄酒冲入,上用小瓷碗盖之,泡半时,止服酒,取汗为度,只服一次,三日全愈。

治鹅掌疯方

用白鸽粪为末,夜间先用生桐油涂患处,将鸽粪烧烟熏之。须用旧吊桶去底,罩火上,以手架桶上,手上用物遮蔽,勿使烟气泄去,熏至黄色为度,熏后勿洗手,须过一夜,二三次即愈。

又方 用紫背浮萍不拘多少,晒干,瓦上烧烟将患处熏之,到热时,用扁柏捣汁涂之,极重者三次必愈。

又方 将豨莶草一把,藏糟一小块,煎汤洗手,将生桐油搽患处,用青松毛扎紧,炭火上烧烟熏手,勿见汤水,次日再洗,再搽再熏,如此七日全愈,指甲坏者俱效。屡试屡验,真神方也。六月伏中治之,更便除根。

又方 用大黄鳝一条,去肠与头尾,切一寸一段,以香油一两,

入锅内，将鳝鱼竖起煎之，将枯，去鱼留油，入瓷罐内，将穿山甲烧为末，用少许，以此油调搽患处，将炭火炙。

又方　并治一切手足疯。

用香樟木打碎煎汤，每日早晚温洗三次，洗半年必愈。

治鹤膝风方　此症初起，虽用火针及灸，及一切敷提之药，皆不能效。必要使两膝眼发泡，泡穿出黄水，方能奏功。

用老虎脚迹草，取其根打烂，入蚬壳内，合膝眼上扎好，待发泡挑穿出水，俟其结疤即能行矣。大约一月全愈。

一方　用铁线帚草根一分，石见穿草用根梗，俱红色者佳，连根梗叶俱用。如秋冬根梗俱老，止用其叶半分。俱要当日取新鲜者，隔宿勿用。同打，加飞面少许，亦扎膝眼内。

又方　闹羊花　苍术各四两

将童便煎数滚洗患处。

又方　大肥皂四个，去核　生姜　葱各四两　大附子八钱　硫黄五钱

将陈米醋一斤煮药，捣如膏，加樟冰一两共研和，敷患处止痛。

治白癜风方

硫黄　蜜陀僧　轻粉各一钱　麝香五厘

右共为细末，白水茄蒂蘸药搽之，生姜片亦可，糟茄蒂更妙。

治肾囊风湿热疙瘩作痒，搔之则痛，名**蛇床子汤**。

蛇床子　归尾　灵仙　苦参各五钱

用水五碗煎数滚，入盆内先熏后洗，两三次即愈。

治肾囊痒方

用葱三十根，胡椒、花椒各一两，蛇床子末一两，均作三服，煎汤洗之立愈。

治肾囊肿痒，内有疥虫：

用好花椒烘脆研极细末，真柏油调涂，外以旧帛包之。

治肾囊风肾子肿大，一名绣球疯。

将鸡蛋煮熟，去白留黄炒出油，再用老杉木烧灰存性，调油搽之。

治肾子烂出方

用老杉木烧灰存性，苏叶为末，各等分，敷上，仍以苏叶包之。

治肾子肿如水晶阴汗潮湿方

用灶心土三升研碎，砂锅内炒极热，加川椒、小茴香于上。将阴囊放在上面，冷即再炒，三次即愈。内服除湿汤。

治囊湿方

白枯矾五钱　蛇床子二钱　黄柏　大黄　石菖蒲各一两

右为细末和匀，河水调敷，湿则干掺。或用六一散掺之亦效。

治男子阳痿囊湿，女入阴痒方

用蛇床子煎汤洗之立愈。

癣　疥

治各种癣疮方

用新鲜羊蹄叶不拘多少捣烂，加川椒、白糖并食盐少许，以布共包之，浸好陈醋内半日，取布包搽癣，三日即愈。

治湿癣方　癣成湿疮，浸淫转甚，以至诸药不效者。

用芦荟二两，炙甘草一两，俱研极细末，先以温浆水将癣洗净敷之，立干便瘥，真神方也。

治癣方

用大露蜂房一个，不拘多少，以生矾填入孔内，用破罐盛之，仰口朝上，用炭火煅令白矾化尽为度，取出研末，搽癣上，一二次即除根，永不再发。

又方　火硝　石灰　轻粉　硫磺　银朱

右各等分研细，用老姜汁、谷树汁、大蒜汁、蜜汁、土大黄汁共和一盅，将前药入汁内，搅如浆糊。先用穿山甲刮破，取槟榔切断，蘸药搽，五日愈。

又方　名九熏丹。

用上好铜青二三两研细，将上好烧酒拌之，须不干不湿，涂于粗工碗底内，翻转合地上，以砖垫露一线，下以蕲艾熏之，候干再拌再熏，如此九次，少亦要七次，约以青色带黑为度，然后再研细，将烧酒拌做成锭子。用时以醋磨搽，每日三五次，三五日后，若觉干裂，以菜油少许润之，七日可愈矣。

又方　生半夏三粒　明矾一钱　凤仙花二十朵，梗叶亦可　土大黄根不拘多少

右共捣烂，和醋少许，先以穿山甲刮碎患处，搽上即愈。

又方　银朱　藤黄各一钱

将谷树汁调搽，一二次即愈。

又方　川槿皮　海桐皮　尖槟　樟冰　苦参　黄柏　白芨各二钱　雷丸一钱五分　枫子　杏仁各二十粒　木鳖四个

用火酒浸七日，将穿山甲刮癣少碎，以酒搽之即愈。

又方　土槿皮二两　苦参一两　斑猫一钱，去头足尾，炒黄　土木鳖子肉三钱　尖槟榔　生矾　生南星各五钱　生半夏三钱

用河水、井水、火酒各一碗，将前六味先浸一宿，至临煎时入南星、半夏，再添河水、井水、火酒各一碗，煎一炷香时候，去渣存性，埋土中七日出火毒，否则发泡痛甚，不时涂搽。

又方　名五黄散。

鸡脚大黄　硫黄　雄黄　姜黄　藤黄

右各等分为细末，菜油调涂患处，七日勿洗浴，全愈。

又方　硫黄一两，研细　蛇床子一两，略炒枯取起，乘热掺入硫末，令其收入　生矾　枯矾　炒过花椒衣　樟脑　冰片各五钱　银朱三钱　飞盐三分

右共为细末，以生猪板油去筋膜捣如泥，调和少许。先将患处刮碎，以手指染药搽之。药不须多，但取滋润，浴后擦之，每日三五次，忌浴三日即愈，或柏油调亦可，并治疥疮。

治癞疥疮方

生矾　枯矾　水银各二钱　雄黄三钱　尖槟榔五钱，忌见火　蛇床子五钱，炒　斑猫七个，用糯米同炒，炒熟去米不用

先将水银放罐子内，即入青铅二钱，俟青铅与水银烊成一块取起。然后将槟榔研细，次将斑猫研，再将明矾、雄黄研，总以极细为妙。诸药和匀，方入水银再研，用无蜡柏油再研和，搽擦一二次即愈。凡男妇并小儿头上、乳头上、阴囊上俱忌搽，未出痘小儿忌搽。

又方　蛇床子　苦参　芜荑各一两　雄黄五钱　枯矾一两二钱　硫黄五钱　轻粉二钱　樟脑二钱　大枫子肉　川椒各五钱

右各为细末，生猪油调擦。

汗　斑

治汗斑方

白附子　硫黄　蜜陀僧各一两

右俱为末，用生姜蘸搽，三五日即愈。

又方　蜜陀僧五钱　硫黄一两

右研细末醋调，煨姜蘸搽患处，次日即焦。每日搽一次，七日内须忌洗浴，待其黑色退即愈矣。

治夏月汗斑如疹方

蜜陀僧八钱　雄黄四钱

右研极细，以姜蘸药搽之。

治痱子方

绿豆粉一两　滑石五钱　轻粉二钱

右为细末，以棉蘸药扑于患处。

雀　斑

治雀斑方　名艳容膏。

白芷　甘菊花去梗，各三钱　白果二十个　红枣十五个　珠儿粉

五钱　猪胰一个

右将珠粉研细，余俱捣烂拌匀，外以蜜拌酒酿炖化，入前药蒸过，每晚搽面，清晨洗去。

又方　名**玉容散**。

白僵蚕　白附子　白芷　三柰　硼砂各三钱　石膏　滑石各五钱　白丁香一钱　冰片三分

右为细末，临睡用少许，水和搽面，人乳调搽更妙。

治雀斑、酒刺、白屑疯皮作痒：名**玉肌散**。

真绿豆粉八两　滑石一两　白芷一两　白附子五钱

右共为细末，每晚用数钱搽面。

治雀斑亦治疮疤：

将清水调鹰粪涂之自愈。

疣　痣

点一切疣痣及瘪肉鸡眼方

桑柴灰、风化石灰各一斤，鲜威灵仙六两，煎浓汁，淋二灰取汁熬成稀膏，瓷器收贮，用点诸患处，不必挑破，应手而除。

治痣方

用水调石灰一盏，如稠粥样，拣整糯米不破者，半插灰中，半出灰外。经一宿，米色变如水晶样，用簪挑少许，置米于痣上，半日痣自脱出，不得着水，三二日愈。

小　儿

小儿初生

治小儿初生下，满身无皮但是红肉：

用早稻米粉干扑，至生皮方止。或以伏龙肝、鸡子清调涂。

小儿初生，即服此药，花痘稀疏，并不生疮疖：

大黄一分　甘草一分　朱砂五厘，另研末

将上二味人乳浸，饭上炖一时去渣，加入朱砂调匀服之。

凡小儿初生，口腭并牙根生白点，名马牙，不能食乳：

急用针挑破出血，用好京墨，薄荷汤磨，以手指蘸墨遍口腭擦之，切勿令食乳，待睡方可。

小儿雪口

硼砂七厘　火硝三厘　冰片五厘　铜绿一厘

共研极细末，用新羊毛笔，蘸桐油润笔，再蘸药末，敷于口舌上，半日即愈，甚者敷二三次。

小儿初生数日内不吃乳：旧方用猪婆乳，然而难得。

今即用活蚌剖开，取水三四茶匙服之，即能吃乳矣，神妙。

小儿脐风

初生后七日，或脐口受风，令儿生病。令乳母每日午时前，看小儿上腭牙根，但有如粟米白泡，随用手轻磨破，可免他疾。

脐烂不干：

用白羯子，即羰子，烧灰敷上即愈。或用枯矾、龙骨煅过为末敷上。

封脐散　断脐带后用。

龙骨一钱，煅　红棉灰一钱　归头一钱，焙

右为细末，用少许干掺脐内。

小儿无辜卒死

取葱白纳入下部及两鼻孔中，气通或嚏即活。

稀　痘

稀痘丹

赤豆小饭赤豆　黑豆　绿豆　粉草各一两

为细末，用竹筒刮去皮，两头留节，一头凿一孔，以药末入筒中，用杉木砧塞紧，黄蜡封固，外以小绳系之，投入腊月厕中，满一月即取出，洗净风干。每药一两配腊月梅花片三钱和匀。若得雪中梅花片落地者，不着人手以针刺取者更妙。如急用，入纸封套内略烘即干。儿大者用一钱，小者用五分，俱以霜后丝瓜藤上小丝瓜煎汤调，空心服，汤宜多服。服后忌荤腥十二日，解出黑粪为验。一次可稀，三次不出，每年服一次。

稀痘神方　传方之家已十三代未出天花矣。

蓖麻子三十六粒，去壳，拣白色者去衣用，黄色者不用　朱砂一钱，须透红劈砂，另研细末　真麝香五厘

将三味于乳钵内研烂如泥，每年端午日午时，用手指蘸药，搽儿头顶心、前心、后心、两手心、两足心、两手弯、两腿弯、两腋下，共搽十三处，如铜钱大，约半分厚。搽药后，任其自干自落，不可洗去，即端阳前半月，初生小儿亦可至期搽用。

痧　痘

梅花丸　治小儿痘疹，起死回生之药。

腊月取梅花不拘多少，阴干有一两外用。

当归一钱五分　茯苓一钱　升麻五分　竹茹八分　甘草三分

用水盅半，煎至八分，温热时将梅花拌浸一日，取出晒干研极细末。如小儿病，用雄鸡一只，吊起左足良久，将竹枪入鸡喉内取血，调梅花末为丸，如绿豆大，滚水送下二丸，即刻见功。如小女儿病，用老雌鸡吊右足，如前取血。制造晒干，以好瓷器收贮，不拘远年近日听用。此方济人万无一失，小儿临危，任是毒甚，略有微气，

用滚水送下，不拘时，只不宜多服。

人牙散

人牙一两，盐泥固济，煅存性

研极细末，每服一枚，酒下。凡痘密如蚕种，皮毛一片，无异蚕迹者，死症也。法取人牙煅研酒调，四五朝时服之，痘可立起。

换痘丹

犀角一两　梅蕊一两　丝瓜灰一两　雄黄一钱　朱砂二钱　滑石一钱　麝香三分

右为末，用麻黄膏丸如芡实大，每服一丸，酒浆化下。凡痘密如蚕种，皮毛一片者，服此毒便解，痘即变，另发一层好痘，起死回生。

紫金锭　治小儿一切危痘，各照汤引磨服神效。

辰砂五钱　陈胆星五钱　蝉蜕三钱　甘草三钱　麝香一钱　蛇含石四两

一方　加僵蚕四钱　白附子四钱　白茯神四钱　白术四钱

一方　加僵蚕三钱　白附子五钱　减去甘草一钱

共为极细末，饭捣丸，每锭重五分。

救逆痘

痘至七八日，或十日，灰陷倒塌，抓破无血，空壳无浆，目开不食，破损处如焦木灰色，危笃垂死。

老白雄鸡冠血，愈多愈妙，白酒酿十匙，芫荽汁二十匙，三味搅和，隔汤饨，徐徐热服。少待皮肤红活，即有另发大痘，目复闭，面复肿，其内陷之毒，皆复发出，渐思饮食，初与米饮，次与黄芪粥饮，不必更服他药也。服一次若未全起，五更再与一服，倘面红气喘不妨。

神灯照法　治痘痒塌之极，火到痒除。

川椒　艾叶　红枣　芫荽　茵陈　乳香　白芷梢　陈香橼　安息香

共为末,作纸捻熏照。

白螺散　治痘抓破。

白蛳螺不拘多少　片脑少许

香油调搽患处即愈。

治痘后翻疤,脓水渍蔓延:

赤石脂一两　寒水石一两　大贝母七钱

为末干掺。

象牙散　治痘后翻疤。

新象牙三钱　儿茶一钱半　僵蚕二钱,炒断丝　珍珠三钱,腐制

共为极细末,用油胭脂调涂,毒水如注,渐渐收口。

痘疮余毒眼目膜障:

用蛇退一具,洗净焙燥,又用天花粉与蛇退各等分,以羊肝破开,入药在内,麻皮缚定,又用米泔水煮熟食之,旬余即愈。再蛇退须用洁白色者,若用杂色者有毒。

拔毒散　治痘后手足肩背痘毒痈肿。

韶粉一两　大黄五钱,炒　雄黄三钱,另研　五倍子一两,炒　乳香五钱,另研　没药五钱,另研　黄丹五钱　白芨一两,炙　白蔹一两,炙　黄柏七钱,炒　白芷一两,焙

共为细末,蜜水调搽。

治痘毒方

用新鲜楝树根皮,同绿豆捣烂,厚敷患处立愈。

齿病敷药方　治小儿痘疹余毒,牙龈破烂出血,或成走马牙疳者立效,并治大人牙烂,口舌破碎,如神。

人中白一钱　铜绿三分　麝香一分

共为细末,茶洗口牙净后,用指头蘸药末敷上即愈。

天花开在眼中方　用新象牙磨水,滴入眼,其花即退。

痧症发不透:

穿山甲五分,炙为末,收起

先以西河柳一两，薄荷五分，水煎滤清，入白酒酿、山甲末，调和热服，暑月不用酒酿。

惊 痫

探生散 治小儿急慢惊风，诸药不治，以此定其死生。

雄黄一钱 没药一钱 乳香五分 麝香二分半

右为末，用少许吹鼻中，如眼泪鼻涕皆出者可治。

青礞石散 治小儿急慢惊风，潮涎壅塞，命在须臾，此药入口即活。

青礞石一两，入砂锅内，同火硝一两，用炭火煅令通红，以硝尽为度，候冷如金色，研为细末，每服二三分，薄荷汤下。

治小儿急慢惊风：

五月五日午时，取白颈蚯蚓，不拘多少，去泥，活捣烂，加辰砂等分，和匀为丸。如绿豆大，金箔为衣。每服一丸，白汤送下。取蚯蚓时，以竹刀截两断，看其跳快者，治急惊风，跳慢者，治慢惊风，作二处修合极妙。

小儿急惊风

急惊者，身热面红痰盛，忽然手足牵引，啼不出声，目睛上视者是。

取活蚌一个，银簪脚挑开，滴入姜汁，将蚌仰天片时，即有水出，用瓷杯受之，隔汤炖热，灌下立愈，神效。

小儿急惊风：

石菖蒲捣烂，绞汁二三十匙，老姜汁数匙，和匀灌下即愈。

哑惊风：

细叶菖蒲捣汁，和雪梨汁同饮。

小儿惊痫迷闷嚼舌仰目者：

犀角尖五分，磨

滚水冲服。

小儿五痫：

甘遂末一钱

猪心一个，外以干面糊包，包在灶火内煨熟，去甘遂末，连面食之。

秘传抱龙丸　专治小儿着惊，吓伤心肝二经，即唇青四肢摇动，起卧不安。盖抱者，保也，龙者象东方肝木也，故此丸为治惊之要药也。

赤芍一钱　川贝母一钱七分　防风五钱　桔梗三钱　明天麻一钱七分　钩藤三钱三分　枳壳三钱　薄荷叶三钱　胆星七钱　陈皮三钱　天竺黄三钱　茯神二钱

共为细末，炼蜜丸芡实大，朱砂为衣，每服一丸，滚汤下，有外邪姜汤化下。

诸羊癫风：

白矾一两　雨茶一两

共为细末，蜜和丸，桐子大，每服五十丸，食远陈茶送下，小儿二三十丸。

疳疮、疳积、诸疮丹毒

猴子疳，名**二粉散**。是症从肛门，或阴囊边红晕烂起，渐至皮肤，不结靥，或眼梢口旁亦红。若不早治，必至烂死。凡见此症时切忌洗浴，只用软棉帛蘸甘草汤揩净用药，虽延蔓遍身，可保立愈。此方极秘，已救人无算矣。

绿豆粉一两　标朱一钱　冰片一分或二三分亦可　轻粉一钱半

右为极细末，将金汁调鹅毛蘸敷上。如无金汁，雪水亦可，或用灯心甘草汤亦可。

一方　轻粉用二钱，加牛黄二分。内再服化毒丹。

乳母煎药方　小儿患猴疳，乳母亦宜服药，量精神强弱，服分数不拘。

黄连　金银花　连翘　甘草　赤芍　当归　牛膝　桔梗　黑山栀　薄荷　木通

右各等分，用新汲水煎，渣再煎，食远服。

头耳痈疮：

将明松香，用草纸卷之，浸菜油内半日取出，点火将淋下油，加飞丹、枯矾在内调匀，冷定搽之。

头面痈疮：

黄丹三钱　枯矾一钱　黄柏三钱　铜绿三钱　白芷三钱

共研细，菜油调搽，一二次必愈。

头上痈疮：

明松香一两，入葱管内煮过，待冷干了，同飞丹一两，煅过头发三钱，研细，菜油调搽。

又方　飞丹五钱　搽面宫粉三钱　明松香一两

将葱管数根，入松香在内，水煮数滚，去葱晒干研末。五倍子将铜勺焙黑，略有微烟取出研末三钱。枯矾灰一钱，共研极细，如疮干，用菜油调搽，湿则干掺立愈。

治面耳痈疮下疳诸般恶症：

樟脑二两　铜青　轻粉　枫子肉各一两　蛇床子二两　雄黄　黄丹　寒水石　硫黄豆腐制，各一两五钱　漏芦　枯矾各二两

共为细末，猪油调搽。

痧痘后走马牙疳：

明矾五分　冰片一分半　白硼砂二钱　人中白一钱，煅　皮硝一钱　雄黄牛粪尖一个，火煅黑存性

共研细末，吹入患处立愈。

小儿痘后痧后牙疳方

雄黄牛粪尖，须用经霜者妙，瓦上炒成灰，存性，每钱入冰片二分研细，吹患处立愈。

治小儿走马牙疳方

用女人溺桶中白以火煅过,研末一钱　铜绿三分　麝一分

共为末,搽患处即愈。

小儿口疳,并治走马牙疳。冰片一分五厘　甘草二分　儿茶二分　龙骨一分二厘　黄柏五厘　薄荷五分

春夏用薄荷五分,儿茶二分,秋冬用薄荷三分五厘,儿茶一分五厘。腐烂者,方加龙骨。走马疳,加珍珠五厘,西牛黄三厘。症凶者,方用上二物。

口疳吹药

人中白一两　黄柏末一两　青黛一钱　枯矾三钱　冰片少许　文蛤三钱　紫甘蔗皮灰五钱,炒过

共为细末,吹之立愈。

集仙固齿丹

五倍三分　龙骨二分　甘草三分　蔗皮灰五分　人中白五分　黄柏末三分　青黛一分　枯矾一分　冰片一分　薄荷三分　儿茶三分　黄牛粪尖一个,炙存性

共为细末吹之。

治小儿口疮,并治牙疳:

人龙用尿洗净,瓦上焙脆研细,和青黛少许,冰片少许,研匀搽之立愈。

珠荟散　治小儿五疳积发热,牙疳并花后牙疳。

真芦荟五分　龙脑　薄荷叶五分　珍珠四分,研至无声　真青黛三分　官硼砂二分　大冰片五厘　儿茶五分

右为极细末,瓷瓶贮好,以蜡塞口,勿令泄气,临用吹患处。

治小儿疳疾:

用虾蟆一个,放在瓶内,将纸封口,过七日,再用洗净粪中蛆,不拘多少,入瓶中,任虾蟆食之,用炭火煅灰存性为末,蜜丸食之。

治头面疳疮,及白泡湿毒等疮,并治痘后翻疤,妇人蚀疮神效。

五倍子一两,去蛀屑,微焙　枯矾二钱五分　没药二钱,去油　飞丹五钱,汤泡淡,炒　蛇床子七钱,略焙　白芷六钱,烘　真轻粉三钱　明雄黄一钱　乳香二钱,去油

共为极细末,将老松香和熟猪油卷在青客布内,以火燃之,滴油于碗内,待冷,将油调药搽之即愈。

消疳无价散　治小儿疳积,并治疳眼。

石决明一两半,煅过　芦甘石五钱,童便煅　滑石五钱　雄黄二钱　朱砂五钱　冰片五分　海螵蛸五钱,煅去壳

共为细末,量儿大小,或三分五六七分,用不落水鸡肝,竹刀切片,上开下连,掺药在内,将箬包好,入砂罐,米泔半碗,重汤煮熟,连汤食尽。眼盲者,服四五肝即愈。

鸡肝药

滑石六钱,水飞　雄黄二钱　朱砂三钱,水飞,忌见火　冰片三分　石决明一两半,煅　海螵蛸四钱,煅去壳　芦甘石六钱,童便煅七次　赤石脂三钱,煅

共为末,每鸡肝一具,入药末五分,陈酒、米泔各半盏,饭上蒸熟食之,开瞽复明。又方:每岁服一分。

疳积夜眼方　名五色鸡肝散。

石决明一两,九孔者,童便煅　芦甘石六钱,煅　赤石脂五钱,煅　朱砂五钱,水飞,不见火　海螵蛸四钱,炒黄　雄黄四钱　白滑石八钱

各研极细末,每岁一分,用不落水鸡肝一具,竹刀切开,掺药在内,箬包扎,瓦罐内米泔煮熟食之,极重者二三服即愈。此药忌见铜锡铁器。

治小儿夜盲,或疳积后目闭翳膜者:

羯羊肝一具　谷精草一握

瓦罐内煮熟,不时食之甚效。

小儿咳嗽发喘,鼻扇肺胀,名**百花矾**。

透明白生矾一钱,研极细末

用生白蜜三四钱调和，放舌上，徐徐吃下即愈。

治小儿痞块，名**三反膏**。

生甘草　甘遂　苋菜各三钱　鳖肉一两　硇砂一钱　木鳖子肉四个，去壳

加葱白七根，入蜜少许，捣成膏，摊狗皮上贴之，如药略干，加葱蜜润下，用二次愈。

治虫：

朝吃榧子三四个，下午吃使君子三四个，其虫即尽。但须兼服补脾胃药，不然虫尽则伤人，慎之。

治小儿虫积方

榧子二三斤，陆续吃完即愈。

蒜螺丹　治小儿水肿腹胀，小便不利。

大田螺四个　大蒜五个　车前三钱　麝香少许

右前三味同研，后加麝香再研为饼，每用一个贴脐中，将膏药护之，水从小便出。

兑金丸　有黄黑二种，通治小儿百病，二种药共十四两。

白丑黄者用二两，去壳，磨极细，头末　大黄二两　川连三钱　雄黄二两　胆星五钱　神曲五钱　黑丑黑者用二两，去壳，磨极细，头末　虾蟆极大者，用一具，须要黄者，用银罐入内，用油盏盖住，铁丝扎好，外用炭火煅出黑烟，至黄烟出为度，放地上冷透出火毒。擘开如墨黑者良，如小者用两具，五月五日午时煅　青黛二两　石膏一两　滑石一两　胡连三钱　神曲五钱

右二种丸药，俱用生研，水法丸如米粞之小，每岁各一丸，匀服，早晚各进一次。

阳春白雪糕　补养脾胃。

白茯苓四两　山药四两，炒　芡实四两　莲肉四两，去心　陈仓米半升　糯米半升　白糖二斤

先将药米粉蒸熟，再入白糖，印作饼子晒干。

锅焦丸　小儿常用健脾消食。

锅焦炒黄，三斤　神曲四两，炒　砂仁二两，炒　山楂四两，蒸　莲肉四两，去心　鸡肫皮一两，炒

共为细末，加白糖、米粉和匀，焙作饼用。

肥儿丸　常用可免饮食伤脾之症。

山药二两，炒　茯苓　白扁豆炒　五谷虫淘洗净，炒　山楂炒　白芍炒　麦牙炒　神曲炒　当归各一两五钱　白术土炒　陈皮　使君子肉煨，各一两　生甘草七钱　胡连七钱，姜汁炒

蜜丸绿豆大，每服一钱。

小儿胎痰，独生一个白色不红者：

南星　半夏　川乌　草乌

俱生用等分研末，或葱蜜，或鸡鸭蛋清调敷，一切外症，色白者皆可用。

胎癞：名**粉艾丹**。

先用猪胆汁浴净，再用宫粉调涂碗内晒干，用艾熏至老黄色，取下为末，绢袋扑之。

小儿白秃癞疮，名**美首膏**。

百草霜一两　雄黄一两　胆矾六钱　轻粉一钱　榆树皮三钱

用石灰窑内烧红流结土渣四两，共为细末，猪胆汁调，剃头后搽之，神方也。

治白秃头疮方　俗称腊梨头。

用皂矾一钱，炒红　土楝树子三钱，炒　黄豆五钱，炒焦　川椒一钱，炒出汗

共研极细，以豆腐泔水洗之，待燥，用柏油调搽，随愈。

小儿头上黄水疮及秃痂神效，名**香粉油**。

黄丹一两，水飞　无名异一钱，炒　宫粉一钱，炒　轻粉三分，炒

片松香二两为末，入葱管内，用线扎定，水煮融化，去葱候干，共为细末，香油调搽神效。

治黄水疮，**八宝丹**。

螵蛸一两，去骨　赤石脂一钱二分，煅　文蛤一钱二分，炒焦　白龙骨八钱　儿茶一钱　枯矾一钱　黄丹一钱　宫粉七分

共为末，掺上神效。

治小儿黄水疮，不论头面遍身俱有，水流湿处即生。

用铅粉不拘多少研细，井花水浓调糊干大碗内，将艾火烟熏覆碗内粉，熏至绿色为度，取下研细。疮湿者干搽，干者用麻油调搽。

治黄水疮方

石膏三钱，煅　龙骨三钱，煅　片松香三钱　白矾三钱，煅

右药共研细末，以鸡蛋黄熬油，和前药敷上。

治小儿体肥，耳后腋下阴间湿痒者：

用海螵蛸研末，炒微黄敷之甚良，其次用宫粉敷之亦好。

治小儿蟮拱头：

铜绿八钱　杏仁七十五粒，去皮尖　木鳖子五个，去壳　乳香五钱　没药五钱　血竭一钱　轻粉一钱　明松香四两　蓖麻子肉一两

共捣成千捶膏贴之。

小儿蟮拱头，名**绿燕丹**。

取多年柏油，入铜勺内熬滚去渣，再入铜绿、生矾、燕窝泥调匀搽。

又方　用死猫头一个，在瓦上煅焦黑，存性研末，掺在加味太乙膏上，贴之即愈。

小儿鼻衄不能吃乳：

鲜生地黄，捣烂取汁，灌之即愈。

砭小儿丹法

小儿头上生游丹欲砭者，必令卧在凳上，将脚跟一头，用砖二块垫起凳脚，以坠毒气于头顶，然后用瓷锋砭之，使毒气皆从头顶而出。若乳母抱立，则毒气顺下，壅塞咽喉，必难生矣。慎之！慎之！

赤游丹：

青黛二分　雄黄五厘　蜒蚰一条

用瓦松一枝，同打烂绞汁敷。

又方　活蜒蚰　葱头　飞面

鸡子白调敷。一方：加白蜜少许。

小儿遗尿：

用不落水鸡肶胵一具，鸡肠一条，猪尿胞一个，各炙焦为细末，每服一钱，黄酒送下，女用雄，男用雌。

妇　人

经带崩漏

治干血痨奇方　过三年者不治。

用白鸽子一只，去肝肠净，入血竭，一年者一两，二年者二两，三年者三两，以针线缝住，用无灰酒煮数沸，令病人吃之，瘀血即行。如心中慌乱者，食白煮肉，一块即止。

治妇人女子带下虚脱症极效方

芡实粉二两　白茯苓二两　赤石脂一两，煅　牡蛎一两，醋煅　禹余粮一两，煅　牛角腮一两，炙黄

共为末，好醋一杯，拌和前药晒干，再捣末打糊为丸，每服二钱。

治妇人久积虚寒，小便白浊，并滑数不禁：

用鹿角屑炒黄为末，每服二钱，温酒空心下。

治妇人脏躁之症：好哭悲伤，癫狂骂人，如有鬼神。平时女人好哭，自己不知其故，服之最妙。

生甘草三两　小麦一升　红枣十枚

水六升，煮三升，分三次服即愈。

经闭：

土鳖虫一两，炙存性　上好血珀末五钱　麝香三钱

酒打和为丸，每服三分。

血淋：用发灰二两，藕汁调服。痛胀甚者，三日即愈。

治血崩：

大生地一两，炒　龙骨四钱，煅研极细　生牡蛎四钱，研极细　石榴皮三钱，炒　乌梅肉三钱，炒　阿胶六钱，蒲黄炒　陈棕灰三钱　百草霜三钱　陈京墨二钱，炒

右研极细末，用淮山药五钱研末，醋水打糊为丸，分作七日服。内加人参三钱尤效，或用人参汤送下。

血崩方

陈棕灰　百草霜　头发灰各一两

共为末，每服一钱，陈酒下。

治血崩不止：

用陈棕、棉花子二味，烧灰存性，黄酒送下即止。

月水逆行上出口鼻：

韭汁、童便温服。

小便血：

鲜地骨皮洗净，捣自然汁，无汁以水煎浓汁，每服一杯，加酒少许，食前温服。能清心肾，开郁结，兼以分利。若专温补，反生湿热为害矣。

治孕妇痢疾秘传妙方

用鸡蛋一个，破一孔，如指大，以银簪脚搅匀，加入黄丹三钱五分，用纸封口，在饭锅上蒸熟食之即愈。

胎　前

安胎方　胎气不安，或腹痛，或腰痛，或饮食不甘，俱宜服之，或五六个月常服数贴最妙，足月亦可服。

人参五分，虚者加倍　白术一钱，土炒　陈皮五分　甘草三分　当归一钱　川芎八分　白芍一钱，炒　砂仁七分，炒　紫苏一钱　香附六

分,炒　黄芩一钱,炒

腹痛倍加白芍,腰痛加盐水炒杜仲、川断。内热口渴去砂仁,加麦冬,见红加酒炒地榆、生地。以上各一钱。

又方　归身一钱五分　川芎七分　白芍一钱,炒　熟地一钱　白术一钱五分　条芩一钱五分,炒　砂仁一钱,炒　陈皮一钱　苏梗五分　炙甘草四分

如或下血加蒲黄、阿胶。腹痛加香附、枳壳。如恶阻加竹茹,去地黄。

治胎漏方

用炒熟蚕豆壳磨末,每服三四钱,加沙糖少许调服。

治死胎不下:

皮硝二钱,壮者三钱,寒月加熟附子五分,酒半杯,童便一杯,煎二三沸温服。

治胎衣不下:

用牛膝三钱,葵子五钱,水煎服。

产　后

产后腹胀闭结,膨闷气结,坐卧不安:

大麦芽炒为末,用一合,陈酒调。一方:每服三钱。

产后面紫,乃恶血上冲气壅,故目不合。

山楂一两,炒枯

童便煎服。

产后面黑,乃恶血入肺,发喘欲死。

苏木一两

水三盅,煎至一盅,调人参细末五钱服。

治产后恶露不尽发热:

用童子母鸡一只,竹刀杀,干挦去毛破肚,将陈酒洗净,用益母草花一二两,装入鸡肚内,加陈酒浸,隔汤煮烂,去益母花,只将鸡

淡吃，连酒汁亦吃，留鸡骨炙存性研末，沙糖调酒过下。先吃鸡一只，第二三只，将金茶匙草，代益母花，照前法入鸡肚内煮吃，骨亦吃，一二只即愈。

产后血晕：

韭菜切入有嘴瓶内，将醋三碗，煎滚入瓶内，将瓶嘴塞产妇鼻孔即醒。

产后阴翻：

泽兰叶煎浓汤熏洗即收。

杂　症

吹乳不通：

雄猪前脚爪一个，鬼馒头二个，并煮食之，一日即通，虽无子，女人食之亦有乳。

治乳不通：

丝瓜连子烧存性，酒下一二钱，被盖取汗即通。

治乳岩方　此病先因乳中一粒大如豆，渐渐大如鸡蛋，七八年后方破烂，一破则不可治矣，宜急服此药。

生蟹壳数十枚，放砂锅内焙焦为末，每服二钱，好酒调下，须日日服，不可间断。

青皮散　治乳痈初起。

青皮去瓤　山甲炒　白芷　甘草　土贝母各八分

为细末，温酒调服。

乳痈乳痛敷方

活鲫鱼一个　鲜山药一段如鱼长者

同捣烂敷上，以纸盖之。

吹奶乳痈：

南星　半夏　皂角去皮弦子，炒黄　五倍子去虫窠，炒黄

各等分，研极细末，米醋调敷，一宿立效。

乳痈煎方

乳香一钱　没药五分　苡仁二钱　川芎五分　甘草五分　防风一钱　银花二钱　知母一钱　陈皮一钱　当归五分　瓜蒌仁二钱　木通一钱　香附一钱　贝母五分　橘叶二十片,鲜者更妙

水酒各半煎,食后服,四服必愈。

乳痈、乳岩及外吹:

螃蟹蒸熟,取脚上指甲,砂锅内微火炙脆研末一两,配鹿角挫末二钱。如遇此症,用陈酒饮一杯,将药一钱或八分放在舌上,以酒送下,再饮一杯,俱食后服。

治乳癖:

用虾蟆一个去皮令净,入半夏三钱,麝香半分,共打烂为一大饼,敷患处,用帛缚之,约三时许解去,其效如神。

乳痈奶疖:

活螃蟹十余只,取脚爪尖,约七八钱,阴阳瓦炙黄研末,陈酒送下,出汗即愈。

治乳痈癖疬痃敷药

用野花椒叶晒干为末,鸡子清调敷立愈,痈尤效。

神效瓜蒌散　治妇人乳疽奶劳。

黄栝蒌子多者一个,去皮,焙为细末,如急用只烂研　川当归洗,去芦焙切细,半两　生甘草半两　滴乳香一钱,另研　通明没药二钱半,另研

右用无灰酒三升,同于银石器中,慢火熬取一升清汁,分为三次,食后服。如有奶劳便服此药,杜绝病根。如毒气已成,能化脓为黄水;毒未成,即内消。疾甚者再合服,以退为度。乳疽之方甚多,独此一方,神效无比,万不失一。

内消乳疬方

大贝母、白芷等分为末,每服二钱,白酒下。如有郁症,加白蒺藜。若有孕,忌用白芷。

治男妇乳疬秘方　无不立愈。

鲜橘叶多些　夏枯草　香附童便制　青皮

先将夏枯草切碎，用青皮、香附晒干，后将橘叶放石臼内打烂，同前药拌匀，再晒极干，后方上磨为极细末，陈米饭为丸，白汤下，不拘时服。

治乳瘰疬：溃烂者方可服，神效。

雄鼠粪三钱，两头尖者便是　土楝树子三钱，经霜者佳，川者不用　露蜂房三钱

俱煅存性为末，分作三服，酒下，间两日服。一服痛即止，脓尽收敛奇效。

治乳痛：极凶者不过四贴。

炒白芍八分　甘草三分　苏梗七分　柴胡七分　炒黄芩八分　香附一钱，醋炒　当归八分，酒洗　川芎七分　金银花一钱半　贝母一钱半　连翘八分　瓜蒌霜八分，去油净

加橘叶三十片，水二盅，煎八分，食远服。无孕加青皮八分醋炒，有孕去青皮加姜汁、炒砂仁末五分同煎。一方：瓜蒌用一个，去油。

海上乳毒奇方

当归　漏芦　穿山甲　独活　乳香　没药　桔梗　青皮

水酒煎服立消。

雄黄藜芦散　治妇人阴中突出如蛇，或鸡冠菌样者。

雄黄一钱　冰片二分　轻粉一钱　鳖头煅黄色，一钱　葱管藜芦二钱，研细如面

俱为末，和匀再研，瓷罐收贮，先用芎归汤煎洗，随后搽药，早晚二次，其患渐收。

芎归汤

川芎　当归　白芷　甘草　胆草各等分

每用五钱，煎汤洗患处搽药。

妇人乳肿：不论内外吹，名**必消散**。

取五谷大杨树上木耳菌，拭净，瓦上炙焦存性为末，每服三钱，沙糖调陈酒送下即消。

妇人阴户内生疮，痒痛难堪：

用鲜猪肝切成条，于香油中微烫过，抹樟脑，川椒末，插入户内，引蛆虫，候一时辰，取出再换，二三条即愈。

妇人阴户内生疮作痒：

活蚌一个，剖开将有肉半个，手拿对阴户一夜，次日又用个一全安。蛤蚌亦不用甚大。

女人阴疮如虫咬痒痛者：

生捣桃叶，绵裹纳之，一日三四易。

妇人交接伤阴，出血不止：

五倍子研极细末掺之。

全集三

叶氏医案存真

叶　序

先高祖《临症指南》一书,为锡山华君岫云所刻,书成于乾隆丙戌,风行海内。余成童时,涉猎及之,不能识也。后检故纸,得家藏方案一册,鲁鱼亥豕,所在多有谬误,此必《指南》选刊所遗者,亦整置未暇究。近年留心斯道,因发箧读之,然后知先哲之所以享重名者,久而弥光。盖自有在嘉庆丙子,获见天元医案于研六斋周谢庵姨丈家,精光腾跃,叹为希世之宝。道光辛卯,于城东陈顺庵家复见方案摘录百十条,简洁高妙,洵为门诊之精华,又不胜遗珠之叹。因思华君非同里,又素不业医,能以数年采辑之勤,沾丐后人,厥功甚伟。余为裔孙,独珍手泽而不公诸当世,华君有知,其谓我何?但《指南》类症分编,余则一无去取,亦不分门别类,自愧识浅,不敢妄为选择,姑还旧观,且自来医家临证虽多,岂能尽备,而兹又篇帙无多乎?其天元医案中,载马元仪先生案颇多,皆神妙,与先祖方案如骖之靳,另附于后,自为一卷,而祁正明、王晋三两先生之案亦附焉。世有好学深思者,或再搜来选刻,则其功当不在华君下矣,其拭目以俟之。

道光十二年岁在壬辰四月元孙万青谨序

石　叙

昔者窃闻之,孙真人以神针疗龙神之疾,神龙感之,赠以禁方三十,孙因著《千金方》三十卷,每卷中杂一龙宫方,今人亦不能一一指出,何方为龙宫所授。惟相传六味丸,即禁方之一。试以此方论之,山药之甘,地黄之苦,丹皮之辛,萸肉之酸,泽泻之咸,五味具备，又以茯苓之淡，调和之，俾五脏六腑均受其益，此其运用之妙，诚不可思议哉！由是知医者之有方，犹匠者之有斧斤绳墨，非是无以成其事也。吾乡叶天士先生，生在康熙初，没于乾隆十年，工长桑之术，身历三朝，名闻九域，夫人而知之矣。其谢世已九十余年，至今谈方术者，必举其姓字，以为仲景、元化一流人也。其生平所制方，有萃录成编者，其元孙纳入等，校而授梓，问叙于予。夫人祖宗，一言一行，无非彝训所存，凡为子孙者，必多方表章之，以寄其数典不忘之志，况方书为活人要术，可以调元赞化，而消斯民夭札、厉疾之灾者乎！即如龙宫禁方，非孙氏传之，世人又乌从而知之？谚云：施药不如施方。讷人昆弟斯刻，不特表扬先泽，亦有合乎昔贤善与人同之义，又可缓乎哉？是为叙。

道光丙申七月旧史氏石韫玉撰

胡　叙

精气神为人身之至宝，医能保人所宝，则医书真宝书也。轩岐而下，惟仲景称圣，为制方之祖。嗣后英贤辈出，各抒心得，立法以启后人，方书充栋。后之用法者，能得古人法中之意，而不泥于法，则因病定方，不执方以治病可也。所难者在认症耳。昔嘉言喻氏谓，医不难于用药，而难于认症，故先议病后议药。丹溪朱氏著《脉因证治》一书，亦以认症为先，施治为后。若但执某方治某病，而至于何脉何因何症，辨之不真，焉能用之无误？寒热虚实，疑似甚多，见病治病，十无一效，曷足怪哉？吴中精于医者，代不乏人，自叶香岩先生，治称神术，百余年来，无有继其传者。惜其生平济人，事殷无暇，著述如《临证指南》一书，为门人所采辑，久已风行海内。今复见《医案存真》三卷，系其哲嗣讷人先生汇集家藏方案成编。观其施治之妙，实由辨症之的。其不惑于症之疑似，治不违于法，而又不泥于法者，苟非根柢《内经》，博涉诸家，其乌能洞彻阴阳标本，随症立方，神明于规矩若是哉？至马、祁、王三家医案，各抒精义，制方附刊于后，亦足资后人采择。此书诚可宝也！书既成，先生济世之业，与其哲嗣济世之心并传不朽，而流泽孔长矣。是为序。

道光丙申秋九月吴郡胡国英识

凡　例

一、医案皆系叶氏真本，非若《临证指南》，间有杂凑及门方案，转令鱼目混珠。

一、方案不分门类，仍沿昔日抄本之旧，阅者当分别观之。

一、古人用药，本无一定分两，随症轻重用之，方中有载人分两者，亦仍其旧。

一、用药有用别名者，如申姜之类，申姜疑即猴姜，不敢妄易，以俟博雅参考。

一、载某府、某人及年岁大小，系当时门诊及门所录，今悉照原本刊刻。

一、研六斋藏本，后有马元仪方案，及祁正明、王晋三数案，不敢没美，附刊于后。

一、医案抄本，向有圈点，今不刻圈点者，读其文知其义，明眼人自能辨之。

一、家藏复有女科数卷，现在编校未成，容俟续出。

叶氏医案存真　卷一

通下下通，脘中仍结，上下格拒者，乃上热下寒。古人用麻沸汤煮凉药以解上，浓煎温补以治下，使阳气不脱，郁热自罢，今仿之。

黄芩　小川连　枳实

右三味入滚水中煮五十沸即滤。

人参　淡附子　干姜

右三味煎浓汁一杯和入前药服。

疝攻上触，必倾囊呕物，此胃中得食气壅，肝邪无以泄越，得吐而解，盖木郁达之也。此番病发，原自怒起，其为肝厥何疑。

炒黑川椒　炒小茴香　川楝子　橘核　青皮汁　青木香

虚损心热，腭干，咳嗽，失血。此天气令降，身中龙相反升，下焦真气不得收纳故也。惟宁神静坐，斯天君不动，自得阴上承，阳下降，地天交而成泰矣。

紫胡桃肉　坎气　糯稻根须　北五味子　白蜜

今年七月，秋暑未除，初病头痛身热，是暑由上窍伤及清阳，医药当辛凉取气，同气相求。中上之轻邪自散，无如辛温、苦寒、清滋之类杂然并投。水谷内蒸，氤氲不解，见症仍在身半以上，躯壳之间，非关脏腑大病，第能蔬食十日，可解上焦之郁。

川芎　薄荷　荆芥炭　炒白芷　蔓荆子

菊花蒂　元茶三钱

煎汤代水。

精伤痿躄，尻髀跗胫，皆如槁木，不知冷热，粪黑肠枯。用润剂通阴中之阳，病人自觉热从内起，略有活动，但系沉痼之病，未许其能却疾也。

鹿茸　当归　枸杞子　熟地　虎骨胶　舶茴香　沙蒺藜　牛膝

脉涩小数，质弱，平昔喜饮。酒性先入肝胆，故易生嗔怒，且涂次侍亲，烦劳郁热，自情怀而升。病属郁劳，惟怡悦为上，用药不易奏功。

桑叶　川贝母　粉丹皮　山栀壳　天花粉　蜜炒广皮

胃主纳，脾主运。能食不化，泄泻，治在太阴脾脏。此脏为柔脏，阳动则能运，凡阴药取味皆静，归、地之属，反助病矣。

淡附子　淡干姜　生益智　生砂仁　人参　茯苓

脉弦，舌白，吐涎，食入膈，即涌出。自述由动怒得之，春病至霜降不愈，心中反痛。以肝病犯胃治法。

金铃子　延胡索　良姜　茯苓　炒半夏　砂仁壳

形壮色白，气虚有痰，痰阻经络，气血不通，经事三年不来。古人治此，必以调气为先，盖气为血帅也。见病治病，终亦无裨。

生白术　茯苓块　香附　砂仁　蒺藜　制半夏

淡水熬膏，临好以文火炖收，清晨开水调服。

孕育已十一胎，未到七七，天癸已绝，八脉不司约束，脊腰痠痛，足跗骨中麻痹，间有带淋畏热。此属阴虚。虎潜法治之。

熟地　龟板　虎骨胶　知母　当归　白芍　黄柏　牛膝

虚损，真阴内涸。当戊己君火主令，立夏小满，阳气交并于上，喉舌肿腐，是阴不上承，熏蒸腻涎。吐咯不清，皆五液之变，由司气感及躯质而然。检古方，以仲景少阴咽痛例，用猪肤汤。

用白虎法，渴烦少减，略饥，必形神软倦，津液既遭热迫，阳明脉络自怯。当以清燥法，清气热以涵液。

人参　麦冬　知母　石膏　生地　阿胶　甘草

三日疟，是邪干阴经，表散和解，不能去病，询知不慎口腹。食物之气，亦能助邪，宜先理脾胃而廓清之。

桂枝木　生鳖甲　乌梅肉　常山　广皮　知母　草果　淡

黄芩

心悸如饥，头晕肢麻，此乃内起肝风。汗多淋漓，气弱阳泄。近日肌浮腹大，木传土也。仿丹溪养金制木，使脾少贼邪之害。

阿胶　天冬　生白芍　细生地　麦冬　明天麻　菊花炭

痘后四肢疡毒，延绵日久，聚集环跳膝跗，以至不能行走，乃沉疴难愈之疾。据述筋粗强硬，不司舒展。《内经·病能篇》：筋纵筋弛，分寒湿、湿热之异。但痘浆未化之毒，混处血脉络间两年之久，攻之决不应病。夫四肢血少气多，初患当取阳明，今已流入阴分，遇风冷辄痛，温通逐邪，理亦可通。然男子未通精之岁，必以生阴为要务。调理方法，宗钱仲阳麋茸六味，壮阴通阳，可以常进。

麋茸　大熟地　红花　当归　枸杞子　杜仲粉　虎胫骨　牛膝

二十日来，以甘温、益气、养阴，治脾营胃卫后天，渐得知饥纳食。思疟、痢致伤下焦，奇经八脉皆损，是以倏起寒热，背部畏冷，遇风必嗽痰。阳维脉无以维持护卫，卫疏则汗泄矣。从虚损门治。

人参　鹿角霜　沙蒺藜　补骨脂　茯神　枸杞炭　鹿茸　当归身

少腹瘕聚，从左上升，每月事将至，经络腹胁先痛。自述嗔怒病加，病在肝俞血海。由气逆血滞，故年逾三旬，未得孕育，下焦时冷。治当理气血以调经，若缕治病样，未免太拙。

当归　川芎　木香　麝香　香附　桃仁　楂肉　葱白　延胡索　吴茱萸　川楝子　小茴香　韭白

水泛为丸，益母草汤送。

悲忧哭泣致病，不饥欲呕，病属郁症。治当条达肝胃，第胃为阳土，肝寄相火，虽结瘕气，燥热未宜。

制半夏　白茯苓　炒丹皮　炒神曲　吴茱萸　夏枯草　黑山栀　川连

因嗔怒心胸痞胀三年，左胁下坚凝有形，偶触劳忿，则寒热无汗。此属郁痹气血,延成肥气。治当宣通营卫,流行脉络,佐入攻坚,俾寒热得止,再议。

炒柴胡　生香附　半夏曲　丹皮　桃仁　青皮　姜汁炒栀仁　生牡蛎

临服入鳖血五匙。

行走多动阳,酒湿多变热,热气上升,犯冒清窍,头蒙聤胀,衄血成流,上腭腐疡,久必漏卮。世俗通套,每用犀角、地黄,然酒性先入胆,次及胃。酒客性恶甜腻,从苦降定议,以苦能却湿也。

桑叶　苦丁茶　连翘心　荷叶边　丹皮　射干

疟伤真阴,七八年来每交春季,即脊背肩胛胀痛,入夏更甚,冬寒乃瘥。凡春夏之时,天地大气发泄,至秋冬方始敛藏。脏真既少,升泄病来。督脉行身之背,自阴而及于阳,但内伤不复,未易见功,惟养静断欲,用药可希渐效。

鹿角霜　鹿角胶　熟地炭　菟丝饼　青盐　柏子仁

暑湿乃夏秋时令之病,其邪先着气分,氤氲蒙昧,有形无质,医投攻夺,乃有形治法。气伤阳损,至今肢冷溏泄,何一非阳微肿胀之征?此宜温补下中,莫治眼前。

人参　白术　木瓜　淡附子　益智仁　炒广皮　厚朴

高年少腹气冲脘下,心肋时痛,舌底流涎,得甜味或静卧少瘥,知饥不食,大小便日室,此皆阴液内枯,阳气结闭。喻西昌有滋液救焚之议,然衰老关格病,苟延岁月而已,医药仅堪图幸。

大麻仁　柏子仁　枸杞子　肉苁蓉　紫石英　炒牛膝

三阴疟,是阴分伏邪。汗之、清之不解,但与腻滞补药,邪无出路,遂致吐衄,寒自背起,督脉应乎太阳。

川桂枝　熟半夏　炒白芍　炒黑蜀漆　生牡蛎

淮海水咸土潮,水土异气,自口鼻受入,必聚募原,湿邪久郁化热,阳明络损血溢,咳嗽,视目黄面亮,显然湿热变痰。况病已数年,若是阴虚,必不能延久至今也。从湿热例治。

杏仁　厚朴　米仁　赤茯苓　块滑石　绵茵陈

淋属肝胆，而酒性湿热之气，肝胆先受滓汁，次及肠胃。湿甚热郁，溺窍气阻，茎管窄隘。久病积热愈深，不受温补，当忌酒肉厚味。分利虽投，不能却病。从经义苦味法湿，参以解毒。

料豆皮　牡丹皮　黑山栀　芦荟　龙胆草　真青黛　金银花　胡黄连

阴虚汗泄精遗，理应固摄。但先哲涩固之药，必佐通滑以引导涩味，医知斯理者鲜矣。

熟地　萸肉　杜芡实　五味子　龙骨　远志　茯神

用猪脊髓、金樱子膏捣和为丸。

幼稚惊痫，至十三岁患发，每发必于子夜阳动之时。想阴未充溢，肝风乘阳，冒乱神识，痰涎上涌，治痰清火无效。盖肝为肾子，木中阴火燔灼肾液，皆为上泛矣。女子天癸得来，斯病当有愈期。

大熟地　怀山药　当归身　茯苓块　山萸肉　紫石英　丹皮　泽泻　河车胶

便浊、精浊两者迥殊。据述素有梦遗，浊发遗止，则知精浊矣。分清饮、八正散治浊套药，与此无涉，当固补下焦，不必分利。

熟地　远志　沙蒺藜　线鱼胶　山萸肉　覆盆子　菟丝饼　生龙骨　茯苓块

臭秽触入，游行中道，募原先受，分布三焦上下。头胀，脘闷，洞泄。以芳香逐秽法。

藿香梗　生香附　茯苓皮　白豆蔻　飞滑石　炒厚朴　新会皮

食下脘中噎阻，背胁气逆而痛，脉右寸独大。据述由嗔怒致病，当与清金制木，形瘦津少，勿用破气燥血。

枇杷叶　桔梗　紫降香汁　川贝　苏子　生香附汁

凡忧愁思虑之内伤不足，必先上损心肺。心主营，肺主卫，二气既亏，不耐烦劳，易于受邪。惟养正则邪自除，无麻、桂大劫散之理，故内伤必取法乎东垣。今血止脉软，形倦不食，仍呛咳不已，痰若粘涎，皆土败金枯之象，急与甘缓补法。

生黄芪　炒白芍　炙草　饴糖　南枣

著左卧即咳甚，是脏阴血液伤极。用益气甘药者，缘有形生于无形耳。

人参　黄芪　当归　白芍　南枣　炙草

寒热因经水不来而甚，此《内经》谓二阳之病发心脾。女子不月，肌肉日瘦，腹有动气，即风消息贲矣。内损成劳，非通经逐瘀所能愈也。

柏子仁　归身　白芍　桂枝　桂圆肉　生黄芪

今年二三月，久雨阴晦，入山行走，必有瘴气湿邪著于脾胃，腹中胀闭，溏泻夹积，溺赤不爽，目眦肌肉悉黄。夫湿为阴邪，郁久必热，热自湿中而出，当以湿为本治。

生茅术　炒厚朴　猪苓　草豆蔻　新会皮　绵茵陈　泽泻　茯苓皮

木香汁磨入。

精血五液衰夺，阳化内风，上巅则眩晕欲厥，乘络则四末瘀痹。老年有此，断非攻邪可却。古方侯氏黑散，取乎培实孔窍者缘此。

熟地　杞子　藕汁　河车胶　紫石英　甘菊炭　茯苓　人乳粉

熬膏不用蜜。

色苍肉瘦，形象尖长，木火之质，阴液最难充旺，春间咳嗽，虽系风温外邪，但既属阴亏，冬藏先已不固，因咳逆震动，浮阳上冒，清空自阻。用药宜取沉静质重，填阴镇阳方是，阅方辛气居半，与磁石相阻，苁蓉阴中之阳，亦非收摄，不效宜矣。

大熟地　灵磁石　萸肉　五味子　牡丹皮　云茯苓　阿胶　怀山药　泽泻　龟板

东垣谓疟痢皆令脾伤，以为寒为热之邪，由四末蒸犯中焦也。

盖头形象天，清阳不旷，故面目诸窍不和，形寒汗泄，将来浮肿腹大，已了然在目矣。

人参　茯苓　熟附子　淡干姜　厚朴　泽泻

脉弦缓，面目肌肤皆黄，舌白滑腻，胸脘膈间胀闭，病名湿温。由濒海潮湿，气入口鼻至募原，分布三焦，此为外因。仍食水谷腥物，与外入秽浊之邪，两相交混，湿甚热郁，三焦隧道气血不通，遂变黄色。发汗不愈者，湿家本有汗也。清热消导不愈者，热从湿中而起，湿不去则热不除也。夫湿邪无形质，攻滞乃有形治法，其不效宜矣。昔河间治湿热，必取乎苦辛气寒。盖苦降以逐湿，辛香以祛秽，寒取乎气，借气行不闭塞于内也。当世医者，混以伤寒表里为治，殊不知秽湿气入口鼻，游走三焦，不与伤寒同治。

绵茵陈　白豆蔻　厚朴　川通草　广皮白炒　茯苓皮　半夏曲　块滑石

湿浊内蒸，瘀热发黄，三焦壅遏，浊气迷漫，又非有形质滞。此辛香逐秽，宣通是一定法。日期既多，恐浊闭神昏，另以银花汤，化至宝丹二粒。

绵茵陈　白豆蔻　茯苓皮　厚朴　草果　滑石　杏仁　木通　鲜菖蒲根汁

复诊

绵茵陈　厚朴　江枳实　草果仁　细木通　黑山栀　云茯苓　黄柏

痰滞得秽浊胶结，湿中热起，蒸变发黄，脘中痞闷，病在气分。两进消导理气，面目黄色略减，而痞结如故，议与治疸疏滞，兼以苏合香丸逐秽为法。

茵陈　草果仁　枳实　厚朴　广皮　木通

暮服苏合香丸，一丸三服。

复诊

生白术　茯苓块　茵陈　猪苓　厚朴　滑石　泽泻

稚年泻血，是饮食不调，热蒸于络，为肠胃之病。肛痔亦由湿热内蒸而致，热甚则阴液不充，风热上升，故干呛。法当与甘寒之剂，俾金水同出一源，况肺热必移大肠，肾开窍于二阴也。

鲜生地　地骨皮　麦门冬　金银花　穞豆皮　肥知母

下利皆令伤阴，值冲年，情念正萌，遂患梦遗，劳烦饥馁更甚，以精血有形，必从水谷入胃，资其生长也。诊脉数，面亮，茎举则精出，溺后亦淋沥，是阴虚精窍不固，因阳气下坠所致，议固下阴以和阳。

熟地　旱莲草　生龙骨　怀山药　杜芡实　萸肉　云茯苓　莲蕊须

金樱子膏炼蜜为丸。

疟后耳窍流脓，是窍闭失聪，留邪与气血混为扭结，七八年之久。清散不能速效，当忌荤酒浊味，卧时服茶调散一钱，患耳中以甘遂削尖，插入，口内衔甘草半寸许。两年前晨泄，食入呕吐，此非有年体质之脾肾虚泻，可以二神、四神治也。盖幼冲阳虚，百中仅一耳。今泄泻仍然寒热，咳嗽失血，天癸不来，脉得弦数，形色消夺，全是冲年阴不生长，劳怯大著。无见病治病之理，保其胃口，以冀经通，务以情怀开爽为要，勿恃医药却病。

熟地炭　炒当归　炙甘草　炒白芍　淡黄芩　乌梅肉　黑楂肉

脉细，右濡左数。少年形瘦肌槁，遗泄，是知识太早，致精血难充，脐左动气，食减易饥，阴伤于下，渐延中宫。沉阴恐妨胃，刚补虑劫阴。男子精伤补阴，参入柔剂温药，取坎中寓阳之意。

鹿角霜　龟腹版　白茯苓　枸杞子　柏子仁　炙甘草　沙蒺藜　炒黑远志

胁痛，咳则更甚，渐次腹大坚满，倚左，不能卧右，此闪气致闭。便溏溺利，已非腑实，乃络病也。

桂枝木　炒厚朴　新绛屑　生牡蛎　旋覆花　青葱管　生香

附　鸡内金

三疟留热，伏于厥阴络中，左胁瘕聚有形，是为疟母。寐则惊惕，若见鬼神。夫肝为藏魂、藏血之乡，热邪内灼，藏聚失司，非攻补可疗，议清解血中之结以祛热。

大生地　柏子仁　炒丹皮　生鳖甲　生牡蛎　郁李仁　炒桃仁

脉数，左促右小，咳嗽已一年，喉痒火升食减，经水仍来，从未生育。凡女人以肝为先天，肝阴不充，相火上燔莫制，嗽久痰带红丝，皆劳怯势成，日见消烁，清肺凉药不效，根本先亏也。急养肝肾之阴，不失延久之计。

乌骨鸡　大熟地　麦门冬　炒白芍　清阿胶　当归身　川贝母　炙甘草　地骨皮　北沙参　白茯苓　焦黄柏

鸡去毛、肠、头、足、翅，入药在肚内，酒煮烂，去骨，用其药肉，捣晒重磨，余汁打糊丸。

遗泄有梦属心，无梦属肾。据述气火下溜，即如溺出之状，茎管中痛，热气上冲咽喉，巅顶掀胀，语言皆怯。此任脉不摄，冲脉气逆。治法：引之导之，摄以固之，现在便溏食少，勿投沉阴腻滞之药。

砂仁炒熟地　炒黑远志肉　炒莲须　元武版　白龙骨　锁阳　茯苓　杜芡实

以金樱子熬膏为丸。

形劳悒郁之伤，脉得左部弦劲，肝血胆汁已少，目翳红赤。治以凉肝滋液。

穞豆皮　菊花炭　谷精草　淡天冬　枸杞子　生地黄

牙宣春发，继以喘促，乃肾虚不能纳气归元。戌亥阴火，寅卯阳动，其患更剧。阅古人书，急则用黑锡丹、养正丹之属，平时以温暖下元方法。

人参　熟地　五味子　胡桃肉　熟附子　舶茴香

独粪后血未已，是为远血，宗仲景《金匮》例，用黄土汤。

黄土　生地　奎白芍　人参　清阿胶　川黄柏　归身　泡淡附子

病始足胫，乃自下焦肝肾起病，其形不肿，则非六气湿邪，当从内损门。痿躄推求，萸、地滋滞，久服胃伤，食减呕逆，皆因浊味滞气而然。经年不复，损者愈损，脏真不能充沛，奇经八脉不司其用。经云：冲脉为病，男子内结七疝，女子带下瘕聚。夫冲脉即血海，男子藏精，女子系胞。今精沥内结有形，是精空气结，亦犹女子之瘕聚也。凡七疝治法，后人每宗张子和，但彼悉用辛热，与今之精空气结迥殊。久病形消肉脱，议以精血有情，涵养生气。

鲜河车一具，水煮捣烂，入山药、建莲末拌匀，丸如桐子大，清晨人参汤送下。

据述左胁痛，引背部虚里穴中，按之有形，纳食不得顺下，频怒劳烦，气逆血郁。五旬以外，精力向衰，延久最虑噎膈。议宣通气血，药取辛润，勿投香燥，即有瘀浊凝留，亦可下趋。

当归尾　京墨汁　桃仁泥　延胡索　五灵脂　老韭白

足跟筋骨痛，不能履地，渐至延及腰脊，向患遗精，此肝肾精血内耗，将成痿躄也。

生精羊肉　炒当归身　舶茴香　老生姜

《灵枢经》云：人身阳气不纳入阳跷穴，则寤不得寐。饮以半夏汤，今宗之。

半夏　秫米

肠血腹胀便溏，当脐微痛，脾胃阳气已弱。能食，气不运，湿郁肠胃，血注不已。考古人如罗谦甫、王损庵辈，用劫胃水法可效。

真茅术　紫厚朴　升麻炭　炙甘草　附子炭　炮姜炭　炒当归　炒白芍　煨葛根　新会皮

以黄土法丸。

口齿骨骱不开，咽喉痰壅，溺阻肌浮，是皆气分闭塞。经言诸气膹郁,皆属于肺。肺象空悬,凡重剂竟走肠胃,故久治不效。

麻黄 杏仁 滑石 牛蒡子 马兜铃 生甘草 射干 马勃

瘀浊久留,脾胃络中,黑粪自下,肌色变黄,纳食渐减,脘中时痛,不易运化,中宫阳气日伤,新血复为瘀阻。夫脾脏主统血,而喜温暖,逐瘀鲜效。读仲圣太阴九条,仅仅温下一法,但温后必以温补醒阳,否则防变中满。

浔桂心 煨木香 生桃仁 制大黄

初以心动精泄,久则关键滑溜,食减至半,业已损及中焦。萸、地滋腻滞胃,下焦之阴,未得其益,中宫之阳,先受其累。至于黄柏味苦,苦更伤阴。当以妙香散加金箔治之为稳。

人参 龙骨 远志 茯神 金箔 益智 茯苓 朱砂 甘草

堕胎十八次,冲任奇脉,血液无存。厥气入络,为胀为痛,或时冲逆犯膈,八脉皆不为用,淹淹渐成损怯,徒欲止痛宽胀,乃不明之论,俗医皆然。

真鹿胎 枸杞 牛膝 淡苁蓉 当归身 沙蒺藜 舶茴香 浔桂心

脐旁有块,仍流动,按之软,或时攻胁刺痛,外肾寒冷拘束,病属肝血肾精之损。凡肾当温,肝宜凉,肾主藏纳,肝喜疏泄,收纳佐以流通,温肾凉肝,是此病制方之大法。

当归身 枸杞子 生牡蛎 炙鳖甲 小茴香 沙蒺藜

产后腹坚有形,气聚不通,渐成胀满,乃冲脉为病。其大便秘阻,血药润滑不应,柔腻气愈凝滞。考徐之才云:肾恶燥,以辛润之。

当归身 精羊肉 舶茴香 老生姜

久嗽形寒,行走喘急,是下焦先损。入冬阳不潜伏,喘甚失音,胃纳颇安。温养元海,佐其摄纳。若以清肺散邪,食减胃伤,必致败坏。

炒熟地 云茯苓 胡桃肉 牛膝 鹿鞭 淡苁蓉 炒黄枸杞

厥阴犯胃,则阳明空虚。仲景云:入谷则哕,与吴茱萸汤。泄肝救胃,即史书围韩救赵同旨。

吴茱萸　淡干姜　炒白芍　云茯苓　人参

劳烦继以悲哀,经阻三月,是二阳之病,发心脾。

当归　泽兰　白芍　川芎　香附　楂肉

接服柏子仁丸。

精腐瘀血,阻闭溺窍为痛。似淋非淋,久则阳维脉伤,寒热起,五液枯耗为便难,乃虚症也。

鹿茸　淡苁蓉　柏子仁　枸杞子　沙蒺藜　茯神　当归

接服:

盐水炒骨脂　淡苁蓉　沙蒺藜　枸杞子　厚杜仲　茯神　鹿茸　龟板

丸方:

河车胶　沙蒺藜　龟板　水煮熟地　麋茸　茯神　苁蓉

味过于酸,肝木乘胃,呕逆心痛,用大建中法。

人参　淡干姜　茯苓　桂木　炒黑川椒　生白蜜

邪与气血交凝,则成疟母。病在络,自左胁渐归于中焦,木乘土位。东垣谓:疟母必伤脾胃。既成形象,宣通佐芳香乃能入络。凡食物肥腻呆滞,尤在禁例,所虑延成中满。

人参　茯苓　木香　草果　陈皮　香附汁　厚朴　青皮

肢冷涌涎,脐上痛坠,泄泻而脉缓,此为脾厥。以辛香醒中,兼解少阳之郁。

生益智　香附汁　厚朴　柴胡　煨木香　陈皮

邪灼膻中,神迷,谵语,呕痰。

牛黄丸,竹叶灯心汤化服。

疟发三日,三月不止。邪留在阴,热解无汗,气冲胸闷,痰涎甚多。问寒起腰髀及背部,议从督脉升阳。

人参　炒黑川椒　鹿茸　茯苓　炒黑小茴　炒当归

妊娠八九月，胎吸母气，阳扰烦蒸，心痛引入少腹，谓之子悬。失治有三冲三激之累。

柏子仁　天冬肉　女贞实　茯神　生地　真陈阿胶

秋深曾诊，拟议此病为里湿，更伤瓜果。辛甘寒分利，脾阳又受辛寒之累，致浊气聚形，频遭食复，阳屡被戕。凡身中脾阳宜动，动则运。肾阴宜藏，藏则固。斯为病根，局方大健脾丸，仲淳资生丸，多以补虚、通滞、芳香合用者，取其气通浊泄，人参补正之力得矣。

人参　茯苓　益智仁　煨木香　厚朴　新会皮

秋季寒热滞下，总是长夏为暑湿病。盖夏令脾胃司气，治失其宜，致腹满泄泻，跗浮囊肿，皆湿邪无以走泄，阻遏流行气机使然。肿胀势减，仍不饥少食，兼吐瘀浊痰血，要知湿是阴浊，久郁于中，必从热化，初伤气分，久而入络。《病能篇》中，以湿肿属脾，以脾为阴土，得阳乃运。今气困无以运行诸经，腑为窒痹。消则愈困，补则壅滞，当疏腑养脏为宜。凡腑以宣通为补，非徒偏热偏寒治矣。

茯苓　厚朴　生谷芽　新会皮　生益智　泽泻

兼用仲淳资生丸，去黄连，每早粥后嚼一丸，约二钱。

食物滞于肠胃，太阴阳气不旋，陶节庵用五积散。因汗冷厥逆，禁用攻表。昨主温通开滞气颇应，谓阳气宜通也。

草果　香附　厚朴　陈皮　广木香　茯苓

化服苏合香丸。

血伤骤加惊恐，气郁热升风旋，清神受蒙为厥。凡厥皆隶厥阴，今左股麻痹，忽爽忽迷，皆肝胆中相火，内风未得宁静。病延数日，左脉小濡。热胜津液暗伤，不宜纯与攻涤苦寒，经旨以肝为刚脏，与胃腑对待。柔缓濡润，阳和液复，可免痫症。

鲜生地　石菖蒲　柏子仁　阿胶　天冬　茯神

幼年久有遗精，目疾，不耐劳烦。先后天未曾充旺，秋季疟邪再伤真阴，冬月夜热，嗽痰失血，不饥不食，盗汗伤阳，阳浮不藏，渐干胃口，皆久虚劳怯之象。此恙屏绝酒色怒烦，须安闲坐卧百日，必胃口渐旺，病可渐除，古称精生于谷食也。

北沙参　女贞实　茯苓　炒麦冬　米仁　川斛　芡实

脉左细数而劲，右数大而虚，此肾精肝血内亏，水不涵木，阳夹内风，暴起莫制，指臂拘挛，口目喎斜在左。盖肝风阳气从左而升，冲气撞心，消渴晕厥，仲景列于《厥阴篇》中。凡肝属阴木，必犯胃之阳土，饮食热气入胃，引动肝阳，即病发矣。此恙已六七年，阴损已极，必屏绝俗扰，怡悦情怀，然后滋养，堪固其阴，必有小效，无骤期速功。

炒松熟地　陈阿胶　大淡菜　萸肉　五味　芡实　金樱子粉

客邸怀抱不舒，肝胆郁遏，升降失度，气坠精开为遗泄，地、萸、龙、牡钝涩，气郁者更郁，理气和肝获效，未经调理全功。当今冬令，温舒收藏之气未坚，失血之后，胸中隐隐不畅，未可凝阴，只宜降气和血。

钩藤钩　降香　米仁　郁金　茯苓　杜苏子　丹皮　炒桃仁

形充脉弦，饮食如常。述左胁久胀，上年肿突肌溃，收结已来，胁中痛胀仍发，入夜更甚，仅仅仰卧，不可转侧，此支脉结饮，阻其周行气机，病根非外非内，宜通其脉络为是。

熟半夏　青黛　土贝母　白芥子　昆布　海藻　海浮石　土瓜蒌仁　蛤蜊壳粉

竹沥一小杯，姜汁三十匙，泛丸。

凡经脉直行，络脉横行，经气注络，络气还经，是其常度。今络脉窒塞，闪烁为痛，但在云门上焦，犹是清气流行之所，务取轻扬宣气，亦可无碍，湿痰便血。《灵枢》所谓：上焦如雾。

桑叶　芦根　冬瓜子　米仁　桃仁炒

随时服，卧服威喜丸三钱。

中年饱食，虚里穴痛胀，引之吐出，痛胀势减，必起寒热，旬日乃已。夫脾主营，胃主卫。因吐动中，营卫造偏周行，脉中脉外参差，遂致寒热。且纳物主胃，运化在脾，皆因阳健失司，法当暖中，用火生土意，再以脉沉弦细参论，都系阴象，有年反胃格胀，清阳渐弱，浊阴僭窃为多。症脉属虚，温补宜佐宣通，守中非法。

生淡干姜　茯苓　人参　熟半夏　白粳米

劳怯形肌日瘁，食减自利，腹痛寒热，由阴虚已及脾胃。无治嗽清滋之理，姑以戊己汤加五味，摄阴为议，是难愈之症。

炒白芍　炙甘草　北五味

久痢肛坠，诊脉左坚沉，温剂不受，阴伤不司收纳。前用桃花汤少减，当与甘酸柔缓。

人参　炙甘草　熟地炭　柿饼炭　五味子

肩背肢末，皆阳气游行之所，牵制不和，是络脉中病。首用东垣舒经，接用参、芪、术、附，两法不应，必客气袭入脉中。灸刺无功，议用酒醴通和血脉。

钻地风五两　千年健五两　大黑豆六两

三味投入无灰酒十斤，隔水煮。一日早晚暖服三四杯。

伏邪留于少阴、厥阴之间，为三日疟，百日不愈，邪伤真阴，梦遗盗汗，津液日枯，肠燥便难。养阴虽似有理，但深沉疟邪，何以追拔扫除？议以早服仲景鳖甲煎丸三十粒，开水送，午后服养阴通阳药，用复脉汤加减。

生牡蛎　鹿角霜　酸枣仁　阿胶　麦冬　炙草　生地　桂枝　大枣

脉沉而迟，向有寒疝瘕泄，继而肠血不已，渐渐跗臁麻木无力，此因膏粱酒醴，酿湿内著。中年肾阳日衰，肝风肆横，阳明胃络空乏，无以束筋，流利机关，日加委顿，乃阳虚也。仿古劫胃水法。

生茅术　人参　厚朴　生炮附子　陈皮

狂痫陡发莫制，病去诸事皆清，发时面青食少，议泄肝胆。

龙荟丸二钱半　十服

有梦遗精，治在心肾，乃二气不交所致。冬令牙宣，亦主藏纳浅鲜,用镇固宁神方。

熟地　枣仁　茯神　金箔　人中白　女贞子　湘莲子　旱莲草　远志　龙骨

蜜丸。

脉虚涩,咽中时痹,不妨食物,大便干燥,此肺中气不下降,不主运行。消渴心热,皆气郁为热,非实火也。

枇杷叶　苏子　蜜炙橘红　马兜铃　茯苓　川贝母

病因食物不节,其受病在脾胃,既成形象,在左胁之旁,是五积六聚。喜暖恶寒,阳气久伤,温剂必佐宣通,食物宜慎。

草果　荜拨　鸡内金　砂仁壳　厚朴　广皮

阿魏捣丸。

疟发六七十候,寒热邪聚,必交会于中宫。脾胃阳气消乏,致痞胀不能纳食运化,三年不愈,正气未复。诊脉沉微,阳伤必浊阴盘踞,但以泄气宽胀,中州愈困愈剧。必温通,浊走阳回,是久病治法。

生淡干姜　生益智　厚朴　茯苓　人参　泡淡附子

脉大弦缓,目黄,纳食后中脘滞痛,腹鸣泄泻。夏病至深冬未安,缘濒海潮湿久蒸,兼以怀抱少畅,脾胃之阳日困,所受水谷之气少运,清浊升降失度,外因六气未去,留连脾胃内伤。法当辛香调气醒中,阳气流行,湿郁可去,腥膻重味宜忌。

煎方:杜藿香　煨木香　生茅术　草果　陈皮　生香附汁　茯苓　厚朴

服十剂。

丸方:生于术　人参　益智仁　生茅术　砂仁　茯苓　小青皮　厚朴　新会皮

瘕结在左,腹形长大,必大便得通,胀满可减。年前询病,因嗔怒,且久寡多郁,以泄木调气得效,今冬又发。用大针砂丸十日,白昼颇减,入夜大胀,议通阳泄浊方法。

肉桂　麝香　阿魏　青皮　当归须　郁李仁　川楝子

蜜丸。

肾精下损乏阴，气上乘，浮阳上灼，咽喉痛痹，有喉宣发现，咳嗽喘促，是下焦元海不司收纳，冲脉之气上冲所致。故曰进润剂，望其咳减，为庸医之良法，实酿病之祸阶，现在胃弱便溏，则非治嗽可疗矣。劳怯不复，当以固真纳气，培扶胃口，希冀加谷则吉。

人参　茯苓　芡实　坎气　湘莲子　秋石　五味子　胡桃

冬温咳嗽，忽值暴冷，外寒内热，引动宿痰伏饮，夜卧气冲欲坐，喉咽气息有声。宜暖护安居，从痰饮门越婢法。

麻黄　甘草　石膏　生姜　大枣

当风受凉，遂致左偏麻木，已经三载，今年势缓，痛聚于腰，寒冷烦劳痛甚，此气血凝遏，壮年不为大害。议以酒醒之，是治风先治血之意。

当归　沉香　川芎　松节　生于术　海桐皮　片姜黄　黄芪　桂枝　羌活　没药　虎胫骨

奔驰气火，乘络失血，用缪氏气降使血归经。

苏子　茯苓　丹皮　降香　米仁　茺蔚子　桃仁　藕节汁

向来经水不调，冲任脉病，医未明奇经脉络，久治无功。后患阴疟延虚，经来色淡淋漓，少腹攻触疞痛，晨必瘕泄。当通阳摄阴，非破泄真气，偏寒偏热之治。

鹿角霜　补骨脂　炒当归　小茴香炒黑　白茯苓　炒川椒　紫石英　淡肉苁蓉

便后纯血，食减力疲，脉左坚，是中年阴亏。

熟地　炒白芍　当归　柿饼炭　炙草

霉雨滂沱，咽喉暴痛，必因湿邪干肺，痛止纳食无碍，咽水则呛，兼吐涎沫，此痹阻在喉不在咽，仍以轻剂理肺。

枇杷叶　马兜铃　通草　米仁　射干　茯苓

阳微阴聚，致浊气蒙蔽清神。苓、桂不应，议用大半夏汤合附子粳米汤法。

半夏　人参　白蜜　附子　白粳米

据述泻血五日，血止即患咳呛，左胁下有形如梗，身动行走，必眩晕欲仆。春夏减食，秋冬稍加。交冬，人迎脉络结瘿，诊脉虚，左关尺数。此肝肾精血因惊恐忧劳所伤，阳失阴恋，络中空隙，阳化内风，鼓动不息，日就消烁不肯复，为郁劳之症。四旬以外，生气已浅，非治病可却。春夏，身中真气不耐发泄可知，屏绝家务，开怀颐养，望其病缓。

石决明　女贞实　杞子　黑芝麻　桑叶　阿胶　寄生　柏子仁　茯苓　炒当归

冬温为病，乃正气不能藏固，热气自里而发，齿板舌干唇燥，目微红，面油亮，语言不爽，呼吸似喘。邪伏少阴，病发三焦皆受。仲景谓发热而渴者，为温病。明示后人，寒外郁，则不渴饮。热内发，斯必渴耳。治法清热存阴，勿令邪热焚劫津液，致瘛疭，痉厥，神昏，谵狂诸症，故仲景复申治疗法云：一逆尚引日，再逆促命期。且忌汗、忌下、忌辛温。九日不解，议清膈热。

飞滑石　连翘　淡黄芩　郁金汁　竹叶心　天花粉　橘红　苦杏仁

耳聤，环口浮肿，是少阳阳明风热，久而失解，邪漫经络，倏然疹现随没，当与罗谦甫既济解毒汤。

枯芩　大黄　防风　银花　葛根　升麻　川连　荆芥　甘草

陈酒浸半日阴干煎。

阳明之脉，主束筋骨而利机关。今行走皆艰，纳谷甚少，腹中气攻，头痛，自悲忧五年，日加衰惫。如《灵枢经·论痿》云：意伤忧悲愁则肢废也。

枸杞　当归　防风根　黄芪　沙蒺藜　玄参　牡蛎　羚羊角

阳不交阴，寤不成寐，内风乘巅，髓出鼻窍，腥浊必绝，欲经年可以却病。乃下焦病根，归脾汤永无效期，仿丹溪法。

淡菜　阿胶　熟地　龟板　茯神　天冬

蓐劳下损,损及八脉,医投清内热滋阴,致胃伤食减,寒热,下焦冲气上逆,而咳嗽药惟治肺,与下虚内损,并无干涉。带淋骨热,髓竭液枯,蓐损较平常损怯更难。寒暑更迁不复,草木焉能奏功?勉与血肉有情,望其加谷,望其悠久。

鲜河车一具　人乳八两　生紫石英二两　血余灰二两　秋石一两

人参煎汤送二钱

怒伤肝,恐伤肾,二志交并,真脏内损。烦劳则阳气扰动,值春木之令,络血随气上溢,失血过多,阴气下空,阳无所附,上触清府,致木反乘金,咳呛气促,肺俞恶寒,脉弦数,乃下损之疾。

山萸肉　五味子　咸秋石　青盐　熟地

疟起四肢,扰及中宫,脾胃独受邪攻,清气已伤,不饥不食,胃中不和,夜寤不寐,小溲赤浊,即经言中气不足,溲溺为变。须疟止之期,干支一周,经腑乃和。明理用药,疏痰气,补脾胃,清气转旋,望其纳谷。

熟半夏　生益智　人参　厚朴　茯苓　广皮

临服入姜汁三分。

饮入脘膈鸣响,唇干,漱不喜饮,脐腹微痛,昼欲寐,夜不寐。是脾胃未和,阳气不得下交于阴。宣通气分,宗仲景腹痛必加芍药以和阴。

人参　白芍　谷芽　半夏曲　黑芝麻　霜桑叶　茯苓　陈皮

今年浮肿腹胀,泄泻,皆雨湿太过,脾阳郁遏,久则气室,小溲不利。凡分消健中,调治其气,水湿自去,脾阳渐复,酒肉闭气,食物宜忌。

生白术　茯苓皮　生益智　椒目　厚朴　广皮　泽泻　猪苓

服威喜丸稍安,用凉润剂不适。想过进辛寒,辛则伤肺,寒则伤胃,食入不化,嗳气甚多,咯痰气闪欲痛,大便涩少不畅,流行既钝,必清阳转旋,得向愈之理。

蜜炙生姜　茯苓　炙甘草　南枣　桂枝　米仁

伤寒蓄血,都是邪入于里。《内经》谓阴络伤,血乃下溢。阴为脏病,阴气从下走泄,阳气失恋上冒,遂令神识昏狂,乃脱症也。况在立冬大节之交关,阅医药,今朝所服,犹是羌、防、葛根。前此柴、防服之屡屡,身中阴阳遭此魔障劫尽,焉有安逸之理?虽急急收拾散越,恐未稳追返耳。

人参　茯神　禹余粮　木瓜　五味　小麦

八旬又四,下元虚惫,膀胱不开,溺淋窒痛。肾藏之阳,通纳皆少,惟峻补元海,可冀小效。至于全好,恐难深许。

当归　鹿茸　茯苓　柏子仁　苁蓉　杞子　熟地　牛膝

厥逆初平,胃口下脘,触着便痛,小便自利,大便黑粘不爽。前者经来暴止,血海恐有凝瘀。议以轻缓通血方法。

丹皮　泽兰　桃仁　料豆皮　小生地　姜汁

昨日用交加散法,黑血略下,痛缓下移,此瘀浊停留,皆为痉厥,以致紊乱气血,奇经失和矣。但心悸,舌赤,阴分自亏。宣瘀之药,多辛善走,择其辛润者,进商回生丹,量进半丸,亦对证稳药。

细生地　姜汁　当归须　丹皮　小茴　桃仁　料豆皮　茺蔚子

阳虚阴亦伤损,疟转间日,虚邪渐入阴分,最多延入三日阴疟。从前频厥,专治厥阴肝脏而效。自遗泄至今,阴不自复,鄙见早服金匮肾气丸四五钱,淡盐汤送,午前进镇阳提邪方法,两路收拾,阴阳仍有泄邪功能,使托邪养正,两无妨碍。

人参　生龙骨　生牡蛎　炒黑蜀漆　川桂枝　淡熟附子　炙草　南枣　生姜

此仲景救逆汤法也。龙属阳入肝,蛎属阴入肾。收涩重镇,脏真自固,然二者顽钝呆滞,藉桂枝以入表,附子以入里,蜀漆飞入经络,引其固涩之性,趋走护阳,使人参、甘草以补中阳,姜、枣以和营卫也。

舌喑强缩，干涸无津，邪气已入膻中，神识昏蒙，积劳心血及虚，致热竟入矣。诊脉虚小无力，但补则热闭，今晚以至宝丹三分，凉开水调化，匀五六次铫服，明日再议。

又　心气久耗，营液暗伤，渐枯涸窒塞，小肠火腑失其变化传导，溲溺欲痛，舌刺欲缩，色仍白晦，岂是血滞实火？当滋液以救燔燥，仍佐苦味，以通火液。

鲜浙江生地　玄参　竹卷心　人参　川连　菖蒲　百部　桔梗

又　神气消索，五液枯寂，此昏躁妄言，乃阴阳不肯交合，欲作脱象。不忍坐视，议三才汤以滋水源，参入磁、朱以宁神志。

三才加磁、朱、金箔。

又　吸短欲躁，午后至更深为甚，热入阴中，子后清阳用事稍和。自云心中不舒，热熏脚楚。仿邪少虚多例，用仲景复脉汤。

炙草　生芍　人参　生地　麦冬　麻仁　阿胶　鸡子黄

脉微弱而细，鼻准独明，昼日形冷汗泄，不饥少纳，脘腹常痞，泄气自舒。此阳气失护卫，而寒栗汗出，阳失鼓运，而脾胃气钝。前进养营，亦主中宫，想因血药柔软，阳不骤苏，初进甚投，接用则力疲矣。询其不喜饮汤，舌颇明润，非邪结客热之比。议用理中汤法，专以脾胃阳气是理。不独治病，兼可转运日前之药。昔贤以疟称谓脾寒，重培生阳，使中州默运，实治法之要旨。

人参　生芍　熟术　附子　茯苓　干姜

产后六日，恶露仍下，每呵欠寒粟，凡进汤必呕逆，舌粉白有苔，面目四肢浮肿，兼之消渴，喜得凉饮，胸脘痞闷不饥。此临产外邪乘虚竟入厥阴，邪犯阳明，状如疟证，但产后虚弱，值冬暖不藏之候，得汗方解，显然客邪。然柴胡动竭肝阴，决不可用，议和胃清邪一法。

制半夏　郁金　新会皮　天花粉　杏仁　竹茹

努力络伤，身痛，痰嗽失血，最宜降气通瘀，最忌沉寒呆补。

紫降香末　郁金　茯苓　米仁　苏子　桃仁

入韭白汁十五匙。

产后下焦先亏，腰膂如痿，肛坠不爽，此乃肾虚不摄。痢血与脾病迥异，摄固其阴，略兼通腑。

熟地炭　五味子　茯神　炒白芍　炙甘草　炒楂肉

劳倦，伏邪初起，即用柴胡、紫苏，三阳混散，津液被劫。热邪上结，胸中懊憹，神烦谵语，渴欲冷饮，诊得脉无神，舌色白，病在上焦气分。阅医药不分上下气血，况冬温聘泄，老人积劳，七日未见病退机关，此属重症。岂可藐视轻谈。

瓜蒌皮　黑栀子　白杏仁　郁金　香豉　枳壳汁

入冬天暖，阳不潜伏，质瘦脂亏，禀乎木火，血液既少，内风暗动，遂致眩晕麻痹，陡然仆倒。水不生木，肝阳横逆，络血流行右阻，谓之偏枯，忌用攻风逐痰。清邪凉血，渐致其和，交节不反，原可扶病延年。

犀角　羚羊角　郁金　玄参　连翘心　鲜菖蒲　川贝母　橘红

冬温失藏，稚年阴亏阳亢。三阴之阳，当夜分升腾烦躁，上热不宁，昼则安康人健，宜用六味磁石方法。

生六味加磁石、辰砂。

寒热虽减，脘中犹然不爽，非是食滞，乃气结所致，尚宜开上中之痹。

川连　干姜　淡芩　炒半夏　杏仁　白蔻　枳壳　桔梗

此厥症也，缘情怀失旷，肝胆郁勃，阳气直上无制。夫肝脉贯膈入胃，循绕咽喉。今病发由脘至咽，四肢逆冷。所云上升之气，自肝而出，中夹相火，其病为甚。法以苦降、辛宣、酸泄之治，使阳和气平之后，接续峻补阳明，此病必发稀。以胃土久受木戕，土虚则木易乘克也。

川连　生芍　吴萸　乌梅　橘红　杏仁

肝风不熄，都因天热气泄，高年五液皆少，不主涵木，身中卫阳亦少拥护，遂致麻木不仁。丹溪所云：麻属气虚，血少便艰也。苟非培养元气，徒以痰、火、风为事，根本先怯，适令召风矣。议用三才汤合桑、麻，滋肝养血熄风治法。

天冬　地黄　人参　胡麻　桑叶　首乌生用

瞳神散大无光，乃动怒阳盛，致血耗水涸，精采散越之象，治宜养血敛液。

熟地　五味　萸肉　茯苓　女贞子　白芍　炙草

丸方：

熟地　五味　茯苓　磁石　萸肉　枸杞　白芍　青盐　龟胶丸

此肝风夹阳，上逆为厥，得之恼怒惊忧，属七情之病。厥阴肝脉，贯膈乘胃，是以脘中不饥，不思纳谷，木犯土位也。其头晕目眩，亦肝风独行至高之地，而精华之血不得营矣。前用苦降、酸泄、辛宣，病有半月不愈，议兼重镇主之。

川连　吴萸炒　白芍　乌梅　淡干姜　生牡蛎

脾胃久虚不复，泄泻呕逆，不欲食，喘促，腹膨，烦渴，无寐，是虚中夹暑，最虑慢惊。宜和补中土，兼清暑热，必得呕止泻缓，寝食得宜，庶不致变。

人参　广皮　木瓜　大腹皮　川连　泡姜　乌梅　茯神

形弱脉小，腰痹痠软，足跟痛，是下元精血暗亏，未老先衰，防致痿痹。温养宜柔，勿以桂、附刚愎。

鳇鱼胶　沙苑蒺藜　甘枸杞子　首乌　茯神　虎骨胶　牛膝　柏子仁

溶胶为丸。

壮年形体充壮，时见眩晕，目泪暗出。前议脉濡大，便久溏，用白术益土，桑叶泄木。入冬尻骨跟痛，耳鸣。皆下少摄纳，当固其下虚,不致内风自动。

九蒸首乌　补骨脂　炒黄甘菊　菟丝子　蝗鱼胶　蒺藜炒　枸杞子

胶汁捣丸。

久劳郁悖,夏季尿血,延及白露,溺出痛涩,血凝成块,阻著尿管。夫淋症,方书列于肝胆部,为有湿热阻其宣化气机,故治法苦辛泄肝,淡渗通窍,施于壮实颇效。今望八老翁,下焦必惫,况加精血自败,化为瘀浊,真气日衰,机窍日闭。诊候之际,病人自述,梦寐若有交接,未尝遗泄。心阳自动,相火随之,然清心安肾等法,未能速效,暂以清营通瘀,宣窍之剂。

天冬　生蒲黄　龙胆草　龟板　生地　阿胶　丹皮　焦黄柏

头中清窍痹窒,风火夹阳上升,味变酸浊,明是火化。火郁发之,治从经旨,以茶调散一钱,卧时用真苦丁茶一钱五分,煎汁调服,俾上窍内膜无阻,冀有小效。

藁本　辛夷　苍耳子　蔓荆子　川芎　菊花

苦丁茶为末。

凡热甚而厥,其邪必在阴分,古称热深厥深。病中遗泄,阴伤邪陷,发表攻里,断难施用,和正托邪,是为稳法。

草果　黄芩　知母　人参　炒半夏

五更时服。

高年气血皆虚,新凉上受,经络不和,脑后筋掣牵痛,阴气安静,乃阳风之邪,议用清散轻剂。

新荷叶　青菊叶　连翘壳　藁本　苦丁茶

太阳开,小水自利。阳明伤,则失其阖,浊上逆。四肢冷汗,气喘,胸腹胀闷,都是阳微欲脱,脉绝厥逆,勉与通脉四逆汤,回阳驱阴以挽之。

淡干姜　泡附子　人参　猪胆汁

服药后,脉微继者生,暴出者死。

初病伏暑,伤于气分,潮热渴饮,邪犯肺也。失治邪张,逆走膻中,遂至舌缩,小便忽闭,鼻煤裂血,耳聋,神呆昏乱。邪热蔓延血分,已经入络,津液被劫,必渐昏寐,所谓内闭外脱。

连翘　银花　石菖蒲　犀角　鲜生地　玄参

至宝丹一粒。

遗泄阴亏,疟热再伤阴分,声嘶,火升易怒,神躁。水不润木之征,何人饮佐降阴火。

制首乌　知母　天冬　人参　茯苓　麦冬

劳复,虚寒泄下,加以绝谷,胃损络血,洞下,昏乱无神。脉诊三五,参差阴阳,已属脱根,恐坏于子丑二时,真气不相维续。勉用大封固一法。

人参　熟附子　生芪　五味子　于术

此吸受秽浊,募原先病,呕逆。邪气分布营卫,热蒸,头胀身痛。经旬至神识昏迷,小溲不通,上、中、下三焦交病,舌白,渴不多饮,仍是气分窒塞。当以芳香通神,淡渗宣窍。俾秽浊气由此分消耳。

通草　猪苓　茯苓皮　米仁　淡竹叶　腹皮　至宝丹

热久伤阴,津液不承。呛咳,舌红罩黑,不饥不食,肌肤甲错,渴饮不休。法当滋救胃液以供肺,惟甘寒为宜。

麦冬　南花粉　白沙参　冬桑叶　蔗浆

望色萎瘁晦黯,闻声呼吸不利,语音若在瓮中,诊脉右缓左急。问初病,忽热忽温,头中如裹,腰痛欲拊扪,神识呆钝,昏昏欲寐,肢节瘛痉,咳痰映红,溺溲短缩,便溏带血,不饥不渴,环口微肿。唇干不红,舌白糜腐。此水谷酒腥,湿热相并郁蒸,阻挠清气之游行,致周身气机皆令痹塞。夫热邪、湿邪,皆气也。由募原分布三焦,营卫不主循环,升降清浊失司。邪属无形,先著气分。时师横议表邪宜汗,里滞宜消,见热投凉,殊不知热由湿郁,气行热走。仲景痉暍从湿化,忌汗、忌下,明示后人,勿伤阴阳耳。但无形之邪,久延必致有形，由气入血，一定理也。据色脉症参之，未见或可采用。

羚羊角　茵陈　银花　连翘　通草　大腹皮　茯苓皮　猪苓　泽泻　至宝丹

产后下虚，血病为多，今脘中痞胀，减食不适，全是气分之病，但调气宽中，勿犯下焦为稳。

生香附汁　苏梗　神曲　豆蔻　桔梗　茯苓

浊气上逆，恶心不食，冷汗烦躁，最防暴脱，不可但执恶露滞满，而专泄气攻血。

人参　淡干姜　淡附子　泽泻

冲入童便。

疟有十二经，然不离少阳、厥阴。此论客邪之伤，若夹怫郁嗔怒，致厥阴肝气横逆，其势必锐。经言：肝脉贯膈入胃，上循喉咙，而疟邪亦由四末扰中，故不饥不食，胃受困也。夫治病先分气血，久发频发之恙，必伤及络，络乃聚血之所，久病血必瘀闭，香燥破血，凝滞滋血，皆是症之禁忌也，切宜凛之。

青蒿　生鳖甲　炒桃仁　当归尾　郁金　橘红　茯苓

又方

桃仁　柏子仁　新绛屑　青葱管　归须

膈间肿，横如臂，坚硬痛楚，体髀骱股皆肿，经谓之伏梁，又曰风根。此下焦阳虚，气不能运化也。此属危症，勉拟一方，恐未能效。

淡川附　荜澄茄　人参　鹿茸　茯苓

脉左数，上热下冷，淋带不止，此内热湿郁，久则元虚。

花波罗滑为末，浆丸，即珍珠粉丸三钱。

孕妇忌服。

凡有痔疾，最多下血，今因嗔怒，先腹满，随泻血，向来粪结，近日便溏，是风木郁于土位。气滞为膨，气走则泄，议以理中汤，泄木佐之。

人参　附子　茅术　醋炒柴胡　炮姜　地榆炭　厚朴　醋炒升麻

瘀积于肝,邪正错乱,脏腑之气交伤而成膨疾,腹胀气壅。拟禹余粮丸,破血泄肝,通利二便治之。

禹余粮丸十粒。

中虚阳郁,胸膈不舒,饮食不快,拟逍遥散,疏肝和脾,使甲胆清阳上达,生化气行,病可痊愈。

人参　柴胡　茯苓　归身　炙黑甘草　焦术　广皮　丹皮　炒白芍

偏枯症,《风论》云:邪中五脏六腑之俞穴,各入门户为病,则四肢不举,然阳主左,而阴主右也。又云:汗出偏沮,使人偏枯。此外感之邪,或营卫皆虚,邪乘虚入,或虚风内动,皆有之。医者治之,当补正以逐邪,未可逐邪而不顾本元。然治之之法,以阳明为主。

生芪　白芍　当归　防风　续断　萆薢　蚕砂　橘红　虎骨　秦艽

病热,汗出复热,而不少为身凉,此非痎疟,狂言失志,经所谓阴阳交即是病也。交者,液交于外,阳陷于内耳,此属棘手症。

人参　生地　天冬

关格者,经言脉数俱盛四倍,阴阳结邪相离,而不复相管,赢不及于天地之精气则危矣,极言关格之不可治。前贤拟方,亦皆未尽善。愚意离愁郁结,病属七情,果难措手。今此症由甘肥积热,酒性慓悍,致伤脏腑津液,治以清通清滋,或尚可希冀。

川连　生草　栝蒌皮　玄参　枳壳　胆星　苦丁茶　柏子仁　元明粉

等分蜜丸。

自失血半年以来,心悸怔忡,胁左时动。络脉空隙,营液暗伤,议甘缓平补。

酸枣仁　柏子仁　桂圆肉　生地　茯神　杞子　炙甘草

饥时服。

古人治胁痛法有五，或犯寒血滞，或血虚络痛，或血着不通，或肝火抑郁，或暴怒气逆，皆可致痛。今是症脉细，弦数不舒，此由肝火抑郁。火郁者络自燥，治法必当清润通络。

潮栝蒌　炒香桃仁　归身　新绛　炒白芍　炙甘草

脉转劲，舌干赤，嗳气不展，状如呃忒。缘频吐胃伤，诸经之气上逆，填胸聚脘，出入机逆。周行脉痹，肌肉着席而痛，转加平昔辛香燥药不受，先议治肺经，以肺主一身之气化耳。

炒香枇杷叶　苦杏仁去皮，炒

二味水煎一杯许，冲入桔梗、枳壳汁。

天气下降则清明，地气上蒸则晦塞，上焦不行，下脘不通，周身气机皆阻，肺药颇投者，肺主一身之气化也。气舒则胃醒食进，不必见病治病，印定医人眼目。

炒香枇杷叶一两　桔梗一钱　紫菀茸三钱　炒杏仁三钱　米仁三钱　白通草一钱

右药煎清汤一杯。

浊饮不解，经谓之膈消，即上消症也。言心移热于肺，火刑金象。致病之由，操心太过，刻不宁静。当却尽思虑，遣怀于栽花种竹之间，庶几用药有效。

生地　天冬　枣仁　人参　柏子仁　知母　金石斛　生草　玄参

腹中如有水状，行则腹鸣濯濯。经言肺移寒于肾，水气客于大肠，如囊裹浆，按之不坚，属火衰阳虚，不得转输于膀胱，谓之涌水。

人参　附子　茯苓　白术　干姜　炙草

手足软，不能坐立，是属痿也。痿症《内经》历言五脏之热，髓枯骨软，治应苦坚滋营，今之医者多作阳虚治之，痿症不愈，皆由是也。

虎潜丸。

厥者，脉动而身静谓之尸厥。此气闭于外，气血未乱，通其阳则生。今厥而脉乱，气血并走于上，如天地之郁，则沙飞水涌，莫之可当，为之大厥。此人身之根蒂空虚，三阳并羸，俟其气返则生，不返则危矣。

大熟地　磁石　代赭石　五味子　白芍　人参　河车

叶氏医案存真　卷二

汪天植　脉数如浮，重按无力，发热自利，神识烦倦，咳呛痰声如嘶，渴喜热饮，此非足三阳实热之症，乃体属阴虚，冬月失藏，久伏寒邪，已经蕴遏化热。春令阳升，伏邪随气发泄，而病未及一旬，即现虚靡不振之象，因津液先暗耗于未病时也。今宗春温下利治。

淡黄芩　杏仁　枳壳　白芍　郁金汁　橘红

女科有胎气，以立基为要。恶阻呕吐酸味，宜安胃调气。产后下虚，血病为多。今脘中痞胀，减食不适，全是气分之病，但调气宽中，勿动下焦为稳。

生香附汁　苏木　神曲　豆蔻　桔梗　茯苓

春温症附暑湿热

朱先生劳倦嗔怒，是七情内伤，而温邪感触，气从口鼻直自膜原中道。盖伤寒阳症，邪自太阳，次第传及，至于春温夏热，则鼻受气，肺受病，口入之气，竟由脘中，所以原有手经见症，不比伤寒足六经之病也。其原不同，治法亦异。仲景论温邪不可发汗，汗则劫津伤阳，身必灼热，一逆尚引日，再逆促命期。又云：鼻息鼾，语言难出，剧则惊痫瘛疭，无非重劫津液所致。今病发热，原不是太阳客邪见症，所投羌、防辛温表汗，此误即为逆矣。上窍不纳，下窍不便，亦属常事。必以攻下，希图泄热。殊不知强汗劫津而伤阳，妄下劫液更亡阴。顷诊脉，两手如搐而战，舌干燥而无苔，前板齿干，目欲瞑，口欲开，周身灯照，而淡晦斑纹隐隐约约，几日来时有呃逆。因胃乏谷气而中空，肝阳冲突上冒肆虐耳。为今返正，先与糜粥，使胃中得濡，厥阳不致上冒，而神昏之累可已。进药之理，甘温可以生津除热，即斑疹亦不足虑。观仲景论中，邪少虚多，阴液阳津并涸者，复脉汤主之，谨仿此义。

炙甘草　人参　生地　白芍　阿胶　麦冬

温邪有升无降，经腑气机交逆，营卫失其常度为寒热。津液日耗，渴饮不饥。阳气独行，则头痛面赤，是皆冬春骤暖，天地失藏，人身应之，患此者最多。考古人治温病，忌表散，误投即谓劫津。逆传心包，最怕神昏，谵语，妄狂，治病以辛甘凉润为主。盖伤寒入足经，温邪入手经也。上润则肺降，不致膹郁。胃热下移，知饥，渴解矣。

嫩竹叶　桑叶　杏仁　蔗汁　麦冬　生甘草　石膏冰糖净炒

起自热病，热伤阴，络血大泻，自当宗血脱益气之旨。今脉左大急疾，右小微弱，脐旁动气，肌肤枯燥，阴分大耗。正当暑月，何以堪此？拟进九龙法，通补兼施。若得动气稍减，病可平和矣。

熟地炭　山楂糖油炒　琥珀屑　新绛

冲入藕汁

素有浊阴上干之症，近因湿气淫蒸，新旧合而为一，壮热吐苦水，哕上逆，舌色微白，脉小弦。木气欲升，而复为湿遏之象也。当用苦辛以劫湿邪为主，即仲景先治新，后治痼之意也。

川连　泡姜　炒厚朴　半夏　块苓

即进一剂，哕少缓，可用黄连温胆汤一二盏。

邪热盘踞阳明，体虚不耐重剂，宜轻用苦辛通泄为主。

连翘　杏仁　生香附　橘红　滑石　鲜荷叶　通草　银花

又方　米仁　连翘　银花　橘红　通草　青荷梗

中气素虚，形寒饮冷，遏伏暑湿之火，蕴于膻中，劫津耗液，尽从燥化,肺气不能下输,肠胃燥满不行。下之遂逼血下行,血既下夺,亦云竭矣。阴不配阳,汗从外泄,即为上厥。上厥下竭,肺经独受燥累,急进清燥救肺汤,以回阴液。

枇杷叶　人参　麦冬　桑叶　阿胶　杏仁　生石膏　竹叶

继进方:羚羊角　枣仁　茯神　山栀皮　黑豆皮　枇杷叶　麦冬　蔗汁　鲜菖蒲

再进方:小生地　人参　阿胶　茯苓　黑豆皮　枇杷叶　青蒿　麻仁　麦冬

脉来和静,舌苔已退,但时或烦热,胸中未适,此皆燥邪未尽之征,是以神识尚未全复,究竟必以滋燥为先。

阿胶　枇杷叶　麦冬　川斛　山栀　北沙参　茯神　菖蒲

邪脉悉退,微迟和缓,用平调营卫,胃气自复,复脉汤主之。

人参　麦冬　炙草　阿胶　茯神　白芍　麻仁　五味　炒生地

舌白肢厥,语错,丹疹背多胸少,汗大出,此湿邪著于气分。邪郁气痹,故现外寒,非虚脱也。生地、阿胶滋清凉血,则气湿愈阻。此属邪郁,不但分三焦,更须明在气在血。

羚羊角　天竺黄　射干　川贝　米仁　茯苓　石菖蒲

目赤唇焦,齿燥舌黑,嬉笑错语,发㖡发斑,温毒遏伏之象。

绿豆壳　银花露　方诸水　犀角　川贝母　人中黄　芦根汁

徐徐温服。

又方　金汁拌浸人参　银花露　鲜菖蒲　玄参　鲜生地　羚羊角　真金箔

五十七岁,丰腴体质,适值过劳,阳气受伤,呕吐食物,无头痛身热,已非外感风寒,而间日烦躁渴饮,唇焦舌黑,是内伏热气,由募原以流布三焦,亦如疟邪分争营卫者然。然有年积劳既久,伏邪客病本轻,脉小缓,按之不为鼓击,可为征验。且二便颇通,略能纳谷,焉有停滞积聚?仲景于瘅热无寒之条,不出药方,但曰以饮食消息。后贤参圣意，甘寒以养胃阴，其热自解。要知表散之辛温，消滞之苦温，以及苦寒沉降，多犯圣训戒律矣。

鲜生地　甜杏仁　麦冬　花粉　竹叶心　青蔗汁　连翘

舌心黄边白，渴饮水浆，停胃脘欲吐，微微冷呃，自利稀水，小便不利，诊脉坚劲不和。八旬又二，暑热湿邪内著。必脾胃气苏，始可磨耐，以尊年不敢过用清消矣。议用清暑益气方。

人参　茯苓　广皮　猪苓　石莲子　川连　黄芩　厚朴　泽泻　煨葛根

脉弦呕吐，心中懊憹，不纳水谷，倏冷忽热，虽因嗔怒七情，兼有客邪伏气，汗多不宜表散，清暑和中为正治。

杏仁　半夏　郁金　茯苓　广皮　枳实　金斛

诊脉左虚大，右涩小，弱症见。目瞑短气，遗尿肢掉，神识渐迷，渴不欲饮，侵早稍安，晡时烦躁，此乃积劳元伤，热气内迫，劫烁脏液，致内风欲扰，有痉厥之虑。仲景谓：元气受伤致病，当与甘药。就暑热伤气，亦属发泄所致，东垣发明内伤暑病益气诸法，足为炳据。若动攻表里，是速其散越耳。

麦冬　生甘草　鲜莲子　知母　竹叶心

不饥不欲纳食，仍能步趋，长夏湿蒸，著于气分，阳逆则头中胀闷，肌色萎黄。与宣气方法。

西瓜翠衣　飞滑石　米仁　芦根　通草　郁金

脉转数，舌红，面肿消，肤痛，汗减，耳鸣，咽呛，肛痔。湿中化热乘窍，仍清气邪，佐通营卫，桂枝白虎汤主之。

酒家湿胜于内，暑邪秽气亦由口鼻而入，内外相因，延蔓三焦，汗多寒热不解，非风寒从表而散，头胀脘闷，呕恶而渴不多饮，两足反冷，是热在湿中而来。古称湿上甚为热，不与伤寒同论。

杏仁　半夏　茵陈　白蔻　厚朴　广皮　茯苓皮　六一散　鲜菖蒲

三益号　劳倦吸入冷气，营卫不行，则形寒战栗。今中焦未醒，宜和脾胃。

当归　白芍　桂枝　炙草　大枣　煨姜

章　暴冷外加热气内郁，肺窒不降，脘闷如饥，水饮欲呕，头痛寒热，当治上焦。

桔梗　象贝　橘红　兜铃　北沙参　杏仁

热缓神昏，咳痰呕逆，舌不能言。余邪渐入心包络，恐瘈疭，进芳香入络法。

万氏牛黄丸。

秽浊不正之气扰中，痞闷，恶心，头疼，烦渴，形寒内热，邪不在表，未可发散。

杏仁　蒌皮　滑石　通草　白蔻　郁金　花粉　连翘

脉细数舌绛，烦渴时热，病九日，邪气稍衰，正气已亏，不宜再作有余治。

鲜生地　阿胶　玄参　麦冬　知母　麻仁

时疫发热，脘闷恶心，斑发不爽，神烦无寐，舌色转红。邪热将入营分，虽胃滞未清，亦宜先清营热，勿得滋腻为稳。

鲜竹心　玄参　连翘心　鲜菖蒲　银花　川贝

阴液损伤，阳气上冒，衄血咳痰。理宜和阳存阴，冀津液稍复，望其转机。至于疏滞解表，和表诸法，自然另有高见，非敢参末议也。

秋石拌人参　阿胶　鲜生地　麦冬

脉软咳痰欲呕，饥时甚。虽是时邪未清，高年正虚，理宜养胃阴，金匮麦冬汤。

麦冬　人参　半夏　甘草　粳米　大枣

胃津既伤，肝风上扰，神迷肢震，面浮欲喘，病势危险，勉拟救胃阴方。

人参　麦冬　生甘草　白粳米　炒半夏　南枣

时疫六日不解，头疼发热，舌绛烦渴，少腹痛剧，已经心包，虑其厥痉。

犀角　连翘心　银花　玄参　通草　鲜生地

又方

犀角　鲜生地　玄参　麦冬　川贝

先厥后热，邪气蕴伏亦久，从传染而得。今脉数舌红，头疼干呕，脘闷多痰，皆是热蒸营卫，虑其再厥。

羚角　犀角　连翘心　川贝　玄参　银花　通草　郁金

又方

犀角　连翘心　川贝　玄参　银花　通草　郁金

又方

犀角　连翘心　川贝　通草　银花　石菖蒲　金汁

又　前方去通草，加麦冬。

又方

卷心竹叶　知母　生甘草　麦冬　花粉　川贝

又方

鲜佩兰汁　麦冬　南花粉　枣仁　米仁　川贝

温热后肝阳乘胃，涎沫自出，胸满如闷，咽中间，或气促，潮热时作，四肢微冷。虑其厥逆，进熄风和阳法。

淮小麦　炒半夏　甜杏仁　炒麦冬　南枣

又方

人参　麦冬　淮小麦　茯苓　南枣　炙甘草

时热食复，胸痞，恶心欲呕，进半夏泻心法。

炒半夏　川连　枳实　杏仁　姜汁　厚朴　草蔻

又方

人参　山楂　枳实　干姜　姜汁　炒半夏

脉缓舌色灰黄，头疼，周身掣痛，发热不止，乃时疫湿温之症。最忌辛温重药，拟进渗湿之法。

竹心　连翘心　厚朴　木通　杏仁　飞滑石　茵陈　猪苓

脉左数右缓,舌白发热,自汗,小溲溺痛,身半以上,皮肤骨节掣痛。皆是湿邪有痹,虑其清窍蒙蔽,有神昏厥逆变幻,拟用轻清渗湿方。

连翘　豆卷　米仁　丝瓜叶　花粉　茵陈　通草　杏仁　飞滑石

脉细舌灰白,渴不能多饮,膨闷不知饥。湿温半月有余,病邪虽解,余湿未尽,良由中宫阳气郁遏,失宣畅机关,故舌喜得香味。理宜护持胃阳,佐以宣浊驱湿,未可再作有余攻伐,虽取快一时,贻祸非轻小也。

半夏　人参　厚朴　橘红　枳实　茯苓

脉促神倦,目上视,咳痰欲喘,唇燥舌红,温邪发热,半月外不解,所拟发散消导之药,病不少减,正气反伤。内风乘虚上扰,虑有痉厥变幻,非轻小之恙,姑与甘缓法。

炒麦冬　北沙参　淮小麦　生甘草　南枣肉

脉虚细无力,热止后汗多,心悸头晕,寐多惊恐,舌红营阴受伤,理宜和阳存阴。

生地　麦冬　淮小麦　阿胶　人参　炒麻仁

陈　诊脉左带微数,右关微弦,胸脘痞闷,右眼角赤,皆是肝木乘坤土。经旨有肾藏志,脾藏意。今梦寐惊惕,是见不藏之象。倘调养失宜,内有七情之扰,外有六淫之侮,再经反复药饵,无过树根草皮,焉能有济。故重言以申其说。

人参　半夏　枳实　茯苓　干姜　小川连

第二案　六脉略和,舌胎已退,胸脘稍宽,渴饮至胃,微觉呆滞,大便干燥。势见阴枯阳结,通阳之中,佐以润燥,亦属至理。至于调养静摄工夫,不必再赘。

柏子仁　苁蓉　归须　炒桃仁　块苓　桂心

第三案　立夏日诊脉,气和病情减。清晨微觉气闷,阳气尚未全振。再论人身中,阴阳二气,每相眷顾,阳病久必伤阴,阴病久必伤阳,故病久之体,调养失慎,必至反复。谆谆至嘱,进苓桂术甘汤以宣上鬲之阳。

第四案　年过五旬,肾气本弱,病缠日久,脾土亦馁。肾恶燥,脾恶湿,经旨昭昭。若欲平稳,宜乎分治为妥,是将来调补丸药章旨。今上鬲已宽,且进下焦调补为法。

苁蓉　归身　杞子　茯神　小茴　柏子仁　天冬　巴戟　牛膝

第五案　病减六七,惟纳食不易运化,饮汤不易下趋,口中味淡,时或作酸,大便燥艰,乃脾阳不振,肾阴未复,故润剂之中,佐以辛香,有合经旨辛甘化风之意。

柏仁　小茴　苁蓉　车前　茯苓　牛膝　归身　桂心

第六案　脉神俱安,大便艰涩不爽,脐间隐隐作痛。高年肾阴暗亏,血液不能灌溉四旁,肠中枯燥,更衣颇觉费力。拟进通幽汤方法以润之。

归须　红花　郁李仁　柏仁　麻仁　生地　升麻

第七案　两日连次更衣,脐间疼痛已止,胸鬲之间,略觉不和,则知病缠日久,不独血液受亏,气分亦为之不振。拟温填药饵,佐以通阳,庶几中下两顾。

苁蓉　茯苓　杞子　小茴　柏仁　牛膝　人参　巴戟

范升九　四肢乍冷,自利未已,目黄稍退,而神倦不语。湿邪内伏,足太阴之气不运。经言脾窍在舌,邪滞窍必少灵,以致语言欲謇。法当分利,佐辛香以默运坤阳,是太阴里症之法。

生于术　草果仁　厚朴　木瓜　茯苓　泽泻

第二案　身体稍稍转动,语謇神呆,犹气机未为灵转,色脉非是有余,而湿为阴邪,不徒偏寒热已也。

生于术　石菖蒲汁　郁金　茯苓　远志　米仁

第三案　湿滞于中,气蒸于上,失降,不得寐,口起白痟,仍不渴饮。开上郁,佐中运,利肠间,亦是宣通三焦也。

生于术　寒水石　米仁　桔梗　广皮　猪苓　泽泻

第四案　湿胜中宫不运，易生痰饮，不欲食，须使神机灵泛，少佐疏滞。

外台茯苓饮去广皮，加天竺黄、石菖蒲。

第五案　人参　金斛　枳实　于术　茯苓　广皮

第六案　脾胃不醒，皆从前湿蒸之累。气升痰咳，参药缓进。

炒川贝　茯苓　地骨皮　米仁　郁金　淡芩

吴子纯　连朝骤热，必有暑气内侵，头热目瞑，吸短神迷。此正虚邪痹，清补两难，先与益元散三四钱，用嫩竹叶心二钱煎汤，凉用二三小杯，常用绿豆清汤服。

第二案　温邪中伤之后，脾胃不醒，不饥，口渴，议清养胃津为稳。

鲜佩兰叶　川斛　知母　大麦仁　炒麦冬

王廷佑　寒包郁热，亦属温邪。

桔梗　大力　连翘　苏子　滑石　枳壳　赤芍　木通

寒热渐除，间一日复来，即暑邪入里之征，因正气不振故也。但烦渴不减，舌苔黄厚，胃中滞浊犹然不清。河间方法，正直此症，非是抄窃旧方，乃去邪务尽之意。

暑风入肺，咳痰发热，四肢无力，微冷，气喘，神倦。恐邪犯心包，有慢脾惊搐之虑。拟进局方至宝丹，芳香逐暑，使喘缓神安，再商进和脾胃药。

又案：有汗出热缓，神识昏愦，邪热内闭，未得外越，易变痉厥。进芳香开闭，以逐秽邪。牛黄丸。

又方

生地　甘草　知母　淡竹叶　滑石　银花

又方　人参　生草　知母　南枣肉　麦冬　茯神　广皮

徐方鹤　脉缓舌白带灰黑色，心中烦热，汗多渴饮，嘈杂如饥，肛中气坠，如欲大便。平昔苦于脱肛，病虽夹湿热，寒凉清湿热之药味难投，拟进和中法。

炒麦冬　粳米　川斛　半夏　南枣

徐　左脉数，舌白目黄，遍身发黄，左腰胁间痹痛。卧则气逆，或嗳气，或咳呛则痛不可忍。湿热着于络中，气机阻遏不宣。况时邪一、九日，正邪势方张之候，故攻病药饵，往往难投，轻药为稳。

豆卷　白蔻　通草　茵陈　米仁　杏仁　猪苓　泽泻

雨湿地蒸，潮秽经旬，人在气交之中，口鼻吸受，从上内侵，头胀脘闷，肉刺骨痛。盖肺位最高，其气主周身贯穿，既被湿阻，气不运通。湿甚生热，汗出热缓，少间再热。凡风寒得汗解，湿邪不从汗解耳。仲景云：湿家不可发汗，汗之则痉。谓湿本阴晦之邪，其伤必先及阳，故汗下清热，消导与湿邪不相干涉也。湿也，热也，皆气也，能蒙蔽周身之气，原无有形质可攻，由上不为清理，漫延中下二焦，非比伤寒六经，自表传里相同。河间畅发此义，专以三焦宣通为法。明张司农亦以苦、辛、寒主治，总以气分流利为主，气通则湿解矣。今两旬不愈，入暮昏厥。厥者，逆乱之称。以邪深入至阴之中，热蒸上冒，致神明为邪所蒙蔽矣。初湿邪下注，而大便为溏，今则气窒结闭，而大便不通，古称热深厥深。又云：厥少热多则病退，厥多热少则病进。凡厥多隶厥阴也。

掘地坎三五尺，全无瓦砾，方是真土，入新汲井水，用木棍淘二三百下，取泥浆水，澄清二盏，另以绿豆皮、野赤豆皮、马料豆皮各五钱，入地浆水中，煎汤一茶杯许，候温，入生珍珠细粉约七八分、冰片半厘，匀三次服。

再论暑湿客气，由上受以行中道，未按经法，致三焦否塞。逆乱为厥，厥属邪深在阴，故取地浆重阴之气。珠潜水底，咸寒少佐，冰片辛热，能开热痹，直走至阴，以冀厥止。究竟暑湿热气，乃无质之邪，弥漫胸臆，如烟雾缭绕，诸宗气营气，无以展舒，焉有知味知饥？彼攻消峻克，能涤有质之邪滞，非湿结气分之治也。昔轩岐云：从上病者，治其上。且上焦如雾，藉轻扬可以去实。半月不更衣,断勿攻下,皆气窒使然。

川贝　米仁　兜铃　白蔻　连翘　射干　通草

舌红微渴,齿痛味甘,中宫不运,气郁之热,未得全去也。

连翘　米仁　茯苓皮　赤豆皮　川贝　白蔻

潘毓翁　中年冲气痰升,喘急随发随止,从肝肾本病治,固是地黄饮子,用意在浊药轻投,勿以味厚凝滞痰气,但以质能引导至下,变饮为丸,纯是浊药柔温。若归脾汤甘温守中,养脾之营,更与痰饮冲逆相背。自七月间,反复必有暑湿客气,从呼吸而受。据述肌肤间发丹疹,浮肿甚速,腠膜映红,若但内症,未必有此。思夏秋口鼻受气,上焦先伤,与肝肾本病两途。上焦失解,理必延漫中下,而三焦皆为病薮矣。此胀在乎脉络,不在腑肠,水谷无碍者缘此。况久病大虚,温补不受,必当推其至理。伏邪引动宿病,仲景论必先理其邪,且口渴便实,岂温热相宜?自言怀抱郁结,相火内寄肝胆,如茎肿囊纵,湿壅水渍。勉以三焦气分宣通方,仿古二虚一实,偏治其实,开其一面也。

飞滑石　杏仁　茯苓皮　厚朴　猪苓　通草　白蔻仁

积劳伏热,值初冬温暖,天地气不收降,伏邪因之而发,是为冬温。实非暴感,表散无谓。其痰喘气促,左胁刺痛,系身中左升不已,右降失职。高年五液已衰,炎上之威莫制,脉现左细右搏,尤属阴气先伤。烦劳兼以嗔怒,亦主七情动阳。从来内伤兼症,不与外感同法。苦辛劫烁胃津,阴液日就枯槁。故仲景凡于老人虚体,必以甘药调之。夫喘咳之来,固是肺热,以诊脉面色论之,为下虚正气不主摄纳,肾病何疑?即初起热利,亦是阴不固。拟用复脉汤。

炙甘草　炙生地　炒麦冬　生白芍　麻仁　蔗浆

温邪兼劳倦,从内伤治,已获小效。独左胁痛难转侧,咳嗽气触,必加闪痛。想因平素操持,肝阳易炽,营阴暗耗。《内经》以肝为将军之官,谋虑出焉。故身中左升之气属肝主之,右降之气属肺主之。今面微赤而咳频,前此上焦畏热烦躁,其左升之令不已,右降之气失司，已经洞悉。经以左右为阴阳之道路，升降周行，一日夜行五十度，平旦交会于气口。既为拂逆情志，而里气郁遏，冷热外加，营卫因之窒阻。此阴阳道路流行或迟或速，无平旦清明之气，是以发散消导、清火利痰之品，昧于身中，转旋有若天地也。再论平昔精力颇健，今已大年，下焦先虚。夫下虚者上必实，眩晕，神昏，自利可见矣。以冬令藏聚，返根之候，见症若是为忽然中厥，亦属常有。此授药之难，自宜瞻前顾后，议用钱氏地黄汤意，栽培三阴脏阴，疏其三阳腑阳，俾脏主藏，腑主通，佐以咸降理逆，谷味有加，再为进商可也。

熟地　白芍　山药　泽泻　丹皮　茯苓　牡蛎　阿胶

暑邪成疟，热结三焦，脘痞有形，烦渴喜冷饮，从河间法主治。

暑热未尽，清窍不利，自言神识如迷，夜不成寐。

竹叶　玄参　连翘心　菖蒲　郁金　川贝

高年正气已衰，热邪陷伏，故间疟延为三日，此属厥象。舌涸脘痹，噫气欲呕，胃虚客逆，恐有呕吐呃忒之变。议用旋覆代赭，镇其逆乱之气，合泻心法以开热邪壅结为主。

人参　川连　干姜　白芍　旋覆花　代赭石　乌梅　牡蛎　半夏

服一剂，减去半夏、干姜服。

经云：夏伤于暑，秋为痎疟。今时已孟冬，疟始发动。盖以邪气内藏于脏，为厥、少两阴经疟也。拟以温脏法。

厚朴　制附子　生牡蛎　炙甘草　大枣

食菜下痢腹痛，是初因寒湿伤脾，久变湿热，蒸于肠胃，况利后痛不减，腹中硬起不和，不得流通明甚。当以苦泄小肠，兼分利而治。

川连　黄柏　苦楝皮　泽泻　木通　楂肉

口中干燥，小水全无，泉源已竭，阴液无以上承，利症噤口，都是湿热壅于胃口。下元衰惫，冲脉气震高突，此攻病保真，理难捉摸。

川连　草决明　石莲　黄芩　乌梅　白芍

少腹痛,下痢带血。

黄芩　炙草　炒银花　炒丹皮

痢止咳频,脉虚形寒,多悸。进甘缓法,小建中去姜,加玉竹。

阴络受伤,下午黄昏为甚。非自治痢通套可效,大旨以守阴为法。

熟地炭　建莲　茯苓　五味子　赤石脂　泽泻　阿胶

稚年频频伤风咳嗽,汗出痰多,不嗜谷菜,乃卫外不固,肺易偏伤冷热。当春升气泄,忽然指握无力,走动足疲,语言或謇,常有呕恶。盖卫应乎胃,胃属阳明,其脉主司束筋骨,以流利九窍,而四肢原属脾胃,舌为心苗,脾窍通焉。此皆久伤气分,乘气泄而病,乃虚症也。治法以充脾胃脉络,疏窍诸药皆当屏绝,百日可期其效。

人参　蜜炙芪　归身　炙草　广皮　白芍　防风根　煨姜　枣子

脉虚数,喉干舌燥欲咳,乃阴亏于下,燥烁于上,非客病也。

生地　熟地　天冬　麦冬　扁豆

咳嗽肉消,老弱肾病,食入腹胀,大便稍利,势减兼之,昼甚夜轻。据是气分阳府失宣,徒执虚治不效。经云:二虚一实者,偏治其实。开一面文也,据经以疏方。

米仁　茯苓　泽泻　杏仁　寒水石

脉细咳逆,不得侧眠,肌消色夺,经水已闭,食减便溏。久病损及三阴,渐至胃气欲败,药饵难挽。拟进建中法,冀得胃旺纳谷,庶几带疾延年。

建中汤去姜。

王公美　脉沉而咳,不能着枕而卧,此老年下元虚,气不摄纳。浊气痰饮,皆为阴象,乘暮夜阴时寐发。发散清润皆非,当以小青龙法,开太阳经,撤饮下趋。

小青龙去麻、辛、草。

徐十四岁　幼冲多六气之扰，少七情之伤，痛在下焦肢末，初痛必系寒湿痹阻于经络之中，方书谓为寒为痛，为湿为肿。砭刺疏通，引动脉中之气血，原得小效。寒湿邪气属阴，久蓄不得解散，蒸腐血液，变热成脓，附骨痈疡，久而精神日惫，理必延为漏卮矣。三年宿疴，寒暑迭更，邪必涣解，此为损症。凡女子二七而天癸至，谓体阴用阳也。昔因客气而致病，再因痛伤，已损及真气，诸症所称难状痼疾矣。今倏热蒸蒸，喉燥呛咳，纳食日减，乃损至精髓，草木攻邪，日加剥斫。参苓养气，难充形质。投药必不见长，无治病成法可遵。盖以有情之虚，养非气味之乘，强望胃纳扶持，至春回寒谷，再议丸方。身体热蒸多呛火升，用糯稻根须，漂洗洁，阴干，两许煎汤。服此能退阴分燔灼之热。种植以来，不见天日，得水土之养，清而不克之药。人参非助热之药，《本草》云：阴中之阳，其气主升，故不宜单用。食少易热，咳呛，芪术归地，皆为壅滞。以人乳旋成粉，和参末捏作钱许小丸，俾濡养血中之气。藉人身之生气，胃气略好，当与景岳一气丹，制膏与服，中有红铅一味，世间无有真者，以真坎气二十四枚代之，合乎二十四气以默运耳。

吴　风温上受，饮邪上泛，卧枕则咳甚。饮，阴类也。先以轻扬肃上，再议理饮。

桔梗　兜铃　米仁　茯苓　通草　象贝

急火煎服一次。

又案　轻可去实，恰当上受风温，但左胁引动而咳甚。经言：左升太过，右降不及。然非肝木之有余，雨水春木萌动，气升上冲，皆血液之少，不主配偶之义。

甜杏仁　玉竹　甘草　桃仁　炒麻仁

汪裕当　喉痒呛甚，形寒忽热，今早便溏，卧醒咽干，不为口渴。议养胃阴以供肺。

扁豆　北沙参　南枣

元米汤煎。

酒客伏湿,脉数,汗多,咳嗽,食不易运,病在手足太阴。

茅术　扁豆　米仁　桑皮　杏仁　半夏　茯苓

老年冬季喘嗽,是元海不主收摄,冲阳升举,饮邪上泛,阻遏流行,喘嗽愈甚。阅古都主八味肾气,温养坎中之阳,收纳散失之真,不主消痰清肺,意谓非因六气所致。奈体质不受桂、附,年前议进柔阳通摄,若以建立上中之阳,乃心脾甘温之剂,与下焦不纳无谓。

紫衣胡桃肉　茯苓　补骨脂另用胡挑肉拌蒸晒炒　鹿茸切薄片,盐水浸一日烘燥　肉苁蓉　五味子　远志肉　青盐　柏子霜

蜜丸。

脉细软涩,气冲失血,寐欲遗精,今纳谷不运,神思日倦,缘操持太过,上下失交,当治中焦,心脾之营自旺,诸症可冀渐复。偏热偏寒,都是斫丧真元。

人参　归身　于术　广皮　枣仁　茯神　白芍　炙草

当夏四月,阳气大升,体中阴弱失守,每有吐衄神烦。已交夏至,阴欲来复,进甘药缓补,所谓下损不得犯胃也。

熟地　莲肉　炙草　山药　茯神　芡实　阿胶　柏子仁

稚年吐衄,热伤为多。今脉小肌松,食少胃虚,阳升已露一斑。进甘凉益胃方。

炒麦冬　生扁豆　北沙参　茯神　木瓜　炙草

秋暑失血,初春再发,脉右大,颇能纳食。《金匮》云:男子脉大为劳,极虚亦为劳。要知脉大为劳,是烦劳伤气,脉虚为劳,是情欲致损。大旨病根驱尽,安静一年可愈。

炙绵芪　北沙参　炙草　白芨　苡仁　南枣

据述病原朝寒暮热已止,血逆已平,稍见喘咳,近日复有恶寒发热,此因内虚成疟,尚宜小心。

制首乌　川贝　茯苓　白芍　甘草　丹皮　柴胡　广皮

右寸浮数,余脉虚涩,失血,寒热已止,但喉中作痒咳嗽,大便

又不坚固。此脾肺俱亏,正在润肺碍脾,补脾碍肺之时,清心静气,病可渐却,至嘱。

川贝　丹皮　玉竹　生地　茯苓　甘草　牛膝　橘红　北沙参

李云生　咳甚呕血,吐食。肝病犯胃,阳气升逆所致。

代赭石　新绛　茯苓　丹皮　旋覆　黑山栀

血症发后,体虚气弱。暑气外侵,而寒热腰痛,饥不欲食。虽咳嗽未减,当治其本,即急则治标之义也。

香薷　扁豆　木瓜　厚朴

痰饮咳嗽,终夕不寐,面浮如盘。昔徽宗宠妃病此,治用真蚌粉,新瓦上炒红,入青黛少许,用淡齑水,滴麻油数滴,调服二钱。

肝主筋,肾主骨,阴器者,宗筋之所聚。男子天癸未至,强通其精,异时必有难名之病。今患腰膝痠疼,宗筋短缩,大便结涩,小便淋沥,足腿消烁,筋肉拘挛,无非肝亏肾损所致。按脉沉细而兼微数,乃精不营筋,又有伏火。《内经》所谓发为筋痿,及为白淫者是也。治宜滋肾舒肝,使精血渐充,则筋骨亦渐和柔,但幻症日久,非一朝一夕之功,幸弗期速效。

熟地　归身　牛膝　肉桂　黄柏　线鱼胶　续断　钩勾

水煎空心服。

交四之气,热胜元虚,乃气泄之候,营卫本乎脾胃,不耐夜坐,舌心腐碎,吸吸短气,似不接续,中焦喜按,始得畅达。目胞欲垂难舒,四肢微冷失和,从前调理见长,每以温养足三阴脏,兼进血气充形,病减七八。今当长夏,脾胃主气,气泄中虚,最防客气之侵,是质重之补宜缓,而养胃、生津、宁神、敛液仍不可少。俟秋深天气下降,仍用前法为稳,拟逐日调理方法。

人参　茯神　天冬　枣仁　知母　建莲肉　炙草　川石斛

熬膏。早上进丸药一次。

遇天气郁悖泛潮,常以鲜佩兰叶泡汤一二次,取芳香不燥,不为秽浊所犯，可免夏秋时令之病。鲜莲子汤亦好，若汗出口渴，夜坐火升舌碎，必用酸甘化阴，以制浮阳上亢，宜着饭蒸熟。

乌梅肉　冰糖

略煎一沸，微温和服一次。

饭后饮茶，只宜炒大麦汤，芥片，或香梗茶，其松萝、六安味苦气降，中气虚者不宜用。瓜果宜少，桃李宜忌。玉蜀黍坚涩难化，中虚禁用。香薷饮泄越渗利，颇不相宜，或有人参者，可以凉服。暂用煎药，当和中清暑，以雨湿已久，中焦易困耳。

人参　木瓜　扁豆　麦冬　茯苓　甘草　佩兰叶

临晚进膏滋药：

人参　熟地　远志　甘草　绵芪　茯苓　桂圆肉　归身　五味　枸杞

照常法熬膏，不用蜜收，白水调服。

当夏季反复变幻，因天地气机大泄，身气久虚，无以主持，故见病治病无功，而安中纳下，每每获效，入秋常进附子七味丸颇合。今秋分节，天气降，地气收，缘久热气伤，虚体未能收肃，是以肢节时寒，头巅欲冷。无非病久诸气交馁，斯外卫之阳少护，液髓暗耗，则血脉不营，而阴乏内守。凡此皆生气之浅鲜也。急当温养益气，填补充形，使秋冬助其收藏，预为来春生发之用。《内经》有四季调神之训，今投药亦当宗此旨。

鹿胎一具　羊内肾生，十对　黄狗肾二十副　肉苁蓉一两五钱　大熟地四两，砂仁制　茯神一两五钱　五味一两五钱　湖莲肉二两　人乳粉一两五钱　柏子霜一两五钱　紫河车一具，漂　青盐八钱

右用诸膏并捣地黄为丸，早服五钱，人参汤送。

有年劳伤神瘁，肤无膏泽，时欲腹鸣啾痛，营血不得流行之故。开怀安逸，仅可带病延年。

人参　当归　肉桂　白芍　炙草　茯苓　远志　熟地炭

产后肿胀不愈，显然下焦先虚，肝肾气散，不主收纳，形寒痞

闷,食少痰多,形消肉削,治从温纳,分利,攻消法。

济生肾气丸三钱,磨沉香汁三分,冲开水送。

身热解堕,恶风汗出如雨,喘渴,不任劳事,《内经》谓漏风症。此饮酒汗出当风,邪留腠理也。

白术　泽泻　麋衔草　新会皮

音哑者,阳邪搏于三阴。少阴之脉循喉咙,太阴之脉连舌本,厥阴之脉出咽喉故也。然阳邪搏阴之候,正未易治。

甘草　桔梗　蒌皮　麦冬　川连　杏仁　丹皮　生蒲黄　生地

上燥治气,下燥治血,此为定论。今阳明胃汁之虚,因久痛呕逆,投以香燥破气,津液劫伤,胃气不主下行,肠中传送开合,皆失其职司。经云:六腑以通为补。岂徒理燥而已,仍议清补胃阴为法。

鲜生地　甜梨肉　天冬肉　人参　生白蜜

未交四九,天癸先绝,今年五十有二,初冬脊骨痛连腰胯,膝跗无力,动则气喘,立则伛偻,耳鸣头晕,上热下冷,呼吸必经脉闪痛,时有寒热,谷食日减,少味溺短,便艰枯涩。此奇经脉病,渐成痿痹废弃之疴。夫督脉行于身后,带脉横束于腰,维、跷主一身之纲维。今气血索然,八脉失养。经谓:阳维为病,苦寒热,而诸脉隶肝肾,阳明之间,故所患不专一所。交冬大地气藏,天气主降,为失藏失固,反现泄越之象。治病当法古人。如云:痛则不通,痛无补法。此论邪壅气血之谓,今以络脉失养,是用补方中宣通八脉为正。冬至小寒,阳当生复,病势反加,调之得宜,天暖温煦,可冀痛止。然阳药若桂、附刚猛,风药若灵仙、狗脊之走窜,总皆劫夺耗散,用柔阳辛润通补方妥。

鹿茸　鹿角胶　淡苁蓉　当归　枸杞　生杜仲　牛膝　蒺藜炒　鹿角霜

肠澼下白沫者,肺气下移。经言气并于阴,犹云阳下陷也。又云：脉沉则生，浮则危者。恐虚阳欲撤之象，而真气欲离耳。

人参　炮姜　桂枝木　黑于术　炮附子　大枣　炙甘草

勉强摇精，致阳缩囊纵，不但形弱伛偻，肛门脐窍皆为收引，咽喉牵绊，自此食物渐渐减少，由精血之伤有形，最难自复。少厥两阴脉，循喉咙，开窍于二阴，既遭损伤，其气不及充注于八脉，见症皆拘束之状。上年进柔剂阳药，服后头巅经脉皆胀，耳窍愈鸣，想是藏阴宜静，试以乘舆身怖，必加局促不安，宜乎升阳之动，药不灵矣。夫少阴内藏，原有温蒸诸法，厥阴相火内寄，恶寒喜凉。仿丹溪潜阳法，仍候高明定义。

元武版　知母　茯苓　秋石　生地　阿胶　远志炭　柏子仁

又　交四之气热胜，元虚则气候不耐久坐，舌心腐碎，吸短气似不接续，中焦喜按，始得畅安，目胞欲垂难舒，四肢微冷失和。从前调理见长，每以温养足三阴，兼进血气充形之品，病减。今当长夏，脾胃主气，气泄中虚，最防客气之侵，是质重之补宜缓，而养胃生津，宁神敛液，仍不可少。俟秋深天气下降，仍用前法为稳，拟逐日调理方法。

人参　麦冬　知母　天冬　茯神　甘草　川斛　建莲

遇天气郁勃泛潮，常以枇杷叶拭去毛，净锅炒香，泡汤饮之四次，取芳香不燥，不为秽浊所侵，可免夏秋时令之病，若汗出口渴，夜坐火升舌碎，必用酸甘化阴以制浮阳上亢。

蒸熟乌梅肉一钱，冰糖三钱，煎汤饮。

瓜果桃李御麦，中虚禁食，香薷饮泄越渗泄，颇不相宜。暂用煎药，当和中清暑。雨湿已久，中焦易困。

人参　茯苓　麦冬　木瓜　甘草　炒香　枇杷叶

临晚服膏方：人参　麦冬　熟地　远志炭　五味子　茯苓　枸杞

又　常夏季反复变幻，因天地气机大泄，体气久虚，无以主持，故见病治病，则无功，而安中纳下每每获效，入秋常服附子七味丸颇安。秋分节天气降，地气收，缘火热气伤，虚体未能收肃，是以肢节时寒，头巅欲冷，无非病久诸气皆馁，斯外卫之阳少护，液髓暗枯，则血脉不营，而阴乏内守，凡此皆生气之渐鲜也。急当温养益气，填补充形，使秋令助其收藏，预为来春生发之用。按《内经》有四气调神法，即今投药亦当宗此旨。

鹿胎　熟地　五味子　麦冬　人乳粉　苁蓉　黄狗肾　柏子仁　青盐

参汤下。

浊腻膏淋日下，最易损人津液，络脉遂槁。况入脉隧道纡远，泛然补剂，药力罔效。《难经》谓十二经属通渠，旋转循环无端，惟奇经如沟渠，满溢流入深河，不与十二经并行者也。树根草皮，此症亦难奏效，须用血肉填补固涩，庶可希其获效。

麋茸　河车　人参　蒸黑于术　茯苓　湘莲　缩砂　雀卵　蘆茹　乌贼骨

雀卵、河车膏为丸。

疟病，《内经》谓小邪之中，虽云十二经之疟，总不离乎少阳。少阳肝脏相附，疟久盘踞，未免凝痰积血，即成病根矣。虚者补正为先，补正不应，法当破血。

柴胡　草果　炒桃仁　青蒿　半夏　归尾　桂枝　炒黑蜀漆

瓜果水寒，暴凉迅风，内外雨因，舌白，渴不能饮，脘中胀满，烦不肯寐，身无热，头不疼，微呕，此足太阴中寒。已经冷汗肢厥，脉弱濡伏，医犹以疲敝方药，正如隔靴搔痒矣。

生草果　生于术　藿梗　淡干姜　厚朴　丁香柄

长夏外受暑湿，与水谷之气相并，气阻蒸迫，上焦不行，下脘不通，不嗜饮食，目黄，舌白，邪结气分。

杏仁　厚朴　茯苓　蔻仁　炒半夏　姜汁

脉缓，身痛汗出，热解复热。此水谷之气，与湿并阻于气分，郁而成热。治宜利湿宣通，气分湿去，热自解矣，徒进清热不应。

飞滑石　腹皮　茯苓皮　白蔻仁　猪苓　通草　淡黄芩

舌白，渴不欲饮，呕有痰，口味皆变，头中空痛，两颊赤，此水谷湿热，气并郁蒸肠胃，致清浊变混，忽然烦躁，难鸣苦况。法当苦寒泄热，辛香流气，渗泄利湿，无形之湿热去，有形之积滞自通。

淡黄芩　野郁金　川连　秦皮　白蔻　通草　猪苓　厚朴

脉右虚左弦，身麻肢冷，胎中胀闷，不饥吞酸，由中虚肝气内动之因，五六月当脾胃司胎，又体质不受苦寒，非清火酸泄气分之法所宜。

人参　炒半夏　枳壳　桔梗　姜汁

阳明脉衰，厥阴风动，经络交亏，麻木痛痹，肢节重著，久而成痿，当以护阳之剂。

黄芪　杞子　制川附　续断　防风　白芍　远志　首乌

稚年，秋月时病，愈后食蟹，自必辛酸内茹，遂致伤营吐血，先理清营解毒。

苏子　麦冬　生蒲黄　细生地　丹皮　鸡距子

里急后重，腹痛便脓，秘塞不爽，久延交冬，仍是肠滞不通，法当宣通气血。

紫菀　厚朴　炒黑地榆　制军　桔梗　木香　炒黑楂肉　炒青皮

喑哑而痿者，《内经》谓之喑痱，此阳盛已衰，入于阴也。由劳伤其肾，耗夺真阴，当以内养为主，非草木之药所能挽回也。

河车大造丸。

狐疝者，厥阴之痹也。发则睾丸痛引少腹，得呕气泄则止。此属寒湿之阻，议以利湿温经祛风丸方，服久自愈。

川楝子　小茴香　淫羊藿　胡芦巴　茯苓　半夏　杜仲　韭子　砂仁　防风　当归　漂淡苁蓉　泡淡吴茱萸

双合水泛丸，日服二次，每服二钱五分。

产后两三日，恶露即止，下白甚多，明系湿阻，体虚感邪，更疟半月，食减气壅，延久必致虚脱，且拟补虚镇坠以治气逆，气降进食，庶有生机。

代赭石煅　旋覆花　制半夏　人参　茯苓　新会皮　炒白芍

又　服煎汤逆气已降，饮食渐进，有向愈之机，然产后肝肾自虚，若不填纳，恐冲气复逆。

大熟地砂仁炒松　人参　枸杞子炒　炒白芍　茯苓　生杜仲

又　进填纳，神气虽振，寒热未已，白带仍下，湿郁所致，宜用开湿破瘀引邪，以冀疟止。

青蒿　生鳖甲　茯苓　当归　炒桃仁　新会皮　生香附

舌微黄，口微酸苦，脘中微闷，议用温胆法，合四逆散。

竹茹　生白芍　炒半夏　川连　淡芩　枳实汁　桔梗

目黄，舌刺，色赤，伏邪余热未尽。

鲜生地　麦冬　川斛　蔗汁　竹叶心　花粉　鲜地骨皮　梨汁

阳明湿热，痞结心下，拟苦降辛泄，则邪自解耳。

泡干姜　半夏　桔梗　杏仁　川连　厚朴　枳实　豆豉　至宝丹

风温化热，上郁肺气，咽喉阻塞，胸脘不通，故呻吟呼吸不爽。上下交阻，逆而为厥，乃闭塞之甚，病在上焦。幼科消食，发散，表里混治，久延必致慢惊莫救。

芦根　飞滑石　川通草　甜水梨皮　桑叶

脉濡数，中暑。暑为阳邪，昼属阳分，故张其势而烦渴。夜静属阴，邪逼于内，则多言呓语，皆由体虚邪甚致此。经谓：暑伤气。原属虚症，未敢以凝寒苦清，侵伐元气。

丝瓜叶三片　金石斛三钱　白知母四钱　飞滑石一钱

水煎滤清，候冷，冲入西瓜汁一大茶杯。

凡三阳症，邪未入里归腑，尚在散漫之时，用承气汤误下之，则热不解而下利，神虚妄言见矣。拟苦清以通腑气，仍用葛根解肌开表,斯成表里两解之法耳。

葛根　黄芩　黄连　甘草

脉浮缓,身热不止,汗出,不为汗衰。此风湿郁表,瘀热为黄。拟麻黄连翘赤小豆汤。

麻黄　杏仁　生梓白皮　生姜　连翘　细赤豆　甘草　大枣

天雨水煎。

热邪入里,脘痞,按之痛,脉浮滑者,此邪结阳分,拟仲景小陷胸汤。

川黄连　栝蒌实　半夏　杏仁　枳实

脉濡涩数,至暮昏乱,身热未尽,腹痛便黑,阳明蓄血。拟仲景桃仁承气以逐其邪。

桂枝木　大黄　甘草　芒硝　丹皮　桃仁

身重,汗出,疼痛,脉浮缓。此风湿相搏于太阳之表,阳虚邪客。当通营卫以固表,拟桂枝附子汤。

制川附　桂枝　甘草　生姜　大枣

口苦,恶热,腹满,虚烦,汗出。此阳明症也。《内经》云:邪中于面则入于膺。而未全归腑,故有是症。拟仲景栀子厚朴汤。

香豉　栀子　厚朴　连翘　枳壳

脉沉微,下利,呕逆,身痛,四肢厥冷,少阴中寒。应四逆汤,急救其里。

生炮附子　干姜　炙甘草

脉微,下利厥逆,烦躁,面赤戴阳,显然少阴症,格阳于上也。用白通去猪胆汁,以胆汁亦损真阳也。

泡生附子　干姜　葱白

煎好冲入人尿一杯。

病体已虚,风温再侵,喘嗽身热,脘闷,小便不利,全是肺病,此症反复太多,深虑病伤成劳。凡药之苦味辛泄者慎用。

青蔗汁　鲜枸杞根皮　玉竹　桑叶　北沙参　蜜炒知母　炒

川贝

夏月感冒,头重,壮热无汗,烦渴。伏暑新凉外束,治以辛香开表。

陈香薷　新会皮　厚朴　藿香　甘草　知母

舌缩,语音不出,呼吸似喘,二便不通,神迷如寐。此少阴肾液先亏,温邪深陷阴中。瘛疭已见,厥阳内风上冒,本质素怯,邪伏殊甚,实为棘手。议护下焦之阴,清解温热之深藏,以冀万一。

阿胶　鲜生地　玄参　鲜石菖蒲　川黄连　童子小便

脉濡,懒倦,多汗,口渴,体气素薄,炎暑烁金。当益气,保水之源。

麦冬　人参　知母　五味子

经月疟邪。仲景谓:结为癥瘕者,气血交病。病已入络,久必成满胀,疟母胶固粘著,又非峻攻可拔。当遵仲景鳖甲煎丸之例,日饵不费,以搜络邪。

鳖甲煎丸三百粒,每服十粒,日服二,夜服一。

温邪已入心营,神烦欲昏,质系阴亏,怕其液涸,不必以斑疹为虑,清神斯邪不结蔽矣。

连翘心　石菖蒲　鲜生地　玄参心　金银花　天竺黄　至宝丹一粒

病胁痛吐食,《内经》谓肝痹。又云:少阳不足病肝痹,得之寒湿。

柴胡　防风　当归　白芍　萆薢　米仁　甘草　茯苓

寒热而呕,罢则汗出,四日一发,牝疟也。《疟论》云:邪气客于六腑而有时,与卫气相失,不能相得,故休四五日,或数日乃作也。今脉沉弦迟,发必大吐、大汗。阳气与中气乏竭,应扶阳补中,以固元气。

制川附　人参　炮姜　炒白芍　草果仁　牡蛎　炙甘草

加大枣一枚。

善食而饥，经谓瘅成消中，膏粱蕴热过也。禁芳草药石，药石发癫，芳草发狂耳。自应清胃，淡薄蔬食，庶可获愈。

蒌皮　枳壳　川连　郁金　金石斛　连翘　焦神曲

悲惊不乐，神志伤也。心火之衰，阴气乘之则多惨戚。拟大建中扬。

桂枝　人参　蜀椒　附子　饴糖

脉洪大，烦渴，汗出，阳明中暍，的系白虎汤候也。

石膏　甘草　麦冬　知母　粳米

脉沉微，腹痛，吐利，汗出，太阴寒伤，拟冷香饮子。

泡淡附子　草果仁　新会皮　甘草

煎好候冷服。

疟母窃踞少阳，气血凝阻。

蜣螂　金铃子　桃仁　三棱　䗪虫　归身　元胡索　蓬术

韭汁丸。

肝虚内热。

制首乌　茯苓　女贞实　酒炙鳖甲　归身　酒炒白芍　香附酒炒

青蒿子熬膏，略加蜜捣丸。

述胸脘胀痞，不饥不食，大便溏滑，已有五年。夫胸中乃清气转旋，清阳失运，浊气凝聚为患，水谷气蒸之湿，湿胜遂成五泄，阳气日微，宣脾阳，可使气机之运，气行湿自去耳。

生白术　益智仁　真茅术　厚朴　茯苓　荜拨　广木香　新会皮

寒热咳嗽初起，必有外邪，邪陷入里，则阳气伤，阴浊扰乱，延为肿胀。述腹胀大，上实下坚，浊自下起，逆气挟痰上冲，暮则阴邪用事，着枕咳呛更甚。本草云：诸药皮皆凉，子皆降。降肺气，疏胃滞，暂时通泄，昧于阴邪盛，为肿为胀，大旨形寒吐沫，阳气已寂，汤药以通太阳，续进摄纳少阴，考诸前哲，不越此范。

早服济生肾气丸，晚进桂苓甘味姜附汤。

小产后，肌肉似乎丰溢，是阳气发泄，即外有余内不足。病样甚多，何堪缕治？在女科莫重于调经，气血逆乱，扰动肝脾，心胸痛发而呕。述遇怒着冷痛甚，胃阳已衰，厥浊易逆，先理胃阳，用《金匮》法。

人参　吴茱萸　茯苓　半夏　良姜

从未生育，乃是气血不和，形躯丰溢，是外盛内亏，肌肉疹痒，搔摸成块，风在表，湿热在里，乃是气分之病。病非大恙，而取效最难，明理之医谓肥人不可多投攻表泄阳。当于夏月，施砭刺法可效。

生茅术须　生香附　白僵蚕　白藓皮　白芥子　老苏梗

男子七旬，下元脂液已少，阳气升腾，阴少承供，目恙先从左起，肝主左升也。血无内藏，阳上蒸迫，为障失明，显然水亏，无以生木。不足之症，焉得用龙胆、黄柏泻火之理，倘苦寒伤胃，噬脐莫及。

羯羊肝　谷精草　浙菊花　制首乌　夜明砂　濂珠粉　枸杞子

邪深入阴，三日乃发，间疟至，必腰腹中痛，气升即呕，所伏之邪，必在肝络，动则犯胃，故呕逆烦渴。肝乃木火内寄之脏，胃属阳土宜凉，久聚变热，与初起温散不同，邪久不祛，必结瘕形疟母。

生鳖甲　生桃仁　知母　滑石　醋炒半夏　草果仁

高年疝症，是下元虚，气冷凝沍，结聚攻坠，乃沉痼之疾，药难取效。暖气助阳鼓动，俾阴邪浊气稍解，不过暂时小安耳。病在肝肾，道路纡远，药必从咽入胃，由胃入肠，始达病所，而上中无病之处，必受疝药攻克之累，倘胃减妨食，何以救疗？夫阴浊盘踞成形，例取纯阳气雄之药。昔胡大封翁，高年宿疝，用十全大补不效，喻氏驳其半阴半阳非法，议以姜、附为丸，参、苓为衣，喉间知有参、苓，过胃始露猛烈之威灵。恪攻病所，此议甚正。

生炮附子　淡干姜　大茴香炒

研为细末，真水安息香三钱，捣为小丸，以人参末不拘多少为衣，早服二钱，少少进汤送下。

年方二七，长者呵责受惊，即起痫厥，惊气内应足厥阴肝。述前先见头摇，病发仰极反弓，是厥逆内风，由前上胸，起必喟然叹者，气冒膻中，神识自蒙蔽也。小溲通利得苏者，小肠赤府泄浊，心包蒙神下降也。是症当理手足厥阴，谅施针刺，以宣其络，服药未易有功。

至宝丹半丸化服。

精气不旺，邪留肾络不解。大凡邪在阳可散，入阴之邪，必温经可托出，留邪为解之、化之不同法也。

人参　鹿茸　鹿角霜　舶茴香　当归　细辛

凡久病必入络脉，医但写药凑方，不明入络之理，药由咽入，过胃至肠而已。此症由肝络而来，过膈入胃，胃翻呕吐。致吐致胀之由，从肝而出也。偏胜病起，务以急攻。用药如用兵，直捣中坚，使病溃散，然非入络之方，弗能效矣。议于病发之时，疏理肝木。病缓再安胃土。

人参　厚朴　茯苓　熟半夏

磨入蓬莪术五分。

正当生旺之年，须苍色变。按：人身发属心火而炎上，眉主肝木而曲直，侧生须应肾水。内不足而色不向荣，且脉象弱芤，男子精气衰薄，不为生育之征。法当宁心神以处静，寡欲养精，妙选无病瘦弱女质，经调怡悦，无拘虑愁烦，遵三十时辰两日半之旨，庶几望其毓麟耳。

肉苁蓉　蛇床子　覆盆子　线鱼胶　补骨脂　舶茴香　五味子　菟丝子　家韭子　沙蒺藜

滞痰阻经脉之气，瘀浊阻络脉之血，病甚难治。每每经水将至之候，必腹痛坚胀，上年用乌骨鸡丸，坚胀势缓痛减，不时举发。今议治法：经水来时，用回生丹三四日。经过用后方，但主宣通络血中气，可免胀满之累。

鹿角霜　败龟板　生香附　熟地炭　南楂肉　小茴香　茅术炭　茯苓块

用鲍鱼汁为丸。

咳呛频多，必呕吐涎沫。明理者，当知咳呛自冲脉气冲，不司收摄，为肝肾阴气不足。咽喉久痛者，缘少阴、厥阴脉循喉，阳气刻刻扰动无制，多属阴亏。脉形细动，不受温补肺药，久进必伤胃口。

熟地炭　女贞子　湘莲肉　茯苓　芡实　川石斛　炒山药

肺家留热，频年呛发，据说痘后有此。长夏诸阳升腾，而霉天反燥。当清肺之急迫，润肺之燥烈。

清阿胶　枯黄芩　南花粉　地骨皮　绿豆皮

久热五液全耗，阴伤非谬，频渴安受梨蔗，晡起寒热，倏然而至，验及舌色绛赤，显然由脏络之空隙，致阴反交恋其阳。按经义从下交合，难易速功，肝肾病必累及跷、维所致。

人参　知母　麋角胶　元武板

问生产频多，经水失期，此冲脉厥气直攻心下，引胁环及少腹，呕吐黑水。黑为胃底之水，便出稀黑，乃肠中之水。经年累月，病伤胃惫，何暇见病治病，务在安眠进食为议，仿仲景胃虚上逆例。

人参　炒半夏　代赭石　茯苓块　降香　苏木

据述布痘，调理少和，四五年来，不分冬夏，两膝骨痛，暮夜甚，必越日乃解，更述暖熨少安。知寒湿阴，气从下而受。但痘后几更寒暑不愈，经脉必有留邪之气，因新邪举发，论病名曰痹。痹者气血凝滞之义。古方活络逐邪，每施于新感则效，久则邪兴气血混处，取效颇迟，当此长夏，发泄司令，按图针刺，每五日、七日一举，经络气血流行，邪气难以容留，徒药无益，遵古方服活络丹，即再造丸。国朝喻氏谓酒热先入肝胆，谨慎者饮之，可以壮胆，好饮多以致发疮。其酒毒颇得外泄，以分其势。疮愈，痫搐厥逆，全归肝胆矣。用药以大苦大寒，直清其下。

芦荟　青黛　龙胆草　郁李仁　胡黄连　黑山栀

调入猪胆汁。

瘰疬从情志易怒而来，久郁气火燔灼，值产育频经，奇经八脉不固，阳乘脉动，经来如崩，《内经》谓阴络伤则内溢。脉来虚数，肌肉易热，阴乏不主内守，浮阳扰越外翔，形症及脉，难用温暖之药，平昔饮酒，不喜甘味滋腻，徒然参、苓，仅到中宫。凡经水于由血海而下，血海即冲脉。自述腰髀痠楚，其损已入奇经。考宋元明诸贤人，凡不受热药体质，必用震灵丹以固下，更佐能人诸经之品，通摄兼进。

人参　茯神　女贞子　天冬肉　炙草　旱莲草　炒枸杞　炒当归

送服震灵丹六十粒。

上年起病，食物不甘美，头晕耳鸣，足力痿软，年周甲子，向老日衰，下元二气渐漓，水乏生木之司，液少则肝木内风鼓动，木乘胃土，必食无味。风阳上巅攻窍，上实下虚，医为肾虚，萸地填阴，原不为过，但肾水内寓真火，宜温肝木。相火宜凉，凡益肾取乎温养，必佐谅肝以监制，方无偏党。是症倘加暴怒烦劳，必有卒中之累，戒酒肉浊味上气，肃清填下，无痰火阻碍，清闲怡悦，五志气火不燃。内起之病，关系脏真，不徒求治于药也。

熟地　石斛　天冬　菊炭　巴戟肉　肉苁蓉　沙蒺藜　炒白芍　怀牛膝　线鱼胶

蜜丸打入青盐四两。

积劳阳动，气蒸上咳，已三四年，仍然经营办事。夏四月，地中阳升，遂失血，咽痛，音低。男子五旬以外，下元先亏，此显然五液不充，为久延不愈之沉疴，见血见嗽，与寒降清肺，是夯极者。

生地黄　清阿胶　鸡子黄　云茯苓　麦冬　桔梗

问病，起于功名未遂，情志郁悖，人身之气左升右降，怒必木火暴升,肝胆横逆,肺反为木火乘侮,金无制木之权。呼吸病加,络血被气火扰动,亦令溢出上窍。更加勤读苦工,身静心动,君相何由以宁?春夏频发,地中气升,阳气应之。内起之病,关系脏真,情志安和,庶病可却。

丹皮　钩藤　金斛　白芍　米仁　苏子　藕汁　真降香

渴热向愈,自更衣用力,阴囊忽大,此宿疝举发。明明阴虚气坠,非子和七疝同法。身前陷坠,任脉失其担任。小便通调,酸甘定议。

人参　天冬　熟地　萸肉　川石斛　炙草

酒毒内燔,吐血甚多,六七日后,瘀血又从大便出。酒性先入肝胆,次及胃络,照一脏一腑对治,勿骤用腻滞阴药。

金石斛　丹参　穞豆皮　银花　地骨皮　丹皮　黑山栀　云茯苓

向来下部赤疥,湿热下注,本乎质薄肾虚,秋冬微感外邪,肺气失降,气隧为壅。水谷气蒸,变湿气阻,横渍经脉,膀胱气痹,小溲不爽,不司分别清浊,湿坠大肠便稀,痹塞自下,壅逆及上,喘息气冲,坐不得卧,俯不喜仰,甚于夜者。湿与水皆阴邪,暮夜阴用事也。夫膀胱为肾腑宜开,则水通浊泄。初因外感,太阳先受。治不得其要领。孟子谓:水搏激过,颡在人身,逆而犯上射肺,则肺痹喘息矣。仲圣凡治外邪致动水寒上逆,必用小青龙汤为主。方与《内经》肿胀开鬼门取汗,洁净腑利水相符。宗是议治。

麻黄八分　桂枝一钱,去皮　白芍一钱　杏仁十五粒,去皮　茯苓三钱　甘草三分,炙　淡干姜一钱,同五味子一钱,捣,罨一夜

上午服。

叶氏医案存真　卷三

夏至阴气不生,乃损不能复矣。今当大热,气泄愈甚,百脉诸气皆空,脂液尽耗,难望再醒,为寒为热,无非身中阴阳互乘,阳由阴上,越则顶巅痛。风木之火入中,则呕逆呛咳,总之液涸神竭。进两仪煎、琼玉膏,扶至稍凉,再为斟酌。

麦冬　竹叶　人参　乌梅肉　大麦　鲜荷叶汁

水煎,澄冷服。

初春脉动而不鼓,亦收藏之司浅矣。壮年未育,晨吐黑痰,皆水亏火炎,精气不充之象,胃旺能纳谷,当专理下焦,不必以痰为虑。

牛骨髓　羊骨髓　海参胶　线鱼胶　龟鹿胶　芡实　菟丝粉　金樱子粉　五味子　家韭子　大熟地　远志肉　建莲肉　淡菜胶　熟首乌　覆盆子

下寒便难不寐,液涸阳不潜伏,用辛甘化风。

熟地　归身　肉桂　枸杞　怀牛膝　白芍　茯苓　甘菊　苁蓉　柏子仁

程舜文令郎　男子思念未遂,阴火内燔,五液日夺,但孤阳升腾,熏蒸上窍,已失交泰之义,此非外来之症。凡阴精残备,务在胃旺,纳谷生阴。今咽喉耳鼻诸窍,久遭阴火之逼,寒凉清解,仅调六气中之火,而脏真阴火,乃闪电迅速,莫遏清凉,必不却病。良由精血内空,草木药饵,不能生精充液耳。

猪脊髓　阿胶　川斛　天冬　生地

胡朴庵　脉动于右,气热易升,阴不上承,能食不能充津液,入春嗽血不止,养少阴之阴,勿苦降碍胃。

鸡子黄　阿胶　生地炒　柏叶炒黑　麦冬　茜草

转方加天冬,抱木茯神。

上假热，下真寒，肝肾大虚，用加减八味丸。

熟地　茯苓　丹皮　山药　五味　当归

脉涩无神，便溏食少，肛有疮疡，两月未合，已成漏症，延绵竟有痼疾之虞。近日嗔怒气扰，中焦隐痛，至于耗气劫夺，万难再饵。议进东垣益气汤，减黄芪，加木瓜、白芍，用姜、南枣以制肝木。

脉数多遗，脊痠腰坠，此督任失固，非通不能入脉，非涩无以填精，色苍形瘦，不宜温补。

熟地　牡蛎　远志　五花龙骨　五味　茯苓　芡实　山药　羊肾　脊髓

肝肾两亏，虚火烁金，用纳气法。

熟地　牛膝　白芍　青铅　童便　山药

脉数小，不饥，痰多，阴虚伏热。

滑石　麦冬　竹叶　连翘　杏仁　鲜生地

阴液枯槁，阳气独升，心热惊惕，倏热汗泄，议用复脉汤，甘以缓热，充养五液。

人参　阿胶　炙草　麦冬　牡蛎　麻仁　细生地

脉大不敛，神迷呓语，阴阳不相交合，为欲脱之象。救阴无速功，急宜镇固阴阳，冀其苏息。

生龙骨　生牡蛎　人参　阿胶　茯神　淮小麦

留热未清，营液已耗，但论清邪，恐神索气夺，腻滞阴药，防余热痈疡，议理心之用，亦清补之意。

人参　麦冬　竹心　淮小麦

心中空洞，下焦寒冷，兼有遗精，便溏，议用三阴补方。

人参　山药炒　茯神　五味　杞子炒　建莲　线鱼胶　熟地炒

脾胃阳微，不运寒痰，噫气，肾虚阴走，遗精无梦。

人参　山药炒　熟地炒　建莲　生牡蛎　龙骨　枸子　鹿角胶

男子脉大为劳。暑月阳不伏藏，初夏阳升血溢，皆内损少固。

填精固气，是为药饵，静摄绝欲，经年可复。

线鱼胶　真沙苑　五味　龟板　茯神　淡菜胶　金樱膏　石莲　芡实

陈　才交春三月，每夜寒热，渴饮，汗出，是皆阴损于下，孤阳独自上冒也。虚劳兼有漏疡，加以情怀悒郁，损伤不在一处，少腹及腰肋痛，议治在肝胃之间。

桃仁　旋覆花　丹皮　新绛　青葱　柏子仁

许友官　幼年疡溃成漏，后天不能充长，其吐血后，嗽不止，夜热，晨汗热止，日见色夺肉消，减食恶心，便溏。乃劳怯阴阳，中下并伤，草木药饵，何能挽回生生真气？难效之症。

人参　山药　芡实　炙草　五味　熟地炭

寒热半年，少时色黄，气短咳呕，是内损营卫迭偏，劳怯重病。

人参　茯苓　黄芪　炙草　煨姜　南枣

汪正中　填固包举，遗精已缓，新正劳烦气泄，病后神耗精夺，当此升泄气候，以安神固摄法。

桑螵蛸　金樱子粉　茯神　人参　生龙骨　当归身　金箔　龟板

陈升葵弟　劳病先伤阴气，继而阳伤，夏季脾胃不和，膜胀腹鸣，晨泄。凡阳虚外寒，阴虚热蒸，皆虚不肯复元之象，非草木可为。病人述腹中气通小愈，用药当宗此旨。

人参　谷芽　茯苓　白芍　炙草　新会皮

右痪，舌喑，足痱，头岑，面戴阳，呵欠，微呃，诊脉小濡而缓，此肾纳失司，肝风震突。但病起耳后暴肿，必兼温热客气，清上轻扬，肿势颇减，七日以来，当阴阳经气一小周天，不必以时邪引病为惑。昔河间《宣明方论》中谓：舌强难言，其咎在乎舌下。筋脉不主流动，以肾脉萦及舌本耳。其主地黄饮子，取意浊药清投，机关渐灵，并无碍乎上气，痰热仿此为法。

熟地　肉苁蓉漂淡　远志炒黑　川石斛　茯神　枸杞子　牛膝　石菖蒲

脉象左部稍振，水亏木中风动，左牙痛，盖风从内旋，乃阳之化风，只以春深地气上升之候，多升少降，无非下元不司收纳，虚证何疑？况因目恙，频用韭子烟熏，查本草药性，辛辣升腾助阳，孙真人于遗浊用之，藉其升阳以涵阴，更无漏泄耳。今痱中八日，声音渐振者，乃精气略有宁静，里窍略有灵机，是顺境也。乃不明此理，仍用辛以泄气，加人参亦是清散上焦之药，以肝肾脏虚，在于至阴，若再投辛以伤其阴，必致虚症蜂起焉。望其向安，倘必以上有火热，古称实火宜清，虚火宜补，温养柔和，与温热刚燥迥异，幸勿疑讶。

生地　川斛　麦冬　茯神　阿胶　女贞子

十二日来，干支一轮，右肢痿木，右跗足略有痛象，舌窍未灵，味少甘美，虚象显然。三日前，主家以齿痛为热，医迎主见，即投辛凉解散，此症虚在肝肾下焦，若不固纳维本，漫无着落，仍以前法，加入凉肝可也。

熟地　枸杞　牛膝　远志肉　茯神　川斛　天冬　甘菊炭

张石顽治春榜赵明远，平时六脉微弱，己酉九月，患类中风，经岁不痊。邀石顽诊之，其左手三部弦大而坚，知为肾脏阴伤，壮火食气之候，且人迎斜内向寸，又为三阳经满溢，入阳维之脉，是不能无颠仆不仁之虞。右手三部浮缓，而气口以上微滑，乃痰沫壅塞于膈之象。以清阳之位，而为痰气占据，未免侵渍心主，是以神识不清，语言错误也。或者以其神识不清，语言错误，口角常有微涎，目睛恒不易转，以为邪滞经络，而用祛风导痰之药。殊不知此本肾气，不能上通于心，心脏虚热，生风之症，良非燥药所宜，或者以其小便清利倍常，以为肾虚，而用八味壮水之剂，殊不知此症虽虚，而虚阳伏于肝脏，所以阳事易举，饮食易饥，又非益火销阴药所宜。或者以其向患休息久痢，大便后常有淡红渍沫，而用补中益气，殊不知脾气陷于下焦者可用升举之法，此阴血久利之余疾，有何清气在下可升发乎？若用升柴，升动肝肾虚阳，鼓激膈上痰饮，能保其不为喘胀逆满之患乎？是升举药，不宜轻服也。今举河间地黄饮子助其肾，通其心，一举而两得之，但不能薄滋味，远房室，则药虽应病,终无益于治疗也。惟智者善为调摄为第一义。

熟地　巴戟天　苁蓉　山萸肉　茯苓　薄荷　淡熟川附　肉桂　五味子　麦冬　川石斛　远志　鲜石菖蒲

脉左大右濡,肝风震动,阳明脉空,舌强肢软,是属中络,议用缓肝熄风。

连翘　丹参　玄参　茯神　细生地　羚羊角

头痛累月,阳脉大,阴脉涩,此阴衰于下,阳亢于上,盛下虚之候也。阳气居上,体本虚也,而浊气干之则实。阴气居下,体本实也,而气反上逆则虚。头为清阳之位,而受浊阴之邪,阴阳混乱,天地否塞,而成病矣。法用六味地黄汤,加青铅五钱。

头痛经年不愈,早则人事明了,自午至亥,神气昏愦不宁,风火之剂,杂治无功,两脉俱沉且滑,此太阴阳明痰厥头痛也。当用礞石滚痰丸,间服导痰汤,以荡涤其痰。次以六君子汤,少加秦艽、全蝎,调理而安。

五旬外不得安闲,凡恼怒烦动,多主五志之阳上举,而肝胆相火为甚。几年前,制壮水之剂加磁石、龟甲之沉潜,乃乙癸同治之义。今年暴暖多风,风热上搏,清窍为蒙,湿热蒸为脓水,此为客邪乘本体之虚。治标宜轻扬以清上,静坐宅中,可以向安。

连翘　赤芍药　草决明　羚羊角　薄荷梗　黄芩　山栀皮　荷叶梗

饭后服。

里真气衰,不能贯通外膜,致声若瓮中,而蛙鸣、蚊震之声不绝。前之流脓水,时令湿热气加也。今议补下,镇纳,收敛方法。

龟胶　磁石　牛膝　牡蛎　远志　菖蒲　淡菜

胶同蜜丸。

曹汉臣　厥阴头痛,舌干消渴,心下烦疼,无寐多躁,小腹胀满,小便滴沥,时时痉搐,最怕厥竭。

阿胶　鲜生地　鸡子黄　小黑豆皮

煎半盏,即以汤药送滋肾丸三钱。

稚年阳有余阴不足，骤加惊恐，厥阳直升为头痛，身不发热，二便自通，岂是风寒停滞？羌、防、葛、姜辛温，混发阳经，愈升其阳，必致损目，宜养阴药。

周身掣痛，头不可转，手不能握，足不能运，两脉浮虚。浮虽风象，而内虚者，脉亦浮而无力。以脉参症，当是劳倦伤中，阳明不治之候。阳明者，五脏六腑之海，主束筋骨，而利机关。阳明不治，则气血不荣，十二经络无所禀受，而不用矣。卫中空虚，营行不利，相搏而痛，有由然也。法当大补阳明气血，不与风、寒、湿所致成痹者同治。

人参　黄芪　归身　甘草　桂枝　秦艽　白术

患痛风，发热神昏，妄言见鬼，手足瘛疭，大便不行，此少阴肾气受伤也。肾既受伤，病累及肝，肝旺火炽，神明内乱，木合火邪，内入则便闭，外攻则身痛，法当滋其内，则火自熄，风自除，痛自止矣。

生首乌　蒌仁　桂枝　秦艽　桔梗　黄连　知母　枳壳

服一剂，症渐减，但心神不安，身体如在舟车，此肾气虚，而肝肺为之不治。正《内经》子虚母亦虚也，母病子亦病也。夫肝藏魂，肺藏魄，二脏不治，故魂魄为之失守耳。

人参　甘草　生地　麦冬　远志　枣仁　羚羊角　川贝　橘红　茯神

患风三月，周身流走作肿，手不能握，足不能履，诊其脉，浮大而数，发热口干。此阴虚生内热，热胜则风生，况风性善行，火热得之，愈增其势，伤于筋脉，则纵缓不收，逆于肉理，则攻肿为楚也。

生地　黄芩　黄连酒炒　红花　羌活

左脉如刃，右脉缓涩。盖阴亏本质，暑热为虐，水谷气蒸，湿流肢末，遂成挛痹。已经泄泻食减，阳明脉中气衰极矣，缓治可以冀功。

生于术　茯苓　狗脊　茅术　仙灵脾　独活　防已　灵仙

湿痹，络脉不通，用渗湿苦温药小效，但汗出形寒，泄泻食减，阳气大衰,可知难以湿甚生热。例治通阳宣行,以冀脉络流通。

生于术　茯苓　附子　米仁　金毛狗脊　萆薢

高年液涸风动,酒湿气蒸,足趾曾经腐疡,经年来或麻痹,或牵制,不能转侧,已成筋骨之痿,兼之火升眩晕,头面清窍常似不爽,大便艰涩,四五日始一更衣。阳气不能潜伏,阴液日就枯槁。老来痿躄,原无复元之法,诊得脉数动疾,温燥之补,无益反害,仿丹溪虎潜之制,稍为加减,冀得津液少存,亦安闲永年之算,非攻病也。

大生地一斤　淡天冬三两　肉苁蓉一两五钱　怀牛膝二两　生白芍三两　虎骨胶二两　柏子仁二两　肥知母一两　川黄柏一两

长夏湿痹,经脉流行气钝,兼以下元脉络已虚,痿弱不能步趋,脊膂常似痠楚,大便或结或溏,都属肝肾、奇经为病。盖必佐宣通脉络为正治法,倘徒呆补,夏季后必滋湿扰,须为预理。

肉苁蓉　小茴香　巴戟天　归身　远志　鹿角霜　桑椹子　生茅术　茯苓　熟地姜汁制

另用金毛狗脊三斤,煎膏和丸。

俞天音　脉左大,舌干白苔,肿痛流走四肢,此行痹。喘急不食二十日外矣。

羚羊角　木防己　白芍　桂枝　杏仁　姜黄

脉微而涩,微为阳气虚,涩为阴血伤。去冬已下肢独冷,步趋无力,高年内乏藏纳之司,入夏身动加喘,内腰痠痹脊出行。此真阳失蛰,胃阳失护,生生意少,岂攻病药石可愈?喻嘉言先生所谓大封大固,莫令真阳泄尽而暴脱,皆为此也。录严氏《济生方》。

人参　白术　附子

俞文调先生　《灵枢》云:神伤思虑则内脱,意伤忧愁则肢废,皆痿症也。脉形大虚无力,常饵补阳,而今操持萦思,犹未能免,病必迁延。

枸杞　归身　甘菊　桂枝　虎骨

交冬宜藏,老年下虚,二气少续,忽然右痪,舌喑,面亮戴阳,呵欠吸气短欲呛。此非外来客邪,皆根本先怯。平昔眩晕,肝脏虚风，显然水不生木。坎中真阳内寓，必温理其下。凡阳主乎通，阴主乎摄，扶过七日，少阳生气再振，望其偏废延永。倘攻风劫痰之治，非本气自病法则。

人参　熟附　远志　茯神　鲜菖蒲捣汁冲

四十二岁，右脉涩，左脉微，饮食不能健运，嗳呕，间或溏泄，此中宫阳气欲寂，当用辛温以补之。

人参　干姜　茯苓　淡吴萸　胡芦巴

左脉弦大空虚，右脉虚软涩滞，能食不能运，便溏跗肿，此系积劳伤阳。壮岁经年不复，当作虚症，宜补脾肾治。

人参　于术　茯苓　煨益智　淡附子　白芍　甘草　干姜　胡芦巴

正气已虚，热邪陷伏，故间疟延为三日，其象为厥，舌涸，胸痹，哕呕，恐成翻胃呃逆之症，先以旋覆代赭，镇其上逆之气，以泻心散其胸中之热。

人参　川连　白芍　旋覆　代赭　牡蛎

阳气结闭，已成关格，病属不治，姑用进退黄连汤，上下合法。

黄连　白芍　桂枝　人参

频频劳怒，肝气攻触胃脘，胃阳日衰，纳食欲吐，胃不主降，肠枯不便。仿仲景食谷则哕，用吴茱萸汤。

人参　黄连　茯苓　干姜　吴茱萸

阳微，呕吐，不饥。

人参　半夏　茯苓　白芍　淡附子

春夏阳升，肝木乘胃，呕吐，吐不已，寝食减废，气失下降，肠中不通，病乃怀抱抑郁。两月之久，不敢再以疏泄为治。

人参　川连　乌梅　川楝肉　生白芍

十九岁，翻胃三月，粒米不存，左脉大空虚，右脉细小虚涩，纳食少停，即涌出口，面白神瘁，大便燥结。此阴血枯槁，阳气郁结，已成膈症。勉拟补中纳下法。

人参　于术　麦冬　苇茎　牛涎　半夏　益智　茯苓

发热痰喘，胸满身痛，左边睾丸，不时逆上，痛不可忍。肝脉弦急，肺脉独大。此肺肝受邪之故也。肝为木脏，其化风，其生火，风火合邪，旺于本位，则为热为痛。乘于肺金，则为痰为喘。法宜滋达肺金，兼疏肝木。

蒌仁　紫菀　半曲　川贝　桔梗　枳壳　杏仁　苏子　柴胡　秦艽

狐疝：

淡苁蓉　枸杞　巴戟　茯苓　沙蒺藜　当归　茴香　真肉桂

阴茎作痛，痛甚而愦。诊两脉，浮虚而涩，浮为气虚，涩乃精伤。阴阳两虚，得之忧思劳郁，而伤中也。经云：阳明为气血之海，主润宗筋。又阳气者，精则养神，柔则养筋，今多悒郁，则气必伤。又任劳倦，则血必耗。气血两伤，宗筋失润，故令作痛。治以当归补血汤，加人参、甘草、秦艽、桂心、红花，继用归脾汤调理。

患溺血症，已三月矣。前用升补法不应，右脉虚涩无神，左关独弦，茎中作痛，下多血块，形色憔悴，又多嗳气。据脉论症，乃肝脾积热也。肝热则阴火不宁，而阴血自动，以血为肝脏所藏，而三焦之火，又寄养于肝也，故溺血茎中作痛。脾热则湿气内壅，而生气不伸，以脾为湿土之化，而三焦之气，又运行于脾也。故时时嗳气，形色憔悴。法当益肝之阴，则火自平，利脾之湿，则气自和。

生地　白芍　萆薢　丹皮　甘草　车前

继用逍遥散，加车前、萆薢。

下血不已，汗出躁烦，心悸恍惚，头不安枕，转侧不能。两脉虚涩，虚为气虚，涩为阴伤。人身阳根于阴，阴附于阳，两相维系者也。今阴血暴亡，虚阳无偶，势必外越矣。虚阳外越，而阴愈无主，其能内固乎？阴阳相离，气血两亏，法宜兼补。然血有形，难以骤致，气无形，可以急固。固其气，则气自充。气充则不必治血，而血自守矣。先用归脾汤，继以大造丸。

人参　白术　茯神　枣仁　黄芪　龙眼肉　当归　远志　木香　甘草　生姜　大枣

寒热如疟,便血不已,左胁有块,攻逆不已而作痛。脉弦数兼涩,弦则为风,数则为热,涩则气结。此肝脾之气,悒郁不宣,胸中阳和,抑而成火,故神明不精。肝之应为风,肝气动则风从之,故表见寒热也。人身左半,肝肾主之。肝风自逆,故左胁攻楚有块也。肝为藏血之地,肝伤则血不守。且以风淫热胜,益为亡血之由也。

生首乌　黄连　柴胡　黄芩　知母　枳实　厚朴

下血既久,真阴大损,临晚炽热而咳,乃阳失潜伏,宜甘酸益阴为治。

熟地炭　甘草　萸肉　山药　五味　茯苓　芡实　木瓜

屡进润血燥、熄虚风药,诸症向安。入夏四月,苦于便难寒热。此夏令阳气大泄,阴液更耗,虚风动灼为秘。古人每以辛甘化风主治,因体瘦不受温补,复以咸苦味入阴之意。

鲜生地　胡麻　制首乌　天冬　柏子仁　杞子　茯神　肥知母　川斛膏

面目悉黄,微见黑滞,烦渴腹满,左脉弦数,右脉空大,此内伤发黄,为厥阴肝木,太阴脾土,二脏交伤之候也。夫肝为风脏,其性喜伸而恶屈,郁则木不得伸而屈矣。郁极则其气盛,而风乃发,风发必挟其势以贼脾。脾为湿土之司,土受克,而气不行,则湿胜矣。风性虽善行,遇湿以留之,反壅滞经络而不解,由是湿停热瘀,而烦渴有加,其发黄也必矣。虽曰风湿所致,实由木亢而不宁,土困而不舒,非外来风湿之比。况黑色见于面,则知并伤其肾,以脾病不行胃中谷气,入肾反将脾中浊气下流,故于黄中见黑滞耳,即其腹满,亦是中气不行,虚热内壅,非结热,当下之比,若误下之,则脏气空虚,风从内生矣。若误汗之,则阳气外解,湿愈不能行矣。为商治法,平肝之亢,扶土之虚,兼解郁热,以清气道,除湿蒸而和中气。

人参　白术　白芍　黄连　山栀　归身　丹皮　茵陈　秦艽　柴胡　甘草　半曲

产后下损,八脉交虚,形寒内热,骨痛耳鸣,血液日耗,生气不充,冬季不得复元,春深发泄司令,延为劳瘵矣。

杞子　归身　紫石英　沙蒺藜　茯神　莲肉

产后阴伤，寒热疟，几两月病发，白带淋漓，八脉空隙，大著腹有动瘕，下元虚惫已极，议固下真通脉方。

人参　鹿角霜　茯苓　归身　苁蓉　粗桂枝木

产后十二日，诊脉数疾，上涌下垂，此血去阴伤，孤阳上冒，内风燔燎，肝魂不宁。面赤头痛，昼轻夜重，阴弱阳亢，上实下虚。若不按法施治，必增瘛疭厥逆。议咸润益下和阳方。

小生地　生牡蛎　淮小麦　阿胶　麦冬　玄参

产后脉虚，舌白，背寒凛，身痛，干咳，不饥，是血气两损，不肯复元，有蓐劳之虑。急当培养足三阴脏，莫以肺经咳嗽治，再伐胃气，用贞元饮方。

熟地　归身　炙草　茯神　杞子　桂圆肉

饥时服。

产后五十余日，腹满不减，膨胀愈甚，二便不爽，此因下焦空虚，腑阳失气化之司。先宜通阳，得胀势稍缓再议，方用五苓加椒目。

方　此血痹之症，产蓐百脉皆动，春寒凛冽，客气乘隙袭入经络，始而热胜，继则寒多。邪渐陷于阴络，致夜分偏剧汗多，神昏谵语，由邪逼神明，岂是小病？正如仲景劫汗亡阳、惊谵同例。议救逆汤减芍药方治。

产后络脉伤，腹痛频发，嗔怒，食物不宜则甚。当调和脉络，庶不延成痼疾，宜葱白丸。

胎殒阴损于下，厥阳上泛，久有夙病痫症，心营肺卫，最易蒙蔽，是神志或昏或清，皆夹杂夙疾。恶露自行，岂是瘀痹？姑用轻法，以开上膈。

枇杷叶　薏苡仁　杏仁　通草　云苓

下焦阴亏不摄，里热泄泻，厥阳上泛头痛，又产后兼病损。

甘草　熟地　茯神　芡实　山药　建莲　川斛

蓐劳，下虚溏泄，近有风温，咳嗽发热。暂用手太阴上焦药四五日。

桑叶　沙参　麦冬　玉竹　甘草　扁豆

久泻无不伤肾,况兼产后起因,补中必当理下,是为脾肾两补。

五味子　生杜仲　云茯苓　杜芡实　菟丝粉　台人参　补骨脂　焦白术

肝阳化风为厥,肾液下衰,水不生木,而藏纳失职,此壮盛年岁,已有下虚上实之象。大意养肾主以温润,治肝须得清凉,乃仿复方之法。

大熟地　茯苓　远志　苁蓉　鹿茸　柏子仁　补骨脂　怀牛膝　黄柏　天冬

精羊肉煮烂捣为丸。

怒劳阳升暴厥。苦降和阳,使清神不为浊蒙,便可清爽。此论平时调理,养肝肾之阴,宜至静之剂,从经旨下虚上盛主治。

生地　熟地　龟板　菖蒲　远志　茯苓

脉右涩左微,色悴不华,食减不能健运,嗳呕溏泄,此中宫阳气欲寂。法宜辛温通补,失治酿成中满难调。

人参　泡茱萸　茯苓　泡淡姜　胡芦巴

骤然惊骇,经府气乱,有失常度之流行,是以肿胀无定所,饮食如常,病不在里,何得纷纷杂治?调其气血,以俟营卫宣通。

桑枝　远志　归身　桂枝　钩钩　白蒺藜

病伤久不肯复,食入不运,脾胃之阳日困,与治中法。

煨益智　茯苓　于术　广皮　白芍　煨姜　南枣

脉沉右小,左虚大,脐上有动气,䐜胀不嗜食,艰于大便。此中气大虚,肝气内变。忌用攻伐消导,宜泄肝和胃。

茯苓　益智仁　郁金　谷芽　乌梅

寒湿损伤脾阳,遂成中满之症,乃淡泊不堪所致。

附子　干姜　茯苓　白芍　胡芦巴

脉沉属水,初因食物之滞,继为下夺太速,脾阳顿伤,气窒湿聚,为肿胀矣。

大腹皮　茯苓皮　厚朴　猪苓　泽泻　老姜皮　新会皮　甜葶苈　杏仁

怀抱抑郁，营血受伤，入暮脘痛喜按，乃伤阴络，非实痛也。

柏仁　桂圆　茯神　远志　广皮

精气不足体质，再加思虑郁结心脾，营血受伤，口味甜，血随溢，稍过饥，脘中痛。营主中焦，宜以归脾养营之属。

人参　大枣　远志　茯神　甘草　归身　白芍　桂圆

脉左大坚弦，肝风震动，脾胃络脉不和，不知饥，不安寐，口流涎，右肢肿。当兼理中焦之络，议用茯苓饮法。

茯苓　枳实　人参　炙草　半夏　广皮　远志炭

金式兼　按：太阳经之膀胱俞，在脊骨间十九椎之旁，小便后从兹出汗，是太阳之气不固也。凡天将雨，则头眩目花。经云：头眩，其过在巨阳，是清气之不升也。劳则梦寐不安而遗，饮食不适，意即作泻，是逆其志而运化失常。此泻在下焦，统属太阳病，诸阳不能保举，而生种种之疾。议茸珠丸、大安肾丸理膀胱气，自必获效。

鹿茸　茯神　人参　苁蓉　萆薢　菟丝饼　秋石　柏仁　川斛　补骨脂　白蒺藜　桑螵蛸

吴文生　胃中不和，痛泻。

茅术　厚朴　广皮　木香　炮姜　茯苓　猪苓　泽泻　砂仁

汪介臣　鼻冷涕泪，腹胀仍空，形色衰夺，脉微而涩。阳气已惫，浊阴日聚，为胀满不食，危期至速，勉议通阳方法。

人参　茯苓　淡附子　淡干姜

胃弱，肝气不和，口中吞酸作苦，食物无味。拟进加味温胆汤法。

温胆汤加人参、川斛。

脾胃不和，腹膨痛，夜自汗，先疏利气滞，保和丸、焦锅巴、陈茶，姜汤下。

脉沉迟，肿胀腹满，茎缩溺不利，起于上年冬底，痰饮咳嗽，气逆不得卧，误认肾虚水泛之恙疗治，遂致增剧难调，勉拟进浚川丸以通水道,得小便频利,冀其势缓。久泻伤肾,下午黄昏为甚,非通套药所宜,拟温肾法。

永隆号 屡通大便,胀势不减,是阳气愈伤,阴浊益壅矣,进通阳法,真武汤去白芍,加泽泻、椒目。

肾阳虚则乏纳气之权,浊阴凝痞,少腹渐觉有形为胀。脾阳虚则健运失司,食少易滞。受病既属内伤,固以理脏真为最要。益火暖土,使中下之阳得安,迄今图治。至冬至一阳来复,必获全效。

川椒 附子 白芍 茯苓 甘草

因时病而不慎口腹,以致咳痰呛逆,肌肉消烁,食下膜胀,甚则吐食,而成虚损矣。病在土不生金,金衰则不制木,互相戕克,有不能起之象。议以养金制木,使中焦无贼邪之患,壮火培土,使上焦得清化之权,亦是一法,未知何如。

甜沙参 淮小麦 鲜莲肉 南枣 怀山药 云茯苓 燕窝

继进方:

人参 山药 白芍 茯苓 炙草 南枣 鲜莲肉

茹素胃弱,向系肝阳热炽,今微眩,耳鸣,心怔。议甘以养胃缓热,少佐酸味。

酸枣仁 柏子仁 炙甘草 鲜白藕汁 大生地 甜细真北沙参 大麦冬 云茯苓 萸肉炭

肝风上巅,头旋耳鸣,麻痹足寒,微呕便涩,经阻三年,久病治从血络中法。

茺蔚子 柏子仁 枸杞子 料豆皮 制首乌 甘菊

询左胁下,每日必有小痛,逾时其痛势布散胸臆背部,从来不延及于腹中下焦,是腑络为病。凡久病从血治为多,今既偏患于上,仍气分之阻,而致水饮瘀浊之凝,此非守中补剂明甚,但攻法必用丸以缓之,非比骤攻暴邪之治,当用稳法。议以阳明少阳方法,俾枢机开阖舒展,谅必有裨益矣。

生钩藤另研粉 生香附水磨澄粉 风化硝 炒半夏 茯苓 生白蒺藜去刺

竹沥、姜汁泛丸。

厥阴腹痛引胸胁，便难，睾丸肿。

当归须　延胡索　小茴香　桃仁泥　川楝子　官桂

李隆吉　客寒入于肠络，欲大便必先腹痛，便解痛已，旬日无溺，气下泄，此属肠痹。

公丁香柄　柴胡　木香　白芍　乌药　川楝子

化入更衣丸五粒。

朱客　肋稍隐隐痛，卧起咳甚，冷汗，背有微寒，两足带冷，身体仰卧稍安。左右不堪转侧，此皆脉络中病。良由客寒闭其流行，两脉逆乱，上犯过也。治在血分，通络补虚。

枸杞子炒　咸蓉干　当归小茴同炒黑　桃仁炒　炙山甲

脉数重按无力，左腰胁痛不能转侧，舌苔白，边红，心中热闷，不欲饮，是湿邪滞着，经络阻痹，宜进气分轻清之药，庶几不伤正气。

苡仁　杏仁　川贝　佩兰叶　西瓜翠衣

又　脉数，左腰胁疼未止，舌苔黄，昨进芳香轻剂略安，仍不宜重药。

佩兰叶　浙茯苓　南沙参　薏苡仁　川贝

又　脉数无力，左腰胁疼未止，舌色转红，是病邪虽稍缓，却阴气已经不振，进清余热略兼养阴方。

川贝　淡芩　麦冬　阿胶　川斛　知母

又案　脉数无力，左腰胁疼未止，舌苔已退。虽病邪稍缓，但阴气仍然不振，议用清余热略兼养阴方。

川贝　淡芩　麦冬　阿胶　川斛　玄参

胸中不爽，是痰气之阻，仿小青龙法，开太阳为主。盖少阴逆，太阳气化不至也。

五味　炙草　茯苓　杏仁　泡淡姜　生白芍

腑气郁滞为热，中宫少谷为虚。腹满溺浊，口中味淡，乃幼科五疳之病。

使君子一两　鸡肫皮一两　肉果五钱　川连五钱　干蟾一只　枳实五钱　芜荑五钱　新会陈皮一两　山楂肉一两　白芍一两　人参三钱　饭灰一两

水泛为丸,米饮送下二钱,每早空心服一服。

尖田人案　腹痛三年,夜分乃发。发必腹满,呕不出物,继而泄泻,此为脾厥。脾为太阴之脏,在脏体属阴,其运用则阳。厥阴肝病必有前阴见症,用治中法。

人参　木瓜　炮姜　广皮　青皮　生益智　茯苓

淋症愈后半年,交五六月复发。虽系肝胆郁热,亦必是暑邪内蕴,六腑皆为之不利,胸腹如闷,溺色赤混如血。宜先清热宣腑阳,然后再调本病。

卷心竹叶　寒水石　车前子　牛膝根　广橘红　黑山栀　川郁金　滑石

忍精而溺,尿管闭塞,此淋症也。古云:痛则不通,用《千金》方法。

杜牛膝　麝香三分,研细调入

久泻欲呕,腹中有形,升起痛楚,小便不利,喜食麦面,皆肝厥,内风袭胃之症。缘稚年惊恐,多烦多哭,气逆风旋,蛔不自安而动。久调必痊,必当苦降辛宣酸泄,风木得和,脾胃可安。东垣老人治脾胃,必先远肝木矣。

川黄连　白芍　乌梅　干姜　桂木　人参　川楝子　川红椒炒黑

为末,乌梅肉为丸,每服二钱,米饮下忌食甘。

老人久嗽,古人但以温养脾肾,未必以肺药,见病治病贻害。但身小质薄,络脉单弱,桂附雄猛,液枯必犯肺疡。此温剂通纳为无弊耳。

姜汁制熟地四两　补骨脂一两五钱　枸杞子二两　怀牛膝一两五钱　茯苓四两　五味子一两五钱　胡桃肉霜三两　淡苁蓉一两　车前子一两五钱　沉香五钱

蜜丸,淡盐汤送下。

脉细有遗症,是阴虚不主收纳。因冲气上激为咳嗽,肺药无益。今胃纳颇好,急宜填下绝欲,安养尚可图愈。

熟地　枸杞　建莲　茯苓　山药　芡实

胃病治法:

小川连三钱,盐水炒　鹿角霜一两　炒当归一两　淡姜五钱　生香附二两　生晒茯苓二两　炒黑小茴一两　山楂肉二两,炒　生川楝子肉一两

水泛为丸。

右足痛方,此痿症也。因肝肾两虚,阳明脉络失用,筋缩牵强,足痛不堪动作,当温散下焦,莫进疏解。

川乌　北细辛　萆薢　乳香　没药　韭菜　地上白颈地龙

晚蚕沙煎汤泛丸,每日服二钱,陈酒下。

形瘦身长,禀乎木火。肝风内动,夹火上巅,忽然眩厥跌仆。况阳举遗浊,阴分久虚,拟壮水之主,以治阳光法。

大生地　大熟地　天冬　麦冬　盐水　炒川柏

痛胀甚于暮夜,病根已在阴经。从前温补相安,今则服之不应。因以寒凝痰滞为患,进神保丸即上吐下泻。此非有形之滞矣。斯脏液日耗为虚,腑经阳气窒塞为实。行痹日久,时愈时发,脉来六至,湿热居多。今关节肿痛,游走不定,是湿热中又夹风火矣。总宜养血清热,兼用风剂,庶几有中病情耳。方失。

阳邪入厥阴之阴,呕逆二三日不止,腹痛便秘,发热口干,手足冷。

麦冬　蔗汁　枳实　沉香　川连　阿胶　赭石　人参　韭白　豭鼠粪

痧是肺胃气分邪火,内迫津液,上焦受损,元未全复,更为夏热内蒸其血。不必为阴虚治,秋末入冬,用清燥意。

天冬　麦冬　知母　贝母　水梨肉

久嗽失音,脉小,痰冷,冲气,入暮为重。此肺虚气馁,不易骤

愈,酒家有饮邪。

桂苓甘味汤。

奔走烦劳,暴热上蒸,致身中阳气不交于阴,四肢麻木,内风属阳之化。左属肝,肝性刚,柔剂为宜。若用酒药,益助其动阳,是矛盾矣。

生地　天冬　白藕汁　沙蒺藜　桑寄生　女贞子　炒枸杞　川石斛

夏月足跗肌浮,是地气著人之湿。伤在太阴、阳明,初病失血,继而呕涎拒食。此脾胃湿伤漫延乃尔。

五苓散去泽泻,加益智、厚朴、滑石、陈皮。

吴江陈三十八　酒客脾胃自来不旺,大便不实,奔走劳动,失血乃形色之伤。止血理嗽,无非清滋,声音日哑。肺痿气馁,难治之症。

人参　茯苓　米仁　炙草　白芨　黄精

枫桥汪四十　胁膈左右,懊憹不舒,呕逆带血。凡人脏腑之外,必有脉络拘拌,络中乃聚血之地。中年操持,皆令耗血,血不和气,气攻入络,病状难以自明。宜通血分以和络,俾不致瘀着,可免噎膈反胃。

新绛　青葱管　橘叶　桃仁　瓜蒌仁　钩勾

荡口四十六　面黄白削瘦无神,腹大脐突,足冷肿重,自言如著囊沙。曾经用药攻下,下必伤阴,而胀满不减,乃浊阴锢闭,阳伤见症。病在不治之条,但用药究宜温热,以冀通阳泄浊。

生川附　椒目　炒干姜　炒小茴　车前子

长善滨　欧詈大声用力,气迸失音,虽阴虚脑泄,亦必用轻阳肃上。

桑叶　枇杷叶　生甘草　象贝　米仁　沙参

劳伤胃痛。

熟桃仁　延胡索　柏子仁　当归尾　炒丹皮　漏芦

杨十九　冲年阴火未宁,情志不和,易于动怒,气火迸逆,络血随之上溢。问纳食不旺，气冲血上，必抚摩气降，血不出口，但络中离位之血，恐致凝遏，越日必气升涌逆矣。

苏子　丹皮　降香末　炒桃仁　米仁　炒楂炭　韭白汁

绍兴眷三十一　少腹痛坚，攻及当脐。每午后必气胀滞痛，贯串腰尻，环跳肉腠之间，肌肤亦渐浮肿。再问经事愆期，仅得些微黄水，是阴寒已入血络。病盖起于产蓐，累及奇经八脉，身伛不直，俯不能仰，此肝肾入奇经之见症。

炒枯肾气汤。

徽州四十六　此痰饮宿病，劳怒遇冷即发。十年之久，焉能除根？

桂苓五味甘草汤。

枫桥四十三　此肝病也。肝属木主筋，木脏内寄风火。情志不适，热自内起，烁筋袭脉，肢体为之牵强不舒。惟怡悦静养，可希渐愈，药无除根之理。

何首乌　枸杞子　桑寄生　当归身　杜仲　沙苑蒺藜

师婆桥六十三　寒入厥阴之络，结为气疝。痛则气胀上升，气消绝无形迹。老年下元已乏，与破气攻疝，宜温养下元为主。尿管胀是阻溺，当佐以通阳，仿香茸丸法。

鹿茸　麝香　当归　青盐　韭子　蛇床子　复盆子　大茴香

泰兴二十八　色脉是阴虚，其喉妨食纳，乃阴乏上承，热气从左上升，内应肝肾阴火。前议复脉法，大便滑泄，知胃气久为药伤，不受滋阴，必当安闲静室以调之，岂偏寒偏热药能愈？

人参　茯苓　扁豆　木瓜　石斛　北沙参

来安县四十六　病起痰饮，渐为嗽喘。外寒遇劳倦即发，发必胸膈气胀，吐出稀涎浊沫，病退则痰浓，气降乃已。凡饮邪皆阴浊凝聚。两年之久，渐渐腹中痞闷妨食，肛门尻骨坐则无恙。行动站立，时时气坠，若欲大便，显系肾虚不能收摄。惑于在前见痰治嗽，苟非辛解，即属寒降，乃致酿成锢疾。

肾气汤加紫衣胡桃、沉香汁。

吴趋坊四十五　清窍在上焦气分。搐鼻宣通，固是好法，但久恙气锢，湿痰必生，茶调散卧时服五分。

薄荷八钱　川芎四钱　荆芥四钱　羌活二钱　白芷二钱　防风一钱五分　细辛一钱　炙草二钱

茶调匀服。

海宁廿六　劳怯是肾精内损，真阴枯槁，龙雷之火，闪烁无制。肾脉循喉，屡受阴火燔灼，必糜腐而痛。冬无藏精，春生亦无生发，胃气已索，草木何能挽回？猪肤汤。

葑门三十九　过劳熬夜，阳升痰血。在土旺之令中，夜热非外感。脉尺中动，左数。肝肾内虚，失收肃之令。

北沙参　玉竹　麦冬　扁豆　生草　青甘蔗

嘉善三十二　肺痿失音，形枯气损，用甘药调和，不宜辛散、滋寒矣。

黄芪　白芨　米仁　茯苓

葑门六十九　望七精力不及壮盛，凡男子必下焦先虚。跌仆致损，乃系外伤，筋纵骨短，屈不能伸，是足外踝留著瘀凝。须俟夏月，令疡医磁针砭刺可愈。还少丹。

熟地　山药　枸杞　萸肉　茯苓　杜仲　远志　五味　楮实　小茴　巴戟　苁蓉　石菖蒲

加枣肉为丸。

唯亭十八　读书身静，心劳兼以夜坐，浮阳易升。年少虽未完姻，然情欲一萌，多致不自保。惜阴中龙雷，夹木中相火沸动，失血咳嗽，是脏阴不为宁谧。暂缓书卷，早眠晏起，百日中勿加杂念扰乱，可以全愈。若以草木希愈，非要领也。

知柏八味丸加五味子。

江宁廿一　食已夕顷，酸水涌呕，饥时不食，又不安适。此久病胃虚，而阳乏运行，浊阴凝聚使然。春季以辛温开导气分不效，思虑中挟滞，泄浊温通必佐养正。苟不知避忌食物，焉能取效？

吴茱萸　淡干姜　茯苓　熟川附　小川连　熟半夏

陕西四十七　痰饮乃阴浊所化，以渐有形，阻碍阳气，不得入于阴。阳跷穴空，夜不熟寐。《灵枢》用半夏秫米汤，谓通阴交阳，痰饮不聚也。天王补心丹一派寒凉阴药，转为浊阴树帜矣，护阳为要著。仲景云：凡痰饮当以温药和之。

小半夏汤加秫米。

同里五十三　瘦人多燥，瘅疟热气由四末乘至中焦，胃中津液为邪热劫燥，不饥不食，五味不美，是胃阴伤也。人身不过阴阳二气，偏则病，离则不治矣。

人参　麦冬汁　知母　生甘草

粮船四十　气塞填胸阻喉，不知不食。问病起嗔怒，寅卯病来，临晚病减。凡气与火，必由少阳之木而升，故上午为剧。

瓜蒌皮　黑栀皮　薄荷梗　神曲　新会皮　青蒿梗

淮安二十九　性情古执，气钝少灵慧。凡心藏神，肾藏精。少年先病，精神不易充旺，宜用六味加远志、菖蒲，开通心窍肾精，俾得两相交合。

流贞巷三十七卷　上年五个月，小产二次，再加冬季服事病人。产虚在阴，劳伤在阳。此咳嗽吐粘浊，气逆呕食之由来也。凡食入胃传阳，此咳是下虚不纳，气冲涌水上泛，胃乏运行，食亦继出。奈庸工不明伤损阴中之阳，仅仅消痰清肺，一派寒凉，必致胃倒败坏。

桂苓甘味汤。

泰兴三十七卷　十年前因夜食，凝滞闭气，食物遂胃脘痛，呕吐。病发腹大如怀妊，得气后泄而胀消。经准不孕，来必腹痛，病根全在气分。用药必兼祛血分寒凝，乃合病机。

吴茱萸　秦椒　川楝子　高良姜　延胡索　蓬莪术　生香附　南山楂

生姜捣汁泛丸。

舟里五十　肺痿声哑，胃减食入不安，难治之虚损。

戊己丸。

东山六十　血痹气滞，腹中不和，而大便燥，夏季以柔和辛润，交霜降土旺之运，连次腹痛，目眦变黄。此非黄疸，是湿热瘀留阻壅乃尔。

炒桃仁　郁李仁　茺蔚子　冬葵子　菠菜叶

淮安四十六　食物有形之滞，从胃入肠。若心胸之下，皆阳气游行之所。因初起停食，几年疑惑，其实阳不转旋，而致结痹。

栝蒌薤白白酒汤。

扬州四十四　痰饮哮喘，遇寒劳怒即发，小青龙汤去麻黄。

木渎三十二卷　经水不来是络脉无血。古云：气旺血自生，大忌通经。

人参　归身　茯苓　桂心　鹿茸

精羊肉胶和丸。

黎里四十四　形色脉象，确是阳虚。酒食聚湿，湿注入肠，肠痔下血。湿为阴浊，先伤脾阳，阳微气衰，麻木起于夜半气血交代之时，中年痱中，大有可虞。

人参　生于术　炮姜　炒黑附子　炙甘草

嘉兴十八　阴火必从晡暮而升，寐中呻吟，是浮阳不易归窟。形瘦，食少，盗汗，摄固其下为是。

六味加阿胶、人中白。

嘉兴十一　肾肝内损，必致奇经失职，俗医混称"阴虚"，仅以钱仲阳小儿所用六味。曰"补阴和阳，益脏泄腑"，要知此时仲阳非为虚损设立。

人参　紫河车　坎气　人乳粉　秋石　茯苓　五味子　紫衣胡桃

娄门六十七　左右为阳阴之道路，向衰年岁，操持经营且不获利，心境失畅，气血不和，久则拘束为痛。甚于夜者，阳气衰微，入夜阴用事而病加也。十二味养营法。

人参　白术　茯苓　炙草　当归　白芍　地黄　黄芪　陈皮　桂心　远志

海盐四十二　据述缘季秋，外邪变疟，延及百日始愈。凡秋疟，是夏月暑湿热内伏，新凉外触，引动伏邪而发。俗医但知柴葛肌，暑湿伤在气分，因药动血，血伤挛痹，筋热则弛，筋寒则纵，遂致酿成痿痹难效症。

当归身　桑寄生　生虎骨　枸杞子　抚芎　沙苑　蒺藜

东山三十四　精损于下，阴中龙雷之火燃烁莫制。失血后肛疡脓漏，即阴火下坠所致。行走喘促，涎沫上涌，是肾不摄纳，真气五液变沫涌逆，无治痰治嗽之理。扶胃口，摄肾真，乃为对病之药。

人参　茯苓　坎气　五味子　紫石英　芡实　胡莲　山药

阊门三十四　舌粉白，心中寒，呕酸不止，理胃阳必佐泄肝逆。

吴茱萸　川楝子　生炒黑附子　高良姜　延胡索　云茯苓

万年桥廿八，眷　半产重于小产，左胁下瘕形，是气乘肝络，攻之则变为中满。从前有震动，胎坠呕逆，寒热之伤。今当培养气血，正旺则瘕自消，不可怠忽，致延劳怯。

当归　白芍　鳖血制柴胡　茯苓　蒸于术　南枣　炙甘草

中由吉巷廿八眷

案佚。

人参　北沙参　茯神　青苎　真纹银

关上十九　气泄，用阳药固气。若治嗽滋阴，引入劳病一途。

黄芪建中汤加人参。

同里廿七　幼年成婚太早，精气未充先泄，上年泄泻，继加痰嗽，纳食较少，形肌日瘦。今秋深喉痛，是肾精内乏，阴中龙雷闪烁无制。当此秋令肃降，藏职失司，明岁谷雨，万化开遍，此病危矣。

秋石拌人参　生紫石英　紫衣胡桃肉　茯神　女贞实　五味子

枫桥十八　春正月，寒威未去，吸受寒气，先伤胸膈胃脘之阳。食已，嗳噫陈腐酸浊之气，是清阳不为转旋。忌进粘腥厚味，暂用蔬食数日。

荜拨　益智仁　砂仁壳　土蒌皮　生姜

江宁廿九　病人述上年五月住直隶白沟河，北方不比南地，湿蒸则热,夜坐仍凉。想是时寒热,亦是轻邪,医用滚痰丸下夺,表邪闭结不出,肺痿,音哑喉瘪,咽物艰难,仿徐之才轻可去实,用有气无味之药。

射干　生甘草　大力子　麻黄苗　蝉衣　囫囵滑石　连皮香仁

无锡廿二　嗽血秋季再发,夜热汗出,全是阴亏见症,大忌肺药理嗽。绝欲百日,助其收藏,胃口尚好,肾肝阴药中,必佐摄纳。

熟地　五味子　山药　芡实　湖莲　茯神

无锡三十　胁痛失血,以柔剂缓肝之急。

炒熟桃仁　柏子仁　当归尾　炒黑丹皮　钩藤钩

凤阳三十八　疟后脾弱,肝乃乘之,中气不舒,所以易生嗔怒。

焦白术　生益智　茯苓　广皮　枳实皮　檀香末

水泛为丸。

徽州三十五　仲景云:厥阴病气上撞心,明示木中风火上行,多气少血,阴虚之象,治以痫症痰火有余,大谬。

女贞子　天冬肉　茯苓　小生地　山萸肉　建莲肉　赤金箔

淮安廿二　露姜饮止疟,是益中气以祛邪,虚人治法皆然。脾胃未醒,宜忌腥酒浊味。

大半夏加益智、橘红,姜汁泛丸

昆山六十一　老年形寒,足痿呛痰,男子下元肝肾先衰,真阴少承,五液变痰。倘情怀暴怒,内风突来,有痱中之忧。戒酒节劳,务自怡悦。壮其下,以清其上,是根本治法。

熟地　萸肉　淡苁蓉　川石斛　青盐　枸杞　淮牛漆　鹿角胶

山西三十九　夏季吐血,秋深入冬频发。诊脉右弦空左濡,是形神两伤,络血不得宁静,气血因经营而耗,不比方壮矣。

黄芪建中汤。

开门桥廿九　织梭肢体皆动,过劳则气血不流,偏倚为病,在左胁痛,失血,肝络伤,瘀发久必重。

炒桃仁　延胡索　降香末　炒丹皮　钩藤勾

湖州廿四　少壮病不复元，失于保养，延为劳嗽，胃气尚好，可与填精固下。

都气丸去丹、泽，加胡桃肉、二仙胶。

吴江廿七　肌肉日削，竟夜内热，是内损阴虚，渐延劳祛，安逸可久。天暖气泄，病必渐加。

早服牛乳一杯，另服补阴丸。

宁波四十八　七疝肝病为多，病发有声响为气疝。寒入募络，积疝坚硬下坠，宜八味加大茴香、胡芦巴。

枫桥廿七　眩晕呕水，心中热，神迷若痫，皆操持运机，君相升举，蒙冒清神。生姜辛可通神，但气温先升，佐入凉降剂中乃可。

温胆汤。

南浔廿三　凡外热入肺而咳嗽者，可用表散药。若内伤累及于肺而致咳者，必从内伤治。汗之则泄阳气，肺痿音低，显然药误。

黄芪　黄精　枣仁　白芨

运漕四十四　冬藏失司，咳吐涎沫，是肾病也。医见嗽，咸以肺药治嗽宜。其年余无效。

桂苓甘味汤。

黄家巷廿七　色夺脉促，寒露霜降嗽甚，风冷形肌凛凛，卫阳疏，气易泄也。

小建中汤。

徽州四十三　操持太过，肝肾浮阳上升乘胃，寤不成寐。

金匮酸枣仁汤。

兴化廿四　肛疡成漏年余，真阴五液皆伤，纳食在胃，传入小肠而始变化。因咳痰不出，必呕尽所食乃已。喉痛失音，涎沫吐出，喉中仍似存留。明明少阴脉中阴火内烁，上燔阴液，蒸变涎沫，内损精血，医见咳嗽音低，咸进清金润肺，不明此咳呛之原，是速其笃已。

猪肤汤。

宜兴十九　疟痢后脾胃两伤，用缪氏法。

双补丸方。

齐门外三十，眷　上年产蓐无乳，已见血虚之象。延半年后经水不来，少腹瘕气有形。病人自述背脊常冷，心腹中热。视面黄色夺，问食少不美。夫督脉为阳脉之海，由腰而起，剂颈而还。下元无力，阳虚背寒。任脉为阴海之冲，虚攻入络为瘕。考《内经图翼》，病机宛然在目。此产损蓐劳，非是小恙。无如医不读书，见寒热经闭而妄治，淹缠日久，速其笃已。

人参　鹿角胶霜　粗桂枝　当归小茴香，炒　枸杞子　沙蒺藜　白薇

金匮十七　夏伏暑湿，秋季如疟，邪不尽解。能食不化，腹中气滞有形，脾胃不和，用东垣清暑益气法。

人参　黄芪　白术　青皮　陈皮　神曲　炙草　麦冬　五味　黄柏　泽泻　当归　升麻　葛根　苍术

姜枣煎。

太平四十九　左胁有形，渐次腹大，每投攻下泄夺，大便得泻，胀必少减，继则仍然不通。频频攻下，希图暂缓。病中胀浮，下部加针刺以决水之出，肿消，病仍不去。病患六年，久已断想此病之愈。要知此病初由肝气不和，气聚成瘕，屡发攻泻，脾胃反伤。古云：脐突伤脾。今之所苦，二便欲出，痛如刀刺。盖气胀久下，再夺其血，血液枯，气愈结矣。宜通宜以利窍润剂。

琥珀屑一钱　麝香一分　大黑豆皮四钱　杜牛膝一两

二便通后接服：

茺蔚子　郁李仁　杜牛膝　当归身　冬葵子

南京廿八　环跳筋骨痠痛，少年精伤，阳维脉少护卫。

当归　巴戟　生虎胫骨　枸杞　沙苑　蒺藜　川牛膝　羊内肾捣

横泾三十　劳伤虚体，胀病初愈，因动怒气郁不食，二便皆阻，从肠痹定议。仿丹溪开肺法，以肺主一身之气化。

杏仁　苏子　桑叶　紫菀　姜皮　桃仁

嘉兴五十三　情志内郁,心痛如绞,形瘦液枯,不可气燥热药。

炒桃仁　柏子仁　小胡麻　炒丹皮　延胡索　钩藤钩

中由吉巷四十七,眷　病人述自腰以下颓然痿躄,肌肉麻木枯寂,二便不爽,上下气不接续。显然崩漏亡血,阳不下交于阴。中年日就衰夺,惟辛补润燥,冀络虚气攻痛势渐缓。

郁李仁　枸杞子　肉苁蓉　冬葵子　柏子仁　桑寄生　松子仁　黑芝麻

流贞巷四十九　漏经继下如卵,形已见,血损气结。按:任脉为病,女子带下瘕聚,少腹形象是也。血伤忌投气燥温热,但血药不取沉滞,血中宣气为是。

南山楂　茺蔚子　青葱　新绛　生香附

泰兴三十七　精未生成,强泄最难充旺,至今未有生育。视形瘦,问食少,精薄易泄。形脉不受刚猛阳药,议藉血肉有情温养气血。

鹿鞭　羊内肾　淡苁蓉　琐阳　生菟丝子　枸杞子　舶茴香　牛膝　青盐

枫桥五十三　咽管似乎狭窄。一身气化全在于肺,因胃热薰肺,肺职失司,年纪日多,气结痹阻,以薄味肃清上焦,药宜气轻理燥。

鲜枇杷叶　杜苏子　米仁　桑叶　降香末　茯苓

陈家桥三十六　浊止足肿,膝首肿痛,病起夏秋,必接地气之湿,湿自下受。酒客内湿互蒸,内外合邪,汤药决不取效。

蠲痛丹一钱　六服。

阊门　中焦痛起,四末逆冷,汗出呕涎及食物,此属脾厥。

炒黑附子　粗桂枝　草果仁　延胡索　片姜黄

太仓十八,眷　每交夏五六月,喉间宿病俄发。既愈后仍然鼻塞火升,上热下冷。经水或前或后,形瘦脉小数,是阴弱不旺,肝阳左升太速,右降不及。夏令阴伏于里,阳泄上浮,乃发病根由。

阿胶　石决明　生地　天冬肉　丹皮　黑豆皮　银花　白芍药　丹参

十四岁室女，无温热药之例，视色夺脉弱，下焦未寒先冷，经事淋漓，是冲任虚冷，二气不交，冬宜藏阳，用温摄升阳。

麋茸　人参　沙蒺藜　鹿角霜　归身　杞子　紫石英　小茴香　蛇床子

同里廿　夏令热气伤阴失血，冬藏气降，血症必然不来。肉瘦精亏，嗽不肯已，但宜滋培脏阴，预防春深升泄。不可以药理嗽，固本法加五味子。

人参　熟地　生地　麦冬　天冬　五味子

沭阳五十四　住居临海，风瘴疠气，不似平原人众稠密处。瘴疠侵入脑髓骨骱，气血不和，渐次壅遏，上蒸头面，清阳痹阻。经年累月，邪正混处其间，草木不能驱逐。凭理而论，当以虫蚁向阳分疏通逐邪。

蜣螂一两　仙灵脾五钱　蜂房五钱　川芎一钱

火酒飞面泛丸。

同里四十五　心痛得食而缓，是积劳营虚，大忌辛通破气。

桃仁　归身　柏子仁　桂圆肉　炒黑芝麻

廿三　病人遇春季失血，烦劳必有衄血。凡冬月大气藏伏，壮年自能聚精汇神。不加保养，春半阳生升发，反为发病根机，是皆身中精气之薄。胃旺安纳，自节欲静养，则神乃藏。

熟地　萸肉　山药　芡实　湘莲　茯苓　金樱子　五味子　青龙骨

湖州三十八　太阴腹胀，是久劳阳不饥，不能食，二便不通畅，温以通阳，苦温疏滞。

熟附子　熟大黄　草果仁　生厚朴　生姜　广陈皮

山塘七十五　立冬未冷，温热之气外入，引动宿饮。始而状如伤风，稀痰数日，继则痰浓咽干，是少阴脉中乏津上承，五液尽化痰涎。皆因下虚易受冷热，是以饮邪上泛。老年咳嗽，大要宜调脾肾,最忌发散泄肺理嗽,暂用越婢法。

麻黄　石膏　甘草　芍药　生姜　大枣

槐树巷廿三　自乳能令阴伤,秋初巅胀失血,是肝火上冲使然。今妊身三月,法当养阴固胎。

人参　子芩　阿胶　桑寄生　白芍　黑壳建莲

常熟三十二,眷　寡居无欢悦之念,肝胆中气火郁勃,直上直下,莫能制伏,失其疏泄之用,小溲成淋。谓肝脉环绕阴窍,用龙胆泻肝法。

龙胆草　黄芩　栀子　当归　生地　柴胡　泽泻　木通　甘草　车前子

常熟廿七,眷　疟母瘕聚有形,治有宣通气血。第所述病状,已是产虚。八脉交损,不敢攻瘕。

当归生姜羊肉汤。

徽州三十九　仲景论痰饮分二要:外饮治脾,内饮治肾。又云:凡饮邪必以温药和之。阅方从肾脏主治,不为背谬。阳气微弱,浊阴固聚,自下上逆,喘不着枕。附子走而通阳,深为合理。第其余一派滋阴,束缚附子之剽疾。

真武汤。

四十九　积劳伤阳,腹膨仍软,脉弦无胃气,形肉衰削,理中宫阳气之转旋,望其进食,无能却病矣。

人参　淡附子　谷芽　茯苓　益智仁　广皮　炙草

北城下三十六　温疹是一股乖戾不正无形之气,从口鼻吸受,上窍阻塞,呛物,不得下咽。医不辨有形无形,但曰清火寒降,至药直入肠胃,与咽中不相干涉。

连翘心　马勃　牛蒡子　银花　鲜芦根

武进四十六　阳伤胃反。

熟附子　淡干姜　桂枝　黄连　厚朴　茯苓

宿迁四十七　冬月涉水,水寒深入筋骨,积数年而胫膝骨冷筋纵。病在下为阴,水寒亦是阴邪。久则气血与邪混乱,草木不能驱逐。古人取虫蚁佐芳香直攻筋骨,用许学士法。

炒乌头　全蝎　麝香

飞面火酒泛丸。

同里五十六　酒热深入血分,瘀呕盈盆,越六七年,病变反胃妨食,呕吐涎沫。问大便仍通,结闭止在中脘,先通瘀开闭。

韭白汁　金墨汁　生桃仁　生蒲黄　延胡索　片姜黄

吴江十六　天癸尚未至,肉瘦形悴,呛嗽,著枕更剧,暮夜内外皆热,天明微汗热减,痰出或稠或稀,咽中总不爽利。此先天禀赋之薄,稍长真阴不旺,阴虚则生内热。怡悦勿事针黹,必俟经来可得热除。不然,即世俗所称干血劳怯。

复脉法去麻仁。

无锡三十九　任脉为病,男子内结七疝,女子带下瘕聚。问经水仍至,知是气攻入络,渐次有形,况产后又十六年不育,冲任之病显然。

小茴　川楝子　橘核　甜桂枝　蓬莪术　生附子　南山楂　云茯苓

南京三十二　通中焦气血,痛缓呕食,是胃气虚逆。

旋覆代赭汤。

南京三十五　频年发失血症,嗽甚痰出,继以呕嗳,日晡寒热,夜深汗泄。据述医见血,投以郁金、姜黄、韭汁、制大黄,逐瘀下走,希图血止,此是有余治法。夫人禀阴阳,偏则致病。自内损伤,即是不足。脉左动数,尺不附骨,明明肾精肝血内夺,弱阴无能交恋其阳,冲阳上逆,吸气不入,是以咳嗽气并,旋必呕嗳浊涎粘沫。《内经》谓:五脏六腑皆令人咳。奈何今人以咳治肺,见痰降浊清热,损者更损,殆不复脏阴腑阳消长之机,杂药徒伐胃气。经年累月,已非暴病,填实下隙,须藉有情之属。

人参　紫衣胡桃　紫石英　茯神　五味子　山萸肉　河车胶　秋石

官宰弄三十一　酒客多湿,肠胃中如淖泥,阳气陷,血下注。昔王损庵以刚药劫胃水湿。

理中汤加木瓜。

无锡三十一　夏月带病经营，暑湿乘虚内伏，寒露霜降，天凉收肃，暴冷引动宿邪，寒热数发，形软食减，汗出。医工治嗽，恐其胃倒，渐致劳怯变凶。

归芪建中汤。

双林巷廿六　早食呕吐酸水浊涎，心口痛引腰胯。此阳微浊阴犯络，例以辛热。

川乌头　高良姜　延胡索　川楝子　白豆蔻　茯苓

杭州廿一　据述遗精频致哮喘，病发必甚。此肾虚失纳，真气散越之疾，少年形瘦，难用温药，治当导入任脉阴海以固之。

人参　龟腹甲　坎气　五味子　紫衣胡桃　黄柏　芡实　金樱子膏

双林廿七　痛而喜按属虚，痰多肢冷，是脾厥病。大便三四日一通，乃津液约束。

炒熟桃仁　火麻仁　片姜黄　当归须　炒延胡索

无锡三十九岁　秋七月经停几两月，继下血块，疑是小产，遂经漏不止。入冬血净，加五心脊椎骨热，天明微汗热缓。凡经漏胎走，下元真阴先损，任脉阴海少液，督脉阳海气升，所谓阴虚生热矣。以肝肾脏阴，精血损伤，医投芪术呆守中上，是不究阴阳气血，不亦左乎！

人参　阿胶　建莲肉　茯神　女贞子　萸肉　生白芍　炙草　糯稻根

包衙前四十五　自胃痛起，咽食又噎，近加涌泛粘涎。中年经营，劳瘁阳伤，清气不司转旋，上不知饥，大便不爽，九窍不和，都属胃病。

人参　熟半夏　胡芦巴　荜拨　茯苓　老姜汁

陆家滨三十　阴邪盛为肿，便溏溺短，议通腑阳。

生炒黑附子　炒黑远志　生于术　生厚朴　椒目　茯苓　猪

苓　青皮

南京三十七　外邪窒闭肺窍，用轻剂治上，食可下咽。水入必呛者，此喉气有阻也，仍以辛润。

杏仁　紫菀　桑叶　茯苓　米仁　通草

钱塘五十四　阅原案开列，皆肺肾病。男子中年以后，下元精血先亏，有形既去，自难充复。五液耗夺，内风阳气易越。治宜从阴引阳，勿以桂附之刚愎。

鹿茸　鹿角霜　天冬　天麻　茯苓　淡苁蓉　枸杞子　黄菊花

常山四十三　食入脘闷，嗳气呕吐觉爽，少焉仍然痞闷。视形躯充伟，按脉形小濡。中年阳微不运，即为不足，泄降气分，攻痰是为有余治法，非脉症所宜。

治中法。

淮安三十二　武略用力迸气，与酒色精伤不同。失血在长夏热泄之令，胸胁跗骨皆痛，是肝胃络伤。

桃仁　米仁　降香末　茯苓　苏子　韭汁　炒山楂　丹皮

全集四

三家医案合刻·叶天士医案

陆 序

三家医案者，叶天士布衣、薛生白徵君、缪宜亭进士之所作也。青囊一肩，紫书三卷，壶公术妙，獭女神奇。甘居带下之名，自获《肘后》之秘。变金液于六一，改银丸于三七。丹砂玉札，待用无遗，牛溲马勃，收藏不弃。盛以竹节，量以刀圭。赤箭剧于云根，红盐拂于灶上，明珠耻其价，金镜惭其形。杏林之树，以董奉而益珍；橘井之泉，非苏耽其谁凿。游刃恢乎，奏刀騞然，无枝经肯綮之忧，得批却导窾之要。今虽扁户已杳，和、缓云游。郭玉之针靡传，淳意之经失授。而问秘书于金匮，鼠迹犹存；抄禁方于龙宫，蠹蚀未尽。倘不搜之石室，镌以玉版，则桃胶莫问，金浆遂漓。安能唤三折之肱，起一抔之土，续已断之琴弦，补久亡之笙、诗乎？此莺湖吴子音先生所以有合刻之选也。

先生以民胞为怀，婆心救世。赤饼胸纳，青芝手采，五行精理，六气辨淫。心源接俞跗之传，意学探允宗之妙。岁活人以万计，日扪心无一疵。固已，严州道上争颂桐君，成都市中惟寻韩伯矣。乃当夫春雨初过，药苗微香，花拂帘垂，茗熟炉沸。茶烟袅于帐后，砚云起于池中。簟滑瓯甘，窗疏几净。爰翻玉轴，细检牙签，考阴阳之和，按升沉之度。攻必腠理，位必君臣。总思邈之《千金》，资葛洪之万卷，莫不明析虫翼，细察蚊睫。著解颅理脑之效，显涤胃湔肠之能。洵可以寿诸枣梨，观其草木焉。

今夫秘术不宣者，庸医之窄量也；著书行世者，良医之苦心也。设或箧藏内典，枕贮《灵枢》，窃巫彭之制而号为己能，抱岐伯之书而矜为独得，则春风已歇，兰草孤芳，抱朴虚传，简文空劝，竟没飞仙之迹，难言妙道之公。乃先生则玉字亲编，金针暗度，潜消沴盩广被太和，其心可不谓美哉！其利于是乎溥矣。

长春少有痼疾，长习微疴，药性粗谙，方书渐熟。命含毫而撰序，遂濡笔而成章。嗟拙陋之无文，恐揄扬之未善。神君活我，医者原存割股之心；贤士知余，狂夫难疗看花之癖。

道光辛卯九月既望愚侄乌程陆长春瓣香氏谨撰

姚　序

余奉命视学江左，按临苏属。苏属人文渊薮，校士之暇，留心博访。震泽吴生金寿，以所纂《三家医案》请序于余。三家者，叶天士、薛生白、缪宜亭三先生也。三先生皆吴中往哲，素闻其治病之神，如磁引针，如鼓应桴。今阅其方案，灵机活泼，议论精醇，诚非学有根源，不克臻此超诣。然非吴生拾遗补缺，汇萃成编，则当日斟今酌古，殊途同归之理，何由观其会通？余故心折三先生，而并以此多吴生也。

吴生博学好古，工诗，善六法，兼通医理，为吴郡张容庭入室弟子。容庭者，继三家而起者也。生于医，固无俟于余言，而余窃有一言为生进者。盖医之道，下流为艺，上通于儒。轩岐以来，《内经》尚矣，而后贤辈出，代有成书。要其旨，虚实以质异，情性以因感，风气以变生。所谓穷阴阳升降之微，悉运会转移之故，五行尽其变，五土异其宜，实足与天地权生息之机，为国家培太平之本，医之学不亦大哉！

余望吴生，能近守师承，远宗前哲，功深养到，实至名归。有以传三先生之书，必有以传三先生之学，则此集其嚆矢焉耳。故于请序也书以勖之。并嘱其持示容庭，其不以使者之言为河汉否？

道光纪元岁次辛巳十月既望赐进士及弟诰授光禄大夫南书房行走户部左侍郎提督江苏全省学政加三级归安姚文田撰

三家医案合刻　卷一

粤东地卑多湿，阳气多泄。宦游十载，恰已五旬，中年二气不及壮盛坚固。眩晕汗出，乃阳不潜藏，变化内风，扰动虚灵所致。《内经》脏象谓：肾为根本，左右有二。盖一阴一阳，互相交纽，水中有火，为生生化育。惟藏蓄不露，斯永年无病。而肝为肾子，母气既衰，水不生木。肝属风脏，内风乘龙雷相火，迅速飞腾，陡升莫制，每虑仆中之累，是皆内因之症。自述热起脊背，直至巅顶。清之补之无效，未究脏阴内乏，阳气独升之旨。古人以肾脏内寓真阳，非温不纳；肝脏内寄相火，非清不宁。用药之法，填实精气以固其下，佐咸味以达之，兼气重以镇之，介类以潜之，酸味以收之，复入滋阴以凉肝，引之导之，浮阳内风，勿令鼓动。

熟地　北五味子　萸肉　磁石　青盐　琐阳　龟板　茯神　湘莲　天门冬

猪脊筋捣烂，和密丸，热酒送。

经漏百日，淋带不止，是冲、任、督、带、奇经诸脉不能固摄，病在下焦。脉左关沈微而缓，右部虚浮。阳升于上，阴亏于下。然先以血凝成块，决非血热妄行。况食减味少，胃气孱惫，补中益气，仅升脾营，焉得药到病所？滋阴堵塞沈腻，与胃衰少谷相背。考古崩漏不止，先用《局方》震灵丹，直达冲、任以固之。继用人参汤续其生气，得效再为进商。

震灵丹。

诊脉百至，数促而芤。劳损数年，不复寒热。大汗泄越，将及半载。卧枕嗽甚，起坐少缓。谷食大减，大便不实。由下焦损伤，冲脉之气震动，诸脉皆逆。医投清热理肺，降气消痰，益令胃气戕害。昔越人有下损过脾不治之训。此寒热汗出，二气不交所致。

秋半之气不应天气，肃降乖离，已见一斑。生阳不发，入冬可虑。急固散越之阳，望其寒热汗出，稍缓再商。

救逆汤去白术，加人参

稚年纯阳体质，热症最多。病偏右胸高，呼气不利，肺气不能清肃。热郁内蒸，逆传膻中，致天君震动，状若痫症。夫肺主卫，心主营，二气循环于肺胃脉中。苟营卫失和，越日触遇乃发。翁仲仁谓扶肚抬胸，为肺热壅塞。然不及周岁，未受谷食涵养，藏府柔薄，一切苦寒沈降及腻滞阴药，俱在禁例。且肺位最高，逆行心胞络间，仍从上治，抱持勿卧，令上气下行为顺，可使营卫两和。

薄荷　桑叶　米仁　茯苓　郁金　淡竹叶　鲜石菖蒲

再诊。

西瓜翠衣　鲜枇杷叶　通草　茯苓　生米仁　淡竹叶

三诊。宿热未平，秋金燥令亦从天降，致使上气不能全顺。症见咳嗽燥逆。议清气分之热。

大沙参　麦冬　花粉　生甘草　桑叶　灯心

四诊。视面部清窍未能爽适，显然肺热未能全解。议进甘寒，仿喻嘉言清燥意。

桑叶　麦冬　梨肉　川贝母　银花　生甘草

五诊。伏暑上壅，得宣通而降，头项胸次已平。但乳食不能，少运、便溏、日有数次。思肺降之热，必移于府。考古幼稚泄泻，每以“四苓”为主方，不越分利和中之意。

四苓加广皮、木瓜、生谷芽。

据述产育频多，产后两年，经水至今未来。此为病根，已属下元阴亏。长夏初患泄泻，必天雨地湿，潮雾秽浊，气由口鼻吸受。原非发散消攻可去，只因体质甚薄，致秽浊蔓延，充布三焦。上则咳痰不饥，下则二便涩少。非表有风寒，故无寒热见症。然气分壅塞，津化浊痰，入夜渴饮，胃汁消乏，求助于水，是本虚标实之病。夫肺位最高，与大肠相表里，清肃不行，小便不利矣。

芦根　米仁　通草　茯苓　桑叶　西瓜翠衣

冲入白蔻末。

再诊。前议虚不受补，皆因夏令伏邪著于气分。夫肺主一身之气，既因气阻，清肃不行，诸经不能流畅，三焦悉被其蒙。前言攻邪不效，盖客邪由吸而受，与风寒感冒不同。乃氤氲虚空，聚则为殃耳。故取淡渗、无味、气薄之品，仅通其上，勿动中下，俾虚无伤，伏气可去。稍佐辛香，非燥也，仿辟秽之义。

经霜桑叶　鲜枇杷叶　茯苓　蔻仁　米仁　芦根

脉小右弦，呼吸不利，喉中有声。入夜神迷昏倦，少腹微胀，二便不爽。自言筋骨如针刺，身重难以转侧。右环跳筋纵，不能伸屈。此皆暴寒入内，周行上下，阳气痹塞。且频年交冬痰嗽，天暖自安。老年肾真衰乏少藏纳之司。水液化痰上泛，寒中少阴，则太阳膀胱之气，无以上承而流通宣化，开合失度，枢机悉阻。浊气升，痰饮逆，最忌喘急神昏。若用发散坠降，恐致伤阳劫阴。议进仲景小青龙法，乃太阳表中之里。通营卫，不耗其阳；开痰饮，不泄其气，仍有收肺逆，通膀胱之义。

小青龙汤。

惊自外触，恐自内起。《内经》论惊必伤肝、恐则伤肾。丹溪谓上升之气多从肝出，谓厥阳暴升莫制，则气塞于上。阴不上承，即天地不能交泰而为否塞。至于梦扰筋缩，乃精气不能护神，神无所依。用药当镇其怯，益其虚，渐引道以致二气之交合，是为医之能事。

妙香散。

尾闾尻骨先痛，继以溲溺淋闭，兼有血瘀。夫督脉部位，隶于太阳脉络。气坠频溺，点滴不爽，分利清热愈痛。古贤每以柔剂温药，升任督之气。按经旨以治病，谅无误矣。

鹿茸　当归头　淡苁蓉　巴戟天　枸杞　沙蒺藜

脘下胀及少腹，疏肝平胃，不应；肾气，加辛香，又不应。食物仍进，二便仍利。病既非停著有形之滞，自属阳微气结。议与通阳润剂。

阿魏　麝香

丸服。

新产不满百日，天暑，汗出，气泄，加以澡浴汤蒸，更助开发。阳浮上升，阴弱莫制，遂喉痒咳逆，牵连左胁，及气街背部皆痛。盖产后肝血未充，肾液未足，奇经诸脉悉皆怯弱，阴亏阳炽，血不能荣养筋脉。法当味厚质静，流护至阴之脏，兼温奇经。仿仲景阿胶鸡子黄汤。

阿胶　生地　鸡子黄　白芍　穞豆皮　石决明

再诊。考足厥阴肝经，过胃贯膈，上循喉咙。因肝阴少藏，阳气有升无降。每交暮夜，咳甚如哕。戌亥乃肝阴旺时，肝阳扰胃则阳明脉衰，四肢倦怠，面色青晦。阳化内风，掀越鼓动，为肌浮偏肿。心无液养，似嘈非嘈，似痛非痛。热酿涎沫，吐出复聚。余不以咳嗽为治，急于流护至阴，静制风阳内鼓，夜分更以胃药助之。

午服：

鸡子黄　白芍　枸杞子　阿胶　甘菊　炙草

暮服：

人参　南枣　秋石

据述久有胃痛，当年因痛吐蛔，服资生丸，消补相投，用八味丸，温润不合。凭脉论症，向时随发随愈。今病发一月，痛止，不纳，口味酸浊。假寐未久，忽躁热，头汗淋漓，口不渴饮。凡肝痛，必犯胃府，且攻涤寒热等药，必先入胃以分布。药不对病，更伤胃气。胃司九窍，清浊既乱于中，焉有下行为顺之理？上下不宣，状如关格，但关格乃阴枯阳结，圣贤尤以为难。今是胃伤困乏，清阳不司旋运，斯为异歧。不必以寒之不应而投热，但主伤在无形，必图清气宣通，则为善治程法。金匮大半夏汤。

大半夏汤。

诊脉左数微弦，寸、尺、关虚数。阅五年前，病原左胁映背胀痛，不能卧席。曾吐瘀血，凝块紫色。显然肝郁成热，热迫气逆血瘀，虽经调理全愈，而体质中肝阴不充，肝阳易动。凡人身之气，左升主肝，右降主肺。今升多降少，阴不和阳。胃中津液，乏上供涵肺之用。此燥痒咳呛，吐出水沫，合乎经旨，肝病吐涎沫矣。肝木必犯胃上，纳谷最少而肢软少力，非嗽药可以愈病。此皆肝阳逆乘，实系肝阴不足。仲景云：见肝之病，先理脾胃。俾土厚不为木克，原有生金功能。据述凡食鸡子，病必加剧，则知呆滞凝涩之药，皆与病体未合。

北沙参　生扁豆　麦冬　玉竹　桑叶　生甘草　蔗浆

病已十余日，身尚躁热，舌苔粘腻，神呆目定，脉刚而数，烦躁呓语。此暑湿久伏，与时气之秽邪凝合，酿成胶腻之痰，闭塞清明之府，神情迷昧，胃家浊液，蒸遏不宣。药食甘味，必蛔厥上冒。然《内经》有：湿位之下，燥气乘之，是以从之，湿转为燥。若无湿痰之潮气上蒸，舌苔早已燥刺矣。今先滋液，以洁烈焰之燔。

鲜生地　麦冬　乌梅　蔗浆　银花露　羚羊角　蚌水

再诊。面垢，色白，渴饮，气短如喘，自利。是秽浊气入口鼻，与水谷之气互相混扰。湿气阻窒，氤氲内蒸，三焦皆受。胸背肢节有晦暗斑纹。秽与气血胶固心络，为邪薰灼，神昏呓语，手经蔓延。疫邪不与伤寒同例，法当芳香辟邪，参以解毒，必得不为湿秽蒙闭，可免痉厥之害。

石菖蒲汁　白蔻仁　犀尖　小青皮　连翘心　金银花　六一散　金汁

至宝丹。

三诊。邪陷复利，伤及厥阴。症见气上撞心，饥不能食，干呕腹痛，全是肝病见端。肝为至阴之藏，相火内寄。仲圣治法，不用纯刚之剂，以肝为刚脏也。今正交土旺之时，木火为仇。五日内未为稳当，宜慎之。

人参　淡吴萸　当归　白芍　秦皮　炒乌梅

脉沉而微，沈为里寒，微为无阳。舌白似粉，泻起口渴。身体卧著，其痛甚厉。交夏阴气在内，其病日加。寅辰少阳升动，少缓。少腹至阴部位，浊阴凝聚，是为疝瘕。若读书明理之医，凡阴邪盘踞，必以阳药通之，归、地列于四物汤，护持血液。虽佐热剂，反与阴邪树帜。当以纯刚药，直走浊阴凝结之处。调摄非片言可尽也。

川附子　黑川乌　吴茱萸　干姜　猪胆汁

再诊。阴寒盘踞少腹，非纯阳刚剂直入坚冰之地，阴凝不解。此如亚夫之师，从天而降也。医易肾气汤，阴多阳少，立见病加，反至不食，药不对症。仿通脉四逆汤法。

附子　干姜　猪胆汁

五旬有四，阳气日薄。阳明脉络空乏，不能束筋骨以流利机关，肩痛肢麻，头目如蒙，行动痿弱无力。此下虚上实，络热内风沸起，当入夏阳升为甚。渗湿利痰，必不应病。议清营热，以泄内风。

犀角　鲜生地　玄参　连翘　桑叶　丹皮　天麻　钩藤

下体痿躄，先有遗泄湿疡。频进渗利，阴阳更伤。虽有参、芪、术养脾以益气，未能救下。即如长冷阳微，饭后吐食，乃胃阳顿衰，应乎卫外失职。但下焦之病，都属精血受伤。两投温通柔剂，以肾恶燥，久病宜通任督，通摄兼施，亦与古贤四斤、健步诸法互参。至于胃药，必须另用。夫胃府主乎气，气得下行为顺。东垣有升阳益胃之条，似乎相悖，然芩、连非苦降之气乎？凡吐后一二日，停止下焦血分药，即用扶阳理胃，二日俾中下两固。经旨谓阳明之脉，束筋骨以流利机关，本病即有合矣。

鹿茸　归身　柏子霜　茯苓　苁蓉　巴戟补　骨脂　川石斛　牛膝　枸杞子

吐后间服大半夏汤加干姜、姜汁。

再诊。长夏湿热，经脉流行气钝，兼以下元络脉已虚，痿弱不耐步趋，常似酸楚，大便或结或溏，都属肝肾为病。然益下必佐宣通脉络,乃正治之法。恐夏季后湿热还扰,预为防理。

鹿角霜　生茅术　茯苓　苁蓉　归身　熟地　桑椹子　巴戟　远志　茴香　酒蒸金毛狗脊

水熬膏。

三诊。痿躄在下,肝肾居多。但素饮必有湿热,热瘀湿滞,气血不行,筋缩,肌肉不仁,体质重著不移,无非湿邪之深沈也。若论阳虚,不该大发疮痍。但病久不可速攻,莫计效迟,方可愈也。

细生地　归身　黄柏　萆薢　苁蓉　川斛　牛膝　蒺藜

四诊。寝食如常,脉沈而缓,独两腿内外肉脱麻木。年逾五旬,阳脉渐衰,跷维不用事,非三气杂感也。温通以佐脉络之流畅,仿古圣四金刚之属。

苁蓉　牛膝　茯苓　萆薢　木瓜　枸杞子　蒺藜

金毛狗脊膏丸。

经云:烦劳则张,精绝,辟积于夏,令人煎厥。夫劳动阳气弛张,则精气不充,留恋其阳,虽有若无,故曰绝,积之既久,逢夏季阳气开泄,五志火动,内风以生。若煎厥,治法以清心益肾,使肝胆相火不致暴起,内风静熄,不为晕厥,然必薄味静养为稳。

细生地　连翘　知母　玄参　生白芍　竹叶

肾厥由腰脊而升,发时手足厥冷,口吐涎沫,喉如刀刺。盖足少阴经脉上循喉咙,挟舌本,阴浊自下犯上,必循经而至。仿许学士椒附汤,通阳以泄浊阴为主。

炮附子　淡干姜　胡芦巴　川椒　半夏　茯苓

姜汁泛丸。

脐上心下热炽,喉咙间陈腐气,遂神昏扑厥,经时汗出而醒,口涌血沫,乃膻中热壅,以致心窍受蒙。若非芳香清透,不能宣通络中瘀痹。

犀角　茯神　天竺黄　麝香　丹参　菖蒲　郁金　冰片

各生研末,赤豆皮煎汤,泛丸,竹叶汤送。

暑由上受，先入肺络。日期渐多，气分热邪，逆传入营，遂逼入心胞络中，神迷欲躁，舌音短缩，手足牵引。乃暑热流陷，势将发痉。热闭在里，肢体反不发热，热邪内闭，外脱岂非至危至急？考古人方法，清络热必兼芳香开里窍，以清神识。若重药攻邪，直走肠胃，与胞络无干涉也。

犀角　鲜生地　玄参　银花　石菖蒲

化至宝丹。

向来久咳伤肺，更值雨潮感邪，但热不寒，是为瘅疟。仲圣云：消烁肌肉，当以饮食消息之，在乎救胃以涵肺。医知是理否？

竹叶　麦冬　连翘　甘草　梨皮　青蔗汁

疟得汗不解，近来竟夜汗出，且胸痞、不饥、形瘦、脉大、便秘。显然阴虚体质，疟邪烁液，致清阳痞结脘中。议以柔剂存阴却邪。

竹卷心　辰砂益元散　生地　麦冬　知母

脾经疟邪，必由四末扰中。仲景论太阴经几条，深戒攻下，谓脾为孤脏，体阴而用阳，喜暖而恶寒。不饥、痞胀、嗳气，阳伤则运动无权，滞浊弥漫矣。昔贤制方，阳伤取药之气，阴伤取药之味。奈何不究病之阴阳，不分药之气味，便窒则攻下，痞闷则开泄，药不对病，脾胃受伤，数年沉痼。如脾胃论莫详于东垣，苟能玩读，焉有此等混治？

炒半夏　淡吴萸　生益智　荜拨　干姜　茯苓

苦辛过服，大泻心阳，心虚热收于里。三疟之来，心神迷惑，久延恐成痼症。考诸《金匮》，仲景每以蜀漆散为牝疟治法。

云母石　蜀漆　生龙骨

为末，开水调服二钱。

下焦精亏，疟邪遂入少阴，当其发作从背起，乃太阳与少阴表里相应也。阴邪得汗不解，托邪固是，但气易泄。姜、附纯刚，又恐劫阴矣。

人参　鹿茸　桂枝　细辛　杞子炭　归身炭　生姜

脉微而迟,色衰萎黄。凡阳气不足,久利久泻,穷必伤肾。今浮肿渐起目下,是水失火而败,若非暖下,徒见泄泻有红,为脾胃湿热,必至中满败坏。

熟地炭　淡附子　茯苓　车前子　生茅术　干姜

脉左弦右浮涩,始由脘痛贯胁,继则腹大高凸,纳食减少,二便艰涩不爽。此乃有年操持,萦虑太甚,肝木怫郁,脾土自困,清浊混淆,胀势乃成。盖脏真日漓,府阳不运。考古治胀名家,以通阳为务。若滋阴柔药微加桂、附,凝阴沍浊,岂是良法?议用局方禹余粮丸,暖其水脏,攻其秽浊,俟其小效,兼进通阳刚补,是为虚症内伤胀满治法。至于攻泻劫夺,都为有形而设,与气伤之病不同也。

禹余粮丸。

脉缓弱,脘中痛胀,呕涌清涎,是脾胃阳微,得之积劳。午后病甚,阳不用事也。大凡脾阳宣通则运,温补极是,而守中及腻滞,皆非通府,勿佐用之。

人参　半夏　淡干姜　生益智　茯苓　生姜汁

大便不通,间服半硫丸五分。

痔血久下,肌肉萎黄,乃血脱气馁,渐加喘促浮肿,再延腹胀,二便不通。此症脏阴有寒,府阳有热。详于《金匮》谷疸篇中,极难调治。

人参　白术　茯苓　智仁　菟丝　木瓜　木瓜

经营不遂,情怀怫郁,少火化为壮火,风木挟阳上巅,眩晕不寐。是阳不入阴,非阴虚症也。如果纯虚,岂有由春及秋,仍能纳食驱驰?今忽然中脘噎阻,由药伤胃口,致胃阳上逆使然。温胆汤加减之。

陈皮　茯苓　丹皮　栀皮　半夏　枳实　桑叶　竹茹

湿温长夏最多,湿热郁蒸之气由口鼻而入。上焦先病,渐布中下,河间所谓三焦病也,治与风寒食积迥异。仲景云:湿家不可发汗,汗之则痉。湿本阴邪,其中人也,则伤阳;汗则阳易泄越,而邪留不解，湿蒸热郁，发现为黄，薰蒸气坠之间，正是罨曲之比。斯时病全在气分，连翘赤小豆汤可以奏效。今经一月，邪弥三焦，自耳前后，左肿及右，痈疡大发。夫痈者壅也。不惟气滞，血亦阻塞，蒸而为脓。谷食不思，陡然肉消殆尽，胃气索然矣。商之治法，补则助壅，清则垂脱。前辈成法，一无可遵。因思湿热秽浊结于头，而清窍议轻可去实之法，选芳香气味，使胃无所苦，或者壅遏得宣。少进浆粥，便是进步。经云：从上病者治其上。《灵枢》云：上焦如雾，非轻扬芳香之气，何以开之？

青菊叶　荷叶边　金银花　绿豆皮　马兜铃　连翘　射干

煎好露一宿，临服加金汁一小杯。

身腴体质，适值过劳，阳气受伤，呕吐食物，身热而无头痛，已非外感风寒；间日烦躁渴饮，唇焦舌黑。是内伏热气，由募原以流布三焦，亦如疟邪之分争营卫者然。然积劳既久，伏邪客病，脉来小缓，按之不鼓，可为征验。且两便颇通，略能纳谷，焉能停聚积滞？仲景以单热无寒之症，不出方药，但以饮食消息之。后贤参拟甘寒滋养胃阴，其热自解。

竹叶　花粉　麦冬　连翘　生地　杏仁　蔗浆

寅卯少阳内动，络中血溢，寒热呕逆，骤然泄泻，不能左卧。盖阳木必犯阴土，胆汁无藏，少寐多寤，土脏被克，食减无味。宜补土疏木。

人参　山药　炙草　白术　扁豆　丹皮

虚损泄泻，用异功理中，乃补脾胃以煦其阳气方法，无如失血遗精，金水久亏，阴乏上承，咽喉失音，而泻仍不已。长夏吸受暑湿之气，与身中浮越之气互为郁蒸，遂起痔蚀。气阻则妨纳食，是劳损为本而杂以暑湿，纯补决不应病，与轻淡气薄之剂，先清上焦，后议补益。

芦根　马兜铃　通草　米仁　滑石　西瓜翠衣

瘦人阴虚，热邪易入于阴，病后遗精，皆阴弱不固摄也。泄泻在夏秋间,是暑湿内浸,其间有瓜果生冷,不能速行,是中寒下利,什中仅一。况此病因,遗泄患疟,病人自认为虚。医者迎合,以致邪无出路,辗转内攻加剧。夫患房劳而患客邪,不过比平常较胜,未必是阴病。近代名贤,讹传阴症伤人比比。总之遗泄阴亏与利后阴伤,均非刚剂所宜,当拟柔剂扶精气。

人参　山药　川斛　芡实　茯苓　生地炭

七年沉痼,心惕热迷,咬牙嚼舌,阴火失守,阳乃鸱张。前方理厥阴、阳明,以和阳主治;继方以咸味纯阴,填水源以生木。病究竟未能却。自述每每遗泄,其病随发。春夏两时,发病甚频,况五更寅卯,少阳气振,阳冒病来,更兼操持不已。《内经》胆藏汁三合,肾藏液三合。精遗则肾液少,操劳则胆汁亏,欲望春阳不动一,安可得耶?

熟地　肉苁蓉　五味子　龙骨　茯苓　左牡蛎　石菖蒲　远志　川斛　山萸肉

脉弦数右大,舌绛色,面微浮,咳呕上逆,心中热,腹中气撑,卧侧著右,暮夜内外皆热。自五月起,病百日不晓饥饱。病因忧愁嗔怒而起,诸气交逆,少火化为壮火,烦热不熄。五液皆涸,内风煽动,亦属阳化,见症肝病,十之八九。秋金主候,木尚不和。日潮加剧,病属郁劳,难以久延。议咸苦清养厥阴之阴以和阳。

阿胶　川连　生地　糯米　白芍　鸡子黄

再诊。脉百至,右弦数,左细微,寒热无汗,喝饮呕逆,病中咯血,经水反多,邪热入阴,迫血妄行。平日奇经多病,已属内虚。故邪乘虚陷,竟属厥阴之热炽,以犯阳明,故为呕为闷,目胞紫暗羞明,咽中窒塞,头痛。由厥阴热邪通胃贯膈,上及面目诸窍。先寒后热,饥不能食,消渴,气上冲心呕哕,仲景皆例《厥阴篇》中。此伏邪在至阴之中,必熬至枯涸而后已。表之则伤阳,攻之则劫阴。惟咸味直走阴分,参入苦寒以清伏热。清邪之中,仍护阴气,俾邪退一分,便存得一分之阴,望其少苏。

阿胶　鸡子黄　生地　白芍　黄连　黄柏

右脉平和，左寸关弦动甚锐，面色带赤，体质清癯，得木火之形。禀多动之性，加以操持烦虑，五志之阳无有不炽，宜乎寤多寐少，内风不熄，眩晕自生。经云：阳气下入阴中，阴跷满乃得寐。谋虑不决，则火动伤阴，肝阳独行，乏阴和协而魂不藏，则寐不安。总以益阴、和阳为主治，议加味补心丹兼和肝阳。

人参　生地　玄参　桔梗　川连　茯神　天冬　丹参　枣仁　远志　羚羊角　琥珀　麦冬　白芍　杏仁　石菖蒲

炼蜜丸。

五日前胀满已在脘间，兼中下寒冷不暖。议参、附、川乌，驱阴寒之凝结，非补虚方也。十九日阴雨天冷，正阳气不生之象。况日久胃气已疲，腥浊入胃即吐，确是阳微见症。王先生主通阳极妙。若得阳气通调，何患水湿不去？

人参　熟川附子　大茴香　生淡干姜　茯苓　川楝子　川椒

和入童便杯许。

脉弦数，腹膨便泄，目自泪出。经来身体掣痛，今秋冬两月不至。据说两年患病，医药不效。缘情怀抑郁，热自内起，厥阴风木化火，阳明侵削日迫，气血内蒸，血海无贮，渐渐延及干血劳症。凡调经诸法，须论在气在血。今久郁热胜，经阻有年，正气已亏，补药固宜，而气血偏滞，非徒补可以治病。议厥阴、阳明同治，酸苦泄热为先，和补胃气为佐。

吴茱萸　川连　胡连　川楝子　乌梅　人参　白芍　延胡索　云苓　香附　南枣

益母草膏同乌梅肉捣丸。

痰饮乃浊阴所化，阻遏阳气，不入于阴，阴跷空，夜不熟寐。《灵枢经》用半夏秫米汤，谓通阳交阴，饮邪不聚。《天王补心丹》一派寒凉阴药，与浊阴树帜。中年必以护阳为要，即《金匮》所言必以温药和之也。

半夏　秫米　茯苓

少年面色青黄，脉小无神，自幼频有呕吐之症，明是饮食寒暄不调，以致中气不足。咳嗽非外感，不宜疏泄。小建中汤主之。

小建中汤。

气郁单胀，中空无物，卧则气塞，浊饮上冲，渐有不得安卧之象。问其起病之由，多是恼怒动肝，为肝木郁伤脾土。脾失健运，气阻成胀。延及百日，正气愈虚，浊更坚凝，逆走攻肺，上咳气逆欲喘。脘中蕴热，咳出脓血。病根固在脾，今已传及肺部。丹溪曰：养金制木，脾无贼邪之害；滋阴制火，肺得清化之权。目下至要，务在顺气，胸中开爽，寝食不废，便可从容论治。不然，春分节近，更属难调矣。宜先用通上焦法。

紫菀　杏仁　蒌皮　郁金　厚朴　大腹　桑皮　茯苓皮　黑山栀

两剂后，早服肾气丸，晚服四君子汤。

阴气先伤，阳气独发，但热无寒，是为瘅疟。舌干渴饮，咳嗽，暑邪尚在肺胃。如饥不嗜食，乃热邪不杀谷也。先用玉女煎存阴，消暑以和肺胃。

玉女煎。

再诊。原方去牛膝，加竹卷心。

任脉、督脉分行乎身之前后。自觉热蒸，不梦自遗，皆奇经虚也。辛温药颇效。六味加五味子不应，方药仅仅达下，未能约束奇经。议用聚精固摄之法。

桑螵蛸　龟板　芡实　沙蒺藜　线鱼胶　胡连　龙骨　金樱子　覆盆子

产后阴虚阳实，热易拂郁。近日客邪，乃冬应寒而温。凡羌活辛温、柴胡扰动肝血，皆属禁忌。谓阳明未复，再动冲阳耳。恶露变成腥水，亦是热犯肝阴之极，液不养筋，内风必动，致面肿身痛，消渴呕逆，自利，暮热汗多，全是肝胃受病。诸厥皆隶厥阴，呕不能食，厥阴之气冲犯阳明所致。产后厥冒，厥而下利，恐其阴涸难愈。今神气欲昏，正是冲阳上犯。治以镇逆，佐以酸苦，泄热调经。

牡蛎　乌梅　黄芩　茯苓皮　川连　郁金　秦皮　炒山楂

经以肾司二便，若肾无藏液，下窍气不运化，肠中即不能通水液之燥，水火吸消为多。议知、柏苦寒，滋其水源，龟甲性潜，以通其阴，人中白咸，重以入下，苁蓉咸温以通便，少佐肉桂，化肝风以制木，是为稳当方法。

黄柏　知母　龟甲　肉苁蓉　人中白　肉桂

蜜丸。

望色萎黄，少膏泽，按脉弦促而芤，纳谷不旺，病已数年。每春夏阳升气泄，偶加烦冗，情志不适，血必溢出上窍，中气非少壮阴火相同。夫心主血，脾统血，肝藏血。脏阴内虚，阳动乃溢，常服归脾汤，去芪、术、木香，加白芍，以和肝脾之阴。所谓王道养正，善药不计骤功。

人参　茯神　炙草　归身　白芍　枣仁　远志　桂圆肉

背痛，得按摩愈痛，吐涎沫，短气，腹满小腹坚，小便不通，大便自利，下身麻木，不得移动，不食不寐，烦则汗出。病机多端无缕。治成法，思冷浊窃踞，阳微不行，为痞塞之象，二气既乖，岂可忽略。引仲景少阴例，急进通阳为要，议用白通加人尿、猪胆汁汤。

去须葱白　生淡干姜　生炮附子

右药用水一盏，煎至四分滤清，加人尿一小杯，猪胆汁一枚，频频调和，勿令其沉于药底。

再诊。浊阴蔽塞，舍通阳再无别法，服白通加人尿、猪胆汁汤，脉不微续，仍三五参差，尚非稳保。议用四逆通脉方。

人参　淡干姜　人尿　炮附子　猪胆汁

三诊。症象稍减，但少腹浊阴尚踞，胃气不苏，犹虑反复。

人参　生淡干姜　炮附子　茯苓　泽泻

四诊。误用攻表伤阳，致阴邪浊气结闭于下，少腹坚痛，二便阻涩，浊上干逆则呕。非温热佐以咸、苦、寒，何以直达下焦？

炮附子　淡干姜　人尿　猪胆汁　葱白头

凡疟久邪结，必成疟母，其邪深客于阴络，道路深远，肌肤无汗，能食不运，便溺通调，病不在府，从腹下升逆，贯及两胁腰中，推及八脉中病。理固有之，然立方无据。捉摸忆读仲景，转旋下焦痹阻例以通阳。

苓姜术桂汤。

精未充而先泄，异日必有难状之疾，此南齐褚尚书之言。夫精气所以护神，既受损伤，神形衰怯，数年不得充旺。议双补脾肾，略用通络，舍此竟无别法。

黑地黄丸。痛发时用阿魏丸。

宿癥脘胀，似乎气滞，从小产后失调病起，三年不愈。病伤日虚，不思纳谷，经候如常，及立夏、小满，经候不来。食下即吐，汤饮下咽，脘中胀痹，腹满脐突。大便旬余始解。始而畏寒，合渐怕热。呕吐先出有形之物，继以痰涎白沫，味必酸浊。参诸经旨，全是厥阴肝经受病，阳化内风，乘犯阳明胃土，胃土不主乎顺趋达肠，遂成反胃之症。治宜理肝木以安胃土，但气逆沸腾，阳药不能，下膈势必随涌。议分治方法于下。

左金丸盐水煮，蒸饼和丸。

左金平肝，苦辛气味，尤虑下行未速，加盐味令其下行。宗《内经》、本草，咸苦之味入阴，厥阳浊气退避，胃乏中流砥柱，势必风阳再逆。议坐镇中宫，木火庶不乘土。服左金丸，逾二时继用针头代赭石，化州橘红，饭和丸，煎大半夏汤，加姜汁送下。

再诊。昔人云：吐中有散，谓多呕多吐，诸气升腾而散。《内经》以阳明经脉主束筋骨，以利机关。今为厥阴风木久侵，中虚困穷，清空溃散，致浊蒙蟠聚，不徒胸腹胀满，腰痹肌膜亦令浮肿。左金泻肝止呕吐，谓肝家郁勃上冲，大苦寒降其逆，大辛热泄其气。丹溪制方之义，以相火内寄于肝胆，上升之气，皆从肝出，气有余便是火。此非有余,因数日不食,阳明胃土,伤疲已极,中无砥柱,木横浊攻。历考治胀诸贤,河间分消三焦,戴人必攻六府,此皆有余治法。今乃虚症,若呆钝补阳,适助其胀。议通阳明,兼泄厥阴法。

人参　川楝子　延胡索　麻仁　茯苓　茺蔚子

时刻精遗,少腹胀满,皆肾不收纳,咽喉微干,火升及面,由阴不上承,虚阳浮越。上年用纯阴静药即泻,下损及中,今当固下。

熟地　山药　茯苓　北五味　人参　芡实　湘莲

人乳粉同河车、金樱二膏为丸。

眼胞上下,脾肾之脉循行。倦于开合,太阴脾脉已钝,甘补多用为宜。

蒸于术　枸杞子　桂圆肉　归身　黄芪　炙草

脉弦右大,弦则为饮,大则胃阳已虚。缘操持萦思,积劳伤阳,致不饥不食,勉纳食物不运。嗔怒,兼以夜卧不安,多寤少寐,恍惚中,心懊憹。忽尔腹鸣气震,四肢筋骱,痿弱无力。起病时晨必寒痉,足跗微冷。按是脉症有年,阳虚为本,而痰饮气逆,因虚而聚。夫虚则生寒,实则生热。寝食不安,将及半载,已交四之气中。长夏湿土乘侮脾胃,虑及肌肿腹胀,故周身束筋利机。阳明胃脉,是积阅医药,气血淆混,寒热互投,不以阴阳偏著,调理宜乎不应。议通补理胃阳为主,疏肝为辅。气宣阳苏,何虑痰浊之蒙昧。以茯苓饮法减术,合薛氏星附六君子意。

人参　茯苓　香附　苏核　白附　半夏　姜汁　陈皮

舌白,不大渴,寒战复热,神躁欲昏,心胸饱闷更甚。疟系客邪,先由四末以及中宫。咳痰呕逆,是邪干肺胃。体虚邪聚,闭塞不通,故神昏烦闷。郁蒸汗泄,得以渐解。营卫之邪未清,寒热蔓延无已,此和补未必中窾,按经设法为宜。

白蔻仁　黄芩　半夏　竹叶　薏苡仁　姜汁

治目疾,无非辛散寒苦,遂致精滑淋浊。夫阳虚则生外寒,阴虚则生内热。精气皆亏,神志孤独,梦魂纷扰,惊惕恐惧而无以自主。法当固摄肾关,养心宁神,镇怯理虚,渐次夜视反听,十分调护,方可治疗。

桑螵蛸散。

舌色白晦,脉得右大,来去不整,左部小促。耳聋身热不寐,语言謇涩。非是少阳伤寒,良由小产,阴气不复,阳气上冒。恐有牵搐暴厥之忧,无以轻浅视之。

生地　阿胶　丹皮　麦冬　白芍　蔗浆

再诊。前方去白芍,加玄参、羚羊角。

遗由精窍,淋由溺窍,异出同门,最宜分别。久遗不愈,是精关不摄为虚。但点滴痛痒,少腹坚满,此属淋闭,乃气坠不通,未可便认为虚。况夏秋足指先腐,下焦蕴有湿热,气不流行,膀胱撑满,遂致坚满耳。五苓散主治。

五苓散。

秋暑失血,初春再发,脉右大,能纳食。《金匮》云:男子脉大为劳,极虚亦为劳。要知脉大为劳,是烦劳气伤;脉虚为劳,是情欲致损,安静一年可愈。

黄芪　北沙参　南枣　白芨　炙草　薏苡仁

咳嗽从肺治者,以外邪必由皮毛而入,内合乎肺。然六气皆令火化,散之未解,清之润之即愈。若内因之嗽,由别经干连及肺,当明其因,徒治肺无益。夫肾为先天,坎中真阳内藏,而主封蛰。奇经得司其间,冲阳由前直起,且少阴脉循喉咙,挟舌本,阴乏上承,阳独自灼,故阴上阳下则寿,反则死。八味丸阴中之阳,似乎有理。然肉消形瘦,桂、附仍属刚燥。宜温养柔剂,取乎血肉有形之品。议用斑龙,峻补玉堂关下,但鹿角入督升顶,有过升之弊,加以青盐,引入下元,斯为合法。

鹿角胶　鹿角霜　熟地　菟饼　白茯苓　青盐　补骨脂　柏子仁

住居临海,风瘴疠气,侵入脑髓骨骱,气血不和,壅遏内蒸,头面清阳痹阻，久则邪正混处其间。草木不能见效，当以虫蚁疏通逐邪。

蜣螂　蜂房　川芎　威灵仙

火酒飞面为丸。

由夏季目黄神倦，渐至中焦胀满，延至霜降，上吐瘀血，下便污浊。按脉弱细不调，视色神采不振，兼以呼吸带喘。素有寒疾气逆，其宿饮之蓄已非一日。当夏三月，脾胃主令，天气热，地气升，人身气泄，加以饥饱劳疫，而遂减食胀满，是皆病于中，绵延上下矣。夫六府以通为用，不但府不用事其间，经脉络中，气血皆令不行，气壅血瘀，胀势愈加。古人以胀病专以宣通为法，而有阴阳之殊，后之攻劫宣通，如神佑、舟车、禹功等方。值此久病淹淹，何敢轻试？议以专通三焦之阳气，驱其锢蔽之浊阴，温补兼进。若不阳气渐苏，难以拟投，引用仲景白通汤。

去须葱白四枚　干姜切片，盐水泡三十余次，去辣味，三钱　猪胆汁十匙　淡附子去皮脐，再用包火煨，一钱

再诊。脉神如昨，胸满胀更急，不思纳食，鼻尖冷甚，热汗出，自吐瘀，便垢至今，神衰吸短。古人谓上下交征，当理其中，但阳微浊僭，格拒不通，理中守剂，不能理烦治剧。此护阳通阳，仍参苦寒，俾浊阴泄得一分，其阳复得一分。安谷之理在焉，不及缕述。

前方去葱白，加人参三钱。

前用生津养阴，已得咳停热退，可以渐入佳境不虞。发热较甚，三昼夜不减，口渴不饥。盖体弱肌疏，邪易侵袭，郁遏不宣，蒸燎如焚，质系金虚火旺。今遇炎威酷烈，相火内煽，暑热外侵，交相烁液，必致煎熬枯涸。欲进苦寒，奈虚火不堪直折，且虑徒伤胃气。议用海藏神术法，上解三阳，下安太阴。

白术　梨汁　防风　麦冬　甘草

酒客淋浊，必系湿热之邪著于气分，故五苓、八正俱用通利。病数年不愈，必由情欲致伤，败精血阻于内窍。溺与精异路同门，

茎中因精腐阻居多,必通败精,一定之理。

杜牛膝一两五钱,捣汁,冲入麝香三分。

痰饮留伏而发,最详《金匮玉函》。仲景必分内外,以内饮治肾,外饮治脾。更出总括一论,谓饮邪必和以温药。数年寒暄,感触致病,今屡发热甚于昔。男子中年以后,下元渐衰也。

都气丸加坎气、胡桃。

经来渐迟,色淡而少,当期必暮夜腹痛䐜胀,腰髀痠楚,经络牵掣少舒。脉数右小左大。此乃奇经冲任二脉为他经之气所束,以致气机日钝,血少贮蓄。若加暴怒,须防经漏沸溢。用药须择入奇经者为宜,血海固阳明隶属奇经肝肾为多。议两和气血,宣通奇脉方。

当归　茺蔚子　生香附　小茴香　焦麦芽　大黑豆皮

调入西琥珀末一钱。

面肿气喘,咳呛不止,音渐哑。酒客久蓄之湿热,必上薰及肺,为肿为喘,声音闭塞。按《内经》湿淫于内,治以淡渗,佐以苦温。

芦根　薏苡仁　滑石　赤苓　杏仁　厚朴

寒入厥阴之脉,结为气疝,痛则胀升,气消绝无踪迹。老年下元已亏,不可破气攻疝,尿管痛,或阻溺。温养下元,佐以通窍。

鹿茸　麝香　韭菜子　蛇床子　茴香　归身　青盐　覆盆子

肝肾精血交亏,阳气不肯潜伏,阳升面赤戴阳,阳坠,精关不固。时令冬失潜藏,阳升阳动病加。静处山林,勿预家务。迎夏至一阴来复,必有好音,倘若衔药,心境操持,与身病无益。

水制熟地　锁阳　元武板　茯苓　线鱼胶　远志炭

宿瘕在胁下,亦与肥气相类,自述因嗔怒。盖肝之积也,久郁气血不通,肝脏内寄相火。时当夏令,泛潮苦雨,脾胃受湿,自必困倦。肝木横克脾土,胀势日满。所受湿邪,漫无出路,蒸于肠胃,粘腻积滞。利不肯爽,中焦不和,寤不得逸。症属难治,且议分消。

白术　厚朴　茯苓　猪苓　茵陈　通草

胎孕而患疟，古人先保胎，佐以治病。兹胗、齿燥、舌白，呕闷自利。乃夏令伏邪，至深秋而发，非柴、枳之属可止。呕吐黑水，腹痛，胎气不动，邪陷入里，蒸迫脏腑，是大危之象。

黄芩　黄连　黄柏　秦皮　川贝母

再诊。寒少热多，即先后厥之谓热甚。胎攻冲心痛，盖胎在冲，疟邪从四末渐归胃，冲脉属阳明胃脉管辖。上呕青黑涎沫，胎受邪迫，上攻冲心，总是邪热无由发泄，内陷不已，势必坠胎。且协热自利，外邪从里而出，有不死不休之戒。方书保胎，必固阴益气。今热炽壅塞，人参、胶、地反为热邪树帜。前以纯苦气寒，急取固上焦，阳明胃、厥阴肝两治。今则用酸、苦、辛，泄两经之热邪，外以井泥护胎。

川连　草决明　乌梅肉　石莲肉　黄芩　白芍　炒川椒

三诊。苦、辛、酸清泄阳明厥阴邪热，兼外护胎法，病减十之二。视苔色芒刺，舌心干板，而心中痛不已。此皆热邪内迫，阳津阴液告穷。两日前，虑其陷伏闭寒，今又怕其昏痉，最难调治。夫护胎存阴，清邪去邪，俱不可少。

阿胶　鲜生地　川连　鸡子黄　知母

雨淋冲阳受伤，热水洗浴，迫其冷湿深入，与水谷之气互蒸，而肌肉发黄。陈无择云谷疸，能食不饥，舌有黄苔，一年之久，寒湿酿成湿热。凡湿在太阴脾，热在阳明胃，不分经络治不可。

生谷芽　半夏　广皮白　柴胡　黄芩　川连　人参　枳实　姜汁

经云：谋虑在肝，决断在胆。操持思虑，五志阳气，有升无降。肝脉循环，绕乎阴器。气逆拂乱，不司疏泄之权。似疝如淋病象，其实内系肝脏。但治淋治疝，不越子和辛香流气，即从丹溪分消泄热。今形脉已衰，当以虚论。肝病三法，曰辛、曰酸、曰甘缓。经云：食酸令人癃，小便不爽，大忌酸味。

当归　茴香　穿山甲　枸杞子　沙蒺藜

凡当脐动气，脐腹结瘕，肌肉濡动，眩晕羞明。昔贤都主下焦精血之损，二气不得摄纳，则变乱火风，如混蒙之象。泄气温燥攻病，是虚其虚也，温养有情之属为宜。

紫河车　肉苁蓉　当归　青盐　茯苓　胡桃　黄柏　小茴香　柏子仁　紫石英

暑风入肺为瘅疟，《金匮》为阳气独发。嘉言云：体中阴液素虚，所伏热气日久，混入血分，阴虚阳冒，上焦清气皆蒙，胃阳失和，不纳易痞，究竟伏邪未去。凡苦辛疏泄，皆属禁例。夫上实下虚，有客邪留著，镇降不应，仿徐子才轻可去实之例，分别气血，以宣之，以逐之。

犀角　连翘　玄参　通草　竹叶　荷叶

十年前小产血崩，损伤未复，家政操持，形神俱不能清静。上年交秋，带下淋浊。不特肝肾脂液告竭，奇经与诸络亦无血存留。气冲犯胃，脘膈刺痛，胁肋高突。更兼下焦寒冷，腰围如带拘束。两足麻木，践地痿软。二便窒塞不爽。五液枯涸，至阳不交阴。见痛用沉香，大谬。凡血液枯槁，大忌香燥。姑以血肉参入人参，若春和温煦，草木藉以滋生。

人参　甘枸杞　归身　肉苁蓉　小茴香　沙蒺藜　黑芝麻　羊内肾

诊脉尺垂，据述冲气上冲，肝脉必搏大无偏。视面色赤亮，肌肉瘦削。乃肾精肝血内耗，阴不和阳，致冲任不主把持，固摄壮水。正谓助阴抑阳。然久损不复，当与味厚质静，或血肉有情，填实精髓。考古海藏与可久辈，咸遵是制。内损精血，务宜静养，使其加餐壮胃，所谓精生于谷也。且肝肾久伤，累及八脉，阴伤渐干及阳，岂一法网罗者。

闺中室女，忽然神志时惑，遂月事不来，正《内经》谓二阳之病发心脾也。盖气逆血菀，经纬紊乱，日加郁痹，焉得聪明清旷？情怀致病，草木药饵都属无情，所以不易奏功。议以上清心窍以通神，下调奇脉以通经。

琥珀末五钱　丹参一两

鲜石菖蒲捣汁法丸，辰砂为衣。

回生丹为小丸，早服一钱，另以大黑豆一两炒赤，置竹篮盖内，以无灰酒淋热豆，取酒服药。

天癸从未至，肉瘦色悴，咳呛著枕更甚。暮夜内外皆热，天明汗出势减。痰或粘或稀，咽中总不爽利。此先天最薄，真阴不旺。弗勤针指，务要安闲怡悦，俾经来热除，不然俗云干血劳。

复脉汤去姜、桂。

男子结疝，在《内经》则曰冲、任为病。子和统论疏肝。今疝未愈，脐右复高突硬起，乃由疝渐至瘕聚，肠覃之属。夫肠覃者，寒气客于大肠，与胃气相抟。大肠与肺表里传送，肺气寒则气凝不行，清气散而浊气结为瘕，迁延日久，如怀胎妊，按之坚，推之移，气病而血不病也。

穿山甲　椒目　桂枝　川楝子　小茴香　茯苓　麝香　白芥子

冒暑远行，热气由口鼻吸入，先犯上中，分走营卫，故为寒热。疟疾当淡泊饮食滋味，清疏胃气。投剂或以凉解芳香，或以甘寒生津，皆可治疗。奈何发散不效，复肆行滋补，致肺气壅闭，胃中凝滞，自上及下一身气机不通，变成肿胀？矫其非而欲与攻逐，无如病久形消，又虑正气垂寂。不得已用保和丸缓疏中焦，渐渐升降得宜，六府转达。府气先通，经脉之气无有不通者矣。

保和丸。

女科肝病，为多产后必及八脉。即如少腹瘕聚，冲气攻心，必呕吐逆上，则喉间闭塞。经水半年不来，越日常有寒热。凡下焦多属血病，癥属气聚，瘕为血痹，病在冲脉。阴维阳维，混混施治，焉得为奇经？

延胡索　川楝子　蓬术　桃仁　生鳖甲　地鳖虫　麝香

楂炭

脉缓,按之濡弱。谷少不食,厚味运化最迟,饮食不适,即如痛泻。肤腠麻木,骨软筋痛。凡遇暴风骤冷,体中更觉不安。上年肛红,入夏方愈。种种脉症,是气弱阳微,脾胃少于运化,湿郁生痰,致气机不能灵动。法当健阳佐运,即治痰驱湿之本。

人参　于术　茯苓　半夏　陈皮　益智仁　木瓜　天麻　生姜　大枣

女子四十九,天癸当止,谓阳明脉衰,冲脉力怯,不能招集诸络之血聚于血海,按月行经,此向老皆然。今秋热致伤,客邪不重,已见带淋,肌麻血阻,内伤之势已露。况所患,甚于腰腹,是必脏阴内损,及于八脉。有形之血既去,无形之气掀旋。诸窍百骸,攻迫肆虐,即身中之阳气独行不得,真阴眷恋耳。熟地、五味滋收,固不甚谬,然不入奇经。法当介用潜阳,咸味下引,酸味内收,或佐微苦微润。盖肝恶刚喜凉,肾恶燥喜暖,古人之制然矣。

盐水炒阿胶　茯苓　山萸肉炭　盐水炒鳖甲　知母　女贞子　盐水炒旱莲草　天冬　盐水炒黄柏

幼稚惊痫,古人有阳痫之分。据述自幼至今,不论寒暑,寐必汗泄。乃脏真不固,阳不内依,致内风灼筋牵强,冒窍神迷,且时时神馁恐惧。治在肝肾,用包举大气,内安肝肾。

熟地　石菖蒲　龙骨　五味子　远志　茯苓　锁阳　黄柏　萸肉

紫河车膏丸。

惊则动肝,肝气上逆;忧则伤肺,肺气失降。升降失司,中焦不运,气聚成形,风扰鸣泄。仲景论上升吐蛔,下坠狐惑,都从胃虚起见。风木相侮,阳土日困,食减便溏有诸,由惊忧偏逆致病。因病失治延虚,最难奏效。用药不过生化克制之理,培其受侮,平其冲扰,补阳明以宣府,泄厥阴以平逆,如是而已。至于拔病根,在乎居恒颐养,当医药外求之。

人参　干姜　川椒　川楝子　茯苓　桂枝　白芍　乌梅

产育颇多，冲任先伤，其咳嗽失血，呕吐涎沫，都是下元不摄，冲气上逆所致。况晨刻必泻，乃属肝肾虚滑，为瘕泻鹜溏。此病原系蓐劳，根本已怯。倘经水阻隔，无法可商。急急招纳下元散失之真，固之摄之，尤虑弗及。若见血见嗽，用滋阴沉降，非内热肺咳，奚益于病？徒使迁延胃败，遂至废食，岂不危哉！

盐水炒补骨脂　石壳莲肉　熟地炭　炒黄山药　覆盆子　五味子　芡实

再诊。前方服二剂泻止，今去补骨脂、覆盆子，加青花龙骨。

三诊。自前方固摄之后五六日，精神颇觉向安。但寒在四肢背部，热在心前腹中，即《内经》阳虚外寒，阴虚心热之旨。然产后气虚，必自阴分伤及阳位。张景岳云：气因精而虚者，当补精以化气。况产后八脉空虚，填补方中，必佐以收拾奇经之散亡也。

熟地炭　龙骨　湘莲　紫石英　五味子　人参　芡实　茯神

丸方：

砂仁拌炒熟地　芡实　桑螵蛸　五味子　紫河车　茯苓　人参　远志　沙苑蒺藜

山药浆丸。

诊脉右弦左濡，久痔注血，致纳食不易运化。此脾营先伤，胃阳继困，府气不能宣畅，大便不爽，温补不能通调。府气疏滞，更损脾胃生阳。东垣每以治土，必先达木，不宜过投燥剂。仿古治中汤法，佐以疏肝解郁。

人参　青皮　陈皮　木瓜　黑槐米　益智仁　楂肉　茯苓　黑地榆

水泛丸。

诊脉百至，左小涩结，右部弦大。缘高年中焦清阳已微，浊阴渐阻，致脘中窒塞日盛，物不能纳，下焦阴液枯槁，肠中气痹，溺少便涩。虞花溪云：噎膈反胃，阴枯阳结为多。衰老之象，最难调理。

诚情志偏胜，无形之伤也。若夫痰气瘀血积聚，亦有是病，有形有象即易为力矣。惟无形致伤，以有形之药饵施治，鲜有奏效。当以阴阳二气推求，在上为阳，在下为阴，通则流通，守则呆钝，古人成法，宜遵其言。居恒颐养，不在药饵中矣。议宣通之味，以冀小效。

大半夏汤加枳实、姜汁、川连。

脉右弦左濡，秋凉宿饮，上泛咳呛，入夜著枕欲寐，气冲胃脘，心悸震动，必欲起坐。仲景《论脉篇》，弦为饮，背寒为饮，当治饮，不当治咳。饮属阴邪，乘暮夜窃发。《金匮》法中，每以通阳涤饮，与世俗仅以肺药疏降迥异，用小青龙减麻、辛法。

桂枝　五味子　干姜　茯苓　白芍　炙草　半夏

丸方：八味去附，加沉香。

频因小产，奇脉不固，经来甚多，经过带下。早晨大便溏滑，纳谷日少。时觉心悸震动。始养血滋腻，即脘闷不思纳谷。此皆自下焦损伤，渐及中焦，致脾胃不能转运。近日拟用王荆公妙香散，宣通补中，仍兼顾下。虽似相投，然于调和经带，其力未专。再议两法分治，中宫宣通，下焦固摄。

鹿角霜　淡骨脂　青盐　炒黑小茴香　紫石英　禹余粮　当归　茯苓

用雄羊肾蒸熟捣丸，人参汤下。

男子血淋成块，尿出痛，医治一年妄效。夫淋属肝经，郁火湿热，皆有是病。思少壮情欲勉强，必致败精凝窍，精腐变瘀，理固有诸。用虎杖散法，服五六日，痛减血少。晨溺尚有血丝，此随窍中有未尽之败浊，宜通不宜涩。

人中白　琥珀　沉香　白牵牛　川柏　韭菜汁丸。

产育致虚，病情多歧，不能缕分。思产后八脉皆空，损伤非在一脏一腑，所以诸恙并起。稍涉情志不适，药饵便少功效，沉痼宿恙，骤难奏功。阅病原，再诊脉，知内因虚损，小效病复，实由于此。姑拟迩日再急，在腹胀洞泄，胁腹疠痛，冀得少缓一二，为进商之步。

人参　鹿茸　茯苓　舶茴香　紫石英　补骨脂

另用禹余粮、赤石脂等分，糯米煮糊为丸，煎前方送二十丸。

脚气，古称南地多因湿热，医用苦辛宣通，开气渗湿。久进病未祛除，而血液反耗，心热气冲，目黄呕涎，烦躁头痛，昏厥，四肢筋纵掣痉，大便艰涩。显然肝血衰涸，内风掀起。此风乃阳气之化，非外来八风同例而治。分经辨治，病在肝脏，扰动胃络，由气分湿热延中，血中枯燥。静摄小安，焦烦必甚。盖内伤情怀，草木难解，斯为沉痼。

石决明　稆豆皮　天冬　生地　茺蔚子　阿胶

丸方：

生地　白芍　天冬　桂圆肉　丹参　杞子　阿胶　麦冬　知母　茺蔚子　稆豆皮

乌骨鸡煮烂杵丸。

暑属阴邪，一种湿温秽浊之气，胶结于三焦。故苔灰边白，气喘脘结，周身痛难转侧，小溲窒涩而痛，老年精气已衰，恐有内闭外脱之变。

鲜石菖蒲　厚朴　茯苓皮　橘红　白蔻仁　杏仁

另服苏合香丸。

病久反复，精气损伤，遂成虚怯。据说脐下闪闪升触，逆干咳嗽，兼痰多咽痹。明明元海无根，冲脉气震，无以把握，阴精内枯，阳乏眷恋。非静处山林，屏绝世扰，望其生生复聚。问医便投草木汤液，恐难久持。

鲜紫河车胶　秋石拌人参　云茯神　盐水炒紫衣胡桃肉

经云：脾气散精，上输于肺，地气上升也；肺主治节，通调水道，下输膀胱，天气下降也。愤郁戕肝，肝气拂逆；忧思伤肺，肺气失降。左右二藏即乖，上下不交而否象成，中宫亦不和畅。至晨夕嘈杂，食少无味，下脘如纳粗物，病久胃汁枯，四肢无力，显然脾病。右胁少腹作否，闭塞，痛，升降有声，寅卯病进，午后病退，是清阳之气闭结。若仍勤劳家政,深秋关格是虑。

香附　延胡索　黑山栀　归身　柏子霜　桂圆肉

诸动属阳,烦劳则损气;肝司藏血,怫郁则血菀于上。午后则气并于血,升降混淆为厥。脉来浮数,退而细涩,面黄唇白。热势稍轻,神昏如故。胸膈隐痛,必非停滞,谅有瘀聚所致。目𥈭、舌缩,为肾水竭绝之征,瘈疭不止,乃肝虚风动之象,病名暴厥。赵养葵所谓薄厥、煎厥之类。开心窍不应,勉以蒲黄散去瘀舒郁,续进滋养天一之水,以冀风宁火熄。

蒲黄散。

情志郁勃,气逆多升,络血上冒。连次小产,冲、任已怯。心嘈震悸,目珠痛,头胀,肝胆厥阳动极。必须怀抱宽舒,可望病痊,否则成痼疾矣。用复脉汤去姜、桂、参,加淮小麦、天冬、石决明。经来后期两旬,牙宣吐血,防其倒经。议养肝阴,兼通冲脉。

生地　天冬　枸杞子　牛膝　茯苓　白芍　阿胶　桂圆肉　丹参　茯神

乌骨鸡煮烂为丸。

烦劳气泄,阳升巅顶,瞳神必胀,容色夺,目眶变。呼吸似乎下陷,若热气升。舌本必麻,即痰气阻咽。天暖风和必逸,乃血气因劳致虚,有藉乎天气之煦涵。《内经》云:劳者温之,取味甘气平以补其阴阳血气。然痰气宿恙,勿以腻浊为准。

人参　白术　当归　枸杞子　茯苓　甘草　白芍　天麻　嫩钩勾　菊花炭

桂圆汁丸,午后服三钱。另早服虎潜丸四钱。

质瘦脉弱,交夏天暖,真气发泄,心热口渴,头痛胁疼,食下如噎,右耳气闭少聪,语言过多,齿戛寒噤,或巅胀面浮。皆津液因热而伤,致令浮阳动搏。议用甘凉生津和阳法。

北沙参　天冬　麦冬　麻仁　杏仁　桑叶　蜜水炒橘红

川石斛煮汁泛丸。

筋胀肤疼，发作有年。左胁有形不痛，为瘕。肝气久郁，血虚生热生风，不受辛热之药，以肝木内寄相火，只宜和血熄风，柔筋缓痛。

生首乌　归须　胡麻　丹皮　黑山栀　桑叶　嫩钩藤

丸方：

桑寄生　阿胶　钩藤　丹皮　大生地　当归　天冬　白芍　黑芝麻　柏子仁

炼蜜丸。

情怀悒郁，肝气不舒。患乳生痈脓溃，血液大耗，气蒸上逆咳嗽，左胁内痛，不能转侧。盖肝络少血内养，左右升降不利，清润治嗽无益。

炒桃仁　当归　茯神　丹皮　阿胶　柏子仁

时令温邪内迫，经水不应期至，淋淋不断，二便不通。唇舌俱白，不喜冷饮。神呆恍惚，言语支离。诊脉细小欲绝。当芒种、夏至，阳极泄越，阴未来复，神魂不摄，是谓亡阳昏谵，最属危脱之象。拟用仲景救逆法以扼其危。

人参　龙骨　制附子　炙草　桂枝　牡蛎　蜀漆　南枣肉

经停两月，恰值嗔怒，阳气升降失和，血随气行，冲、任脉络不固，遂为崩漏。且血凝成大块，非血热宜凉。从来血脱，必须益气。但冲、任、奇经在下焦，又非东垣归、芪、升、柴升举诸法所宜。须固摄奇经之药，乃能按经循络耳。

人参　茯苓　乌贼骨　鲍鱼　茜草

震灵丹冲服。

再诊。昨拟震灵丹通摄，咸苦入阴，加人参见效。但头痛身热，是血大去，阴气不主内守，阳孤失偶泛越。景岳云：阳因阴而离散，宜从阴以收散亡之阳。两仪煎加龟甲、秋石主之，谅中病机。

人参　熟地　茯神　龟板　紫石英　桑螵蛸　当归

酒客中虚聚湿，口鼻吸受秽浊不正之气。初病头胀胸痞身痛，微汗不解，秽湿在募原内蒸，非伤寒之邪，从表入里，及中道斜行，鼻受秽湿，皆蕴结于气分。治以芳香，邪气得开。奈不分气血，从热消导，清热攻下，邪混血分成斑，冒入膻中，神昏谵妄，内闭脏腑，外象肢冷大汗，势已危笃，仍以病根，源秽邪逼迫心胞络，论神气少清，冀其回生。

至宝丹四分，金汁一杯，石菖蒲汁一匙，研细和匀，炖温服。

全集五

叶天士晚年方案真本

张 序

叙曰：古之志士，隐沦卜祝，藏器屠钓，非贱鼎钟，轻轩冕也。丧乱既降，匪才不宏，故有辱身以济物，降志以匡时。若家无一命之恩，朝无许史之戚，而希黼黻求殊异，亦足耻也！

夫利禄有损于贤豪，贤豪无求于利禄，故甘岩壑，悦栖遁者，怒闻足音。然闲旷性之所适，衣食身之所资，不能弃所资，取所怿，是以君平握粟以自怡，韩康负囊而不悔。

小林先生，隐君子也。以医三致千金，视夫士大夫之屈志意，竞名利，又与夫无岩处奇士之行，而说仁义，长贫贱者不可同年而语。义而能富，孔父不等浮云；巧者有余，子长于焉验道矣。予尝叹夫技不足养妻子，财不足给祭祀，守残缺，命高蹈，何足称焉。此乃小林先生之所羞也。惜其术成不可托后昆，惧其艺之将没，乃寄意《临证指南》，托其宗旨，抒其所得，亦可慨矣！尝自谓，人颂予为济世，如予者，乃世济耳。盖无骄之心，见于是语与是书，殆司马迁所谓富而好行其德者欤！夫证莫大于寒热，班固疾医之以热益热，以寒增寒。然则医之能辨寒热者鲜矣。淳于意自云：药方试之多不验，则十全者难矣，况《素问》、《九灵》文辞质奥，通人尚难章句。医乃神圣所慎，今则视为读书不成，去学剑之事也，恶能决嫌疑定可治哉？又尝论世之学师医师，其权与朝廷等，且为朝廷之害。何以言之？人虽圣，俗师教之无不狂也；人虽寿，庸医治之无不夭也。是朝廷培之，俗师覆之；朝廷生之，庸医杀之。杨马之文章，郑孔之学术，管乐之事功，亦云少未遇俗师，长未遇庸医耳。世之父兄孙子，方卑辞厚礼于俗师庸医之前。悲夫！若小林先生之综览书史，强记博闻，予窃慕焉。宜其逍遥池馆，谋度酒食，耆艾若童稚，健步若壮夫，撰述传于远裔，待收侔于千户也，有味哉！

张祥龄撰

杂　症

丁常熟,二十四岁　劳嗽寒热,是百脉空隙,二气久虚所致。纯用填精益髓,犹虑弗能充养,肌肉日见干瘪,病人说医用沉香,声音遂哑。大凡香气如烟云,先升后降,况诸香皆泄气,沉香入少阴肾,疏之泄之,尤为劳怯忌用。

萸肉　山药　建莲　五味　茯神　熟地炭　芡实　川斛

顾嘉善,四十八岁　五六月间,气候温热,地泛潮湿,六气之邪,其时湿热为盛。凡湿伤气,热亦伤气,邪入气分,未及入血,瘾疹搔痒,其色仍白,气分郁痹之湿邪也。病人说汗出或进食后,疹即旋发。邪留阳明,阳明主肌肉。医称曰风,愈以散药,不分气血,邪混入血分,疹色变赤。此邪较初感又深一层矣。

飞滑石　石膏　紫花地丁　寒水石　白藓皮　三角胡麻　生干首乌　木防己

王淮安,二十九岁　平昔好饮,脾气已伤,醉后便溏不实。夫酒性湿而动血,聚湿必伤脾胃之阳。三年失血,食大减少,恶酒如仇,全是脾胃受困。世俗医者见血见嗽,以滋降清肺治法。滋必滞腻,理嗽清寒,此中阳久困不苏,堕入劳损矣。

异功散。

范湖州,二十五岁　形色黄瘦,脘痛呛血,问纳食减平日之七,自初春至霜降不得醒复。此内损七情,淹淹劳怯。若不扶其脾胃,但以嗽呛为治,殆不可为矣。

参归建中汤。

高陆墓,二十岁　少壮,脉小涩属阴,脐左起瘕,年来渐大而长,此系小肠部位。小肠失司变化传导,大便旬日始通,但脾胃约束津液不行。古人必用温通缓攻,但通肠壅,莫令碍脾。

麻仁　桂心　桃仁　大黄

蜜丸，服二钱。

冯宁波，二十五岁　面起疡疮，疮愈头痛，牙关不开。凡头面乃阳气游行之所，不容浊气留着。外疡既合，邪痹入骨骱。散风药仅走肤膜，上焦气多，血药无能为干上部之隧。

角针　蜂房　淡豆豉　牙皂　甜瓜蒂　大豆卷

韩海州，四十五岁　单单腹大，脉得右弦空，左渐弱，乃积劳阳伤之胀，久病之变，难望其愈。

大针砂丸三钱。

华南京，二十二岁　胃病已久，呕水，大便结燥，药已不可用。

桃仁　姜汁　茯苓　延胡　半夏　广皮白

陆太仓，三十二岁　阴损瘕泄，以酸收甘补。

人参　茯神　炒白芍　熟地炭　炙甘草　五味子

山药浆丸。

朱靖江，二十五岁　自春季失血，血止痰嗽，左脉细数，是阴虚劳嗽。幸胃纳不减，可填补真阴。肺药理嗽，必伤胃气，但精血药不能生长，加慎保养，冀交春不致血来，屡发则难治矣。

熟地　萸肉　云茯苓　山药　天冬　五味　麦冬　阿胶　龟板　黄柏

袁黎里，二十九岁　肛疡脓漏将一年，气下垂，精血伤。补下流，佐坚阴除热。

人参　熟地　湖莲肉　海参　茯苓　黄柏

沈东山，二十九岁　食入吐，久不化。胃中无阳，浊气逆攻，不贯注入肠，大便坚痹。

用半硫丸钱半。

钱嘉善，三十六岁　情志不和，病起于内，由痛吞酸呕吐，卧着气冲，必是下起。议泄木安土。

吴萸泡　人参　茯苓　川楝肉　干姜　半夏炒

顾来安县，四十六岁　此病起痰饮咳嗽，或外寒劳倦即发，发必胸脘气胀，吐出稀涎浊沫，病退痰浓气降乃已。此饮邪皆浊饮久聚，两年渐渐腹中痞闷妨食，肛门尻骨，坐则无恙，行动站立，刻刻气坠，若大便欲下之象。肾虚不收摄显然。或于在前见痰嗽以肺治，苟非辛解，即以寒降，以致酿成痼疾。

肾气丸加胡桃肉、角沉香。

何三十二岁　酒客大便不旺，奔走劳动失血，乃酒色之伤，止血理嗽药味，无非清降滋润，声音日哑，肺痿气馁，为难治之症。

人参　茯苓　米仁　炙草　白芨　黄精

姜盐城，五十七岁　胁膈左右，懊憹不舒，有呕逆带血，凡人脏腑之外，必有脉络拘绊。络中聚血，中年操持，皆令耗血，气攻入络，必有难以自明其病状之苦况。宜宣通血分以和络，俾不致瘀着，可免噎膈反胃。

新绛　青葱　橘叶　桃仁　钩藤　土蒌皮

吴荡口，四十六岁　面黄白，消瘦无神，腹大脐突，足冷肿重，自言如着囊沙，曾经因胀攻下，下必伤阳，而满胀如故。乃浊阴锢闭，真阳大伤，见症是不治之条。用药究理，暖以通阳泄浊。

生炒附子　椒目　炒黄干姜　炒小茴　车前子

沈长善浜，二十岁　殴詈大声用力，气逆失音，虽阴虚脑泄，亦宜以轻扬肃上。

桑叶　枇杷叶　生甘草　象贝　米仁　大北沙参

蒋枫桥，十九岁　冲年阴火未宁，情志易动，加怒气火迸逆，络血上溢，问纳食不旺，气冲血上，必抚摩气降，血不出口，但络中离位之血，恐致凝遏，越日必气升涌逆矣。

杜苏子　降香末　炒桃仁　粉丹皮炒　炒南楂　薏苡仁

加老韭白汁。

程徽州，四十六岁　此痰饮宿病，劳怒遇冷即发，已十年之久，不能除根。

桂苓甘味汤。

何八字桥，廿一岁　此肝病也。肝主筋，木脏内寄火风，情志不适，热自内起，铄筋袭骨，有牵强不舒之状。惟怡悦可平，药无除病之理。

首乌　杞子　桑寄生　归身　沙苑　杜仲

吴朱婆桥，六十三岁　寒入厥阴之络，结为气疝。痛则胀升，气消寂无踪迹。老年下元已乏，不可破气攻疝，温养下元，尿管胀或阻溺佐宣通，仿香茸丸。

鹿茸　大茴　韭子　蛇床　当归　麝香　青盐　覆盆子

戴太兴，廿八岁　色脉是阴虚，其喉妨纳，乃阴乏上承，热气从左升，内应肝肾阴火，前议复脉。大便滑泻，知胃气久为病伤，不受滋阴。必当安闲静室以调，非偏寒偏热药能愈。

人参　扁豆　川斛　茯神　木瓜　北沙参

汪吴趋坊，四十五岁　清窍在上焦气分，搐鼻宣通气固妙，但久恙气锢，湿痰必生。

茶调散卧时服五分。

杨海宁，廿六岁　此劳怯是肾精损而枯槁，龙雷如电光闪烁无制。肾脉循喉，屡受阴火熏灼，必糜腐而痛，冬无藏精，春生寂然，胃气已索，草木何能资生？

猪肤汤。

张葑门，三十九岁　过劳熬夜，阳升咳血，痰多，夜热，非因外感。尺脉中动，左数，肝肾内虚，失收肃之象。

北沙参　玉竹　麦冬炒　扁豆　甘草炙　蔗汁

钱嘉善，三十三岁　肺痿失音，形肉枯瘪，气损甘药调和，不宜辛散滋寒矣。

白芨　米仁　黄芪　茯苓

李海州　望七力量不比壮盛。凡男子下焦先虚，其跌仆致伤，从外而伤，筋纵骨短，不能再伸，外踝留着瘀凝形色。须至夏月，令疡医磁针砭刺可愈。

还少丹。

王唯亭，十八岁　读书身静心劳，夜坐浮阳易升。少年人虽未完姻，然偶起情欲之念，人皆有诸，致阴中龙雷，夹木中相火，震动而沸，失血咳嗽，乃脏阴不宁。暂缓书卷，早眠晏起，百日中勿加杂念，扰乱神志，可以全愈。服草木图愈，非要领也。

蒋枫镇，十九岁　血止，心脘热燥，当养胃阴。

生白扁豆　大北沙参　骨皮　玉竹　桑叶　甘草　青甘蔗汁

高江宁，廿一岁　食已少顷，酸水涌呕，但饥时不食，仍不安适。久病致胃虚，阳不运行，浊阴乃聚。春季以开导气分，辛温不效。思虑中夹滞，泄浊温通，必佐养正。苟不明避忌，食物焉能取效。

川连　吴萸　茯苓　淡熟川附　淡干姜　熟半夏　人参

王四十七岁　痰饮，乃阴浊化有形之物，阻阳气不入于阴。阳跷穴空，夜不熟寐。《灵枢经》用半夏秫米汤，谓通阳交阴，痰饮不聚也。天王补心一派寒凉阴药，与浊阴树帜，中年必不受，护阳为要。仲景云：凡痰饮当以温药和之。

小半夏汤加秫米。

陈同里，五十三岁　瘦人多燥，瘅疟，热气由四末乘至中焦，胃中津液，为热劫铄干枯，不饥不饱，五味不美，是胃阴伤也。

麦冬汁　人参　知母　生甘草

毛四十岁　气塞填胸阻喉，不饥不饱。病起嗔怒，寅卯病来，临晚病减。凡气与火，必由少阳木性而升，故上午为剧。

瓜蒌皮　薄荷梗　神曲　黑栀皮　新会红　青蒿梗

何淮安，十九岁　性情固执，灵慧气钝，大凡心藏神，肾藏精，少年先病，精神不易生旺有诸，宜用六味加远志、菖蒲，开导心窍肾精，两相交合。

王用直，五十五岁　肺痿声哑，胃减食少不安，难治之症。

戊己汤。

席东山，五十岁　血痹气滞，腹中不和，而大便燥结不润。夏季以柔药辛润，交霜降土旺，连次腹痛，目眦变黄，此非黄疸，湿热瘀留阻壅乃尔。

炒桃仁　郁李仁　茺蔚子　冬葵子　菠菜干

刘淮安，二十六岁　有物有形之滞，从胃入肠，当心胸之下，皆阳气游行之所，因初起停食几年，疑惑其实，阳不旋转，而致结痹。

薤白白酒汤。

江通州，四十四岁　痰饮哮喘，遇寒劳怒即发。

小青龙去麻黄。

陈黎里，四十四岁　形色脉象，确是阳虚，酒食聚湿，湿注肠痔下血。湿为阴浊，先伤脾阳。阳微气衰，麻木起于夜半亥子，乃一日气血交代，良由阳微少续，有中年中痱之疾。

人参　生于术　炮姜　炙草　炒黑附子

张嘉兴，十八岁　阴火从晡暮而升，寐中呻吟，是浮阳不易归窟，形瘦食少，盗汗，摄固为是。

六味加人中白、阿胶。

李娄门，六十七岁　左右为阴阳之道路，而暮年频又操持经营，且不获利，心境失畅，则行动之气血，拘束不和，为痛甚于夜者，阳气衰微，入夜阴病加也。操持经营而不获利，则心营拂郁而失养，以养营法和畅气血，俾肝木欣欣向荣，无拘束不和之患矣。

张海盐，六十三岁　据述秋季外邪变疟，延几月始愈。夫秋疟是夏令暑湿热内伏，新凉外触，引动伏邪而发，俗医但知柴葛解肌、小柴胡等汤，不知暑湿伤在气分，因药动血，血伤挛脾，筋热则弛，筋寒则纵，乃致有年痿痹，难效之痾。

当归　寄生　虎骨　杞子　沙苑　抚芎

孙南仓桥，廿四岁　精损于下，阴中龙雷燃烁莫制，失血后肛疡脓漏，即阴火下坠所致。行走喘促，涎沫盈碗上涌。肾不摄纳真气，五液化沫涌逆，无消痰治嗽之理，扶胃口，摄肾真，此时之要务。

人参　坎气　胡黄连　紫石英　茯苓　五味子　芡实　山药

吴关上　气泄,用阳药固气。庸医治嗽滋阴,引入劳病一途。

黄芪建中加人参。

王同里,廿七岁　向成婚太早,精未充先泄。上年起于泄泻,继加痰嗽,食纳较多,形肌日瘦,深秋喉痛,是肾精内乏,当冬令潜降,阴中龙雷闪烁,无收藏职司,谷雨万花开遍,此病必加反复。

秋石拌人参　紫衣胡桃肉　茯神　紫石英　女贞子　北五味子

沈三十四岁　六腑阳气不行,浊凝便艰,浊结则痛。半硫丸,热药中最滑。入肠泄浊阴沉滞,胃阳当未醒复,薄味相宜。

炒生川附　生淡干姜

葱白汁泛丸。

陆宝山,十八岁　春正气候,寒威未去,吸受寒气,先伤胸膈胃脘之阳,食已嗳噫酸浊陈腐之气。乃清阳不至旋转运用,忌进腥粘,始用蔬食,病去胃口,不得乱药。

荜拨　生益智仁　生姜　砂仁壳　土瓜蒌皮

唐江宁,廿九岁　病人述:上年夏五月,住直隶白沟。河北省不比南地,雨湿热蒸,夜坐寒侵,即寒热亦是轻邪。医用滚痰丸下夺,表邪结闭,肺痿,音哑喉痛,咽物艰难,仿徐之才轻可去实,有气无味之药。

射干　甘草　大力　滑石块　麻黄苗　蝉蜕　杏仁

张无锡,廿二岁　嗽血,秋季再发,夜热汗出,全是阴虚。大忌肺药理嗽,绝欲百日,助其收藏,胃口颇好。肾肝阴药,必佐摄纳。

熟地　炒山药　芡实　五味　湖莲　茯神

陆西淮,六十一岁　人到花甲,下元先亏,嗜酒湿聚,便滑,视面色雄伟,精采外露,加劳怒内风突来,有痱中之象。

七宝美髯丹加三角胡麻。

陈东仓,三十三岁　脉小缓涩,自胃脘胀至少腹,大便已溏。泄肝苦辛,小效不愈,少壮形色已衰。法当理阳宣通,虑其肿浮腹大。

人参　木瓜　广皮　炮姜　益智　茯苓

沈湖州　农人单腹胀,乃劳力饥饱失时所致,最难见效。

肾气丸。

陈廿七岁　精血夺,足痿。

人参　茯苓　大茴　当归　琐阳　精羊肉

胶丸。

龚无锡,六十三岁　老年嗜蟹介,咸寒伤血,上下皆溢,当理其中。

理中汤。

杨无锡,三十一岁　肋痛失血,以柔剂缓肝之急。

桃仁炒　丹皮炒　归尾　柏子仁　钩藤

杜凤阳,三十八岁　疟后脾弱肝乘,中气不舒,易生嗔怒。

生益智仁　檀香末　茯苓块　新会皮　枳实皮

为末,水泛丸。

汪徽州,三十五岁　仲景云:厥阴病气上撞心,明示木中风火上行,都因血少阴虚,以痫症痰火有余,大谬。

女贞　茯神　萸肉　天冬　细生地　建莲　赤金箔

钱淮安,廿二岁　露姜饮止疟,是益中气以祛邪,虚人治法皆然,脾胃未醒,忌腥酒浊味。

大半夏加橘红、益智,姜汁丸。

汤胥门,五十六岁　酒客大便久溏,世俗谓聚湿脾伤损肾。脾病入肾,有久泻久痢为肾病矣。失血用滋阴凉降者,十居七八,以少年阴虚火旺为多。如中年积劳,走动欲喘,久立肛坠后重,所宜在乎摄肾固纳。理中汤劫胃水,能止上下失血,王损庵法立见,非是杜撰,不效之所以然,以肾虚恶燥耳。

人参　萸肉　茯苓　石莲子　木瓜　炙草　五味子

罗廿三岁　壮年述冬季夜汗。入春吐血,问纳颇旺,无力举动,但喉痒发呛，此阴虚龙火上灼。议用虎潜去牛膝、当归，加五味、二冬。

沈昆山，六十一岁　老人形寒足痿，呛痰。男子下元肝肾先衰，其真阴少承，五液化痰，倘情怀暴怒，内风突来，有中痱之累。戒酒节劳，务自悦怡养，壮其下以清上。

熟地　萸肉　苁蓉　川斛　戎盐　牛膝　枸杞　鹿筋胶

任山西，三十岁　夏季吐血，深秋入冬频发，右脉弦实左濡，是形神并劳，络血不得宁静。经营耗费气血，不比少壮矣。

黄芪建中汤。

范无锡，廿九岁　织梭身体皆动，过劳气血偏倚，左胁痛，失血，呕血。肝络伤瘀，久发则重。

炒桃仁　延胡　新绛屑　降香末　炒丹皮　钩藤

沈湖州，廿九岁　病伤不复元。壮失保养，延为劳嗽，胃气颇好，可与填精固下。

都气法去丹、泽，加水陆二仙胡桃肉。

洪吴江，二十七岁　肌肉日瘦，竟夜内热，是内损阴虚。渐挨劳怯，安逸可久，天暖气泄病加。

早服乳酪一杯，另服补阴丸。

王宁波，四十八岁　七疝肝病为多，有声响为气疝。寒入募络，积疝坚硬下坠。中年不可从张子和，用八味加大茴香、胡芦巴。

壅枫桥，廿七岁　眩晕，呕水，心中热，神迷若痫，皆操持运机，易于升举，蒙冒清神。生姜辛可通神，但气温先升，佐入凉降剂中乃可。

温胆汤。

沈南浔，三十三岁。　凡外邪入肺而咳嗽者，可用表散肺气。若内伤累及于肺致咳者，必从内伤治。汗之则泄阳气，肺痿食减音低，显然药误。

黄芪　米仁　黄精　白芨

金运漕，四十四岁　冬藏失司，嗽吐涎沫，是肾病也。医见嗽咸以肺药治之，年余无效。

桂苓甘味汤。

何王家巷，廿七岁　色夺脉促，寒露霜降嗽甚。风冷形肌凛凛，卫阳空疏气泄，群医不识，是为瞽医。

小建中汤。

蔡南濠，四十三岁　操持太过，肝肾浮阳上冒，寤不成寐。

金匮酸枣仁汤。

顾铁瓶巷，十六岁　稚年筋脉未坚，努力搂抱，致气血流行有触，胸背骨偏突成损。此属不足，非因外邪。在身半以上，为阳主气，致右肛疡成漏年余。真阴五液皆伤，纳食在胃，传入小肠而始变化，因咳痰不出，致呕尽所见乃已。喉痛失音，涎沫吐出，喉中仍然留存，明明少阴肾脉中龙火内闪，上燔阴液，蒸变涎沫，内损精血所致。医见嗽哑，清金润肺，未明呛嗽之源，是就其凶。

猪肤汤。

庄宜兴，十九岁　疟痢后脾肾两伤，用缪氏法。

双补丸。

周金匮，十九岁　夏伏暑湿，秋季如疟，邪不尽解成疮，能食不化，腹中有形，脾胃不和，用东垣法。

李　劳久伤阳，胃痛吞酸，痰多。

熟半夏　延胡索　胡芦巴　高良姜　老生姜　川楝子　块茯苓

王南金，二十八岁　环跳筋骨痠痛，少年积劳伤阳，维脉血少护卫。

归身　枸杞　生虎胫骨　巴戟　川牛膝　沙苑　青盐　羊肉胶丸。

张横泾，三十七岁　劳伤虚质，胀病初愈，因动怒气郁不食，二便皆阻。论肠痹，从丹溪开肺法。

杏仁　紫菀　蒌皮　苏子　桑叶　桃仁

黄嘉兴，五十三岁　情志内郁，心痛如绞，形瘦液枯，不可气燥热药。

炒桃仁　柏子仁　延胡　炒丹皮　小胡麻　钩藤

张大兴　精未生来，强泄有形，最难充旺，至今未有生育，形瘦食少，易泄精薄，形脉不受刚猛阳药，议藉血肉有情，充养精血。

淡苁蓉　鹿鞭　巴戟　牛膝　羊肾　琐阳　枸杞　青盐　菟丝　舶茴香

戴枫桥，五十二岁　喉咽管似乎隘窄，一身气降，全在于肺。由胃热升，肺失司，年纪日多，气结痹阻，薄味肃清上焦，用药以气轻理燥。

枇杷叶　苏子　米仁　桑叶　降香　茯苓

马陆家桥　浊止足肿，膝首肿痛，起于夏秋，必夹地气，湿自下受，酒客内湿互蒸，内外合邪，汤药决不取效。

蠲痛丹。

周塘栖，廿五岁　湿是阴邪，肤膝中气升，瘿结病起，大便自泻，从太阴治。

生白术　淡熟小附子　细川桂枝尖　茯苓块

李嘉兴　质虚不耐烦冗，动则阳升，由阴不和阳，深秋痢症虽愈，犹夏季致伤。

人参　茯苓　枣仁　炙草　小麦　青花龙骨

王北濠，廿五岁　中焦痛起，四肢逆冷，汗出，呕涎及食物，此属脾厥。

极黑附子　草果仁　粗桂皮　片姜黄　延胡索

吕同里，二十岁　夏令热气伤阴失血，冬藏气降，血症必然不来。肉瘦精虚，嗽不肯已，宜滋培脏阴，预防春深升泄病发。

固本加五味子。

汪沭阳，五十四岁　居住临海，风障疠气。不比平原，人众稠密。

障疠侵入脑髓骨骱,气血不和,壅遏内蒸。头面清真痹阻,经年累月,邪正混处其间,草木不能驱逐。具理而论,当以虫蚁向阳分疏通逐邪。

蜣螂 威灵仙 蜂房 川芎

火酒飞面同丸。

吕同里,四十五岁 心痛得食反缓,是积劳营虚,大忌破降气药。

桃仁 桂圆肉 炒黑芝麻 当归身 柏子仁

罗廿三岁 病人述:遇春季则失血,烦劳必有衄血。凡冬月大气藏伏,壮年自能聚精汇神。不加保养,春半地中阳升,发生之气交,反为发病动机矣。是皆身中精气之薄,胃纳安旺,自能知惜静养则神藏。

熟地 山药 芡实 五味 金樱 湖莲 萸肉 龙骨 茯神

朱湖州,三十八岁 太阴腹胀,是久劳伤阳,不饥不饱,二便不通爽。温以通阳,苦温疏滞。

制附子 熟大黄 草果 生厚朴 生姜 广皮

夏山塘,七十五岁 初冬温热气入,引动宿饮。始而状如伤风,稀痰数日,痰浓喉干。少阴中五液变痰,乏津上承,皆下虚易受冷热,致阴上泛。老人频年咳嗽,古人操持脾肾要领,大忌发散泄肺,暂用越婢法。

沈槐树巷,廿二岁 自交秋初,皆令阴阳巅胀失血,三月怀妊,法当养阴固胎。

人参 黑壳建莲 子芩 阿胶 白芍 桑寄生

戴徽州,三十九岁 仲景论痰饮分二要,外饮治脾,内饮治肾,又云:凡饮邪必以温药和之。阅方是温养肾脏,不为背谬。考痰饮有形,原其始也,阳气微弱,浊阴固聚,自下逆行。喘不着枕,附子走而通阳,极为合理。然其余一派滋柔护阴,束缚附子之剽疾矣。

真武汤。

李 积劳伤阳,腹膨仍软,脉弦,无胃气,形衰废食,理中宫阳气之转旋，望其进食延久，无能却病矣。

人参　淡附子　谷芽　茯苓　益智　广皮

沈北城下，三十六岁　温疹皆病气鼻口吸受，其秽邪是天地乖戾不正之气，无形之物，上窍阻塞，呛物不下，医不知无形有形，但曰清火寒降，至药直入肠胃，与咽中不相干涉。

连翘心一两　射干三分　鲜芦一两　马屁勃七分　牛蒡子钱半　银花一钱

徐　宿迁，四十七岁　冬月涉水之寒，深入筋骨，积数年发，胫膝骨冷筋纵，病在下为阴，久必气血与邪交混，草木不能驱逐，古人取虫蚁佐芳香，直攻筋骨，用许学士法。

炒乌头　山东地龙　全蝎　麝香

钱同里，五十六岁　酒热入血，瘀呕盈盆，越六七年变成反胃妨食，呕吐涎沫，问大便仍通，结闭在脘中，姑以通瘀开闭。

韭白汁　桃仁　延胡　京墨汁　生蒲黄　片子姜黄

韩新开湖，四十五岁　臭气入喉，呛咳失血，缘肾脉上循咽喉舌下，是肾虚气逆也。风药治表，清寒降气，无识者皆然。病人说病来必先寒冷，阴中阳虚不收摄。

人参　枸杞　茯苓　沉香汁　坎气　建莲肉　人乳粉

李无锡，三十三岁　呛呕，下焦寒冷。

薛氏八味丸。

顾南京，三十二岁　频年发失血症，嗽甚痰多，必有呕哕，日晡寒热，夜深汗泄，据述见血，医投郁金、姜黄、韭汁、制大黄，逐瘀下走，希图血止为效。此有余治法。凡人禀阴阳，造偏致损，由内损伤，即是不足，脉左动数，尺不附骨，明明肾精肝血内夺，弱阴无能交恋其阳，冲阳上逆，吸气不入，咳嗽气并失旋，必呕哕浊涎粘沫。《内经》谓五脏六腑皆令人咳，奈今医以咳治肺，见痰降气清热，损者更损，殆不能复。不知脏腑阴阳消长之机，杂药徒伐胃口，经年累月，已非暴病，填实下隙，须藉有形之属。

人参　紫衣胡桃肉　紫石英　茯神　五味子　萸肉　河车胶一钱　秋石二分

张官宰弄，三十一岁　酒客多湿，肠胃中如淖泥，阳气陷，血下注，昔王损庵以刚药劫胃水湿。

理中汤加木瓜。

华南京，三十二岁　通中焦气血，痛缓，呕食，是胃虚气逆。

旋覆代赭汤。

叶无锡，三十一岁　夏月带病经营，暑热乘虚内伏，秋深天凉，收肃暴冷，引动宿邪，寒热数发，形软减食、汗出，与归芪建中汤。

王双林，廿六岁　早食呕吐酸水浊涎，心口痛引腰胯，此阳微浊阴犯络，例以辛热。

乌头　良姜　延胡　川楝　红豆蔻　茯苓

王杭州，廿一岁　据述遗精频至，哮喘病发必甚，此肾虚失纳不固，真气散越冲急。少年形瘦，难用温法，当导引入任脉阴海以固之。

龟腹版　人参　芡实　金樱膏　坎气　紫胡桃　五味　黄柏

金杭州，三十四岁　当正面傍左发疡，牵出黄水，湿中生热，由阳明少阳经来，宜薄滋味，忌辛辣。

连翘心　飞滑石　浙茯苓　苍耳子　干浮萍草　白藓皮　金银花　紫花地丁草

张双林，廿七岁　痛而喜按属虚，痰多肢冷，是脾厥病，大便三四日，乃津液约束。

炒桃仁　火麻仁　片姜黄　淡归须　炒延胡

张无锡，三十九岁　初秋经停几两月，下血块疑似小产，遂经漏不止。入冬血净，加五心脊椎骨热，天明微汗热缓。凡经漏胎走，下元真阴先损，任脉阴海少液，督脉阳海气升，所谓阴虚生热矣。精血损伤，医投芪术呆补中上，是不究阴阳气血耳。

人参　建莲　女贞　茯神　糯稻根　阿胶　炙甘草　白芍

萸肉

张包衙前，四十五岁　自胃痛起，咽食又噎，近加涌泛粘涎，经营劳瘁伤阳，清气不转旋，上不知饥，大便不爽，九窍不和，都属胃病。

人参　熟半夏　茯苓　胡芦巴　荜拨　老姜汁

王陆家浜，三十岁　阴邪盛为肿，便溏溺短，议通腑阳。

生炒黑川附子　椒目　炒焦远志　生于术　生厚朴　茯苓　猪苓　青皮

钱五十四岁　外邪窒闭肺窍，用轻剂治上，食可下咽，水入必呛。此喉气有阻，仍以辛润。

杏仁　桑叶　米仁　紫菀　浙茯苓　川通草

唐　阅原案开列，皆肝肾为下元。男子中年已后，精血先亏，有形既去难复，五液内夺，阳气易越，治法从阴引阳，勿以桂附之刚。

鹿茸　角霜　当归　天冬　茯苓　苁蓉　杞子　天麻　浙黄菊

詹四十三岁　食入脘闷，嗳气，呕吐觉爽，少焉仍然痞闷，形躯充伟，脉形小濡，中年阳微不运，是为不足。泄降气分攻痰，有余治法，非此脉症所宜。

治中法。

沈北城下　辛气开上，肺气降可效。

芦根　白蔻仁　杏仁　米仁　浙苓　厚朴

刘三十三岁　武略用力进气，与酒色精伤不同。失血在长夏热泄之令，胸附骨皆痛，乃肝胃络伤。

桃仁　苏子　南楂　米仁　茯苓　韭汁　丹皮　降香

陈　久嗽失音，脉小痰冷，此肺虚气馁，不易骤愈，酒家有饮邪冲气，入暮为重。

桂苓甘味汤。

孙三十六岁　奔走劳烦，暴热上蒸，即是身中阳气不交于阴。

麻木在四肢，内风属阳之化，左属肝，肝性刚，柔剂为宜。若用酒药，益助其动阳，是矛盾矣。

生地　天冬　藕汁　沙苑　寄生　女贞　炒枸杞　川斛

唐五十六岁　夏，足跗肌浮，是地气着人之湿邪，伤在太阴、阳明。初病失血，继而呕涎拒食，医不知湿伤脾胃，漫延乃尔。

五苓散去泽泻，加益智仁、厚朴、广皮、滑石。

龚茜泾，六十八岁　心下胃口之上，痛有两月，问酒客往昔肠血，每痛发，食进少，其痛始缓，食进多，痛即立至，据说饮热酒脘中爽然，则知浊凝厚味，皆助阴伤阳，宜戒。

荜拨　红豆蔻　乌药　苏梗　良姜　延胡　生香附

吴三十九岁　自幼失血，是父母遗热，后天真阴不旺，幸胃纳颇强，不致延成损怯。血利十六个月，腹中不痛，但肛门下坠，刻刻如大便欲出。世俗见利，咸治肝胃，此系肾虚阴阳下窍不固，固摄其下为是。

熟地炭　萸肉炭　山药　五味子　生白芍　茯苓

王五十三岁　问有女无男，呛咳甚于日晡黄昏，肌肉消瘦。夏季失血，天令暴暖，阳浮热灼，弱阴无从制伏。夫精损阴火上铄，必绝欲可以生聚，半百未生育，当自谅情保节。

熟地　龟甲　鱼胶　牛膝　茯神　远志　萸肉　青盐　沙苑　五味　柏子仁

程廿二岁　偶食闭气物，胸中痞闷不饥，脉小涩，怕冷。清阳受伤，不宜专用消克。

杏仁　生姜　广皮　厚朴　荜拨　生益智　苏合香丸

李廿五岁　精泄痿躄，内枯损及奇经，六年沉疴，药难取效。

淡苁蓉　琐阳　羊肉胶　舶茴香　菟丝子　青盐

戴枫桥　用肺药开上气不效，病人说痰味咸。谷道窄，从肾气逆升入咽，用滋肾丸。每服三钱盐汤下。

许常熟　奔驰劳动摇精，精腐溺浊，继出血筋，真阴大泄于下。

胸痞不知饥,腹中鸣响攻动,乃清阳结闭于上,此皆不知阴阳虚实,但以淡渗凉降,反伤胃中之阳。

茯苓　炙甘草　煨熟广木香　人参　茯神　益智仁　生谷芽　新会皮

储宜兴,三十三岁　问生不长育,自觉形体不为跷捷,阴中之阳不足,精气未能坚充。莫言攻病,务宜益体。夫生化之源,在乎水中有火,议斑龙丸。

王山塘,廿四岁　八日间痛发一次,日来不饥,大便不爽。凡痛呕出黄浊,水难下咽。浊气自下上涌,即有呕吐之状,肠中滞气不行,胃中涎沫不泻。

半硫丸,每服一钱二分。

嵇石塔头,四十八岁　夏月黄疸,是脾胃湿热气化。治疸茵陈,乃苦清淡渗,右胁之傍为虚里穴,久进寒药,胃伤气阻成瘕。问大便不爽,用阿魏丸,每服一钱。

庄新盛,廿二岁　烟熏犯肺,呛逆咽痛,以清气分之热。轻可轻扬,味重即非治上。

大沙参　绿豆皮　葳蕤　桑叶　生甘草　灯心

沈五十二岁　巅顶近脑,久痛骨陷,乃少年时不惜身命,真精走泄,脑髓不满,夏月乏阴内护,痛软不能起床。五旬有二向衰,谅难充精复元。

龟腹甲心　黄柏　虎胫骨　熟地　琐阳　盐水炒牛膝

蜜丸。

杨三十八岁　病未复元,勉强劳力伤气,胸腹动气攻冲,或现横梗,皆清阳微弱,不司转旋。

小建中汤。

顾葑门　失血既止,入冬不但血来,呛嗽火升,外寒内热。夫冬为蛰藏汇神之令,少壮不自保惜收藏,反致泄越,乃肾肝脏阴内怯,阳气闪烁自烁,草木填阴,暂时堵塞其隙,精血无以宁养,务潜以绝欲，百日不发为是，屡发必凶。

熟地炒炭　茯神　萸肉　五味　湖莲　芡实　女贞　川斛

于金坛，廿六岁　风热伤卫外之阳，再发散升药动阳，血自阳络而出。医用大黄逐瘀使下，下则阴伤，不饥痞闷，痰粘不渴，急急醒脾扶胃，再以清寒治嗽，决无愈期。

人参　白芍　生益智　茯苓　炙草　广皮

服十剂后，接服异功散。

张廿九岁　劳伤阳气，当壮盛年岁，自能保养安逸，气旺可愈。

人参当归建中汤。

曹三十一岁　肾虚水液变痰，下部溃疡成漏，血后嗽呛不止，精血内夺，龙雷闪烁，阴损及阳，症非渺小。庸医见痰血及嗽，辄投凉剂，不知肾藏生气宜温，若胃倒便泻，坐视凶危矣。

人参　胡桃肉　五味子　茯神　鲜河　车胶　湖莲子　芡实

沈廿五岁　年十三时，自食鹿角胶吐血，继用龟板胶而愈。缘稚少阳体升补督脉已非，述有遗泄，虑血再发。肌肉消瘦，阴虚偏热，既虑夙恙，当戒奔驰用力，静处身心自宁，无发病之累。

六味去丹泽，加水陆二仙、覆盆、湖莲、龟腹版心。

杨廿二岁　阴损体质，学艺倾银，火燃外烁，内液枯不能复，日饮上池无用。

糯稻根须　天冬　熟地　五味子

莫无锡，四十六岁　易怒，气火逆行，脘中微窒，气阻妨食。先开上痹，瘦人脉数弦，勿投香燥。

枇杷叶　降香末　黑栀皮　土蒌皮　杜苏子　新会皮去白

管四十三岁　食减肉瘦，食已不运，诊关前沉濡小涩，尺中虚芤。脾阳宜动，肾阳宜藏。见此脉症，未老早衰。内损以调偏，莫言攻邪。

人参　茯苓　荜拨　胡芦巴　生益智　生姜

倪枫桥，廿三岁　劳伤营卫，不任烦冗，元气不足，兼后天生真不旺，古人必以甘温气味，从中调之。

建中法加人参、桂心、当归。

邵枫桥，七十七岁　高年，四末肉肿骨大，乃气血已衰，不能涵注，内风暗起，谓风淫末疾。

桑寄生　枸杞子　虎掌骨　沙苑

照常熬膏不用蜜收。

徐廿三岁　内损，血后痰嗽，渐渐声哑，乃精血先伤，阴中龙火闪烁。迭经再发，损必难复，填实下元，虑其不及。庸医见血滋降，见嗽清肺消痰，不知肾液被阴火煅炼化痰，频发必凶。保养可久，服景岳一气丹。

徐十七岁　虚质肝络受寒为疝，议温养入营中和血治疝。

炒橘核　桂心　粗桂枝　归身　茯苓　冬葵子　小茴香

王陆家浜，三十六岁　纯阳气分药见效，则知病人酒肉冷物乱食，湿内聚伤阳，若不慎口必危。

生白术　炒黑生附子　茯苓　泽泻

徐廿六岁　少年读书久坐，心阳亢坠，皆令肾伤。医药乱治胃伤，虚里胀闷，吐水而滑精未已，乃无形交损。

人参　抱木茯神　远志　茯苓　益智仁　砂仁壳　青花龙骨　炙草

汪廿九岁　厥起五年，脉形细促，乃肾肝精血内怯，冬藏失降，脏阴不摄，致厥阳内风飞翔，冒昧精神。病在至阴，热气集于身半以上，皆是下元根蒂之浅。欲图其愈，必静居林壑，屏绝世务。一年寒暑，隧道阴阳交纽，不致离绝。

龟腹版心　活灵磁石　山萸肉　细川石斛　辰砂　川牛膝　人中白　黄柏

章　形壮脉弦，肢麻，胸背气不和，头巅忽然刺痛，是情志内郁，气热烦蒸，肝胆木火变风，烁筋袭巅。若暴怒劳烦，有跌扑痱中之累。

人参　茯苓　真半曲　木瓜　刺蒺藜　新会皮

顾　劳伤形气寒，脉小失血，乱药伤胃食减。必用人参益胃，凉药治嗽必死。

人参　炙草　南枣　饴糖　当归　白芍　桂枝

徐　内损肝肾，久嗽失血，近日畏寒，吐血盈碗，冬不藏纳，阴伤及阳，法当贞元煎温养。

人参　熟地　桂心　茯苓　五味　白芍　童便半杯

钮湖州，廿八岁　五六年胃痛，发必呕吐不便。

桃仁炒　麻仁　墨汁　延胡　归须　南楂炒

加韭汁十五匙

孙廿二岁　胸中乃清阳游行之所，少年气弱，操持经营，皆扰动神机，病名胸痹。仲景轻剂，通上焦之阳。

薤白　桂枝　半夏　生姜　茯苓　白酒

申余杭，廿六岁　劳病，水枯肾竭不治。

猪肤汤。

曹西山　炎日远行，热入络动血，入冬间发，乃身心不安逸，阳亢阴虚。

天王补心丹。

方　面肿气喘，呛不止，音渐哑。周身之气降，全在乎肺。酒客久蓄之湿，湿中生热，气必熏蒸及上，肺热为肿为喘，声音闭塞矣。按《内经》云：湿淫于内，治以淡渗，佐以苦温。渗则湿从下走，酒客恶甘，宜苦温以通湿，湿是阴邪耳。

活水芦根　米仁　厚朴　滑石块　浙茯苓　杏仁

邹四十六岁　辛能入肾，肾恶燥。凡辛能入血，则补辛以气走，通泄则燥伤肾阴。方中仙灵脾泄湿，半夏远志辛燥，由阳直泄气至下，人参、五味生津，亦为邪药之锋甚所劫，何愦愦乃尔。

人参　茯神　天冬　熟地　五味　柏子霜

猪肾捣丸。

项二十七岁　失血如饥腹痛，是烦劳致伤，见血投凉，希图降止，乃胃伤减食，其病日凶。

熟地炭　湖莲肉　山药　茯神　芡实　炙草

张蠡墅，四十七岁　两月昼热夜凉，咳嗽喘急，是中年劳碌伤气。忌酒发汗，甘温益气。

人参　炙甘草　薏苡仁　白芨　蜜水炙黄芪

方三十六岁　脉细小垂尺，身动喘急，壮年形色若巅老，此情欲下损，精血内枯，气撒不收，夫有形精血，药不能生。精夺奇脉已空，俗医蛮补，何尝填精能入奇经？

人参　胡桃肉　茯苓　补骨脂　河车胶丸

钱四十岁　情志郁结，是内因生胀，自投攻泻，胀加溺闭，已属锢疾难治，议通下焦之阳。

生附子去皮脐，切小块炒极黑色，三钱

水一盏，煎至四分，入童便一小杯，猪胆汁一个。

何南濠　甘温益气见效，粪后肠血，乃营虚。

下药饴糖浆丸　人参　白术　归身　炮姜　黄芪　黄精　炙草　白芍

施　阳明之阳已困，胸胀引背，动怒必发，医药无效。

人参　熟半夏　生白蜜　姜汁　茯苓

吴江阴，十六岁　十二年春夏发疮，内因之湿，本乎脾胃，忌口可愈。

生真于术一斤　白蒺藜一斤

用糯薏苡仁十两煎汁泛丸。

王三十二岁　湿去八九，前议运脾安肾，治本既乏，人参双补未合，况屡见黄色，仍以脾胃之法。

生于术　生杜仲　泽泻　茯苓　米仁　川斛

水泛丸。

陆陕西，三十八岁　血脉有热，外冷袭腠，气血不和，凝涩肌隧，遂见瘾疹。凡痛多属冷闭，痒由热熏。渺小之恙久发，欲除根不易。平时调理，忌食腥浊。发时用凉膈散二日，愈时用和血熄风。

连翘　生甘草　炒黑山栀　赤芍　薄荷　桔梗　枯芩　生大黄

接用丸方：黑豆皮汤丸　首乌　胡麻　当归　松节　茯苓　地肤子

戴枫桥　咽痹痰咸，是肾虚水泛。下焦少力，浮阳上升，阴不上承，以咸补甘泻实下。

熟地　远志　苁蓉　茯苓　青盐　骨脂　胡桃

红枣肉丸。

苗三十六岁　痛起寒月，胃脘贯及右胁。腹鸣攻至少腹，少腹气还攻胃口，呕吐酸浊，或食或不食，三年之久。病由胃络逆走入肝，肝木复来乘胃土。主以辛热，佐以苦降。

吴萸　良姜　茯苓　川楝　延胡　蓬术

狄二十四岁　左搏尺动，肝肾阴伤，血后干呛，夜汗。阴火闪动，阳不内交，虚怯阴损，壮水固本为要，医但治嗽清肺，必致胃乏减食。

人参　茯神　芡实　山药　熟地　五味　萸肉　湖莲　生龙骨

鲜河车胶丸。

朱木渎，三十岁　外视伟然，是阳气发越于外，冬乏藏阳，肝肾无藏。上年酸甘欠效，今当佐苦坚阴。

熟地　五味　萸肉　茯神　天冬　黄柏

陆水关桥，廿三岁　久嗽，入夜气冲，失血。肾逆必开太阳。

桂苓甘味汤。

吴三十二岁　脾胃最详东垣，例以升降宣通，忌腻浊物。味补必疏，欲降浊，必引伸清气，皆平调和法。几年小效未平，仍是脾阳胃阴。

南楂肉　九蒸于术

干荷叶煮汤一杯泛丸。

汤四十六岁　是肾虚精夺于里，阳失内交，阳泄为汗。肾脉循咽，元海不司收摄，冲气升腾，水液变痰，升集壅阻，而为喘促。夏月阴内阳外，忌寒，属阳虚。究其源头，精损于先，乃阴分先亏，损及乎阳也。

天真丸去黄芪，加鹿茸、补骨脂、紫衣胡桃肉。

李木渎，廿一岁　男子血涌，出口已多，面色气散，冬乏藏纳，是无根失守，凶危至速，况脉小无神，医以寒降清火，希冀止血何谓。

人参　牛膝　白芍　熟地　枸杞

魏花溪，三十五岁　胸中是清阳转旋之所，凡饥饱忧劳太过，阳气不行，则浊阴锢结，非有积聚之比，酒肉助阴聚湿，永不能愈。

荜拨　厚朴　茯苓　公丁香柄　茅术　米仁

许五十岁　劳倦伤阳失血，庸医以凉药再伤气分之阳，指麻身痛，法当甘温。

人参当归建中汤去姜。

汪水潭头　肾阴已怯，心阳遇烦多动，所谓脏阴络损之血，甘以缓热，酸以固阴。

熟地炒，枯水洗一次　旱莲草　茯神　萸肉　女贞　柏子仁　柿饼炭三钱

张大马坊　脉沉细，久嗽，五更阳动，咳频汗泄，阳不伏藏，肾气怯也。

茯苓　甜桂枝　炙草　五味子

詹衢州，四十三岁　阅开列病原，肾精内损，心神不敛，脏阴不主内守，阳浮散漫不交。中年未老先衰，内伤脏真，心事情欲为多。问后嗣繁衍，绝欲保真，胜于日尝草木。

九制大熟地　人参　金箔　石菖蒲　远志肉　茯神　生白龙骨　生益智

红枣蜜丸。

吴东山，廿七岁　频失血，已伤阴，冬至后脉弦属不藏，是肾阴不足，虚浮热气之升。戒酒节欲，勿日奔驰，可免春深反复。

六味去丹泽，加龟腹版心、清阿胶、天冬、秋石。

邵杭州，三十六岁　寇宗奭桑螵蛸散，温固下窍，佐以宁静。以阳之动，既有齿痛热升，理阴药和阳摄阴。

芡实　旱莲草　琐阳　金樱子膏　龟板心　女贞子

蜜丸。

李横街，十九岁　精滑无梦，咳涎常呕，乃肾不摄纳，肺药无用。

人参条　紫胡桃肉　人乳粉　坎气漂洁　茯苓　五味子

江章莲荡，廿二岁　惊恐内动肝肾，真阴不旺，阳失偶而浮越。下虚上实，过劳有厥仆之累。

熟地　龟板　天冬　白芍　萸肉　锁阳　归身　黄柏

蜜丸。

徐五十六岁　眼胞上下，脾肾之脉循行。垂不开阖，太阴脾脉已倦，甘补多用为宜。

蒸于术　枸杞　桂圆　归身　黄芪　炙草　煨木香　浙菊花

周十八岁　能食胃和，后天颇好。视形神及脉，非中年沛充，乃先天禀薄而然，冬寒宜藏密，且缓夜坐勤读。

六味加石人乳粉。

蜜丸。

张茜泾，三十七岁　三疟已十三个月，汗多不解，骨节痛极，气短嗳噫，四肢麻木。凡气伤日久，必固其阳。

人参　炒蜀漆　生左牡蛎　桂枝　淡熟川附子　五花生龙骨　老生姜　南枣肉

林线香桥，廿七岁　阴火扰动精走，用滋肾丸，每服三钱。

郭谈家巷　凡滋味食下不化，嗳出不变气味。盖在地所产梁肉，成形者皆阴类。宜食飞翔之物，以质轻无油膘浊凝。医用妙香，谓香能醒脾，不致燥烈伤肾。

人参　茯苓　茯神　石菖蒲　檀香末　生益智

朱临顿路　精血空隙在下，有形既去难生，但阴中之阳虚，桂附辛热刚猛，即犯劫阴燥肾。此温字若春阳聚，万象发生，以有形精血，身中固生气耳。

淡苁蓉　桑螵蛸　炒黑大茴香　锁阳　生菟丝子粉

顾三十二岁　气候渐冷，冬至收藏，阳浮气泛，嗽甚哕多。前议柔药固肾方不谬，早上仍用，不宜更张，佐以镇胃安脾，中流有砥柱，溃决逆行之势，可望安澜。晚餐宜早，逾时用冬白术三钱，大黄精五钱煎服。

钱娄门，十七岁　少年面色青黄，脉小无神，自幼频有呕吐，是后天饮食寒暄，致中气不足。咳嗽非外感，不宜散泄，小建中汤法主之。

李三十二岁　喜寒为实，喜暖为虚。冲气逆干则呛，粘涎着于喉间，是肾精内怯，气不摄固于下元矣。肾脏水中有火，是为生气，当此壮年，脉细不附骨，其禀质之薄显然。

紫河车　紫衣胡桃　五味子　云茯苓　枸杞　人参　沙苑　黄柏盐水炒　秋石

捣丸。

薛范壮前，八十岁　禀阳刚之质，色厉声壮。迩来两月，肠红色深浓浊。卧醒咯痰已久，肺热下移于肠，肠络得热而泄。自言粪燥越日，金水源燥，因迫动血。

大生地　柿饼灰　生白芍　淡天冬　侧柏叶

孙三十四岁　内损精血，有形难复，淹淹年岁，非医药功能。病中安谷知饥，后天生气未惫。若究医药，必温煦血肉有情，有裨身中血气。冬春用天真丸。

朱唐市，三十一岁　农人冷雨淋身，在夏天暴冷暴热，原非大症。木鳖有毒，石膏清散，攻攒触之气闭塞，咳久咽痛。轻剂取气，开其上壅。若药味重,力不在肺。

射干　生草　牛蒡　麻黄　米仁　嫩苏叶

朱　形瘦虚数之脉,血屡次发,痰嗽不止,此非肺咳,乃血去阴伤,阴火如电烁而致咳。如日进清肺降气消痰,则内损不起矣。

都气法去丹泽,加脊髓、芡实、莲肉。

李廿六岁　壮年形瘦肌减,自述无因滑泄,长夏内阴不生旺而失血。显然阴虚,窍隧不固。大忌劳力奔走,虽在经营,当诸事慎养。身心调理之恙,不取药之寒热攻病也。

桑螵蛸散。

陈乍浦,五十岁　咽食物有形,不觉痛,若咽水,必有阻塞。此内应肺之气分,肺象空悬,主呼出之气,气窒生热,法当清肃气分。

连翘心　滑石块　大力子　生甘草　南花粉　枇杷叶

张六十四岁　有年仍操持经营,烦冗营伤,心痛引脊。医用附子痛甚,知不宜刚猛迅走之药。

茯苓桂枝汤去芍。

朱廿二岁　夏热秋燥伤于气分,胸痞多嗳,大便燥结。凡上燥清肺,不取沉腻滋降。

大沙参　玉竹　苏子　桑叶　麦冬汁　蜜炒橘红

管三十二岁　积劳气逆,肝胆热升,咯血胶痰。既有是恙,务宜戒酒勿劳。药用和肝胃之阳,阳和气顺,胸胁痛自已。

桃仁　丹皮　钩藤　山楂　栀皮　金斛　茯苓　麻仁

翁四十四岁　夏月露宿,冷湿下入阴络,少腹坚凝有形,两傍筋绊牵引,自述梦遗。然有形固结,非补助之症,当与结疝同治,乃络中病。

南木香　穿山甲　金铃子　橘核　延胡　蓬术　麝香

葱白汁丸。

沈四十岁　几年失血,继而久咳,乃内损之咳,痰多治嗽无用,已失音嘶响,损象何疑?

黄精　白芨　米仁　茯苓

四味熬膏，早服牛乳一杯。

陈六十四岁　据述三年前因怒，寒热卧床，继而痰嗽，至今饮食如常，嗽病不愈。思人左升太过，则右降不及，况花甲以外，下元必虚，龙相上窜，嗽焉得愈？古人谓：老年久嗽，皆从肝肾主议，不当消痰清燥，议用都气丸，加角沉香，紫衣胡桃肉。

叶皋桥，五十一岁　过劳瘀从上下溢，胸闷格呕。先以辛润，宣通血中之气。

炒桃仁　降香末　茯苓　苏子　大麻仁　蜜炒橘红

顾　向年操持劳心，心阳动上亢，夹肝胆相火、肾中龙火，自至阴藏之火，直上巅顶，贯串诸窍，由情志内动而来，不比外受六淫客邪之变火。医药如凉药清肺不效，改投引火归源以治肾。诊脉坚而搏指，温下滋补，决不相投。仿东垣王善甫法，用滋肾丸。

叶东山，五十岁　酒肉生热，因湿变痰，忧愁思虑，气郁助火，皆令老年中焦格拒阻食，姜半之辛开，蒌连之苦降，即古人痰因气窒，降气为先。痰为热生，清火为要。但苦辛泄降，多进克伐，亦非中年以后，仅博目前之效。议不伤胃气，冬月可久用者。

甜北梨汁五斤　莱菔汁五斤

和匀熬膏。

郭四十岁　咽中气阻至脘，物与气触则呕，病及一年，大便由渐窒塞。夫气降通行，全在乎肺，气阻必津液不流。上枯下燥，肺在上焦主气，当清气分之燥。

枇杷叶　土蒌皮　桑叶　赤苏子　苦杏仁　黑山栀

王　禀质阳亢阴虚，频年客途粤土。南方地薄，阳气升泄，失血咳嗽形寒，火升盗汗，皆是阴损阳不内入交偶。医见嗽治肺，必延绵入凶。

熟地　芡实　五味　茯神　建莲　炒山药

侯四十二岁　痰饮留伏而发，最详《金匾玉函》，仲景必分内外，以内饮治肾，外饮治脾，更出总括一论，谓饮邪当以温药和之。忆越数年举发春夏秋之时，此因时寒暄感触致病。今屡发反频，势甚于昔，乃男子中年以后，下元渐衰也。

都气丸加坎气、胡桃肉。

庄长顺市行，廿九岁　开列病原，是精腐于下，系肾脏阴中之阳虚。凡肾火内藏，真阳喜温煦，则生阳自充。若以姜桂乌附燥热，斯燥伤肾矣。

鹿尾　大茴　苁蓉　菟丝　羊肾　云苓　巴戟　归身　骨脂　韭子　蛇床子

杨三十岁　三疟是邪在阴而发，自秋入冬，寒热悠悠忽忽。自述烦劳，必心胸痞胀。凡劳则伤阳，议以温养营分，亦托邪一法。

人参　归身　桂心　茯苓　炙甘草　炒黑蜀漆　老生姜　南枣肉

戈三十七岁　夺精阴损，不肯生聚，致肾中龙火如电光闪烁。庸医以喉痛音哑咳嗽，愈用寒凉清火强降，亦如倾盆大雨，而电闪更炽耳。凡肾脉上循喉咙，萦于舌下，诸络贯通，出乎耳窍，必得阴中五液上涵，龙光不得上射冲搏，况在冬月，气宜潜藏，下乏把握失藏，春半阳升必加重，夏半阴不能生危矣。

钱十二岁　痫厥昏迷日发，自言脐下少腹中痛，此稚年阴弱，偶尔异形异声，致惊气入肝，厥阴冲气，乱其神识，遂令卒倒无知。

乌梅肉　川连　白芍　川椒　干姜　桂枝

杨三十三岁　产后十五年不得孕育，瘕聚心痛气冲，乃冲脉受病，久则未易图速功。

南山楂　茯苓　蓬术　香附　炒小茴香　葱白

马三十二岁　巅顶腹痛，溺淋便难。

龙荟丸二钱

陈六十三岁　三疟是邪入阴经，缘年力向衰，少阴肾怯，夏秋间所受暑热风湿，由募原陷于入里，交冬气冷收肃，藏阳之乡，反为邪踞。正气内入，与邪相触，因其道路行远，至三日遇而后发。凡邪从汗解，为阳邪入腑可下。今邪留阴经络脉之中，发渐日迟，邪留劫铄五液，令人延缠日月，消铄肌肉。盖四时气候更迁，使人身继续生真。彼草木微长，焉得搜剔留络伏邪？必须春半阳升丕振，留伏无藏匿之地。今日之要，避忌暴寒，戒食腥浊，胃不受伤，不致变病。

生牡蛎　黄柏　清阿胶　甜桂枝　北细辛　寒水石

王六十四岁　平日驱驰任劳，由脊背痛引胁肋，及左肩胛屈曲至指末，久延麻木。凡背部乃阳气游行之所，久劳阳疏，风邪由经入络。肝为风脏，血伤邪乘，因气不充，交夜入阴痛加。阳气衰微，阴邪犯阳，考古东垣制。

舒经汤。

陈南城下，五十岁　海风入喉侵肺，久着散之无用，议缓逐以通上窍。

马勃　射干　蝉衣　麻黄

为末。以葶苈子五钱、大枣十个煎水泛丸。

金关上，四十九岁　凡痞胀治在气，燥实治在血，四者全见，攻之宜急。此症肝络少血，木火气上膈而痛，辛润柔降，得以止痛，通大便。厥是肝阳化风，燥升受热，动怒必来，不在医药中事。

芝麻　柏子仁　天冬　生地　苏子

姚曹家巷，四十四岁　心腹如焚，肌膝寒冷，知饥不甘纳食，大便久溏，此属劳怯。医药见嗽，清肺清热，损者愈损，未必用药能除病。

黄精　白芨　米仁　炙草

曹　疟热攻络，络血涌逆，胁痛咳嗽。液被疟伤，阳升入巅为头痛。络病在表里之间，攻之不肯散，搜血分留邪伏热。

生鳖甲　炒桃仁　知母　丹皮　鲜生地　寒水石

葛东山，七岁　成浆必藉热蒸湿气，痘前发惊，是痘毒由血脉而出，乃常有之事。牛黄大苦大寒，直入心胞。若因时气未解，古人谓用之如油入面，反令内结。数月语言不灵，热气胶痰，蒙蔽膻中清气。

远志　石菖蒲　天竺黄　金箔　胆星　川连　银箔　麝香　冰片

蜜丸重五分。

杨　夏季暑湿，必入气分，谓二邪亦是一股气，同气相感，如泄泻溲少，皆湿郁阻气。以六和汤、甘露饮有凭可证之方，已后不分气血，凉热互进，气分之邪，引之入血。此亦如五胡乱华，贤如温祖，难救神州陆沉。

杏仁　蔻仁　大麦仁　米仁　浙苓　橘红　佩兰叶

程六十二岁　形神衰，食物减，是积劳气伤。甘温益气，可以醒复。男子六旬，下元固虚，若胃口日疲，地味浊阴，反伤中和。

异功散。

汪　长夏湿气，主伤脾胃中阳。湿是阴浊之气，不饥泄泻。湿滞气阻，升降不利，咳声震动而血溢。医知风寒火颇多，而明暑湿燥绝少。愈治愈穷，茫茫无效，到吴已易三方，病减及半，推原和中为要。

生谷芽　茯苓　白芍　炙草　米仁　北沙参

钱信心巷，四十三岁　肾精内夺，骨痿肉消，溺溲不禁如淋，大便不爽，气注精关，液枯窍阻。有形既去，草木不能生精血。莫若取血气填进冲任之脉络，必多服久进，肾液默生，可保身命。

河车人乳炼膏，煎参汤送。

齐四十八岁　四五月暴暖，雨湿泄泻，是劳烦气弱，易受时令之气。今见症脾胃不和，乃长夏热泄元气，胃津伤，口必不辨五味。

人参　砂仁　桔梗　米仁　乌梅　白蔻仁　橘红　谷芽

章水关桥，四十九岁　病人说咳嗽四年，每着枕必咳，寐熟乃已。此肾虚气冲上犯，医见嗽治肺，延及跗肿，阴囊皆浮，阴水散漫，阳乏开阖,都属肺药之害。

薛氏肾气汤。

沈三十三岁　初春时候尚冷,水涸开湖,挑脚劳力,居于寒湿冷处,是脱力内伤气弱,嗽加寒热,大忌发散清肺。

小建中汤。

俞齐门,廿八岁　气自少腹攻至心下则痛,气渐下归而散。问惊恐为病,由肝肾之厥逆。仲景厥阴例,不以纯刚。

乌梅　白芨　川椒　川楝　桂枝　淡干姜

沈三十五岁　此嗽是支脉结饮,治肺无益,近日嗔怒怄气,寒热一月,汗多不渴,舌淡白,身痛偏左,咽痒必咳。

玉竹　大沙参　米仁　生草　扁豆　茯苓

金枚墩,廿四岁　瘦人易燥偏热,养胃阴,和肝阳,可以久服。

大生地　清阿胶　淡天冬　北沙参　麻仁　白芍

尤齐门,四十三岁　胸中属身半已上,是阳气流行之所。据说偶然阻塞,嗳气可爽,医药全以萸地滋腻血药,况中年劳形,亦主伤气。

早服桑麻丸,夜服威喜丸。

胡廿二岁　肾虚遗精,上年秋冬,用填阴固摄而效。自交春夏遗发,吞酸不饥,痰多呕吐,显然胃逆热郁,且以清理。

川连　桔梗　广藿梗　薏苡仁　橘白　白蔻仁

曹三十四岁　痛久必留瘀聚,屡次反复,以辛通入络。

桃仁　归须　麻仁　柏子仁　降香汁

汪三十三岁　肝血内乏,则阴虚于下,阳愈上冒,变风化燥。凡脚气筋挛骨痛,无脂液濡养,春夏阳浮举发,最是阳不入交于阴,必上及诸清窍,目痛头岑,坐不得寐,治宜润燥养津,引阳下降。

鲜生地　淡天冬　清阿胶　大麻仁　柏子仁　肥知母

孙五十九岁　食入气冲,痰升阻塞咽干,此为反胃。病根起于久积烦劳,壮盛不觉,及气血已衰,有年人恒有此症。未见医愈,自能身心安逸，可望久延年月。

黑栀　半夏　橘红　茯苓　金斛　竹沥一两　姜汁三分

丁四十八岁　平日酒肉浊物助阴，脘中凝结有形，此皆阳气流行之所。仲景陷胸、泻心皆治痞结，谓外邪内陷治法。今是内伤与阳气邪结异例。

荜拨　良姜　乌药　川乌　红豆蔻　香附　茯苓

邓廿七岁　精损在下，奇经久空，阳维脉络空隙，寒热已历几月，相沿日久，渐干中焦，能食仍有痞闷便溏。阴伤已入阳位，是虚损大症。俗医无知，惟有寒热滋降而已。

人参　麋茸　生菟丝子　炒黑川椒　茯苓　炒黑茴香

王十八岁　真阴未充，冬失藏聚，春阳初动，阴火内灼成疡，溃脓更伤血液，此咳乃浮阳上熏之气。日晡及暮，神烦不宁，治在少阴。

乌胶　龟腹版心　黄柏　天冬　川石斛　生地

张三十一岁　单单腹大，按之软，吸吸有声。问二便不爽，平日嗜饮，聚湿变热，蟠聚脾胃。盖湿伤大阴，热起阳明，湿本热标。

绵茵陈　茯苓皮　金斛　大腹皮　晚蚕沙　寒水石

沈廿九岁　男子左血右气，左麻木，血虚生风，延右面颊及阳明脉矣。以辛甘血药，理血中之气。

枸杞　菊花　刺蒺藜　桑寄生

蜜丸。

李廿八岁　酸梅泄气伤中，阳升失血，议养胃阴。

生白扁豆　肥白知母　生甘草　麦门冬　甜北沙参

徐醋库巷　年多下元自馁，气少固纳。凡辛能入肾，辛甘润药颇效。阴中之阳气，由阳明脉上及鼻中，当以酸易辛为静药。

紫胡桃　萸肉　五味　茯苓　琐阳　补骨脂

青盐丸。

汪　夏湿化热，清肃气分，已愈七八。湿解渐燥，乃有胜则复，胃津未壮,食味不美。生津当以甘凉,如金匮麦门冬汤。

宋五十岁　《内经》曰:中气不足,溲便为变。不饥口苦,脾阳不得旋转运行胃津。脉络久已呆钝,乃劳伤气分,暑邪虚实,药中议缩脾饮。

人参　广皮　乌梅肉　煨姜　益智仁　茯苓

张四十九岁　平昔劳形伤阳,遭悲忧内损脏阴,致十二经脉逆乱,气血混淆,前后痛欲捶摩,喜其动稍得流行耳。寝食不安,用药焉能去病?悲伤郁伤,先以心营肺卫立法。

川贝　枇杷叶　松子仁　柏子仁　苏子　麻仁

罗六十三岁　情怀内起之热,燔燎身中脂液,嘈杂如饥,厌恶食物无味。胃是阳土,以阴为用,津液既穷,五火皆燃,非六气外客之邪,膏、连苦辛寒不可用。必神静安坐,五志自宁,日饵汤药无用。

人参　知母　茯神　甘草　生地　天冬　鲜莲子

潘廿六岁　少年失血遗精,阴虚为多。夫精血有形,既去难复。即是内损,阴虚日久,渐干阳位,肝肾病必延胃府,所列病原,大暑令节,乃天运地气之交替,人身气馁,失司维续,必有不适之状。褚澄云:难状之疾,谓难以鸣诉病之苦况也。

妙香散。

顾　暑湿必伤脾胃,二邪皆阴,不必苦寒清热。调气分利水,此邪可去。中年病伤气弱,以强中醒后天。

人参　炒扁豆　木瓜　茯苓　炙草　广皮

胡三十四岁　不量自己,每事争先,此非伤于一时。春夏天暖,地中阳升,失血咳嗽,声音渐哑,填实真阴以和阳。

熟地　萸肉　淮山药　茯苓　天冬　麦冬　龟甲心　女贞　芡实　建莲肉

钱四十七岁　瘦人暑热入营,疟来咳痰盈碗。平日饮酒之热蓄于肝胃,舌黄,渴饮。议用玉女煎。

杨三十八岁　胃伤食减,形倦舌赤,此系脾病。

四兽饮。

王司前，十三岁　液被泻损，口渴，舌白面黄，不是实热。血由络下，粪从肠出，乃异歧也。

炒归身　炒白芍　煨葛根　炒南楂　炒焦麦芽　炒荷叶

钱七岁　暑风上入，气分先受，非风寒停滞用发散消导者。气分窒痹，头岑腹痛，治之非法，邪热入血分矣。

连翘心　竹叶心　犀角尖　益元散　绿豆壳　南花粉

徐廿四岁　据述暴惊动怒，内伤由肝及胃，胃脉衰，肝风动，浮肿下起。若漫延中宫，渐次凶矣。两年余久恙，先议薛新甫法。

八味丸二两五钱，匀十服。

谢葑门，三十四岁　上下失血，头胀，口渴，溏泻。若是阴虚火升，不应舌白色黄。饥不纳食，忽又心嘈五十日，病中吸受暑气热气。察色脉，须清心养胃。

人参　竹叶心　麦冬　木瓜　生扁豆　川石斛

张三十九岁　中年色萎黄，脉弦空。知饥不欲食，不知味。据说春季外感咳嗽，延秋气怯神弱，乃病伤成劳，大忌消痰理嗽。

麦门冬汤。

杨关上，四十五岁　疟痢乃长夏湿热二气之邪，医不分气血，反伤胃中之阳。呃逆六七昼夜不已，味变焦苦，议和肝胃。

人参　炒黑川椒　茯苓　乌梅肉　生淡干姜　生白芍

顾四十六岁　据云：负重闪气，继而与人争哄，劳力气泄为虚，怄气怫意为实。声出于上，金空乃鸣。凡房劳动精，亦令阴火上灼，议左归法。

周十三岁　凡交夏肉瘦形倦，气短欲寐，俗谓"疰夏病"。是后天脾胃不旺，时令热，则气泄也。

人参　茯苓　藿香　南楂　白术　神曲　川连　麦冬　砂仁　广皮　桔梗　米仁

是丸方。

高五十一岁　足心涌泉穴，内合少阴肾脏。中年已后，下元精血先虚，虚风内起，先麻木而骨软筋纵，乃痿之象，必以血肉温养。

生精羊肉　肉苁蓉　青盐　牛膝　归身　大茴　制首乌　茯苓

盛木渎，五十四岁　暑必兼湿，湿郁生热，头胀目黄，舌腐，不饥能食。暑湿热皆是一股邪气，迷漫充塞三焦，状如云雾，当以芳香逐秽，其次莫如利小便。

杏仁　厚朴　蔻仁　滑石　苓皮　橘白　绵茵陈　寒水石　佩兰叶

张四十一岁　此膏淋也，是精腐离位壅隧。精溺异路，出于同门。日久精血化瘀，新者亦留腐败，考古法用虎杖散。

尹三十六岁　此痿症也。诊脉小濡无力，属阳气不足，湿着筋骨。凡筋弛为热，筋纵为寒，大便久溏，为湿生五泄之征。汗易出，是卫外之阳不固。久恙不峻攻，仿东垣肥人之病，虑虚其阳，固护卫阳，仍有攻邪，仍有宣通之用。世俗每指左瘫右痪，谓男子左属血，右属气者，非此。

生于术　川乌头　蜜炙黄芪　防风　生桂枝　熟附子

李廿八岁　暑湿气痹，咳逆微呕，有发疟之象。

杏仁　白蔻仁　厚朴　丝瓜叶　连翘　象贝　射干

丰葑门横街　易饥能食，阳亢为消。此溲溺忽然如淋，乃阴不足也。

天冬　麦冬　生地　熟地　知母　黄柏　人中白

阿胶为丸。

金麒麟巷，五十九岁　平日操持，或情怀怫郁，内伤病，皆脏真偏以致病。庸医但以热攻，苦辛杂沓，津枯胃惫，清气不司转旋，知饥不安谷。

大半夏汤。

钱四十七岁　前方去犀角、连翘，加川贝、黑栀皮。

陈廿六岁　此劳病，自肾损延及胃腑。脉垂色夺，肌消日加枯槁。阴损及阳，草木不能生出精血，服之不效为此。

一气丹。

偶关上，五十九岁　瘦人液枯，烦劳动阳，气逆冲气，渐如噎膈。衰老之象，安闲可久。

枇杷叶　杜苏子　柏子仁　火麻仁　炒桃仁

张五十五岁　穷乏之人，身心劳动，赖以养家。此久嗽失血声嘶，是心营肺卫之损伤，不与富户酒色精夺同推。

黄精　白芨　米仁　茯苓

戴十六岁　男子情窦动萌，龙雷内灼，阴不得充，遂有失血咳逆内热，皆阴虚而来。自能潜心笃志，养之可愈，数发必凶。

六味去丹皮、泽泻，加龟板、莲肉、芡实、人乳粉，金樱子膏。

王三十一岁　劳力气血逆乱，内聚瘀血，壅阻气分，痛而呕，紫滞形色。久病只宜缓逐，不可急攻。

桃仁　茺蔚子　延胡　归尾　南楂　漏芦　青葱

杨花步　背寒属卫阳微，汗泄热缓。

人参建中汤去姜。

严仓前，三十三岁　长夏湿邪，治不按法，变疟不尽泄其邪，痛泻不爽，不能受食，勉强与食即呕吐，是脾胃运行之阳，久为苦寒消克所致。

苏合丸。

汪　到吴诸恙向愈，佥从两和脾胃。近日家中病人纠缠，以有怫郁，肝胆木火因之沸起，气从左胁上撞，即丹溪上升之气自肝而出。木必犯土，胃气为减。

人参　茯苓　炙草　生谷芽　木瓜　川斛

席东山，廿九岁　问病已逾年，食饱腹膨微痛便溏，久嗽痰多。凡越几日，必熇熇身热，此劳伤由脾胃失运，郁而来热，痰多，食不相和，则非地黄滋滞者。

米仁　南枣　生麦芽　桔梗　胡连　茯苓　白芍　广皮

张三十岁　此肾虚不纳，冲气上干，喘嗽失音，夜坐不卧。医每治肺，日疲致凶。早服薛氏八味丸三钱。

杨廿二岁　心事闷萦，腑嗝痞痹，多嗳吐涎。述脐左及小腹，有形而坚，按之微痛，大便亦不爽适。此属小肠部位，腑病宜通。

枳实　桔梗　蓬术　青皮　槟榔　芦荟

葱汁泛丸。

沈丁家巷，六十五岁　痔血与肠风不同。心中嘈辣，营分有热，非温蒸补药矣。

生地　白芍　柿饼炭　槐花　银花　地榆

程四十二岁　夏四月阳升病发，深秋暨冬自愈。夫厥阴肝为阴之尽，阳之始。吐蛔而起，必从肝入胃。仲景辛酸两和，寒苦直降，辛热宣通，所该甚广。白术、甘草守中为忌。

川椒　川连　桂枝　附子　乌梅　干姜　白芍　细辛　人参　川楝子　黄柏

韩五十四岁　时令之湿外袭，水谷之湿内蕴，游行躯壳，少阳、阳明脉中久湿，湿中生热。《内经》淡渗佐苦温，新受之邪易驱，已经两月余，病成变热矣。

南花粉　飞滑石　石膏　桂枝　薏苡仁　羚羊角

周钮家巷，六十七岁　老年精血内枯，开阖失司。癃闭分利，仍是泻法。成形者，散漫之气也。

鹿茸二两　麝香二钱　归身一两

用生姜一两、羊肉四两煎汤泛丸。

汪五十七岁　胸痹是上焦清阳不为舒展，仲景以轻剂通阳。

桂枝瓜蒌薤白汤。

王木渎，三十九岁　瘀血壅滞，腹大蛊鼓，有形无形之分。温通为正法，非肾气汤、丸治阴水泛滥。

桃仁　肉桂　制大黄　椒目　陈香橼二两

煎汤泛丸

黄江西，六十三岁　病是劳倦内伤，客途舟中，往来复受时令暑湿。病已过月，不饥不大便，脉微小属阴。暑湿皆属阴浊，气分为浊阴蔽塞。仲景谓阴结湿结，肠胃无阳气运行，强通大便，浊反逆致，此入夜阴用事而痛甚矣。

淡干姜　生炒黑附子　炙黑甘草　生大白芍

唐廿三岁　脉动，泻后利纯血，后重肛坠，乃阴虚络伤，下元不为收摄。必绝欲经年，肾精默充可愈。

人参　熟地炭　炙甘草　五味子　禹余粮

郁三十八岁　秋暑暴热，烁津损液，消渴再灼，阴不承载于上。金水同乃子母生，方：

人参　鲜生地　麦冬　柏子仁　知母　青甘蔗汁

杨三十三岁　阳气为烦劳久伤，腹痛漉漉水声，重按痛缓，非水积聚，盖阳乏少运，必阴浊凝滞。理阳为宜，大忌逐水攻滞。

生白术　熟附子　泽泻　左牡蛎

水泛丸。

李寿星桥，五十七岁　寒湿伤阳，痞满妨食，脉沉色黄，是脾胃病。议辛温通中焦之阳。

生益智　荜拨　檀香末　姜汁　茯苓　炒焦半夏

江宝林寺前，廿五岁　瘅疟，邪在肺，口渴，骨节烦疼。用桂枝白虎汤。

黄嘉兴，三十九岁　向年戌亥时发厥，是以肝肾阴虚，阴火内风蒙神，治逾五载。迄今左目流泪，至暮少明，胃脘中隙痛。经谓肝脉贯膈入胃，肝窍在目。此皆精血内亏，不足之象。若云平肝，是疏克攻治，乃相反矣。

天冬　熟地　杞子　玄参　浙菊花　谷精珠

邹十岁　稚年泻血便溏，有三四载，面黄形瘦，五疳之症，起于五味杂沓，肠胃生热。若不慎口食，久疳延劳不治。

川连　胡连　茯苓　白芍　枳实皮　焦术　南楂　臭芜荑　使君子

乌梅肉丸。

秦廿二岁　据述久逗客邸，情志不适，致脘中两胁按之而痛。大便久不爽利，脉形弦坚，面色不华，纳食已少，虚中有滞，以宣通腑络。

熟桃仁　海石　土瓜蒌　熟半夏　橘红　枳实皮

秦三十九岁　劳心力办事，气怯神耗致病。医咳嗽失血，多以清凉为药。视其形色脉象，凡劳伤治嗽药不惟无效，必胃口日疲。

小建中汤。

贺四十八岁　肾水脂液，变化痰饮。每遇寒冷，劳动身心，喘嗽吐涎即至。相沿既久，肾愈怯，里气散漫不收，此皆下元无根也。

人参　茯苓　于术　白芍　熟附子　五味子

郑三十四岁　雨淋，卫阳受伤，热水洗澡，迫其冷湿深入，水谷之气与冷热互蒸，肌肉发黄。陈无择曰：谷瘅能食不饥，舌有黄苔。一年之久，寒湿已酿湿热。凡湿伤必太阴脾，热必在阳明胃。不分经络乱治，乃不读书医工。

人参　川黄连　生谷芽　熟半夏　枳实　嫩柴胡　淡黄芩　陈皮白

姜汁泛丸。

陈葑门，六十七岁　老年仍有经营办事之劳。当暑天发泄之候，已经久嗽，而后呛血，是阳升上冒，阴不承载之病。病中再患疡溃脓泄，阴液走漏，天柱骨倒，尪羸仅存皮骨。两交令节，生气不来，草木焉得挽回？固阴敛液，希图延挨日月而已。

每日饮人乳一杯。

戈六十岁　便泻几年，粪内带血，肌肉大瘦，色黄无力，延及夏秋，食物大减。是积劳阳伤，受得温补，可望再苏。

附子理中汤。

吴三十五岁　遭逢数奇，情志郁勃，劳伤客感兼有。病实体虚，照顾勿犯二气，是攻邪宜轻。

连翘　飞滑石　花粉　白蔻仁　桔梗　杏仁　橘红　枳壳

张舡上，三十三岁　烈日追呼，气伤热迫。保胃阴以养肺，益肾阴以固本。

生白扁豆　白玉竹　北沙参　甘草　麦冬肉　桑叶

陈廿岁　少壮春夏失血，次年至期再发，在里阴损不复，数发必凶，用药勿犯胃纳。

六味加麦冬、五味子、秋石。

张桐桥，五十二岁　久痢三年。

理阴煎。

沈塘栖，四十五岁　舌乃心苗，肾脉系焉。舌下肿硬，伸缩不得自然，乃心阳自亢，肾阴暗耗。内关脏液虚损，清热消肿无用，常服大补阴丸。

陈关上，十九岁　瓜水辛寒伤阳，溏泻腹鸣。

公丁香柄　诃子皮　官桂　生广木香　茯苓　炮黑姜　茅术　新会皮　厚朴

叶廿七岁　此肾损久泻亡阴，当暑热气自上吸入，气伤热炽，音哑痰多，水涸金痿，非小恙也。绝欲固下，勿扰烦以宁心，精气再苏，望其痊可。

熟地炭　生扁豆　人参　茯神　川石斛　女贞子

汪　不以失血，独取时令湿邪，得以病减。凡六气有胜必复，湿去必至燥来。新秋暴暑烁津，且养胃阴，白露后可立丸方。

麦冬汤。

孙横山头，廿岁　男子及长，欲萌未遂，肾中龙火暗动，精血由此暗伤。阴虚自内脏而来，凉肝嗽药，必致败坏。盖胃口一疲，精血枯槁矣。

人参　熟地　茯神　五味　天冬　麦冬

孙五十八岁　爱饮火酒，酒毒湿热，自肠胃经络蒸搏肌腠，疮痍遍及肢体，经年久蕴不解。法当用局方凉膈散，攻其无形之热。

胡十四岁　性情执拗，郁悖气逆，粒米入脘即痛，父训即若痴呆，由肝胆木横来劫胃土。上年入冬自愈，秋金肃降，木火不主威，非狗肉温浊之功能，乃适逢其时耳。

夏枯草　生香附　川贝　土瓜蒌　黑栀皮　化州橘红

顾五十岁　五六月间，天热潮雨，湿气着人，渐次浮肿，能食不化，腰胀。脾真已伤，湿结阻气，大便秘塞。脾病传肾为逆，阴囊肿大矣。

甘露饮去石膏。

李四十三岁　令寒暑疟初减，而脘腹痞闷，是宿病，宜清虚旬日。

厚朴　草果　半夏　生姜　广皮　茯苓皮

送保和丸二钱五分。

殷十九岁　先天禀薄，及长真阴不充，完姻精气下泄。春深入夏，阳气陡升，阴弱少恋，血痰上溢，着枕嗽甚，乃阴中龙相，有如电光闪烁，倾盆大雨，其光芒仍炽，是身中阴枯阳亢，日进凉药无用。明明肝肾为病，医投肺药，希图缓嗽，嗽必不效，胃口必减食，形瘦。莫如绝欲，静处林壑，养精血，增谷食。既损难復，静养渐复。

水煮熟地　茯神　山药　女贞　萸肉　芡实　湖莲　川斛

韩十七岁　病人说两年前初春，高处跳跃至地，入夜即有寒热，继而少腹形高，两足屈曲。医谓腹痈、肠痈。从无脓血便出，自病至今，筋纵着骨而胀，即起寒热，瘀留深入厥阴，在躯壳间，久则成疡。

穿山甲　自然铜　川乌头　全蝎　半两钱　地鳖虫　生青鳖甲　粉丹皮　麝香

黑豆皮煎汤泛丸。

朱五十二岁　此操持太过，肝血胆汁内耗，致阳气上冒入巅，外泄汗淋,阳不入阴,阳跷穴空不寐,茎痿不举。非寒,皆肝液无有,有暴仆暴厥之危。

小麦　萸肉　南枣　白芍　炙草　白石英

浦廿二岁　阴虚受暑,如饮腹满。

小温中丸二钱五分。

朱廿八岁　归脾汤以治嗽治血,谓操持劳心,先损乎上。秦越人云:上损过脾不治。不曰补脾曰归,以四脏皆归中宫,斯上下皆得宁静。无如劳以性成,心阳下坠为疡,疡以挂线,脂液全耗,而形寒怯风,不但肾液损伤,阴中之阳已被剥斫,劳怯多由精气之夺。

鲜河车胶　人参　炒枸杞　云茯苓　紫衣胡桃肉　沙苑

金十六岁　着枕气冲,显是阴中之热。验寸搏,舌白,浊饮。拟议暑热上吸心营,肺卫客气未平,先用玉女煎。

陆西津桥,廿二岁　节令嗽血复发,明是虚损。数发必重,全在知命调养。近日胸脘不爽,身痛气弱,腻滞阴药姑缓,议养胃阴。

生扁豆　北沙参　生甘草　米拌炒麦冬　白糯米

范三十七岁　穷乏之客,身心劳瘁。少壮失血,尚能支持,中年未老先衰,久嗽失音,非是肺热,乃脏阴内损,不能充复。得纳谷安逸,可望延久。

早服六味加阿胶、秋石,晚用黄精、米仁膏。

张四十三岁　思虑悲忧,由心肺二脏,不宜攻劫峻利。盖手经例以轻药,谓二脏处位最高。问饮酒过量,次日必然便溏,盖湿聚变痰,必伤阳阻气。痰饮由阳微气弱而来,悲忧又系内起情怀之恙,务以解郁理气,气顺即治痰矣。

枇杷叶　薏苡仁　白蔻仁　茯苓　杜苏子　新会橘红　鲜石菖蒲根汁　降香汁

屈廿二岁　长夏患痧胀,两三月渐渐腹大,入夜腹痛。凡痧是臭污秽气、留聚入络,变出肿胀,议以秽药宣通。

阿魏丸。

迟四十八岁　背寒为饮。凡遇冷或劳烦，喘嗽气逆，聚于胸臆，越日气降痰厚，其病自缓。年分已多，况云中年不能安逸，议病发用《金匮》法可效，治嗽肺药不效。

桂苓甘味汤。

朱三十岁　此内损也，损者益之。按脉虚芤，精夺于下，当补益肝肾精血。

李廿七岁　两年久病，决非风、寒、暑、湿。据云腹鸣不和，左胁下坚硬，直至少腹，睾丸偏大。子和七疝，主肝为多。男子纵欲伤及冲任，亦多是病。辛香流气，壮年可用。

小茴香　真橘核　茯苓　泽泻　川楝子　青木香　黑栀仁　青皮子

水泛为丸。

李四十岁　臭秽不正之气入自口鼻，着于募原，不饥呕逆，中焦病也。宣通浊痹为正，发散清寒为忌。

草果　槟榔　藿梗　厚朴　杏仁　白蔻　半夏　姜汁

顾二十岁　内损是脏阴中来，缘少年欲念萌动未遂，龙雷闪烁，其精离位。精血虽有形象，损怯药不能复，必胃旺安纳。古称精生于谷。迨病日久，阴损枯涸，渐干阳位，胃口淹淹不振。中乏砥柱，如妖庙焚燎莫制。阳主消铄，遂肌瘦喉刺。《褚氏遗书》论损怯，首云：男子神志先散，为难治之症。此下损及中至上之义。问大便三日一行而枯涩，五液干枯，皆本乎肾。肾恶燥，味咸为补，佐苦坚阴。医以不按经义杂治，谈何容易！

人参　阿胶　鲜生地　茯神　龟板　柏子仁

俞申衙前，五十岁　男子中年，下元先亏，肾脏阴中之阳不司涵煦，阴不承载于上，遂渴饮溲频，溺有硝卤之形，《内经》有遗热、遗寒之分。上、中之消主气热，下消以摄肾蒸阳，以运津液。

八味汤。

李四十三岁　疟寒必呕，胃滞痰浊未已。舌上微白，不嗜饮。

开结理气如是。

草果　厚朴　荜拨　橘白　杏仁　熟半夏　姜汁

张五十三岁　三疟久延两三年，面肌黄萎，唇口枯白，食入脘腹䐜胀。足痿如堕，至晚浮肿。其所伤者脾阳肾阳。然脾以运行则健，肾宜收纳为命根，非一方兼用，按古法。

早服肾气丸，晚服理中汤。

周六十岁　气血已衰，噎膈反胃，每每中年以后。盖操家劳瘁，必伤心脾之营，营液日枯，清气日结，而食管渐渐窄隘，郁久痰涎内聚，食入涎沫迎涌，而致反胃，此乃气分之结。萸地枸杞，滋养肝肾，胃先觉其腻滞，焉得肝肾有益？

大半夏汤。

吴三十五岁　据述咽中气冲，即起咳嗽。经年调治，渐致食减力乏，此皆不分外因，徒受治痰治嗽之累。凡久恙当问寝食，参视形色脉象。越人谓下损及胃是已。

建中法。

吴通关坊，四十四岁　劳伤治不以法，反受药伤，络血涸而为痛。食入痛来，病在胃络，以甘缓肝急以救胃。

桂圆肉　炒桃仁

孙北濠，廿六岁　食后左胁气逆痛，是肝胆气热。

丹皮　钩藤　生地　川石斛　柏子仁　茯苓

李五十六岁　少腹满胀，必在夜卧而甚。晨起肠泄浊气，白昼仍可办事。延及几年，气冲胃脘，高突而冷，舌根亦胀痛，自胸及于舌。医用吴萸、川楝，苦辛温佐苦寒降泄不安，则知有年下元已虚，气散漫不为下归摄矣。

八味丸三钱

金三十五岁　便泻下血多年，延及跗肿腹膨，食少色夺，无治痰嗽凉药之理。

九蒸熟白术　淡熟附子

王七十七岁　高年气衰,不耐暑,伏久热迫,津液被伤,阳不内归,寐少不静。例用竹叶地黄汤,养液除热,莫予气燥味劣,反致戕胃。

尹织造府前,五十八岁　望六,运行之阳已微弱,饮酒及食物,气滞而湿聚,脉络不行,不饥,气攻触痛,舌上白腻,以辛温开气痹,分湿理痰。

半夏　茯苓　荜拨　生姜　生益智　新会皮

丁五十一岁　面色亮,脉弦,此属痰饮,饮伏下焦肾络。中年冷暖不和,烦劳伤气,着枕必气逆,饮泛喘促,脘闷咽阻,治之可效,而不除根。

越婢法。

杨五十二岁　气从左升,自肝而出,酸水涌上,食入呕出。胃中乏阳运行,木来克土。当此年岁,反胃妨食,乃大症也。

人参　茯苓　吴萸　干姜　胡芦巴　炒黑川椒

沈五十三岁　吞酸嘈杂,不化食味。

藿香　橘白　川连　金石斛　茯苓　黑栀皮

胡用直,四十六岁　望色瘦少膏泽,按脉弦促而芤。问纳谷不旺,病几数年。每春夏阳升气泄,偶加烦冗,或情感不适,血必溢出上窍。已交中年,非少壮阴火相同。夫心主血,脾统血,肝藏血,脏阴内虚,阳动乃溢,常服归脾汤,减芪、术、木香,加芍和肝脾之阳,久进有益。宜静摄不宜烦劳,乃王道养正,善药不计骤功者。

徐富郎中巷,四十三岁　向来纳谷不旺,自失血咳嗽以来,仅能静坐,若身动必加气喘。问仍在操持应接。脉来虚濡,此皆内损脏真。若见血投凉,因嗽理肺,即是谬药。

人参　茯苓　黄精　炙草　枸杞子　白芨　枣仁　桂圆肉

黄六十九岁　凡食腥油浊物,胃脘必痛。老人运行之阳已衰,浊味皆阴凝内痛,必以取气阳药。沉香、白蔻破泄真气,误用则刺其凶。

人参　小熟附子　生姜　白蜜　桂枝　茯苓

陈十八岁　暑伤，热入于阴，瘅疟。

生淡鳖甲　肥白知母　粉牡丹皮　川贝母　大原生地　地骨皮　麦门冬肉　生粉甘草

张廿五岁　血色浓厚，是肝肾阴虚。凡劳心情欲，必要禁忌。医药以寒凉滋清，久则胃伤减食变凶。

熟地　芡实　山药炒　湖莲肉　川石斛　茯苓

邵三十三岁　五液变痰涎，皆肾液之化。阴不承载，咳痹痛甚，乃劳怯之末传，能勉强纳谷，可望久延。

阿胶　鸡子黄　黑豆皮　川石斛　戎盐

叶十七岁　冲气自下而起，丹溪谓上升从肝而出。木侮胃，食少呛逆，不得著枕卧眠。夏热时，风迎胸痛，艾灸稍安。久恙阳微，须用甘温。前法皆以疏通不效，木虚无疑。《金匮》：见肝之病，必先理脾胃，防患于克制尔。

人参建中汤。

诸新开河桥，十六岁　形瘦色黄，交阴身热。冲年夏热，真阴不生，秋燥加嗽，最有损怯之累。

竹叶地黄汤。

李三十六岁　浊秽中结，渴饮则呕。

苏合香丸。

程四十七岁　肌色淡白，脉右弦左缓弱，大便久溏，嗳噫唠声不已。日前谓吐蛔起见，以酸苦和胃理肝，病人述用药不饥脘闷，乃中宫阳微，味多酸浊，酸苦属阴，不中病矣。议运行中焦之阳气，辛可以胜酸。

人参　茯苓　益智仁　生姜　胡芦巴　厚朴

李茜泾，廿一岁　务农劳力，周身脉络皆动。暑天负重，两次失血。况已先有泻血，血聚在络，络系脏腑外郛。盖静养血宁，必一年可以坚固。

熟地　归身　杞子　沙苑　茯苓　山药　杜仲　巴戟　川斛

徐十八岁　有梦乃遗，是心动神弛精散，用交心肾法。

水煮熟地　萸肉　远志肉　生龙骨　茯神　石菖蒲　芡实　湘莲子肉

顾廿三岁　三日疟是入阴经而发，延及数月乃罢。其疟热在里，劫损肝血肾精。长夏一阴不复，遂加寒热汗出。此病伤成痨，淹淹肉消形软。必绝欲，生出精血，有充复之理，草木无情无用。

人参　河车胶　茯神　萸肉　五味　芡实　山药　建莲

曹廿一岁　声出于肺，全赖元海之气旺，俾阳中之阴承载于上，而声音自扬。据吃柿饼遂呕，考其性甘寒而清肺热，久嗽气散，不受参、芪甘温，亦有见效者。若五旬男子，下元日亏，金水同出一源，形色黄萎少泽，全是下虚上实，所幸纳谷，不致骤凶。经年累月，焉有速功？

阿胶　天冬　黑豆皮　鸡子黄　大生地

二十剂后服六味加五味、川斛。

汪五十岁　脏真系于目珠，不独肝窍。中年五液不充，阳夹内风，侵及清窍，光明为阳蒙蔽。非六气致伤，法当酸收甘缓补法，但六味汤究属是三阴三阳平剂，不切。

炒焦枸杞　菊花炭　萸肉　五味　人参　炙草

孙北濠，廿六岁　气郁滞则血不行，当理血中之气。

南楂　生香附

另煎四物汤收入，烘炒磨末，益母膏丸。

徐廿四岁　初诊谓下焦跗肿浮肿，以收摄肝肾，病者用过颇安，但胸脘不舒展，改进开泄血中之气，服之又不安，且面少华色，痞闷又如饥。当以虚论，未有骤功。

人参　桂心　茯苓　炒当归　煨姜　炙甘草

吴三十四岁　操家烦冗，兼有嗔怒，肝脾不和，䐜胀由胁至脘，木犯中土，必妨食不饥。理气舒郁，和其中宫。

南楂　生香附　神曲　茯苓　钩藤　橘红

赵三十三岁　脘痛映脊，甚则四肢逆冷，问当年产后瘕泄，今带漏，脊椎痠垂。《内经》云：阴维脉病苦心痛。医不知维脉阴阳异治，谓痛以破气降气，何见识浅陋乃尔！

鹿茸　角霜　当归　小茴　枸杞　白蒺藜　茯苓　苁蓉

沈三十二岁　壮年望色夺肉瘦，脉左细右空，此男子精损，真气不主收纳。自述少腹筑筑动气而痛。病形脉症，已在下焦，治肺嗽大谬，杂治日延劳怯。

薛氏八味丸三钱

金六十五岁　热伤气分，水谷不化之湿，留着胃络。已入秋凉，衰年气弱，夏令伏邪未去，议东垣清暑益气，减去滞药。

人参　茯苓　神曲　升麻　葛根　泽泻　广皮　木瓜　川连

赵廿三岁　当年厥症，用填精固摄乃愈，知少壮情念内萌，阴火突起，乱其神明。今夏热食减厥发，继而淋浊，热入伤阴，苟不绝欲，未必见效。

人参　茯苓　扁豆　炙草　炒麦冬　川石斛

刘三十七岁　操持用心，心阳扰动，暗耗脂液，上则悸怔气怯，下则肠枯便难，视色苍肉瘦。温补不受，先仿徐之才滑可去涩。

柏子仁　松子仁　郁李仁　冬葵子　杜苏子　麻仁

诸十六岁　夜热不止，舌绛形干。前议伏暑伤阴，用竹叶地黄汤不应，是先天禀薄，夏至一阴不生，阴虚生热，成痨之象。

三才加丹皮、骨皮。

赵五十七岁　头晕心嘈廿年，向老年岁，血耗阳化内热，近来减食。不必偏寒偏热，以甘柔缓热熄风，无燥热戕胃之累。

桂圆　枸杞　天冬　生地　茯神　柏子仁

陶廿九岁　暑着必阻游行之气，但热无寒，疮痍不尽其邪，骨节痛，肢末肿。从仲景湿温例，用苍术白虎汤。

杨廿六岁　脉虚数，久嗽呛血，劳则寒热。

虎潜丸四钱

顾廿二岁　少壮冬不藏精，仲春内热召风，谓风温咳嗽。内伤略兼外邪，治邪必兼养正。昔人有温邪忌汗下者，谓阴阳二气不可再伤也。一逆再逆，病日深矣。视面色黄白少泽，按脉形致虚，下垂入尺。问咳频气不舒展，必有呕恶之状，显然肾虚少纳。肝阳阴火冲起，犯胃为呕，熏肺喉痒。其不致骤凶，赖水谷未减安受。考血必聚络，气攻热灼，络血上涌，精血有形损伤，草木无情，不能生续，血脱益气，乃急固其暴。治法以潜心宁静，必情念不萌，绝欲肾安，斯精血生聚。若频发不已，虽安养不能却病。

人参　熟地　川斛　五味　女贞子　茯神　漂淡天冬　紫衣胡桃肉

陈十六岁　秋燥咳嗽。

桑叶　川贝母　南沙参　南花粉　玉竹

肖廿一岁　伏暑上郁。

连翘　飞滑石　大竹叶　白杏仁　象贝

张葑门，六十九岁　老年下虚痰多，入夜冲气起坐。新凉内侵，肾水泛，气不收纳，常服肾气丸。

桂苓甘味汤。

范廿四岁　劳嗽三年，形羸便溏。大凡久损，必调脾肾为根本。当夏热发泄之后，须培脾胃，得加谷安适，仅图延久。

戊己汤。

许五十三岁　脉大而空豁。中年操持，形体劳瘁。此失血食无味，乃气弱所致。见血投凉必凶。

小异功散。

吴廿三岁　夏病入秋嗽血，外寒内热，乃虚症。阴阳交伤，色萎黄。脉大濡，可与人参建中汤。

李三十岁　农人，入夏必烦倦。饮酒者脾胃必弱。建中益气法。

熟于术　益智仁　茯苓　木瓜　广皮　生白扁豆

李十八岁　三疟伤阴,阴伤内热,已经失血咳嗽。少年劳损,宜安逸静养,但药无益。

鳖甲　阿胶　白芍　丹皮　茯神　北沙参　生地　天冬

王五十一岁　血枯,脘痹便艰,虑格拒妨食。

麻仁　桃仁　郁李仁　苏子　柏子仁　归梢

马五十岁　形壮,脉小数。口祸,左肢麻木。男子虚风,内虚肝脏。养血可以熄风,非外邪驱风攻痰。

枸杞　白蒺藜　玉竹　北沙参　当归身　经霜桑叶

高廿九岁　向来阴虚热胜之质,夏至阴生,未能保摄安养,暑伏热气内迫,尤令伤阴。秋半气燥,热亦化燥,心中漾动失血,阳不下潜所致。

生地　麦冬　清阿胶　桑叶　知母　生石膏　生甘草

顾混堂巷,廿八岁　壮盛,色白肉瘦,脉细小如数,下垂。察色凭脉,是属肾虚,五液不运,精微内蒸粘涎浊沫。凡有思虑烦劳,肝阳夹热气上升,痰沫随气乘胃而出上窍,其聚处在乎肾络。八味丸即古肾气丸,理阴阳以收肾气,使水沫不致上泛,不为差谬。少壮必先伤于阴,拙见议减桂辛甘伐肝,加五味三倍,少用沉香入少阴之络。考经旨,肾阴中有真阳温煦,生生自旺。若肝脏日刚,木火内寄,情志怫逆,必相火勃起,谓凉则肝宁,昔贤谓肝宜凉,肾宜温也。

丁廿二岁　劳怯在前,痛利后加。外如寒,内必热,阴伤及阳矣。病深且多,医药焉能瞻前顾后,姑以痛坠少缓,冀其胃苏,非治病也。

理阴煎去炮姜,加白芍。

薛廿五岁　少年心阳下注,肾阴暗伤,尿血血淋,非膀胱协邪热也。夫阴伤忌辛,肾虚恶燥。医投东垣辛甘化燥变热,于病悖极。生脉中有五味,亦未读食酸令人癃闭之律,溺出茎痛,阴液枯寂。

茯神　柏子仁　黑芝麻　穞豆衣　天冬　川石斛

马齐门，十五岁　纯阳之体，脉来濡，腹大按之不坚，脉象非阳。述食时不适意，郁伤在脾，法当辛温通补。

人参　厚朴　煨姜　益智　茯苓　煨木香

吴三十九岁　夏季用苦润，通小肠火腑。病人说大便仍不爽，肛门下坠，里急后重，始而脐旁，渐及胃脘，按之而痛，食入胀加，遇嗔怒病甚，姑以解郁和中之药。

生香附　乌药　苏梗　茯苓　新会皮　生益智

吴四十二岁　面色枯黄，枯若老颓，脉形全乏生阳，咽物必痰涎浊沫上涌阻痹。述秽毒疳蚀，毒收即发此病。治反胃噎格，决不效验。

汤四十五岁　阳升巅顶，上虚下细。心有狐疑动多。阳不下潜，入夜心事交集，寤不成寐。潜阳益阴主治。

淮小麦　炙草　知母　生地　茯苓　丹参

王六十五岁　老人下元久亏，二便不和，皆是肾病。肛坠下血，下乏关闸之固，医谓脾虚下陷大谬，知肾恶燥烈。

人参　炙草　五味　萸肉　女贞　旱莲草

唐四十七岁　肾虚不纳，久嗽。

附子七味丸三钱

刘五十岁　春夏地气上升，人身中阳气发泄，不论男女，中年后下元先馁。人应天地气交，此喘嗽气冲，入夜欲坐难眠，皆肾衰不足摄纳真气。脉小弱，非外客邪，治其本病。

肾气去桂、牛膝，加沉香、五味。

陶木渎，十三岁　夏季泄泻，秋半腹膨仍痛。问饮瓜汁水寒，脾胃阳伤，气呆乃胀。疏通带补，必佐温以复阳。

人参　茯苓　公丁香　甘松　厚朴　广皮　木瓜　南楂肉

吴三十二岁　述暑伏减食，即热伤气之征。中秋节令，知饥未得加餐。大凡损怯之精血枯寂，必资安谷生精，勿徒味厚药滋滞。

小建中汤。

潘二十岁　据述失血三年，不分四季而发，已逾数次。问未曾完姻及当家操持之累，必系先天禀薄，难耐动劳，用都气加秋石。

鲍廿四岁　述厥冒来必迅疾，醒来亦速，既醒精神少灵慧，逾时卧息乃清。凡六气之速，莫如火风，此内起脏真之阳，肝胆最速，乃下焦肾水暗亏，水不生木。议填补酸收壮阴法。

真金箔　白廉珠　石菖蒲　熟地　远志肉　五味子　萸肉　茯苓　龟板

周廿三岁　形羸瘦，色枯瘁，身略动必喘息气急。此皆下焦精血已枯，肾气不收，散漫沸腾。凡肝由左升，肺由右降，肾精交夺，升多降少。右背胸胁高突，不得着卧，当此地位，乏前哲成法，可以却病。早上饮人乳，接服附子七味丸。

金三十六岁　脐间冲气上逆，自觉坌攻及脘中，痛胀兼作。若响动下行，痛胀始缓，嗳多呕沫，大便艰涩。十年宿病，图效颇难。

桃仁　延胡　郁李仁　川楝　火麻仁　冬葵子

张五十岁　神不灵爽，乏欢悦之念。宿痫由情志不适而致，内因之恙，向老食少，理窍开结，治痰必佐参、苓养正。

人参　炒黑远志肉　茯苓块　石菖蒲　新会红　熟半夏　竹沥　姜汁

高六十六岁　问不头痛身热，已非外邪，何用发散？述熬夜后口㖞舌强，肢麻。老年人因劳气泄，用如东垣所议。

生黄芪　炙甘草　当归　桂枝　生姜　南枣

秦四十七岁　血虚肝风头晕。

天冬　生地　杞子　桂圆　菊花　石膏

方五泾庙前，廿六岁　温通血分之浊不效，痛泄不已，两足筋纵。议三建驱阴邪以通脉。

秦五十一岁　脉沉微，少腹冲气，两胁胀痛呕逆。

真武汤。

林三十五岁　此夏受湿邪成疟，气分受病，脾胃未醒，过秋分天降露霜，此气肃清。

生白术　宣木瓜　茯苓　益智仁　新会陈皮

杨东许巷，廿岁　农人劳力，左胁有形，自能升动，未必瘀血。当理血中之气，须戒用力，不致变凶。

左牡蛎　茯苓　海石　桂枝　熟半夏　枳实皮

张四十五岁　中年肉瘦色黄，言语动作呛嗽，几番大血，自知劳瘁。凡劳烦身心，必心脾营伤，医每嗽血，辄投地、冬滋阴凉药。中年操持之劳，与少年纵欲阴伤迥异。盖心主血，脾统血，操持思虑，乃情志之动，非寒凉可胜，当用严氏归脾汤，去木香、黄芪。

杭六十岁　疝病属肝，子和每用辛香泄气。老人睾大偏木，夜溺有淋，非辛香治疝，向老下元已亏，固真理阳，犹恐不及。

炒黑川椒　鹿茸　当归身　韭子炒　舶上茴香　补骨脂

羊内肾丸。

谢六十一岁　《内经》论诸痛在络，络护脏腑外郛。逆气攻入络脉为痛，久则络血瘀气凝滞，现出块垒为瘕。所吐黑汁，即瘀浊水液相混。初因嗔怒动肝，肝传胃土，以致呕吐。老人脂液日枯，血枯则便艰，辛香温燥愈进必凶，渐成反胃格症矣。肝性刚，凡辛香取气皆刚燥。议辛润柔剂，无滞腻浊味，以之治格，不失按经仿古。

炒熟桃仁　青葱管　炒黑芝麻　当归须　桑叶　冬葵子

张黄埭，廿六岁　夏季寒热，入秋乃止，色黄脉弱，知饥不思纳食，举动痿软无力。明是久病伤损，已交白露不醒。议用养营法，去芪术、五味、地黄，加南枣肉。

沈五十三岁　操家君相多动，酒热先入肝胆，血溢在左鼻窍，左升热气，从肝胆而出。戒酒及怒气，肝血宁必止。医用犀角地黄，乃阳明经降血之药，是不识经脏，无足道也。

炒丹皮　黑山栀　降香末　真青黛　小穞豆皮　炒柿饼炭　侧柏叶

张十六岁　先天禀薄，真水不旺，元气不充，少壮诸事懒倦，竟夜阴中龙雷内烁，早间齿龈血痕。风伤内攻，巅晕流泪，是根本之恙，胃口亦弱，不宜太清内热。

熟地　黑壳建莲　茯神　芡实　山药　炙草　川斛　木瓜

顾三十岁　体质是阴虚，夏季时热，必伤胃口，不易饥，进食恶心，皆胃口不和，不宜荤浊。

炒扁豆　茯苓　广藿香　生谷芽　广皮　金石斛

张三十六岁　据说三年前，病后左胁起有形坚凝，无痛胀，但未交冬，下焦已冷。议温通阳，望其开结。

生左牡蛎　姜汁炒天南星　真甜交桂　竹节白附子　当归身　小川芎

姜汁泛丸。

王四十二岁　舌白不饥不渴，气急痰多，食入恶心欲胀，腹鸣，大便不爽，此寒热恶心，为阳伤气痹。

茯苓　半夏　桂枝　生姜　鲜薤白　炙草

萧五十三岁　面色萎黄少采，脉来小濡微涩，此皆壮盛积劳，向衰阳弱，病至食下咽，气迎阻挡，明明反胃格拒。安静快活，可延年岁。

大半夏汤。

潘廿八岁　咳嗽在先，肺病。近日凉风外受，气闭声音不出。视舌边绛赤有黄苔，寒已变为热。

越婢法加米仁、茯苓。

钱二十岁　左搏倍右，阴火沸腾，由欲念萌动不遂而来，胃旺可清阴火。

生地　天冬　玄参　知母　生甘草　麦冬　川贝母

朱带城桥，廿三岁　阳虚胃痛，用辛温见效。街衢往来，秽气内入伤阳，痛再作，先驱秽浊。

苏合香丸。

姚廿三岁　精血损伤骨痿，庸医都以辛苦药酒，病不能去，反伤胃口。无治病捷径,理胃为先。

仓廪汤。

徐三十九岁　劳形阳伤失血。

小建中汤去姜。

王四十五岁　暑风能蒸热,不能解热,即是热伤气分。粗工以血药之滋,未读暑病诸集。

绿豆皮　灯草心　鲜骨皮　竹叶心　经霜桑叶

王五十八岁　气恼而起,肝木犯胃,胃气逆翻呕食,其涎沫即津液蒸变。仿仲景,胃虚则客气上逆。

旋覆代赭汤。

刘四十岁　疝瘕由客邪凝结经脉,用毒药锋锐,走而不守,气血通行乃解。

王　酒力湿热下注,蒸血为脓,疡溃半年,气血皆损,麻木不仁为虚,当以两补气血,勿以温燥。

天真丸。

陈　诊右关前弦动,述右胁胛下似胀不舒。思少阳阳木必犯阴土,木郁土中,温开不应,议解郁安中。

人参　茯苓　柴胡　白芍　神曲　生姜

李部前,三十六岁　自说本来无病,饮药酒反病。乱治遍尝寒凉温热,致胃口大伤。近加丧子,目眢胞垂,无治病方法。

疏肝散。

孙廿六岁　劳损未复,少年形瘦减食。

归芪建中汤。

顾盘门　问饥时垢血通爽,饱时便出不爽,此太阳失运矣。首方理湿热,继用固肠滑,皆不效,议辛甘运阳。

理中汤去参加桂圆肉。

谭仙人塘,四十八岁　凡劳必身心皆动,动必生热。热灼络血上溢,肉瘦脉数。中年生阴日浅,可与甘寒润剂。

生地　麦冬　扁豆　北沙参　甘蔗汁　白玉竹

王六十三岁　色苍瘦，目黄，脉弦。向来气冲脘痛，今痛缓，气冲至咽，是左升肝气太甚，右降肺气不及，大旨操持运机致病。

枇杷叶　黑山栀　川贝　苏子　降香末　新会红　炒桃仁

赵五十岁　下焦冰冷，睾丸偏大。

川乌头　舶上茴香　川椒　胡芦巴　川楝子肉　吴茱萸　熟川附子

黑豆汁泛丸。

陈　心虚忡悸，君相多升。

生地　天冬　茯神　柏子仁　枣仁　炙甘草

沈新市，三十四岁　产后不复元，血去阴伤骨热。大凡实火可用清凉，虚热宜以温补，药取味甘气温。温养气血，令其复元，但产伤之损，蓐劳病根，全在肝肾，延及奇经八脉，非缕杂治所宜。

人参　鲜河车　枸杞　紫石英　茯神　紫衣胡桃　归身　淡肉苁蓉

周嘉兴，四十一岁　少腹痛坚，攻及当脐，每午后必痛，气胀贯串腰尻环跳肉腠之间，肌肤亦渐浮肿。再问经事愆期，仅仅些微黄水，是阴寒已入血络，病必起于产褥经后，连累奇经八脉。身伛不直，俛不得仰，肝肾入奇脉之见症。

炒枯肾气汤。

戈木渎，廿四岁　经水不来，是络脉无血。古云：气旺血自生，大忌通经。

人参　茯苓　麋茸　归身　桂心

羊肉胶丸。

张万年桥，二十八岁　半产重于大产。左胁有形，是气乘肝络，攻之则变中满。从前胎坠寒热呕逆，震动之伤。当培养气血，不可怠忽，不致劳怯。

归身　鳖血制柴胡　广皮　南枣肉　白芍　茯苓　蒸于术

炙甘草

封泰兴，三十七岁 十年前夜饱凝滞，食闭气物，遂胃脘痛呕吐。病中腹大如怀妊，得气下泄而胀消，经准不育，来必腹痛。久病焉有速效，祛寒凝开气为主。

吴萸 秦椒 川楝子 高良姜 延胡 蓬术 香附 山楂

姜汁泛丸。

陆虎丘，廿一岁 肾肝内损劳怯，必致奇经失职，俗医混称阴虚，仅以六味，曰补阴和阳，益脏泄腑，比时仲阳非为阴损而设。

河车 坎气 紫衣胡桃霜 人参 茯苓 五味子 人乳粉 秋石

沈齐门，三十岁 上春产蓐无乳，已见乏血虚象，延及年半，经水不来，少腹瘕气有形。病人自述背脊常冷，心腹中热。视面黄色夺，问食少不美。夫督脉为阳脉之海，由腰而起，齐颈而还，下元无力，其脉自背至颈，阳虚生寒。任脉为阴海，冲乏贮血，气入脉络为瘕。考《内经图翼》，病机宛然在目。此产损蓐劳，非是小恙。无如医不读书，见寒热经闭而妄治，淹缠成损而已。

人参 小茴拌炒当归 枸杞 鹿角霜 桂枝 沙苑 白薇

庚太平，四十九岁 左胁有形，渐次腹大。每投攻下泄夺，大便得泻，胀必少减，继而仍然不通。频频攻下，希图暂缓，病中胀浮下焦。加针刺决水，水出肿消，病仍不去。病患六载，三年前已经断。想此病之初，由肝气不和，气聚成瘕，频加攻泻，脾胃反伤。古云：脐突伤脾。今之所苦，二便欲出，痛如刀针刺割。盖气胀久下，再夺其血，血液枯，气愈结，宣通宜以利窍润剂。

琥珀一钱 大黑豆皮五钱 麝香一分 杜牛膝一两

二便通后接服：

茺蔚子 郁李仁 杜牛膝 当归 冬葵子

邱钟由吉巷，四十七岁 病人述自腰以下颓然痿躄，肌肉麻木枯寂，二便皆不爽，上下气不接续，显然崩漏亡血，阳不下交于阴，中年日就衰夺,惟辛补润燥,冀络气顺利,乃久病之缓调。

松子仁　柏子仁　郁李仁　冬葵子　枸杞子　肉苁蓉　桑寄生　黑芝麻

施刘真巷　经漏,脐下如卵形,已见血损气结。冲脉为病,女子瘕聚带下,少腹形象是也。血伤忌投气燥,温热血药,不取沉滞,血中宣气为主。

南楂肉　茺蔚子　新绛　青葱管　生香附

徐太仓,十八岁　每交五六月,喉间宿病,蛾发既愈,仍有鼻塞火升,上热下冷。经水或前或后,形瘦,脉小数。是阴弱不旺,肝阳左升太速,右降不及,夏季阴伏于里,阳泄上浮,致病发因由。

阿胶　石决明　丹皮　生地　天冬　黑豆皮　银花　白芍　丹参

陈白莲桥,十四岁　室女无温热药之例。视色夺脉弱,下焦未寒先冷。经事淋漓,是冲任虚冷,二气不交。冬宜藏阳,用温摄升阳。

麋茸　鹿角霜　紫石英　人参　归身　枸杞　沙苑　小茴　蛇床子

沈槐树巷,廿二岁　自交秋初,皆令阴阳巅胀失血。三月怀妊,法当养阴固胎。

人参　黑壳建莲　子芩　阿胶　生白芍　桑寄生

马常熟,三十二岁　寡居无欢悦之意,肝胆中郁悖气火直上直下,莫能制伏,先其所泄之用,小溲成淋,谓肝脉环绕阴窍。用龙胆泻肝汤。

唐常熟,廿七岁　疟母瘕聚有形,治必宣通气血。所述病状,已是产虚,八脉受损,不敢攻瘕。

当归生姜羊肉汤。

朱吴江,十六岁　天癸从未至,肉瘦色悴,呛嗽着枕更甚,暮夜内外皆热,天明汗出热减,痰中或稠或稀,咽中总不爽利。此先天所禀最薄,既长真阴不旺,阴虚生内热。怡悦勿攻针黹,必要经来,可得热除，即世俗所谓干血劳怯。

复脉汤去麻仁。

王无锡　冲脉为病，男子成疝，女子带下瘕聚。经水仍来，是气攻入络脉，为有形矣。况产后又十六年不育，冲任病显然。

小茴香　川楝子　橘核　桂枝　茯苓　南楂肉　生香附　蓬术

邵枫桥，廿八岁　每怀妊百日内即产，已历十余次矣。今春溲溺如淋，入夏若崩若溺半月。半月后经水又来，上午少瘥，临晚夜深，频频至圊，溲溺滴沥痠痛。夫胎濒二三月，足厥阴肝病，且胎形渐重，任脉不固下坠，血伤液枯，阴气不收。此溺淋是肝肾阴虚，庸医清火分利，更夺真阴。半年缠绵，致难以速功。养阴方中，忌投酸味，令人癃闭。

细生地　黑豆皮　生鸡子黄　清阿胶　人中黄　川石斛

李用直，三十三岁　凡女科有胎气，以立基为要。恶阻呕吐酸味，是热化，安胃调气。

人参　竹茹　茯苓　半夏　金斛　生姜

钮吉安州，三十五岁　女科肝病最多，产后必病及八脉。即如少腹聚瘕，瘕气攻心下必呕吐。逆上则咽喉闭塞，经水年半不来，越日必有寒热。凡下焦血病为多，瘕属气结，癥为血痹，病在冲脉、阴维、阳维脉中，混杂医药，焉得入奇经？

地鳖虫一两　延胡一两　山楂一两　桃仁五钱　蓬术五钱　金铃子五钱　麝香三钱

共为末，用青鳖甲五六两，去衣捣碎。用无灰酒煮汁一杯，和前药末为丸。每服二钱，益母草汤送下。

钮荡口，廿四岁　六年前产儿，自乳年余，乳汁涸。病起延绵至今，食少如饥，仍不加餐。经水不调，色黑微痛。盖病根全在乳尽亡血，形瘦，火升失血，劳怯阴伤。

人参　阿胶　白芍　细生地　炙甘草　桂枝

庚四十九岁　瘕结阴络，络病善胀，自古及今，无硝黄攻伤其阴之理。腹胀忌咸，谓水寒逆犯脾阳。此胀误在频频攻荡，阴亡液损，二便不通。《内经》谓：食酸令人癃闭。医药言食酸忌咸，乃目不知书。

桑叶　柏子仁　松子仁　黑芝麻

青果汁丸。

吴枫桥，廿五岁　药气味杂乱恶劣，胃口久受其苦伤，致食即呕吐，非反胃也。穷其起病根由，原系心境愁肠，气热内蕴，血液日干。若此年岁，久不孕育。多以见病治病未着，未适调经理偏之旨。今入冬小雪，从液亏不主恋阳，预诊春木萌动，转焉发病之机。

阿胶　人参　生地　杜仲　茯神　天冬　杞子　桂圆肉　桑寄生　大麻仁

另用乌骨鸡一具，去毛血头翅足肚杂，漂洁。用淡水加无灰酒一碗，米醋一杯许，煮烂沥去肉骨，取汁捣丸。

朱八圻，十六岁　女子十四而天癸至，以禀质为阴。二七少阳生动，阴体以阳为用也。父母有病而生，属乎先天。即良医妙药，弗能疗疾，如苗禾秀而不实，树果将成自坠耳。庸人不识其故，徒以清热治嗽，坐困胃口而致凶者屡屡。

生白藕　桑寄生　清阿胶　天冬　云茯神　甘州枸杞子　桂圆肉　大元生地

曹长善浜，廿二岁　产后寒入胞门，经水逾期不爽，少腹瘕形渐大，面色清晄肉瘦。自上秋产蓐瘕起，今夏诊二次，议以瘕属气结，用《大全方》葱白丸暨乌骨鸡煎丸温通冲、任脉，令气血自和。两方不效，是下元虚冷，再攻必变胀矣。

人参　云茯苓　交桂心　生蕲艾　当归身　鹿角玄霜　小茴香　生香附

袁四十五岁　平日郁气化火，久则深藏入阴。三时温暑湿热，异气有触，伏热内应而动。是气滞为胀，湿郁为泻，热移于下，湿腐侵肌。凡湿与热皆气分病，既久蔓延，延及血分。自深秋经逾旬日，越两月不来，而消渴形寒，足胫跗骨中热灼燥痒。大凡风热淫于内，必以甘寒，乃和梨汁、蔗浆之属，益胃阴制伏肝阳内风之动，正合《内经》和阳益阴，肝胃忌刚之旨。

日间服桑麻丸，用青果汁丸。夜服梨汁、蔗浆熬膏。

汪廿八岁　视色究脉，损在奇经诸脉，晨起瘕泄，交晡夜溺淋痛楚，任、督为阴阳二海，脂液枯竭，由阴损损及乎阳，引导令其渐交，非时下可以速功。

人参　鹿茸　舶茴香　龟板心　生菟丝子粉　归身

用生羊肾十二枚，去脂蒸烂捣丸。另煎漂淡鲍鱼汤，送三钱。

周　情志易生嗔怒，肝胆木火，上攻胃脘，心悸忽嘈，手抚动跃。夫动皆阳化，沉香、肉桂辛热，肝有催扦恶燥之累，非入理也。

柏子仁　归须　桃仁　大麻仁　南楂肉

周四十一岁　两三月经水不来，少腹痛胀下坠。寒疝属虚，当予《金匮》当归羊肉生姜汤。

张刘真巷，三十七岁　上年五个月已小产二次，再加冬季伏侍病人劳乏。产虚在阴，劳伤在阳。咳嗽吐粘浊沫，咳逆上气，必呕食。凡食入胃传肠，此咳是下虚不纳，气冲涌水上泛，奈何庸医都以消痰清肺寒凉，不明伤损阴中之阳，必致胃倒败坏。

桂苓甘味汤。

顾松江，三十三岁　形似壮而肌肉松软，脉小促，按之无力。问壮年未有生育，明明肾虚，真气不摄。血随气升而溢，龙火熏蒸为咳，先议用：

熟地　萸肉　山药　丹皮　茯苓　泽泻　牛膝　五味

范廿五岁　惊恐悲哀，伤于情怀，内因络病，当以血药宣润，不必苦辛气燥。

炒桃仁　黑芝麻　归须　柏子仁　苏子　冬桑叶

周东汇，廿一岁　此情怀多嗔，郁热自内生，经来愆期，心嘈辣，腹中痛，干咳忽呛，皆肝胃气热上冲，久则失血经阻，最宜预虑。

小黑稆豆皮　细生地　清阿胶　生白芍　云茯神　漂淡天门冬

巴西沿塘，三十四岁　十年前产育，即经候不和，带下，腰椎痠垂，少腹刺痛。损伤奇脉，已非一所。凡先伤于阴，例取温柔，佐以凉肝，合乎通补，谓经水必循日月耳。

丁廿五岁　蓐劳自春入秋，肌肉消，色萎黄，外加微寒，心腹最热。脏阴损不肯复，气攻络中，腹有瘕形，血空气聚，非有物积聚也。

人参　煨木香　茯苓　生菟丝子粉　炒小茴　炒当归

邱钟由吉巷，廿八岁　凡交三月胎殒，是足厥阴肝阴内怯，热入于阴。冲脉胎形渐长，任脉不司担任而坠，见症脊椎尻垂，腰痠痿弱，肾肝奇经，虚不摄固，议孙真人方。

桑寄生　清阿胶　生白芍　细生地　蕲艾炭　条黄芩　砂仁末　当归身

尤神仙庙前，四十三岁　漏经四十余日，色瘀腐成块。病中动怒，遂胸膈胀闷且痛，少腹胀满，瘀下稍宽。医治漏血，投地、芍、归、胶，下焦未沾其益，脘膈先受其滞，宗经议先理其上。

生香附汁　南楂　苏梗　生麦芽　桃仁　延胡

徐三十五岁　少壮从不育，冲、任脉中久虚。六七年少腹有形，日渐坚大，口食寒凉泄泻，是下焦阳衰，冷浊气聚成瘕。庸医希图宽胀，久服平肝破气，气愈损，坚胀愈加。

炒枯肾气汤。

袁同里　经年累月宿恙，全是郁悖内因。五志中之阳气有升无降，故得泄泻反爽，背椎必捶摩而胀减。盖脏阴之热鼓动，经腑中气皆逆行上巅。春间经漏，议进滋清补方，亦从权随时令也。暑伏已过，肃降未至，以顺天之气，应乎人身推求。

川黄连　广藿香　生麦芽　茯苓皮　蓬术汁　胡黄连　泽泻

南楂　丹皮

居胥门，六十岁　女人多产，奇经八脉诸络患病，五液走泄殆尽而枯。年已六十，反患淋漏带下，大便日见枯涩，少腹形膨䐜胀，血液难生，气散不收，日服炒枯肾气汤一剂。

徐白马头，十八岁　非但经水不来，食下脘中即痛，是肝胆气热逆乘，致胃气亦逆。问大便渐溏，木侮土位，且形瘦内热，凡理气多属辛燥，明理，欲治病先理体质之宜忌。

白芍　炙甘草　新会皮　生谷芽　炒焦丹皮　炒桃仁　茯苓　楂肉　生香附　蓬术

方长浜，三十岁　络脉少血，气聚形象，升降而动。起居如惊，跗踵乏力登高。久已未育，乃下焦肝肾虚损，累及八脉。

紫石英　巴戟肉　归身　鹿角胶　白石英　淡苁蓉　枸杞子　杜仲

羊肉肾丸。

叶　自五月间生产，将交白露，日泻五六次。每泻必先痛，形寒战栗，气冲入脘欲呕，脉来右濡，下坠入尺。以冷湿夹阴浊，致阻遏阳气流行。法当辛温，宣通阳痹。

炒黑川椒　煨广木香　天台乌药　川楝子　生益智仁　生香附

沈桐泾桥，四十五岁　经漏已三年，淋漓带下黄白。视色脉不受温暖，固下汤散力量难以直达冲任，古局方中有震灵丹，每早服六十粒，是固奇脉药，可使其缓。欲求全愈，非大剂人参不可。

包十八岁　经阻三月，咳嗽失血，交夜蒸蒸身热，脉来左搏而促，是阳气烦蒸，致逆诸络，血液不得汇集冲脉。秋深经水不来，必加寒热瘦削，称干血劳矣。

生鳖甲　全当归　生白芍　粉丹皮　原生地　茺蔚子　南楂肉　生麦芽

仰三十岁　产后自乳三年，肉消夜热，咳嗽蓐劳，皆产伤真阴，阴虚生热。络中无血，气入络，变化有形，为气聚之瘕。医攻瘕则谬，理嗽亦非。以下损之伤，在肝肾奇经之虚。肺药寒凉，望其止嗽，嗽必不效，胃伤经阻则凶。

炙甘草汤。

冯十四岁　室女经初至，必是畏热。因热受凉，致冲、任伤，遂经漏不已。血色凝紫，腹中仍痛，是从前经至失调所致。和血脉之中必佐阴中之阳，勿腻滞者。问痛得按姑缓，属虚。

当归身　炒小茴香　甘枸杞　真沙苑　人参　鹿角霜　交桂心　紫石英

陈廿九岁　产后二年，经水不转，呕涎沫，不饥，喜酸味。肝阴久虚，伤损在下焦，阳气逆乘，头巅晕痛，议用酸甘化阴和阳。

原生地　白芍　乌梅肉　大麻仁　炙甘草　炒焦枸杞　漂淡天门冬

蔡四十四岁　上年产后致损，所见皆由肝肾阴虚，忌与燥热。见崩漏虚热，骱肿寒热，不必缕缕。

清阿胶　云茯神　细生地　生白芍　粗桂枝木　炙甘草

方五泾庙前，二十六岁　死胎至旬日乃下，必有尸秽浊气留着冲、任脉中，至今黄白淋带，病人说腰已下冰冷，大便久溏，产后刚药难用，用朱南阳方法。

豭鼠粪汤。

俞申卫前，五十岁　任、督失担任督摄之司，脂液暗消不禁，八味丸可以常服，再议固奇脉方法以佐之。

鹿茸　补骨脂　人参　生菟丝　覆盆子　琐阳

顾廿二岁　产后形肉日瘦，经水逾期，此属内损。问经来无痛，与方书气滞经迟迥异，养肝调冲任可矣。

乌骨雄鸡　原生地　枸杞子　白芍　桂圆肉　当归身　紫丹参　柏子仁　云茯苓

朱徐家湖头，三十五岁　操家劳烦，过动内起之热，皆情怀中来。

热灼血伤，经水愆期，食少干呛，难用通经峻克。居家安闲，不致骤成劳损。

资生丸。

闵　既产已过十年不孕育。经将至，周身脉络牵掣，腹中不和，若用力劳瘁，即起寒热，乃经后劳乏，奇经益损。当安逸一年，络血宁，八脉自苏。愚人遍尝药汤，不知养病大旨。损不能复，劳怯莫救。

鹿角霜　枸杞子　小茴香　当归　沙苑蒺藜　南楂肉　茯苓　香附

邱钟由吉巷，四十七岁　十年前小产，血崩损伤未复，家政操持，形神俱不获安养。上年夏秋漏带，久矣淋漓，不但肝肾脂液先竭，奇经与诸络无血存蓄。气冲犯上，气攻聚络，为胃脘刺痛，胁肋高突。更推下焦寒冷，腰围如带拘缚，两足麻木，践地痿软，二便塞窒不爽，五液枯槁，至阳不交于阴，有关性命大症。病人说一年尝药，从未见效，更有医见痛用沉香者。凡血枯液涸，香燥大忌，姜桂燥烈，亦非亡血所宜，姑以血肉参入人参。若春和温煦，草木藉以资生。血有形难生，益气，无形以充有形耳。

人参　当归身小茴拌炒拣去　羊内肾　肉苁蓉　枸杞子　真沙苑　黑芝麻

钱廿四岁　上秋产蓐，自乳伤血。夏热泄气，一阴不复。入秋咳嗽，震动失血，饮食不少，经年不致凶。既已断乳，必在冬前经转可卜，春深不致反复。

茯神　炒白芍　钩藤　炒楂　炒麦芽　焦丹皮　新会皮

伍葑门，廿二岁　上年秋冬，经漏带淋。初用震灵丹，继进参茸升阳佐温摄而安。自夏五月咳嗽，已至秋分，咳甚必呕，腰脊如坠。问经闭已两月，显然下虚冲气。天明欲便，乃瘕泄之渐。

附都气丸三钱。

陆葑门，廿五岁　未嫁有喉痹，上热下寒，由情志郁悖之热上灼，有升不降者。情志无怡悦之念,遣嫁宜速,医药无用。

川贝　夏枯草　连翘心　钩藤　江西神曲　茯苓

张三十九岁　半产是下焦先虚,血少内风鼓动,眩晕,腰椎不和。胃弱恶心,勿以温燥。

茯神　阿胶　川斛　天冬　生地　女贞子　枸杞子　菊花炭

杜　少腹气冲,胃脘每痛,呕恶,吐粘涎。三年频发,少腹已结瘕形,月事迟。肝胃病始伤及冲脉,病是嗔忿而得。治法不越调经,俾气血流行,不致逆攻犯络。《内经》论痛,皆曰络病。医药不入络脉,乃无效矣。

南楂肉　小茴香　延胡索醋炒　蓬莪术　川椒　金铃子　生香附　云茯苓　青葱管

赵杨安浜,十九岁　惊恐起病,遇怒而发。肝厥乃阳气暴升,痰随气火上举,神识乃迷。近加小产后,必须养肝阴佐入凉肝。

原生地　茯神　清阿胶　天冬　柏子仁　白芍　人中白　紫丹参

王　脉虚数,倏寒热,口渴思饮,营卫失和,阳明津损。初因必夹温邪,不受姜、桂辛温。有年衰体,宜保胃口,攻伐非养老汤液也。

沙参　花粉　玉竹　甘草　桑叶　甜杏仁　元米

陈　脘中宿病,痛发呕吐黑水,五六日方止,诊脉左大而弦。肝木犯胃,浊气厥逆。大便数日不通。久病必在血络,久郁必从热化。用苦辛泄降,少佐通瘀。

川连　金铃子　山栀　元胡　半夏　橘红　桃仁

陆　春阳萌动,气火暗袭经络,痛在板胸左右胁肋,皆血络空旷,气攻如痞胀之形,其实无物。热起左小指无名指间,手厥阴脉直到劳宫矣。养血难进滋腻,破气热燥非宜,议以辛甘润剂濡之。

柏子仁　桃仁　桂圆　茯神　山栀　橘红

顾　左耳窍汩汩有声,左胁冲脉冲起欲胀,肝脏血络大虚,气偏乘络，络空为胀。当年痛发，用归脾最安，但芪、术呆守中上，似与气升膜胀相左。有年奇脉已空，以宣通补液，使奇脉流行，虚胀可缓。

杞子　归身　柏子仁　桃仁　桂圆　鹿角霜　小茴香　香附　茯苓

吴　肝血久空，阳明胃脉亦虚，肌肉肤胀，气聚热流著，自觉热炽，不可作实热治。通经脉之壅，仍佐和血熄风，使内风稍宁，望其稍逸。

杞子　白蒺藜　虎骨　牛膝　天冬　生地　归身　柏子仁

周　情怀动则生热，是五志气火上灼心营肺卫，齿痛鼻渊，咽中似窄，只宜甘药濡养，莫见热而投寒。

人参　麦冬　川贝　柏子仁　茯神　甘草

朱　大队阴药佐以人参，诚为阴分益气之法。服之热疖累累而起，恶露缓缓而下。扶正却邪，并行不悖。今谷食已安，谅无反复，然难成易亏之阴，须安养可望图成。倘加情志感触，轻则奇经淋带，重则髓枯内损。

苏　老年阳气日微，浊阴自下上干，由少腹痛胀及于胃脘，渐妨饮食，痞散成鼓矣。法当适阳以驱浊阴，倘昧此旨，徒以豆蔻、沉香破泄，耗其真气，斯胀满立至。

熟附子　生干姜。

水煎，滤茶盏内七分，调入生猪胆汁一枚，以极苦为度。

王　胃弱不食，脾虚便溏，由脏气单薄，腑阳遂失流行。结痂之际，当进清凉宣解，乃论其常也。凡重痘得自愈者，正气收纳，邪热外泄，一定之理。今乃体虚邪未尽解之症，犹非纯补纯攻。

人参　焦术　茯苓　白芍　川连　楂肉　广皮　泽泻　米仁

陈四十八岁　遇烦劳，必脘中气窒噎痛。望五年岁，不宜有此。

桂枝栝蒌薤白汤。

吕北濠，廿八岁　暑邪先受，饮瓜汁水寒，胃口再为冷湿凝着。

此症是脾胃病,舌白背寒,从里症治。

杏仁　荜拨　广皮　厚朴　草果　白蔻仁　桔梗　枳壳

跋

叶氏《临证指南》一书,风行海内,操轩岐术者恒家置一编。说者谓中多赝鼎,命意立方间有可议,实非当时之定本也。曩从贝师游,有叶先生手写方数页,治法入神妙,字迹亦苍劲及古。闻先生家别有存本相承,洎六世,不以示人,乃真洄溪所评定者。咸丰初,粤逆扰吴下,其家中落,货大书簏于市,故纸充塞,检之则是书在焉。振家以厚币易归,如获波斯鸿宝,只身窜海上,抱书以行,人或讥诮之,不顾也。今忽忽垂三十年,振家亦老矣,脱终失坠,岂非先生之罪人欤?先生元孙讷人,曾刻《医案存真》,而此书未尽刊入,藏为家秘,爰属及门诸子详加校订,以公斯世。先生之真传不泯,亦振家之幸。振家尝叩先生之书而讨论之,偶有所得,附赘于上,聊以醒读者之目。先生达于医,著述不多见,晚年求医者,户限欲穿,鲜著书暇,其《温热论》数则,赴证洞庭山,与门人成于舟中者,余无所得。

光绪十四年戊子仲冬,吴县后学张振家跋

全集六

眉寿堂方案选存

眉寿堂方案选存　卷上

春　温

温邪有升无降,经肺气机交逆,营卫失其常度为寒热。胃津日耗,渴饮不饥。阳气独行,则头痛面赤。是皆冬春骤暖,天地失藏,人身应之,患此者最多。考古人温病忌表散,误投即谓邪热逆传心包,最怕神昏谵语。治法以辛甘凉泄肺胃,盖伤寒入足经,温邪入手经也。土润则肺降,不致膹郁,胃热下移,知饥渴解矣。

嫩青竹叶　白糖炒石膏　杏仁　甘蔗汁　经霜桑叶　麦门冬　生甘草

劳倦嗔怒,是七情内伤,而温邪感触,气从口鼻直走膜原中道。盖伤寒阳证,邪是太阳次第传及,至于春温夏热,鼻受气则肺受病。口入之气,竟由脘中,所以原有手经见症,不比伤寒足六经病也。其原不同,治法亦异。仲景论温邪不可发汗,汗则劫津伤阳,身必灼热,一逆尚引日,再逆促命期。又云:鼻息鼾,语言难出,剧则惊痫瘛疭。无非重劫阴阳而然。今病发热,原不似太阳客邪见证,所投羌防辛温表汗之误,即为逆矣。上窍不纳,下窍不出,亦属常事,必以攻下稀水泄热,殊不知强汗劫津而阳伤,妄下劫液而伤阴矣。顷诊脉两手如搐而战,舌干燥而无津,齿前板干,目欲瞑,口欲开。周身灯照,而淡晦斑红,隐隐跃跃。几日来时有呃逆,因胃乏谷气而中空,肝阳冲突,上冒肆虐耳。为今反正,先与糜粥,使胃中得濡,厥阳不致上冒,而神昏之累可已。进药之理,甘温可以生津除热,即斑疹亦不足虑也。观仲景论中,邪少虚多,阴液阳津并涸者,复脉汤主之。谨仿此意。

人参　生地　炙甘草　麦冬　阿胶　白芍

冬月热伏于里,春令风温入肺,引动旧时伏热,营卫流行,邪干怫郁遂致寒热。四十日来,形神瘦削,入夜着枕便躁。经云:不得卧,卧则喘烦,乃肺气之逆也。幼稚阳常有余,阴常不足,故昼轻夜重耳,病名风温。手太阴肺,属上焦至高之所,若清痰消食,若苦寒通便方药,皆徒攻肠胃,焉能恰当至理?倘气闭窍塞,慢惊亦是久延致危,万难调理。久而失治,肺津日枯,气失清降,又属肺胀喘促。议孙真人苇茎汤,宣通气血,以驱伏邪之意。

心营肺卫,为温邪留伏。气血流行,与邪相遇搏激,遂有寒热如疟之状。今形神主羸瘦,久延经月,速则恐其成惊,再延恐致儿劳。多进苦药消克,胃口又虑败倒。急清气热以通营卫,使温邪无容留之地,寒热可冀其止。至于痰嗽,必得胃口充旺,而肺金自全,要非药饵强劫之谓。

轻剂桂枝白虎汤。

稚年阳亢阴虚,温邪深入不解,留伏营卫之中,昼夜气行,遇邪则热,如疟同义。先议清气分,兼通营卫一法。

川桂枝　知母　生甘草　生石膏　麦冬　白风米

清气热,通营卫,果得咳热皆缓。前论温邪犯肺是矣。但稚年易实易虚,寒暄食物之调,最宜谨慎,勿致反复为上。

鲜地骨皮　大沙参　生甘草　嘉定天花粉　炒川贝　金银花

风温不解,早凉晚热,舌绛口渴,热邪未清,阴液衰也,胃汁耗则不知饥。宜生津和阳以苏胃。

淡黄芩　乌梅　青蒿　生白芍　橘红　鳖甲

温邪内伏,潮热自利。暮甚于昼者,稚年阴气浅也。仲景于暮春瘟病,内应肝胆例,黄芩汤为主。

黄芩　杏仁　淡竹叶　白芍　甘草　木通

温邪深入,咽阻,心中热闷,自利,三焦咸病,恐热极欲厥。

淡黄芩　川连　杏仁　生白芍　乌梅　淡竹叶

风温入肺,肺气失降,郁蒸热聚,咳痰,卧不安静。高年积劳之体,最宜甘寒清燥,所谓风温得润而解。

桑叶　甜杏仁　麦冬　蔗梨汁　沙参　玉竹　竹叶

左大空搏，阳不潜伏，咳吐涎。

陈阿胶　炒麦冬　生白芍　鸡子黄　生地炭　炙甘草

脉大咽干，痰多咳频，食下腹闷，此风温日久，劳倦内热，津伤液燥。

冬桑叶　甜杏仁　麦门冬　蔗浆　大沙参　玉竹　生甘草　梨汁

风温入肺，咳嗽，脉坚搏，夜卧汗出。阴分先亏，最多失血。大忌发散苦辛，从温邪当甘润而解。

桑叶　甜杏仁　炒麦冬　白沙参　玉竹　生甘草

元米汤煎。

风温不解，肺气不利，寒热汗出。吐血，更有恼怒肝逆。内外两因之症，为左右立法。

芦根汁　杏仁　丹皮　黑栀皮　生米仁　郁金　钩藤　瓜蒌仁

肺痹，脘中及腹痛，自利清谷，是风温邪热相搏，诸气失于宣降，拟进开手太阴法，以滋气化，得小便利可安。

芦根汁　桑叶　瓜蒌皮　枯芩　杏仁　桔梗　郁金汁　橘红

风温入肺，肺郁失降，气窒上焦清空之地。发散则犯温邪劫津，故口渴气逆不已，腹痛而呕，胃络受伤耳。

桑叶　杏仁　蔓荆子　象贝　马勃　牛蒡子

面浮咽痛，温邪未解，轻剂苦辛泄降。

桑叶　大沙参　通草　连翘　大力子　滑石

温邪上混，头痛气喘，治在手太阴肺。酒客痰热素盛，苦降为宜。

杏仁　花粉　连翘　枳实汁　橘红　黄芩　白芍　郁金汁

风温入手太阴，气郁热聚，喘逆口渴，营卫失和，周身掣痛。脉右搏，防失血。

桑叶　杏仁　生米仁　苏梗　栀皮　郁金

风温不解，顿嗽呕吐，宜淡渗以利热清胃。

芦根　杏仁　滑石　米仁　桑叶　通草

风温阳逆呕噫。

枇杷叶　白杏仁　金石斛　桑叶　大沙参　茯苓

外寒内热,温邪气逆为呕。

嫩苏梗　杏仁　黄芩　冬桑叶　橘红　厚朴

温邪呕逆。

淡黄芩　竹茹　半夏曲　川石斛　郁金　钩藤　茯苓　广皮白

风温轻恙,误汗表疏,形寒自汗。先进建中法以和营卫,继当以参苓补剂,则表里平和可安。昨进建中法,因表气不固,形寒汗泄,主乎护阳理营。今继进金匮麦冬汤,以苏津液,得胃阴稍振,然后商进峻补,庶为合宜,不致偏胜之弊。

炒麦冬　生甘草　甜梨浆　北沙参　生白芍　甘蔗汁

久嗽失音,岁暮用参芪益气得效。春令风温,燥熏其汗,亦如火劫逼阳同例。但仲景救逆,在太阳少阴。此证气泄肺伤互异,从风温汗出不解,葳蕤汤主之。

咳嗽二年,形瘦减谷。冬季喉垂渐痛,已见水亏,阳气不藏。春月气升日盛,皆阴乏上承,阳结于上,为喉痹矣。近日寒热,风温客气,脉小数,为阴伤,忌用辛散。

桑叶　玉竹　川贝母　大沙参　麦冬　生甘草

背寒复热,发于晡时,暮夜寐多惊惕,食入欲呕。此肝阴久虚,阳独上炽。风温乃是客气,多延渐为本虚矣。

泡淡黄芩　生牡蛎　乌梅肉　生白芍　桂枝木　大枣

又　人参　炒阿胶　煅牡蛎　茯神　炒白芍　炒乌梅

冬月温邪内伏,入春寒热咳嗽,身痛渐汗乃解,与温疟同法。

桂枝白虎汤。

风温如疟烦倦,乃内热水亏。

犀角地黄汤加知母、泽泻。

风温上受,气郁热生,咽痛嗽频,震动痰血。以清肃上焦,薄味调理。

桑叶　花粉　大力子　杏仁　大沙参　射干　连翘仁　象贝

风温上郁，是冷暖侵肺使然。轻剂清解，忌发散。

杏仁　黑栀皮　瓜蒌皮　象贝　桑叶　嫩苏梗　郁金汁

气逆痰升，呼吸不爽，仍宜清解。

杏仁　象贝　白沙参　滑石　桑叶　橘皮　郁金汁　紫菀

风温郁热上升，支饮亦令上泛，渴烦咳涎。下虚上实，仍宜轻剂清理。

桂枝木　茯苓　白芍　石膏　米仁　甘草

又　小青龙汤去麻、辛、半、甘，加石膏。

面赤足冷，脉沉弦细，吸短有声，昏昏欲寐，下焦淋带不断。此下虚不摄，饮浊上泛，咳无止期。从来饮家咳逆，当治其饮。仲景谓饮家短气倚息。以外饮属脾，用苓、桂、术、甘，理脾阳以运行；内饮属肾，进肾气以收摄固纳，仿此为法。

肾气丸，淡盐汤送下。

又　熟地炭　茯苓　淡苁蓉　五味子　白芍　胡桃肉

左坚数甚，舌喑不言，得饮渐呛渐呃。此温邪内伏，少阴水亏液燥，热气上冒，乃中厥之象。老年最怕面赤神昏，为衰脱耳。

生地　知母　炒远志　梨汁　天冬　川石斛　石菖蒲　蔗汁

久虚劳损，几年不复。当春深阳气发泄，温邪乘虚入阴，寒热汗出，不纳谷食，脘中痞闷不舒，胃乏气运，侧眠咳痰。病势险笃，恐难万全。

人参　覆花　木瓜　茯苓　赭石　炒粳米

此因惊忧内伤肝脏，邪热乘虚内陷，直走厥阴，消渴渐呕，汗大泄，胸腹胀。此第论证端，都属在里，半月以外之病。左脉坚搏如刃，耳聋昏躁不静，岂是脉证相合？议以镇逆一法，冀其神清勿躁，不致厥脱。

生牡蛎　生白芍　桂枝木　生龙骨　乌梅肉

阳亢阴虚，烦躁妄言无寐。苟非镇静，焉得神清。议乙癸同治，熄内风，和阳扰为近理。

水制熟地　茯苓　生白芍　磁石　泽泻　山药　丹皮　辰砂

多言原从热治，诊脉小数，又当元气大泄之余，故壮水制阳，王道成法。若但说实火，纯以苦降，必致变症蜂起。试论食粥后，原有片时安静，岂非水谷镇胃，虚阳不致扰动，焉得纯以实火治。以阴阳偏胜为理，不致败坏。

天冬　川黄连　生地　女贞　茯神　鸡子黄　阿胶　白芍

左三部动数倍右，阳扰不和恋，定是阴中之火，所以粥食镇胃稍安。且善饥欲食，即《内经》阳亢为消之验。治法总在足三阴，勿参入乱药为正。质重益阴，佐以介类潜藏立法。

熟地　龟甲　萸肉　白芍　茯神　鳖甲　女贞　炙草

鼻煤唇裂舌腐。频与芩连，热不肯已，此病轻药重，致流行之气结闭不行，郁遏不通，其热愈甚。上则不嗜饮纳食，小便虽利，便必管痛。三焦皆闭，神昏痉厥有诸矣。

竹叶　杏仁　川贝母　连翘　射干　鲜石菖蒲汁

自停狠药，日有向愈之机。胃困则痞闷不欲食，今虽未加餐，已知甘美，皆醒之渐也。童真无下虚之理，溲溺欲出，尿管必痛，良由肺津胃汁，因苦辛燥烈气味劫夺枯槁，无以运行。若必以分利为治，所谓泉源既竭，当滋其化源。九窍不和，都属胃病也。

甜杏仁　蔗汁　麦冬　梨汁

初春暴冷，暖覆卧床，渐渐失音，久则咽喉皆痛，痰沫上泛，纳食照常，已非虚象，致内为热迫，外为寒郁。

越婢加半夏汤。

温邪形寒痰嗽，脉形细小。少阴本气素弱，治邪宜以轻药，勿得动下。

苏梗　桑叶　沙参　杏仁　玉竹　橘红

温邪烁阴，寒热渴饮，不汗出。

玉女煎去麦冬，加竹叶、灯心。

时疠湿温

疫邪三焦兼受,营卫失度,体虚防厥。

犀角　连翘　川贝母　玄参　银花　鲜菖蒲

舌白灰刺,肢痉牵厥,神识少慧如寐,嘿嘿呓语。秽邪欲闭宜开,久延胃气已乏,辟秽须轻,辅以养胃。

人参　半夏　鲜菖蒲根汁　粳米　麦冬

口鼻吸入秽浊,着于膜府。不饥呕逆,中焦病也。宣通浊痹为正法,忌清凉发散。

杏仁　草果仁　槟榔　藿香　蔻仁　制半夏　厚朴　姜汁

鼻煤舌缩,耳聋神呆,环口裂血,津液被劫,必渐昏昧,邪已入络,所谓内闭外脱。

犀角尖　玄参　银花露　鲜生地　连翘　石菖蒲

又化服至宝丹

秽浊闭塞胸膈,神迷昏厥,速速开窍。

牛黄丸。

热蕴三焦,烦渴不寐,遍体赤斑,两脉搏数。

犀角尖　生地　连翘　金银花　羚羊角　玄参　花粉　菖蒲根

营虚斑伏不透,咽痛呕恶,议金匮升麻鳖甲汤。

升麻一钱　归身二钱　川椒三分　鳖甲四钱　赤芍一钱

热久阴伤,津液不承,咳呛,舌红罩黑,不饥不食,肌肤甲错,渴饮不休,当滋胃汁以供肺,惟甘寒为宜。

麦冬　桑叶　蔗汁　花粉　梨汁

久郁内伤,着于时令之湿热。舌焦黄,头痛汗出腰痛,乃内外两因之病,最防昏厥。

羚羊角　黑栀皮　黄芩　石菖蒲　连翘仁　郁金

秽浊热气,蔽塞神昏,舌黄呃逆。势甚险笃,先用万氏清心牛黄丸一服。

时气兼劳倦悒郁，舌黄，气促身痛，当以内伤为重，禁风药。

杏仁　瓜蒌皮　黑栀　桔梗　枳实　滑石

温邪入里，昏昏似寐，并不大热渴饮，必夹湿气，故身痛耳聋。当宣通其里，莫以发散消导，大犯湿温劫津之戒。

杏仁　栀皮　香豉　连翘　郁金　淡芩

风温湿热，状如疟症。神昏妄言烦渴，已非表病。木防己汤主之。

木防己　黑栀　土蒌皮　石膏　连翘　杏仁

脉右大，舌黄不渴，呕吐粘痰，神躁，语言不清，身热不除。此劳倦内伤，更感温邪，须防变痉。

厚朴　广皮　六一散　石菖蒲根汁　白蔻仁　茯苓　淡竹叶

此湿温也，湿着关节为痛。湿阻气隧为痞闷，湿留肠胃为下利，湿蒸则里热如火，是以畏见日光。积劳阳气大伤，肠风营阴耗泄。体虚而兼六淫之邪，颇为重症。大旨以和阳明、厥阴为主。

枯黄芩　川楝皮　制半夏　广皮白　生白芍　乌梅肉　茯苓　川黄柏

湿邪骨骱发红瘰，胸聚浊痰，消浊未已，用木防己汤。

木防己　杏仁　生米仁通草五钱，煎汤代水　生石膏　滑石　寒水石

暑

三气交蒸，暑邪无不夹湿，湿病俱以入暑门。

本系劳倦气虚之体，当此暴热，热从口鼻受，竟走中道。经云：气虚身热，得之伤暑。暑热蒸迫，津液日槁。阳升不寐，喘促舌干，齿前板燥，刻欲昏冒矣。甘寒生津益气，一定之理。

人参白虎汤加卷心竹叶、麦门冬。

烦渴耳聋，但热无寒，渐呕，胸腹痞胀。此暑热由口鼻入，三焦受浊，营卫不通，寤不成寐。日期半月，热深入阴，防其瘛疭发厥。

桂枝白虎汤。

暑风头胀口渴，身热呕痰，脉弦，防疟。

香薷　花粉　贝母　杏仁　苏梗　橘红

暑风未变成疟，欲呕，脘痹气喘，乃上焦受病。正气久虚，无发散消导，更通大便之理。此乃口鼻受气，与风寒停食不相侔者。

杏仁　花粉　黄芩　苏梗　白蔻　厚朴

暑邪在上，清空诸窍热疮，咳痰气促，肺热急清。

竹叶　杏仁　黄芩　连翘　川贝　郁金

潮热烦渴，欲得冷饮。暑燥津液，故发疹唇疮。不足尽其邪，理进清气热，通营卫。

桂枝白虎汤加麦冬。

热伤肺气，烦渴便秘，但暑病忌下，尚宜甘寒生津为主。

竹叶石膏汤去半夏，加玉竹。

气热劫津烦渴，安寐则减，此虚象也。况咳嗽百日，肺气大伤，此益气生津，谅不可少，勿以拘宿垢未下，致因循也。

人参　卷心竹叶　木瓜　麦冬　大麦仁

暑热由中而受，不可表散。

藿香梗　杏仁　黄芩　木瓜　丝瓜叶　蔻仁　橘红

暑热消烁胃汁，口渴不饥，以制木和胃。

醒头草　生白芍　橘红　麦门冬　乌梅肉　半曲

脉右弦，中痞。暑邪入里，三焦俱病。况发汗后热不解，其病不在表可知矣。进苦胜于辛方法。

杏仁　金石斛　黄芩　花粉　桔梗　陈皮白　草果

阴虚之体，遇夏气泄，元气受伤，神倦不耐烦劳。复因暑邪窃踞中宫，遂致胃不知饥，口不知味，或恶心，或嗳气，腹鸣渐痛。岂非病在中焦，久延三焦俱困。恐有疟、利之虞，宜安闲调摄，旬日可安，进温胆法。

竹茹　金石斛　木瓜　郁金　半曲　广皮　乌梅

暴热伤气，形均日减。汗泄则烦倦，气浮越面肿。夏月正在气泄，当治后天。仿东垣清暑益气法。

人参　五味　神曲　黄柏　煨葛根　麦冬　川连　麦芽

泽泻

久虚之体,客气易于乘袭。近因湿热秽气所触,中宫不和,升降失节,宜先进六和汤。

长夏脾胃主乎气候。暑湿气自口入,由膜原以入中宫,脾胃受困,正气已馁,勉进食物,不肯转运。气机呆钝,清浊失职,郁遏于中,少火皆为壮火。欲嗳不得,心中热,思冷饮,坐起头旋欲晕,形骸疲倦无力,皆壮火食气,内风掀旋之象。药饵效与不效在医,而平居调护功夫须自琢磨,冀免小愈病加之累,屡经反复,再无复元之日。古人因病损真,生气不来,最深虑及此。

人参　醋炒半夏　生白芍　郁金汁　川连　乌梅肉　枳实汁

头胀,脘闷渐痛,渴喜饮水,下咽则呕,烦热无寐,大便渐溏不爽。此暑热气从口鼻而入,竟走三焦,清浊为阻,营卫不行,是以发散消导,毫无取效,徒令克烁胃汁,所以呕烦不已也。法宜苦降和阳方。

杏仁　黄芩　竹茹　花粉　枳实汁　橘红　蔻仁　半曲　郁金

暑热多日,深入血中,所以衄血,热泄身凉,顷诊脉弦左搏。连日呕逆,胃气受戕,而发散消食,都是劫耗胃汁之物,几日伤触,焉有霍起之理?意者变疟,或旬日不晓饥饿,竟有诸矣。

杏仁　竹茹　花粉　犀角　橘红　半曲　郁金汁　丹皮

又　犀角　生芍　条芩　生地　丹参　侧柏

热深日多,至于动血。血属阴象,主乎养胎。邪热乘袭,胎元难固,因此变症有诸,况呕家最能伤胎。今脘痞潮热为病证,徒攻病,置胎气于不理,非也。

川连　条芩　知母　乌梅　生芍　枳实汁

脉左数,下重。热入血中,恐胎难保。暮夜烦躁无寐,亦是阴伤。太仆所云:寒之不寒为无水,当益其阴。今日衄血又来,应减气辛耗散。仿苦寒佐以咸寒为治。

黄芩　川连　人中白　白芍　知母　玄参

脉形细小搏数,舌刺肌燥,津液告涸。呕逆烦冤,食粥乃定,胃气已虚。虑有变证,清热安胎为主,更兼养胃。

川连　竹茹　知母　玄参　麦冬　条芩

心中热,舌生刺。暮夜烦躁觉热,呕逆触动少腹,一团热气炽甚。阴伤,胎元未能稳保。频频叮咛,主家视参如毒奈何?与王先生再议他法。

生地炭　天冬　知母　阿胶　川斛　茯神

少阴中暑,阴液已涸,舌痿形缩,齿板燥,烦躁多日。食瓜肠滞大下,此阴不主收摄矣。证属大危,难以图治,勉拟竹叶地黄汤。

生地炭　山药　白芍　麦冬　泽泻　茯苓　丹皮　竹叶

潮热耳聋汗出,神识昏冒,脉细数下垂入尺。壮年热病,脉形如是之衰,怕其昏厥在迩,以上实下虚故也。拟复脉汤法。

复脉汤去姜、桂,加蔗浆。

体瘦阴亏,暑热更劫津液,风阳上燔为厥。清神兼顾其阳,议用景岳玉女煎。

鲜生地　知母　竹叶心　生石膏　甘草　连翘仁

渴欲凉饮,秽浊热气内蒸,不知饥,不大便,不安寐。九窍不和,都是胃病,舌白恶心。病在膈上气分,用河间苦辛寒法。

石膏　知母　黑栀　姜汁　杏仁　半夏　厚朴

暑邪数日,发热后,左颐下肿,神烦无寐。拟进辛凉渐苦法。

连翘　苦丁茶　黑山栀　马勃　鲜荷叶　飞滑石

劳倦夹暑热不解,鼻煤,舌灰白,咳逆痰喘,潮热自汗,神识不清,语言错谬。此邪结在里,病属险途,拟万氏清心牛黄丸,以驱蕴伏之邪。冀其神气清,再商去其他病。上焦之病都属气,气窒则上下不通,而中宫遂胀。热病蒸灼,喉舌疳蚀,清气之中,必佐解毒。

连翘　金银花　马兜铃　水芦根　川贝　白金汁　川通草

连朝骤热,必有暑气内侵。头热目瞑,吸短神迷,此正虚邪留,清补两难,先与益元散三钱,用嫩竹心二钱,煎汤凉用。当服绿豆清汤代茶。

暑热吸受,先伤于上。初病咳逆,震动血络,暑热仍在。见血治血，已属不法，参入重剂，伤及无病之地。晡时头胀，潮热咳呕，邪在气分，当推上病治下之旨。

西瓜翠　白通草　六一散　白芦根　生薏仁

暑湿上入，气分先受，非风寒停滞，用发散消导者。治之不法，邪入血分矣。

犀角　竹叶　绿豆皮　连翘　花粉　益元散

暑入营络，吐痰血，以心营肺卫两清法。

竹叶　生地　麦冬　连翘　玄参　川贝

舌绛口渴，夜热神烦，大便不实，胸中痞闷。乃伏暑入里，非表散可解，进开心胞一法。

竹叶　犀角　细叶菖蒲　川连　玄参　郁金

伏暑发热，经旬不解，暮夜神识不清，少腹胀痛，大便不通。秽浊蕴结，虑其内闭痉厥之患。

清心牛黄丸。

汗出神烦，晡时潮热，胃中痛至少腹。热邪凝结血分，恐瘀滞之变，进清血中之热。

鲜生地　丹参　山栀　银花露　丹皮　玄参　郁金汁　白金汁

上现衄血，心痛殃及小腹，昼静夜躁，常以寒栗，宛如热入血室。前云邪在血中阴分，已属显然。滋清血药，正在以搜剔伏邪耳。

鲜生地　犀角尖　玄参　丹皮　金银花　生芍

小溲茎中痛，是余热未清，从下行也，进导赤散法。

细生地　知母　黑山栀　甘草梢　丹皮　麦冬　金银花　小木通

阴虚热伏，半月不解，舌绛唇紫，呼吸不利。溺短赤，便秘涩，此皆辛散苦药劫尽津液，况兼精浊下淋，热气已入至阴之界，岂区区清解为治者。

生地　麦冬　炙草　甘蔗汁　阿胶　鸡子黄　麻仁

暑风不解，身痛热，渴而呕，水结之象。

杏仁　橘红　花粉　豆蔻　藿香　半夏　厚朴　木瓜

未病先遗，阴气走泄。医投柴、葛、荆、防，再泄其阳，大汗淋漓，寒热愈甚。长夏暑热必兼湿气，足胫常冷。邪在中上二焦，恐阴弱内陷耳。是投剂解其暑湿热邪，务在轻小为稳。

丝瓜叶　杏仁　黄芩　花粉　连翘　郁金　豆蔻　橘白

劳倦伤阳，当风沐浴，卫外气泄疏豁。药以柴、葛再泄其阳，杂以消导，更耗其气。胃伤热迫，呕逆气冲，但夏热必兼湿邪，周身掣痛。法当酸苦安胃泄热，使厥阳稍平，即商辅正。

川黄连　枯黄芩　姜汁炒竹茹　炒乌梅　生白芍　郁金

冒暑伏热，引饮过多，脾胃深受寒湿，令人喘胀噫哕。水湿结聚，溺溲涩，便难。险笃之症，仿古人暑门方，大顺散主之。

杏仁　炮姜　肉桂　甘草

冒暑伏热，引饮过多，脾胃既受寒湿，阳气郁遏，不主转旋，遂痞结欲呕。古人以大顺散温中下气为治。

杏仁　炙甘草　茯苓　炒干姜　肉桂心　半夏

脉形略起，按之短涩。进温中下气，似乎闪烁欲动，知阳渐气结有形，非真食滞重着之物。愚见不用寒凉犯胃，以肥人之病，虑虚其阳，矧夏月阴气在里，里之有形，便是浊阴。《内经》论诸痛为寒内客，今暑热蒸迫，理无外寒，然口食凉茶瓜果，此水寒入脘，未能即化为热，素因脾胃气弱所致。津液不运，自有烦渴，再验舌色，未必定以实热。但以辛香开气之属，可以醒阳，可以宣浊，上下分布，病机自减。高明采取如何？

郁金汁　杏仁　半夏　白蔻仁　厚朴　块茯苓

又　吴茱萸　炒半夏　槐枝木　金铃子　块茯苓

病减六七，胃中清气未旋，津液未肯分布，故口渴喜饮，岂是实火。常以梅饼苏胃生津，午后进四磨汤一次。

人参　乌药　桔梗　郁金

各磨汁，开水冲服。

年高体丰，暑湿为阴邪，肥人阳气不足，忽冷忽热，烦躁舌白，饮水不多，便溏溲数。此湿邪伤太阴脾土，阳气内郁，与邪相混，渐延昏痉呃逆之变。

生白术　半夏　茵陈　厚朴　橘红　茯苓

暑必兼湿，湿郁生热，头胀目黄，舌腐不饥。暑湿热都是一般浊气，弥漫充塞三焦，状如云雾，当以芳香逐秽，其次莫如利小便。

省头草　厚朴　广皮　寒水石　茵陈　白蔻仁　杏仁　茯苓　滑石

夏季暑湿先入气分，如泄泻溲少，皆湿热郁阻气分，六和、甘露，可证可据之方也。

省头草　杏仁　米仁　大麦　白蔻仁　橘红　茯苓

时序湿热，与水谷内因之湿互异，况舌白下利，中阳已弱，脉缓，干呕而烦。夏暑最怕发痉昏厥，议通中焦之阳以驱湿。

杏仁　半夏　猪苓　茯苓　姜汁

脉短无神，并不口渴思饮，水入欲呕欲哕，下利黄水。八日来身热汗出不解，时时谵语，防其昏厥瘛疭，是湿热深陷入里，议用桂苓甘露饮。

杏仁　益智仁　茯苓　猪苓　厚朴　木瓜　滑石　泽泻

脉大，舌白渴饮，胁痛欲呕，湿热阻其经隧，寒热未已，议用木防己汤。

木防己　杏仁　知母　姜汁　石膏　厚朴　半夏

舌白口腻，痰多自利，湿热未尽，中焦不运，防变胀满。

川连　人参　半夏　白芍　枳实　茯苓

热邪内结，耳聋，自利稀水，用泻心法。

淡芩　生淡干姜　枳实　半夏　川黄连　白芍

湿郁太阴，热聚阳明，舌黄口燥，不欲食。此热因湿而生，议用桂苓甘露饮。

白术　猪苓　滑石　寒水石　茯苓　泽泻　石膏　肉桂

酒客湿胜，中焦阳气素亏，易痞易溏，不饥不饱，皆清阳不肯转旋。况烦劳伤阳，亦属内症发热，非外感所致也。

杏仁　广皮白　煨姜　茯苓　厚朴　白蔻仁　半夏　泽泻

服理中后，胃痛泄泻转加，心热渴不欲饮，必有暑湿内结，暂用酸苦泄热。

川连　淡黄芩　炒广皮　乌梅　生白芍　木瓜

阳虚体丰，夏热耗气，胃弱不纳不饥，此九窍不和，都胃病矣。法当镇逆理虚，略佐苦降。以胃为阳土，气下为顺耳。

人参　淡干姜　川连　代赭石　茯苓　生白芍

脉渐阴浊上僭，与真武法，减术换参。

真武法两日，脘中有知饥意，与阳渐结痞无疑。阴浊得泄，即当温养太阴，使脾阳鼓动健运，冀其纳谷安然，用治中法。

人参　益智仁　淡干姜　茯苓　广皮白　木瓜

潮热耳聋，有似阳邪。诊得脉空大，自利不渴，舌上粉苔，形枯色槁，岂是实证？议以劳倦夹湿，从脾胃病治。

人参　广皮白　茯苓　炮姜　生益智仁　泽泻

交夏形瘦食减，气怯欲寐，世俗谓之疰夏。后天脾胃不和，热伤气也。

人参　白术　炒楂　砂仁　桔梗　茯苓　广皮　神曲　川连　米仁

热病失治，三焦皆被邪结，不甚清明。左胁瘕聚有形，食下渐胀。大便日前颇利，目今便秘，是肠胃经络之邪未清，清空之窍尚蒙。调治之法，亦宜分三焦为法，白金丸可用，午后进汤药。

方未见。

热邪深入为厥，阳气上冒神昏。病魔多日，已在血分，况脐下坚满乎！仲景云：厥应下，下之不止，利者死。凡咸苦皆通阴，均谓之下，不必硝、黄也。

方未见。

阴阳两为病伤，热邪深陷至阴。阴液涸尽，遂躁乱不已，已属至危。思从前诸医发散、消导、苦寒、辛燥，都令劫烁阴阳。仲景云：凡元气有伤而病不减，可与甘药。仿此。

复脉汤。

夏令热伏，入秋而发，即仲景谓阴气先伤，阳乃独发之谓。脉右搏数，胃汁受损。暂忌厚味，进甘寒养胃，内热自罢。

卷心竹叶　知母　大麦仁　麦冬　白芍　乌梅肉

夏令伏邪，至秋深而发，发汗不解，继又泄泻。此伏里之证，与暴感不同，所以表散、和解不能取效。病有四旬，脉细搏如刃，面色消夺，犹里热口渴，舌色白，病中遗泄，此久热迫蒸，阴阳失守，苦药燥损，津液日枯，因热致病。医不以河间三时法则，分三焦以逐邪，昧于从事节庵陋习，宜乎淹淹不已。若不急调，久延虚怯一途，古人所谓因病致损也，慎之！

卷心竹叶　生地炭　生白芍　米炒麦冬　炒丹皮　乌梅肉

伏暑深秋乃发，是属里证，虽经遗泄，系阴虚夹邪。忌用温散，再伤阴液。今自利口渴腹满，可与四逆散方法。

黄芩　枳实　六一散　生芍　广皮白

夏季暑热内伏，秋凉伏邪内发。初起耳窍流脓，已非风寒在表。今十余日大便不解，目黄赤，舌起黄苔，耳聋昏谵，渐有内闭之状，非轻症也。

连翘　黄芩　大黄　黑栀　生甘草　枳实

急火煎四十沸，即滤清服。

湿热之邪郁于气分，身热目黄自利。夏月受之，深秋而发。

木防己　杏仁　黄芩　生石膏　枳实　白芍

脉沉目黄，气喘呛呕，脘闷肢冷潮热，汗出略缓，少顷复热。病九日不解，口干自利。此湿邪内胜为热，三焦不通，夏伏至霜降而发，其病为重。

杏仁　半夏　山茵陈　鲜石菖蒲　厚朴　草果仁　茯苓皮　川通草

久痛，用辛温两通气血不效。病已十年，不明起病之由，今便溏溺赤，水谷湿热不运，必夹湿阻气，主以分消。

薏苡仁　厚朴　猪苓　茯苓皮　蔻仁　山茵陈　泽泻

又　香砂平胃散，加茯苓、茵陈。

酒客湿热内蕴，长夏湿热外加。医不晓客邪兼有宿病，发散消导，胃汁大伤，先利粘腻，继而吐血。今两跗麻痹，膝中逆冷，阴液枯涸，脉络少气，舌绛烦渴，溺赤短涩，热未尽，本先夺，偻废之象，恐不能免。

滑石　生石膏　寒水石　白芍　川柏　麦冬　鲜生地　阿胶　炙草　麻仁

舌白心黄，湿着太阴，食不运，呕吐。

杏仁　广皮白　草果仁　藿梗　厚朴　半夏

痛胀得吐而安，随发寒热，口苦目黄，皆湿热内扰，胃口不清。《灵枢》谓中气不足，溲便为变矣。

柴胡　花粉　谷芽　生姜　黄芩　半夏　枳实　大枣

暑湿虽去，胃气未复，务宜薄味静养，勿令客邪再扰。

川石斛　广皮　半夏曲　煨益智仁　茯苓　青皮

热秽上加，头胀脘痞，宜蔬食清上。

竹叶心　桑叶　黄芩　连翘　花粉　杏仁

脉沉舌赤，邪入血分，烦躁，神气欲昏，用竹叶地黄汤。

竹叶心　浙生地　犀角尖　连翘心　玄参　细叶菖蒲

初病伏暑，伤于气分，潮热渴饮，邪犯肺也。失治则遂传膻中，遂舌绛缩，小便忽闭，鼻煤裂血，环口疮蚀，耳聋神呆，此气分之邪热漫延于血分矣。夫肺主卫，心主营，营卫二气，昼夜流行于经隧之中，与邪相遇，或凉或热。今则入于络，津液被劫，必渐昏昧，所谓内闭外脱。

犀角尖　玄参心　金银花　鲜生地　连翘　细叶菖蒲根

心营肺卫同治。

鲜生地　蔗汁　生甘草梢　麦门冬　花粉

暑湿本阴邪，必伤于气分，久则三焦均受，自头巅胸胁，流行皆阻，便溺不爽，但湿久而生热，治湿必究其本。

桂苓甘露饮。

伏暑得新凉,身热咳嗽,治在肺,舌白不渴,囊肿。暑必兼湿,湿滞为肿。

芦根　茯苓　淡竹叶　杏仁　通草

燥　病

形脉俱虚,不饥不食。积劳虚人,得深秋凉气外侵,引动宿邪,内蒸而为烦渴,已非柴、芩、半夏之症。急救津液,以清伏邪。

竹叶　生地　梨汁　连翘　麦冬　蔗汁

不治失血,独取时令湿邪,得以病减。凡六气有胜必复,湿去致燥来。新秋暴暑烁津,且养胃阴,白露后可立调理方。

麦冬　人参　大枣　半夏　生草　粳米

脉虚数,形寒,心中烦热,五更后气升咳呛。当秋分节燥金司令,大热发泄之余,皆能化燥。肺为娇脏,最处上焦,先受其冲,宜润燥以滋其化源。

冬桑叶　南花粉　生米仁　大沙参　玉竹　蜜炙橘红

用白糯米三合,淘净,滚水泡,取极清汤,代水煎服。

夜来咳嗽略稀,即得假寐目瞑。夫温邪内热,津液被劫,已属化燥,而秋令天气下降,草木改色。肺位最高,上焦先受。大凡湿由地升,燥从天降,乃定理也。今皮肤甲错,肌肉消烁,无有速于是也。兹论气分主治,以上焦主气也。议用喻氏方,减去血药,以清燥专理上焦。

经霜桑叶　玉竹　甜杏仁将滤入生石膏末二钱　枇杷叶　甜梨皮　花粉

初秋咽痛发呛,是气交中暑热燥气从呼吸而入。肺位最高,清空失司,惟轻清可解。药过于苦、辛、寒,胃伤食减,而上焦仍窒。古人谓金空则有声,声嘶脉数,有肺痿之虑。

甜水梨　兜铃　北沙参　川贝母　诃子皮　蔗浆　甜杏仁

熬膏。

寒 病

伤寒病，发汗后表不解，干咳呕逆，夜不得卧，遵古人小青龙法。

杏仁　桂枝　干姜　白芍　米仁　石膏　五味　甘草

下焦阴阳素虚，雪地奔走，寒从口鼻而入，肺受邪则上逆而喘，阳受伤则漐漐汗出。由中邪入，表散无益，宣其肺逆，喘缓可救。

桂枝　干姜　杏仁　白芍　五味　茯苓

烦劳遇冷，营卫交窒，虚人夹邪，只宜轻剂疏解。

桂枝　炙草　杏仁　白芍　大枣　茯苓

呕恶腹痛，舌干不喜饮，脉左弱右大。劳倦中寒，脘中格拒，皆是太阴见证。古人有生料、熟料五积散，因援其意，候裁。

杏仁　草果仁　半夏　厚朴　广皮　煨姜

冷气吸入，即是寒中太阴，与霍乱互参，正气散、冷香引饮，辟秽苏阳即效。而脾胃阳气未为全复，议用治中汤数剂，夜分清虚为妙。

人参　生益智仁　砂仁　煨姜　广皮　茯苓皮　木瓜

暴冷从口鼻入，直犯太阴，上呕下利腹痛，为中寒阴症，脉细涩欲绝，急急温暖中下之阳。

人参　淡干姜　生芍　焦术　淡附子　茯苓

因脘中痞闷，去术之缓中，再加桂枝以理阳。

人参　桂枝　干姜　附子　茯苓　白芍

又　人参　白芍　附子　茯苓　甘草

冬 温

高年水亏，温邪深入阴分。热在里，外象反冷，热伤阴则小溲欲痛，皆冬温本病。仲景以存阴为章旨，奈何医药以桂枝、附子辛热，再劫干津液，是何意见？

生地　阿胶　炙甘草　麦冬　炒麻仁　生白芍

温邪水亏热入，脉细数，口渴舌绛，不知饥饿，皮肤干涸甲错。

热劫津液,务以存阴为先,不当以苦寒反令化热。

复脉汤。

舌干不喜饮,腹鸣下利,皆阴液不肯上注,亦属枯槁之象。仲景于邪少虚多,每以复脉汤升其津液。

复脉汤去桂枝、麻仁,冲入青蔗浆一杯。

肾虚温邪内入,形神消烁,无寐废食,临晚寒热,得汗而解,议用复脉汤去姜加芍。

脉左搏右细,颧赤气喘,昨夜大便后,汗泄,竟夕不安。冬温伏热,阴衰阳冒之象,最属重症。

生地炭　炒麦冬　蔗汁　炙甘草　生白芍

肾虚温邪内入,热迫液伤,舌白,不知饥,不欲食。宗仲景邪少虚多例,以甘药用复脉法。

炙甘草　麦冬肉　桂枝　人参　大麻仁　生地

冬温水亏,上焦热炽。

生地六味汤去萸肉,加生白芍、鸡子黄、小麦。

温邪暮热,由乎阴虚阳浮。热解无汗,不欲饮水,岂是阳经为病?冬令失藏,法从肾肝论治。

阿胶　生地炭　炙黑甘草　小麦　生白芍　炒松麦冬

容色消夺,脉形渐细,不知饥,不欲纳,扪之不热,而自云热,并不渴饮,间有寒栗之状。此营卫不振,当治中焦。

人参　泡干姜　益智仁　茯苓　木瓜　生白芍

着右卧称甚气闷,阳明气未全降,宜补土降逆。

人参　白旋覆花　生白芍　茯苓　代赭石　南枣肉

脉左动是阴虚,温邪深入,但大苦直降,恐化燥劫津阴,议以甘、咸、寒之属。

鲜生地　竹叶心　生甘草　玄参心　麦门冬

气喘痰鸣,鼻窍焦黑。温邪上受,肾真下竭,阴不接阳,神识日迷,皆是衰脱之象。据右脉散大无绪,黄昏面色戴阳,少阴虽绝,当宗河间法,复入清上滋其化源。

熟地炭　淡苁蓉　白茯神　牛膝炭　天门冬　石菖蒲

温邪十四日，舌绛渴饮，面带油亮。此水亏热入营分，最防昏厥。当清其血中之邪，以存阴液。

鲜生地　知母　生白芍　竹叶心　麦冬　丹皮

冬温，热气深入少阴，舌赤心黄，潮热不渴，大旨当存阴为要，勿令昏愦。

鲜生地　知母　生白芍　竹叶心　麦冬　丹皮

冬温，脉数舌赤，口渴暮甚，水亏热侵阴分。

杏仁　赤芍　花粉　黑栀　桔梗　连翘　广皮

温邪入肺，上唇高肿。初起病在气分，治以苦、辛、寒轻剂，不得犯中下二焦。

薄荷　连翘　杏仁　牛蒡　黑栀皮　生石膏

温邪上受，肺气痹塞，周身皮肤大痛，汗大泄，坐不得卧，渴欲饮水，干呕不已。从前温邪皆从热化，议以营卫邪郁例，用仲景越婢汤法。

杏仁　桂枝木　茯苓　炒半夏　生石膏

寸搏咳逆，骨痛暮热。温邪入肺，营卫不和，议清气中之热，佐以通营。

桂枝白虎汤。

冬温热入，烁及筋骨，非风寒袭筋骨痛宜汗之比。生津清热，温邪自解。

桂枝木　知母　杏仁　花粉　滑石　甘草

冬温伏邪，先厥后热，热深从里而发，汗出烦躁，当救胃汁。

竹叶心　乌梅肉　川石斛　麦门冬　生甘草　生谷芽

脏真下虚，阳夹上冒，胃少纳不饥，齿根实肿，巅顶麻痹。素多郁遏，骤难温补，况今冬温，正少藏，热易入。姑拟轻剂咸苦，软结开降，俾厥阴、阳明稍和，另商损益调理。

黄芩　川石斛　瓜蒌皮　牡蛎　木瓜　山楂

阴虚体质，复加劳力奔走，致阳气亦伤。舌边赤，中心黄，咽干腹膨。热在里，脉气结聚，胃失司降，当进解郁清燥。

杏仁　炒黄竹茹　瓜蒌仁　紫菀　金石斛　广皮白

过暖气泄，失冬藏之用。此病后烦倦，痰嗽带血，高年上实下虚，即如冬温客气，无辛散之理，甘凉润剂，与胃无损为宜。

桑叶　杏仁　黑栀　玉竹　白沙参　象贝

冬温为病，乃正气不能藏固，热气自里而发。齿板，舌干唇燥，目渐红，面油亮，语言不爽，呼吸似喘。邪伏少阴，病发三焦皆受。仲景谓：发热而渴者为温病，明示后人，寒外郁则不渴，热内发斯必渴耳。治法以清热存阴，勿令邪气焚劫津液，致瘛疭痉厥、神昏谵狂诸患，故仲景复伸治疗，若非一逆尚引日，再逆促命期，且忌汗下、忌温针可考。九日不解，议清膈上之热。

竹叶　杏仁　花粉　淡黄芩　连翘　橘红　滑石　郁金汁

疟　疾

脉弦口渴，少阳寒热乘胃劫津，可与小柴胡汤和正以解邪。

小柴胡去半夏，加花粉、白芍。

脉右软左弦，寒热渐早，口渴喜热饮，此胃津日损，木火尚炽，生津养胃以扶正，辛酸两和木火之郁热。

柴胡　人参　麦冬　橘红　黄芩　知母　白芍　乌梅

又　生鳖甲　知母　乌梅　炒桃仁　丹皮　草果　白芍

又　人参　知母　金石斛　川连　乌梅　茯苓

不知饥饱，大便溏泄三次，寒热犯中，脾胃不和，未宜纯补，议用四兽饮意。

人参　草果仁　炙甘草　茯苓　广皮　木瓜

阴虚之体，冷热失调，为疟寒热，重伤胃汁为呕吐，夏至后病暑，宜生津和阳以安胃口，勿徒消克。

嫩竹叶　金石斛　广橘红　知母　制半夏　木瓜

津伤复疟，寒热烦渴。

桂枝白虎汤，加花粉。

脉弦如刃，烦渴脘痞，呕吐，蛔虫上升。此胃气已经，暑热复入，三焦不行，客气逆乘，况病后调理失宜，本虚标实，姑进安胃降逆，冀得呕逆缓，气道稍顺，再议。

川连　乌梅肉　枳实汁　川椒　生白芍　生姜

暑热未退，胃气已虚，蛔逆中痞，呕吐涎沫，是厥阴犯胃，胃气有欲到之象，进安胃法。

进安胃法呕逆稍缓，夜寐神识不安，辰前寒战畏冷，是寒热反复，阴阳并伤，有散失之势，拟救逆法，镇摄阴阳，得安其位，然后病机可减。

龙骨　桂枝木　人参　牡蛎　生白芍　蜀漆

交寅卯，两手及臂冷，是脾胃虚，阳失旋运，至午前复温，以阳旺于日中，故虽进稀粥，脘中痞闷，议进治中汤，健运中宫，使肝邪不敢戕伐中土。所谓疟痢之病，多因脾弱也。

人参　半曲　乌梅　茯苓　益智仁　广皮　木瓜　泽泻

疟后胃虚，客气易逆，吐涎沫，不知饮食，进养胃制肝法。

人参　半夏曲　桂枝木　龙骨　乌梅　陈皮白　生白芍　牡蛎

脉弦迟，形寒神倦，得之忧思惊恐，卫外阳气暴折，阴寒不正之气得以乘袭，将有疟疾，病机宜静摄护阳，庶外邪不至深入为害。

当归建中汤去姜，加牡蛎。

形色脉证俱虚，寒热结耗胃津，脘中不知饥饿，二便皆觉不爽，徒进清热，消克中宫，更是坐困，考古暑病凡旬日不解，必当酸泄矫阳，以苏胃汁，元虚之体，恐滋变病。

桂枝木　生牡蛎　炒乌梅　生白芍　炒蜀漆　大枣

又　去大枣，加龙骨。

体虚温疟，当从和正解邪，禁用柴、荆发散，及沉重伤下药。

桂枝木　黄芩　杏仁　花粉　生白芍　半夏曲　橘红　豆蔻

寒热由四末迫劫胃津，是以病余不食不饥，叨叨汗泄。当养胃阴生津，以俟克复。

人参　卷心竹叶　生芍　茯苓　麦门冬　麻仁

温疟阴伤,足热阳亢,病发日早。

六味去萸肉、山药,加人参、生芍、生鳖甲。

热邪入肺为温疟。

桂枝白虎汤。

但热无寒,咳嗽渐呕,周身疼楚。此为温疟,伏邪日久,发由肺经。宗仲景桂枝白虎汤,二剂当已。

桂枝白虎汤加麦冬。

瘅疟邪在肺,口渴,骨节烦疼。

桂枝白虎汤。

肺疟咳逆欲吐。

芦根汁　花粉　杏仁　半夏曲　橘红

劳怯一年,近日头胀潮热口渴,乃暑热深入为瘅疟也。《金匮》云:阴气先伤,阳气独发为病。不必发散消导,再伤正气,但以甘寒生津和阳,务使营卫和,热自熄。

北沙参　知母　生鳖甲　麦冬　乌梅　生白芍

夏暑久郁为瘅疟,热胜则肺胃津伤,五心热,多咳,故薄味清养,自能向愈,甘寒除热生津方进商。

麦冬　花粉　竹叶　沙参　甜杏仁　甘草

暑风入肺为瘅热,《金匮》谓阳气独发。嘉言云:体阴素虚,而所伏暑气,日久混入血分,阴虚阳冒,上焦清窍皆蒙,胃阳失和,不纳易痞。究竟伏邪未去,凡苦辛疏滞,都属禁例。夫上实下虚,有客邪留着,镇降决不应病,仿之才轻可去实之例,分别气血,以宣之逐之。

青大竹叶　连翘　犀角　鲜荷叶汁　玄参　通草

脉数,稚年阴气先伤,阳气独发,暮夜潮热,天晓乃缓,由夏暑内伏,入秋乃发,病名瘅疟。色白肌瘦,久热延虚,不可汗下消导,再伤阴阳。舌边赤,中心苔腻,兼欲呛咳,热灼上焦,肺脏亦病。法宜育阴制阳,仍佐清暑肃上,用景岳玉女煎。

鲜生地　石膏　生甘草　麦门冬　知母　竹叶心

热势减半,脉犹劲数。夏季久伏之邪,由里而发,汗泄不能解彻。稚年阳盛阴虚,病当夜甚,从河间三焦并清法。

甘露饮。

脉数右大,渴饮神迷,闻声若在瓮中,舌边赤苔有刺。伏暑必夹湿化疟,热蒸迫以伤津,胃汁不复,脘中常闷。夫热病以存阴为先,疟已半月,须参里症。议清胃生津,若景岳玉女煎之属。

鲜生地　麦冬　竹叶　生石膏　知母　甘草

体质阴虚,暑邪深入,暮热渐渴,汗泄可解。此仲景所谓阴气先伤,阳气独发,病名瘅疟。妄投苦辛消导,胃津劫损,气钝不知饥矣。

竹叶心　鲜生地　滑石　知母　牡丹皮　生草

营液劫尽,邪透膻中,遂心热惶惶,难诉苦况。丹溪谓:上升之气自肝而出。况先厥后热,亦是肝病。用紫雪芳香走窜,勿使里邪结闭耳。汤药用饮子煎法,取轻清不滞,仅解在膈上之蕴热,议用景岳玉女煎。

鲜生地　知母　竹叶　风米　麦冬　石膏　生草

脉左盛,邪留在血。寒热颇减未已,滋清理热,以俟廓清,不必过治。

鲜生地　生鳖甲　知母　天冬　丹皮　花粉

仲景云:凡元气有伤,热邪不去者,当与甘药。人之一身,不外阴阳二气而成,知阳虚用建中,阴虚用复脉,断断然也。是方全以复脉甘药护身中阴液,刘河间加入三石,名曰甘露饮子。盖滋清阴药,能救阴液,并能驱逐热邪之深伏。上焦如雾,滑石之甘淡以驱之;中焦如沤,石膏之甘辛寒以清之;下焦如渎,寒水石之甘咸寒以泄之。俾去邪不损真阴,非柴胡、鳖甲之比。方名饮子,取重药以轻投,斯入阴不滞,攻邪不伐,又与汤、散方法迥异耳。夏月最宜进商,奈世人忽而不究者颇多,故辨及之。

复脉汤加三石。

春季失血,是冬藏未固,阴虚本病无疑。小愈以来,夏至一阴未能来复,血症再来,原属虚病。今诊得右脉急数倍左,面油亮,汗淋涕浊，舌干白苔，烦渴欲饮，交午、未，蒸蒸发热，头胀，周身掣痛，喘促嗽频，夜深热缓，始得少寐。若论虚损，不应有此见证。考《金匮》云：阴气先伤，阳气独胜，令人热胜烦冤，病名瘅疟。要知异气触自口鼻，由肺象循募原，直行中道，布于营卫，循环相遇，邪正相并，则发热矣。津液被劫，日就消烁，火热刑金，咳喘为甚，此与本病虚损划然两途。仲景定例，先理客邪新病，恐补则助邪害正耳。是以右脉之诊为凭，议当辛甘之剂，驱其暑湿之邪，必使热减，议调本病。勿得畏虚，养邪贻害，至嘱。

桂枝　知母　麦冬　石膏　甘草　粳米

前法大清气分，兼通营卫，石膏佐以桂枝，清肺为多，其余皆滋清胃热，仍有生津之意。今诊两手相等，小数。交未末，热势较昨似轻。右脉不甚急搏，而心热烦闷作渴之象如昔。验舌苔干白，舌边过赤，阴虚之体，其热邪乘虚入三焦，皆有诸矣。况冬病风寒，必究六经；夏暑温热，须推三焦。河间创于《宣明论》中，非吾臆说也。凡热清片刻，议进甘露饮子一剂，服至五日再议。

滑石　生石膏　寒水石　桂枝　白芍　麦冬　鲜生地　阿胶　人参　炙草　火麻仁

先用清水二盏，空煎至一半，入药煎四五十沸，澄清冷服。

未病形容先瘦，既病夜热早凉。犹然行动安舒，未必真重病伤寒也。但八九日病来小愈，骤食粉团腥面。当宗食谷发热，损谷则愈，仲景先未尝立方。此腹痛洞泄，食滞阻其肠胃，火腑不司变化。究其病根，论幼科体具纯阳，瘦损于病前，亦阳亢为消烁。仲景谓：瘅疟者但热不寒。本条之阴气先伤，阳气独发，热烁烦冤，令人消烁肌肉，亦不设方，但曰以饮食消息主之。嘉言主以甘寒生津可愈，重后天胃气耳。洞泻既频，津液更伤，苦寒多饵，热仍不已。暮夜昏谵，自知胸膈拒痛，腹中不和。此皆病轻药重，致阴阳二气之残惫。法当停药与谷，谅进甘酸，解其烦渴，方有斟酌。

疟来呕吐，失血成块且多，乃平素劳伤积瘀，因寒热攻动胃络，瘀浊遂泛。血后肢冷汗出，阳明虚也。但疟邪仍来，口渴胸痞。虽是热邪未尽，然苦寒枳、朴等药再伐胃气，恐非所宜。

鲜生地　生鳖甲　知母　生白芍　牡丹皮　竹叶心

疟热攻络，络血涌逆，胁痛咳嗽。液被疟伤，阳升入巅为头痛。络病在表里，攻之不肯散，议搜血分留邪伏热。

鳖甲　丹皮　知母　鲜生地　桃仁　寒水石

面赤口渴，脉大而空，劳倦夹虚，不可纯作时症感治。

桂枝木　炙甘草　泡淡黄芩　生白芍　南枣肉　生姜

脉空搏，面赤舌白，消渴汗出，昼夜不已，两足逆冷，寒热潮迟。此积劳阳虚，外邪易陷，本虚标实，复进柴葛加消导，谓之劫津，仍宜和营主治。

归建中去糖。

又　淡黄芩　知母　花粉　乌梅　广皮白　制半夏　草果　枳实　白芍

外寒势缓，热渴势甚，此少阳木火迫劫胃汁，脘中津衰。热蒸痰饮，倘饮水过多，中焦不运，恐为水结。仿白虎之意，不泥其方，以示勿太过耳。

鲜竹叶　飞滑石　乌梅肉　麦门冬　知母　生白芍

胃为肝阳之扰，冲气如呃，热时烦躁不眠，纯属里证，法当酸苦泄热，俾阳明凝和。

知母　淡黄芩　生鳖甲　卷心竹叶　丹皮　生白芍　乌梅肉

胃虚热气上行，故觉气塞，当养胃阴生津，使阳和则邪清。积劳有年之体，甘寒为宜。

人参　竹叶　知母　粳米　麦冬　石膏　生甘草

又　鳖甲煎丸，早服七粒，午时七粒，暮时七粒，白滚汤送下。

又　生牡蛎　桂枝木　人参　花粉　生白芍　乌梅肉

间日疟脉弦，烦渴无汗，头微痛，往来寒热欲呕，可与小柴胡汤。

柴胡　人参　生姜　黄芩　半夏

寒热虽止，心热口渴，营分余邪未解。仿景岳玉女煎意，滋清营热，此伏暑可去。

生地　知母　生甘草　生白芍　生石膏　竹叶心

口鼻吸入，上焦先受。因阴虚内热体质，咳嗽震动络中，遂致血上而头胀，烦渴寒热。究是客邪，先以清暑方法。

杏仁　竹叶心　黑栀皮　连翘心　石膏　荷叶汁

阴虚暑邪未尽，瘅热汗解，用景岳玉女煎。

石膏　竹叶心　生地　知母　麦冬　白芍

夏季疟发，温热恒多。攻下动里，里伤邪陷，变痢大痛，利频不爽。强食脘中遂胀，湿热阻遏，气偏滞也。况久病大虚，恐有变厥之虑。

黄连　黄芩　人参　乌梅　白芍　当归

手指尖及背部皆寒，唇舌亦皆麻木。夫背为阳脉经行之所，四肢亦属诸阳之本，况麻为气虚，凡阴伤阳无不损。当撤去苦寒，进和中制木意。

人参　炙草　炒白粳米　新会皮　木瓜　白芍　炒荷叶蒂

脉大右涩，舌白，鼻窍干黑，不饥不食。由暑湿内伏，新凉外来成疟。汗泄表解，伏气未罢，填塞胸臆，余热结于气分。思得肺化，如秋冬天降，则清肃令行，况初病身痛，亦湿热阻气之象，诸家不及道此。

瓜蒌皮　杏仁　黑栀　郁金　川贝　枇杷叶

肥人多痰多湿，暑热夏受，秋深凉来，伏热乃发。汗多不解，非关表寒。烦渴喜饮，均是里病。肺失降而胸痞闷，湿邪盛而战栗多。湿热合邪，同是气分，是太阴、阳明之疟。医不分经络混治，所以旬日之外，邪未退舍也。

木防己　杏仁　炒半夏　枳实汁　生石膏　炒厚朴　生姜汁

巅胀汗多，脘痞欲呕，热多寒少。初因遗泄阴伤，伏暑内发为疟，忌用柴葛再泄其阳。

淡黄芩　花粉　蒌皮　杏仁　醋炒半夏　豆蔻　橘红　飞滑石

寒热已止，脘痞不饥，此清阳不主运通，益气佐以芳香醒中。

人参　白蔻仁　炒白芍　陈皮　炒半夏　茯苓

舌灰白，胸痞，疟来欲呕，昏厥，热时渴饮，此暑热不解，邪欲深陷，议泻心法。

黄连　黄芩　厚朴　半夏　杏仁　姜汁

脉数，舌边白。暑湿热内伏为疟，呕逆胸满，间日寒热，邪势未解，议以酸苦泄热主治。

川连　草果仁　黄芩　广皮白　乌梅　知母　半夏　生姜

脾肾阳虚，背寒吐涎。邪虽未尽，又虑正伤，扶正驱邪，以冀劫疟。

人参　草果仁　炒焦半夏　生姜　乌梅肉　新会皮

粤中阳气偏泄，途中烦劳涉虚。暑热内伏，凉风外加，疟来间日者，邪深不得与卫气行阳也。但客邪六气，总化为热。吐蛔消渴哕逆，厥阴、阳明病也。里证显然，柴葛泄表动阳须忌。

川黄连　人参　黄芩　乌梅肉　生姜汁　枳实　半夏　生白芍

病起腹痛泄泻，继而转疟。舌腻，渴不能饮，呕逆吐痰，脘中热闷，乃暑热内伏，足太阴之阳不主旋转运通，有以霍乱而起。缘未及分经辨症，邪留不解，有内结之象，不特老人质弱，如今霜降土旺，天令欲收，邪势未衰，未为稳妥，议用泻心汤法。

淡黄芩　川连　杏仁　炒半夏　厚朴　姜汁

头痛恶心呕涎，冷自四肢起，舌白渴饮，胸痞闷，眼白带黄，汗多，乃太阴湿疟也。夏秋伏邪而发，并非暴受风寒，不可发散。

杏仁　枳壳　广皮白　半夏　藿梗　蔻仁　厚朴　姜汁

疟发于秋，名曰伏气。两旬不解，消滞清火而不见效。寒少热多，口渴喜暖，心中懊憹，不能自主。是无形气结，蒌、连、枳、半，只治有形有滞，寒热未能开提，懊憹气结，况无汗为烦，表里气机不行，显然窒闭。宗仲景栀豉汤，一升一降，以开其结。

栀子　香豉各三钱

浴后寒热，卫阳损也，用建中汤。

人参　归身　桂枝木　蜜姜　黄芪　炙草　白芍　大枣

阳气发泄，寒热脉大。

蜀漆　龙骨　人参　桂木　牡蛎　生芍

左数甚。

人参　五味　山药　熟地　芡实　茯神

左数寒热。

人参　桂枝木　南枣　炙草　煅牡蛎

又　人参　生白芍　生牡蛎　乌梅肉　炙甘草　小麦

又　何人饮。

又　鳖甲煎丸。

从来通则不痛。通者，非流气下夺之谓，作通阴通阳训则可。阅《内经》论痛，都因寒客。今脉左搏而大，气坠便不爽，宛是阴液少，气失疏泄。议用辛酸甘缓而和体用。

小茴香炒当归　生白芍

另参汤远药进。

又　熟地　炙草　山药　秋石丸　五味　白芍　茯神

脉左细右空。小产亡血未复，风邪外袭营卫孔隙，寒热汗出。视目紫晦，面色枯瘘，其真气衰夺，最虑痉厥之变。此辛甘缓和补法，以护正托邪。

人参　白术　干姜　桂枝　炙草

脉虚数，舌白。身痛脘痞，有痰，寒热日迟。此阴阳两损，时令湿邪外薄，内应太阴，谓之虚邪，宜从中治。

人参　半夏　知母　生姜　茅术　陈皮　草果仁　乌梅肉

夜来忽然昏晕，目无光，筋骨痛。营液暗损，任、督皆惫之象。

人参　炙甘草　鹿茸　当归　酒炒白芍　鹿角霜

自昏厥以来，耳聋舌白，呕逆涎沫，大便不通，必有暑邪吸入胃脘。此肝气升举，诸阳皆冒，腑气窒塞，恐内闭昏脱，最为可虑。体虚夹邪，先清邪以安胃，议以酸苦泄热驱暑。暑汗无止涩之例，总以勿进表散，乃里症治法也。

川黄连　黄芩　广皮白　乌梅肉　生姜汁　炒半夏　枳实

两脉皆起，神气亦苏，但大便未通，中虚舌白，理难攻下。况肝虚易惊，又属疟伤致厥，仲景虽有厥应下之文，验诸色脉，不可徒执书文以致误。

人参　半夏　生白芍　川连　枳实　乌梅肉

前此未尽疟邪仍至，兼之恼怒，肝气结聚中焦，补虚之中必佐散邪开结。

人参　生牡蛎　白芍　橘红　炙鳖甲　丹皮

产后下虚，利后为疟，是营卫交损。况色脉并非外邪，补剂频进不应，由治错乱。经云：阳维为病苦寒热。

人参　桂枝木　炒当归　鹿角霜　炙甘草　炮黑姜

积劳伤阳，哀戚动脏，重重内损，其夏秋伏邪，已深在重围。此从阴经而来，朱汉老非治时邪，病人服药而安，温药助阳也。考三阴而投温补扶正，正谓托邪。知母入咽即呃，阳明之阳几渐，不饥不食不寐，阳不流行，三焦困，脾胃惫矣。肛坠属阴伤气陷，难任纯刚之剂。

人参　当归米炒　厚朴　麋角酒浸烘　炮姜　草果

阴疟足太阴经，先进柴胡姜桂汤。

柴胡　黄芩　栝蒌根　甘草　桂枝　干姜　生牡蛎

疟两旬不解，寒多热少，是为牝疟，进牡蛎散。

牡蛎　龙骨　肉桂　白芍　云母　蜀漆　炙草　大枣

牝疟寒多，内热心悸。

阳旦汤，加生牡蛎、花粉。

劳疟不止，肢肿寒多。

阳旦汤，加牡蛎、云母石。

阴疟四月，汗泄，下肢肿。

早服八味丸。

淡附子　细辛　生白术　泽泻

厥阴阴疟不止，能食。

熟地炭　淡苁蓉　牡蛎　五味子　鹿角霜　龙骨

阴疟三年不愈,下虚遗泄。

蜀漆　牡蛎　炙黄芪　桂枝　龙骨　炙甘草

阴疟久虚。

益气汤加附子。

阴疟脉沉,渐背寒肢冷,脘中食入痞满。此属阳气伤极,春深木旺,恐变浮肿胀病,宜理中兼理下焦,勿得驱邪治疟。

附子桂枝人参汤,加块茯苓、生姜、大枣。

冬月伏邪,至春发为温疟,汗出不解,非因新感可知。脉虚,先有遗症,忌进耗散真气,和正解邪为稳。

桂枝　草果　杏仁　白芍　枯芩　桔梗

疟由四末,必犯中焦,胃独受其侮克,故烦渴脘痞不饥。今日舌绛便溏,阴气先伤,阳邪未尽,宜芩、芍和里,益以泻木邪,救胃阴。

黄芩　丹皮　白蔻仁　白芍　青蒿　乌梅肉

经月疟后,易生嗔怒。春令内应肝胆,其用太过,其体尤虚,所以自觉馁怯。考仲景,一月疟未痊期,血气凝结胁中,必有瘕聚,名曰疟母。母者,疟邪病根也。鳖甲煎丸主之,使气血通行,留邪无可容矣。

服露姜饮颇逸,第寒热仍来,知邪伏于阴,不得透解。大便不通,又经旬日,议从厥阴搜逐,使肝遂疏泄,可望疟止。每天明、午刻、交子,各用鳖甲煎丸七粒,连进六日,斯三阴三阳皆通,邪无容足之地矣。

疟久邪入络,络主血,邪结血分,则为疟母。仲景鳖甲煎丸专以升降宣瘀治肝,谓寒热不离少阳,久必入肝。肝主血,左胁为肝膜俞也,攻病固当如是。但久有遗精,食少不化,诸恙病非一端。此攻邪温补,未能却病,莫若养正,气旺邪自除,古有诸矣。

午服妙香散,晚服阿魏丸。

久疟针挑,汗出乃止,经脉邪去,络脉留邪,胁下遂结疟母。按之坚,形高突。四年带病,仍然能食便通,其结聚不在肠胃。药下咽入胃，入肠不效，盖络脉附于脏腑之外廓耳。

生鳖甲青色刮去衣，四两　穿山甲炙，二两　五灵脂烧至烟尽为度，二两　麝香忌火，另研，五钱　辰砂忌火，另研水飞，五钱

右药各研，净末分两加入阿魏一钱，同捣丸，饥时服二钱。

三疟已久，自述烦劳必心胸痞胀。凡劳则伤阳，议温养营分托邪一法。

人参　桂枝　炙甘草　南枣　茯苓　蜀漆　当归身　生姜

疟三日乃发，是邪伏在阴，经年虽止，正伤难复。卫阳外泄，汗出神疲，宜甘温益气之属。五旬向衰，必节劳保养，不徒恃药。

养营法用煨姜三两、南枣四两，煮汁泛丸。

三日疟是邪伏阴分而发，非和解可效。久发不止，补剂必以升阳，引伏邪至阳分乃愈，守补药则非。

鹿茸　人参　熟附子　炒黑杞子　鹿角霜　当归　茯苓　炒沙苑

稚年三日疟，太阴脾伤为多，饮食忌用腥膻，劫邪继以升阳。

常山　白术　厚朴　草果　陈皮　姜汁

诊左现小数，右缓濡弱。食已烦倦，是脾阳衰渐，古人谓疟、痢都因脾弱也。况便溏足冷，色夺形瘦，若不急补后天，以崇母气，区区疲药，元气消惫矣。用局方加味四兽饮。

人参　熟术　草果仁　广皮　茯苓　炙草　乌梅肉

此劳伤阳气之疟，循环不已，脉络久空，当升补阳气。

生芪　炙草　生姜　鹿角　当归　南枣

露姜饮止疟，是益中气以驱邪，虚人治法皆然。脾胃未醒，忌进腥浊。

人参　炙草　半夏　益智仁　橘红　姜汁

阴泄阳冒频遗，衄衄寒热消渴，气上撞心，欲寐惊惕，饮多呕逆，两足如坠，茎中凝窒。《金匮》谓阴气先伤，阳乃独发。见症厥阴经疟，与上焦治异。

鲜生地　知母　生甘草梢　玄参　川斛　竹叶

热病时疟，不分清理在气在血，以发散消导，劫伤胃汁，遂不饥不食。突遭惊骇，肝阳暴越，复令倏热倏凉，两足皆冷，腹胀不和。胁中有形触痛，由久病入络。阴阳不通，二便窒闭，先与更衣丸二钱，俟半日后，大便得通。次日用药，当以两和厥阴、阳明方法。

生牡蛎　柏子仁　生白芍　川楝肉　小黑豆皮　细根生地

疟热伤阴，阴液不得上承，舌心扪之如板。目瞑面肿，惊惕，肝阳化风内震。胃气愈逆，脘痞，欲人抚摩。热气聚膈，蒸迫膻中，必至神昏闭塞，老年凶危俄顷，然非形质之结，清寒攻荡可效，况已泻利在前，邪陷阴伤显然。夫阴伤属下，热聚居上，救阴之剂未遑透膈以滋下。芩连凉膈，苦辛燥气再伤阴，究非至当。展转筹划，法宜分理，议于今晚先进清心牛黄丸一服，匀三次温开水与服，取其芳香清燥以开其结。明日再诊议方。

冒暑远行，热气由口鼻入，犯上犯中，分布营卫，故为寒热疟疾。当淡薄食物，清肃胃气。投药以凉解芳香，或甘寒生津，皆可疗此。奈何发散以去寒，不知口鼻受热，与皮肤受寒迥别，治之不效，肆行滋补，参、术、芪、地，粘腻中宫，肺气壅闭，胃中滞凝，肿胀每上至下，一身气机不通。张戴人所谓邪得补而势盛，如养寇殃良之比。但病久形消，矫其非而再为攻逐，又虑正气之垂寂，故改汤为丸。丸者缓也，使中焦得疏，渐渐转运，升降得宜，六腑有再通之理。腑通，经脉之气无有不通者矣。每日进丹溪保和丸。

左胁下宿积有形，今疟症反复，左胁又结疟母，胸脘痞闷，大便艰难，乃疟症余邪与气血胶结，六腑亦因之不宣。宜攻以通其瘀滞，先进鳖甲煎丸三钱。早上、午时、暮时各用七粒，开水送下。

疟邪未尽，堵截气室，致腹满足肿，气逆欲喘。水湿内蕴，治当分利。

杏仁　牡蛎　猪苓　厚朴　泽泻　茯苓

疟止太早，邪热未尽，脘痞不饥，口渴自利，防有滞下。

川连　黄芩　半夏　枳实　白芍　橘白

同议上下合邪，泄厥阴以安阳明，仍佐肃清暑湿方法。

桂枝木　川连　人参　生牡蛎　乌梅　白芍

痰哮由外邪而发，坐不得卧，肾病为多。以风寒必客太阳，体弱内侵少阴耳。若夫暑湿热气，触自口鼻，背部疡疖，乃鼻窍应肺，是手经受邪，辛凉气轻之剂可解。以肺欲受辛，其象上悬，气味沉重，药力下走而肺邪不解。然夏病入冬，气候迭更，热邪久而深入，气血日被损伤，滋清如胶、地，搜逐如鳖甲煎丸，无如不独阴亏，八脉气衰，为寒为热，病形渐延损怯，喉痛，火升上热，缓必下热，此刚药难投，柔温之养，佐通奇脉定议。

生鹿角霜三钱　炒黑枸杞钱半　茯苓钱半　炒黑归身钱半　熟地炭三钱　生沙苑一钱

瘕泄下冷热升，议通摄任、督之散越。

鹿角霜三钱　熟地炭五钱　补骨脂盐水先煎百沸，八分　败龟板刮光炙脱研，三钱　云茯苓钱半　石壳建莲连壳勿研，十粒

经先期三日，热多寒少，脉左弦大。血分偏热，治厥阴疟邪窒在血。

生鳖甲　冬桑叶　青蒿梗　炒桃仁　炒丹皮　川贝母

疟乃暑湿客邪，血证逢时便从。已是阴亏体质，治邪须顾本元，议与竹叶地黄汤。

竹叶　知母　川贝母　鲜生地　薄荷

寒热后，诊脉小弱，舌白，渴不欲饮，痰多气闷。疟未尽而正已虚，不可过攻，防其衰脱。

生术　半夏　草果仁　广皮　茯苓　厚朴

疮家湿疟，忌用表散。

苍术白虎加草果仁。

伏邪成疟，寒热间日作，汗多欲呕，中脘痞闷不饥，进泻心汤法。

川连　黄芩　杏仁　枳实　姜汁　半夏　厚朴　草果

脉无力，寒热夜作，烦渴恶心，舌黄中痞。虽是伏暑为疟，然平素烦劳，即属内伤。未可泥于发散消食，先进泻心汤以泄蕴热。

川连　淡黄芩　花粉　枳实　姜汁　炒半夏　豆蔻　橘红

寒热后津伤，舌上黑胎，口干不知味，食不易饥，大便不爽，宜进滋养阴液法。

麦冬　知母　橘红　人参　川石斛　乌梅肉

产后来满百日，下焦精血未旺，遂患三疟，缘真气内怯，邪不肯外出。医药清散攻下，仅治三阴之疟，遂致魄汗淋漓，乃阳气脱散败坏之象矣。

人参　补骨脂　炒黑茴香　茯苓　归身

湿盛寒战，不解成疟。湿主关节为痛，邪在里为烦，总以湿热里症，治宜用苦辛。

川连　黄芩　杏仁　姜汁　半夏　厚朴

脉大，寒热渴饮，舌渐黄，气分热胜，血弱已久，恐邪漫劫津，清气热即以和阳，议用张氏玉女煎。

石膏　竹叶心　鲜生地　知母　生甘草　生白芍

伏邪留于少阴、厥阴之间，为三日疟。百日不愈，邪伤真阴。梦遗盗汗，津液日枯，肠燥便难。养阴药虽为有益，但深沉疟邪，何以得追拔扫除？议以仲景鳖甲丸三十粒，早上开水送下，午后进养阴通阳药。

复脉汤，去人参、生姜，加牡蛎、鹿角霜。

邪与气血胶凝则为疟。女病在络，自左胁渐归于中焦，木乘土位，东垣谓疟久必伤脾胃。既成形象，宜通恶守，佐芳香乃能入络。凡食物肥腻呆滞，尤在禁例，所虑延及中满。

人参　草果　陈皮　木香　茯苓　厚朴　青皮　郁金汁

深秋曾诊，拟议此病为暑湿食瓜，辛甘寒分利，奈何脾阳又受辛寒之累，致浊阴聚形，频遭食复，阳属受戕。凡身中脾阳宜动，动则运。肾阳宜藏，藏则固，斯为命根。局方大建脾丸、仲淳资生丸，多以补虚通滞，芳香合用，取其气通浊泄，人参辅正之力得矣。

人参　陈皮　厚朴　益智仁　茯苓　木香

间日寒战，发热渴饮，此为疟。饮水结聚，而心中痛胀，乃病上加病。不敢用涌吐之药，暂与开肺气壅遏一方。

生石膏　大杏仁　生甘草　蜜水炒麻黄

脉如平人，但热不寒，烦渴，身疼时呕，此温疟也。仲景有桂枝白虎汤一法，一剂知，二剂已也。

桂枝白虎汤。

眉寿堂方案选存　卷下

女　科

女科首重调经，只因见嗽见热，但以肺药清凉，希冀嗽缓，无如胃口反伤，腹痛便溏，恶食呕逆。此寒热乃营卫欹斜明矣。病系忧郁成劳，情志内伤，故药不奏功，议戊己汤。

人参　炒白芍　鲜芡实　茯苓　炙甘草　炒扁豆去皮

向来经水调和，自上年冬季，每月经转两次，天柱脊椎即痠垂，心中嘈杂忽痛，头面烘热，脊背指足常冷，经期落后四五十日，此属八脉不和，皆肝肾脂液暗伤，养液熄风，冀其奇充经调。

乌骨雄鸡去毛骨头足肠杂、青蒿汁、酒醋加水，煮汁收胶。

清阿胶　鹿角胶　枸杞子　当归身　生地黄　元武胶　桂圆肉　白芍药　天门冬　白茯苓

以胶为丸，淡盐汤送下，每日四钱。

经阻三月，咳嗽失血，交夜蒸蒸发热，脉来左搏而促。是阳气烦蒸，攻逆诸络，血液不得汇集冲脉。深秋经水不来，必加寒热瘦削，成干血痨矣。

鳖甲　全归　丹皮　山楂　生地　白芍　茺蔚　麦冬

久病形神日消，脉象坚大，是谓脉无胃气矣。曾于上年夏季便泻腹痛食减，舒肝健脾疏补，春进安胃丸，此生气不至。当女子天癸将通之岁，经脉气机怫逆，久郁热蒸，渐为枯涸之象，最足虑也。议用汪石山郁劳治法。

川芎　白芍　湖莲肉　青蒿　当归　熟地　南楂肉　香附

病起左肢痛痿，即《灵枢》云：意伤忧愁则肢废也。盖肝脏多气少血，气胜则热，血不营养经脉，阳明日空，血海无贮，经事遂闭。内风夹阳上升，眩晕，咳出痰沫。冬令天地闭藏，病不致凶。万花畅茂，有增剧之虑。议镇肝安胃法，用麦甘大枣汤。麦以镇逆，枣、甘益虚，遵《内经》肝苦急，急食甘以缓之也。

麦甘大枣汤。

气郁滞则血不行，当理血中之气。

四物汤加香附、楂炭、益母草。

脉涩经滞，食入脘痞，都因情怀失和，肝脾郁结使然。

香附　广皮　蔻仁　丹皮　楂炭　茯苓　神曲　钩藤

停经已九月，少腹重坠而痛，及诊少阴脉涩小，并非妊象。冲任虚馁，怕其暴崩。

八珍汤，加砂仁。

昼夜腹痛，泄气而缓。夜卧扪之，常高突有形横处其间，为肝郁不舒，致冲、任二脉乏气流行。经期不来，营卫阻闭，为寒热互作。因泄泻已久，风木久乘中土，峻攻非宜。

川楝子　当归身　青木香　山楂　龙胆草　小茴香　炒橘核　青葱

泄泻食减，经水不来，而寒热咳嗽，日无间断。据说嗔怒病来，其象已是劳怯。郁劳经闭，最为难治之症。

人参　蒸冬术　炙草　茯苓　广皮　白芍

郁损经停，瞋胀难便。

归身　川楝子　茺蔚子　小茴　生白芍　泽兰

经水不来，是络脉无血。古云：气旺血自生，大忌通瘀。

人参　当归　麋角胶　茯苓　桂心　羊肉胶。

天癸从未至，肉瘦色瘁，咳呛着枕更甚，暮夜内外皆热，天明汗出热减，痰出或稠或稀，咽中总不爽利。此先天最薄，真阴不旺，勿攻针黹，务安闲怡悦，俾经来可以热除，不然，世称干血劳矣。

复脉汤去麻仁。

两三月经水不来,少腹痛胀下坠。寒疝属虚,可与当归生姜羊肉汤。

经闭淋沥。初

柏仁　肉苁蓉　女贞子　郁仁　当归　川石斛

肝风逆,经闭淋沥,便艰。复

柏子仁　当归身　川石斛　女贞子　郁李仁　黑穞豆　淡苁蓉

肝痹胀至心下,腹大经闭,二便涩少。初

橘叶　青皮　银柴胡　茯苓皮　青葱　楂肉　五灵脂　大腹皮

血结为瘕,腹胀大如缶,进疏肝通瘀稍安,续进针砂丸以缓攻之。

此劳怯是悒郁内损,阳土为阴木乘侮,冲脉乏血,经闭肉瘦气胀,减食便溏,五液日枯,阴不上承,喉舌干涸,仍不嗜汤饮。《内经》谓二阳之病发心脾,风消息贲,皆是久损传变见萌。

人参　乌梅肉　南楂肉　茯苓　白芍　老苏梗

阴痫脉迟,经水二月一至。

六味加阿胶、白芍。

经来潮潮涩少,汤饮入脘嗳吐。平昔善吐涎沫,心摇震惕。厥阴、阳明皆逆,龙荟丸主之。

龙荟丸,每服二钱。

经来涩少,便泻汗出。因惊恐致病,由肝传脾,用戊己汤。

风动液亏,腹痛肠红,经闭,暮热惊恐,治在肾肝。

熟地炭　萸肉炭　炙草　五味子　白茯神　白芍

自八月中经止,即食入呕吐,医认怀娠恶阻治,延至小寒节,头巅痛,心中热,吐清涎浊沫。水药仍受,粒米食物下咽即吐,欲寐洒然惊惕,肌表及足寒,晡刻头面热,腹胀,心腹皆痛。初病嗔怒而来,确是肝木犯胃,最怕暴厥急至。

金铃子　黑山栀　炒半夏　生姜汁　延胡索　炒香豉　茯苓

经水两月不来，腹形胀大，兼有形攻触。目瞑将寐，先欲厥冷，后渐热多汗。此皆郁损成蛊之象。

当归须　茺蔚子　五灵脂　小茴香　小香附　炒楂肉

嗽急心腹坚胀，入夜气冲欲坐，下部已冷。久有瘕聚，问月事不来三年。此浊气饮壅塞，以致血脉不通，为络脉之胀。

桂枝　淡姜　五味子　茯苓　白术　北细辛

暴崩，癖聚腹胀，经水不来五月，络虚所致。

葱白丸。

红枣、蕲艾煎汤送下。

动怒血吐成升，月余再吐，自述少腹常痛，夜必身热汗出。必经水得通，可免干血劳怯。

醋炙鳖甲　胡黄连　炒焦延胡　炒桃仁　茺蔚子　炒楂肉

脉数经迟，面起痱疹。肝阳内风，冲逆上升，胃减少食。

清阿胶　炙甘草　柏子仁　小生地　白茯神　火麻仁

左肢麻木，经迟宿痔，中年从未生育。脉数，怒则腹胀。和肝胃之阳，即调经要领。

生地　当归　砂仁盐水炒　炒楂仁　穞豆皮　香附　知母

胃痛四年，因郁怒而起。经落不调，瘕聚腹胀，欲呕便泻。久病入络，兼理血分。

金铃子肉　桃仁　五灵脂　炒延胡索　生蒲黄　生香附

质偏于热，阴液易亏。女人肝为先天，月事虽准而少，里乏储蓄，无以交会冲脉，此从不孕育之因由也。凡生气及阴血，皆根于阳。阳浮为热，阴弱不主恋阳，脊背常痛，当从督、任脉治。

元武版　桑螵蛸　当归身　细子芩　鹿胎　枸杞子　桂圆肉　茯苓

经来绵绵不止，恐延淋带，此后遇里急，为阴弱不内守治。

熟地炭　芡实　艾炭　茯神　湖莲　炒归身

脉数，下焦冷，经淋不止，少腹腰臂痛，火升面热。

枸杞子　生杜仲　生地　沙蒺藜　川石斛　女贞

脏属阴，阴亏内热自起，阳搏动则经多如崩，带下绵绵。治宜坚固其阴。

熟地　牡蛎　秦皮　樗皮　艾　阿胶　黄柏　白芍　茯苓　羊肉胶丸

五十岁天癸当绝，而反多于昔，冲、任之脉不固，已属下焦主病。脉不束骨，痛无定所，与三气客痹迥异。群药未尝及下，胃伤肝垂呕吐。问病人口味苦，气塞必哕，心如悬旌，当以胃虚客气攻逆，议用旋覆代赭汤。

人参　炒黑川椒　乌梅肉　茯苓　钉头代赭　生白芍

冬温失藏，肝木反泄，阳明脉虚，血海不按期而经下，乃体不足用太过之象。法当辛酸甘缓，两和肝之阴阳，而苦降走泄，不但妨胃，且助劫耗。

炙甘草　枸杞子　柏子仁　生白芍　桂圆肉　茯苓

暴崩去血过多，络中空虚，浮阳夹内风以动，心悸，筋脉痿软。奇经已乏，每经来必病，最难调治。

炒熟地　阿胶　女贞子　湖莲肉　白芍　旱莲草

郁悖阳升，八脉不和，下少固摄，有崩漏之累。

枸杞　鹿角霜　小茴　醋艾　茯苓　沙苑　淡苁蓉　当归　香附　益母草丸

久漏成崩，上有疡症，用药极难，仿《内经》七方之一，固下漏，少佐清上。

醋炙螵蛸　茜草

煎好滤清，加黄芩、阿胶，煎数十沸，取清服。

经漏已三年，淋漓带下黄白。视色脉不受温暖，固下汤散力量难以直达冲、任。古《局方》中有震灵丹，每早服六十粒，是固奇脉药。欲求全愈，非大剂人参不可。

室女经初至，必然畏热。因热求凉，致伤冲、任，经漏不已，血色渐紫，腹中痛，得按略缓，是从前经至失调之故。和血脉之中，必佐通阴中之阳。

杞子　沙苑　鹿角霜　人参　当归　小茴　紫石英　桂心

十四岁室女，无温补热药之例。视色夺脉弱，下焦未寒先冷，经事淋漓，是冲任二气不交。冬宜藏阳，用温补升阳。

鹿角霜　杞子　当归　人参　蛇床子　麋茸　沙苑　小茴　紫石英

血瘀自下为顺，但形神顿减，明是积劳已伤。血脱必益气，否则有复瘀之虑。

补中益气汤。

经漏四十余日，色黯瘀腐成块。病中动怒，遂胸膈胀闷且痛，瘀下稍宽，医治漏血，投地、芍、归、胶，下焦先未治得其益，上焦先受其滞。宗经义先理其上。

老苏梗　南山楂　桃仁　香附汁　麦芽　延胡

久崩淋带，少腹结瘕，液涸气坠，二便皆阻。辛甘补方，冀得宣通，勿谓崩症徒以涩药。

柏子霜　淡苁蓉　郁李仁　当归身　枸杞子　葵子

经漏腹胀，脏阴为病，浊攻脾胃为呕逆。

人参　淡附子　茯苓　蒸术　淡干姜

长斋有年，脾胃久虚。疟由四末，必犯中焦。血海隶乎阳明，苦味辛散，皆伤胃系。虽天癸久绝，病邪、药味扰动血络，是为暴崩欲脱。阅医童便、阿胶，味咸滑润，大便溏泻，岂宜润下？即熟地、五味，补敛阴液，咽汤停脘，顷欲吐尽。滋腻酸浊之物，下焦未得其益，脘中先以受其戕。议以仲景理中汤，血脱有益气之治。坤土阳和旋转，希图中流砥柱，倘得知味纳谷，是为转机。重证之尤，勿得忽视！

人参　炒焦于术　炮姜炭　茯苓　炙黑甘草

十年不孕，奇脉大伤，经来如崩，周身筋掣，自脑后痛连腰膂，食少腹胀，干呕气冲，小溲如淋窒痛。盖奇经诸脉，隶于肝肾恒多，肾失纳，肝失藏，脉络气血消乏，何以束骨充形？此病之最延绵难却也。阅古人法中，脏真宜固，脉络宜通，非偏寒偏热之治。

鹿角霜　当归身　柏子仁　川桂枝　小茴香　真茯神

交节令血下成块，腰痛溺淋，乃下元虚，八脉无气，最多反复，议升阳固脉法。

人参　鹿茸　补骨脂　当归　鹿角霜　茯苓

入土旺用事，食减恶心，淋带反多。老年阳气渐泄下坠，议东垣升阳法。

人参　熟术　炙草　当归　羌活　防风　独活　广皮

经阻两月，脉象虚数，呕吐清水，仍以恶阻调治。

竹茹　半夏　广皮　生姜　茯苓　厚朴

凡交三月胎殒，是肝阴内怯，任脉不司担任。今见症脊椎尻垂，腰痠痿弱，肝肾奇经虚不固摄，议用孙真人法。

阿胶　当归　生地　寄生　艾炭　白芍子芩　砂仁

女科胎前以立基为要。恶阻呕吐味酸，是热化，宜安胃调气。

人参　半夏　竹茹　茯苓　生姜

培土安胎。

人参　焦术　建莲　茯苓　广皮　砂仁

气塞干哕，不欲进谷。怀妊四月，腹大如足月，足跗浮肿，得血下洞泄而来。询知两月前已不纳，立秋交节，血乃暴下，为阳明胃虚，滞气逆攻。血海隶乎阳明，致有淋漓之状。法当清热安中，以暴胀常多热证耳。

生白芍　乌梅肉　苏梗　参汤另进　子黄芩　知母　川连

脉左右弦，身麻肢冷，脘中胀闷，不饥吞酸，由中虚肝气内动之故。五六月当脾胃司胎，又体质不受苦寒，非清火破泄气分之治所宜。

人参　枳壳　生姜汁　半夏　桔梗

厥阴之阳上冲，呕逆腹痛，防胎上攻，以苦寒清泄法。

川连　黄芩　川楝肉　青皮　白芍　郁金

胎气日长，诸经气机不行，略进水谷之物，变化水湿，不肯从膀胱而下，横渍肌肤为肿，逆奔射肺，咳嗽气冲，夜不得卧，阴阳不分，二便不爽。延绵经月，药难治效，当刺太阳穴，使其气通，坐其安产。

桂枝　五味　牡蛎　杏仁　茯苓　淡姜　泽泻

临月，用清热理气。

苏梗　苓皮　知母　白芍　砂仁　腹皮　黄芩

怀妊若患时症，古人主在保胎。今喜暖恶寒，升则厥，痛坠欲便，腰腹绕痛，大虑胎坠。辛香温柔之品，冀其止厥。

鹿角霜　沙苑　枸杞　小茴　淡苁蓉　茯苓　柏仁　当归

暑湿阻气，胎热由下而升，两热相搏，咽喉欲痹，寒战，周身诸脉震动，防胎下坠，治宜清上。

竹叶　枇杷叶　知母　连翘　郁金　川贝

胎孕而患时疟，古人先保产，佐以治病。兹诊唇燥舌白，呕闷自利，乃夏令伏邪至秋深而发，非柴胡、枳实之属可止。呕吐黑水腹痛，胎气不动，邪热深陷入里，蒸迫脏腑，是凶危之象。

黄芩　黄柏　川贝　黄连　秦皮

寒少热多，即先厥后热之谓。热甚胎攻冲心而痛。盖胎在冲脉，疟邪由四末渐归胃系，冲脉属阳明胃脉管辖，上呕青黑涎沫，胎受邪迫，上冲攻心，总是热邪无由而发泄，内陷不已，势必堕胎，且协热自利，外邪从里而出，有不死不休之戒。方书保胎必固阴益气，今热炽壅塞，参、胶、归、地，反为热邪树帜矣。前以绝苦无寒，取其急过上焦，阳明胃与厥阴两治。今用酸苦泄两经之邪热，外以井泥护胎。

川连　乌梅肉　黄芩　草决明　川椒　石莲肉　白芍

苦辛酸，清泄阳明、厥阴邪热，兼外护胎法，病势减十之二三。视舌黑芒刺，舌心干板，而心中痛不已，此皆热邪内迫，阳精阴液告涸。两日前虑其陷伏闭塞，今又怕液涸昏痉，最难调治。夫护胎存阴，清热去邪，两不可少。

川连　鲜生地　知母　阿胶　鸡子黄

始于嗔怒动肝，冬季温暖少藏，肝气多升，肺气不降，遂令咳逆喘促，热郁入里，耳聋自利。延绵经月，真损必然殒胎，非轻小之恙。

黄芩　蒌皮　杏仁　白芍　橘皮　乌梅

午后诊脉，问及踢伤胎漏，用两补气血安胎。

人参　炒当归　炙草　炒砂仁末　茯苓　炒白芍　广皮

痛由背绕肋，胀至胃脘，停住不移。妊交六月，阳明司胎。阳升气阻于络，斯为痛胀宿恙，当春半而发，脉弦搏鼓指。胃为阳腑，和阳以苦味之流行，仍佐宣利气分郁遏为治。

金石斛　鲜竹茹　黑山栀　老苏梗　化州橘红　香附汁

小产后劳动嗔怒，陡然血崩，乃身中阳动，阴弱失守之证。用药气味，最忌辛温走泄，无有不向安者。缘辛香温热，胃中不安，致呕逆频频，神复欲愦。皆血下而阴亏为病，呕多则阳气再伤耳。古人上下变病当治其中，此安胃第一要旨。以胃为脏腑之大源，能纳谷，斯后天生气再振，何容缕缕经营乎！

人参　小麦　茯神　乌梅　木瓜　白芍

镇补肝胃，既得进谷。阅来教仍是阴弱阳浮，姑拟补摄足三阴脏，必得小效。

人参　炙黑甘草　山药　芡实　熟地炭　茯神

起病由于小产后，是冲任脉虚所致，温养摄纳，最为近理。病根在下致胀，乃芪、术、升、柴守而兼升，浊僭上行。炒焦肾气丸可以常进，但不能入奇脉耳，更议法以辅其不及可也。

鹿茸　补骨脂　人参　大茴香　鹿角霜　归身　苁蓉

蕲艾煎汤代水。

小产后，血下暴崩，汗淋昏冒，寐则梦与人争斗，此脏血大走，肝魂易越，补方必兼敛摄。血崩久淋带，致冲、任脉络不固，不但不得孕育，更延痛疾耳。

人参　龙齿　炒归身　炒枸杞　炙草　茯神　炒枣仁　五味子

小产后经年淋漓，旬日带下，绵绵不断，骨节痿软。经临筋脉牵掣，骨热如蒸，皆冲、任受伤，久而不复，五液皆枯，日就损怯一途。所幸胃气尚存，按候调摄经年，冀可血气充复。

四物汤，加胡黄连、炒黄柏。

惊恐起病，由怒而发，是为肝厥。阳气暴升，痰随气上，神识乃迷。近加小产后，必须养肝阴，佐入凉肝。

生地　柏仁　丹参　天冬　阿胶　茯神　白芍　人中白

小产后，汗多寒热。

龙骨　白芍　南枣　牡蛎　炙草

小产后经月，泄泻腹痛，下血不止，干咳呛逆。乃气血两虚，当以建中法。

归芪建中，去姜。

半产后，冲任虚，瘕聚，少腹痛，胃痛形寒身疼。

桂枝加桂、当归、茯苓，去姜。

半产后，失血咳逆不得卧。

小青龙法。

半产后，咳逆不得卧，腹膨。

肾气丸一两

用沙囊悬起煎汤，早上服。

蓐劳下损，咳逆不得卧。

乌骨鸡丸。

遇劳气泄胎坠，胎去下焦先空，足冷腰脊皆病。阴阳两损，但以温养之补，怀孕即止。

人参　沙苑　归身　肉桂　雄羊内肾　茯神　麋茸　白芍酒炒　枸杞

共为丸。

产后骤脱，参附急救，是脱阳固气方法，但损在阴分，其头痛汗出烦渴，乃阳气上冒。凡开泄则伤阳，辛热则伤阴，皆非新产郁冒之治。

细生地　黑楂肉　牡蛎　真阿胶　茺蔚子

恶露冲心，防其昏厥。

泽兰　楂炭　香附　川贝　童便　茺蔚　延胡　广皮　通草

新产阴气下泄，阳气上冒。日晡至戌、亥，阳明胃衰，厥阴肝横，肝血无藏，气冲扰膈，致心下格拒，气干膻中，神识昏谵。若恶露冲心则死，焉有天明再醒之理？回生丹酸苦直达下焦血分，用之不应，谅非瘀痹。想初由汗淋发热，凡外感风寒，理从外解。此热炽神乱，即仲景之新产郁冒也。倘失治必四肢牵掣，如惊如风痫，立见危殆。议从亡阳汗出谵语例，用救逆法。

龙骨　桂枝　南枣　牡蛎　炙草　小麦

浊气上逆，恶心不食，冷汗烦躁，最防暴脱。不可但执恶露滞满，而专泄气攻血。

人参　干姜　泽兰　附子　童便

产后血去阴伤，肝肾先亏，致奇经诸络不至内固，阴既不守，阳泄为汗，多惊多恐，神气欲撒。此摄阴固液，而有形岂易速旺？古人必曰封固，曰镇纳，皆为此而致。

人参　桂枝　龙骨　炙草　附子　煨姜　牡蛎　蜀漆

产后阴损下虚，孤阳泄越，汗出惊悸，百脉少气，肢体痿废，易饥消谷。阳常动烁，阴不内守，五液日枯，喉舌干涸。理进血肉有情，交阴阳，和气血，乃损症至治。

羊肉　五味　紫衣胡桃　当归　牡蛎

产后汗大出，目瞑神昏，此为郁冒欲脱，大危之象。勉拟镇固朴虚一法。

生龙骨　桂枝　人参　生牡蛎　炙草　归身

生羊肉煎汤。

产后蓐劳，厥阳逆行，头痛昏晕身热。

生龙骨　生白芍　炙甘草　当归　生牡蛎　桂枝木　大枣肉　羊肉

产后将半月，头汗耳聋，便泻不食。阴分大虚，阳气上冒，防其痉厥，不可忽视。

熟地炭　炒当归　炮姜　茯神　炒白芍　炙草

产后十七朝，因恼怒阳升为郁冒，寒热如疟，经半月不止，乃阴伤于下，阳浮于上，肝胆之邪肆行无制，故乍寒乍热，不得息也。拟进甘缓法，使阴气稍复，寒热可缓。

复脉汤去姜，加甘蔗汁。

郁冒汗出，血下液亏。

人参　龙骨　枣仁　熟地　五味　茯神

产后真阴下虚，真气不主收纳，咳逆汗泄，肉腠刺痛。未至半月，恶露已尽，大便不实，断非清润治嗽可疗，此摄固敛液，一定治法。

熟地　山药　枸杞　五味　建莲　芡实

产后下虚，腹中刺痛。虽因恶露未尽而起，然病经五十日，未可专以逐瘀为主。

当归生姜羊肉汤。

频产脉络已空，胎前已见带下，痛甚不随利减，奇经气撒不摄。仲景建中之议，取意在脾营，为上中法，而药力原不及下焦也。肾气汤乃收摄阴中之阳，产后营虚，不耐桂、附之猛烈。当年先哲，每炒炭煎服，亦如河间浊药轻投，盖汤、散、饮子，不同法程耳。

熟地四钱　山药二钱　丹皮钱半　附子一钱　车前一钱　萸肉二钱　茯苓三钱　泽泻钱半　肉桂一钱　牛膝一钱

各炒炭，急火煎服。

产后几五十日，下利滑腻，痞闷呕逆。此阳结于上，阴撒于下，仿仲景独治阳明法。

人参　赤石脂　五味子　茯神　炮姜炭　炒黄米

产后血去过多，阴伤阳损，致畏冷倏热，急宜温养营气，勿杂治也。

人参　归身　桂心　桂圆　茯神　炒芍　炙草　枸杞

产后五十日，暮热汗出，身动气喘，带下绵绵不断，腰脊痠软牵痛，此肝肾液亏，冲、任空乏，法当通补下焦，久延怕成蓐劳。

淡苁蓉　炒杞子　当归身　紫石英　白茯苓　生杜仲　炒白芍　五味子

阴虚潮热，在产后肝肾本虚。始误于逐瘀泄气，镇补稍安。再误延胡、枳实攻逐,腹中刺痛,营伤何疑?

人参秋石拌烘　生地　炙草　茯神　阿胶　白芍

产后下损,治嗽肺药是上焦药,药不对症,先伤脾胃,此食减腹膨跗肿所由来也。

人参　沙苑　杜仲　茯神　螵蛸　枸杞

产后去血,阴伤骨热。大凡实火可用清凉,虚热宜用温补。药取味甘气温,温养气血,令其复元。况产伤之损,蓐劳病根全在肝肾,延及奇经,岂泛然杂治所宜。

人参　杞子　苁蓉　紫石英　河车　当归　胡桃　茯神

产后形肉日瘦,经水逾期,此属内损。问经来无痛,与方书气滞经迟迥异,养肝、冲、任可矣。

当归　生地　柏子仁　丹参　白芍　杞子　茯神　桂枝

乌骨鸡丸。

蓐劳自春入秋,肌肉消,色痿黄,外象渐寒,心腹最热。脏阴损不肯复,形空气聚,非有物积滞也。

人参　生菟丝子　炒当归　茯苓　煨木香　小茴香

眉心痛,心中热,腰脊痠痛,五心皆热。自产后半载,肉消减食,乃下焦阴液大耗,而肝风夹阳震动矣。病自内损,服药无益。阅医虽曰养阴,半投芎、柴,不知何意?

生地　炙草　阿胶　羚羊角汁　麦冬　白芍　麻仁

产后发热后,阴虚为多。阴不内守,阳外泄为汗出,自秋徂冬,形肉消烁。

人参　炙草　炒芍　五味　炮姜　茯神

甘温佐以酸收,阴阳有渐交之机,热缓加谷,可谓明验。然产后损伤,古人远刚取柔,使有情生气日泰,理体可以却病。

人参　熟地　河车胶　归身　五味子

产后内虚,复感冬温,遂寒战后汗出,乃厥阴如疟,非轻症也。

炒生地　炙甘草　阿胶　炒麦冬　生白芍　麻仁

蓐损当夏发泄,恶风畏冷,便溏汗出,法宜养营。

人参　冬术　桂心　五味子　炒白芍　茯神　广皮　炙草　全当归

蓐劳下损，损及八脉，医投清内热滋阴，致胃伤食减寒热，下元冲气上逆咳呕，而咳嗽药治肺，与内虚下损益无干涉。带淋骨热，髓竭液枯，蓐损较平常损怯更难。寒暑更迁不复，草木焉能奏功？免与血肉有情，望其加谷，可得悠久。

紫河车洗洁，一具　人乳八两　生紫石英一斤，捶碎　血余炭二两　秋石一两

同煎，河水熬膏。人参汤服二钱。

产后自乳阴伤，即是亡血虚象。陡然惊恐，内动肝肾，脊椎尾闾骨凸，肌瘪，自脏阴损及奇脉矣。先冷后热，厥冷见症，良由骨枯髓竭，草根树皮，何能济事？

常用人乳热饮，日二三次。

产后失调，蓐劳下损，必映奇经。心腹痛寒热，脊疫腰痿，形肌消烁殆尽。若缕缕而治，即是夯极。凡病宜通，补而兼通，能入奇经。

人参　炒黑枸杞　炒黑小茴　麋茸　炒蒺藜　当归身

蓐劳下损，久则延及三焦，不独八脉。晨泻呕食，心热下冷，吸短胀痛，焉有寒凉止嗽清热之理。扶得胃口安谷，月事仍来，方得回春。

异功散，加南枣。

脉数左甚，冲气上咳吐血，嘈杂如抓，常有眩晕喘促。此产后失调，肾肝内损，若不断乳静养，春末夏初，必致受累。

熟地炭　炒山药　炒枸杞　五味子　建莲肉　白茯神

形冷惊怕，旬日经淋漏注，心怔悸如悬旌，自七八年产后致病。夫肝主惊，肾主恐。产后先虚在下，奇脉不为固束，急急温补固摄，仍佐通药，其力可到八脉。

紫石英　炒枸杞　人参　麋茸　乌贼骨　沙苑　茯苓

冲任内损，经淡日迟，形神渐渐瘦痿，犹是产后不复，先议温通八脉一法。

当归身　鹿角霜　紫石英　小茴香　淡苁蓉　茯苓

产后下虚，血病为多。今脘中痞胀，减食不运，全是气分之病，但调气宽中，勿动下焦为稳。

生香附　桔梗　神曲　苏梗　蔻仁　茯苓

产后病起下焦为多。今右偏头痛，得暖为甚，纳食则脘腹加痛，必泻则已。夫痛随利减，已现湿郁气阻。热自湿升，恒有是证，从脾胃门调治。

生于术　紫厚朴　煨木香　嫩香梗　茯苓皮　小茵陈　新会皮　香附汁

产后腹痛脉数，足不能伸，瘀留入络，结为小肠痈矣。

失笑散加桃仁、归尾、醋炒蓬术。

死胎至旬日乃下，必有尸浊秽气留着冲、任脉中。至今黄、白带淋，自腰以下冷，大便久溏。产后刚剂难进，议用朱南阳方法。

猳鼠粪汤。

女科肝病为多，产后必病及八脉，即如少腹聚瘕，瘕气攻心下必呕吐，上泛则咽喉闭塞。经水半年不来，越日必有寒热。凡下焦多属血病，瘕属气聚，癥为血痹，病在冲脉、阴维、阳维，混混医药，乌得入于奇脉乎？

地鳖虫　川楝肉　鳖甲　桃仁　麝香　延胡索　楂肉　蓬术

卒然心痛寒热，恰在产后，即《内经》所谓阳维为病苦寒热，阴维为病苦心痛。维主一身之纲维，其阳行卫，其阴行营。二脉致偏，不饥少纳，腹胀瘕聚泄泻。夏月经必先期，秋冬下焦常冷。

鹿角霜　当归　生杜仲　芡实　白茯苓　沙苑　小茴　淡苁蓉　湖莲　炒黑艾　紫石英醋炒

红枣肉为丸。

又：去艾，加河车胶。

脘痛映脊，甚则四肢逆冷。问当年产后瘕泄，今带淋经漏，脊椎痠垂。《内经》云：阴维为病苦心痛。维脉阴伤异治，非破气降气能疗。

鹿茸　枸杞子　当归　沙苑　鹿角霜　肉苁蓉　小茴　茯苓

产后瘕癥。

葱白丸，每服二钱，艾枣汤送下。

产后坚痛，少腹癥。

桂心　当归　白芍　茯苓　紫英　小茴　香附

羊肉胶丸。

背痛彻心，带证多下，兼有气逆冲心，周身寒栗，乃冲任脉虚损，病从产后来。

归身　炙草　桂心　白芍　杞子　茯苓

肝脾不和，少腹胀，足浮肿，带下因于产后未复。

大腹皮　当归身　茺蔚子　柏子仁　茯苓皮　小茴香　小香附

胎前水溢浮肿，喘满不得卧，开太阳获效，既产浮肿自然渐退。女科不明产后下虚，多以破气宽胀，百日来腹大且满，按之则痛，此皆气散弥漫，为难治之症。议用炒枯肾气丸，兼调琥珀末以调其血。

冬至一阳初复，骤有肢麻火升，其失藏已属下虚。月余，值黄昏，气塞心痛喘逆。戌、亥阴时，冲逆下起，肝脏厥逆，直将犯上，至于坐不得卧。直至产后，下虚更极，水谷湿气未能循腑分流，旁渍渗入经脉，从前厥逆，肝气、肝风由然沸腾搏激，似湍水东西，可使过颡之喻。究竟病根，全在平昔抑郁，《内经》惊恐明指肝肾，今既失司，腑气不主宣化，至阴之脏调之非易，议以专走足太阳表中之里，冀阴阳渐分，经旨谓太阳司开立法。

薏苡仁　淡干姜　茯苓块　大杏仁　五味子　生白芍

此水气结聚，壅遏经隧，致呼吸有阻为噫气，而其声在咽痃。况任脉行乎身前，母子经行，必关冲、任。今气痹水蓄，血亦化水为肿胀，胸高腹大。水性就下，搏激可使过颡。下窍久闭，状如瓮痃。曷不效禹治水之功？徒执寒热补泻为法，宜乎久药无功也。

十枣丸。

经水不来，先天素弱。因多郁嗔怒，肝木疏泄，水饮傍渍而肿胀，最为难治。

米仁　牡蛎　防己　茯苓　泽泻　萆薢

多产，五液走泄殆尽。年已六旬，反患淋漓带下，大便日见枯涩，少腹形膨䐜胀。血液既去，气散不收，行气破气，是速其凶矣。

炒焦肾气汤。

腰痛如束，腹膨欲胀，八脉为病。

鹿角　小茴　茯苓　杜仲　当归

本质最虚，多忧积郁。春深入夏，阳气发泄，脾弱失运，纳谷渐减，土中阳渐，湿生气钝，肝木来克，肿胀日著。血败化水凝结，小便日加短涩。湿坠注肠，大便鹜溏。阳气不交于下，膝下寒冷不温。脉涩经闭，显然血蛊。浊气上干，必有喘急，夜坐不卧。见症险笃已极，勿得小视。以通阳腑理虚，冀阴浊不致闭锢。

人参　淡干姜　茯苓　淡附子　猪胆汁　泽泻

动怒忽心腹痛有形，此气聚成瘕。乃肝虚气逆，用辛补体用方。

人参　炙草　当归　川楝子皮　茯神　白芍　桃仁

肝失疏泄，二便不利。少腹素有瘕症，气逆为厥，治以辛润。

当归　葱管　柏子仁　小茴　桃仁　茯苓

冬季腹大，大便不实，以通阳泄浊。初用相投，久则不应。久寡独阴无阳，郁虑，至少腹结癥，其病在肝。五旬外正气日衰，邪不可峻攻矣。

六味加小茴香、川楝子，水泛为丸。

冲、任脉虚带下，少腹瘕聚，肢麻。

归身　桑叶　牡蛎　茺蔚子　茯神　建莲

少腹瘕聚攻痛，淋涩不止。

葱白丸，艾、枣汤送下。

肝阳上升，阴失内守，心痛火升，带下。

生地炭　天冬　杜仲　归身　女贞子　茯神　川斛　柏仁

八脉空虚，冲阳上逆，上热下冷，肉瞤筋惕，带下变色，晨必瘕泄，非滋清阴润所宜。

桑螵蛸　生杜仲　湖莲　菟丝子　沙蒺藜　茯苓

食少便溏带下。

人参　生术　小茴　鹿角霜　杜仲　茯苓　炮姜　炒当归　桑螵蛸　艾炭

红枣肉为丸。

脘中气通，带下赤白，此平素血虚，近日时气复伤其阳。六脉无力，下滑不禁，为病卧久，非堵塞可愈，仿东垣固真寄升降方法。

人参　生干姜　柴胡　郁李仁　广皮　炙甘草　黄芩　白葵子

脉数盗汗，心嘈咳嗽，腹痛便溏，形体日瘦，小溲淋痛。此肝肾真阴大虚，欲为劳怯，不可轻视。

熟地　芡实　炙草　女贞子　五味　山药　茯神

阴虚淋闭未减，近日腹痛吐泻，喜得冷饮，必有暑湿内着太阴脾脏，与本病两途，先宜分消调中，俟痛泻平再议。

黄芩　益智仁　黑山楂　白芍　陈皮白　木瓜

下焦热甚，阴阳气泄，腹痛未止，与和中坚阴法。

熟地　炒归身　黄柏　炒楂　炒白芍　萆薢

惊忧恼怒，肝失其用，遂成淋闭。

当归身　柏仁　车前　郁李仁　牛膝　黄柏

寡居少欢悦之念，肝胆中郁悖气火，直上直下，莫能制伏。失其疏泄之用，小溲成淋。以厥阴肝脉环绕阴器，议进龙胆泻肝汤。

鬼神亡灵，皆属阴魅，寡居独阴无阳。病起惊恐，必肾肝致脏损所致。经水仍至。以宁摄神魂，定议韩祗和法。

当归身　羊肉　龙骨　肉桂心　生姜　牡蛎

任督失司，脂液暗消，八味丸可以常服，再议固奇脉方法以佐之。

人参　菟丝子　覆盆　鹿茸　琐阳　骨脂

产后厥证，下虚为多。怕风寒，面肿，肌肉如虫行，腹泻肢纵。此方虚风，议和八脉。

枸杞　小茴　鹿角霜　菟丝子　杜仲　当归　沙苑　茯苓

姜、枣汤泛丸。

脉沉，怀妊八月，久咳背冷，冲逆不得卧。此因抑郁，阳失转旋，浊凝饮结，当治饮不治咳。

桂枝　淡姜　白芍　茯苓　五味

色脉无神，虚烦久咳，寒热不止。因悲哀惊恐，病势反加，胃气渐减，大便不实，月事过期不至，恐有下损及中之虑，拟建中法。

人参　白芍　桂枝　茯神　黄芪　炙草　牡蛎　南枣

脉细弱，形寒久嗽，寒热频来，易于惊恐，经来色淡且少，不耐烦劳，此阴阳内损，营卫造偏。仲景凡元气有伤，当与甘药。知清凉治嗽等法，非醇正之道。

黄芪建中汤去姜。

虚损久嗽失血，昼寒暮热，经闭食减，大便不实。当交春病增，少阳生气不至，春半后肝木大旺，其能久延乎！

炒生地　阿胶　炙甘草　莲肉　炒麦冬　茯神　生白芍

又　人参　芡实　生地炭　茯神　莲肉　川石斛

悒郁内损经阻，筋骨皆痛，损伤不复，即是劳怯。温养流通，望其郁脾气血融和。但以清热见血理嗽治，百无一活。

当归　生鹿角　桑寄生　枸杞　生杜仲

寡居菀劳，系乎情志损伤，草木难以奏功。因近日火升下寒，暂进加味贞元饮，制龙相之陡起。

熟地　白芍　青铅　牛膝炭　茯苓

虚体惊恐，遂成痫厥，议镇肝熄风，养阴平阳法。

生龙骨　生地　生白芍　生牡蛎　阿胶　乌梅肉

血液已空，肝风翻越，产后大虚之体，厥逆昏冒，皆是肝阴欲绝，阳气夹内风上蒙清窍。昨议镇肝熄风，旦日颇安，暮夜再厥，阴气枯槁已露，最难调摄何疑？

制首乌　天冬　生地　黑稆豆皮　茯苓　川斛

肝风阳气升于清空，咽喉阻痹，心似悬旌。缘春半地气上加，产后下虚，藏纳未固，随时令而越。议用镇阳守阴方。

龙骨　阿胶　生白芍　牡蛎　鸡子黄　米醋

又　人参　小麦　生白芍　阿胶　茯神　川楝肉

又　淡天冬　陈阿胶　制首乌　茯神　黑豆皮　生白芍

脉涩数，上盛下垂，肝肾真阴下亏，阳气内风上泛，舌龈欲腐，跗肿。进肾气丸三日，即见肠红，暮夜热蒸，晨朝汗泄，大便常有溏泄淋滞诸恙。当理足三阴之阴，仍佐固真摄下主之。

水制熟地　女贞子　茯神　白芍　五味子　禹余粮　芡实　秋石

糯稻根须、山药粉丸。

脉沉右弦，月经渐少而闭，肿由下而上，此血化为水，气壅经脉。大便久泻，小便不利，六腑不通，从太阳开导，以泄其水。

五苓散，加厚朴，调入琥珀末。

胃脘痛起，必经漏带淋，呕吐不纳食。医者多以开泄理肝，及参、连、姜、桂治三月，病几危殆。六月念四诊，议宗《内经》阴维脉病获效。秋燥冬温气加，因咳嗽而吐血。思络空气乘，非偏寒偏热可治。女人肝为先天，首重调经，恪守此议为正。

乌骨鸡胶　生地　女贞　建莲　桂圆膏　白归身　阿胶　柏仁　茯神

胶、膏为丸。

烦劳继以悲哀，经阻三月，是二阳之病发心脾。

当归　川芎　泽泻　白芍　香附　楂肉

接服柏子仁丸。

娠八九月，胎吸母液，阳扰烦蒸，心痛引入少腹，谓之子悬。失治有三冲、三激之累。

生地　天冬　柏仁　阿胶　女贞　茯神

初产。

益母草　炒楂肉　延胡索　泽兰　炒麦冬　黑豆皮

安胎。

桑寄生　人参　石壳建莲　川断　砂仁　台州青苎

产后，宗王损庵劫胃水法，用理中汤。

人参　焦术　炒姜　炙草

劫胃水已应，议升阴中之阳，互入摄固。

人参　炒当归　五味子　茯神　麋茸

蓐劳久损不复，舌络牙关牵掣。阴乏上承，浮阳内风上炽，当与静药养阴和阳。

生地　天冬　当归身　桂圆膏　阿胶　麦冬　女贞子　乌鸡胶

丸方。

脉数左弦右涩。产后经年，右肢痛楚，不能步趋，虽曰劳怒伤肝，营阴暗亏，不能涵养筋骨所致。然久久阳明之脉交伤，焉能束骨利机关之用？肌肉渐瘦，寒热不止，是足三阴交虚成损，上及胃腑之象。议药当主通补，但病久延，根蒂已亏，恐淹缠不已，病日加增，未敢轻谈易易也。

羚羊角　制首乌　女贞子　生杜仲　白蒺藜　大胡麻　金石斛　黄芪

脉右弦左数。五年前经漏癥瘕，又复生产，继之带下绵绵。年来色夺气短，食减，外寒内热，脊骨腰髀痠楚若坠，时欲捬扪少安，仲景谓产损诸病，多从下焦肝肾起见。脏阴亏损，渐干阳分，而冲、任、督、带诸奇脉受伤，有形精血难以速成，下焦空乏，隧道迂远，虽补剂频施，不能沾及，故未易取效也。若暴崩暴漏，温经固涩可投。今屡年带淋，脂液暗耗，阴分大伤，岂可温热刚暴，再劫其阴？宜从阳引阴，扶之培之可耳。见病治病，有何益哉？日久髓枯，将有损不得复而成劳怯者。

鹿龟霜　苁蓉　当归　熟地　沙苑　杜仲　小茴香　茯苓

症是损怯经闭，诊左脉濡小。前用温通汤药，心下稍舒。继用膏子柔腻，便溏，少腹坚硬，小溲不利。凡胀属气滞，质虚断不可强执通经，议早服五苓散，暮服禹余粮丸。壮水脏以分利小便，是气郁胀闭治法。

白术　猪苓　桂心　茯苓　泽泻

幼　科

形瘦,胁中有形,五心烦热盗汗,虽是童真,久延疳劳。

使君子　广皮　胡莲　楂肉　砂仁　白术　茯苓　白芍　厚朴　鸡肫皮

久病腹膨,目眶下紫,是脾虚夹积,即疳热之症。

干蟾丸。

利后阴伤,五心烦热。稚年恐致疳病,最宜薄味调养,夏、冬可与清热肥儿丸之属。

白芍　胡黄连　南桥山楂　干荷叶　茯苓　牡丹皮　炒泽泻

汗后泄泻不解,非因表里客邪,初起呕吐而泻,今噫气尚然秽浊,知平素过爱杂食。屡伤脾胃,两旬不愈,为幼科疳蚀瘦蒸之症。乳汁甘美,虑热化痰,再吐便有惊厥矣。

胡黄连　枳实　猪苓　广皮白　楂肉　泽泻　犀角尖　白金汁　鲜石菖蒲　连翘心　鲜生地　金银花

温邪入肺,肺移热于大肠为泻。泻白散清其受病之源颇是,但上焦气壅热聚,气逆则咳喘呕吐。幼年最怕有痉厥,进辛寒解邪,竖抱令卧,勿使肺叶张举,易得安痊,乃百试百中捷径。

杏仁　米仁　荷叶梗　连翘　橘红蜜炙

稚年食物不节,胃土受伤,热蒸于里,肝胆木火化风,遂成痫厥。口鸣㖞,肢牵,皆风火燥及络脉。若仍乱食,厥逆不止,有五痫不治沉疴。

川连　胆星　远志　枳实　黑栀　橘红　桔梗　莱菔子

稚年形消脉小,食物日少,晡热早凉,汗出,损劳难治。幼科门内损,必皮毛血肉之伤起因,议调营卫。

黄芪　归身　米糖　南枣

幼年,冬月短气烦闷,寐中筋惕肉瞤。乃因未充长,阳浮则动,当用六味丸加麦冬、五味。

稚年脾胃气弱，夏秋疟痢，宜顾恋中土。医不明此理，惟发散消导，致元气衰惫，肝风内鼓，爰成慢脾惊搐，遂令无药可挽，勉拟一方。

犀角尖　白金汁　鲜石菖蒲　连翘心　鲜生地　金银花

痘　科

诊后夜来大便三次，午后看视，堆沙甚薄，额准诸痘，枯瘪少浆，可见元气日虚，里毒无以领载而出。今日理进攻托，迟则恐其干涸塌陷。

黄芪　当归　僵蚕　桑虫浆　防风　炙草　山甲　木香汁

次日，浆有五分，不肯肥饱充顶。昨停凉药，寝食大便颇宜。顷灯燃看视，自云畏寒。经云：形寒饮冷为肺损。盖见肺主一身气化，气虚性薄，皮腠不营，法当参、芪益气，气充浆成矣。近日幼科以毒为疑虑，吾谓气壮毒化，邪与正不并立也。

归身　人参　川芎　炙草　黄芪　官桂　广皮　木香

次用钱氏异功散加木香。

次用四浆散。

又　首乌　茯苓　百合　炒芍　米仁　沙参

四朝半，汗出卫疏，肌肉柔嫩，气虚证也。今日犹在六日前，宜和血脉升顶，少候形充，即商内托。至于保护脾胃，犹不可缺。

川芎　僵蚕　紫矿　广皮　当归　炙草　丹皮　鸡顶血

五朝，赖有形红润色泽，得以运行浆汁，而呕恶泄泻，脾胃气弱，已见一斑。五行火能生土，况肺金温暖，气化流行，如阳春布德同旨。

人参　炙草　厚朴　官桂　丁香　木香　腹皮　当归

六朝，清浆已有六七，色颇鲜明，气血有生长之机。助元正所以化毒，兼理脾胃。

保元汤，加川芎、木香、肉果、黄米。

七朝,浆已八分,其色淡白。要知气血不足,到此便顾脾胃,色渐苍黄,即可回痂,以杜气弱难收之弊窦。议钱氏异功意。

人参　白术　广皮　茯苓　炙草　米仁

八朝,痘至回痂,皮毛内应乎肺,此音低咳嗽,有自来矣。古人进清凉以助结痂,譬之秋令收藏,万物乃登。小便频长,腑无留毒壅滞,非徒为虚而呆补为也。

米仁　苦皮百合　甘草梢　茯苓　地骨皮　淡竹叶

九朝,回痂嗽呛音低,痘气由里传及肺部。气之所至,即为热气熏灼,只因脾气未实,沉寒亦犯禁忌,故小便欲长,验肺气降也。轻清凉解,毋伤中也。古人云:疹前痘后,最宜详慎。

淡黄芩　绿豆皮　米仁　甘草梢　地骨皮　金银花　连翘　茯苓

五朝,痘已大发,面部细粒繁冗,界地不清,抑且神躁不安,身软痿顿,毒火时疠并重布,此血热大险之痘。今日痘热虽透,所谓痘虽出,毒犹在里,大剂寒凉,疏利气血,使时火去,神识清,颧颊诸痘锭立,分清界地,乃是好处。

犀角　楂肉　川连　连翘　玄参　青皮　羚羊　丹皮　紫矿　大力　赤芍　木通

四朝,议用清火解毒,活血疏滞,痘繁干燥,乃不得起胀之象,险重。

犀角　楂肉　生地　连翘　玄参　羚羊　丹皮　金汁　土贝　紫草　黄连膏　猪尾血膏

银花汤煎。

五朝,两日来大剂清解,痘粒仍属干痿,可见火毒蒙蔽气血,邪胜正怯何疑?毒不外透,徒在里蒸搏,痰潮侵咽,呛逆来矣。总频与清凉,痘之润泽,非成浆形色,至险至险!议以牛黄、珍珠护心包,以利毒痰,汤药方法,不越寒凉范围矣。

川黄连　犀角汁　土贝　丹皮　金汁　生地　地龙汁　羚羊汁　连翘　桔梗　玄参

六朝，三次大便，竟是药汁，乃胃中谷气已少，苦寒直从下走。究竟痘形干瘪，肢泡累然，并无毒肯解化之兆也。已经洞泄，其滑润又当酌进，必得胃苏纳谷，希冀堆沙发臭。

黄连　土贝　羚羊角　丹皮　黄芩　桔梗　连翘　紫茸

七朝，虽是清浆，颜色呆钝，仍是郁毒，尚多气血不足宣布之象。况肢腿发泡，搔痒损泄，皆伏危机。今日清解滋血，佐以攻托，务使胃苏进谷，稳过十二朝，方有好意。

黄连　生地　银花　僵蚕　桑虫汁　黄芩　丹皮　连翘　紫茸

银花、地丁汤煎。

九朝，神衰困倦，夜来缭舌咬牙，烦不肯寐，况进粥食甚是勉强，犹非全好光景。古云：重恙必讲寝食。今阳火与痘毒尚亢，而阴血、津液暗烁，清凉多进，热不尽解。攻蒸两投，毒未熔化，摩挨多日，究无实济，因思《内经》云：寒之不寒为无水，当养其阴。拟此连进三天，扶过十二朝再议。

炒熟地　茯神　麦冬　天门冬　川斛　米仁

头面有收敛之象，虽曰回痂，而食物不加，便溲未调。究竟毒未尽化，正气先怯，危机仍若。连进苦寒攻毒以来，胃气受药，亦致废食。凡欲自思进之物，皆能醒豁脾胃之性。停药以和胃，越二日再议。

三朝，时疠毒火兼盛，表里不清，烦躁神昏，布痘不爽，痘属险笃。幸赖年已十三，能耐摧拔，庶可幸成。

石膏　大黄　青皮　连翘　红花　方诸水　黄芩　桃仁泥　楂肉　牛蒡　滑石

四朝，时疠毒火，当蔽心包络，所以昏愦谵妄。况痘子界地隐隐夹疹，血热烦蒸已极。不独治痘，先须清神为要，议三黄解毒汤。

淡芩　黄柏　石膏　黄连　滑石　黑栀

五朝，神识颇清，全赖苦降之力。论年长出痘，人事已晓，肝中相火，肾脏龙火，皆得掀腾升发。少阴脉循咽夹舌，厥阴脉贯膈绕咽，一水不能制伏，恐其阻塞咽喉，阳气燔灼，吐涌涎沫为胶，原在难治之例矣。经云：火淫于内，治以苦寒，佐以咸寒。咸能润下，直入至阴。温邪宜润忌燥，不仅痘门通套已也。

川连　玄参　黑山栀　犀角　方诸水　川柏　生地　龙胆草　丹皮

六朝

川连膏　丹参　犀角汁　连翘　生地膏　玄参　丹皮　羚羊汁　土贝

银花汤煎。

又　川连膏　天冬　麦冬　连翘　银花　玄参　生地　川贝　生草

十一朝，浆满回痂，毒气已泄，口唇痘子，未若肌表浆痂，必成熟腐而落。此最动之处，最易变疳，明日便约疳医洗治为要。

川贝　生草　天冬　银花　麦冬　玄参　知母　连翘

又　天冬　生首乌　生黄芪　银花　麦冬　小胡麻　地骨皮　连翘

又　金石斛　天冬　生首乌　连翘　地骨皮　麦冬　金银花　山豆根

十八朝，虎潜丸。

八朝，火毒即是血热，理用寒凉。气虚乃元弱不领毒外达，治宜内托。二症相反，有如冰炭，若之火毒便非气虚。今周岁婴孩，面有清浆五六，背部根晕皆散，八日来不思纳谷，反现呕恶咬牙、泄泻渴烦等象，全属里虚毒陷，若不急保脾胃，温养气血以运行浆汁，必致延挨告变。陈文中云：渴泻呕恶，或腹胀，或不腹胀，十一味木香散主之。凭理考古，不敢因循苟且也。

九朝，七味豆蔻丸，研入米饮内服。

十朝，泻止能食，最是好处，但痂疮甚薄，浆汁不浓，毒未化尽，半月后恐有余毒缠绵。今解毒凉药，脾胃尚弱，未可骤进。姑与健脾利水一二日，当停药安谷，至初十间再行解毒为稳。

熟白术　炙甘草　米仁　炒陈皮　白茯苓　炒白芍　炒谷芽　炒泽泻

三朝，正面不焮发，色犹郁伏。时气固从热论，验形体已属不足。刻下轻润凉解，活血六七日，受补可疗，然症象已繁多属险。

犀角　紫草　连翘　木通　滑石　楂肉　丹皮　甘草　红花　笋尖

四朝，正痘皆发，形软蓬松，色娇皮嫩，是气虚形色大著。或以身夹斑点为血热，此乃时疠混入血中，非本体之见端，故六日前清凉活血，皆解邪之法。七日间助元内托，乃养正之法。仍以轻清，议用：

犀角　红花　紫草　杏仁　僵蚕　羚羊　丹皮　甘草　连翘　楂肉

加鸡冠血。

五朝，不肯光华，形象扁塌，此气血俱馁，未能领载毒气以化浆，则知寒凉解毒，乃通套常方，而煦提气血，方称工巧。

川芎　炙草　僵蚕　紫茸　归身　楂肉　角刺　桔梗

加鸡冠血。

气血寒凉太过，脾胃伤则呕涩，议用异功散。

寒战咬牙，泄利清滑，粥食不受。从前寒滑，重伤脾胃，致毒不尽，神内怯，肠中滑不自持，虽参、术亦从滑下，惟有陈氏法急固下利。

七味豆蔻丸。

脾气初结，未可解毒凉润。

白术炭　建莲　山药　炙黑草　薏苡仁　茯苓　泽泻

二朝，时气与内毒痹结，喘促，痘不发越，宜通气血，调畅六腑。

石膏　大黄酒炒制　红花　青皮　滑石　楂肉　桃仁　木通

三朝，痘形八九不得均匀，而形色于烧，已为火象，清解凉血透毒为治。

犀角尖　楂肉　连翘　丹皮　生草　羚羊角　紫茸　牛蒡

桔梗

四朝

羚羊角　玄参　僵蚕　生地　紫茸　川黄连　桔梗　楂肉　丹皮　鸡冠血

银花汤煎。

五朝，火毒未化，咬牙呛咳，呕恶腹膨，清解兼疏滞。

羚羊角　楂肉　僵蚕　紫茸　连翘　川黄连　广皮　土贝　丹皮　桔梗

银花汤煎。

六朝，火毒未为尽透，腹膨便溏，不欲进食。此脾正亏，而肠胃中滞气不行也。议以养营托里，疏理滞气之法。

川芎　腹皮　僵蚕　厚朴　当归　广皮　角针　青皮

八朝，攻毒以来，浆未鼎充，而腹膨呕逆身热，二便颇通，岂云食滞？脚之脾胃间尚有蕴伏热毒，阻挠流行气机。脾滞为胀，胃逆为呕。若不清理痘中杂病，须防喘急疳蚀。

竹茹　枳实　麦冬　青皮　川连　橘红　茯苓　腹皮

九朝

川黄连　黄芩　桔梗　银花　橘红　益元散　连翘　川贝　地丁

痘形色不雄伟焮发，是属气虚，议进透肌安表。

荆芥　赤芍　楂肉　桔梗　笋尖　牛蒡　红花　广皮　甘草

四朝，痘已发齐，稠密不准，额准盘松不绽，诸部亦少光彩。气虚毒重，八九恐生痒塌。今议用升顶提透，不可擅用寒凉。

川芎　归身　紫茸　僵蚕　鸡顶血　桔梗　红花　楂肉　甘草　酒浆

五朝，元虚痘密，起发成浆最难。今日再进提托，少候形充，即商内托，受补为佳。

川芎　炙草　僵蚕　楂肉　羊肉　归身　广皮　角针　紫茸　鸡顶血

六朝，地阁颐颊稍稍光润，所谓行浆之色。奈何天庭枯白，形似蛇皮。阳位不宣，究非善状，急急温补气血，从内托毒，迟则变症，补必无益矣。

人参　川芎　广皮　楂肉　黄芪　当归　炙草　鸡顶血

七朝

人参　川芎　当归　广皮　黄芪　鹿茸　炙草　楂肉

八朝，浆有四分，阔塌发痒，慎之。

人参　黄芪　炙草　木香　归身　鹿茸　坎气　广皮　肉果

九朝，面部清浆欲涸，周身晕散塌阔，咬牙泄泻，纳谷不多，两日痒甚，今日稍和。表里正虚，毒陷欲涸，再当攻发，继进木香异功散，理肺安脾为要。

十一朝，头面半浆回痂，肢体灰陷不荣，虚中留毒，险笃在于明后，今寒战咬牙不食，则正气欲脱，拟以附子理中汤加茯苓。

四朝，身小痘多，气虚血热。今时气未尽，尚宜疏解。五日后便当补托，犹宜加意，可冀有成。

荆芥　楂肉　红花　桔梗　冬米　牛蒡　僵蚕　川芎　丹皮

五朝，身小痘多，元气甚薄。凡起胀灌浆，全要精神，待毒自发热，体少安适，至七八成浆，神气已经耗损，故痘书云：小舟重载。八九风波可见。元气日薄，痒塌，内外症象都在是期。虚中夹毒，明明险象。今议用和血提顶起胀方法。

川芎　炙草　紫茸　木香　鸡顶血　当归　广皮　炒楂　僵蚕

六朝，痘虽放白，已具行浆之势，所嫌顶不高耸，况又咬牙，大便频下，内虚之象，已见一斑。今急急补托，使精神稍振，可以送毒化浆。

黄芪　炙草　木香　僵蚕　归身　川芎　广皮　黄米

七朝，色白不能红润，大便频下，是精神内竭，有下陷之象。拟进参归鹿茸汤，冀其元气稍振，便可侥幸成功。

本方加肉果、诃子皮、炒广皮、木香。

八朝，浆水不行，咬牙腹痛泄泻，此正虚气滞毒凝，补托极妥，虑虚不承受。陈文中云：渴泻腹胀，可与木香异功散，以安中疏滞。

人参　苏梗　厚朴　丁香　当归　木香　前胡　青皮　腹皮　川芎　加炒黄米

六朝，形纯色扁，是痘发毒郁于里，不肯成浆，焉得毒化。况内证如不食，口臭下利，元气为毒拘束之象已著。无对症之药，不得已，以当世通行凉解，实无济也。

犀角　紫矿　僵蚕　生地　连翘　丹皮　楂肉

银花汤煎。

六朝，肉部肿疮枯，周身形象不伟，本虚气血不行，毒气漫无拘束，必得痘形充长，颜色润泽，方有成浆之望。议以清毒内托，两和气血。

黄连　归身　丹皮　广皮　川芎　炙草　紫矿　僵蚕　鸡顶血

七朝，色稍润，形尚瘪，血有承载之基，气少煦运之力。古人每以十宣保元勃气，翁氏亦主六日后专运气血为主。今日初见浆来，疮家气血耗损，深虑两日间痒塌。

人参　木香　川芎　酒浆　归身　炙草　楂肉

九朝

人参　僵蚕　归身　黄芪　甲末　广皮

十朝，浆未充盈，泄泻粘腻，虽痰咳上焦未肃，理必急护脾阳，此陈氏方法，何惮不用耶？

人参　酒炒归身　炙草　肉果　黄芪　酒炒白芍　木香　广皮

炒黄米汤煎，此后十一朝方。

十一朝，鼎不充满，皮壳已腐，不任攻发，惟宜补托。

人参　焦术　丁香　诃子皮　肉桂　广皮　厚朴　肉果　炒黄米此前九朝方

十二朝

炒白芍　茯苓　甘草　丹皮　生米仁　骨皮　银花　泽泻

七朝，音哑痰潮，下利粘腻。翁仲仁云：喘急见于泻后，总是气虚而断。呕恶不食，脾肺两败，危如朝露矣。陈氏异功散温里托毒，急救太阴脏真。

八朝，内症安和，仍宜理阳。

人参　丁香　肉果　肉桂　茯苓　白术　木香　姜附

炒黄米汤煎。

二朝，见点隐隐不透，左太阳背部紫斑，虽经下过，精神已惫，难任荡涤。闷伏之象，显然已著，即投攻发药石，恐有倒戈之虑。

荆芥　桃仁　牛蒡　紫草　大黄　青皮　防风　红花　桔梗　川芎　滑石　楂肉

蓝汁。

百日婴儿，未沾谷食，胃受乳汁甘美，腑气嫩薄，痘发震动，里真已觉凄凄不安。药味苦劣，胃中气弱，必有呕吐泄泻，是病未攻而正反伤矣。况此薄质，宜乎和，不可推荡，乃至理也。总属邀天幸，不堪用人工者，议解肌透毒，乳母代食，兼通乳汁。

生地　赤芍　紫茸　楂肉　漏芦　红花　荆芥　丹皮　木通　通草

形瘦质弱，当夏至气疾发痘，汗泄肌疏，暑热伤气。五朝来形象枯瘪，乏光润充伟之象，盖元气不能运毒以化浆矣。有限日期，若不气充外灌，必致外剥，内陷诸窍。大凡治痘，必须论体，此虚弱夹毒之证，最难调治，与实火壮盛迥别。议进芎归汤，和血内托，以助充长。

川芎　炙草　紫茸　天虫　鸡顶血　当归　炒楂　丹皮　桔梗

空泡遍起，不肯灌浆，世俗每拘气过则泡，佥用凉药，清其气火。夫不足之体，焉得正气有余？良由血不附气为空累耳，故保元汤内托扶浆，一定至理。此证扶持过十二朝，投得清凉解毒，合乎先补后清之旨，方有好音。

人参　黄芪　当归　白粳米　炙草　广皮　川芎

面浆七八，虽曰稀清，护养弗损，亦可浓厚成痂。但胸中身背形象损伤者，难以聚浆，其它仅有空壳，根晕少附，况兼呕恶，气逆神烦，内证未得安静，虚中夹毒，又非徒补可安。此益元气血之中，谅必参以清凉。就翁氏论痘，原叱过补。十天痘疹，合乎秋冬之令，夏季发泄，大忌攻击以速其腐溃。至嘱至嘱！

人参　煨木香　归身　粳米　川连酒炒　白芍　广皮

昼静夜烦，阳亢阴虚，缘稚年之体属阳，乏阴协和。清凉解毒，仅能理时疠火毒，先天藏蓄之毒，兆于有形之始，岂刻时可御？论理壮水制阳，益阴解烦，仿仲景之议可也。

六味去萸加芍。

正在关津，而阳分散漫之毒现于头巅。内虚不受芩、连苦寒，姑进益阴脏，通阳腑，勿使深入里。此方逸去。

冬温未解，神气未为清爽。痘虽热症，体柔肌白，是为元虚。清寒不可太过，胃无妨碍，自无变症，壳薄痘多，看护宜慎。

犀角　炒楂肉　牛蒡子　连翘　羚羊　丹皮　制天虫　桔梗

临服入鸡冠血十五滴。

痧　疹

痧不外透，火郁于肺，肺胀则喘。口渴频烦，热邪在上，况发厥如惊，尤属热象。辛寒解利郁热，从《内经》夏至后为病暑治。

连翘　杏仁　黄芩　山栀　芦根　牛蒡　石膏　紫菀　木通

病在暴冷而发，肌表头面不透，是外蕴为寒，内伏为热。肺病主卫，卫为气分，两解为是。

麻黄　牛蒡　射干　桔梗　石膏　杏仁　生草　枳壳汁

暴冷外加，伏热更炽，邪郁则气血壅遏，痧疹不肯外达。痰气交阻，神昏喘促，渐入心胞，有内闭外脱之象。

连翘　射干　滑石　银花　菖蒲　通草

又　牛黄丸。

温疹乃口鼻吸入秽浊之气，乃无形之邪，上窍阻塞，呛物不下。医不知有形无形，但曰清火寒降，至药直入肠胃，与咽中毫不相干。

牛蒡子　银花　马勃　连翘　射干　芦根

外　科

脉细数。春、夏间水颗如疥，下焦先发，延及四肢，此先天遗热伏于阴分，乘天地之气升越而发。病虽渐渺，除根最难，盖阴液难成易损，情欲之感，皆与真阴有乖也。

虎潜丸。

寝食如常。自上年失血之后，巅顶、肌肤发现疥瘰搔痒，春发冬瘥，先以和血平调方。

制首乌　九蒸桑叶　浙菊花　炒杞子　三角胡麻　金银花

红枣肉和丸，每三钱。

阳气发泄，水谷气蒸，留湿为疡。流脓之后，而睾丸偏坠。下焦疮疾，皆湿甚郁热之征，以宜行气分，健阳运湿治。

刺蒺藜鸡子清制，四两　生薏仁四两　制半夏　生益智仁二两　生于术八两　白茯苓

水泛丸。

骨骱屈伸之间，疥癣经年不愈，痛痒流水，外治敷贴不效，曲折处结核，抑且频噫干呕，纳食咽中似阻。经水期至，常有带下。此阳明经络中久有湿热，浸淫既久，必有虫蚀。外治清热去湿杀虫，内服药饵以调和气血为主，佐苦辛通其经络，使气血流行，内外两治相合。

生芪皮　防风　生米仁　白蒺藜　当归　防己　桔梗　威灵仙

大风疠疾，周身皮脱如麸，夜则烘烘潮热，昼起鼓栗寒战，其风毒流布营卫，无地循环不到，烁人气血，深入脏腑，为疡科紧要之症。余非疡科，仅阅古人方书，推古方醉仙散为首。考其药性，藉毒驱毒，虑有齿牙之伤。此症发于秋，甚于冬，至春暖入夏，则鲜相

沿发，非缠绵之恙。非规矩准绳所能调摄者，暂宗罗氏既济解毒汤，与高丽参末。

黄芩　升麻　大黄　防风　黄连　柴胡　威灵仙　甘草

陈酒浸一日，竹篮内摊干，煎服。

咽喉肿痛，汤入咽有阻，此皆郁热欲变喉风痹塞，急急清散。

牛蒡　玄参　金银花　桔梗　连翘　射干　绿豆壳　通草

另用川连、冰片、硼砂、牛黄点痛处。

喉痹势缓，郁火酿痰，未经全清，补汤少进。

炒黄川贝　天花粉　大沙参　夏枯草花　鲜菊叶　白通草

痈疡脓溃以来，卧床气机未畅，肥甘过进，胃壅生热，致口中味甜，纳少不饥。只因津液溃散之余，原非痰凝之比。辛燥渗泄，都是动药，洞然忽空，求助于食，阳动为消也。自述火升由下上巅，病来迅若风雷，与仲景厥阴心热如饥恰合。可见厥阳震，内风生，肝失和，胃受扰，咽干舌枯，亦是厥阴消渴。此肝为主病之脏，胃为受病之腑。古人谓九窍不和，都从胃治。夫清养胃阴，必先制肝阳之扰，故取甘酸化阴之法。

人参　炙甘草　炒麦冬　佩兰叶　木瓜　生白芍　乌梅肉

疡溃腻补，胃阳壅遏，加以暑湿熏蒸，自口鼻由中道而入，胃更不和，呕逆泄泻。古人谓九窍之疾都为胃病也，但胃为阳腑，刚燥须忌。久卧床褥，脾困艰运，和补仍佐通泄为宜，勿使气分呆滞。

人参　金石斛　广皮　荷叶　茯苓　乌梅肉　木瓜　泽泻

溃疡未合，频进培养，反昼夜渐寒潮热，食物日减，形神日损，近热甚衄血，口渴舌绛，肉腠麻木。本虚之体，夹杂暑热，虑液涸昏厥，拟用复脉汤。菀悖阳生，血气紊乱，遂成痈疡。溃脓以来，进参、芪内托，益气生肌，虽为正治，但中上两焦补法，阳愈升腾，肝木震动，烁筋袭络，致有偏枯麻痹。诊面色油光，平居大便久溏，酒客虚中，有湿不受甘腻温柔，议以苦降和阳，佐以熄风。其平时调理方法，俟再斟酌。

金石斛　陈胆星　人参　橘红　乌梅肉　茯苓

溃疡营损不能食，便泻复闭。

四君子汤，加当归、白芍。

年高表疏，海氛风毒侵入阳位，盘踞闭塞隧道，发为痈疡，中下两焦受困。今津竭便难，无味食减，内风日炽，节过春半，恐有病加之虑，宜润补。

淡苁蓉　枸杞　柏仁　牛膝　当归　麻仁

破伤失血液涸。

淡苁蓉　枸杞　生地　川石斛　当归　天冬

阳上冒，郁热蒙窍。

桑叶　鸡子白　海浮石　芦根　沙参　麦冬　川贝母

阴分固虚，经脉有湿热阻塞，所以下焦发疡，津液不得上涵，遂久咳不止。幸得能食，不致伤及中宫，薄味静养图安。

生地　干何首乌　米仁　黄柏　麦冬　三角胡麻　茯苓　萆薢

阴损有漏疮，咳逆欲呕。

炒熟地　女贞　山药　炙甘草　白芍　茯神

能食形色夺，肛疡痛，遗精，酸苦泄热不应，当通阳摄阴。

苁蓉　熟地　黄柏　远志　茯苓　琐阳　龟甲　白芍

羊肉胶丸。

督虚腰背痛，神倦，有痔下血。

早服斑龙丸，加五味。晚服归芍异功，水泛丸。

阴伤湿热，下坠肛痔，溺涩精浊。

生地　黄柏　川斛　炒黑槐米　丹皮　知母　泽泻　金银花

瘰疬不消，伏邪寒热。

海石　生牡蛎　黄芩　橘红　小生地　蛤粉　夏枯草　土贝　银花　丹皮

水泛丸。

疬劳寒热食减。

参归芪建中汤，去糖加茯苓。

病起北方，冬月始于腰间，肤膜凝形，既经消散。凡静坐良久，若皮里膜外中有牵绊不和之状，想凝着之寒，必入营分血络之中，由此壮年不愈，气血日薄，有痈疡累瘁矣。

麝香　全蝎　川乌头　乳香　地龙　没药

脉得左搏大，右缓。夏秋热气从口鼻入，由膜原以分布脉络，是时水谷腥腻助热聚湿，经谓：湿胜则肿，热烁为痛。所患右脉及左甚，病久邪深，入于血分矣。经云：阳明之脉束筋骨以利机关。今躁痛夜剧，便秘不爽，且有渴饮，古称九窍不和，都属胃病。水谷气内蒸，暑湿气外侮，内外相薄，痹而不通，当思苦辛寒以宣之，宗河间法。

飞滑石　生石膏　寒水石　杏仁　木防己　萆薢

晚蚕沙一两，煎汤，滤清煎。

夏秋内伏暑湿，皆是阴邪久疮，渐致食入痞满。形寒脉小，当温中醒阳，莫以清凉治疮。

米仁　生白术　薄肉桂　茯苓　五加皮　猪苓

患处热蒸痛痒，是经脉气血不行。但痈疽之余，毒轻为疮痍，重延流注。清解固宜，然胃弱少餐，苦寒宜慎，且疡发身坐以上，气分之郁必究。

金银花　川贝母　白蒺藜　夏枯草　地骨皮　香附汁

疮家营卫自虚，寒热神疲，调补二气非谬。久虚不复，不徒恃药，当以静养身心为要。

黄芪　当归身　制首乌　茯苓　桂枝皮　枸杞子

饴糖浆为丸。

耳聤环口浮肿，是少阳、阳明风热，久而失解，邪漫经络显然。疹现随没，当与罗谦甫既济解毒。

枯芩　升麻　荆芥　银花　大黄　黄连　葛根　防风　甘草

酒浸半日，阴干煎。

风毒湿郁，为六气所伤。医治经年，必损气血，为内伤症。

白蒺藜鸡子制　枸杞子